세이노의 가르침

세이노의 가르침

세이노 지음

피
보
다　　진
　　　하
　　　게
　　　　　살
　　　　　아
　　　　　라

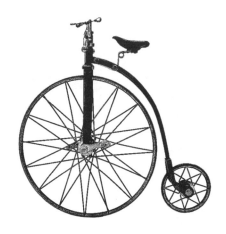

데이원

세이노의 가르침 - 피보다 진하게 살아라
네이버 카페

〈세이노의 가르침〉 전자책, 오디오북, 출간 이후 기고글과 뉴스레터 '세이노의 깜짝편지'를 담은 별책 부록도 모두 무료로 만나 보실 수 있습니다.

세이노의 가르침 피보다 진하게 살아라

펴낸날 초판 1쇄 2023년 3월 2일 12만 부
　　　　 78쇄 2025년 4월 8일 누적 110만 부

지은이 세이노

펴낸곳 데이원
출판등록 2017년 8월 31일 제2021-000322호

세이노의 가르침 © 세이노, 2023
종이책 ISBN 979-11-6847-369-0 03190
전자책 ISBN 979-11-6847-400-0 05190

세이노는 누구인가?

필명 세이노는 현재까지 믿고 있는 것들에 대해 No라고 말하라(Say No)는 뜻이다. 2023년 기준 순자산 천억 원대 자산가다. 1955년생. 의사의 장남으로 태어나 서너 살 유년기부터 아버지의 가르침을 받았다. 아버지가 전 재산을 사기로 모두 날린 후 사망하면서 친부모를 모두 여의고 고교시절부터 생활고에 크게 시달렸다.

고교 3학년 때 건강과 가난 때문에 휴학하고 친구 아버님과 친구들의 투자를 받아 사업을 했으나 실패 후 복학하여 고교를 4년 만에 졸업하고 입대했다. 공군사병으로 복무하는 동안 군부대 부동산 관리 업무와 도서관 관장을 맡았고, 제대 후 영어 공부에 몰두하여 미8군 내 메릴랜드대학 분교에 입학하였다. 학비를 벌고자 보따리 장사부터 시작하여 과외·입시영어학원·번역업 등을 했다.

결혼 후에는 거의 십여 년 이상 쉬는 날 없이 밤늦도록 일과 공부에 몰두하면서 의류업·정보처리·컴퓨터·음향기기·유통업·무역업 등으로 자산을 모으기 시작했다. 그 자산을 외환투자·부동산경매·주식 등으로 증대시켰고 학연·혈연·지연·정치적 배경 없이 홀로 현재의 자산을 이룩했다. 세계적인 다국적 기업의 아시아 지역 부사장 직도 겸임하였고 사업상 70여 개국을 여행했다. 국내에서 경영하였던 회사들은 수출탑과 산업훈장을 받았으며, 인재경영대상후보로 오르기도 했다.

2003년부터는 사업을 줄여 왔고 광범위한 독서·음악·영화감상을 즐긴다. 가장 좋아하는 것은 문제를 해결하는 것, 사람을 가르치고 깨우치는 것이며, 가장 싫어하는 것은 접대 술자리, 기업 정치가들, 부자인 척하는 자들의 블러핑. 매년 십억 원대의 소득세를 2000년까지 5년 이상 세이노 개인이 납부하였고 2001년부터는 가족 단위로 납부하고 있다.

나의 글들이 책으로 출간되는 것과 관련하여

1. 언론 및 카페에 기고하게 된 과정

2000년 초 동아일보에 칼럼을 기고하게 된 과정은 이러했다. 외환위기를 겪은 지 얼마 안 되었던 그 당시 나는 거래 증권사에서 별도의 방을 제공하겠다고 하였을 만큼 당시로서는 적지 않은 자금을 굴리고 있었다. 여러 신문사 경제부 기자들은 큰손들을 취재하고 싶어서 증권사를 졸라 댔고 나 역시 무슨 새로운 정보라도 들을 수 있을까 싶어서 기자들을 한 명씩 만나면서 대화를 하기도 했는데 그중 동아일보 이진 기자는 내가 생각하는 방식이 좀 특이하다면서 투자자들을 위한 좋은 기삿거리들을 달라고 하기에 메모 형태로 몇 개 주었다. 알아서 살을 붙이라고 말이다. 그랬더니 자기가 살을 붙이기가 어려우므로 1주일에 한 번씩 딱 6회분만 연재하자고 계속 졸라 대기에 직원교육용으로 썼던 자료들 중 6개를 보내 주면서 필명은 '세이노'로 하고 사진을 싣는 것은 싫다고 했더니 캐리커처로 대신하겠다고 하면서 사진 기자를 데리고 왔던 기억도 난다.

연재가 4-5회 되었을 때 편집국에서 연재를 계속해 달라는 부탁이 왔다. 나중에는 연재 횟수가 1주일에 2회로 늘어났고 월간지나 경제주간지에 글을 싣는 기회도 생겼으나 신문사 편집국에서 자꾸 내 글을 독자들 입맛에 맞게 순화시키려는 것이(그 심정을 이해하지 못하는 것은 아니지만) 마음에 들지 않아서 그만 쓰기로 했는데… '세이노의 가르침'이라는 카페가 생겨났고(그 카페를 처음에 누가 언제 만들었는지는 지금도 정확히 모른다) 그 카페 회원들이 마음에 걸려 2003년부터 글을 올려 주었는데 당시 내 생각은 아래와 같았다.

- 금년 초부터 이 카페에 글을 올리기 시작한 이유는 단순하다. 내가 하는 말에 귀를 기울이려는 사람들에 대하여 모르는 척하기가 좀 미안하였기 때문이다. 내가 이곳에 올리는 글들의 상당수는 예전에 신문이나 잡지 등에 실렸던 글들의 오리지널 원고를 약간 손을 본 뒤 올리는 것이지만 일부는 내가 근 20여 년을 써 놓았던 조각 원고들을 시간 나는 대로 정리한 것이기도 하다.

- 나는 천재가 아니어서 즉흥적으로는 글을 쓰지 못하기 때문에 내가 이곳에 올린 글들을 '세이노가 하룻밤에 쓴 글'이라고 생각하면 안 된다. 모든 글에는 내가 살아온 세월이 담겨 있음을 잊지 말아라.

- 한편, 독자들이 어떤 특정 주제에 대하여 질문을 많이 하지만 그 주제에 대하여 내가 과거에 써 놓았던 원고가 없을 때, 새로 써야 하는데 시간이 없어 미루게 되는 경우가 종종 있다. 이런 경우 앞으로 짧게나마 나의 생각을 올리려고 하는데 이때 말머리에 식별 가능한 별도의 표시를 붙일 것이며, 이는 많은 독자들이 궁금하게 생각하고 있는 내용에 대한 답변이 될 것이다.

하지만 얼마 후 카페 내부에서 내 글들을 디딤돌로 해 자신의 경제적 이익을 추구하려는 자들이 나타남을 보고 올린 글들을 홧김에 모두 삭제하고 카페 운영을 중지하라고까지 하였다가, 사과와 해명을 받은 후 "이 카페 첫째, 회원들이 외롭고 힘들고 지칠 때 서로 의지하며 북돋워 주는 곳, 둘째, 그 누구도 경제적 이득을 꾀하지 않는 곳, 셋째, 책과 좋은 글들에 대한 정보 교환이 이루어지는 곳이 되기만을 바란다."고 명시하고 다시 글을 올려 주었다. 그리고 "신문이나 잡지 같은 언론 매체와 이 사이트에 기고된 나의 글은 그 글이 실린 곳의 이름과 날짜, 나의 이메일 주소 sayno@korea.com을 명시하는 한, 인터넷에서 누구나 무료로 자유롭게 사용할 수 있으나, 회비를 받건 안 받건 간에 비회원도 읽을 수 있는 게시판에 수록해야 한다."고 명시하였다. 세이노 카페에서도 적어도 내가 올린 글만큼은 비회원도 읽을 수 있게 하라고 하였다.

2. 2023년에 책이 나오게 된 과정

세상에 전하는 글을 쓸 때 나는 그 어떤 이득도 추구할 의사가 없었으며 인세나 강의료를 챙기려는 것도 전혀 아니었다. 이는 지금도 그러하다. 내가 왜 아무 대가도 바라지 않고 무상으로 글을 써서 세상에 알려 주는지는 카페 운영자와의 첫 만남에서 얘기한 바 있다(724쪽 참조).

그 후 카페에서는 회원들이 내 글들을 정리하여 공동 제본집을 만들었고 PDF 파일을 만들어 무상으로 공유도 하였다. 공동 제본집 배포가 끝난 이후에는 독자들이 PDF 파일을 받아 각자 대략 1~2만 원을 주고 제본하였다. 몇몇 제본소에서 나의 저작권 사용 허가도 전혀 받지 않고 대량 제본 후 판매까지

한다는 것을 알았을 때는 내 글을 이용하여 돈을 벌려는 연놈들의 작태가 꼴 보기 싫었으나 그 판매 이득이 크진 않을 것이기에 형사고소를 하지는 않았다.

그러던 중 2019년 초 출력센터라는 곳에서 제본 판매가격을 6천 원 수준으로 할 테니 저작권 사용을 허가해 달라고 하였다. 크게 이익이 남을 것 같지 않아 무상으로 독점 사용을 승낙하였고 그 후 가격이 6,600원으로 결정되어 공식적으로 판매되었다. 택배비가 약간 비싸 보였으므로 전체적으로 볼 때 이익이 조금은 남을 것이고(부수적으로 그 회사의 다른 업무들에 대한 홍보이익도 있을 것 같았다) 2022년 말까지도 계속 독점 판매를 허용해 왔다.

한편, 정식으로 책을 내지 않았기에 지금까지 50개가 훨씬 넘는 여러 출판사에서 내게 메일을 보내며 출판을 권유하곤 했는데, 대부분 "선생님의 글은 젊은이들에게 교훈이 되며… 어쩌고저쩌고" 하는 미사여구로 나열되어 있었다. 출판사가 돈을 벌려고 하는 심사가 뻔히 보이는데 그걸 예쁘게 포장하여 말하는 것을 나는 전혀 좋아하지 않았다. 때문에 "출판할 생각이 없습니다"라고 거절했고 2020년경부터는 "현재 인터넷에서 제본판이 6,600원에 판매되고 있습니다"라는 말도 추가하여 답변하곤 했다.

2021년 6월에 출판업을 한다는 차보현 씨가 보낸 메일이 왔는데, 내 글을 읽은 지 5년이나 된 비대면 제자라는 내용이었다. 미사여구는 전혀 없었지만 내 답변은 동일하였다. 그런데 그것에 대한 답장이 아주 독특했다. 현재 판매되고 있는 제본 가격 수준으로 책을 출판하고 싶다고 하면서 엑셀로 만든 단가분석표까지 보내왔기 때문이다. 아주 작은 출판사로 생각되었으나 내 글이 상업적으로 팔리는 것을 싫어한 나의 방침을 정확히 알고 있었기에 나는 전화를 하였고(내가 전화를 한 최초의 출판사였다), 결국 인터넷 서점에서 10% 할인된 가격으로 판매되므로 그 할인된 가격이 6,600원 수준이 되도록 하겠다는 것, 배송비는 교보문고 같은 서점의 배송비와 동일하게 하겠다는 것. 그래서 나도 OK 했으며 시간은 좀 걸리겠지만 글을 조금 더 덧붙여서 전달하겠고 내가 살아 있는 동안, 인세는 전혀 안 받겠다고 약속했다(내가 죽고 나면 저작권은 사랑의 열매로 알려진 사회복지공동모금회에 귀속시키고 싶다). 그래서 정가 7,200원, 10% 할인가 6,480원인 이 책이 '데이원'에서 2023년에 출판된 것이며 이는 내가 동아일보에 글을 쓰기 시작한 지 22년 만의 일이다(출력센터에는 새 책이 나오기 전에 알려 주겠으니, 미리 제본을 해 놓지는 말라고 했다).

3. 이미 부자로 살고 있는 사람들을 위한 글들은 실리지 않는다.

이미 뭐 알고들 있겠지만, 내가 쓰는 대부분의 글들은 '경쟁에서 떳떳하게 살아남기'와 관련된 글이기에 인류의 평화나 행복 등과는 거리가 멀다. 이게 문제다. "원수를 사랑하라"라는 말같이 비록 개인에게는 종종 고통스러울 때도 있지만(영화 〈밀양〉도 그런 면을 보여 준다) 듣는 이로 하여금 욕심이나 미움, 질투 따위를 버리게 하고 잠시나마 착하고 선한 마음을 갖도록 하는 말을 내가 한다면, 궁극적으로는 세상을 더 아름답고 더 살 만한 곳으로 만드는 데 기여하게 되겠지만, 내가 전하는 메시지들 중 상당수는 '만인의 만인에 대한 투쟁'에서 이기는 법을 알려 주는 내용이다.

　예를 들어 내 글을 읽고 모두가 다 협상 방법에 능숙하게 된다면 모든 협상이 다 어려워질 수도 있으며 모두가 다 부동산 경매시장에 뛰어든다면 경매시장은 투자 매력을 상실하게 될 것이다. 물론 내 글을 읽는 사람들 중 절반 이상은, 아니 어쩌면 90%는, 내가 말하는 내용을 무시하거나 때로는 경멸할 것이므로 내 글들이 '만인의 만인에 대한 투쟁'을 실제로 조장할 가능성은 아주아주아주 낮다고 믿는다.

그럼에도 불구하고 종종 카페에 어떤 글을 올리려고 하다가 멈칫하게 되는 경우가 내게 있었다. 이를테면 '공무원 만나는 법'을 알려 주게 되면 조만간 공무원들이 더 빡빡해져서 일반인들이 더 힘들어지게 되는 것 아닐까 하는 생각도 하게 되고, '견적서 보는 법'을 알려 주자니 '견적서 제출하는 법'도 알려 주어야 할 것 같은데, 이게 내 글을 읽은 자들만 살아남게 하는 결과를 가져오지 않을까 싶기도 하고, '땅 빌려주기 땅 빌리기' 같은 글이나 건축에 대한 이야기들은 이미 부자의 초기 단계에 들어간 사람들이나 도와줄 가능성이 크고, 세무조사를 수십 번 받았던 경험을 알려 주자니 악용당할 수도 있을 것 같고. 그래서 2010년 11월 9일부터 카페에 올린 글들에 대해서만큼은 그 어떠한 인용이나 복사 게재도 허용하지 않았고 게시 기간 1개월 이후에는 제목만 남기고 내용은 삭제하였다.

쉽게 말해서 목마른 자가 우물을 판다고 정기적으로 카페를 방문하던 사람들은 내게서 하나라도 더 배우려는 자들일 것이므로 그들만 읽고 깨달아 성공하라는 의미였다. 다만 공동제본판이나 PDF 자료에도 실리지 않았으나 이 책에는 실린 글들도 몇 개 있고('대한항공 땅콩 사건, 서울시향 불화 등에 대한 생각', '심청이는 효녀가 아니었다', '망년회를 하지 마라' 등. '공무원 만나는 법'을 실을 것인가에 대해서는 고민도 많이 했으나 긍정적인 면도 적지 않다고 판단하여 결국 개정본을 이 책에 실었다), **책을 내기로 하면서 나의 경험담을 몇 개 더 추가하거나 새로 쓴 글도 있다. 전체 내용을 새로 쓴 부분은 소제목과 본문에 2022 표시를, 부분적으로 새로 쓴 부분은 2022 표시를 하였고 내용을 고딕체로 처리하였다.**

내가 잡지(이코노미스트와 신동아)에 기고했던 글들은 법과 관련된 것이 많기에 이 책에서는 특히 중요한 내용들만 실었고 동아일보 기고 칼럼들 역시 중요한 것들만 선별하여 실었다.

4. 내 글을 표절하여 돈벌이를 하는 놈들이 있다.

앞에서도 말했듯이 내가 2000년도부터 세상을 상대로 글을 썼을 때 가졌던 대원칙은 나를 포함하여 그 누구도 나의 글을 이용하여 경제적 이익을 취하여서는 안 된다는 것이었다. 때문에 내 글을 유튜브에서 설명하거나 그대로 낭독하겠다고 하는 경우에도 그 어떤 광고도 하지 않는 조건으로만 사용을 허용하여 왔다.

어떤 강의나 유튜브에서 강사가 '세이노가 쓴 글에서 이런 내용이 나온다는 식'으로 인용하면서 자기 생각을 이야기하거나 토론 같은 것을 하는 것은 저자를 밝혔으므로 상습적인 돈벌이 목적이 아닌 한 내가 문제 삼지 않는다.

그런데 근래 들어서 몇몇 놈들이 내 글들을 교묘하게 이용하여 돈벌이를 하면서(내가 아주 지독하게 혐오한다) 자기들이 얼마나 돈을 잘 버는지 자랑을 하는 곳들이 있음을 독자들이 알려 주었다. 그래서 독자들이 보내 준 정보를 토대로 내 글을 자기들 돈벌이에 어떻게 이용하는지를 보여 주는 자료들을 세이노 카페에 그대로 내가 올려놓았다. 하나는 유튜브와 클래스유에서 유료 강의를 하면서 한 달에 3억 가까이 돈을 번다고 자랑하는 심리상담사 박세니라는 사람의 것이고(《강연의 시대》의 저자이자 강연 비즈니스 업계에서 선두를 달리는 오간지프로덕션 대표 오상익은 세이노와의 인연이 10년이 넘는데, 그로부터 들은 바로는 박세니가 기업강연 시장도 기웃거린다고 하니 내 글을 이용하여 재미를 많이 본 듯하다) 다른 하나는 배해병, 김만재로 알려진 2인이 매달 3천만 원씩 번 다고 홍보하면서 ㈜라이프체인저(대표 배윤식)를 통해 레벨업노트라는 것을 인터넷에서 유료 회원만 읽을 수 있게 하고 있는데 거기서 나오는 내용이 다. 어떻게 이런 짓들을 뻔뻔하게 할 수 있는지 기가 막힌다.

그 구체적 내용은 분량이 많으므로 세이노의 가르침 카페에 들어가서 내가 올린 글들을 직접 확인하기 바란다(https://cafe.daum.net/saynolove/ DxBE/215). 과연 그들이 세이노의 글들을 표절·복사하여 사용한 것인지 아 닌지는 독자들이 판단할 것으로 믿는다.

5. 감사 인사

나는 내가 운영하였던 장학사업에 오랫동안 학생들의 멘토로 참여하여 준 사람들에게 고마움을 표하며 아울러 십여 년 전 세이노 카페에서 운영자 김용희의 주도로 내 글들을 정리하여 공동제본을 하고 PDF 파일도 제작 하였던 다음 회원들은 물론, 발송작업에 참여하였던 회원들에게 늦게나 마 감사의 인사를 드린다. 해당 회원들과 멘토들은 살아가다가 무엇인가 에 막히면 언제라도(내가 살아 있을 때) 내게 그중 1인이었음을 밝히고 메일을 보내라(장학사업에 멘토로 참여해 준 이들의 정보는 소중히 간직하고 있다.). 도서출판 데 이원(dayonepress@naver.com) 메일로 보내면 나에게 전달될 것이다.

끝으로, 이런저런 연줄로 나의 개인 신상과 자산을 알게 된 사람들에게 하고픈 말 이 있다. 나와 가족이 스토킹을 당한 사례가 한두 번이 아니고 경찰서에 들락날락한 적도 많았다. 설령 나를 알게 되었어도 나와 가족의 프라이버시를 배려하여다오.

※ 아래의 명단은 카페 닉네임을 기재한 것이며, 희망자에 한해 실명을 추가로 기재하였습니다.

- **표지 디자인:** vanillasky, 슛슛, 조셉씨

- **편집:** 고래심줄*(조용현)

- **교정, 진행:** 김용희

- **진행협조:** _Acult_(김정효), 맑은비(김민재), 눈웃음(정유진), 그렇게(허세현), 나우시카(손장환), 그레이(최규원), 사리불존자(이상래), 성장하자(조규표), choice(박봉수), 김미미(홍지혜)

- **교정협조:** 맑은비(김민재), gori, 호호, luckymoon(만월), 리틀케이, 오짱구(최영민), 쫑명^^(최혜선), choice(박봉수), 김미미(홍지혜), 그렇게(허세현), tototutu(엄태현), aeji724, ㄴr애리(조미선)

- **자원봉사:** luckymoon(만월), surgeon(문진영), 짱보고(박태영), 루이(Ruy/윤정원), 사티어, 웅이, gori, 예스~~ 리틀케이, ROK™, 밤하늘에 별처럼, 드라마..., 린텍(제영진), 즐재자당(박헌종), NamuBe(이송이), Kapwa(김보람), tang(김태영), believe, 하나되는 걸, 꿈의극장, ccraziro(김주영), bjork(윤희), knightrmk(김숭구), 오짱구(최영민), ㄴr애리(조미선), 데프(박시홍), 피콜로1, 쫑명^^(최혜선), aeji724, 에쓰디, presdepaul, 아자자쟈, '지금부터 끝까지'(모성훈), 시나브로~~, 시간을달리는소녀, 관악옥동자, 용오뱃뷰, greenolive, 케이진, 조종석(조종석), 현재의성공, 청빈학생병사, 초심으로돌아가자(장정민), tototutu(엄태현), 빨간머리앤

- **PDF 파일 제작일:** 2010년 6월 7일

- **발송 작업 봉사자:** 보보스, jjnn7, 쩡미a, 꽃같은, eric3, 지금부터 끝까지, 지혜의 눈(위 명단과 겹치는 이름들은 생략함)

- **발송 작업일:** 2010년 2월 28일(https://cafe.daum.net/saynolove/OLy/323)

일러두기

- 새 글은 2022 로, 기존 글에 새로운 내용이 덧붙여진 경우 2022 로 구분하여 목차·소제목·해당 위치에 표시하고 내용을 **고딕체로** 처리하였습니다.

- 다음 카페 '세이노의 가르침' 회원들이 세이노(Say No) 님의 글을 정리하여 만든 제본서를 바탕으로, 2022년에 세이노 님으로부터 받은 추가 원고를 포함하여 펴냈습니다.

- 다음 카페 '세이노의 가르침'과 주간지 '이코노미스트', 월간지 '신동아', 일간지 '동아일보', 〈부자아빠의 진실게임(저자: 이진, 출판사: 미래의창)〉 기고글 일부가 포함되어 있으며, 그 글이 발표된 시점에서 읽어야 하는 글이나 표현 등이 일부 존재함을 참고해 주시기 바랍니다.

- 국립국어원의 한글 맞춤법 규정을 따르되 저자의 어조와 표현은 느낌을 잘 전달하기 위해 되도록 그대로 살렸습니다.

- 조선일보와 데이원 편집부가 합동으로 세이노의 보유 자산을 조사하였습니다. 구체적 증거도 없이 자산 규모가 회자되는 인물들에게 종종 현혹되는 현실에 대해 검증이 필요하다는 사명감으로 조사에 임했으며, 전체 자산의 세부 구성과 납세 기록 등을 꼼꼼히 살펴보는 과정을 통해, 세이노가 최소 1천억 원 이상의 순자산 보유자라는 사실을 확인하였음을 밝힙니다.

- 〈세이노의 가르침〉은 저자에게 판매수익이 지급되지 않습니다. 저자는 다른 이에게 지식을 나누는 데에 있어 일체의 비용을 받지 않습니다. 사칭에 유의하세요.

어떤 일을, 어떻게 해야 하는가

3부 삶의 전반에 조언이 필요할 때

세상을 살아가는 지혜

동아일보 기고글 일부

번외 글

마무리

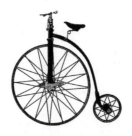

1부
아무것도 가진 게 없다고 느껴질 때

내가 말한다. 경제적으로 실패하였다면 저 아래 낮은 곳으로 내려가라. 체면 때문에 그렇게 하지 못한다고? 그 체면에 "흠집을 내라scratch". 출발점을 저 낮은 곳에 다시 "그어라scratch". 당신이 놓치려고 하지 않는 생활수준이라는 것을 "지워 버리고scratch" 새로운 "출발점scratch"에서, "무에서from scratch", "근근이 살아가면서scratch along" "돈을 모아라 scratch up". 그러면 "돈scratch"이 쌓이게 된다. 이것이 실패로부터 탈출하는 비결이다. 스크래치하라!

–실패하면 제로 점으로 내려가라 中에서

앞길이 보이지 않을 때

2022 **삶이 그대를 속이면 분노하라**

1948년 가난한 어촌에서 엿장수의 딸로 태어나, 가발공장, 식당 등에서 일하였고 총으로 쏴 죽이고 싶을 정도로 폭력이 심한 남편을 피해 단돈 100달러를 갖고 미국으로 식모살이를 떠난 여자. 미국에서는 식당에서 일하며 대학을 다녔고, 76년 미美 육군에 들어가 소령으로 예편, 50세가 넘은 나이에 하버드 박사과정에 다니는 여자, 서진규. 그녀는 〈나는 희망의 증거가 되고 싶다〉—읽어라—에서 '이만큼 성공하기까지 나에게 가장 큰 힘이 된 것은 반항심과 복수심이다.'라고 쓰고 있다.

수차례 그래미상과 MTV상 시상식에서 트로피를 몇 개씩 수상한 미국의 백인 랩 가수 에미넴Eminem. 그 역시 쓰레기 더미나 다름없는 환경에서 살았다. 생후 5개월 만에 아버지는 도망갔고, 마약 중독자인 어머니는 완전 떠돌이였다. 에미넴의 삶을 그린 영화 〈8 Mile〉을 보면, 그의 어머니가 아들의 동창생과 동거를 하면서 그 동창생이 오럴 섹스를 안 해 준다고 아들에게 호소하는 골 때리는 장면도 나오고, 자기 애인이 친구와 섹스를 하는 것을 목격하는 장면도 나온다. 당연히 그의 노래에는 어머니나 애인에게 쌍욕을 퍼붓는 내용이 나오며, 대부분의 가사는 아주 반항적이고 폭력적이고 외설적이며 욕으로 도배되어 있어 2000년 미국에서 '공공의 적'

으로 꼽힐 정도였다(50이 가까운 나이인 내가 에미넴의 CD를 싱글 포함 6장이나 갖고 있으며 아주 즐겨 듣는다는 것을 알면 아마도 쇼크 먹는 사람들이 있을 것 같다. **2022 70을 바라보는 지금도 여전히 운전할 때 자주 듣는다**).

미국의 어느 학교에서 총기 사건이 일어나고 범인이 에미넴의 앨범을 즐겨 듣곤 했음을 기자들이 지적하자 그는 이렇게 말한다. '심히 유감이다. 하지만 당신은 너무나도 미운 사람이나 짜증 나는 사회를 없애 버리고 싶은 충동을 느낀 적이 없는가? 나는 학창 시절 나를 괴롭히던 녀석들을 죽이고만 싶었다. 집에 돌아와 자기 방의 모든 것을 닥치는 대로 부수는 심정을 이해하는가?'

나는 이해한다. 나는 주먹으로 피가 나오도록 방바닥을 치고 거울을 깨부순 적도 있었다. 내가 어린 시절 이발소에는 대부분 푸시킨의 시가 걸려 있었다. '삶이 그대를 속일지라도 슬퍼하거나 노하지 말라. 우울한 날들을 견디면, 믿으라, 기쁨의 날이 오리니. 마음은 미래에 사는 것, 현재는 슬픈 것. 모든 것은 순간적인 것, 지나가는 것이니. 그리고 지나가는 것은 훗날 소중하게 되리니.'

나는 이 시가 참 싫었다. 내 삶은 수제비로 범벅이 되어 있는데 슬퍼하지도 말고 노하지도 말라니. 희망은 안 보이는데 견뎌 내라니. 세상은 이른바 배웠다는 위선자들로 가득 차 있는데 기쁨의 날이 올 것을 믿으라니. 돈 봉투를 안 가져온다고 나를 책망한 담임은 어느 날 모범 교사로 칭송을 받고(나중에 교장까지 되었다), 나는 자원입대하였는데 멀쩡한 부잣집 친구들은 징집 면제되고, 그런데 지나가는 시간이 훗날 소중하게 된다니 그것을 나보고 믿으란 말인가. 나는 세상에 대한 나의 분노를 폭파시키고 싶었다. 그래서 영화 〈쉰들러 리스트〉의 주인공처럼 세상이 뒤집힐 전쟁을 기다렸던 적도 있다.

그러나 그렇게나 세상을 욕하고 가래침을 줄곧 뱉었지만 정작 나 자신
도 크게 다를 바 없었다. 언제나 눈이 시뻘겋게 일확천금만을 노리며 한탕
할 기회만 노렸고 아무 하는 일도 없이 꿈틀거리기만 했다. 카프카의 〈변
신〉에 나오는 벌레처럼 나는 먹고 싸고 먹고 싸는 그런 존재였던 것이다.
어제가 오늘이고 오늘이 내일이었으며 내일은 다시 어제였다. 조그마한
차이도 없었다. 나는 내가 혐오스러웠다. 내가 분노하여야 할 대상은 세상
이 아니었다. 나 자신이었다. 나는 혐오스러운 나의 삶이 너무나도 한심하
였고 끝내는 저주스러웠을 정도로 스스로에게 분노하였다. 내가 나를 죽
이고 싶었던 것도 어쩌면 그런 혐오감과 분노에서 벗어나지 못하는 절망
에서 비롯되었을 것이다. 나는 나를 죽이고 싶을 정도로 내 삶의 주인이
되고 싶었다. 나는 5월의 찬란한 햇살 밑에서 향긋한 꽃 내음을 그대로 들
이마시며 어깨를 펴고 살고 싶었다.

당신은 어떠한가? 내가 수집하는 것 중에 모형 자전거가 있다. 이미 50개
정도는 되는 것 같다. 인생은 자전거와 같다. 뒷바퀴를 돌리는 것은 당신의
발이지만 앞바퀴를 돌려 방향을 잡는 것은 당신의 손이며 눈이고 의지이며
정신이다. 당신의 발이 '생활'이라는 이름으로 당신을 움직여 주지만 정
작 당신의 손은 호주머니 속에 깊이 박혀 있는지도 모른다. 정작 당신의 눈
은 당신 앞에 놓인 길을 바라보지 않고 옆에서 빠른 속도로 지나가는 오토바
이들과 스포츠카만 부러운 마음으로 바라볼지도 모른다. 때문에 비록 열심
히 페달을 밟고는 있지만 당신이 탄 자전거는 제자리를 맴돌 뿐이다.

만일 당신이 말초신경이나 자극하는 것들에 현혹되어 채팅, 게임, 공짜
사이트, 복권, 유명 브랜드 상품, TV, 술, 도박, 경마 등 일확천금과 한탕
주의의 망상에만 몽롱하게 사로잡혀 있다면 당신이 바로 그렇게 제자리
를 맴도는 사람이다. 그렇게 삶에 질질 끌려다니며 제자리를 맴도는 사람

들이여. 이제는 그 삶을 정면에서 바라보아라. 비겁하게 외면하지 말라. 그 삶이 자랑스러운가? 이제는 그 삶에 대해 분노할 때가 되지 않았는가. 파충류와 포유류의 차이 중 하나는 파충류는 본질적으로 화를 내거나 기쁨을 내는 능력이 없다는 것이다. 뇌에서 그런 역할을 하는 변연계가 퇴화되었기 때문이다. 악어 쇼에서 악어를 때려도 악어가 화를 내지 않는 이유가 거기에 있다.

당신의 삶이 분노할 대상임에도 분노하지 않는다면 이미 당신의 뇌는 썩어 버린 것이다. 차라리 강물에 빠져 죽어 버려라. 하지만 이제라도 삶이 당신을 속인다고 생각되면 그 삶을 던져 버려라. 내동댕이쳐라. 삶은 한 번뿐이다. 삶에 비굴하게 질질 끌려가지 마라. 명심해라. 당신이 분노하여야 할 대상은 이 세상이 아니다. 당신의 현재 삶에 먼저 슬퍼하고 분노하면서 'No!'라고 말하라. Say No! 그리고 당신의 삶을 스스로 끌고 나가라. 당신이 주인이다.

돈독이 올라야 부자가 되는 줄 아는가? 투자 기법을 몰라서 부자가 못되는 줄 아는가? 절대 아니다. 일확천금의 기회가 있다고 생각하는가? 꿈깨라. 쇠고랑을 찰 기회만 있을 뿐이다. 인터넷에서 광고만 보아도 돈을 벌 수 있다고 믿는 자들이여. 메일만 보내면 수억 원을 벌 수 있다고 떠드는 자들이여. 편안하게 빨리 돈 벌고 싶어서 애를 태우는 자들이여. 평생 가난의 괴로운 숯불이 이마 위에 올려지는 저주를 받을 것이다. 나는 그대들이 한시라도 빨리 그 허황된 몽상에서 깨어나기를 바란다. 피와 땀과 눈물과 시간 없이 무엇을 얻겠다는 것인가.

그럼에도 불구하고 사람들은 그저 물만 부으면 되는 컵라면 같은 순간적인 인스턴트 재테크 지식만 찾는다. 자기가 부자가 되지 못하는 이유가 어떤 투자 기법을 모르기 때문인 것으로 생각하거나 이재에 밝지 못한 때문으로 치부해 버린다. 웃기는 소리 하지 말라. 당신 생각대로라면 이른바 재테크 전문가라는 사람들이 모두 부자이어야 하는데 그들의 평균 재산은 다른 직장인들과 크게 다르지 않다. 물론 나에게서 실전 투자 기법을 배우면 돈을 더 벌 수도 있을 것이다. 그러나 나는 당신이 스스로의 삶에 대한 태도부터 바로 세우지 않는 한 절대 부자가 될 수 없다고 하면서 당신을 한심한 사람으로 매도하고 독설을 퍼붓는 사람이다. 자기 삶의 노예가 되어 자기 생활과 시간을 통제하지 못하는 사람이 어떻게 돈의 주인이 될 수 있단 말인가.

현재의 삶이 절망스럽고 괴롭고 암흑에 싸여 있는 것같이 보이는가? 그렇다면 이제 분노하라. 분노를 느끼는 사람만이 닫힌 문을 세게 쾅쾅쾅 두드릴 수 있다. 용수철처럼 그 자리를 박차고 나와 당신의 삶을 이 거친 세상에서 우뚝 홀로 세울 수 있도록 시간을 소중히 여기고 피 튀기듯 노력하라. 그리고 이제는 자전거 손잡이를 제대로 잡고 정면을 바라보고 페달을 밟아라. 그렇게 하기 시작할 때 당신은 당신 삶의 주인이 되는 것이며 그때 비로소 돈이 당신의 노예가 되어 당신을 섬기게 되는 것이다. 인생역전은 당신 스스로 현재의 삶에 분노하여 그 삶을 뒤집어 버릴 때 이루어지는 것이지 '수백억짜리 복권에 이번에는 내가 당첨될지도 모른다.'는 달콤한 상상으로 이루어지는 것이 아니란 말이다.

2022 그러므로 이제 송순태 시인의 시 〈지우개〉를 인용하여 말한다면, "굳은 것이라고 다 불변의 것"은 아니며 "출렁인다고 해서 다 부질없는 것"도 아님을 깨닫고 "굳은 땅에서 패이고 갈라진 것들"과 "슬픔으로 허물어진 상처들"로 가득 찬 "잘못 살아온 세월"을 지우고 "다시 출발하고 싶은 세월"을 시작하여라. 종종 자기혐오에 빠져 죽고 싶다고 말하는 독자 메일을 받는다. 고통 없이 죽는 방법을 물어보는 독자들도 있다. 이런 독자들에게는 언제나 이렇게 답장하곤 하였

다: "너 자신을 죽이고 싶다면 그 죽이고 싶은 인간을 머릿속에서 끄집어내어 제삼자 입장에서 살펴보아라. 불쌍하고 가련한 모습이 아마 하나둘이 아닐 것이다. 길거리에서 그런 사람을 만났다고 치자. 어떻게 할 것 같은가? 칼로 찔러 죽이겠냐? 아니면 이런 사람도 있구나, 불쌍하구나, 생각하면서 뭔가 이끌어 주고 도와주고 싶어질까? 아마도 후자일 것이다. 바로 그 마음을 너 자신에게 가져라. 너 자신을 불쌍히 여기고 보살펴라."

"난 내가 혐오하는 누군가를 죽이고 싶었어요. 그래서 수면제를 먹었죠. 하지만 내 안에 내가 사랑할 수도 있는 다른 베로니카가 존재한다는 걸 모르고 있었어요."— 파울로 코엘료의 〈베로니카, 죽기로 결심하다〉에서 정신병원에 갇힌 베로니카가 간호사에게 하는 말이다. 나는 믿는다. 누구에게나 그 내면에는 그 육체의 주인이 사랑할 수도 있는 그 자신이 존재하고 있다고 말이다. 당신 자신을 당신이 사랑할 수 있는 사람으로 조금씩 바꿔 나가라.

삶이 절망스럽지도 않고 괴롭지도 않으며 암흑에 싸여 있는 것도 아닌 상황 속에 있는 사람들이 분명 있다. 부잣집에서 태어나 고생이 뭔지도 모르는 채 이미 물려받은(혹은 물려받을) 것이 많거나, 억대 이상의 연봉을 받고 있거나, 장사나 사업으로 자산을 마련하는 데 성공한 사람들 말이다. 이들은 삶에 분노할 거리가 없을 가능성이 큰데 내 글이 얼마나 도움이 될지 모르겠다.

가스보일러에 사용되는 환풍기 부품 등을 생산하는 종업원 50여 명의 중소업체 파워텍. 이 회사가 2000년 1월 리타워인베스트먼트사에 경영권이 넘어갔다. 리타워인베스트먼트사의 회장은 불과 서른한 살인 미국계 한인 최유신 회장. 미국 하버드에서 경제학을 전공했고, 자딘플레밍 증권사에서 기업 인수합병 업무를 담당하다 스미스바니은행 한국 지사를 거쳤으며, 98년에 하버드 후배들을 긁어모아 회사를 설립했다. 그의 아버지는 한국 경제계 유명 인사이다. 최 회장은 파워텍의 경영권을 넘겨받자마자 그 회사를 아시아 지역 인터넷 벤처회사들을 인수합병하는 투자회사 리타워텍으로 탈바꿈한다고 발표했고, 리타워텍은 현금 투자는 거의 없이 주식 스왑을 통해 여러 기업들을 인수하면서 지주회사로 변신한다.

그리고 리타워텍은 역사상 최대 규모라고 하는 13억 5천만 달러의 외자유치 계획을 발표한다. 2000년 7월 21일, 13억 5천만 달러(당시 환율로 약 1조 5천억 원)가 해외에서 들어왔지만 그 돈은 불과 3시간 만에 다시 해외로 빠져나갔다. 그 자금은 하루 0.3% 이자를 주기로 하고 3시간 빌린 초단기 외화자금이었다. 어쨌든 리타워텍의 주가는 2000년 1월 4일 2,415원에서 35일 연속 상한가라는 기록을 세우면서 5월 18일에는 36만 2천 원에 달하게 된다. 누군가 떼돈을 긁어모았다는 말이다. 주가는 얼마 후 곤두박질쳤고, 2001년 금감원에서 검찰에 수사 의뢰하고 어쩌고 하였지만 주목할 만한 특별한 일은 일어나지 않았다.(리타워텍에 대한 신문기사들을 정리한 것이다.) 나는 리타워텍 관련 기사를 보면서 "참 대단한 천재들"이라는 생각을 떨칠 수 없었다. 무엇보다도 나는 죽었다 깨나도 1조 5천억 원에 달하는 외화를 3시간 동안 빌리는 방법은 생각하지 못한다. 게다가 사전에 리타워텍은 국내 최대의 법무법인인 김&장 법률사무소를 통해 재경

부에 그러한 해외투자 계획을 설명하며(내 짐작이지만 3시간 동안의 투자라는 사실
은 설명하지 않았을 것이다) 적법 여부를 묻는 공문을 보냈었고 재경부 관계자
는 "검토 결과 하자가 없어 적법하다는 회신을 보냈다"고 한다. 치밀하다!
천재들이다! 물론 상투를 쥔 개미들은 엄청난 피박을 썼다. 불쌍한 개미
들…. (나는? 도대체가 수상쩍어서 리타워텍 주식 근처에도 가지 않았으며 관련된 놈들을 아

주 좆같은 18새끼들로 본다.)

경향신문 2000년 2월 22일 자에는 '사이버 투자왕, 대박 박정윤'이라
는 제목의 기사가 실렸는데 요약하면 아래와 같다. 다섯 살 때 십만 자리
까지 암산해 '수학 신동'이란 소리를 들었다. 초등학생 때 아파트 평당 가
격을 계산했다. 삼수를 하던 때 서울 강남의 아파트값이 평당 1천만 원까
지 폭등하자 부모님에게 아파트를 빨리 팔아야 한다고 권하기도 했다. 예
상은 적중했다. 2년 뒤에 아파트값이 평당 6백만 원으로 하락했고 IMF가
닥치자 절반으로 뚝 떨어졌다. 아파트를 6백만 원에 처분한 부모님은 아
들의 말에 귀 기울이지 않은 것을 못내 아쉬워했다….

2191%, 2057%. 99년 4월 15일 '1, 2회 한화증권 주최 사이버 투자대
회' 대학 부문에서 그가 올린 경이적인 수익률이다. 1천만 원의 종잣돈으로
사이버 매매를 통한 실전 투자를 해 2억여 원을, 660만 원을 투자해 1억
4천여만 원을 벌었다. 지난 1월 증권 사이트 세르파 주최 밀레니엄 증권
수익률 게임에서는 1천만 원 모의투자를 해 1823%의 수익률을 올렸다.

대학생이 된 뒤 수학강사 자리를 얻어 1년 만에 1천만 원의 '시드머니'
를 마련하였을 때 공모주를 중심으로 투자했다. 1천만 원은 3년 만에 무
려 1억 5천만 원으로 불어났다. 그런데 IMF가 닥쳤다. 결국 98년 1월에
2천만 원으로 곤두박질쳤다. 1년여의 시간이 흐르자 베팅을 하기로 결심
하고 2천만 원 시드머니 중 1천만 원을 투자했다. 한화증권에서 실시한

투자대회였다. 세 개 대회에서 받은 상금만도 2억 5천만 원. 주식에 필요한 공부는 하루라도 게을리하지 않는다. 그는 어릴 때부터 경제신문을 즐겨 봤지만 TV는 거의 보지 않았다. 지금도 신문의 경제면은 하나도 빠뜨리지 않고 본다. 그의 취미는 '주식 투자'. 일이 아니라 취미로 주식 투자를 즐기는 것이 남보다 더 많은 수익을 올리는 '원천'이라고 한다. 당신은 이런 기사를 보면 무엇을 느끼는가? 나는 "이 친구, 정말 돈 버는 천재구나" 하는 생각을 하게 된다. 나는 죽었다 깨나도 그렇게는 못 할 것 같다 (물론 나는 그가 계속해서 그렇게 돈을 벌 것이라고는 전혀 생각하지 않는다).

사람들은 노력을 하면 성공할 수 있다고 한다. 그러면서 발명왕 에디슨이 "천재는 99%의 노력과 1%의 영감으로 이루어진다"고 말했으며 괴테는 "천재라는 것은 노력의 발명"이라고 하였음이 근거로 제시된다. 그렇다면 범재들도 죽어라고 주식에 대해 공부하고 노력하면 1년에 2000%가량의 수익을 낼 수 있다는 말인가? 어렸을 때는 정말 노력만 하면 그렇게 천재 비슷하게 될 수 있는 줄 알았다. 그러나 세상을 살다 보니 그런 말들은 주로 "이미 1%의 영감을 타고난 사람들이 하는 말"이었고 그저 천재가 둔재들에게 조금은 미안한 마음에 "당신들도 노력하면 어느 정도는 이룰수 있다"는 뜻으로 보내는 격려가 아닌가 생각하게 되었다. 국어사전에서조차 천재를 "타고난 뛰어난 재주 또는 그러한 재능을 가진 사람"이라고 정의할 뿐 "노력의 결과"라고는 말하지 않는다.

영화 〈아마데우스〉를 보았는가? 죽도록 성실하게 노력하지만 끝내 영혼을 울리는 음악을 작곡하지 못하는 살리에르. 그리고 망나니처럼 생활하면서도 타고난 재능으로 인해 감동적인 음악을 아주 손쉽게 만들어 내는 모차르트. 천재 모차르트 앞에서 살리에르가 느끼는 열등감과 시기심. 나역시 천재들을 보면 언제나 열등감과 시기심을 느낀다.

영화 〈굿 윌 헌팅〉을 보았는가? 무지무지 열심히 공부하여 미국 최고의 대학에 들어간 학생들과 교수. 반대로 학교도 제대로 다니지 못한 청소부이지만 타고난 천재성 때문에 공부를 안 해도 어려운 수학문제를 푸는 월 헌팅. 학생들과 교수는 그 천재 청소부에게 무엇을 느꼈을까? 시기심, 열등감 등이 복합적으로 작용하면서 좌절도 느끼지 않았을까.

모파상의 스승 플로베르는 "천재, 칭찬할 필요가 없다. 그는 일종의 정신병자이다."라고 혹평했지만 누가 뭐래도 천재는 우리들에게 부러움의 대상이 아닐 수 없다. 미국국립보건원NIH 과학자들은 천재 아동 200명과 보통 어린이의 DNA를 분석해 중요한 차이를 발견하고 천재성을 결정하는 유전자를 찾아냈다고까지 하는데 왜 나에게는 그런 유전자가 없다는 말인가.

천재 같은 사람들을 보았을 때 '나는 나, 너는 너'라고 생각하며 살 수도 있겠지만 불행하게도 우리는 시기심도 있고 사촌이 땅을 사면 배가 아프기도 하다. 특히 천재가 저 먼 나라에 있다면 그저 찬사나 보낼지 모르지만 그런 사람이 주변에 있다 보면 우리는 자신이 보잘것없는 듯한 느낌에 빠지고 만다. '왜 나는 이 사람처럼 되지 못하고 저 사람처럼 하지 못할까' 하는 질문을 던지면서 말이다. 그래서 공상의 세계에서는 우리가 천재가 되고 은행도 털고 슈퍼맨도 되고 억만장자도 되고 투명인간도 되어 이 세상을 누비고 다닌다. 일확천금을 꿈꾸며 그 돈으로 뭘 하겠다는 상상의 나래는 끝없이 펼쳐진다. 그래서 공상은 즐겁다. 시간 가는 줄 모른다. 그리고 그 공상에서 깨어나면 현실이 싫어진다. 내가 그랬다.

그러나 실망하지 말라. 돈은 '1%의 영감을 타고난 천재'만 벌 수 있는 것이 아니다. 카드 다섯 장을 쥐고 하는 포커판에서 나올 수 있는 카드패에는 2,598,960개 종류가 있다고 한다. 즉, 최고의 카드패를 쥘 사람은 약

260만 명 중의 한 명이다. 하지만 포커에서 그런 카드패를 갖고 있지 않아도 당신은 이길 수 있다. 그저 포커 게임에 참석한 사람들보다 조금 더 좋은 패를 갖고 있으면 된다. 그러므로 최고의 카드를 받은 잘난 사람들은 무시해라. 그들의 포커판에는 비슷한 사람들이 몰려 있다.

핵심은 천재들의 이야기에 주눅 들 필요가 없다는 것이다. 돈을 번다는 것은 다른 보통 사람들과의 게임이지 당신보다 크게 잘난 사람들과의 게임이 아니다. 예컨대 당신이 보통 사람이라면 하버드를 수석으로 나온 사람과 경쟁하게 될 까닭은 없지 않은가. 오히려 그 사람 주변에 더 무서운 경쟁자들이 있기 마련이다. 게다가 이른바 공부 잘하고 머리 좋다는 사람들은 거의 다 학교나 연구소 혹은 법조계나 의료계 또는 유명 기업들에 있다. 이 얼마나 기쁜 사실이냐. 서울대 이공계 수석 입학생들의 80% 이상은 나중에 교수가 돼 있었다는 보고서도 있다. 이 역시 범재들에게는 너무나도 다행한 일 아닌가! 당신이 보통 사람이라면 교수나 의사 혹은 변호사와 경쟁할 까닭은 없지 않은가.

부자가 되는 데는 신이 내린 어떤 재능이 필요한 것도 아니고 학벌도, 배경도, 자격증도 큰 도움이 안 된다. 부자가 되는 길을 걷고자 한다면 그것을 빨리 깨달아야 한다. 결국 그것은 다른 보통 사람들과의 게임일 뿐이다. 보통 사람들과의 게임이기에 그렇게 어려운 것이 아니다. 그저 우리는 우리가 속한 분야에서 다른 보통 사람들과 경쟁하여 이기면 되는 것일 뿐이다. 그들이 놀 때 놀지 말고 그들이 잠잘 때 잠을 덜 자고 그들이 쓸 때 덜 씀으로써 목돈을 준비하고 기회를 찾으면 된다.

게다가 그렇게 노력하는 자가 성공할 수밖에 없는 분명한 이유가 있다. 정신 차리고 내 말을 새겨들어라. 보통 사람들은 학벌이나 배경이나 자본이 있어야 성공할 수 있다고 믿는다. 즉, 학벌이나 배경, 자본 등이 없는 보통 사람들은 자기들에게 그런 것이 없으므로 노력하여 보았자 무의미하다고 믿고 아예 노력을 포기하고 만다. 현재의 위치에서 미래를 미리 계산하여 보고 미리 포기하는 그런 사람들이 당신 주변 사람들이며 그들은 그저 일확천금을 꿈꾸면서 연예인이나 정치인, 스포츠 선수들, 컴퓨터 게임, 채팅, 명품 브랜드, 경마 등에 무지 관심이 많다. 당신이 하는 게임은 바로 그런 사람들과 하는 것이다. 기억하라. 이것 역시 당신에게는 춤을 추고 싶을 정도로 너무나도 기쁘고 다행한 사실이라는 것을.

이것은 마치 전쟁터에서 당신의 적군이 더 이상 싸울 생각을 갖지 않고 총을 내려놓은 것이나 마찬가지이다. 그런 적들과 싸울 때는 총도 필요 없고 그저 활이나 창만 있어도 이길 수 있지 않겠는가. 거창한 그 무엇도, 번쩍번쩍한 학벌도, 대통령 친척과 친하게 지내는 배경도, 많은 자본도 필요 없다는 말이다. 이 사실을 빨리 깨달아라.

〈미래의 결단〉, 〈자본주의 이후의 사회〉 등으로 우리에게 잘 알려진 미국 미래학의 거두 피터 드러커 역시 높은 성과를 올리는 생산적인 사람, 끊임없이 혁신을 꾀하면서 계속 발전하는 사람, 다른 사람에게 영향을 미치는 비중 있는 사람, 그런 사람이 되는 길은 오직 지속적인 관리와 노력밖에 없다고 말한다. 나도 그의 말에 동의한다.

부자가 되는 데 있어서 경쟁자는 결국 천재가 아니라 자기 자신이다. 이 지극히 간단한 사실이 독자들 마음속에 각인되기를 바란다.

추신: 엄청난 부자들의 신화 같은 이야기에 초라해할 필요도 없다. 특히 아무 아무개 경영자가 보유하고 있는 주식 총액이 얼마라는 등의 기사는 전혀 믿을 것이 못 된다. 회사의 경영권을 유지하려면 일정 수의 주식은 계속 보유하고 있어야 하고 그것을 팔아 버린다면 경영권을 잃게 된다. 즉, 환전성이 약하다. 게다

가 주식가격이 정찰가로 매겨져 있는 것도 아니다. 비상장 회사 주식인 경우에는 그 가치를 자기 마음대로 부풀릴 수 있다. 예를 들어 내가 어떤 미공개 회사의 주식을 많이 갖고 있다고 치자. 그리고 이 회사의 미래 가치를 5천억 원이 된다고 뻥을 튀기면 내 재산은 졸지에 수천억 원도 되고 1조 원도 되게 된다. 그러나 미래가치라는 것은 순전히 말 만들기 나름이다. 시장에서 평가받지 않은 주식의 가치는 아무도 모르며 그것마저도 현금화되기 전까지는 실제 총액을 모른다.

2022 대부분의 보통 사람들은 부동산이나 주식, 가상화폐에 대해 모른다. 그래서인지 그쪽으로 떼돈을 번 사람이 있다고 하면 귀를 쫑긋거리고 관심을 갖는다. 문제는 자기 학습을 통해 배우려고 하는 게 아니라 떼돈을 벌었다는 사람들의 투자 조언을 우선시하면서 따라 하려고 한다는 데 있다.

대원칙: 자기가 얼마나 부자인지 보여 주려고 과시하는 연놈들은 절대 믿지 마라. 부동산 고수로 알려진 연놈이 임장(현장 답사) 비용으로 수십, 수백만 원 내라고 하는 거, 그 연놈이 당신 돈으로 부자 되고 싶어 하는 거다.

미국 잡지 '직업 등급 편람'에 의하면 미국의 2000년도 인기 직업 순위에서 대통령이 167위로 나타났다. 이는 '대통령이 과다한 스트레스를 받기 때문'이라고 하는데 이 잡지는 매년 노동부와 통상단체들의 자료와 전화 조사 등을 토대로 250개 직업의 순위를 매기고 있다. 인기 직업순위 1위는 1999년 17위였던 전문재산관리자가 차지했으며 가장 호감도가 낮은 직업은 어부인 것으로 조사됐다. 99년 1위였던 컴퓨터 웹 마스터는 2위로 떨어졌다. 교사는 119위, 경찰관은 200위로 나타났는데 낮은 임금과 열악한 근무 여건이 주원인이라고 한다.

하지만 스트레스를 받지 않는 직업이 있을까? 암 치료 전문 의사들은 암 정복을 위한 필수 요소들 중의 하나로 스트레스를 줄이라고 이구동성으로 조언한다. 그들은 스트레스가 인체의 면역력을 떨어뜨리며, 스트레스는 욕망으로부터 비롯되는 것이므로 욕망을 줄이라고 충고한다. 또한 화를 내면 우리 몸의 면역기능을 저하시키는 스트레스 호르몬이 분비되는 반면에, 웃음은 우리 몸의 방어능력인 면역력을 향상시킨다고 한다. 그래서 하루에 한 번은 크게 웃으라는 것이 그들의 충고이다. 그렇다면 스트레스 해소 방안을 제시하여 준다는 정신과 의사들은 스트레스를 받지 않을까? 내가 보기에는 그들도 엄청난 스트레스에 시달리는 것 같다.

독자들은 아마도 다음과 같은 말도 여러 번 들었을 것이다. "실패를 심각하게 생각하지 말라. 주말에는 교외로 나가 신선한 자연을 벗하라. 일에 쫓기지 말라. 오늘 못 한다고 내일 세상이 무너지는 일이란 없다. 긴장을 풀고 살아라. 경쟁심을 버려라. 그들은 그들이고 당신은 당신이다. 실력과 능력이 다가 아니다. 인생은 결과가 아니라 과정이 중요하다. 건강을 생각하며 운동을 하라. 운동은 당신이 생각하는 그 어떤 일보다도 중요한 것이다. 자주 친구들과 만나 웃고 떠들며 놀아라. 그것이 정신 건강에 좋다. 느긋하게 천천히 살아라. 그것이 스트레스를 피하는 길이다."

독일 풀다의 한 대학에서 건강학을 가르치고 있는 페터 악스트 교수 역시 내과의사인 딸과 함께 쓴 〈게으름의 즐거움에 관해〉라는 책에서 "마라톤을 하는 대신 해먹hammock에 누워 빈둥거리거나, 스쿼시를 하는 대신 낮잠을 자는 사람이 더 오래 살 수 있다."고 주장한다. 그는 직업상 받게 되는 스트레스에서 벗어나 장수하는 비결을 '목표를 정하지 않고 게으름을 피우는 것'이라고 말한다. 그는 심지어 너무 일찍 일어나면 온종일 스트레스를 받게 된다며, 일찍 일어나는 것에 대해서도 비판했다.

그러나 독자들이 이런 조언에 충실히 따르며 살아간다면 장담하건대 몇 년 후에 건강한 신체를 갖게 되는지는 모르겠지만 아마도 하고 있는 일은 망한 지 오래이거나, 아니면 직장에서 이미 해고되어 구직 이력서를 서너 통 언제나 준비하여 갖고 다니는 몸 튼튼한 실업자가 되어 있을 것이다. 그래도 건강이 최고라고? 건강을 잃으면 모든 것을 다 잃는다고? 맞는 말이기는 하지만 그렇다고 해서 건강을 지키면 모든 것을 다 갖게 된다는 말은 아니지 않는가.

문제의 핵심을 살펴보자. 왜 스트레스가 생기는가? 어떤 문제가 발생하기 때문이다. 그 문제는 어디서 발생하는 것인가? 일이나 인간관계에서 발생한다. 스트레스는 일이나 인간관계에서 발생한 문제가 풀리지 않아서 생기는 것이다. 왜 문제가 안 풀리는 것일까? 푸는 방법을 모르기 때문이다. 왜 모르는가? 책도 안 읽고 공부도 안 하기 때문이다. 왜 공부를 스스로 안 하는가? 게으르기 때문이며 스스로의 판단과 생각을 우물 안 개구리처럼 최고로 여기기 때문이다. 한 달에 책 한 권도 안 보고 공부는 학원이나 학교에 가야만 하는 걸로 믿는다. 그러면서도 놀 것은 다 찾아다니며 논다. 그런 주제에 자기는 성실하게 열심히 살아가는데 주변 상황 때문에 스트레스를 받는다고 생각하며 그러면서도 수입이 적다고 투덜투덜댄다.

　문제가 있으면 문제를 해결하려고 덤벼드는 것이 올바른 태도이다. 문제는 그대로 남겨 둔 채 그 문제로 인하여 생긴 스트레스만을 풀어 버리려고 한다면 원인은 여전히 남아 있는 셈 아닌가. 휴식을 충분히 갖고 쉬라고? 웃으라고? 한 달을 바닷가 해변에서 뒹굴어 보아라. 백날을 하하 호호 웃어 보아라. 문제가 해결되는가? 웃기는 소리들 그만해라.

　기억하라. 제초제를 뿌리는 이유는 뿌리를 죽이기 위함이다. 뿌리를 살려 두는 한 잡초는 다시 살아난다. 스트레스를 없애는 가장 정확한 방법 역시 스트레스를 주는 문제의 원인을 파악하고 그 원인을 뿌리째 뽑아 버리는 것이다. 장담하건대 그 모든 원인은 일이나 인간관계에서 발생한 문제를 어떻게 해결하여야 하는지 모르는 당신의 무지 그 자체이다. 즉, 외부적 상황 때문에 스트레스가 생기는 것이 아니라 그 외부 상황을 어떻게 해야 헤쳐 나가는지를 모르고 있는 당신의 두뇌 속 무지 때문에 생긴다는 말이다.

　그리고 그 무지함의 뿌리는 바로 게으름이다. 스트레스를 해소한답시고 빈 맥주병을 쌓아 가지 말고 문제를 정면으로 돌파하라. 절대 회피하지 말라. 책을 읽고 방법론을 찾아내라. 그게 바로 스트레스를 없애는 제초제이다.

　친구들과 상의하는 짓도 그만두어라. 당신이나 친구들이나 스트레스를 받기는 마찬가지이며 그저 당신 마음 깊은 곳에 있는 답답함에 대한 약간의 위로를 받을 수는 있겠지만 어차피 도토리 키 재기 아닌가.

　여기서 혹자는 이렇게 말할지도 모른다. "세이노는 자기 일을 하고 자기 시간을 자기 뜻대로 사용하면서 스스로를 통제할 수 있으니까 스트레스도 해결할 수 있겠지만, 자기 일을 하지 않는 사람들은 그렇게 할 수 없지 않느냐."

나는 이렇게 답하고 싶다. "아마도 당신은 남이 시킨 일을 하는 이상 스트레스에서 벗어날 수 없다고 생각하는 모양인데 천만의 말씀이다. 왕년에 누군 남이 시킨 일을 안 해 보았는 줄 아는가. 내가 당신하고 다른 점은, 나는 누가 시킨 일이건 아니건 간에 일을 해결할 능력 배양에 언제나 최선을 다한다는 점이다. 그리고 그 능력 배양은 언제나 일과 후에 있었으며 노는 날이라곤 거의 없이 삼십 대를 보냈었다. 아마도 당신은 노는 날들을 악착같이 다 찾아 먹어 왔을 것이다."

2022

- 독자들이 보내온 메일 중에는 직장 내 인간관계에서 오는 스트레스를 호소하는 경우들도 있다. 그 인간관계는 윗사람, 동료, 아랫사람, 이렇게 세 가지 경우로 나눌 수 있는데 스트레스를 느끼는 원인은 동일하였고 내 조언도 동일하였다. 왜 속으로 삭이려고 기를 쓰면서 열받는가. 상급자, 하급자 관계없이 당신이 느끼는 것을 뜸 들이지 말고 술 먹지 말고 커피 한잔 같이 하면서 내게 보냈던 메일 내용 그대로 솔직히 이야기하여라. 이때 반드시 상대방이 하는 말도 인내심을 갖고 경청하여라. 'Fuck You Money'를 봐라_(574쪽 참조).

- 결국 스트레스는 문제를 해결하면 없어지는데 아무리 방법을 모색하여 보아도 해결책이 보이지 않을 때가 있을 것이다. 나는 독자들이 생각하는 수준보다 훨씬 더 많은 문제들에 부딪히며 살아왔고 지금도 그렇게 살고 있으므로 나에게는 그런 경우가 상당히 많이 있지 않았을까? 하지만, 침대에 누우면 5~10분 안에, 그것도 에스프레소 커피를 하루에 15잔 정도 마시지만, 잠이 든다. 풀지 못한 문제가 거의 없었기 때문이다. 그 비결이 무엇일까? 20여 년 전 글을 썼을 때도 이것을 얘기할까 말까 망설였는데, 과연 사람들이

내 말을 이해할까 싶어서였다.

나는 종종 사람들에게 Life is a process of solving problems(인생은 문제들을 해결해 나가는 과정이다)라고 말하곤 했다. 영어로 그 말을 구글에서 검색하면 문제를 어떻게 해결하여 나가는지를 '이론적으로' 장황하게 늘어놓은 자료들이 쏟아져 나올 텐데 예를 들어 말한다면, '문제의 핵심을 분석·파악하고 다른 해결책들은 없는지 모색하면서 가장 좋은 것을 선택한 후 보완하며 해결한다'는 식이다.

내가 볼 때 그런 말들은 뜬구름 잡는 이론에 불과하지만 딱 하나 마음에 드는 말이 있었다. Re-wire your brain인데, 직역하면 '너의 두뇌를 재구성하여라'가 될 것이고, re-wire가 전선을 새로 연결하는 것을 의미한다는 점에서 의역을 한다면 '생각의 틀을 다시 구성하여라'라는 말이 될 듯싶다. 그러나 생각의 틀을 다시 구성한다는 것이 말하기는 쉽지만 우리 머릿속 전선들을 우리가 마음만 먹으면 즉시 재배치할 수 있는 것은 아니지 않은가.

한글판 위키백과(나무위키가 아니다)에 '문제 해결'이라는 항목이 있다. 그것을 찾아서 읽다 보면 '꿈: 비각성상태에서의 문제해결'이라는 항목이 있는데 지금 이 책은 덮어 두고 그것부터 먼저 읽어라. 거기서 연속 배열 OTTFF로 시작되는 무한대의 문자배열이 어떻게 되는지를 매일 밤 잠들기 전 15분 동안 생각한 후 꿈에서 본 것을 적어 오라고 한 윌리엄 디멘트William C. Dement 교수의 실험이 언급된다. 그 실험은 내가 70년대에 메릴랜드대학을 다닐 때 심리학 교수가 우리 학생들에게도 하였던 실험이었다. 그 실험은 꿈이 문제 해결 방안을 에둘러—이를테면 이미지로—제시하지만 꿈을 꾼 사람이 그 방안을 알아채는 경우는 드물다는 것을 보여 준다. "아인슈타인은 많은 문제 해결이 무의식중에 해결되며 마인드브레인mindbrain이 이미 해결한 것을 의식적으로 인지하고 구성해야 한다고 생각했다(한글 위키백과 인용)."

여기서 마인드브레인이라는 단어에 주목하여라. 그 단어는 2018년 마크 블레흐너Mark J. Blechner 박사가 저서 〈The Mindbrain and Dreams: An Exploration of Dreaming, Thinking, and Artistic Creation〉에서 처음 사용한 것이다.

정작 블레흐너 본인은 그 책에서 그것이 새로운 단어가 아니며 미셀 푸코가 에피스테메episteme라고 부른 것과 동일한 용어라고 말한다. 그는 새로운 에피스테메는 새로운 생각과 새로운 진술을 허용하거나 제한한다"는 점에서 마인드브레인과 같다고 했는데, 이 말을 독자가 정확히 이해하려면 에피스테메에 대해 공부를 좀 하여야 할 것이다.

그러므로 아인슈타인이 그 단어를 직접 사용하였을 것으로는 생각되지 않지만 "많은 문제가 무의식중에 해결된다"고 하고, "말이 아닌 이미지로 대부분 문제를 해결해 냈다", "쓰거나 말하는 단어나 언어는 내 생각의 메커니즘에서 아무 역할도 하지 않는 것 같다. 생각의 요소들을 받쳐 주는 듯 보이는 어떤 영적 존재들은 어떤 신호이거나 정도의 차이가 있기는 하나 분명한 이미지들인데 그것들은 스스로 반복되어 나타나기도 하고 결합되어 나타날 수도 있다"(여기서 인용문은 한글판이 좀 어색하여 내가 번역했다)고 한다.

마인드브레인이라는 단어는 그때까지 마음(정신, 혹은 영혼 등등)과 뇌로 이분화되어 있던 것을 하나의 통합체로 표시한 용어이다. 마인드브레인에는 우리가 통상적으로 인식하는 부분(생각)과 인식하지 못하는 부분이 있으며, 마인드브레인은 인식된 문제에 대한 해결책을 미인식 영역에서 꿈을 통해 이미지 혹은 전혀 엉뚱한 방식의 힌트로 보여 주지만 그것을 우리는 눈치채지 못하는 경우가 많다는 것이 블레흐너의 주장이다.

그렇다면 나도 꿈속에서 어떤 힌트를 받아 문제를 해결하였던 경험이 많았을까? 없었던 것 같다. 나는 어떤 음악 소리를 듣는 중에 힌트를 받은 적이 대부분이었다. 과연 소리는 우리에게 어떤 영향을 줄 수 있을까?

참고 1: 마하리시 마헤시 요기Maharishi Mahesh Yogi가 스승으로부터 배운 것을 가르치기 시작한 초월명상TM: Transcendental Meditation은 1967년 조지 해리슨의 아내가 신문에서 TM 광고를 보고 마하리시의 런던 강연에 비틀즈 멤버들이 참석한 후 인도로 가서 그의 아시람ashram에 거주하면서 세계적으로 알려졌다. TM의 이론을 간단히 설명하면, 우리가 스트레스를 받으면 무의식의 바다 밑에서 작은 방울들이 생기는데 그것들이 떠올라 점점 커지고 수면 위 의식의 세계로 들어오는 순간 팡 터지면서 여러가지 정신적·육체적 고통을 겪게 된다는 것이다. 그 방울들이 무의식의 바다 밑에서 작은 형태로 돌아다닐 때 미리 자기에게 맞는 우주의 소리로 터트려야 하는데, 만트라mantra라고 하는 그 소리는 공인강사의 지도를 받아 개인별로 전수받게 된다. 옴 마니 밧메(파드메) 훔도 만트라의 일종으로 볼 수 있다.

참고 2: 밀교—Tantrism 혹은 Esotericism—의 뿌리로 들어가 보면 섹스를 중시한다. 목표는 섹스 없는 오르가슴의 추구이고 그 오르가슴을 일상에서 느끼며 살기 위해서는 섹스로 연습하여야 한다. 이때 세 가지가 중시되는데 소리(신음), 체위(자세), 절정(엑스터시)이며 이게 만트라, 무드라, 만다라로 발전한다. 예를 들어, 옴 마니 밧메 훔에서 옴은 우주를 여는 소리이고 훔은 우주가 닫히는 소리이다. 무드라Mudra는 인도의 여러 성전 벽에서 쉽게 볼 수 있는 성교 자세들이며, 이것이 발전하여 요가가 되었다고 한다. 만다라Mandala는 절정을 느끼는 교합상태를 그림으로 표시한 것이었는데 심리학자 칼 융은 만다라가 고대 여러 문화에서 다양하게 존재하였고 원형적 통일체를 상징한다고 했다.

잠시 곁길로 벗어난 것 같지만 이 글의 목표는 미인식 상태(수면)에서 미인식 영역이 보내는 힌트(꿈)를 어떻게 인식 상태에서 재빨리 알아챌 수 있을까가 아니다. 나도 그것은 모른다. 꿈에 의존하는 방식에서 효과를 볼 사람들도 분명 있을 것이지만, 내가 문제 해결을 위해 꽤 오랫동안 사용하여 온 것은 꿈에 의존하는 방식이 아니라 인식 상태에서 미인식 영역을 건드리는 방식이다.

첫째, 샤워장 앞에서 옷을 벗을 때부터 나는 두 눈을 감고 움직이며 샤워를 마칠 때까지 계속 눈을 감고 진행한다. 그렇게 함으로써 평상시에 사용되지 않았던 신경과 감각이 주뼛주뼛 일어나 나의 마인드브레인의 전선들이 재배치되도록 한다. 그 과정에서 어떤 문제의 해결방법이 떠오른 적은 거의 없었으나 아래 방법에서의 전선 재배치를 도움받아 왔다고 나는 믿는다.

둘째, 인식 상태에서 들어 본 적 없는 음악 소리를 듣는 것이다(이걸 설명하기 위한 배경으로 TM과 밀교의 만트라를 얘기한 것이다). 비록 파리넬리의 노래나 파가니니의 연주를 들으면서 의식을 잃고 졸도한 사람들이 있었다고는 하지만 클래식으로는 안 된다. 최초로 시도했던 것은 아이언 버터플라이Iron Butterfly의 In-A-Gadda-Da-Vida(라이브가 아닌 1968년 스튜디오 녹음)였고 핑크 플로이드Pink Floyd의 Echoes(1971년)가 그 뒤를 이었다가 탠저린 드림Tangerine Dream의 Phaedra(1974년), Rubycon과 Ricochet(1975년), Stratosfear(1976년), Force Majeure(1979년), Tangram(1980년), Logos(1982년) 등을 들었는데 각각 그 음반들이 발표되고 나서 몇 년 후에야 비로소 입수할 수 있었다.

유행가도 아니고 상당히 긴 그런 음악 소리(들어 보면 내가 왜 음악이라고 하지 않고 소리라고 하는지 알게 될 것이고 In-A-Gadda-Da-Vida는 중간 부분만 그렇다)를 듣다가 번쩍 힌트가 스쳐 가는 경험을 나는 아주 많이 했었기에, 적어도 나에게는 그 음악 소리들이 앞에서 설명한 만트라가 되어 전선 재배치를 도와주었다고 믿는다. 시도하여 보아라. 눈을 감고 편안한 자세로 크게 들어야 하며 운전 중에는 절대 듣지

말아라(예전에 지인이 운전 중에 듣다가 사고를 낼 뻔했다고 들었다. 탠저린 드림의 80년대 초반 이후 음반들은 대체로 별로였다). **아, 물론 나에게는 이 방법이 효과가 있었지만 당신에게는 아무런 효과가 없을 가능성도 높다.**

효과를 보았던 사례: 2009년 3월 27일에 개정되기 전의 중소기업기본법 시행령 제3조의 2에서 자산총액이 5천억 원 이상인 법인이 주식의 30% 이상을 "소유한" 기업은 중소기업으로 인정하지 않았다. 개정 후에는 "100분의 30 이상을 직접적 또는 간접적으로 소유한" 기업으로 바뀌었다. 내가 관여한 기업은 본사가 미국의 엄청난 규모의 회사였으나, 한국 지사는 미국 본사에서 미국 내에 만든 자회사가 제삼국에 만든 손자회사를 통해 투자한 회사였다(그런 투자 형태가 궁금하면 Double Irish with a Dutch Sandwich를 찾아봐라). 그 지사에서 공장건물을 취득하며 취득세를 면제받았던 시기는 2008년 말이었으므로 변경된 조항에 해당되지 않음을 내세웠으나, 지방자치단체에서는 2008년도에도 직접투자이건 간접투자이건 모두 적용되던 것을 보다 더 명확하게 하고자 법이 개정된 것임을 주장하면서 지사에 수억 원의 세금을 추징 부과하였다.

법제처 및 대법원 사이트에서 개정 입법취지를 살펴보았으나 뭔가 부족하였다. 그래서 샤워장에서 눈을 감고 샤워를 하면서 엄청나게 큰 소리로(나는 샤워장에도 스피커가 있다) 여러 음악 소리를 들었는데 갑자기 국민신문고가 떠올랐다. 그 즉시 네이버에서 찾아보니 국민신문고에서 중소기업청이 답변한 내용이 있었다. 요약하면, 원래는 직접투자만 해당되었는데 간접투자도 제재하려고 법이 바뀐 것이라는 것이었다. 결국 납부하였던 세금에 이자를 더하여 돌려받았다.

2022 실패하면 제로 점으로 내려가라

왜 큰 부자들은 대부분 하나같이 가난하였던 과거를 갖고 있을까? 어째서 중산층 이상의 가정에서 태어나 부자가 된 사람들보다는 하류층에서 태어나 큰 부자가 된 사람들의 수가 압도적으로 더 많은 것일까?

여러 가지 이유가 있겠지만 중요한 사실은, 가난을 일찍 경험한 사람들은 가난하였던 생활 수준이 출발점이었기에 그곳으로 언제라도 '되돌아가는 것'을 부끄럽지 않게 생각한다는 것이다. 그들은 일이 잘못되어 갖고 있던 것을 모두 다 날리는 실패를 당하게 되어도 제로 점으로 '되돌아가' 재출발을 할 줄 안다. 수없이 많은 부자들이 사업이나 투자에서 실패하거나 홍수나 화재 등으로 전 재산을 날렸다가도 재기에 성공하는 이유가 바로 거기에 있다. 그러나 중산층 이상의 가정에서 자라난 사람들은 대부분 그런 어려움이 닥칠 때 제로 점으로 가려고 하지 않는다. 제로 점에서 출발하였던 경험이 없는 그들에게 있어서 제로 점으로 가는 것은 '되돌아' 가는 것이 아니라 개척하여야 하는 미지의 불안한 공포로 비치기 때문이다. 그리고 바로 그 이유 때문에 그들은 실패에서 헤어나지 못하며 실패 자체를 너무 두려워하다 보니 되는 일도 별로 없게 된다.

나는 중학교 3학년 말 이전까지는 넉넉한 환경에서 살았으나 그 이후에는 허름한 적산가옥—일제 시대에 일본인들이 살았던 집—의 2층 단칸방에서 가족 일곱 명이 살았다. 고교 시절에 아버지가 돌아가시고 난 뒤에는 가마니가 문 가리개 역할을 하는 재래식 변소를 주인집 식구들과 같이 사용하는 그런 곳에서 월세로 온 가족이 살았다. 그 변소는 여름에는 파리 구더기들이 득실대는 모습이 적나라하였고 노크라는 것 대신에 인기척을 내야 했던 그런 곳이었다. 집주인은 시장에서 순대를 파는 부부였는데 가게를 갖고 있던 것도 아니고 그저 순대를 작은 손수레에 끌고 다니며 파는

수준이었다. 그 주인이 사는 집이라는 것도 높이 1미터 수준의 낮은 판잣
집이었으며 매일 순대 삶는 냄새가 진동하였다. 높이가 그렇게 낮은 이유
는 높이 1미터 미만은 건물로 보지 않기 때문에 철거를 당하지 않는다는
것이었다. 나는 그런 곳에서 벌레처럼 살았다.

그다음에 서울역 앞 양동의 쪽방 등 몇몇 곳을 더 거치게 되지만 가정집
차고에서도 살았었다. 나는 몇 년을 그런 곳들에서 혼자 살았고 주거 환경
을 좀 더 나은 곳으로 바꾸려는 시도는 한 번도 하지 않았다. 차고 한 칸에
불과한 좁은 공간이었지만 예전보다는 훨씬 더 나아진 환경이었기 때문이
다. 그저 보유 자금을 불리는 데만 관심을 두었다. 그러다가 28세에 집을
샀지만 1년 후 다시 빈털터리가 되었고 빚은 약 3천만 원(당시 서울 아파트 한 채
값이었다) 가까이 있었다. 나는 제로 점으로 되돌아갔다. 당시 나는 주로 번역
일에서 수입을 얻었으며 번역 사무실 한 귀퉁이에서 먹고 잤다.

부자로 살고 있는 지금도 내가 만에 하나 무슨 잘못 때문에 재산을 다
날리게 되어 빈털터리가 된다면(솔직히 그럴 리는 없다. 나는 비 올 때를 대비하여 우
산을 서너 개는 반드시 준비하기 때문이다), 나는 즉시 가족을 이끌고 제로 점으로
내려갈 것이다. 그곳은 판잣집일 수도 있고, 남의 집 차고일 수도 있으며,
쓰러져 가는 무허가 비닐하우스일 수도 있다. 나의 아내는 내가 빈털터리
가 되어 망해 버렸는데도 넥타이를 계속 걸치고 양복을 입고 다니면서 다
단계 판매나 보험영업 같은 것을 하며 품위를 유지하려고 하는 사람은 아
니라는 것을 안다. 아내는 내가 즉시 작업복을 입고 시장에서 노점이라도
할 사람이라는 것을 철저하게 믿는다. 실제로도 그렇다. 나는 언제라도 제
로 점으로 되돌아갈 수 있다.

결혼하기 전, 아내에게 이런 말을 했었다. "나는 틀림없이 부자로 산다.
돈의 생리와 부자가 되는 비결을 알기 때문이다." 그 당시 나에겐 아파트

한 채 값인 3천만 원 정도의 빚이 있었기에 아내는 그 말을 믿지 않았다고 했다. 아내는 순전히 내가 음악을 좋아하는 시티 보이라는 이유 때문에 나와 결혼하였다.

둘째 딸이 태어났을 때 이미 나는 자가용 기사를 거느리고 있었고 아내에게 이런 이야기를 하였다. "나는 틀림없이 앞으로 더더욱 부자로 산다. 나는 딸들에게도 그 비결을 알려 주고 싶다. 그 비결 중 하나는 낮은 곳에서 살 줄 알아야 한다는 것이다. 그러므로 애들이 중학교 수준이 되면 아빠가 갑자기 망했다고 말하고 거짓으로 재산을 몽땅 압류당하는 것으로 연극을 꾸미자. 그리고 판잣집으로 이사 가서 단칸방 생활을 하자. 너는 파출부를 하는 것으로 하고 나는 뭐 길거리에서 노점을 하는 것으로 하면 어떨까 모르겠다. 우리 둘은 허름한 옷을 입고 매일 아침 판잣집에서 나와 숨겨 놓은 진짜 집에 가서 낮에 있다가 저녁에는 다시 애들이 있는 판잣집으로 돌아가자. 물론 애들에게는 돈이 전혀 없는 듯 처신하고 등록금은 일부러 늦게 주자. 맛있는 것이 먹고 싶으면 우리끼리 몰래 밖에서 외식하고 들어가고 딸들에게는 수제비나 먹이자. 봉투 붙이는 일 같은 것도 가져와 딸들에게 시키자."

이러한 계획은 아내의 반대로 인하여 실제로 실현되지는 못하였고(아내는 내가 농담하는 줄로 알았다고 한다) 그 대신 딸들에게 이 세상에서 대가를 얻는 방법에 대하여 가르쳐 왔다. 그럼에도 불구하고, 낮은 곳에서의 삶을 체험하여야 나중에 경제적 문제에 부딪혔을 때 지혜롭게 헤쳐 나갈 수 있음을 나는 지금도 믿는다.

중산층이나 상류층에서 태어나 비교적 안정된 환경에서 자라난 사람들은 실직이나 투자 실패 등으로 인한 경제적 곤란을 겪게 되면 대부분 빚을 내려고 한다. 그러면서 그들이 살았던 생활 수준보다 현저하게 낮은 곳으로는 내려가려고 하지 않는다. 바로 그것이 문제다. 예를 들어, 2억 원대의 30평형 자기 아파트에서 살던 사람이 주식 투자나 사업에 실패하여 빚이 1억 생기게 되면, 그 집을 팔아 빚을 갚고 난 1억 원을 갖고 전세를 구하되 가능하면 비슷한 규모의 집을 구하려고 하며, 이때 전세금이 모자라면 또다시 빚을 얻는다. 심지어 어떤 사람은 집은 그대로 놔두고 빚을 안고 살아간다. 그러니 빚에서 헤어나지 못하며 버는 족족 이자에 원금을 갚아 나가니 사는 재미도 느끼지 못한다. 왜 그들은 생활 수준을 저 낮은 곳으로 던져 버리는 생각은 하지 않는 것일까?

내 주변에 9천만 원의 전세를 살면서 빚은 1억 원을 지고 있는 30대 중반의 사람이 있었다. 그는 연봉 2천만 원대의 봉급생활자였다. 이런 경우 사람들은 진퇴양난으로 생각하지만 나는 그렇게 생각하지 않는다. 내가 권유한 방법은 '있는 것을 다 처분하여 빚부터 갚고 달동네 월세방 하나로 옮기라는 것'이었다. 그는 "그런 판잣집에서 어떻게 애들하고 산단 말입니까?"라고 항변하였다.

나의 대답은 이랬다. "웃기는 소리 하지 말라. 너는 지금 연봉의 절반 이상을 이자로 지불하고 있다. 지금과 같은 방식으로는 평생 빚에서 헤어나지 못한다는 것을 자기 자신도 알 것이다. 너에게 보이는 해결책은 일확천금이기에 복권이나 주식 같은 것에 눈이 시뻘게지지만 천만의 말씀이다. 요행수를 바라거나 무엇인가에 쫓기며 하는 투자는 언제나 허무하게 끝나기 마련이다. 생활비를 극도로 줄이고 자신의 몸값을 비싸게 만드는 방법을 모색하면서 아내의 도움을 받아 밤에 포장마차라도 해야 한다. 아이들에게 미안하다고? 어쩔 수 없다. 어릴 때 가난을 맛보는 것도 행운이라고 나는 믿는다. 그렇게 하기 싫다면 개인파산을 신청하든지 불법적으로 콩팥 같은 신체의 일부라도 팔아 빚을 갚든지 해라."

"다른 방법은 없습니까?" "너에게 돈을 빌려준 사람들이야 망하건 말건 개의치 않는다면 외국으로 온 가족이 다 야반도주하는 방법도 있다. 아내와 법적으로 이혼하면서 전셋집은 넘겨주는 방법도 있을 것이다. 그 경우에는 월급 압류가 들어올 것이므로 직장은 그만두고 세금 안 내는 다른 일을 해서 생활비를 벌어 몰래 가족에게 전달해라." "외국에서 살 자신은 없고 이혼은 아내가 반대할 것입니다. 또 다른 방법은 없습니까?" "글쎄다. 술 한 방울 먹지 말고 아주 예리한 면도칼 하나를 사고 가족사진을 앞에 놓아라. 그리고 그 사진을 바라보면서 거울 앞에 서서 네 목에 흐르는 핏줄 바로 위에 칼을 갖다 대라. 너야 죽으면 그만이지만 네 가족은 너를 평생 패배자로, 도망자로 기억할 것이다. 그 점을 명심해라. 그래도 죽고 싶다면 뒈져 버려라. 그러나 죽은 뒤 그런 식으로 기억되고 싶지 않다면 죽을 각오로 처음부터 빈손으로 다시 시작해라. 판잣집으로 가서 월세살이를 하란 말이다. 5년만 지나면 모두가 너를 자랑스럽게 생각할 것이다."

왜 재산을 갖고 이민을 간 사람들보다는 빈털터리로 이민을 간 사람들이 그 낯선 땅에서 성공하는 경우가 더 많은가. 밑바닥에서 아무것도 없이 닥치는 대로 아무 일이나 하면서 그곳 사람들의 눈으로 보기에는 아주 낮은 생활 수준으로 살아가며 돈을 모았기 때문이다. 제로 점에서 살게 되면 모든 것이 플러스의 희망으로 쌓여만 간다. 돈이 쌓이고 희망이 쌓여 간다. 빚이 있는데도 삶의 질과 품위를 유지하려고 들면 그 빚을 갚아야 하기 때문에 돈은 쌓이지 않고 희망은 갉아먹힌다. 마이너스의 희망뿐이다. 그것이 절망이다.

나는 외국인 직원들을 상대로 강의할 기회가 과거에 종종 있었는데 강의 중에 스크래치scratch라는 단어를 즐겨 사용하였다. "긁어서 내는 흠집, 긁다, 흠집을 내다"라는 뜻인데 "지운다"는 뜻도 있다. 운동경기에서 땅에다 선을 그으면 출발선이 되기 때문에 "출발선, 출발점"이라는 뜻도 있으며 scratch along은 "근근이 살아가다", from scratch는 "출발점에서, 맨 처음부터, 무無에서"라는 의미이며, scratch up은 "돈 같은 것을 긁어모으다, 푼푼이 저축하다"라는 뜻이다. 미국 속어에서는 "돈"이라는 뜻도 있다.

　내가 말한다. 경제적으로 실패하였다면 저 아래 낮은 곳으로 내려가라. 체면 때문에 그렇게 하지 못한다고? 그 체면에 "흠집을 내라scratch". 출발점을 저 낮은 곳에 다시 "그어라scratch". 당신이 놓치려고 하지 않는 생활수준이라는 것을 "지워 버리고scratch" 새로운 "출발점scratch"에서, "무에서from scratch", "근근이 살아가면서scratch along" "돈을 모아라scratch up. 그러면 "돈scratch"이 쌓이게 된다. 이것이 실패로부터 탈출하는 비결이다. 스크래치하라!

2022 코로나 사태가 1년 넘게 계속되었을 때 나 자신은 피해를 본 것이 없기에 동창회에 생활이 어려운 동기들이 있으면 내가 좀 도와주겠다고 하였다. 얼마 후 수십 명의 명단과 계좌번호를 받았으며 1인당 백만 원씩을 보내 주었다. 그런데 후에 알고 보니 생활이 어려운 게 아니고 제주도로 놀러 가거나 골프모임에 참석하는 등의 비용이 없어서, 즉 용돈이 궁하여 신청한 놈들이 절반 이상이었다. 썩을 놈들 같으니라고…. 이른바 헬리콥터 머니로 생각하였던 것일까?

19세기 말 프랑스의 사회학자 에밀 뒤르켐은 〈자살론〉에서 자살을 세 가지 유형으로 구분하였다. 자신이 속한 사회 집단에 통합되지 못했기 때문에 소외감이나 우울증으로 하게 되는 자살(이기적 자살), 자신이 속한 집단에 지나치게 융합·결속되어 집단을 위해 희생적으로 하는 자살(이타적 자살), 개인이 사회에 대한 적응이 갑자기 차단·와해되면서 삶의 기준을 상실할 때 발생하는 자살(아노미anomy 자살)이 바로 그것이다. 그러나 대부분의 자살은 아마도 이기적 자살과 아노미 자살이 혼합된 것인 듯싶다.

자살에 대한 이야기를 서두로 꺼낸 것은 내가 20대 초에 그런 경험을 세 번 겪었기 때문이다. 약을 먹기도 했지만 며칠 후 깨어난 적도 있고, 손목에 면도칼을 깊게 긋기도 했는데 깨어 보니 병원 응급실이었고 그 덕에 정부에서 운영하는 정신병원에 강제로 보내지기도 했다(혹시라도 세이노 행세를 하며 사기 치는 놈이 있을지도 모르겠다. 나에게는 왼쪽 팔목에 길이 6cm, 4cm짜리 칼자국 두 개가 나란히 있다. 면도칼로 그었더니 피가 졸졸 흘러 다시 팍 그었기에 칼자국이 두 개가 되었다. 그걸 확인하면 된다).

우울증에 걸렸던 것 아니냐고? 그랬던 것 같다. 내가 극단적으로 우울해진 사건은 군 제대 후 압구정동에서 일어났다. 우연히 그곳을 부잣집 여자 친구와 지나가다가 그녀에게 물어보았다. 너는 결혼 후 어떤 곳에서 살고 싶으냐고 말이다. 그녀의 대답은 '얼마 전 결혼한 막내 언니가 20몇 평에서 사는데 좀 좁게 느껴지므로 자기는 30평 정도가 되면 좋겠다.'는 것이었다. 나중에 그 동네 아파트 가격을 알아보았더니 30평형은커녕 가장 작다는 20몇 평형 아파트의 전세조차도 나로서는 평생 못 가질 것이었다. 남산 꼭대기에서 바라다볼 때 수없이 널려 있는 그 아파트들 중 정말 단 하나라도 내 것이 되는 일은 정말 영원히 불가능해 보였다. 그게 벌써

근 30년 전 이야기이다.

십몇 년 전 음향기기 사업을 했을 때, 왜 그랬는지는 기억이 나지 않지만, 고아 출신의 한 젊은 직원을 고층 건물 옥상으로 데리고 올라가 밤거리를 보여 주면서, "저기 저 성냥갑 같은 수많은 아파트들 중 네가 들어가 쉴 곳이 하나도 없어 보이지?"라고 물은 적이 있다. 내가 과거에 그랬듯이 그 역시 같은 생각에 절망하고 있었다(어쩌면 당신도 강남의 수많은 아파트들을 바라보며 그렇게 절망할지 모른다). 그리고 그날 밤 나는 그에게 많은 이야기를 해 주었다. 그는 내 밑에서 3년 정도 일을 어떻게 하는지를 배웠고, 그 뒤 독립하여 줄곧 용산에서 1인 비즈니스를 해 왔는데 5, 6년 전에 결혼도 하고 아파트도 장만했다는 말을 들었다. 그는 아직도 용산 전자상가에 있다. 지금 당신에게 하려는 이야기는 바로 건물 옥상에서 수많은 아파트 불빛들을 바라보며 내가 그 직원에게 건넸던 말들이다.

사람들은 '하면 된다'라고 말하였지만 나는 도무지 할 것이 없었다. 뭘 하면 된다는 것인지 도대체 알 수가 없었다. 군 제대 후 기술이 있는 것도 아니며 대학생도 아니었다. 홀로 세상에 던져진 가난한 청년에게 '하면 된다'라는 말은 정말 사기나 다름없었다. 아침 햇살을 가슴 벅차게 안고 싶었지만 아무것도 가진 것 없는 나에게 기다리고 있는 것이라고는 지긋지긋한 가난이었다. 라면 살 돈도 없어서 라면 스프만을 얻어다가 양은냄비에 물을 붓고 연탄불 위에 끓인 뒤 거기에 다 식어 빠진 밥을 김치도 없이 계속 먹어 보아라. 무슨 희망이 있다고 살맛이 나겠는가.

그 시절의 나에게 '하면 되는' 것이라고는 뜬구름 잡는 책들을 책방에서 선 채로 다리 아프도록 읽는 것과 마스터베이션뿐이었다. 그나마 마스터베이션이라도 되었으니 다행이었는지는 모르겠지만(발기가 안 돼서 고민하는 사람들이 많다며?), 결국 절망감, 고독감, 외로움, 열등감, 상황 도피, 삶의 기준 상실, 그 모든 것들이 복합적으로 작용하여 자살을 생각하였고 그것이 거듭 실패하자 "이 좆같은 세상에서 이왕 살아야 한다면, 내 팔목에서 쏟아진 피보다 더 진하게 살아 보자"고 결심한다. 그리고 은연중에 "피보다 진하게 살자"가 나의 좌우명 비슷하게 자리 잡았다.

정신과 의사들은 우울증에 걸려 자살 충동을 느끼면 상담을 받아야 한다고 한다. 지금은 어떻게 하는지 모르지만 과거에는 중증의 우울증 환자인 경우 머리에 강한 전기 쇼크를 주어 잠시 죽였다가, 실험실 개구리 뒷다리처럼 온몸에 발작이 일어나면서 얼굴이 보랏빛으로 변하면 다시 살려 내는 그런 치료법이 종종 사용되었다(그런 장면을 본 나는 정신과 의사 앞에서는 명랑한 척하여 풀려났다).

스물세 살의 어느 우울한 봄날이었다. 다시 봄이 왔을 때 나는 남의 집 차고에서 살면서 닥치는 대로 공부를 했고 아이들 가르치는 일부터 시작해서 미군 부대 물건 판매 등 아르바이트도 많이 했다. 그리고 스물여덟 살의 어느 여름날, 나는 허름하지만 마당까지 있는 집과 자가용을 처음 샀다. 융자를 낀 것이었지만 어쨌든 그렇게나 불가능하게 여겼던 일이 이루어진 것이다(하지만 1년 후 나는 그 재산을 사업상의 이유가 아닌 개인적인 이유로 몽땅 날렸고 빚을 졌지만 3년 후 다시 일어섰다).

살다 보면, 해도 해도 아무것도 안 될 것같이 보일 때가 있다. 어떠한 대안도 보이지 않아 모든 것을 포기하고 싶은 절망적인 때가 있는 것이다. 현실에 대한 실망, 좌절이 절망 속에서 계속 쌓이면 자살의 유혹을 느끼기도 한다. 그러한 경우 자살은 함부로 저지르는 무의미한 행동이 아니라, 오히려 개인이 처한 고통이나 위기 상황, 상실감 등으로부터의 탈출구로 잘못 여겨지기도 한다. 나도 그렇게 오해했었으니까.

그러나 로버트 슐러는 절벽에서 떨어지고 있는 상황일지라도 아무것도 할 수 없는 것은 결코 아니라고 한다. 떨어지고 있으므로 하늘을 향해 날아 볼 수는 있지 않느냐는 것이다. 나 역시 그렇게 떨어지던 중 비쩍 마른 두 팔로 온 힘을 다해 세상 속으로 날갯짓을 시작하였을 뿐이다. "추락하는 것에는 날개가 있다"라는 말을 그래서 나는 좋아한다. 절망을 겪어 보지 않은 사람은 그런 날갯짓을 할 줄 모른다.

다행스럽게도 절망의 골짜기에는 밑바닥이 없다. 아무리 깊이 떨어져도 우리를 산산조각으로 부서뜨릴 절망이란 이 세상에는 없다는 말이다. 우리를 파괴시키는 것은 우리 자신일 뿐이다.

마약 중독자들의 일상을 그린 영화 〈트레인스포팅〉에서 주인공 마크 렌튼은 이렇게 말한다. "삶을 선택하라. 직업을 선택하라. 미래를 선택하라. 가족을 선택하라. 빌어먹게 큰 텔레비전을 선택하라. 세탁기, 자동차, CD 플레이어, 전동식 깡통 따개를 골라라. DIY 제품을 고르고, 일요일 아침마다 교회에 나가 회개하는 삶을 선택하라, 빌어먹을…. 하지만, 내가 왜 그런 것을 원해야 하지?(But why would I want to do a thing like that?)" 렌튼은 평범한 사람들의 평범한 삶을 비웃는 듯 보이지만 그의 독백 속에는 학벌이나 돈, 능력도 없으므로 평범하게 살려야 살 수도 없지 않느냐는 절망이 근저에 깔려 있다. 그는 대안으로 마약을 선택하였을 뿐이다.

〈트레인스포팅〉은 영국에서 기차가 처음 생긴 지 얼마 되지 않았을 때 생긴 말로, 사람들이 기차역 플랫폼에 모여 역으로 들어오는 기차의 번호를 맞히는 게임을 뜻한다. 이 영화의 극작가 존 호지는 "이런 게임을 하는 사람들, 즉 트레인스포터는 혼돈으로 가득 찬 세상에서 무엇인가를 바로 잡아야겠다는 행동 양태를 가진 사람을 일컫는 것일 수 있으며 이는 영국 젊은이들뿐만 아니라 현재를 사는 모든 젊은이들의 모습"이라고 하였다. 결국 〈트레인스포팅〉은, 삶은 우리에게 달려오지만 우리는 삶의 번호를 알지 못하며 다만 번호를 맞히는 게임을 할 뿐이라는 의미를 던져 준다.

우리는 왜 절망하는 것일까? 미래의 상황을 현재의 처지에 비추어 미리 계산하기 때문이다. 지금 일류대를 못 다닌다고 해서 10년 후에 성공하지 못할 것이라고, 지금의 빚을 5년 후에도 못 갚을 것이라고, 지금의 봉급으로는 평생 남들처럼 못 살 것이라고 미리 계산하여 체념한다. 지금 가난하므로 평생 가난하게 살 것이라고 미리 계산기를 두들겨 대면서 미래의 삶에 절망적인 번호를 매기고 만다. 내가 그랬듯이 말이다.

하지만 지금 상황이 이러저러하므로 5년 후, 10년 후에도 이러저러할 것이기에 희망이 없다고? 너무 계산이 빠른 것 아닌가? 점쟁이도 자기 미래는 모르는데 어떻게 감히 신의 영역인 미래를 스스로 투시하고 미리 계산할 수 있다는 말인가.

부자가 되려면 미래 방정식에 지금의 처지를 대입하면 절대, 절대, 절대, 절대 안 된다. 결코 그런 짓을 하지 말라. 트레인스포팅 게임처럼 우리에게 달려오는 삶의 번호는 아무도 모르기 때문이다. 옛날 춘추전국시대의 중국에는 논두렁에서 군사를 일으켜 일약 군왕이 된 자가 있는가 하면, 시장 거리에서 춤추던 무희가 하루아침에 황후가 되는 일도 비일비재하였지 않은가. 노래 〈Don't cry for me Argentina〉의 주인공 에바 페론 역시 술집 종업원에서 아르헨티나 대통령의 영부인이 되지 않았던가.

그렇게나 절망적이었던 내가 부자로 살 것이라고는 누구도 생각하지 못한 일이었다. 흔히 이야기하듯 사람 팔자 시간문제이다. 그러므로 미래를 미리 계산하여 절망하는 어리석음을 버리고 그저 이 순간부터 당신의 미래 언젠가에 무슨 일인가가 새로 일어날 수 있도록 책을 읽고 지식을 축적하라. 절대로 '내가 이걸 배워서 어디다 써먹겠어? 내가 이렇게 한다고 해서 무슨 소용이 있겠어?' 하는 따위의 생각은 추호도 갖지 말라. 그것 역시 미래 방정식에 현재의 시간을 대입시키는 어리석은 짓이며, 패자들이 즐겨 사용하였던 핑계에 지나지 않는다. 단, 조건이 있다. 뭘 배우든지 간에, 뭘 하든지 간에, 미친 듯이 피를 토하는 마음으로 제대로 하여라. 그렇게 할 때에야 비로소 미래는 그 암흑의 빗장을 서서히 열어 주기 시작할 것이며 조만간 그 빗장 너머에서 비치는 강렬한 태양빛 아래에서 당신은 감격의 눈물을 흘리게 될 것이다.

이미 그렇게 몇 년째 살아왔음에도 변화가 없다면 당신은 그저 삶의 번호를 잘못 찍는 바람에 길을 잘못 들었을 뿐이다. 그 잘못된 길에서 절망하지 말고 빨리 깜빡이를 켜고 길을 바꾸어라. 내 말을 믿어라. 거기서 새 삶이 무섭도록 빠르게 달려온다. 정말로 그렇게 되느냐고? 수많은 사례가 있지만 하나만 이야기하자.

신문에 칼럼을 기고할 당시, 절망감이 가득 찬 독자로부터 메일을 계속해서 받았다. 이른바 괜찮다는 대학의 인문학과를 나왔지만 이혼하여 혼자가 된 상태에서 뚜렷한 기술이나 직업도 없는 삼십 대 초의 독자였다. 그저 막연한 생각으로 약대나 한의대에 다시 가려고 하였지만 실패하였고, 중고생을 부업 삼아 가르치며 모은 얼마 안 되는 돈마저 주식 투자로 다 날렸지만 몰락한 집안을 이끌어 가야 하는 처지였다. 답변 메일에서 나는 생각의 전환을 강조하면서, 부업 삼아 하던 과외 일에 미칠 것을 권유하며 프로가 되는 법을 구체적으로 상세하게 알려 주었고 그 독자는 내 지시대로 하겠다고 하였다(나는 내게 메일을 보내는 모든 독자에게 똑같은 친절을 베푸는 사람이 결코 아니다. 절대로 나에게서 개인적인 친절함은 기대하지 말라).

그럼에도 불구하고 그는 즉각 내 말대로 하지 않고 계속 머뭇거리면서 내게 이런저런 질문을 던졌다. 하지만 그의 질문들은 정확히 표현하면 궁금한 점들이 아니라 안달이었고, '내가 이렇게 한다고 해서 과연 세이노

말처럼 될까' 하는 끊임없는 의심이었다. 왜 사람들은 내가 이미 실제로 경험한 것을 말해 주는데도 믿지를 못할까? 정말 이러한 의심은 미래를 미리 계산하여 보아야 직성이 풀리는 가난한 자들의 공통적 특성이다. 승자는 일단 달리기 시작하면서 계산을 하지만 패자는 달리기도 전에 계산부터 먼저 하느라 바쁘다(유대경전에 나오는 말인데 정말 진리이다).

　미래를 미리 계산부터 해 보려는 그의 태도에 나는 짜증을 엄청 냈으며 결국 그는 내가 제시한 방법론을 받아들였다. 1년이 지나자 그의 예금액은 수천만 원이 되었다. 그리고 다시 1년이 채 못 돼서 그 금액은 2억 원이 되었고 거기서 다시 6개월여가 지나자 그가 내게 보고한 예금액은 3억 원에 달하였다. 물론 내가 아주 약간의 재테크 조언을 해 주기도 했지만 그는 더 이상 내 조언들을 의심하지 않았다(그 조언 중 하나가 '건강을 잃으면 모든 것을 잃는다고?'에 나온다). 좀 더 자세히 알고 싶다고? 그 독자의 프라이버시와 세무서 때문에 안 된다. 내가 꾸며 낸 이야기 아니냐고? 야, 이 닭대가리야! 내 주변에 그런 사람이 한두 명인 줄 아느냐? 쯧쯧.

2022

• **위의 글과 관련하여 내 생각이 요즘도**(문재인 정부 시절을 의미한다) **마찬가지인지를 묻는 독자들이 있었다. 나 같은 베이비붐 시대에는 산업화 시대를 거치면서 자산 형성이 비교적 손쉬웠으나, 지금은 아파트 가격이 엄청나게 뛰어오르는 절망의 시기인데 여전히 미래를 미리 계산하지 말라는 말이 맞냐는 것이었다. 내 대답은 동일하다. 지금 시기에도 미래를 미리 계산하지 말아라. 끝없이 올라갈 것만 같았던 부동산 가격도 이미 2022년 중반부터 하락 일변도로 바뀌었지 않은가.**
가까운 10여 년 전하고 비교하여 보자. 2006년부터 2008년까지 부동산

가격은 최고 상승을 이어 갔다. 2006년 12월 4일, 한겨레신문은 11월 집값 '광풍'이 불면서 집값 상승률이 16년 만에 최고로 올랐다고 보도했다. 하지만 2009년 말부터는 아파트값 하락세가 본격화된다는 뉴스가 나오기 시작하였고 2010년도부터는 집값이 하락하는 가운데 전세만 강세로 이어지는 현상이 지속된다. 즉, 2010년부터는 집값이 안정적이었고 실업률도 낮았는데 그때는 희망이 넘쳐 났을까? 한겨레21에서 2010년 4월에 발표하였던 탐사기획 "영구 빈곤 보고서"를 보자. 그 보고서의 서두는 이렇게 시작된다.

> "지금은 가난해도 열심히 일하고 자식 교육을 잘 시켜 나중에는, 혹은 내 자식들은 잘살 수 있도록 하겠다"는 '희망의 절대 빈곤'은 사라졌다. 그 자리에 "나중에도, 혹은 내 자식들도 남들처럼 잘살기는 어려울 것 같다"는 '절망의 상대 빈곤'이 자리 잡고 있다. …세상에 대해 분노를 느끼는가? '노인+성인 자녀 가구'의 23.1%가 '그렇다'고 답했다. …노력해도 가난에서 벗어날 수 없다고 생각하는가? '노인+성인 자녀 가구'의 58.5%가 '그렇다'고 답했다. 같은 응답을 한 '노인 가구'는 48.8%였다. …부자들에 대한 부정적 인식과 세상에 대한 분노를 묻는 질문에서도 '노인+성인 자녀 가구'는 '노인 가구'보다 강렬하게 응답했다. '노인+성인 자녀 가구'의 38.5%는 부자들이 불법·편법으로 돈을 번 것으로 생각하고 있었다.

이러한 내용이 과연 지금하고 크게 다른 게 있을까? 시대와 상관없이 절망의 골짜기는 언제나 깊이 파여 있었고 그 골짜기 위의 하늘은 언제나 회색빛이었다.

• 덧붙여, 나는 마블이나 DC의 영화들을 별로 좋아하지는 않지만 〈다크 나이트 라이즈〉에 나오는 명장면은 기억한다. 지하 동굴 감옥에서 웨인이 빠져나오려고 몸에 밧줄을 묶고 벽을 타고 기어 올라가는 장면 말이다. 마지막 단계는 꽤 거리가 먼 곳의 돌을 잡아야 하는 것. 그것을 못 잡으면 떨어져 죽는다.

이미 웨인은 밧줄을 몸에 묶고 시도하였으나 실패한 바 있다. 하지만 깨닫는다. 밧줄을 몸에 묶는 것 자체가 실패하여 떨어져 죽는 것을 두려워하기 때문이라는 것. 최후에 웨인은 밧줄 없이 맨몸으로 동굴 벽을 오르기 시작한다. 그리고 성공한다. 스크래치하라는 이유가 바로 이것이다.

2022 건강을 잃으면 모든 것을 잃는다고?

나는 부자가 되고 싶어 하는 사람들에게, 일과 관련된 공부를 할 때는 피를 토하는 자세로 하라고 한다. 특히 삼십 대 중반 이전에는(빠르면 빠를수록 좋다) 적어도 2~3년 동안은(길면 길수록 좋다) 그렇게 살아야 한다고 말한다. 길거리에서 허비하는 시간이 없어야 하므로 최대한 일터나 학교에 가깝게 살면서 시간을 아끼고, 밥을 많이 먹으면 졸려서 책을 제대로 읽지 못하므로 밥을 굶거나 조금만 먹으라고 하고(내가 밥을 굶으라고까지 하는 것은 실제로 쫄쫄 굶으라는 뜻이 아니라 밥 대신 다른 것을 간단히 먹으라는 뜻이다), 시간을 철저하게 아끼려면 라면 하나를 끓여 먹는 시간도 아껴야 하므로 그냥 생으로 씹어 먹으라고까지 말한다(너무했나? 실제로 나는 5~6개월을 아침은 안 먹고 점심은 미리 삶아 놓은 계란 두 개 혹은 라면 부스러기나 찬밥 물에 말아 먹기, 저녁밥은 작은 공기 하나 정도로 때운 적이 있다. 지금도 나는 아침을 전혀 먹지 않으며, 오후의 식곤증을 없애고자 점심을 반만 먹을 때가 많다).

  내가 그렇게 말을 하면 사람들이 꼭 하는 말이 있다. 그러다가 건강을 해치면 모든 것을 잃는다고 말이다. 자기도 그렇게 해 보았는데 위장병만 생기는 바람에 아직도 고생한다는 말도 하고 책상에 오래 앉아 있다 보니 요통만 생겼다고 하기도 하며 '돈을 잃으면 조금 잃은 것이요, 명예를 잃으면 많이 잃은 것이다. 그러나 건강을 잃으면 전부를 잃은 것이다'라고 강조하면서 역시 건강이 최고라고 말한다. 정말? 그렇다면 건강 걱정하면서 그렇게 계속 튼튼하게 살아라.

81년부터 90년까지 10년간 언론에 게재된 자살 기사 총 411건을 분석한 논문(중앙대 의대 박동철)에 따르면, 자살 동기는 '경제적 가난'이 86건(21%)으로 가장 많았고 다음으로 '정서적 갈등' 79건(19%), '부부갈등' 66건(16%), '학업문제' 24건(6%) 등의 순이었다. 또 자살의 심리적 원인은 '절망 및 고독감' 117건(29%), '열등감' 52건(13%), '갈등 상황 도피' 47건(11%)의 순으로 조사됐다. 연령층별 자살률은 20대가 가장 높고 다음으로 30대, 10대의 순으로 나타났으며 남자가 여자보다 두 배가량 많았다.

그로부터 10여 년이 지난 뒤 통계청이 내놓은 "99년 한국인의 사망원인분석"에서도 자살자는 10~30대에 집중되는 현상을 보였고, 그들 세대에서 자살은 교통사고 다음의 최대 사망원인으로 나타났다. 즉, 자살자들은 젊고 싱싱하고 건강한 10~30대 중에서 가장 많이 나오며 건강 상실이 동기가 되어 자살하는 사람은 많지 않음을 알 수 있다. 이거 좀 이상하지 않은가. 흔히 사람들은 건강을 잃으면 모든 것을 잃는다고 하고 모든 것을 잃었다면 당연히 절망하여 자살할 것 같은데, 그런 이유로 인해 자살하는 사람들보다는 건강하고 탱탱한 몸을 갖고 있음에도 살고 싶어 하지 않는 사람들이 대다수라는 사실 말이다. 건강하면 모든 것을 다 가지고 있는 것이나 다름없는데도 왜들 그렇게 죽으려고 하는 것일까? 몸이 건강하다고 해서 모든 것을 다 갖게 되어 고민 끝, 절망 끝, 행복 시작이 되는 것은 아니기 때문 아닌가.

어느 독자에게 프로 과외선생이 되는 쪽으로 삶의 방향 전환을 권유했던 적이 있다('미래를 미리 계산하지 마라' 53쪽 참조). 그때 일을 어떻게 하는지 방법론을 구체적으로 알려 주면서 빠지지 않은 사항이 있는데 농땡이 치지 말고, 학생을 손님으로 여기면서 하루 종일 가르치는 것과 관련된 일, 즉 교재를 준비하는 일과 가르치는 일에만 미친 듯 몰두하라는 것이었다. 일요일이건 공휴일이건 간에 쉬지 말라고 했다. 그가 내 지시대로 몇 개월을 하다가 "일주일에 하루 정도는 쉬고 싶다"고 하였을 때 내가 한 말은 "엄살떨고 있네. 아직도 정신을 차리지 못했다"였다.

1년 정도 지나 "피곤함에 쓰러져 며칠 동안 병원에 있었다"는 메일을 받았을 때 내가 한 말은 "당장 종합 비타민을 두 알씩 먹어라"였다. "돈도 좋지만 건강을 잃으면 모든 것을 잃지 않느냐"는 그의 말에 내가 한 말은 이랬다. "그 잘난 건강을 가지고 있었을 때 너는 당장 죽고 싶은 마음뿐이었지 않은가. 자살하는 사람들 중 99%는 건강한 몸을 갖고 있으면서도 스스로 목숨을 끊는다. 그러니 개소리 말고 밥이나 철저하게 제때 찾아 먹어라. 차가운 샌드위치라도 제때 먹기만 하면 죽지는 않는다." 내가 그에게 한 달에 하루는 푹 쉬어도 좋다(일주일에 하루가 아니다!)고 한 시기는 그의 예금액이 2억 원을 넘어가기 시작했을 때였는데 메일을 주고받은 지 2년이 채 안 된 시기였다.

세계보건기구는 건강을 '신체적으로 병이 없는 상태이면서 정신적, 사회적으로도 안녕인 상태'라고 정의한다. 몸 건강한 노숙자는 정신적, 사회적으로 안녕한 상태는 아니므로 건강한 사람이라고 할 수 없다. 그저 몸하나 튼튼하다고 건강한 것은 아니라는 말이다. 정신적, 사회적으로 안녕한 상태가 아니면 육체적 건강은 위협을 받는다. 핀란드의 투르크시 직업병전문연구소가 조사한 바에 의하면 경기가 침체 국면에 있을 경우 근로자들은 더 많은 질병을 앓게 되는데, 고용불안과 일터에서의 분위기 변화 등으로 불안감이 생기기 때문이라고 하며, 실제로 실직하게 되면 사망률마저 높아진다고 한다. 그러나 핀란드 헬싱키대학의 연구팀은 250만 명을 대상으로 조사한 결과 실업률이 낮을 때 실직하면 사망하기 쉬우나 실업률이 높을 때는 그럴 가능성이 작아진다는 것도 발견하였다.

연구팀은 실업률이 낮을 때 실직한 사람은 본래부터 건강에 나쁜 생활 습관과 성격 등을 가지고 있었을 가능성이 높기에 사망률이 높은 것이며, 실업률이 높을 때는 심신이 건강한 사람들도 실직할 가능성이 높아지고 주변에 실직자가 많다 보니 실직으로 인한 스트레스도 줄어들어 사망률이 낮다고 덧붙였다.

한편 의학자들은, 자신의 능력을 넘어서는 과중한 업무를 하게 되면 정신적, 육체적 스트레스가 지속적으로 누적되면서 신경이나 관절 등 신체조직이 긴장하여 면역력이 떨어지고 뇌출혈, 심혈관계 질환, 뇌경색, 심근경색 등을 일으키게 된다고 한다. 이런 연구 결과들을 종합하여 보면, 결국 능력을 키워야 스트레스도 줄일 수 있고 건강도 유지 가능하다는 사실을 알 수 있다. 능력을 키우려면 내가 권유하는 바대로 공부를 할 수밖에 없다. 하지만 밤늦게까지 공부를 하고 낮에 일을 하게 될 때 느끼게 되는 피곤함이나 체력의 한계는 어떻게 극복하여야 할까?

나는 하루에 열몇 시간씩 육체를 혹사시키라는 것이 아니다. 육체에는 한계가 분명 있다. 때문에 적절한 휴식이 필요하다. 우리 몸은 기계가 아니니까 말이다. 하지만 두뇌의 활동에는 그런 한계가 없다고 나는 믿는다. 휴식삼아 영화를 보건 음악을 듣건 뭘 하건 간에 두뇌는 생각을 멈추지 않는다. 잠을 자지 않는 이상 두뇌는 계속 활동한다. 심지어 잠을 자는 동안도 눈동자가 움직이고(REM 수면 상태) 뇌파의 변화가 있는 것을 보면, 두뇌는 수면 중에도 완전히 쉬고 있는 것은 아닌 듯싶다. 내가 피 토하듯 하라는 것은 어느 한 분야에 정신을 계속 집중시키면서 두뇌를 계속 사용하라는 뜻이다.

물론 건강을 해치면서까지 그렇게 하여야 한다는 뜻은 아니다. 그러나 엄살은 부리지 말라. 나 역시 건강체는 아니다. 몸무게도 표준 체중 미만이고 나이 50에 허리둘레 30인치를 갖고 있을 정도로 말랐다. 아주 어릴 때부터 잔병치레가 많았고 큰 병도 몇 번 앓았던 경험이 있다. 번역일을 할 때는 하루 열몇 시간 이상 원고지를 메꾸느라 어깨가 떨어져 나가는 듯한 아픔을 늘 갖고 살았다. 잦은 해외 출장으로 인한 시차 때문에 위장병에 걸려 오랫동안 고생한 적도 있고 몇 년에 한 번씩 재발하곤 하는 십이지장궤양을 아직도 갖고 있다. 급성 폐렴에 걸린 줄도 모르고 지독한 감기에 걸렸나 보다 생각하며 돌아다니다가 병원에 초응급으로 입원한 적도 있다. 심한 목 디스크로 고생하기도 했었다. 아프리카 깊은 산속에서 어깨에 벌레 물린 물집 같은 것이 생겨 대수롭지 않게 여겼는데 엄청 아파 고생한 적도 있다(나중에 한국에 돌아와 진찰을 받아 보니 대상포진이라는 병이었다). 게다가 뭔가를 만드는 것을 좋아하는 취미가 있다 보니 파편이 눈에 들어가는 바람에 거의 실명 위기 직전까지 간 적도 있다.

하지만 나도 늙어 간다. 30대만 하더라도 코를 골거나 이를 갈거나 방귀를 뀌지 않았는데 지금은 이를 갈거나 코를 골 때도 많다고 하며 가끔 저녁에 방귀도 뿡뿡 뀌는 것을 보면 몸이 확실히 예전과 같지는 않다. 내가 20대부터 40대 초까지 열심히 일을 하면서도 한편으로는 계속 뭔가를 읽고 배워 나갈 수 있었던 것은 신체리듬을 유지하였기 때문이다. 한창 일하였던 시기에는 취미 생활을 위해 몸을 많이 사용하는 것을 극도로 꺼려하였는데 그다음 날의 컨디션을 유지하기 위함이었다. 오늘 밤에 읽어야 할 책이 있다면 나는 절대 술을 마시지 않는다. 새벽까지 술을 마심으로써 다음 날 엉망이 된 경우도 있었지만 그런 경우는 10년에 한 번 정도뿐이었다. 내가 제일 싫어하는 직원들은 술을 통제하지 못하고 마셔 대는 사람들, 교회에서 철야예배를 마치고 출근하는 사람들, 일요일에 등산이니 뭐니 하면서 몸을 극도로 사용한 뒤 월요일에 출근하는 사람들이었다. 나는 육체의 리듬을 깨는 일은 토요일에 할 것을 권유한다.

사람들이 무엇인가 열심히 하다가도 육체적, 정신적 스트레스를 견디지 못하고 결국은 "건강이 최고다"라는 말에서 피난처를 찾는 이유는 무엇일까. 우선 그 노력의 결과가 즉각 가시적으로 나타나지 않기에 기쁨을 즉시 느끼지 못하기 때문이다. 예컨대 학생의 경우 죽어라고 공부한 결과 몇 개월 후 치른 시험에서 성적이 쑥 올라가게 되면 그때부터는 신이 나서 누가 뭐라고 하건 간에 공부하게 되고 자기가 공부하는 것에 대한 나름대로의 깨달음도 얻는다. 그러나 그렇게 노력하였음에도 불구하고 성적에 변화가 없었다면 노력할 마음은 사라지고 오히려 육체적, 정신적 스트레스에 시달리게 되면서 소화가 안 된다느니 등등 갖가지 질병을 달고 다니게 된다. 사람들이 노력을 열심히 하지 못하는 이유 역시 비슷하다. 몇 개월을 열심히 해 보아도 수입이 즉각 느는 것도 아니고 남들이 알아주는 것도 아니다. 가시적 효과가 바로 나타나지 않으니 필요성을 느끼지 못하며 결국 싫증만 느끼게 된다. 쉬고 싶어진다. 그렇다면 육체적, 정신적 스트레스에서 벗어날 해법은 무엇인가.

첫째, 가시적 결과를 외부에서 찾지 말고 내부에서 찾아라. 당신 자신의 노력을 인정해 주고 칭찬하여야 할 주체는 타인이나 직장이나 사회가 아니다. 왜 상을 누군가로부터 받으려고 하는가. 상은 당신이 자기 자신에게 주는 것이 진짜이다. 새겨들어라. 훌륭한 화가는 자기 그림이 마음에 들 때까지 붓을 놓지 않는 법이다. 당신 역시 자신이 알고 있는 지식수준에 스스로 흡족할 때까지 공부하고 노력해라. 스스로 얻게 되는 뿌듯함, 내가 여기까지 알게 되었구나 하는 벅찬 기쁨, 이런 것들을 소중히 여길 때 스트레스는 사라진다.

둘째, 쉬고 싶은 이유를 생각하여 보라. 당신이 허약 체질이라도 재미있는 컴퓨터 게임은 쉬지 않고 24시간 이상도 할 수 있을 것이다. 재미를 느끼는데다가 육체적 에너지의 손실이 크지 않고 두뇌를 사용하는 일이기 때문이다. 육체노동이 아닌 일에서 자꾸 쉬고 싶어지는 이유는 재미를 느끼지 못하기 때문이다. 그러므로 몸이 비비 꼬이고 싫증이 날 때는 자기가 재미를 느끼지 못하는 이유를 스스로 파악하여야 할 것이다. 재미를 느끼기만 한다면 스트레스는 더 이상 주어지지 않는다('아무 일이나 재미있게 하라' 152쪽 참조).

셋째, 노력한 만큼의 대가는 반드시 주어진다는 것을 믿어라. 문제는 그 시기가 당신이 생각하는 시간보다 더 미래에 있다는 점이다. 이것을 나는 "보상의 수레바퀴는 천천히 돈다. 가속도가 붙기까지는."이라는 말로 표현한다. 그러나 사람들은 그 사실을 모른다. 노력을 해도 대가가 주어지지 않는 일도 물론 있다. 미련하게 무조건 한 우물을 파지는 말라는 말이다 ('이런 일은 하지 말아라' 147쪽 참조).

넷째, 긴장감을 잃지 말라. 긴장감이 있다면 싫은 것을 오랫동안 억지로 하여도 탈이 나지 않는다. 전쟁터에서 식사도 제때 못 하고 잠도 제대로 못 자는 병사들이 건강을 해쳐 죽었다는 말 들어 본 적 있는가? 이것 아니면 죽는다는 긴장감 때문에 그럴 틈이 없다. 군대를 다녀온 사람은 알 것이다. 제아무리 몸이 아파도 점호 시간에는 정신이 버쩍 든다는 것을. 결국 모든 것은 당신 정신 상태에 달려 있다는 말이다. 죽기 아니면 까무러치기라는 식으로 자기 자신에게 배수의 진을 치라는 뜻이다.

그래도 당신은 여전히 육체의 건강을 우선으로 친다고? 아무도 안 말린다. 그러나 그 튼튼한 몸이 도대체 왜 필요한지, 그 육신의 존재 이유를 한 번쯤 생각하여 보면 어떨까? 그저 오래 살기 위해서?

2022 **내 건강이 어떠한지 묻는 메일들을 자주 받는다. 최근에는 "아직 살아 계실지에 대한 생각도 조금은 듭니다. 혹시나 영면하셨다면 명복을 빕니다."라는 메일도 받았다. 나는 아직까지는 그럭저럭 괜찮지만**(하루 흡연 두 갑 이상, 에스프레소 15잔 이상, 아침밥 안 먹음, 고혈압X, 당뇨X, 허리 30인치, 임플란트X, 누우면 5분 내에 잠듦, 운동 부족…) **세월을 이길 수는 없지 않은가.**

어니 J. 젤린스키의 〈느리게 사는 즐거움Don't Hurry, Be Happy〉에 이런 말이 나온다. "우리가 하는 걱정거리의 40%는 절대 일어나지 않을 사건들에 대한 것이고 30%는 이미 일어난 사건들, 22%는 사소한 사건들, 4%는 우리가 바꿀 수 없는 사건들에 대한 것들이다. 나머지 4%만이 우리가 대처할 수 있는 진짜 사건이다. 즉, 96%의 걱정거리가 쓸데없는 것이다."

나는 고민거리를 오직 두 가지로 나눈다. 내가 걱정해 해결할 수 있는 고민과 해결할 수 없는 고민이다. 내일 비가 오면 어떻게 하나? 우산을 준비하면 된다. 비를 멈추는 일은 당신 능력의 한계를 벗어난다. 그것은 신의 영역이다. 신의 영역에 속하는 문제는 신에게 맡겨라. 그리고 오직 당신이 걱정해 풀 수 있는 문제들만 고민하고 해결책을 찾아라.

나는 낙관론자도 아니고 비관론자도 아니다. 그저 고민의 핵심을 정확히 스스로 파악해 문제를 해결하는 데만 노력하는 쪽이다. 당신에게 어떤 고민이 있다고 치자. 머리를 싸매고 며칠 누워 있으면서 걱정을 하면 문제가 해결되는가? 조용한 바닷가로 가서 며칠을 쉬면 방법이 생각나는가? 전혀 그렇지 않다. 어떤 문제에 대해 우리가 생각할 수 있는 시간은 10분도 안 된다. 무슨 걱정거리가 있건 그것을 종이에 적어 보라. 틀림없이 서너 줄에 지나지 않는다. 그 몇 줄 안 되는 문제에 대해 10분 안에 해답이 나오지 않으면 그것은 당신으로서는 해결할 수 있는 고민이 아니다. 그런데도 당신은 그 10분을 질질 고무줄처럼 늘려 가면서 하루를 허비하고 한 달을 죽이며 1년을 망쳐 버린다. 머리가 복잡하다고 하면서 말이다. 하지만 사실은 해결방안도 알고 있으면서 행동에 옮기는 것을 두려워하는 경우가 대부분이다.

실직을 당한 친구가 있었다. 살아갈 길이 막막하다고 몇 개월을 고민하고 술에 취해 있는 모습을 보았다. 고민의 핵심은 간단하다. 취직이 안 된다는 것이다. 왜 안 될까? 경기가 어려워서? 천만의 말씀이다. 핑계를 외부에서 찾지 말라. 채용될 만한 사람이 아니기 때문이다. 그렇다면 해결책이 나온다. 채용될 만한 사람으로 탈바꿈해야 한다.

앤드류 매튜스는 〈마음 가는 대로 해라〉에서 이렇게 말한다. "새벽에 일어나서 운동도 하고 공부를 하고 사람들을 사귀면서 최대한으로 노력하고 있는데도 인생에서 좋은 일은 전혀 일어나지 않는다고 말하는 사람을 나는 여태껏 본 적이 없다." 나는 올빼미 체질이어서 늦게 자기에 새벽에 일어나지는 않지만 그의 말을 믿는다. 고민이 많다고 해서 한숨 쉬지 마라. 고민은 당신의 영혼을 갉아먹는다. 문제의 핵심을 정확히 파악하고 해결책을 찾아 그대로 실행하라. 해결책이 보이지 않으면 무시하라. 고민하나 안 하나 결과는 똑같지 않은가. 그러므로 고민은 10분만 하라.

2022 **고민과 문제를 혼동하지 마라. 고민은 마음속으로 괴로워하고 애를 태운다는 뜻이고, 문제는 해답 혹은 해결이 요구되는 상황을 의미한다. 고민이 어떤 문제에서 비롯된 것이라면 고민은 중지하고 문제를 해결하려는 쪽으로 방향을 바꾸어야 한다.**

내 학력이 초라하게 느껴질 때

2022 학력이나 학벌이 빈약한 경우 어떻게 해야 하나

1. 학력(어느 수준까지 공부했는가를 말한다)은 있는데, 학벌(일류 대학을 나왔느냐를 따진다)이 떨어지는 사람은 어떻게 하여야 하는가

학벌이 중시되는 집단은 가능한 한 멀리해라. 한국 사회에서 학벌과 학력은 파벌을 만드는 구심점이 되며 당신을 환영하지 않는다. 학벌이 신통치 않으면 학력이 아무리 좋아도 일단은 제쳐진다. 학벌 쟁쟁한 인사권자들이 이류대 졸업자들의 서류들을 거들떠볼 가능성은 크지 않다는 말이다.

이 사실을 모르면 이류 학벌로 기를 쓰고 일류 학벌 집단에 들어가려고 애쓰다가 좌절하거나, 그 집단에 별의별 방법을 다 동원하여 들어간다고 해도 외톨이 신세가 되고 만다. 자기 자신은 스스로 능력을 충분히 갖추고 있다고 자신하여도 학벌로 만들어진 학연의 벽을 뚫기란 쉽지 않다는 것을 명심해라. 솔직히 말해서 나는 다니나 마나 한 대학을, 그것도 대학원까지, 기 쓰고 다니면서 취직 걱정을 하는 사람들을 보면 이해가 가지 않는다.

그렇다면 학벌이 약한 사람이 취직을 하려면 어떻게 하여야 하는가. 1998년 초, 외환위기로 온 나라가 풍비박산 나면서 취직하기가 하늘의

별 따기만큼 어려웠던 시절, 내가 경영한 외국법인에서 신입 여직원들이 필요하여 이른바 일류대 취업실에 공고를 부탁하였던 적이 있다. 자격은 영어와 컴퓨터 활용 능력이었다. 예상대로 수많은 지원자가 몰려들었다. 제출된 이력서 중에는 내가 학교 이름조차 한 번도 들어 보지 못했던 한 지방대 졸업자가 한 명 있었는데, 영어나 컴퓨터 모두 상당한 실력을 객관적으로 갖추고 있었다. 나는 그녀에게 흥미를 느껴서 면접 대상자에 포함시켰다. 그리고 면접에서 나는 그 지원자에게 물어보았다. 일류대 출신이 아닌데 어떻게 이력서를 제출할 수 있었는지를.

그녀의 대답은 이러하였다. "저는 지방대 출신이지만 이 사회에서 필요로 하는 것들은 일류대 졸업자보다 더 많이 갖추어 왔다고 자부합니다. 그러나 지방대 출신에게는 면접 기회조차 안 주어집니다. 그래서 정기적으로 서울로 밤 기차를 타고 와 서울의 유명 대학교 취업 게시판들을 살펴보고 이력서를 제출했습니다." 나는 그 자리에서 그녀의 채용을 결정하였으며 다른 면접 대기자들은 만나보지도 않았다. 그런데 웬걸, 그녀는 더 좋은 회사에 취직이 결정되어 내 회사에는 나오지도 않았다.

예를 하나만 더 이야기하자. 오래전 무역학과 출신들을 신규로 공개 채용하였을 때의 일이다. 물론 일류대 무역학과를 우수한 성적으로 졸업한 자들이 뽑혔다. 그리고 얼마 후 내게 소포 하나가 배달되었다. 서류 전형에서 떨어졌던 어느 지방대 출신 학생이 보낸 것이었다. 열어 보니 두껍고 낡은 노트 몇 권이 들어 있었다. 그 노트들에는 그 학생이 학창 시절에 수년 동안 무역 회사들을 발로 찾아다니며 얻어 낸 무역 실례들과 각종 무역 서류들의 형태와 작성 기법, 그리고 실무적 주의 사항들이 꼼꼼히 기록되어 있었다. 동봉된 편지에는 '저는 정말 자신 있습니다'라는 내용의 글과 900점에 가까운 토익 점수 사본이 들어 있었다. 나는 갑자기 이미 새로 채용한 녀석들이 미워지기 시작했지만 어쩌랴. 결국 그 학생을 내가 알던 외국계 기업에 강력히 추천하였고 그는 당연히 채용되었는데 불과 7~8년 만에 부장이 되었다(그 뒤 회사를 옮겼다는 말을 들었다). 그의 전공은 돈 버는 일과는 전혀 거리가 먼 인문학과였고 학점은 전혀 신통치 않았던 것으로 기억된다.

제아무리 실업률이 높아 일자리를 구하는 사람들이 많은 시기라 할지라도 막상 경영자들의 말을 들으면 '쓸 만한 사람이 없다'는 것이 공통된 고민이다. 대학 도서관들의 대출도서 목록에서 무협지나 판타지 소설이 절대다수를 차지하는 가운데, 면접기법은 학원에서 배우고 자기소개서는 대행업소에서 맡기는 젊은이들을 보면 참으로 한심하다는 생각을 하게 된다. 그러면서도 그들은 이 사회에서 성공하려면 학연, 지연, 혈연이 있어야 한다고 핑계를 댄다.

중요한 것은 능력이다. 그것은 이 사회에서 요구하는 지식을 갖추고 있는 것이다. 미래산업의 정문술 회장은 전산학과 출신을 채용할 때 일류대 졸업생을 뽑지 않는다고 했다. 컴퓨터 하드웨어와 프로그램을 판매하기도 했던 내 경험으로도 그렇다. 전 과목 모두 잘하는 사람은 정작 필요한 업무에서는 능력을 보이지 못하는 경우가 종종 있다. 오히려 일류대가 아닌 이류대에 전산에 미친 사람들이 많다. 일류대 출신을 선호하는 회사는 이미 일류대 출신들이 자리를 잡고 있는 대기업들이 더 많다.

2. 학력이 없다면 어떻게 하여야 하는가

코스닥 등록 기업들의 경영자들 중 대학 출신이 많은 이유는 그 기업들의 속성 때문이다. 하지만 그들 중에는 고졸자들도 분명 있음을 기억하라. 학벌이나 학연이 보잘것없다면 스스로 홀로서기를 하는 것이 가장 바람직하다. 나 역시 그랬다. 분명히 말한다. 대졸자들이 대학에서 보내는 4년과 동일한 기간 동안 어느 한 분야에 홀로 파고든다면 그 어떤 분야에서건 대졸자보다도 더 큰 실력을 갖추게 된다.

나의 경험담을 말해 보자면, 군 제대 후 우여곡절 끝에 중학교 1학년을 가르치게 되었다. 높은 보수를 받으려면 고등학생을 가르쳐야 했고 영어 실력이 필요하였다. 당시 나는 대학생도 아니었고 영어도 못했다. 하지만, 영어를 전공으로 하는 대학생들이 하루에 2시간씩 4년간 공부한다면 도사가 된다는 말을 우연히 듣고 나서 이런 생각이 들었다. '하루에 2시간씩 4년? 하루에 4시간을 하면 2년? 8시간이면 1년? 16시간이면 6개월? 18시간이면 6개월도 안 걸린다는 말인데… 한번 미쳐 보자.' 그 기간 동안 나는 몸을 움직이면 피곤해지고 밥도 많이 먹게 되어 졸음이 오게 되므로, 외출이나 목욕도 하지 않고 오줌통에 소변을 보고 하루에 두 끼를 최소량만 먹으며 혼자서 영어에 미쳤고 5개월 후 치른 첫 토플(요즘의 토플과는 다르다)에서 570점 이상을 받았다. 얼마 후 나는 그 점수를 갖고서 미8군에 있는 미국대학 분교에 들어갔고(누가 미8군 내에 있는 대학분교를 알아준다는 말인가) 그 점수를 학부형들에게 보여 주면서 고3 학생도 가르칠 수 있었고 토플 점수를 계속 올려 나갔으며 닥치는 대로 갖가지 분야를 공부하였다.

학력이 없는 사람들이 저지르는 잘못은 일을 배우려 하지 않고 돈을 쫓아다닌다는 것이다. 누구나 쉽게 배울 수 있는 일은 절대 하지 말라. 예를 들어 대리운전은 제아무리 수입이 좋아 보여도 시간당 인건비는 많이 챙길 수 있을지 모르지만 길게 보면 전혀 도움이 안 되는 일이다. 그러나 지금 당장 먹고살기 힘들다면, 빚이 많다면, 땡전 한 푼 없다면, 그 일을 해라. 컨베이어 벨트 앞에 서 있는 일이라도 해야 한다. 그렇게 해서 종잣돈을 악착같이 모아라. 그리고 난 뒤에는 독립하는 데 도움이 되는 일을 배워라. 봉급이 적더라도 기 쓰고 그 일을 해라. 거기서 기회가 주어질 것이다.

3. 학력이나 학벌이 없다고 해서 좌절하지 말라

학벌이 신통치 않다면 해결책은 단 하나이다. 이 사회에서 일하는 데 있어 필요한 칼과 총이 무엇인지 파악하고 그것들을 갈고닦아라. 이러한 과정은 빠르면 빠를수록 좋다. 결국 이 문제는 한가한 시간을 어디에 어떻게 보내는가 하는 것일 뿐이다. 일상에 쫓겨 시간이 모자란다면 과감히 6개월 이상을 그 일상에서 벗어나라. 휴학도 좋고 휴직도 좋다. 백수라면 더 좋다. 어딘가에 틀어박혀서 그 누구와도 만나지 말고 배우고자 하는 분야에 100% 미쳐라. 밥 먹는 시간도 아깝게 생각하라. 많이 먹으면 졸음이 온다. 라면 1개도 많다. 그냥 씹어 먹어라.

그리고 스스로 독립하거나 중소기업 같은 작은 조직에 들어가는 것이 좋다. 사람들이 알아주는 '좋은 회사'라는 곳에 다니지는 못하겠지만 일 전체를 배우게 되며 '길거리 지식'을 얻게 되어 부자가 될 가능성이 높아진다. 대만이 중소기업의 천국인 이유는 직원들이 일을 배워 자꾸 독립하기 때문이다. 극복해야 하는 것은 체념과 게으름이다.

4. 학벌이 좋건 나쁘건 부자가 되려면 세상 사람들이 돈을 놓고 벌이는 게임(games people play)을 충분히 이해하여야 한다

그 게임에 대해 문외한이라면 아동도서 〈펠릭스는 돈을 사랑해〉 같은 쉬운 책부터 읽어 보라. 하루에 3시간 이상 자기를 위한 투자에 사용하라. 학벌이나 학력이 없어 성공하지 못한다는 말은 게으른 사람들의 핑계일 뿐이다.

2022 중고교 시절의 학급 석차가 계속 밑바닥이었고 그 어느 과목도 잘하는 것이 없었으며 지능이 평균보다 10% 이상 아래인 경우에는 반복적인 경험을 통해 숙련도와 몸값이 조금씩 증가될 수 있는 일을 하는 것이 좋고 날파리들을 조심하여야 한다.

2022 학벌 좋은 사람들이 알아야 할 것

일류 대학을 다닌다고? 외국 유명 대학에서 유학 중이라고? 최고의 학력과 학벌을 이미 갖추고 있다고? 축하한다. 고생 많았다. 학력과 학벌이 좋으면 일단은 '봉급생활자로서 달리기를 해 볼 수 있는' 출발선이 다른 사람들보다 앞선 위치에 주어지게 된다. 당신은 당연히 학력과 학벌을 중시하는 집단으로 가야 한다. 배경도 있다면 공기업에 들어가면 더욱 좋다.

아시아 지역에서 학력과 학벌이 좋은 사람들에게서 공통적으로 나타나는 가장 큰 문제는 엘리트 의식이다. 한국이건 일본이건 교육 방식은 암기식 위주이다. 암기식은 암기 능력이 우수한 사람들만을 우수한 엘리트로 대접하고 창의력이나 응용력이 뛰어난 사람들을 열등감 속에 빠뜨리는 아주 잘못된 교육 제도이지만 그 제도에서 승리자가 된 사람들은 스스로를 대단한 엘리트로 생각하는 경우가 종종 있다(국내 대기업들 중 상당수는 그들이 입사하면 엘리베이터 타는 법, 인사하는 법, 명함 주고받는 법 등과 같은 것을 반드시 가르친다). 예를 들어 한국의 고시 합격자들을 보자. 고시제일주의로 인해서 그들 대부분은 스스로를 대한민국 최고의 엘리트로 자부하고 민간의 조언을 열등하게 본다. 오죽하면 KDI에서도 비슷한 말을 했었다. 왜 그럴까? 암기 능력의 탁월함을 판단 능력이나 리더십 혹은 수익창조 능력의 탁월함으로 오인하기 때문이다.

학력과 학벌이 좋으면 일단은 이 사회에서 기회를 얻을 수 있지만 그 이후에는 개인의 능력이 문제가 된다. 김지룡의 〈나는 일본 문화가 재미있다〉라는 책에서 나오는 이야기이다. 망해 버린 야마이치 증권사 직원이 다른 외국계 증권회사에 입사하려고 인사부장에게 전화를 하였다.

"야마이치 증권의 직원입니다. 귀사에 취직하고 싶습니다."

"무슨 일을 하실 수 있습니까?"

"도쿄대학 출신입니다."

"학벌을 묻는 것이 아니라 그동안 무슨 일을 해 왔으며 앞으로 어떤 일을 하실 수 있는지 묻는 겁니다."

"도쿄대학 법학부를 나왔습니다."

"그런 것은 중요하지 않습니다. 영어회화에 자신 있습니까?"

"영어는 못 하지만 도쿄대 법대를 나왔습니다."

"파생 상품에 대해서 잘 아십니까?"

"그런 것은 잘 모르지만 도쿄대 법대를 나왔습니다."

"PC는 다룰 수 있습니까?"

"그런 것은 잘 모르지만 도쿄대 법대를 나왔습니다."

"도쿄대 얘기는 빼고 이야기합시다."

그 남자는 말이 없다가 전화를 끊었다고 하며, 신문에 실린 실화라고 한다.

나도 비슷한 경험이 있다. 90년대 중반, 한국에서 어느 대학원 졸업자를 면접하였을 때 있었던 일이다.

"컴퓨터는 어느 정도 하는가?"

"잘하지 못합니다."

"외국어는?"

"전공 공부하느라고 열심히 하지는 못했습니다."

"그런데도 지원하게 된 동기는?"

"컴퓨터를 잘 활용하고 영어를 잘한다고 해서 엘리트는 아니라고 생각합니다. 그런 것은 회사에서 직원으로 당장 써먹기는 좋을지 몰라도 궁극적으로는 다른 것이 필요하다고 봅니다."

"그게 뭔데?"

"저는 대학원을 다닌 것이지, 학원을 다닌 것이 아닙니다. 정보화 시대에는 기능적인 능력보다는 혁신적이고 창조적인 아이디어를 내는 인재가 필요합니다. 저는 그 아이디어를 제기할 수 있는 소양을 닦았습니다. 한 명의 아이디어가 만 명을 먹여 살릴 수 있다고 믿습니다."

"O.K. 알았네. 그렇다면 만 명을 먹여 살릴 수 있다고 믿는 실현 가능한 아이디어를 전공과 관련된 것이건 아니건 간에 하나만 이야기해 보게나."

"아직은 없습니다. 일을 시작한 것은 아니니까요."

"그렇다면 자네가 그런 아이디어를 낼 능력의 소지자라는 것을 입증하여 보게."

"대학원을 우수한 성적으로 졸업했습니다."

"학점은 교수들에게 받았지?"

"네."

"자네 교수들이 만 명을 먹여 살리는 아이디어를 낸 적이 있다면 말하여 보게."

"…없는 것 같습니다."

"그렇다면 내게 그 학점이 무슨 의미가 있단 말이지?"

"저는 정말 자신 있습니다. 그런 엘리트 사원이 될 것입니다."

"글쎄 그걸 어떻게 믿을 수 있느냐고?"

"믿어 주십시오. 저는 일류 대학과 일류 대학원을 졸업하였지 않습니까."

"(속으로) 이런 닭대가리."

좌우지간, 학력과 학벌이 좋은 사람들은, 일부는 독창적 아이디어를 사업화시켜 부자가 될 수도 있지만 홀로 활동하는 전문직이 아닌 한 99%는 이른바 '좋은 직장'을 원하기 때문에 대기업 같은 조직의 일원이 된다. 능력별 연봉제를 실시하기도 하지만 대부분 비슷한 학력과 학벌을 소유하고 있으며, 그 비슷한 사람들의 집단 속에서 당신은 절대 유별난 존재가 아니기에 월급의 차이가 큰 것도 아니다.

특히 조직 내 일차적 기회는 학력과 학벌 게임에서 최고의 졸업장을 갖고 있는 자들이 거의 독식하거나 오너의 친족들이 가져가게 될 가능성이 높다. 위로 올라갈수록 자리는 한정되어 있고, 경쟁은 치열하지만 능력이 있어도 배제당할 수 있음을 반드시 기억하라. 대조직일수록 내부에서 은 연중 파워 게임이 벌어지고 있기 때문에 상층부로 올라갈수록 능력만으로 모든 것이 술술 풀려 나가지는 않으며 아부도 좀 하고 줄도 잘 서야 할 필요가 있을 수도 있다는 말이다. 결국 조직 내에서 계속 올라가지 못할 것 같다면 탈출하여 '길거리'로 나와야 하는데 체면이나 안정에 대한 욕구가 커서 여간해서는 그렇게 하지 않는다(직장 내 파워 게임의 희생양이 되지 않으려면 필 포터가 쓴 〈먹어라 그렇지 않으면 먹힌다('어떻게 회사에서 오래 살아남는가'로 제목이 변경됨—편집자 주)〉를 반드시 몰래 읽어라).

특히 제아무리 유명한 경영대학원 출신이라고 할지라도 경영 관리 기술을 이론적으로 배웠을 뿐이지 돈 냄새를 맡는 후각을 훈련받은 것은 아니기 때문에 일단 중간 관리자급 정도가 되어야 개인별 능력의 차이가 혁혁히 드러나게 된다. 실제로 나는 미국 유명 MBA 소지자들 중 미국인이건 아니건 연봉을 더 주어야 한다고 판단되는 사람도 보았지만 처음 입사 당시의 연봉을 반으로 깎아도 여전히 돈이 아까운 사람들도 보았었다. 대조직에서는 일이 분화되어 있기 때문에 집단 속에 숨기 쉽고 스스로 많이 배웠다고 생각하기에 능력 배양을 등한시하는 경향도 많다. 가장 한심한 경우는 대조직에서 '얼마의 예산 혹은 매출을 주물렀다'는 것을 자신의 개인능력으로 생각하는 경우이다. 조직이 일을 하는 것이지 개인이 일을 하는 것은 아닌데도 말이다.

전문직업인들을 제외하고 학력과 학벌이 좋은 사람들이 부자로 살고 싶다면 어떻게 하여야 할까? '연봉을 누가 누가 더 받나' 게임에서는 학력과 학벌이 좋을수록 처음에는 일단은 유리하지만, 불행하게도 '홀로 독립하여 누가 먼저 부자 되나' 게임에서는 그것들이 정말 별 의미를 주지 못한다. 부자가 되려면 미국인들이 '길거리 지식(street knowledge)'이라고 부르는 총체적 통찰력이 있어야 한다. 이것을 대조직에서 배우기는 대단히 어렵다. 언제나 일 전체보다는 일부분만 배우게 되고 맡은 분야 이외에는 관심을 잘 두지 않기 때문이다.

부자가 되려면 실물 경제 속에서 돈 냄새를 잘 맡아야 하는데 학교 공부만 하였기에 실제 상황은 잘 모르는 경우도 많다. 컴퓨터를 이용하면 언제라도 확인할 수 있는 지식들을 얼마나 자기 머릿속에 이전시켰는지는 더 이상 중요하지 않다. 창의력과 응용력이 얼마나 개발되어 있고 부가가치 창출의 능력이 어느 정도나 있는지가 결정 요인이다.

이런 능력을 기르려면 학력이나 학벌에 대한 더 많은 대우를 찾아다니는 것보다는 일을 총괄적으로 좀 더 많이 배울 수 있는 직장을 찾아야 하는데 그렇게 하는 사람은 정말 드물다. 그러다 보니 결국은 평생을 직장인으로 살게 되는 빈도가 높고 소비 성향도 높다. 내 주변에 있는 수많은 학벌 좋은 사람들이 내게 하여 온 말이 있다. '직장 때려치우고 빨리 사업해야 할 텐데…' 그 말을 나는 1, 2년 들었던 것이 아니라 수십 년을 똑같은 사람들에게서 계속 들어 왔다.

2022 2005년에 발표된 다큐멘터리 〈Declining by Degrees: Higher Education at Risk〉(Youtube에서 영어자막과 함께 볼 수 있는데 좀 지루하다)는 미국에서 4년제 대학교를 개판으로 다니면서도 그럭저럭 학점을 취득하는 학생들의 모습을 보여 주면서 '이게 대학교육이냐!'라는 논조를 펼쳐 나간다. 나도 한국의 대학교육에 대해 대체적으로 그렇게 생각한다.

2022 부자가 되려면 학교 공부를 열심히 해야 하는가

예전에 미국 경제 잡지 포브스가 발표한 내용을 보면 세계 400대 거부 가운데 58명은 대학을 가지 않았거나 중퇴했다. 그러나 이들의 재력은 평균 48억 달러로 전체 평균 18억보다 훨씬 더 많았으며, 미국 동부의 사립 명문대 아이비리그 출신자들보다 평균 2배 더 많았다. 즉 학력이 좋지 않은 사람들이 돈은 더 많이 벌었다는 말이다. 실제로 유명한 자수성가형 부자들을 보면 학력이 좋은 사람이 드물다. 국내 재벌 1세들도 그렇다.

재미있는 것은 학력과 학벌이 화려한 사람들이 들어가고자 애쓰는 회사들이 대부분 학력이 짧은 사람들이 만든 회사라는 점이다. 이 사실은 부자가 되려면 학교 공부를 하지 말라는 뜻일까? 헛소리하지 말라. 특출한 능력과 노력이 따로 없는 한 학교 공부를 너무 안 하면 아예 기회가 박탈되어 실업자가 될 가능성이 확률적으로는 더 높다(초등학교도 제대로 다니지 못했던 에디슨은 학교 무용론을 직접 실천하고자 자기 아들을 학교에 보내지 않았는데 그 아들은 나중에 사기꾼이 되어 감옥살이도 하였고 평생 비참하게 살았다).

먼저 알아 두어야 할 것은 학교와 관련된 몇 가지 거짓말들이다.

첫 번째 거짓말은 '공부 잘해야 훌륭한 사람이 된다'라는 말이다. 진실은, 인격의 깊이와 지식의 양은 비례하지 않는다는 것이다. 공부를 잘한 덕분에 전문 직업을 가졌다고 해서 도덕적으로 모범이 되었음을 의미하는 것은 아니며 교양인이 되었다는 것도 결코 아니다. 농경시대에는 교육의 목적이 인간 형성에 있었고, 때문에 가르치는 자는 '스승'이었다. 그러나 학교 공부는 더 이상 인격 함양을 위한 도구가 아니며 그저 지식의 습득만을 추구할 뿐이고 그마저도 배우고 나서 몇 년도 못 가 다 잊어버릴 것들이 태반인 데다가, 가르치는 자는 직업인으로서의 교사일 뿐이다.

두 번째 거짓말은 '선생님을 존경하라'는 말이다. 고졸자들은 보통 초중고 12년 동안 70~100명 정도의 교사를 만나게 되는데 고3 학생 1,084명에게 존경하는 교사가 몇 명이나 되느냐고 물었더니 46.5%는 1~2명, 34.7%는 3~4명, 8.1%는 5~6명, 7.6%는 없다고 대답했다는 통계가 있다. 이게 무슨 소리냐 하면 중학교와 고등학교에 다니는 내 딸들이 존경할 만한 교사를 만날 확률은 10% 정도라는 뜻이다. 나는 실제로 내 딸들에게 "학교 선생님 말씀 잘 들어라"라고 한 적도 없고 "선생님을 존경하라"라는 말도 전혀 한 적 없다. 오히려 운이 아주 좋아야 존경할 만한 스승을 만나게 된다고 말해 왔다(그래서 나는 교사 평가 제도가 반드시 필요하다고 믿으며 그 평가에는 학생들이나 졸업생들이 반드시 참여하여야 한다고 믿는다).

어쨌든 부모들이 자녀에게 공부하라고 닦달하는 이유는 단순하다. 일반적인 봉급생활자보다 돈을 더 잘 버는 전문 직업을 가지려면 갖가지 자격시험을 잘 치러야 하므로 공부를 잘해야 하고, 좋다는 직장 역시 좋은 학교를 나와야 들어갈 수 있기 때문이다. 물론 학교 공부 자체를 잘한다고 해서 또는 오래 공부하였다고 해서 경제적 수입이 언제나 정비례하는 것은 전혀 아니다(고학력자들이 종종 그런 오해에 빠져 있다). 가르치는 일이나 연구로 밥 먹고 사는 선생, 교수, 연구원 같은 사람들을 제외한다면 학교 공부 자체는 돈을 버는 게임을 수행하는 것과 어느 정도나 관계가 있는가. 순전히 내 개인적 생각이지만 고등학교까지의 교과 과목들에 대한 나의 평가는 아래와 같다.

- **국어**: 논리력, 발표력, 글쓰기 등의 능력 개발에 대단히 중요하다. 그러나 다른 과목들도 그렇지만 학자가 되는 데 필요한 내용들도 많다. '강남 갔다 돌아온 제비'를 무조건 '조국의 광복'으로 외워야 하는 교육은 거지발싸개보다도 더 못하다.
- **수학**: 논리력을 키워 주지만 1차 방정식과 간단한 기하 지식 정도

이외에는 돈 버는 게임과 별 관련이 없다. 연관 과목의 학자나 엔지니어가 될 지극히 일부 학생들을 제외하면, 고교 때 열심히 공부한 〈수학의 정석〉 시리즈는 삶 속에서 부딪히는 문제들을 해결하는 데 전혀 도움이 되지 않는다.

- **영어**: 못하면 돈 벌 기회가 많이 줄어들며 해외여행도 단체관광으로만 다니게 된다. 하지만 영어를 가르칠 만한 자격을 가진 교사의 수는 아주 한정되어 있다. 대부분은 '무조건 외워라'라고 가르치며, 자기 돈으로 자기 실력을 늘리려 하기보다는 국가에서 교육을 해 주어야 한다고 생각하는 교사들도 있다.

- **제2외국어**: 영어보다는 제공하는 기회의 폭이 좁다.

- **과학**: 실험을 많이 한다면 과학적 사고를 증가시키는 데 도움이 되지만 그 분야에 종사할 사람들 이외에는 큰 도움이 안 된다. 그러나 전기, 전자, 물리, 화학에 대한 기초지식은 쓸모가 종종 있다. 하지만 어느 중학교의 닭대가리 과학 교사는 학생들에게 교과서 단원 목차만 4시간 동안 외우게 한다(내 딸이 겪었다).

- **국사**: 한국인 혹은 애국자가 되는 데 필요할 수도 있다. 세부적인 내용들은 졸업 후 다 잊어버릴 것에 지나지 않지만 그래도 외워야 점수가 나온다.

- **세계사**: 역사는 결국 경제적 이득을 위한 투쟁으로 이루어져 있음을 배우게 된다. 역사가 어떻게 흘러왔는지를 배우면 좋지만 시시콜콜 외워야 할 필요가 있는 것은 아니다.

- **도덕, 윤리**: 이런 것은 배운다고 해서 자동 실행되는 것이 아니다.

- **사회**: 인간과 사회를 이해하는 데 도움이 된다. 이것 역시 암기할 것들이 많지만 곧 다 잊어버리고 말 것들이다.

- **미술, 음악, 체육**: 어느 미술교사는 자기가 가르쳐 준 방식대로 그리지 않으면 점수를 주지 않는다. 어느 음악선생은 이론을 장황하게 설명하고 그것을 외우게만 한다. 어느 체육선생은 비 오는 날이면 학생들에게 필기를 엄청 시킨다. 나는 그런 교사들의 머리(아니, 대가리라는 표현이 더 맞다) 속을 해부해 그 안에 뭐가 있는지 보고 싶다.
- **교장, 교감, 교육감 등등**: 이 사회가 얼마나 위선적인지를 배울 수도 있다.

나는 고교 졸업 후 몇 년도 못 가 잊어버릴 내용들은 배울 필요가 없다고 믿는 사람이다. 하물며 1년도 못 가 까맣게 잊어버릴 내용들을 '기초학력의 증대'니 '국민교양의 토대'니 하는 명분으로 강제로 가르치는 정책은 정말 쓰레기통에 처박아야 한다고 믿는다. 배운 사람이나 안 배운 사람이나 1년 후에는 똑같은 상태를 보일 텐데 그걸 가르치는 이유는 도대체 무엇일까?

그 어느 나라 교육계에도 기득권층이 있다. 예를 들어 어떤 과목을 고교 과정에서 학생들이 임의로 선택하는 과목으로 선정하려고 할 때 가장 반대가 심한 집단은 당연히 그 과목을 전공한 학자들이거나 교수들일 것이다. 당연히 그들은 그 과목이야말로 학문의 기초이며 고교생이라면 반드시 알아야 하는 과목이라고 침을 튀기며 강조할 것이다. 마치 그것을 안 배우면 삶의 질은 물론 국민의 교양이 떨어지게 되는 양 말이다. 결국 기득권자들의 입김에 그 과목은 고교 과정에서 여전히 강제적으로 배워야 하는 필수 과목으로 남게 된다. 내가 감히 말할 수 있는 것은 고교 과정에서 학생들이 배우고 있는 대부분의 과목들은 그 과목과 관련된 분야로 진출하지 않을 99.99%의 학생들에게는 그 10분의 1만 배워도 충분한 내용들이라는 것이다. 즉 0.01% 미만의 학생들이 그 과목을 전공하게 되고, 바로 그 극소수를 가려내고자 기득권자들은 (자기 밥그릇이 적어지기 때문인지) 모든 학생이 그것을 배워야 한다고 입에 게거품을 문다.

실례를 들어 보자. 교육인적자원부의 제7차 교육 과정은 학생들의 학습 부담을 덜어 주고 원하는 과목을 집중적으로 공부하도록 하는 대한민국 교육제도상 가장 훌륭한 것이지만, 2001년 6월 1,903개 중고교 교사를 대상으로 실시한 설문조사에서 중학교사의 76.9%, 고교교사의 84.8%는 이 교육 과정을 '부정적으로 생각한다.'고 했고 16.5%(중), 15.7%(고)는 폐지를 주장했다. 심지어 전교조 교사 만여 명은 반대 투쟁까지 벌였는데 그들의 반대 이유는 '현장 실정을 무시했으며 교직의 미래를 불안하게 한다.'는 것이었다. '학생들에게 불리한 제도이기 때문에' 반대한 것이 아니라 자기들 입장에서 불리하기 때문에 반대하였다는 말이다. 이게 대다수 교사들이다.

그렇다면 대학은 어떨까? 한국에서 '졸업 후 경제적 대가를 받는 직업을 가지려는 사람들'에게 대학에서의 전공과목은 무슨 의미가 있을까? 그것을 배우지 않은 사람들보다는 조금 낫지만 대부분은 졸업 후 사회에서 새로 배워야 한다. 왜 이런 일이 생겨나는 것일까. 모든 교수들이 그런 것은 아니지만 수많은 교수들이 공부는 하지 않고 구시대적 권위에 사로잡혀 낡은 강의록을 신줏단지처럼 모시면서 뜬구름 잡는 '차원 높은 소리(이를테면 국가와 민족을 생각하여야 한다는 등의 듣기 좋은 말)'에나 능하고, 갖가지 연구 기금에 침을 흘리지만 정작 연구는 대학원생들을 부려 먹으며 짜깁기 연구 결과 발표에 능숙하며, 그 결과 사회에서 요구하는 수준도 모르는 무능력한(그러나 스스로를 엘리트라고 생각하는) 고학력자들만 길러 내는 주범들이기 때문이다(대학에서의 전공에 대하여서는 '전공은 취직하는 데 있어 어떤 역할을 하는가', '전공은 실전에서 어떤 의미가 있는가' 114쪽, 120쪽 참조).

잠시 옆길로 나가자. 대학에 대한 나의 혹평에 대하여 혹자는 이렇게 말할지도 모른다.

"대학은 출세지향주의를 가르치는 비인격적인 장소가 아니라 인간을 기르는 곳이다. 학교는 학생들에게 냉혹한 적자생존의 사회 논리에 맞춰 싸울 수 있는 병사들을 훈련시키는 곳도 아니고 이 사회에서 혼자 잘 먹고 잘 사는 방법을 가르치는 곳도 아니다. 직장인을 길러 내는 학원도 아니다. 학교는 홍익인간의 이념을 바탕으로 공동체 정신과 교양을 길러 주는 곳이다. 또한 순수학문을 시장 논리로 평가하면 안 되며 특히 대학원은 돈을 더 벌려고 가는 곳이 아니다. 학문을 향한 열정을 바치고자 가는 곳이다."

그런 말을 들을 때 나는 이렇게 반박하고 싶어진다.

"귀신 씻나락 까먹는 소리 하고 있네. 대학을 안 나오면 인간이 되지 못하나 보지? 인간이 되고자 대학에 진학하는 학생이 한 명이라도 있다면 내게 데리고 와라. 너 직업이 교수지? 언제나 실력 없는 교수들이 그런 말을 그림같이 늘어놓는다는 것을 내가 안다. 학교에서 인간을 길러? 대학이 무슨 청학동 서당이냐? 학연과 연줄로 줄줄이 엮여 있는 그 집단에서 인간을 길러? 연구비 한 푼이라도 더 타다가 연구는 뒷전으로 미루고 자기 호주머니에 집어넣으려는 놈들이 뻔히 있는데? 학문을 향한 열정? 아이구, 장하다. 그래서 우리나라 대학들이 그렇게 세계적으로 수준이 열등한 거냐? 한번 강단에 발을 넣으면 99%가 그 교수직을 평생 유지하는 해병대 논리를 고수하여 왔던 집단이 무슨 홍익인간이니, 뭐니 개소리냐. 순수학문을 시장 논리로 평가하면 안 된다고? 맞다. 하지만 이것 하나는 기억해라. 허버트 스펜서는 19세기 말 영국의 인문주의 교육을 장식 교육이라고 통렬히 비판했다는 사실과 네가 순수학문이라고 주장하는 것들이 그 시대의 인문주의 교육이나 별다를 게 없다는 것을 말이다.

어쨌든 간에 너는 순수한 열정으로 학문을 택했다며? 돈은 바라지 않은 것이었다며? 잘 먹고 잘 살자고 공부한 것은 아니라며? 그런데 왜 대학에 돈이 없어서 연구가 안 된다는 거니? 연구를 하려면 돈은 필요하다며? 돈? 그 돈 대부분은 세금 혜택까지 누리면서 너희들 호주머니 속으로 들어가는 것 아니냐. 결국 연구를 더 해야 하는데 돈을 안 주니까 안 한다는 말밖에 더 되냐. 손님이 많아야 너희 지위가 안정되니까 이 사회에서 별 의미도 없는 대학원으로 학생들을 꼬드기고, 학점과 논문 통과를 무기로 학생들을 노예처럼 부리는 집단 역시 너희 아니냐. 일부만 그렇다고? 정말?"

사족: 나는 고려대 같은 학교에서 실시하는 교수 평가 제도를 아주 좋은 제도라고 믿는다.

교육계에 대한 내 불만은 이쯤에서 그치자. 오해하지 말라. 학교 교육에 그 어떤 문제가 있다 할지라도 '공부를 대단히 잘하는' 사람들에게는 나름대로 성공과 부를 잡을 수 있는 길이 분명히 존재한다. 아니, 부자가 되지는 못할 수 있어도 적어도 가난에서 분명하게 탈출할 수는 있다.

첫째, 이 사회로부터 기회를 얻느냐 못 얻느냐 하는 갈림길의 방향이 일단은 학력과 학벌에 의하여 결정되기 때문이다. 일을 배워 독립을 하려면 우선 어떤 조직이나 정보 공유 집단 속에 들어가야 하는데, 학력이 너무 낮으면 그 문턱에 접근조차 하지 못하는 경우가 허다하다. 초등학교만 나온 어떤 사람이 고생 끝에 거대한 전기회사를 설립하였고 사원모집 광고를 냈다. 초등학교만 나온 다른 사람이 사장 역시 초등학교만 나왔다는 사실에 용기를 얻어 그 회사에 입사 지원 원서를 냈다. 하지만 서류에서 불합격 처리되었다. 이에 화가 난 그는 회사 사장을 방문하여 항의하였다.

"저는 초등학교만 나왔습니다. 사장님도 그렇지 않습니까?" 사장은 이렇게 말하였다. "나는 초등학교만 나온 사람을 무시하는 것이 아니다. 나는 사람의 능력이 학력과 비례한다고는 생각하지 않는다. 그러나 당신에게 능력이 있는지 없는지, 당신이 에디슨인지 아닌지를 판가름하고 기다릴 시간이 나에게는 없다. 시간을 절약하기 위하여 결국 우리는 일차적으로 검증된 사람을 채용할 수밖에 없다."

한국에서만 이런 것이 아니다. 전 세계 어디서나 일류 대학을 나오면 이른바 좋은 직장을 얻을 수 있다. 기득권 사회에서 학벌을 중시하는 이유는 그것 말고는 일을 잘할 수 있는지의 여부를 판가름할 방법이 없기 때문이다.

다시 한번 강조한다. 학교 교육을 무시한다면 사회로부터 일을 배울 수 있는 기회가 주어지지 않아 확률적으로는 실업자가 될 가능성이 더 크다. 그러나 명심하여라. '학교에서 뭔가 배우지 못했기 때문에 무식해서' 기회를 놓치게 되는 것이 절대 아니고 '학벌과 학력 이외에는 달리 사람을 판가름할 만한 방법이 없다 보니' 기회를 놓치게 된다는 것을 말이다. 한때 여러 회사에서 신입 사원을 능력만 보고 채용하겠노라고 선언하였지만 도대체 그 능력이란 것은 일을 시켜 보지 않으면 알 수가 없기에 결국은 다시 학력과 학벌을 보는 쪽으로 되돌아갔다는 점도 기억하여라.

둘째, '일류대' 졸업자가 되면 일단은 고졸자보다 인건비를 더 많이 받을 수 있는 기회가 주어진다. 예를 들어 보자. 막노동꾼이었던 장승수. 그는 어려운 가정에서 태어나 일찌감치 대학을 포기하고 술집과 당구장을 오토바이로 누비며 싸움꾼으로 고교시절을 보냈다. 키 160센티미터, 몸무게 52킬로그램의 왜소한 체격으로 포크레인 조수, 오락실 홀맨, 가스와 물수건 배달, 택시 기사, 공사장 막노동꾼 등 여러 가지 직업을 전전하면서 대학에 수차례 도전하였으나 계속 실패하다가 결국 IQ 113의 보통 머리와 내신 5등급의 낮은 성적으로 서울대학에 수석으로 들어갔다. 오래전 그가 쓴 책 제목이 〈공부가 가장 쉬웠어요〉(중고등학교 학생들은 읽어라)이다. 지금은 이미 대학을 졸업하고 사법고시에 합격하였다고 하므로 그가 적어도 예전보다는 많은 보수를 받는 일을 할 기회를 쥐게 될 것임은 분명하다.

미국에서도 매사추세츠공과대MIT 프랭크 레비 교수의 연구 결과에 따르면, 25~34세의 남성 노동자 중 대졸자와 고졸자 간 소득격차는 98년 50%로 벌어졌다. 기업과 공장이 자동화되면서 오히려 대졸자 선호 현상이 20년 전의 20%에서 30%에 가깝도록 늘어나고 있다(단, 여기서 명심하여야 할 것이 있다. 여기서 언급된 대졸자들은 일류대 졸업자들이다).

셋째, 학력이 높거나 학벌이 좋으면 능력마저 뻥튀기시킬 수도 있다. 예컨대 수년 전 어느 고교 졸업자가 화려한 학벌과 경력의 경제분석 전문가로 위장하여 책도 몇 권 쓰고 TV에도 등장하고 재벌 회장들에게 정기 브리핑까지 하면서 유명 인사가 되었으나, 모 기업체에 스카우트되는 과정에서 우연히 학력이 들통난 사건이 있었다. 재미있는 사실은 몇 년 동안 그의 주변에 호화로운 학벌과 학력 소지자들이 즐비하였건만 아무도 그의 말에 이의를 달지 않았다는 점이다. 이게 세상이다. 능력이 있어도 학벌이나 학력이 없으면 인정받기 힘들며 능력이 없어도 학벌이나 학력이 있으면 일단은 숨을 수 있다.

넷째, 학력이 높고 학벌이 좋을수록 인맥 형성이 손쉽다. 기업체에서 원하는 사람은 수익을 창출해 내는 사람이고 문제 발생 시 해결할 수 있는 능력의 소지자이다. 학벌이 좋으면 어떤 문제가 발생하였을 경우 사회 전반에 퍼져 있는 친구들의 도움을 받기가 쉽다. 이것은 사업이나 장사를 할 때도 마찬가지이다. 미래 지도자 양성을 교육이념으로 삼고 있는 미국 하버드 대학에서 신입생을 뽑을 때 지역과 인종을 고려하는 이유 역시 학생들이 서로의 다양성을 배우고 졸업 후 서로의 경험을 공유하도록 하는 데 목적이 있다. 즉, 휴먼 네트워크가 자연스럽게 형성되게 되는 것이다.

특히 고등학교는 그런 의미에서 매우 중요하다. 어떤 이득을 위해 만들어진 친구 관계가 아니라 말 그대로 우정이 형성되는 시기이기 때문에 세월이 흐른 뒤 만나도 거리낌이 없다. 제아무리 지위가 높은 친구라 할지라도 고교 동창이라면 전화를 걸 수 있고 찾아가 만날 수 있다. 대학 동창들은 전공이 비슷하다 보니 사회 진출 이후 교제의 폭이 넓지 못하다. 전 세계 어느 나라에서건 학부모들이 자녀를 일류 중고등학교에 보내려는 이유가 바로 거기에 있다. 외국에서 고등학교와 대학을 나오게 되면 한국에서의 인맥은 아주 약하게 된다.

빌 게이츠가 Mt. Whitney 고등학교 학생들에게 연설한 것으로 잘못 알려진 인생의 법칙 11가지 중 마지막 법칙, '공부만 하는 바보를 잘 대해라… 나중에 그 바보 밑에서 일하게 될 가능성이 높으니까'라는 말은 그래서 진리이다(아래에 인생의 법칙 원문을 실어 놓았다).

다섯째, 공부를 잘한 사람들은 그들이 배웠던 것들이 쓸모가 있건 없건 간에 적어도 학습 능력만큼은 인정받는다. 학벌과 학력이 화려하면 집단 내에서 지위를 획득하는 데도 유리하다. 내 경영 경험에 비추어 보더라도 하버드나 스탠퍼드 출신의 경영학석사(MBA)들은 정말 똑똑했다. 그들이 좋은 학교에서 배웠기에 똑똑해졌다는 말은 아니다. 똑똑했기에 좋은 학교에 갈 수 있었고 바로 그 사실 때문에 학벌이 사람을 가늠하는 척도가 된다.

기억해라. 일자리를 주는 집단에서의 일차적 잣대는 학력과 학벌이다. 가난에서 탈출하여 경제적으로 잘살고 싶고 '공부에 소질이 있으면' 반드시 일류대에 들어가 '돈과 관련된 분야'를 공부하고, '환경이 허락한다면 공부를 더욱더 오래 많이 해서' 그 분야에서 최고의 학력과 학벌을 갖추어라. 이 사회에서 학력과 학벌로 최고의 대우를 받으려면 공부의 영역에 있어서 반드시 극상위층에 속하여야 한다. 그 계층에 속하여 파워 엘리트가 되어라. 그렇게 한다면 연봉을 남들보다 몇 배 이상 받을 수 있는 길이 분명 존재한다. 전문직을 꿈꾸는 사람들 역시 공부를 잘해서 좋은 학력과 학벌을 갖는 것이 일단은 유리하다는 사실을 잊지 말아라.

그렇지만 명심해라. 좋은 학력과 학벌을 갖고 있다는 것은 '첫 출발점에서 폼 나게 설 수 있으며 가난에서 쉽게 탈출할 수 있다'는 뜻이지, 자동으로 부자가 되는 길이 열리지는 않는다는 것을 말이다. 왜냐하면 그 출발점에는 비슷한 학력과 학벌 소지자들이 다 같이 경쟁자로 서 있기 때문이다.

(당신이 고등학교나 대학에서 공부를 잘하지 못했다고 해서 실망할 필요는 결코 없으며 창피해할 필요도 없다. 우선은 내가 위에서 고등학교까지의 교과목들에 대하여 어떻게 평가하는지를 다시 한번 살펴보아라. 내가 말한 정도만 알고 있어도 살아가는 데는 아무 지장 없으며, 학벌이나 학력 이외의 방법으로 부자가 되는 데 역시 전혀 어려움이 없다. '천재 앞에서 주눅 들지 말라' 31쪽 참조, '전공은 실전에서 어떤 의미가 있는가' 120쪽 참조, '학력이나 학벌이 빈약한 경우 어떻게 해야 하나' 70쪽 참조)

빌 게이츠가 말했다고 잘못 알려져 있는 인생의 11가지 법칙은 본래, 미국 애들이 쥐뿔도 모르면서도 자기 잘났다고 생각하는 이유를 교육학적으로 고찰한 〈Dumbing Down Our Kids(우리 아이들 바보 만들기)〉의 저자 찰스 J. 사이크스Charles J. Sykes가 신문에 투고한 글에서 한 말이라고 하며 본래는 14가지 법칙이고 아래 원문을 읽어야 정확한 의미를 알 수 있다. 그의 책에 이 법칙이 나오지는 않지만 사명감 있는 교사라면, 혹은 미국계 기업에서 높은 자리에 있다면, 원서를 읽어 보라. 나는, 자신이 미국인이기 때문에 모든 유색 인종보다 더 똑똑하다고 믿는 웃기는 양놈들 때문에

이 책을 읽었는데 좀 지루하다.

- **Rule No. 1**: Life is not fair. Get used to it. The average teenager uses the phrase "It's not fair" 8.6 times a day. You got it from your parents, who said it so often you decided they must be the most idealistic generation ever. When they started hearing it from their own kids, they realized Rule No. 1.

- **법칙 1**: 공평하지 않은 게 인생이다.—이것을 기정사실로 받아들여라. 보통의 십대들은 하루에도 8.6번은 "공평하지 않잖아"라고 불평하는데, 실은 부모에게서 배운 불평이다. 너희 부모가 그 불평을 입에 달고 살았기에 너희는, 우리 부모는 (공평하지 않은 것들을 바로잡고자 노력하는) 가장 이상주의적인 분들임이 분명하다고까지 생각했을 것이다. 하지만 너희 부모가 (그렇게나 불평을 하며 살아왔건만 바뀐 것은 전혀 없이) 자식들의 입에서 똑같은 불평이 반복되고 있음을 듣기 시작하면서부터 비로소 너희 부모는 법칙1이 불평의 대상이 아니라 변하지 않는 진리임을 깨닫게 되었던 것이다.

- **Rule No. 2**: The real world won't care as much about your self-esteem as your school does. It'll expect you to accomplish something before you feel good about yourself. This may come as a shock. Usually, when inflated self-esteem meets reality, kids complain that it's not fair. (See Rule No. 1)

- **법칙 2**: 이 세상은 학교에서처럼 너희들의 자부심을 키워 주려고 하지 않는다. 이 세상은 네가 네 자신에 대해 자부심을 가지려면, 먼저 무엇인가 우선 성취하여 놓아야 한다고 한다. 쇼크 먹었다고? 터무니없는 자부심만 갖고 세상에 나

오는 애들은 곧 인생은 불공평하다며 불평하게 된다. (법칙 1을 봐라)

- **Rule No. 3:** Sorry, you won't make $40,000 a year right out of high school. And you won't be a vice president or have a car phone either. You may even have to wear a uniform that doesn't have a Gap label.
- **법칙 3:** 꿈 깨라. 고등학교 졸업하자마자 연봉 4만 불은 절대 못 받는다. 부사장이 된다거나 카폰을 갖게 될 것이라는 기대도 개꿈이다. 유명 메이커 제품도 아닌 싸구려 유니폼을 입어야 하는 처지가 될 수도 있다.

- **Rule No. 4:** If you think your teacher is tough, wait 'til you get a boss. He doesn't have tenure, so he tends to be a bit edgier. When you screw up, he's not going to ask you how you feel about it.
- **법칙 4:** 학교 선생이 정말 엄하다고? 직장에 들어가 상사를 만나 보면 생각이 바뀔 것이다. 학교 선생이야 고용이 보장되어 있지만 네 상사는 그렇지 않기에 더 강하게 널 몰아칠 것이고, 그래서 네가 기분이 엉망진창이 되어도 네 상사는 네 기분 따위는 신경 쓰지도 않을 것이다.

- **Rule No. 5:** Flipping burgers is not beneath your dignity. Your grand-parents had a different word for burger flipping. They called it op-portunity. They weren't embarrassed making minimum wage either. They would have been embarrassed to sit around talking about Kurt Cobain all weekend.
- **법칙 5:** 햄버거 가게에서 일한다고 해서 네 품위가 떨어지는 것은 아니다. 네 선조들은 그런 일을 다르게 불렀다. 기회라고 말이다. 그들은 최저임금을 받는

다고 부끄러워하지도 않았다. 그들은 주말 내내 커트 코베인에 대해 (그가 왜 죽었는지) 모여서 떠들어 대는 것을 더 부끄러워했을 것이다.

- **Rule No. 6**: It's not your parents' fault. If you screw up, you are responsible. This is the flip side of "It's my Life," and "You're not the boss of me," and other eloquent proclamations of your generation. When you turn 18, it's on your dime. Don't whine about it, or you'll sound like a baby boomer.

- **법칙 6**: 부모 잘못이 아니다. 뭔가 잘못되어 엉망진창이 되었다면 바로 네 책임이다. 너희들은 "내 인생이니까 참견하지 마", "내 상사도 아닌데 내게 이래라저래라 하지 마" 등등 그럴싸하게 말하면서도 같은 입으로 모든 일에 부모 탓을 한다. 18세가 되면 모든 것은 네가 알아서 해야 하는 법이다. 그렇다고 해서 징징거리지는 말아라. 베이비붐 시대에 태어난(아이가 많기에 징징거려야 보살핌을 받을 수 있는) 아이도 아니지 않느냐.

- **Rule No. 7**: Before you were born, your parents weren't as boring as they are now. They got that way paying your bills, cleaning up your room and listening to you tell them how idealistic you are. And by the way, before you save the rainforest from the blood-sucking parasites of your parents' generation, try delousing the closet in your bedroom.

- **법칙 7**: (부모처럼 살고 싶지는 않다고?) 너희 부모의 삶이 지금처럼 무미건조해진 것은 너희가 태어나고 나서부터였다. 너희 키우느라 돈 벌고 너희들 방 청소해 주고 너희들의 허황된 개꿈을 들어주다 보니 그렇게 된 거다. 그나저나, 너희들 말이다, 흡혈기생충 같은 기성세대로부터 열대림을 보호하여야 한다고

설치기 전에 너희 침대방, 옷방부터 청소하고 이나 먼저 잡아라.

- **Rule No. 8:** Your school may have done away with winners and losers. Life hasn't. In some schools, they'll give you as many times as you want to get the right answer. Failing grades have been abolished and class valedictorians scrapped, lest anyone's feelings be hurt. Effort is as important as results. This, of course, bears not the slightest resemblance to anything in real Life. (See Rule No. 1, Rule No. 2 and Rule No. 4)

- **법칙 8:** 학교에서는 너희를 승자와 패자로 가르지 않았을 것이다. 인생에서는 그렇지 않다. 어떤 학교에서는 네가 맞는 답을 찾을 때까지 네가 원하는 만큼 기회를 줄 것이다. 어떤 학교에서는 그 어느 학생도 마음의 상처를 받지 않도록 하고자 F학점 제도를 없애고 학급대표 고별사도 폐지하였다. 노력은 결과만큼 중요하니까 말이다. 하지만 현실의 삶 속에서는 그 비슷한 것조차 전혀 없다. (법칙 1, 2, 4를 봐라)

- **Rule No. 9:** Life is not divided into semesters, and you don't get summers off. Not even Easter break. They expect you to show up every day. For eight hours. And you don't get a new Life every 10 weeks. It just goes on and on. While we're at it, very few jobs are interested in fostering your self-expression or helping you find yourself. Fewer still lead to self-realization. (See Rule No. 1 and Rule No. 2)

- **법칙 9:** 인생은 여러 학기로 나뉘어 있는 게 아니며 여름방학도 없다. 부활절 휴일도 없다. 세상은 네가 매일 출근하여 8시간 일할 것을 기대한다. 매 10주마다 새로운 생활이 시작되지도 않는다. 똑같은 하루가 계속 반복될 뿐이다.

그런 생활 속에서, 너의 개성을 키워 주거나 자아 발견을 돕는 것에 관심을 보이는 일터는 극소수에 지나지 않는다. 자기 실현을 이끌어 주는 일터는 더더욱 드물다. (법칙 1, 2를 봐라)

- **Rule No. 10:** Television is not real Life. Your Life is not a sitcom. Your problems will not all be solved in 30 minutes, minus time for commercials. In real Life, people actually have to leave the coffee shop to go to jobs. Your friends will not be as perky or pliable as Jennifer Aniston.
- **법칙 10:** TV는 현실 속 삶이 아니다. 네 인생이 시트콤은 아니다. 인생에서의 네 문제들 전체가 30분 안에, 그것도 광고 시간을 제외한 시간 동안 해결되진 못한다. 실제로는 사람들이 카페에서 수다를 떨다가도 일어나 일터로 가야 한다. 네 친구들이 제니퍼 애니스톤처럼 쾌활하거나 융통성 있지도 않을 것이다.

- **Rule No. 11:** Be nice to nerds. You may end up working for them. We all could.
- **법칙 11:** 공부벌레들에게 잘해라. 네가 결국에는 그들 밑에서 일하게 될 수도 있다. 우리 모두 다 그렇게 될 수 있다.

- **Rule No. 12:** Smoking does not make you look cool. It makes you look moronic. Next time you're out cruising, watch an 11-year-old with a butt in his mouth. That's what you look like to anyone over 20. Ditto for "expressing yourself" with purple hair and/or pierced body parts.
- **법칙 12:** 흡연이 너를 멋지게 보이도록 해 주진 않는다. 흡연은 너를 멍청이로 보이게 만들 뿐이다. 다음에 싸돌아다니게 되면, 11살짜리가 담배꽁초를 입술에

물고 있는 것을 한번 봐라. 그 모습이 바로 20세 이상의 성인이 너를 바라볼 때의 네 모습이니까. "자기 표현"을 한답시고 하는 보랏빛 머리염색이나 신체 피어싱도 마찬가지.

- **Rule No. 13:** You are not immortal. (See Rule No. 12) If you are under the impression that living fast, dying young and leaving a beautiful corpse is romantic, you obviously haven't seen one of your peers at room temperature lately.
- **법칙 13:** 너희는 불멸의 존재가 아니다. (법칙 12를 봐라) 젊었을 때 방탕한 생활을 하다가 일찍 죽음으로써 아름다운 시체를 남기는 것이 낭만적이라는 생각을 갖고 있다면, 분명 너는 최근에 (방 안에서 뒤늦게 발견되어) 실온에서 방치된 네 친구의 시체를 본 적이 없음이 분명하다.

- **Rule No. 14:** Enjoy this while you can. Sure parents are a pain, school's a bother, and Life is depressing. But someday you'll realize how wonderful it was to be a kid. Maybe you should start now.
  You're welcome.
- **법칙 14:** 즐길 수 있을 때 즐겨 놓아라. 분명 너희에게 부모는 고통스럽고 학교는 지루하며 삶은 울적할 것이다. 그러나 언젠가 너희도 깨닫게 될 것이다. 청소년 시절이 얼마나 멋진 것이었던가를. 지금부터라도 (삶을) 즐기기 시작해 보아라.
  이런 말 해 준 걸 고맙게 여기기를.

2022 고교생들에게 하고 싶은 말이 있다. 흔히들 대학을 갈 것이냐 말 것이냐를 너희가 선택하여야 하는 문제로 생각하는 경향이 있는데, 천만에. 대학에서 너를 받아들여 줄 것이냐 말 것이냐를 선택하는 것이지, 네가 선택하는 게 전혀 아니다. 너희들 입장에서 말하자면 대학에 가느냐 못 가느냐이다. 실력이 안 되어서 못 가는 것을 너희 의지로 안 가는 것으로 착각하지 말아라.

2022 고학력은 부자가 되는 데 도움이 되는가

공부에는 두 가지 종류가 있다. 학력이라는 말로 표현될 수 있는 교육제도권 내에서의 공부와 능력이라는 말로 표현될 수 있는 제도권 밖에서의 공부가 그것이다. 나는 제도권 밖, 즉 사회에서 여러 책들을 보며 하는 공부를 대단히 강조하는 사람이다. 제도권 내에서의 공부와 관련하여 말한다면, 학교 공부를 '아주 잘하면' 부자가 될 기회의 첫 단추가 주어진다.

그렇다면 제도권 내에서 공부를 '오래 하는 것', 즉 대학을 졸업하고 대학원을 마치거나 박사 학위까지 얻는 고학력은 부자가 되는 데 얼마나 도움이 될까? 먼저 대학의 경우를 살펴보자. 대학을 나오면 고졸자보다 취직하는 데 유리하고 전반적으로 더 많은 임금을 받을 수 있다. 하지만 주로 일류대 출신들이 그렇다는 말이고 전체적으로 따진다면 예외도 꽤 많다. 예를 들어 미국 포브스지는 미국 전체 대졸자 중 21%는 고졸자보다도 평균 수입이 적다고 하였다. 즉 미국 대졸자의 적어도 21%는 대학을 가지 않고 차라리 그 돈으로 연 5% 이율의 채권에 투자하였다면 50번째 생일에 50만 달러를 받을 수 있는데, 이 금액은 대부분의 대졸자는 평생 만져 보지도 못할 돈이라는 것이다.

한국에서도 경제적 시간적 투자 측면에서 볼 때 대학을 안 가는 것이 오히려 좋을 사람들이 부모의 강압에 못 이겨, 또는 자존심이나 얼어 죽을 체면 비슷한 것 때문에, 또는 대학에 가면 뭐 특별한 것이라도 배우게 되는 줄로 오해하여, 또는 달리 할 일이 없어서, 혹은 사회적 분위기 때문에(아마도 이게 가장 클 것 같다), 기 쓰고 대학을 가는 경우를 나는 종종 본다. 미국의 통계 수치를 적용한다면 한국의 대학생 5명 중 1명은 길을 잘못 든 셈이 되는데 한국 사회에서 현실적으로 느끼기에는 그보다 더 많으면 많았지 적지는 않을 것 같다.

대학원의 경우는 어떨까? 대학원에 가는 사람들 중에는 취직이 안 되니까 경제 상황이 좋아질 때까지 대학원을 도피처로 삼는 경우도 있고, 막연히 대학원을 나오면 뭔가 더 유리한 고지에 서지 않을까 하는 생각으로 가는 경우도 있으며, 직장을 다니다가 뭔가 잘 안 풀리기에 대학원을 탈출구로 생각하면서 진학하는 사람도 있다. 과연 대학원을 졸업하는 것은 경제적으로 유망한 투자일까? 여기서 먼저 알아야 할 사실은, 제도권 내에서의 공부를 가장 장려하면서 학력 인플레이션을 부추기는 사람들은 바로 대학의 교수들이라는 점이다.

대학은 종종 학생들에게 대학원도 나오고 학위도 따 놓아야 좋다는 식으로 학력 사회를 조장하는 주동자이다. 그래야만 대학원에 손님이 모이기 때문인데 학력 거품이 심한 한국이기에 대학원들의 학위 장사는 잘되는 편이며, 그러다 보니 한국의 10개 대학 중 9개소는 대학원을 운영한다. 똑같은 학력 중시 사회인 일본만 하더라도 10개 중 3개소 정도만 대학원을 운영하는데 말이다.

취직이 목적이라면 어중간한 대학원에는 차라리 가지 않는 것이 좋으며 그런 곳에서 학위를 받는 것은 적어도 부자가 되는 데에는 별 도움이 안 된다(물론 다녔던 바로 그 대학에서 강사 자리를 얻고 그 대학의 교수 자리를 얻는 데는 도움이 될 수도 있지만 지저분한 짓을 좀 해야 할지 모른다). 하지만 어중간한 대학원도 당사자가 이미 학력, 학벌 위주 집단에 취업하여 일을 하고 있는 중이거나 혹은 공무원이 좀 더 높은 자리로 승진하고자 할 때에는 도움이 된다. 반면에 전직을 하고자 대학원을 다닌다면 제일 유명한 곳에 젊었을 때 다니는 것이 좋다.

경영자로서 경제적 측면만을 고려하여 볼 때 대학원은 이 사회에서 최고로 인정해 주는 학교와 잘 팔리는 전공을 선택하여야 경제적 투자 가치가 높다. 예를 들어 한국에는 세계 100위 안에 들어가는 경영대학원이 없다. 그런 상황에서 쟁쟁한 해외 유명 대학원 출신들이 더 좋은 대우를 받는 것은 정말 뻔할 뻔 자 아닌가. 해외 유명 경영대학원은(지원자의 합격률이 20%도 안 되는 유명 대학원이다!) 분명 자신의 몸값을 올리는 기회가 된다.

하지만 외국계 회사나 외국과 교류가 있는 기업에서는 좋은 대우를 받을 수 있지만 해외교류가 없는 회사들에서는 국내 유명 경영대학원 출신이 오히려 환영받을 수 있다. 경기가 침체되면 미국 내에서도 와튼이건 하버드이건 스탠퍼드이건 간에 취직하지 못하는 경우가 생기게 된다. 졸업 후 나이가 30대 중반을 넘게 된다면 취직하기가 만만치 않을 것이라는 사실도 잊지 말고, 학비도 만만치 않으므로 유학으로 인해 잃게 되는 기회비용도 따져 보는 것이 좋을 것이다. 경제적 뒷받침도 되고 나이도 많지 않고 공부도 아주 잘한다면 유학을 다녀와라. 공부도 신통치 않은데 기 쓰고 유학을 가려고 한다면 글쎄다… (출신 대학이 일류대가 아니어서 대학원을 통해 학벌을 세탁하고자 한다면 나쁜 생각은 아니다. 학벌 사회에서 일단은 자존심을 회복할 수도 있을 테니까 말이다. 그러나 정말 유명한 대학원이 아니라면 경제적 대가는 크게 기대하지 말라).

일류 대학원을 나와 몸값을 올려 취업을 한 뒤부터는 경제적 부가가치를 실제로 어느 정도나 창출해 내는가에 따라 대우가 결정되며, 이 과정에서 고배를 마시는 사람들도 상당히 많다. 즉, 입사할 때에는 환영을 받았지만 1년도 못 가 찬밥 신세를 면치 못하게 되는 경우가 생각보다 많다는 사실을 잊지 말아라. 내가 지켜본 경험으로는, 회사에서 일을 잘 못하던 젊은 직원은 한국인이건 외국인이건 간에 경영대학원을 다녀와도 일의 수행 능력에는 별 진보가 없었다. 국내외를 막론하고 어설픈 수준의 대학원은 학력 거품에 지나지 않는다. 실제로 내가 80년대에 고용하였던 기사 한 명은 학력을 속이고 취업을 하였으나 알고 보니 대학원 졸업자였다. 이런 현상이 전 세계적으로 나타나기 때문에 노벨상 수상자인 밀턴 프리드먼 교수는 이미 1962년에 〈자본주의와 자유〉라는 저서에서 학력 거품을 경제력의 소모라고 비판했다고 한다.

대학원 졸업자를 무조건 고급 인력으로 보거나 사회의 두뇌로 여기는 태도는 정말 거품에 지나지 않는다. 게다가 대학원의 모든 연구 결과가 궁극적으로 이 사회에 득이 되는 것도 아니다. 엉터리도 엄청 많다. 하지만 학교 먹물들은 오래 배운 사람들을 이 사회의 두뇌라고 외치면서 대학원생들에게 연구비도 주어야 하고 일자리도 마련해 주어야 한다고 외친다. 일본, 미국, 유럽 등지에서는 대학원생들에게 연구비가 주어지는 것이 사실이다. 하지만 한국은 대학원에 어중이떠중이가 너무 많다. 포항공대 대학원 같은 곳은 대학원생 전원에게 장학금이 지급된다(하지만 들어가기가 힘들다. 거듭 강조하지만 대학원은 들어가기 힘든 곳에 다녀야 가치가 있다).

조지프 슘페터라는 학자는 고등교육을 받은 사람이 취직을 못 하여 사회 불만 세력으로 뭉치게 되면 자본주의 시스템을 위협할 수 있다고 겁을 주기까지 한다. 하지만 이윤을 만들기 어려운 순수학문 분야를 자기가 좋아서 배웠다면 진로나 생계 문제 역시 본인 스스로 해결하여야 할 것 아닌가.

한편 공부하는 것이 체질적으로 좋아서 교수가 되려고 하거나, 또는 연구소에 들어가고자 한다면 한국에서 대학원을 나온 뒤 외국 유명 대학원에서 박사학위를 얻는 것이 좋을 것이다. 한국의 대학은 기본적으로 학연 사회이기 때문에 대학원을 한국에서 나오지 않으면 이끌어 줄 교수가 없고 선후배 관계도 약하기 때문에 교수 자리 얻기가 만만치 않다. 이런 이유 때문에 일부 교수들은 대학원생들을 지독히 이용해 먹는다.

게다가 박사학위를 받아 대학 시간강사가 되면 월 평균소득은 40만 원에 불과하다. 노동부의 직업분류에서는 '일용 잡급직 노동자'이다. 대다수의 대학에서는 교수를 채용하여 강의를 맡기면 적어도 월 400만 원은 소요되는 데 반해 강사는 싼 임금으로 부리다가 언제라도 해고할 수 있기 때문에 강사를 선호한다. 그나마 지원자가 많다 보니 임시직 시간강사 자리에도 경쟁이 너무 치열하기에 연줄이 있어야 유리함을 명심해라. 귀화 러시아인 박노자가 쓴 〈당신들의 대한민국〉은 한국의 대학과 교수 사회의 치부를 제삼자의 눈으로 아주 잘 보여 준다(세이노 같은 부자들은 별로 안 읽을 것으로 사람들이 생각하는 책인데, 공부를 오래 하려는 사람은 교수들에 대한 박노자의 글을 반드시 읽어라).

어쨌든 박사학위는 경제적으로 어느 정도나 투자 가치가 있을까? 딱 잘라 말해서 큰 도움은 안 된다(그러나 실습을 무지 많이 하는 일류 공대 대학원은 지금이 들어가야 할 절호의 찬스라는 것도 알아 두어라. 승진이 무지 빠르게 이루어질 것이다). 박사학위가 있다고 돈 많이 주는 세상이 아니기 때문이다. 하지만 대학원 교수들은 학생들에게 웬만하면 박사 코스를 밟으라고 말할 것이다. 박사 코스 손님이 많아야 자기에게 유리해지기 때문에 그런 권유를 하는 교수도 꽤 있음을 염두에 두어라. 아, 물론 박사학위 하나로 행복해질 수 있다면 그렇게 하라.

그러나 박사 공부는 아무나 하는 것이 아니다. 공부나 연구를 정말 좋아하는 사람들이 좋아하는 일을 하다가 부수적으로 얻는 것이 학위이어야지, 학위 자체가 목표라면 잘못된 것이다. 박사가 되고자 하는 사람은 구소련의 과학자였던 콘스탄틴 에두아르도비치 치올코프스키(1857~1935)의 생애를 한 번쯤 살펴보아라. 가난하였던 그는 혼자서 공부하고 10대 시절 부터 우주여행의 꿈을 키우며 병아리를 빠른 속도로 돌려 봄으로써 중력 가속도가 생물에 미치는 영향을 밝히기도 하였고 다단 로켓의 이론도 마련하였다. 돈이 없다 보니 목수 일과 대장장이 일까지 하면서 증기기관, 풍차, 펌프 등을 직접 만들어 연구에 사용하였다. 그의 논문들을 아무도 알아주지 않았기에 교사 일을 하거나 공상과학 소설을 집필하여 생계를 꾸려 갔지만 홍수에 큰 피해를 입기도 하고, 아들은 자살하고, 딸은 반동으로 체포되는 등 불행의 연속이었다. 병상에 누워 있던 나이 60살에서야 그는 비로소 국가의 인정을 받았다. 대학원 박사 과정은 치올코프스키처럼 진짜 연구를 좋아하는 사람들이나 가라는 말이다.

(나는 80년대에 미국에서 어느 정도는 알려져 있는 대학원의 박사 논문을 영문으로 써 주고 꽤 많은 돈을 챙긴 적이 있다. 언제나 내가 의뢰자들과 의논하여 잡은 논문 제목은 '한국에서의 무엇무엇에 대한 연구'였는데 미국에서 한국 실정은 어차피 잘 모르는 데다가 한국 내에서 얼마든지 기초 자료들을 구할 수 있고 대학원생들의 논문들도 손쉽게 찾아볼 수 있기에 짜깁기하기가 쉬웠기 때문이다. 나는 당시 2년 동안 5명의 고객을 얻었는데 그 고객들 모두가 저명인사들이고 나중에 교수가 된 사람도 있다. 당시 내가 가위로 논문을 짜깁기하는 것을 당신이 보았다면 아마도 기절초풍하였을 것이다. 불법 아니었느냐고? 80년대에 사람들은 그런 것이 비즈니스가 된다는 것조차 몰랐다.)

결론: 공부하는 것을 좋아하고, 남들보다 공부를 상대적으로 '아주 잘하며', 전공이 '돈 버는 것'과 관련되어 있고, 나이가 많지 않다면 고학력을 추구한 대가를 경제적으로 얻을 수 있다. 그렇지 않은 경우라면 투자 대가를 경제적으로 크게 기대하지는 말아라.

- 인문대에서 배우는 것들이 너무 좋아서 박사학위까지 받으려고 한다면 학위 취득 후에는 결코 안정적이라고는 할 수 없는 강사 자리 하나 얻는 것조차 만만 치 않을 것이며 아주 특별한 경우가 아니라면 경제 시장에 자신이 내다 팔 수 있 는 것은 전혀 없다는 사실을 기억해라.

- 정부의 연구지원자금을 받아 만들어진 이공계 대학원의 일부 자료들 수준을 볼 때 나는 지금의 한국 대학 및 대학원들에 커다란 거품이 끼어 있다고 생각한다. 연구 과제비에 매달려 사는 교수들의 모습은 전 세계 도처에서 찾아볼 수 있다.

미국의 종합 시사주간지인 '유에스 뉴스 앤드 월드 리포트US NEWS & WORLD REPORT'에 실렸던 21세기 미국의 유망 직업들을 연봉순으로 살펴보면 다음과 같다.

분야	유망 직업	연봉(초임/달러)
인터넷	인터넷 담당 임원	50,000 ~ 250,000
의약	미용치과의	104,100
법률	기업법률전문가	82,900
공학	컴퓨터 엔지니어	55,500
보건	의료보조사	52,750
경영	물류 전문가	50,000
개인서비스	생활관리사	40,000
세일즈	전자제품판매사	38,400
사회복지	비애치료사	35,000
정보통신	무선통신기술사	35,000
교육	수학·과학교사	33,000 ~ 35,000
인사관리	교육훈련전문가	31,000
회계	기업가치평가사	30,000 ~ 37,000
환경	오염방지 전문가	30,000 ~ 34,000
자영업	트럭운전사	25,000 ~ 35,000
홍보	위기관리 전문가	23,000
공공서비스	교도관	20,000
여행	국내관광안내원	20,000
금융	금융설계사	20,000
연예오락	애니메이터	800(주급 기준)

사람들은 유망 직종에 관심이 많으며 자격증이나 면허 취득에 열을 올린다. 실제로 이 미국 잡지에 실린 21세기 유망 직업의 상당수는 자격증을 가져야 될 수 있는 것들이다. 하지만 21세기 유망 직업 중 가장 고액의

연봉을 받는 인터넷 담당 임원이 되는 데는 아무런 자격증도 요구되지 않는다. 기업의 최고경영자CEO가 되는 데에도 자격증은 요구되지 않는다. 사장이 되는 데 무슨 자격시험을 치를 필요는 없다. 그 어느 백만장자나 재벌이 자격증을 갖고 있다는 말도 들은 바 없다. 나는 자격증이 당신의 연봉을 제한하고 당신이 부자가 되는 길에서 발목을 잡는 족쇄가 될 수도 있다고 생각한다.

나는 심지어 운전면허도 없었다. 나는 나이가 만으로 마흔여섯이 넘었던 2001년 5월이 되어서야 비로소 운전면허를 땄다. 갑자기 운전면허를 원했던 이유는 순전히 영화에서 007이 스포츠카를 모는 것을 보고 마음이 동했기 때문이다. 기사가 운전하는 스포츠카를 탈 수는 없는 노릇 아닌가. 30대 말에도 어느 영화에서 주인공이 초경량 비행기로 하늘을 나는 장면을 보고 마음이 동하여 조종술을 한 달 동안이나 배운 적이 있지만 제한된 지역에서만 비행을 하여야 한다는 게 매력을 반감시켜 면허시험을 보지는 않았다.

아주 가난하여 배고픔이 일상이었던 20대 초, 나에게도 운전면허를 딸 수 있는 기회가 많았다. 군대에서 제대하고 난 첫해 어느 겨울날 3일을 굶은 채 담배꽁초를 피우고 동대문 근처의 길거리에 쓰러졌을 때에는 정말 운전이라도 하고 싶었다. 그러나 나는 죽으면 죽었지, 이 사회에서의 대가가 너무나도 뻔하게 고정되어 있는 그런 직업은 처음부터 피하려고 했다. 나는 내가 운전면허를 갖게 되면 운전사가 될 가능성이 생기는 것을 두려워하였다. 운전면허증에 의해 이 사회에서 얻을 수 있는 대가가 평생 고정될 수도 있다는 사실을 싫어하였던 것이다. 게다가 사람은 어쩌다 한 번 들어간 놀이판에서 평생을 놀게 될 가능성이 꽤 높지 않은가.

가난이 주는 절망에 세 번이나 자살을 시도하였던 나였다. 다시 가난하게 살 바에야 차라리 또다시 죽어 버리자는 생각뿐이었다. 그래서 부자가 될 것 같지 않은 직업 분야에는 아예 나 자신이 들어가지도 못하도록 나의 주변에 철조망과 바리케이드를 쳐 놓았던 것이다(그러나 직업이 없다면 일단은 아무 일이나 해라. 컨베이어 벨트 앞에 서 있는 일이라도 몇 년 하면서 돈을 모으라는 말이다).

주변을 보면 학교를 어디까지 다녔든지 간에 몇 개월 학원에서 배워 획득한 자격증에 의해 진로가 결정되는 사람들이 많다. 취직을 하기 위한 보조 도구로 자격증을 취득하는 경우이건 직업 선택으로서 자격증을 취득하는 경우이건 간에 그 자격증이 자신의 미래에 상당한 영향을 미친다는 것을 염두에 두어라. 자격증은 당신을 봉급생활의 쳇바퀴 속에 던져 넣어 영원히 빠져나오지 못하게 만들 수도 있으며 당신이 이 세상에서 운신할 공간을 제한하기도 하기 때문이다.

예를 들어 당신이 과거에 무엇을 하였고 학교에서 무슨 공부를 하였든, 공인중개사 자격증을 취득한다면 의식적으로 부동산 중개업 방향으로만 기회를 잡으려고 할 것이다. 이것은 다른 방향으로 나갈 기회를 당신 스스로 버리게 만드는 결과를 초래한다. 더군다나 국가나 민간단체에서 주는 자격증(이 두 가지 종류를 구분조차 못 하는 사람들도 많다)의 상당수에는 엄청난 환상이 들어가 있다. 정부가 미래 유망 직종의 하나로 선정하였던 직업상담사, 사회조사분석사를 살펴보자. 나는 도대체 그런 자격증이 무슨 의미가 있는지 전혀 모르겠지만 어쨌든 제1회 직업상담사 시험의 원서접수자는 2만 5천6백 명에 달했으나 2회 시험에서 7천8백53명으로 줄어든 뒤 3회 시험에서는 1천7백52명으로 감소했다. 첫 시험 때의 15분의 1로 급감한 것이다. 사회조사분석사도 첫 회에는 5천67명에 달했으나 2회 시험에서 3천2백51명으로 감소한 뒤 3회 시험에서는 1천8백8명을 기록했다.

IT벤처 열풍과 함께 최고의 자격증으로 평가됐던 전자상거래관리사 자격증도 마찬가지이다. 제2회 전자상거래관리사 시험 원서접수자는 모두 3만 34명, 첫 번째 시험의 9만 2천6백 명에 비해 3분의 1 수준으로 이미 줄어들었다. 왜 그렇게 감소할까? 자격증만으로 만사가 술술 풀리는 시대가 아니기 때문이다. 전자상거래업체인 인터파크 관계자는 "전자상거래 관리자 자격증 보유자를 채용과정에서 우대하는 업체는 거의 없다"며 "이론 중심적인 자격시험 통과자보다는 업체에서 마케팅 경험이 있었던 사람을 선호하고 있다"고 밝혔다.

　나 역시 그 어떤 자격증도 크게 믿지는 않는다. 직원이 어떤 자격증을 가지고 있다고 하여도 그저 참고만 할 뿐이지, 그 실력을 크게 인정해 주지는 않는다. 왜냐하면 어차피 대부분의 자격증은 보통 사람들보다 이론을 조금 더 안다는 의미일 뿐 실무를 더 잘한다는 뜻은 아니기 때문이다. 그럼에도 불구하고 사람들은 자격증에 지나치게 매달린다. 자격증을 소유함으로써 더 많은 대가를 받는 게 가능한 직종이 있는 것은 사실이지만 자격증 소지자가 많다는 것은 결국 있으나 없으나 마찬가지라는 뜻이며, 정작 기업에서 필요한 사람은 실무에 밝고 비즈니스 감각이 뛰어난 사람들임을 잊지 말라. 입사할 때 유리하게 작용하는 자격증이 있기야 하지만 실무 수행 능력이 받쳐 주지 않는 한 곧 잊히고 말 것이다.

　게다가 어떤 자격증을 가진 사람들을 강제로 채용하라는 규정은 점점 사라지기 마련이며 업계 자율에 점차 맡기게 된다. 업계의 요청에 의해 정부에서 한때 식품영양사 강제 채용 규정을 대폭 완화시키려고 시도했었음을 상기하면 된다. 결국은 모든 일엔 실력이 좌우하는 것이지, 자격증이 있다고 영원히 안정된 직장이 생긴다는 것은 착각에 지나지 않는다.

　그렇다면 미국공인회계사AICPA, 미국구매관리사CPM, 미국홍보전문가 APR, 미국재무분석사CFA, 국제금융위기관리전문가FRM 등의 자격증은 어떨까? 그런 자격증만을 갖고 미국으로 이민을 가려고 한다면 정말 꿈 깨라. 관련 분야에서조차 취직하기란 거의 불가능하다. 한국에서는 어떨까? 글쎄다. 다른 모든 조건들이 동등할 경우에 한해 유리할 뿐이다. 예를 들어 미국공인회계사 자격증이 있다고 할지라도 정작 영업 활동이 이루어지고 있는 한국에서의 세법도 제대로 모르고 경험도 없는 사람을 한국의 어떤 외국기업에서 환영하겠는가. 나부터도 그런 사람은 절대 채용하지 않는다.

대부분의 자격증은 '이미 관련 분야에서 종사하고 있는 사람이 획득하였을 때' 비로소 자기 몸값을 올리는 데 도움이 된다는 사실을 기억해라. 회사에서 볼 때 분명 해당 직원의 지식이 늘었음을 보여 주는 확실한 증거이기 때문이다. 그 어떤 경우든 자격증이나 면허증이 당신을 평생 편안하게 벌어먹게 해 줄 것이라는 환상은 조금도 갖지 말라. 이 사회에서 요구하는 것은 진짜 실력이지 이론 나부랭이가 아니다. 교재를 판매하는 출판사나 자격증 대비 학원들의 과대광고에 현혹되어 자격증 하나만을 바라보며 목을 매달지도 말라. 나는 그런 광고들 대개가 사기에 가깝다고 단언하는 사람이다. 특히 민간단체에서 시행하는 수많은 자격시험들은 일단은 색안경을 끼고 보라. 민간단체에서 주는 자격증은 그 민간단체들이 돈벌이 삼아 주는 것일 수도 있음을 알아 두어라(번역사 자격증이니 무슨 상담사 자격증이니 모두 거의 휴지조각이나 다름없음을 알아라).

혹시라도 당신에게 자격증이 있다면 그 자격증을 얻고자 갖추었던 단수의 지식single knowledge을 자랑스럽게 생각하지 말고 복수의 지식multiple knowledge을 갖추어라. 자격증을 가진 사람과 자격증이 없는 사람 사이에는 대개 책 몇 권의 차이밖에 없다는 것도 깨달아라. 아울러 수만 명의 공인중개사 자격증 소지자들이 왜 그 자격증을 활용하지 않고 다른 일에 종사하는지도 생각해 보아라.

（참고로, 이 사회에서 쓸모 있는 자격증은 의사, 변호사, 회계사 등과 같이 그 숫자가 기득권 세력에 의하여 비교적 한정되어 있는 면허적 성격을 갖는 경우뿐이다. 하지만 이런 경우에서도 능력은 그 자격증을 딴 뒤 적어도 5~10년 이상은 되어야 배양되기 마련이며 그때가 되어서야 비로소 관련된 업종에서 돈을 벌 수 있는 사업적 길이 보이지만 그냥 그대로 살아도 대체적으로 수입이 썩 나쁜 것은 아니기 때문에 99%는 모험하지 않고 하던 일을 계속하게 된다. **나쁜 소식:** 그 자격증들이 갖고 있는 기득권도 언젠가는 무너져 버린다. 천장이 무너져 내릴 때가 오고 있으니 우산을 미리 준비하라는 말이다.）

2022 고령자가 늘어나는 시대에 은퇴가 없는 공대 자격증: 전기기사자격증, 소방기술사자격증, 소방시설관리사자격증, 또 뭐가 있을까? …별로 없는 것 같다.

전문직에 종사하면 부자가 될까

돈을 잘 번다고 알려진 전문직업들에는 무엇이 있을까? 은행에서 신용으로 기꺼이 돈을 빌려주고자 하는 직업들이 아닐까?

2002년 기준 국민은행은 감정평가사, 변호사, 변리사, 법무사, 행정서사, 공인노무사, 손해사정인, 공인회계사, 세무사, 관세사, 기술사, 건축사, 도선사, 의사, 치과의사, 한의사 등 16개 업종의 자격증 소지자들에게 경력에 따라 최고 5천만 원까지 대출해 준다. 우리은행은 변호사, 법무사, 공인회계사, 세무사, 의사, 약사 등에게 최고 1억 원까지 신용으로 대출해 주며 개업의사(한의사와 치과의사 포함)에게는 최고 2억 원까지 신용으로 대출해 준다. 외환은행은 의사, 변호사, 회계사, 법무사 등에게 최고 1억 원까지 신용 대출해 준다.

참고 1: 여기서 언급된 직업들 중 내가 보기에 부자 되기에는 전혀 신통치 않은 전문직업이 서너 개 있는데 은행에서 세부적인 실상을 모르는 것 같다. 그 자격증이 어떤 것인지를 말해 주고도 싶지만 그 자격증 소지자들의 체면을 생각하여 입을 다문다. 여기서 언급된 직업의 자격증을 따려는 사람들은 반드시 10년 이상의 선배들에게 실상을 물어보아라. 현재 월 3백만 원 버는 것도 쩔쩔매는 분야가 몇 개 있으니까 말이다.

참고 2: 도선사는 파이로트PILOT라고 하는데 이 직업에 대해 일반인들은 전혀 모르지만 아무나 할 수 있는 직업은 아니다. 수입이 너무나도 많아 오래전 국회에서 논란이 되어 도선법을 개정시켰지만 아직도 상당한 고소득자들이며, 한국에는 수백 명이 있다. 내가 은행이라면 나는 앞에서 언급된 직업을 가진 사람들이 가난한 집에서 태어나 물려받은 재산이 없고 배우자도 돈이 없다면, 자격증을 획득한 지 10년 정도 되었더라도 신용으로 3천만 원을 대출하여 주는 것도 좀 꺼려 하겠지만 도선사에게는 1억 원까지도 담보 없이 대출하여 줄 것이다.

이러한 전문직들이 대체적으로 다른 직업들보다 경제적으로 더 우월한 가치와 지위를 갖고 있는 것은 사실이다. 그러나 딱 잘라 말해서 그런 직업을 가진 사람들이 다른 직업을 가진 사람들보다 경제적으로 넉넉한 수입을 얻을 가능성이 높은 것은 사실이지만, 그들 모두가 부자가 될 수 있는 것은 아니며 큰 부자가 나오기도 쉬운 것은 아니다. 왜 그럴까? 그 어떤 유망한 전문직이라도 동일한 자격증이나 면허를 보유한 사람들은 갈수록 늘어난다. 그 결과 경쟁이 치열해지고 그 자격증에 대한 사회의 대가는 갈수록 적어지게 된다. WTO 체제하에 놓인 개방 사회에서는 그 어떤 유망 직종이라도 경쟁 때문에 몸값은 점점 더 하락하게 된다.

공부를 많이 한 전문직 종사자들에게 공통적으로 하고 싶은 말이 있다. 공부를 많이 하였으므로 돈을 많이 벌고 잘살아야 한다는 생각은 절대로 갖지 말라. 이 세상에는 당신보다 가방끈이 더 긴 사람들이 부지기수이다. 게다가 당신이 갖고 있는 면허증이나 자격증을 똑같이 갖고 있는 사람들이 수없이 많다는 것을 분명하게 인식하고 있어야 한다. 당신의 경쟁자들은 비자격자들이 아니라 바로 당신과 똑같은 자격증이나 면허증을 가진 사람들이다.

전문직 종사자들의 여러 협회는 자신들의 기득권을 보호하고자 어떻게 해서든지 진입장벽을 높게 만들려고 노력하는 경향이 있다. 과잉공급 어쩌고저쩌고, 서비스의 질 향상 어쩌고저쩌고 그럴듯한 명분을 내세우면서(원래 전문가 집단들은 속내를 숨긴 명분을 내세우는 데 탁월한 재능이 있다) 자격시험 합격자 수를 제한하려는 것이 그 대표적 사례이다. 그러나 그들에게 돈을 지불하는 소비자들은 그러한 기득권 보호를 어떻게 해서든지 국민의 이름으로 철폐시키려고 한다는 것을 명심하여라.

그렇다면 전문직 종사자들은 어떻게 하여야 경제적 자유를 얻을 수 있는가? 먼저 약점을 스스로 알아야 한다. 전문직 종사자들에게 공통적으로 나타나는 현상이 있다.

첫째는 자부심이다. 자기를 대단한 전문가로 생각한다. 그러나 전문가라는 것은 특정 분야에 대해 일반인들보다 더 많이 안다는 것뿐이지, 같은 직종의 다른 전문가들과는 비슷비슷한 수준이라는 뜻이다. 그러므로 고객이 볼 때는 '그놈이 그놈'일 수도 있다.

둘째, 직원들에 대한 대우가 일반적으로 형편없다. 자기의 면허증으로 직원을 먹여 살린다는 생각이 강하기 때문에 직원들의 교육이나 고객 서비스에 대하여 무심하다. 그리고 그 직원들 때문에 고객이 떨어져 나가기도 한다는 것을 잘 모른다.

셋째, 다른 분야에 대해서는 정말 잘 모른다. 마케팅이나 경영, 고객만족, 재테크 등에 관하여 잘 모르는 것을 은근히 자랑으로 생각하는 풍조도 있다. 부동산에 대해서도 잘 모르기 때문에 건물을 사면 대부분 바가지를 쓴다(새겨들어라. 나는 부동산을 팔 때 구매자가 전문직 종사자일 경우를 제일 좋아한다). 팔 때는 시세도 잘 모르면서 무조건 비싸게 내놓는다(그래서 나는 부동산 매입 시에는 전문직 종사자들을 상대하려고 하지 않는다). 반면에 자기 수입이 적으면 그저 세상 탓만 하고 제도가 잘못되었다고 믿는다.

넷째, 자기가 관련된 분야에서 새로운 지식을 흡수하는 속도가 뜻밖에도 느리다. 그저 자기가 공부하였을 때의 교과서에 담긴 지식만을 꽉 껴안고 사는 경향이 강하다. 전문직에 종사하게 된 이후부터는 더 이상 다른 공부를 하지 않는 사람들도 많다. 그러다 보니 실력들이 고만고만하게 된다.

어느 전문직이건 간에 언제나 '이긴 자가 전부 가지는 사회'이다. 승자독점 시장이라는 말이다. 예컨대 바쁜 의사는 숨을 돌릴 틈도 없이 환자들이 밀려들지만 그런 의사의 수는 얼마 안 된다. 나머지 사람들은 모두 들러리로 전락하게 된다. 변호사나 다른 전문직들 역시 마찬가지이다.

이러한 현상을 가장 잘 설명한 책이 있다. 미국 코넬대 경제학 교수인 로버트 프랭크와 듀크대 공공정책 교수인 필립 쿡이 공동집필한 〈이긴 자가 전부 가지는 사회〉(원제 'The Winner-Take-All Society'. 2008년 〈승자독식사회〉로 재출간 —편집자 주)가 그것이다. 이 책의 번역판이 CM 비즈니스라는 출판사에 의하여 한국에 소개된 것은 1996년이었지만 이 책을 소개한 신문은 내 기억으로는 오직 한겨레신문뿐이었기에 잘 알려지지 않았다. 책이 좀 두껍고 학술적이고 이론적인 면도 다루다 보니 지루한 느낌을 주어 잘 팔리지 않는 바람에 결국 출판사는 그 책 한 권을 마지막으로 사라져 버렸다

(쯧쯧). 하지만 이 책은 전문직업인들뿐만 아니라 일반인들도 반드시 읽어야 할 좋은 책이다(단, 교수가 아니라면 전반부만 읽어라). 전문직 종사자가 그 집단에서 승자가 되어 부자가 되려면 '관련된 다른 모든 분야들'에 대해 관심을 가져야 한다. 예를 들어 토목기사 자격증이 있다고 안심하지 말라. 구조에 대해서도 알아야 하고 건축에 대해서도 알아야 하며, 심지어 인테리어도 알아야 비로소 사람들이 당신을 찾을 것이다. 이것은 변호사나 의사도 마찬가지이다. 다중 전공이 필요하다는 말이다. 아울러 수많은 면허증 소지자들 중에서 당신을 고를 수 있는 선택권은 고객에게 있음을 잊지 말라. 모든 고객에게 성심성의껏 최대한 잘하라. 예컨대 의사는 절대 반말을 하지 말라. 당신의 환자는 당신보다 열등하여 몸이 아프게 된 사람이 아니다. 당신이 돈을 받는 한 그는 당신보다 나이가 어려도 당신의 손님이다.

마지막으로, 전문직 종사자들은 갑자기 떼돈을 벌 기회가 거의 없다. 면허증 하나 믿고 섣불리 빚을 지지 말라는 말이다. 월수입이 다른 봉급생활자보다 많다고 해도 그 수입은 언제나 경기에 민감하게 변동한다. 그러므로 재테크에 관심을 갖고 경제신문을 반드시 읽어라. 특히 부동산에 대하여 많이 배워 두어라. 생명보험도 반드시 들어라. 당신이 갑자기 죽으면 당신 가족은 정말 살기 힘들어진다(구멍가게는 가장이 죽어도 가족들이 가게를 꾸려 갈 수 있다).

사족: 어느 소아과 의사가 양심을 속이지 않고 돈을 더 벌 수 있는 법을 물은 적이 있다. 당연히 환자가 몰려들면 된다. 그렇다면 아줌마들에게 인기 있는 '의사 선생님'이 되려면 어떻게 해야 할까? 소아과 환자가 오면 그 보호자에게 남편의 직업이나 가족 관계 같은 개인적인 사항들을 물어본다. 애들에게도 이것저것 물어보아라. 그리고 진료기록에 자기만 알아볼 수 있는 문체나 영어로 그 내용을 기록하여 놓아라. 그리고 그 환자가 다시 오면 그 내용을 보고 '남편이 이러저러한 일

을 하신다고 하셨지요? 요즘은 어떠세요? 둘째 아이는 요즘 어떻습니까?'라고 물어보아라. 말을 많이 하면서 관심을 적극적으로 보이라는 말이다.

그렇게 1년만 해 보아라. 수입이 증가한다. 물론 인근의 다른 소아과 의사는 임대료와 인건비를 걱정하게 되겠지만 모든 의사들이 이 글을 본다면? 그래서 또다시 경쟁에서 이길 수 있는 길을 찾게 된다면 그때 가서 다시 내게 물어보아라. 그때가 되면 상담비 명목으로 거액을 내야 하는데 돈으로 달라는 게 아니고 '세이노가 지정하는 병원에서 무료 진료 며칠' 뭐 이런 식으로 해 달라고 할 것이다.

2022 전공은 취직하는 데 있어 어떤 역할을 하는가

학력과 학벌을 기준으로 사람을 선택하는 집단에서는 개인의 적성보다는 일류대 졸업장이 더 중시되지만 전공과 상관없이 무조건 일류대 출신이라고 경제계로부터 환영을 받게 되는 것은 아니다. 취직을 하려면 일단은 학벌도 중요하지만 전공도 큰 영향력을 가진다(취직을 하지 않는다면 전공이나 학벌은 큰 의미가 없다는 것을 반드시 기억할 것!).

채용 포털 사이트 잡코리아가 구직자 3,011명에게 물었을 때 응답자의 63.9%는 "현재 고3 입시생에게 본인의 전공학과나 출신대학의 입학을 추천하지 않겠다."고 응답했다. 이게 무슨 뜻일까? 일류 대학의 취직 잘되는 전공을 택하라는 말이다. 졸업 후 취직을 하여 몇 년 회사 생활을 하다가 독립을 하려는 사람이건 아니면 평생 안정된 직장에서 일을 하려는 사람이건 간에, 졸업 즉시 자기 사업을 하려는 사람이 아니라면 전공 선택은 심사숙고하여야 한다. 그러나 먹물들은 입시생들에게 "세상에 어떻게 이바지할 것인가를 생각하면서 월급은 적더라도 이 사회에서 필요로 하며 적성에도 맞는 직업을 염두에 두고 전공을 선택하라"고 권유하면서 "일류대 졸업장보다는 개인적으로 관심이 있는 분야를 배우라"고 말할 것이다. 하지만 그런 말들은 다 '듣기 좋은 말'일 뿐이고 액면 그대로 따르다가는 나중에 취업전선에서 후회하게 될 수도 있다.

또한 대학은 학문의 도장이라는 말도 절반 정도만 믿어라. 그런 말은 주로 교수들이 하는 말인데 그들은 이른바 그 학문이라는 것으로 밥을 먹고 사는 사람들이다. 그들처럼 학문 연구나 가르치는 일로 생계를 유지할 사람이 아니라면, 또는 돈 걱정은 하지 않아도 되는 사람이 아니라면, 대학은 취업 준비 장소이다. 혹시나 학문 연구 혹은 봉사활동을 직업으로 삼을 생각이거나 그저 지적 호기심을 만족시키기 위해서 취미로 공부하려고 한다면 나중에 딴소리는 하지 말라. 예를 들어 이 사회의 불우한 사람들을 돕고자 사회사업학과를 선택하여 공부하였다면 나중에 월급이 적다느니, 또는 순수학문 전공자들이 취직이 안 되므로 국가적 차원의 배려가 있어야 한다느니 어쩌니 하는 말은 입도 뻥긋하지 말라는 말이다. 대가를 염두에 두고 한 공부가 아니고 자기 좋아서 한 공부 아니었던가.

어느 대학의 통계를 보면 신입생 40%가 대학 1학년 때 전공에 대한 갈등을 겪는다. 그리고 그 갈등의 이유를 종종 "적성에 맞지 않아서"라고 답하지만 속에 담긴 진실은 "내가 도대체 이걸 배워서 뭘 하나"하는 회의감에 있다. 인기 학과를 선택하였음에도 전공에 대한 갈등을 일으키는 경우는 정말 희귀한 사례에 해당될 뿐이다.

그렇다면 어떤 전공이 첫 기회를 잡는 데 유리할까? 종종 입시생들은 학교 선생님이나 대학생 선배, 혹은 친구들과 어느 전공을 택할 것인가를 의논하는데 솔직히 학교 선생님들은 이 사회를 잘 모르는 분들이고(어떤 개떡 같은 고3 선생들은 그저 대학 합격률만 높이려고 학생들을 희생시킨다) 대학생들은 사회 경험조차 한 바 없으며 친구들의 생각은 서로 비슷한 수준을 벗어나지 못한다. 정부에서 발표하는 미래의 유망 직종 같은 자료를 염두에 두는 것은 상당히 어리석은 생각이라는 것도 알아 두어라. 나의 조언은 부자가 되려면 자기 성격을 중시하면서 '돈 버는 일'과 직간접적으로 반드시 연관된 전공을 택하라는 것이다('성격에 맞는 일을 하라' 134쪽 참조).

한편 복수전공제는 대다수 기업들이 크게 인정하지 않는다. 그저 이력서를 낼 수 있는 자격자 범주에 포함은 시키지만 뭘 제대로 배우기나 했겠느냐고 경시하는 태도가 인사 담당자들에게 널리 퍼져 있다. 물론 같은 값이면 다홍치마라고, 동일한 경쟁 조건에서는 제2 전공으로 기업의 입맛에 맞는 전공을 가진 자가 유리하기는 하지만 제1 전공자들보다 우월적인 대우를 받지는 못한다. 복수전공은 대부분 기초과정 이수에 지나지 않는다는 것을 기업에서 알기 때문이다.

여기서 대단히 재미난 사실 하나를 알아야 한다. 비록 취업을 할 때는 전공이 영향을 미치지만 기업체에서 그 전공 지식을 높이 평가하는 것은 전혀 아니라는 점이다. 전국경제인연합회에서 대기업 인사담당 책임자 300명을 대상으로 조사한 결과에 의하면, "신입 사원이 갖고 있는 지식과 기술이 기업체가 원하는 수준의 90% 이상이라는 의견은 2%에 불과한 반면, 10% 이하라는 응답이 25%나 됐다." "평균적으로는 신입 사원의 지식과 기술이 기업체가 원하는 수준의 26%에 불과, 기업들의 대학교육 불신이 심각하다." 서울대 최고자문위원단 보고서에서도 학생 89%가 "대학 교육이 취업에 도움이 되지 않는다."고 답했다.

기업에서 사람을 뽑을 때는 학벌과 전공을 따지지만 다른 선발 기준이 마땅한 것이 없다 보니 그렇게 하는 것이지, 학벌이 좋고 전공이 기업의 구미에 맞는다고 해서 졸업자들이 뭘 좀 알고 있다고 생각하지는 않는다. 그러다 보니 일차 서류전형에서 통과한 자들 중 합격자를 가려내는 기준은 전공 관련 지식이 아니라 정말 엉뚱하게도(그리고 우스꽝스럽게도) 면접에서 파악된 '기본적인 인성이나 태도, 의사표현이나 커뮤니케이션 능력' 같은 것이다. 정작 필요한 실무 지식은 회사에서 재교육시키는 경우가 너무 많다. 통계에 의하면 한국의 대졸자의 67%만이(인문계는 47%) 졸업 후 전공 분야와 관련된 일을 한다. 기술계나 전문직업인 등을 제외한다면 상당수가 자기 전공과 무관한 일을 한다는 뜻이다.

지금까지 나는 이른바 좋은 직장에 '들어가려면' 학벌도 좋고 전공도 맞아야 한다고 했다. 하지만 일류대 갈 실력은 안 된다면? 일류대 수준에서 멀지 않은 곳에 가서 '돈 버는 일'과 관련된 전공을 택하여라. 공부를 못해서, 혹은 안 해서, 일류대와는 거리가 먼 이름 없는 대학을 갈 수밖에 없다면? 부모가 경제적 능력이 있고 자식을 대학에 보내는 것이 평생소원이라면 그저 효도하는 마음으로 다니되 대기업에 취직하고자 생각하기보다는 공무원 시험을 보든지 아니면 작은 회사에 들어가 경력을 닦으면서 조속히 학벌을 세탁하는 것도 나쁘지 않다. 돈이 있으면 명문대 대학원을 다니라는 말이다(대학 학점이 좋아야 한다).

그렇게 하면 적어도 자존심만큼은 회복할 수 있을 것이며 기회를 보아 경력사원으로 재입사를 시도할 수도 있다(공부를 '못하는 데다가' 가정형편도 넉넉지 못하다면? 나는 그런 사람들이 기 쓰고 대학 가려 하고 대학원도 가려는 태도를 아주 안 좋게 생각한다. 공부를 잘하는 것도 아니니 장학금도 못 받을 것이고 가족들이 학비를 조달할 텐데 결국은 자신의 학벌 허영심을 만족시키고자 가족을 희생시키는 것일 뿐이므로 다른 길을 찾는 것이 바람직할 것이다. 공부를 '안 하는 데다가' 가정형편도 넉넉지 못하다면? 일단은 공부에 전념해 보고 나서 생각해라).

전공이 기초학문 분야라면 어떻게 하여야 하는가. 봉급생활자로 살고 싶다면 공무원 시험이나 고시 등이 탈출구가 될 것이다. 교직과정을 이수해 놓는 것도 나쁘지는 않겠지만 임용률이 아주 낮다는 사실과 때로는 더티 플레이를 해야 한다는 것을 염두에 두어라. 오히려 프로급 과외교사로 나서는 것이 현명할 수도 있다. 끝으로, 이상야릇한 자격증에 혹하여 시간과 돈을 뺏기는 어리석음은 일찌감치 버려라. 그보다는 중소기업에 들어가 일을 배우며 경력을 쌓은 뒤 전직을 시도하여 보는 것이 더 바람직할 것이다. 중소기업은 기술 계통이 아닌 한 전공에 크게 예민하지 않기 때문이다(내가 경영하였던 회사들 역시 중소기업 수준이었기에 언제나 직원모집 광고에 '전공 불문'이 명시되었으며 개인적으로도 직원들이 대학에서 무엇을 전공했는지 거의 기억하지 못했다. 내 경험으로 볼 때는 순수학문 전공자들 중에도 능력 있는 사람들이 의외로 많았다).

사족: 1961년 5.16 군사 쿠데타가 발생하고 나서 군인들이 정권을 꽉 움켜쥐자 그 뒤 수년 동안 우수한 대입 수험생들은 사관 학교에 가는 것을 목표로 삼았다. 이 사실은 무엇을 의미하는 것일까? 우수한 학생들이 몰렸으니 그 뒤로 줄곧 사관 학교 안에서, 그리고 졸업 후에도 줄곧, 경쟁이 너무나도 치열했다는 말이다. 요즘은 공대가 인기가 없다. 하지만 나는 바로 그 이유 때문에 지금이 공대에 갈 절호의 기회라고 자신 있게 말할 수 있다. 우수한 학생들이 모두 고시 공부에 매달리거나 의사가 되려고 하니 공대 쪽은 내부 경쟁이 그만큼 약할 수밖에 없고 10년 후에는 적어도 밥 먹고 사는 걱정은 하지 않게 될 것이며 사람에 따라서는 대박을 터뜨리는 것도 보장된다. 반면에 지금 의대나 법대에 가는 학생들은 10년 후에 어떻게 될까? 지금 그쪽 세계의 실상을 그 학생들이나 그 부모들이 잘 몰라서 그러는 것 같은데 10년 후에는 아마도 과반수는, 아니 그보다 더 많은 수가 후회할 것이다.

- 앞의 글은 2004년경에 올린 글이며 그로부터 15년이 넘은 현재의 상황에서 공대, 의대, 법대 출신자들의 상황을 살펴보아라. 의사인 경우 개업비용이 만만치 않으며 봉직의(흔히 페이닥터라고 한다)인 경우 경력에 따라 월 1천~2천만 원 정도 받게 되는데 서울 인근보다는 지방이 더 많이 받지만 지방에서의 생활비는 개인부담이다. 변호사의 수입은 평균적으로 그보다 더 낮아졌다. 삼성전자나 하이닉스의 경우는 30대 초반에 수억 원을 받는 경우도 드물게 있으나 지방 근무라는 불편함이 있다.

  물론 의대의 매력이 전부 사라진 것은 전혀 아니다. 비록 주 6일 근무가 당연시되고 보험진료 기반이기에 정부 규제가 크고 의료사고 위험도 존재하지만 의사들의 수입은 같은 의대를 졸업하였다면 일등과 꼴등의 편차가 크지 않으며 여러 가지 이유로 일을 그만두었다가도 다시 일을 할 수도 있고 개업의인 경우에는 진료과목에 따라 70세가 넘어서도 할 수 있으나 육체적 현장성이 너무 강하다. 공대나 법대인 경우에는 졸업 후 일등과 꼴등의 격차가 일을 하는 과정에서 능력에 따라 점점 더 크게 벌어진다.

- 저소득층 중고생들 가운데 성적이 중상위권에 있는 학생들에게 학원비를 지원해 주는 장학 사업을 10여 년 정도 하였을 때(그 당시 세이노 카페에서 그 학생들을 1:1로 코치하여 주는 멘토들을 많이 뽑았었다. 그 멘토들에게 다시 한번 고마움을 표한다.) 나는 고3 학생이 지원하는 대학의 원서비를 추가로 지급하였는데, 조건이 있었다. 그 지원 학과가 내 마음에 들어야 했다. 이류 대학에 속하는 곳의 국제경영학과 지원 원서비는 지원하지 않으면서 "꿈 깨라. 네 수준으로는 절대 국제경영 근처에도 가지 못한다"고 했고, 일류대의 철학과, 사회학과, 천문학과 등등도 지원하지 않았다. 전문대학의 인테리어학과는 지원하였다. 나의 원서

비 지원 기준은 졸업 후 밥벌이할 수 있는가였다. 고교생들은 전공을 선택할 때 개꿈 꾸는 경우가 상당히 많다.

• 공대생들은 자기 스스로 실습을 많이 하여야 하며 자기 전공과 관련된 다른 과목들도 알아야 한다. 일류대 공대 졸업자들 중 교류개폐기에 달린 릴레이의 작동 원리도 제대로 모르는 놈들을 나는 여러 번 보았다.

전공은 실전에서 어떤 의미가 있는가

대기업이든 중소기업이든 간에 신입 사원이 대학에서 뭔가를 전공하였다고 해서 그 분야의 일을 잘할 것이라고 믿는 것은 절대 아니다. 그저 비전공자보다야 좀 나으려니 생각하면서 잠재능력이 있을 것으로 기대할 뿐이다. 그러고는 재교육을 실시하는데, 국내 대기업들은 대졸 신입 사원에게 최소 6주 이상 최대 6개월까지 강도 높은 교육을 실시하기도 하고, 교육 기간에는 그저 예절 교육과 지옥 훈련 같은 것만 실시하고 실제 지식은 수개월 이상씩 직무 교육을 통해 가르치기도 한다. 어떤 전산 관련 회사들은 전산 전공자들을 뽑아 놓고서 10주 이상 전산 재교육을 하기도 한다. 어느 조사에 의하면 중견 기업 이상에 입사한 422명의 대졸 신입 사원 중 무려 65.4%가 대학에서 배운 지식 및 기술의 수준과 실제 기업현장에서 요구되는 수준 사이에 커다란 차이가 있음을 알게 되었다고 하였다.

기업 입장에서 볼 때는 전공 졸업자들을 데려와도 당장은 별 도움이 안 되고 오히려 시간과 돈을 투자하고 기다려야 하므로 점점 더 신입 사원을 채용하기를 꺼려 하고 경력자 위주로 인사정책을 펴게 된다. 신입 사원들에게 일을 할당할 때 종종 전공과 관련 없는 일이 주어지는 이유도 '어차피 새로 가르칠 텐데' 전공이 크게 중요한 것은 아니라는 생각을 기업이 갖고 있기 때문이다. 기업에서 바라는 것은 실전 능력이다. 대기업 인사팀장들은 서슴없이 이렇게 고백한다. "10년 전 교과서의 지식을 배워 오는 국내 대졸자보다는 실전 교육을 받은 해외 출신을 선호할 수밖에 없다." 이런 견지에서 볼 때 최근 일부 전문대에서 기업이 주문하는 교육 과정을 실시하는 것은 아주 바람직하다. 그런 곳을 졸업하면 취직이 거의 100% 보장된다.

내가 제일 답답하게 생각하는 사람들은 이 세상에서 뭔가를 능숙하게 잘하려면 그것을 전공하였어야 한다고 믿는 자들이다. 이를테면 사업을 하려면 경영학과를 나와야 하는 것으로 안다. 대기업에 '들어가려면' 그런 식의 생각이 틀린 것은 아니지만, 의사나 약사같이 어떤 면허증이 필요한 특정 전문직을 제외하고는 실제로 일을 수행하는 데 전공은 큰 의미를 주지 못하는 경우가 더 많다.

무역을 예로 들어 구체적으로 설명하여 보자. 무역이란 무엇인가. 무엇인가를 해외에서 사 오거나 해외로 파는 것이다. 따라서 첫째, 우선은 상품을 보는 눈을 갖추고 시장 상황을 알아야 할 것이다. 이런 것은 전공학과에서 배우는 것이 아니다. 학교는 과거에 일어난 일들을 반추하고 현재와 미래의 변화를 굵게 예측하여 볼 수는 있어도 구체적으로 무엇이 돈이 되는지는 가르쳐 주지 못한다.

둘째, 의사소통에 문제가 없어야 한다. 외국어 능력이 탁월하여야 한다는 말이다. 보따리 장사를 하는 것이 아닌 이상, 서류 하나에도 오자가 없어야 하며 잘못된 해석이나 영작은 절대 있어서는 안 된다. 외국어는 전공과 상관없이 혼자 배워야 하는 영역이다.

셋째, 돈을 언제 어떻게 보내고 받는지를 배워야 한다. 서류상으로는 완전무결하였어도 상대방이 나쁜 놈일지도 모르므로 결국은 돈과 상품의 인도 시기를 어떻게 맞추어 대비하여야 하는지를 배워야 한다. 학교에서는 사기꾼들에게 대처하는 방법을 가르쳐 주지 않는다. 기껏해야 클레임 처리하는 방법들인데 해결에 시간이 엄청 걸린다.

넷째, 관세를 절약할 수 있는 방법을 알아야 한다. 남미에 국산 화장품을 수출하는 친구가 내게 상대국의 관세 문제로 전화를 하였을 때 내가 제안한 방법은 화장품 내용물은 수입업자 A에게 보내고 케이스는 수입업자 B에게 보내면 경쟁자들보다 관세 이득을 얻을 수 있다는 것이었다. 관세를 절약하는 방법은 학교에서 가르쳐 주지 않는다.

다섯째, 협상에 능하여야 한다. 학교에서 모든 상황을 예측하여 각각의 경우 어떻게 협상하라고 가르쳐 주지는 않는다.

실례를 하나 들어 보자. 내가 무역을 처음 시작하였던 시기에 있었던 일이다. 신사의 나라 영국인들을 싱가포르 전자 박람회에서 만나 물품을 주문하였더니 선금으로 50%를 달라는 것이었다. 사람들이 믿을 만해 보여서 나는 한국으로 돌아와 돈을 보냈다. 하지만 그 뒤 전화를 하여도, 팩스를 보내도 감감무소식이었다. 영국 대사관에 찾아가 조치를 부탁할 생각도 했었지만 그냥 포기했다. 나쁜 놈들을 상대로 싸우려면 언제나 진이 빠진다는 것을 경험적으로 알고 있었기 때문이다. 그리고 2년 후 나는 영국에 외화 밀반출을 한 것이 아니냐는 미치고 팔짝 뛸 의혹을 관세청으로부터 받았고, 세무서로부터는 손해가 입증된 것이 아니므로 비용으로 처리할 수 없는데도 비용 처리를 하여 법인세를 포탈하였다는 말을 들었다. 그때 내 입에서 나온 소리, A 쌍….

내가 말한 것들을 무역학과에 가면 배울 수 있다고 생각하는가? 꿈 깨라. 차라리 KOTRA에서 하는 무역 교육 코스 같은 것이 더 실용적이고 저학년 때부터 무역 실무에 대한 책들(교과서가 아니다)을 계속 읽고 배워야 하며 언어 능력을 향상시켜야 한다. 언젠가 독립하여 경영자가 되기를 꿈꾸는 자들 역시 경영학을 반드시 전공하여야 하는 것은 아니다. 하버드 경영대학의 민츠버그 교수는 경영자의 역할을 세 가지로 구분한다. 첫째, 대인관계에 있어서의 상징적 대리인. 둘째, 정보를 취합하고 분배하는 통로자. 셋째, 자원을 배분하고 문제를 해결하는 결정자 역할이다. 이런 역할들은 이론으로 배워 머릿속에 있다고 해서 수행되는 것이 아니라 몸으로 겪어 가면서 체득하는 것이다. 외국의 유명 비즈니스 스쿨들처럼 실무 능력을 가르치거나 실전사례 중심의 스터디를 강조한다면 사정이 좀 나아지지만, 칼잡이는 직접 짚단을 베어 보아야 솜씨가 느는 법이다. 베어 낼 짚단이 없다면 경험자들(학자나 교수들이 아니다)이 쓴 책들을 읽어야 하지 않겠는가.

수많은 경영자들이 경영을 하는 도중에 경영대학원이나 최고 경영자 과정이라는 것에 다니는 이유는, 자기가 잘하고 있는지를 비춰 보려는 목적도 있고 인맥 형성의 목적도 있다(교수들이 꼬드겨서 대학원에 나가는 사람도 있다).

결국 진짜 공부는 사회에서 하게 되는 것이다. 요약을 하여 보자.

1. 학벌과 전공이 좋아서 좋은 회사에 들어가게 되었어도 실전 공부는 새로 해야 한다.

2. 학벌은 안 좋지만 전공이 취업에 유리하다면, 또는 학벌은 좋지만 전공이 돈 버는 것과 거리가 멀다면, 중소기업은 갈 수 있을 것이고 마찬가지로 실전 공부는 새로 해야 한다.

3. 학벌도 전공도 신통치 않지만 취직을 하여야 한다면 당연히 실전 공부를 미리 하고 그 증거를 제시하여야 한다.

4. 학벌이고 뭐고 아예 없어서 독립을 하고자 한다면 실전 공부를 해야 한다.

문제: 앞에 나온 사람들 중 실전에서 먼저 승리할 사람은?

답: 학벌이고 전공이고 뭐고 개의치 않고 실전에 들어가기 전에 실무에 필요한 지식들을 먼저 획득한 사람이다. 실전에 들어가고 난 뒤에는 실전을 치르느라 공부할 시간을 만들기가 쉽지 않다. 내가 젊었을 때 닥치는 대로 배우라는 이유가 바로 그것이다('무엇을 공부하여야 하는가' 124쪽 참조).

2022 무엇을 공부하여야 하는가

1. 일당직 노가다 같은 일을 하고 있다면 그 일을 잘하는 방법부터 배워 나가고 그 일과 관련된 책부터 먼저 읽어라. 현장에서 일을 잘하는 사람이 누구인지 살펴보고 그 사람에게 일 좀 잘할 수 있게 가르쳐 달라고 부탁하여라. 그 일에서 네가 인정받지 못하면 너는 무슨 일을 하여도 마찬가지이다. 야단을 호되게 치는 사람 밑에서 일하는 것이 너를 인격적으로 존중해 주는 것으로 보이는 사람 밑에서 일하는 것보다 너에게 훨씬 더 좋다. 부자 되는 법 같은 책들은 읽지 마라. 헛꿈만 꾸게 되면서 일확천금만 노릴 테니까.

2. 무슨 일을 하건 일 못한다고 따돌림당한 경험이 많다면, 단순하고 반복적인 일을 하는 것이 좋고 오로지 일에 대한 숙련도와 정확도를 높이는 방법을 배우는 것을 우선적으로 하여야 한다(위 1, 2에 해당하는 사람들은 아래 3, 4, 5, 6은 모두 무시하여라).

3. 나이에 상관없이 제일 먼저 배워야 할 것은 EXCEL이다. 나는 WINDOWS가 나오기 전 DOS에서 돌아가던 LOTUS 1-2-3부터 배웠고 그래프 작성 기능이 없었기에 HARVARD GRAPHICS도 배웠다. 이게 모두 80년대 말이었는

데 EXCEL이 등장하였고 함수를 익혔다. 나이 70을 바라보는 지금은 많이 잊어버렸으나 여전히 웬만한 것은 다 할 줄 안다.

EXCEL을 배워야 하는 이유는 돈과 관련된 데이터를 처리할 수 있는 유용한 프로그램이기 때문이다. EXCEL과 연동되는 ACCESS도 배워 두면 좋고 궁극적으로 MOS MASTER 자격을 따면 어디에 가든지 컴퓨터 사용 능력으로는 인정받는다. 모든 함수를 외워야 할 필요는 없고 나중에 일을 할 때, 아 이런 걸 처리할 수 있는 함수가 있는데 그게 뭐였더라? 하는 단계에서 그 함수를 찾아서 적용할 수 있는 수준 정도이면 충분하다고 본다.

4. 그다음에는 다른 어떤 외국어보다도 먼저 영어 공부를 하여야 하는데 어중간한 실력이면 실전에서 사용할 기회가 많이 주어지지 않을 것이다. 예를 들어 토익 700점 직원과 토익 900점 직원이 있을 때 영어 사용 기회는 900점 직원에게 집중적으로 주어지고 그러면서 그 직원의 실력은 계속 증가하게 되지만, 700점 직원의 경우에는 900점 직원이 휴가나 병가 등의 이유로 자리를 장시간 비울 때 비로소 기회가 주어지게 되는데 당연히 900점 직원보다는 그 능력이 열등하기에 '이 직원은 안 되겠어'라고 찍히기 마련이다.

하지만 토익 만점자라고 해도 사고력이나 논리력이 떨어지면 관련 업무에서 배제되게 된다. 죽어라 공부해도 영어 실력이 늘지 않으면 포기하고 영어와는 무관한 일을 찾아야 할 것이다. 영어 실력을 높이고자 영어 사용 국가로 워킹 홀리데이를 가거나 어학연수를 가는 사람들이 꽤 있는데 한국에서 영어 실력을 웬만큼 닦은 뒤에 가면 효과가 있겠지만 중간도 안 되는 실력으로 가면 말짱 도루묵이다. 의외로 회화 공부를 영어 공부로 생각하는 사람들이 많은데 글쎄다… 미국 거지들도 영어 회화는 잘한다(하지만 어린 자녀하고 같이 해외여행을 하고 싶다면 회화를 공부하는 것이 좋다).

5. 그다음에는 자신의 문과 적성과 이과 적성이 어느 정도나 되는지 스스로 파악하여야 하는데 나는 각종 적성 검사들을 크게 믿지는 않는다. 문과 적성은 문장 이해력이 어느 정도인가에 의하여 판정될 수 있으며 이과 적성은 각종 기계들의 작동 원리에 대한 이해 수준이 어느 정도인가에 의하여 판정될 수 있다. 예를 들어 헤어드라이어를 살펴보자. 헤어드라이어 속에는 모터가 팬을 돌려 주어 바람이 나오고 그 바람의 강도를 선택할 수 있고 뜨거운 바람을 원하면 스위치로 강중약을 선택할 수 있다. 그 어떤 드라이어도 모터가 돌지 않으면 뜨거운 바람을 나오게 하는 히터는 작동하지 않는다. 모터가 안 도는데도 뜨거워지면 고장 난 것이다. 고등학생 수준에서 헤어드라이어를 분해하고 그 원리를 정확히 파악하고 각각의 부품들(예를 들어 모터에 달려 있는 다이오드와 스위치들)에 대해 인터넷에서 검색한 후 그 작동 원리를 이해한다면 이과적 재능이 탁월한 것이다. 물론 이때 모터가 돌아가는 원리도 정확히 알아야 한다. 이과 적성을 키우려면 초중생 때부터 각종 과학키트들의 조립을 좋아했어야 한다. 레고 조립을 잘한다거나 공룡들의 이름을 모두 알고 있다거나 같은 것은 별로 도움이 안 된다(초중고 자녀가 있는 부모라면 스티븐 존슨의 〈우리는 어떻게 여기까지 왔을까〉를 자녀와 함께 읽어 볼 것을 적극 권유한다).

공대 전자과나 전기과를 나온다고 해서 이과 적성 적합성이 저절로 올라가는 것은 정말 전혀 아니다. 수많은 공대 졸업자들이 겉보기에는 전문가 같지만 암기 지식의 보유자들이기에 실제 현장에서는 맥을 못 추는 경우가 많다. 당신이 공대 졸업자라면 헤어드라이어를 분해하고 얼마나 정확히 아는지 스스로 판단하여 봐라. 십중팔구 '대충 아는 정도'일 것이다. 이과 출신자의 '대충 아는 지식'은 실전에서 전혀 쓸모가 없다.

고교 시절에 배우는 논술은 과목과 분야를 막론하고 논리력을 키우는 것이기에 중요하지만 가장 중요한 논술은 인문계 논술이며 자연계 논술이나 수학

논술은 적어도 내 눈에는 영재 뽑기 문제들같이 보인다.

당신이 20대 이상이고, 문과적 재능이 있는지 없는지 스스로 판단할 수 있는 문제는 '공무원하고의 다툼은 판례해석 다툼이다'에서 하나 제시하였으나 여기서 하나 더 제시한다.

아래 내용은 등록세 부과처분 취소소송에 대한 대법원 1999. 12. 24. 선고 98두10387 판결의 판결문이다. 밑에서 언급된 법조문들은 1999년 당시의 것이며 현재의 법조문들과 일치하지 않을 수도 있다. 잘 모르는 단어들은 검색하여 이해하라.

【판시사항】

[1] 협의에 의한 공유물 분할을 하는 경우, 원래의 공유지분을 초과하여 취득한 부분에 관한 권리의 이전이 지방세법 제131조 제1항 제5호 소정의 '공유물의 분할'에 해당하는지 여부(소극) 및 공유물 분할의 기준인 지분비율의 의미(=지분에 따른 가액의 비율)

[2] 협의에 의한 공유물 분할은 원래의 공유지분에 따라 분할한 것으로서 지방세법 제131조 제1항 제5호 소정의 '공유물의 분할'에 해당하는 것으로 볼 것인지 여부(한정 적극) 및 위와 같은 법리는 여러 개의 공유물 또는 공유자산을 일괄하여 분할하는 경우에도 적용되는지 여부(적극)

【판결요지】

[1] 지방세법 제131조는 제1항 제3호에서 상속 및 무상취득 이외의 원인으로 인한 소유권의 취득에 대한 등록세율을 농지의 경우 부동산가액의 1,000분의 10으로, 기타의 경우 부동산가액의 1,000분의 30으로

각 정하고 있으며, 제5호에서 공유·합유 및 총유물의 분할에 대한 등록세율을 분할로 인하여 받은 부동산가액의 1,000분의 3으로 정하고 있는데, 여기에서 공유물의 분할이라 함은 법률상으로는 공유자 상호간의 지분의 교환 또는 매매로서 제3호 소정의 소유권의 취득에 해당한다고 할 수도 있으나, 이는 실질적으로 공유물에 분산되어 있는 지분을 분할로 인하여 취득하는 특정 부분에 집중시켜 그 소유형태를 변경한 것에 불과한 것이므로 그 실질을 중요시하여 제5호에서 공유물 분할로 인한 부동산등기에 대하여 일반적인 소유권 취득의 경우보다 낮은 등록세율을 규정하고 있는 것인데, 공유자들이 협의에 의하여 공유물을 분할하는 경우 원래의 공유지분을 초과하여 취득한 부분에 관한 권리의 이전은 단순한 소유형태의 변경에 불과하다고 볼 수는 없을 것이므로, 같은 법 제131조 제1항 제5호 소정의 공유물의 분할에 해당한다고 볼 수 없을 것이나, 원래 공유물의 분할은 그 객체인 물건의 제반 상황을 종합 고려한 합리적인 방법으로 지분비율에 따라야 할 것이고, 여기에서의 지분비율은 원칙적으로 지분에 따른 가액(교환가치)의 비율에 의하여야 할 것이다.

[2] 공유물의 분할 후 자산가액의 비율이 원래의 공유지분의 범위를 넘어서는 것이라거나 또는 원래의 공유지분의 비율과 분할 후 자산가액의 비율과의 차이에 따른 정산을 하였다는 등의 특별한 사정이 없는 한, 협의에 의한 공유물 분할은 원래의 공유지분에 따라 분할한 것으로서 지방세법 제131조 제1항 제5호 소정의 공유물의 분할에 해당한다고 보아야 할 것이고, 이러한 법리는 지분교환의 형식으로 한 개의 공유물을 분할하여 그중 특정 부분에 대한 단독소유권을 취득하는 경

세이노의 가르침

우는 물론 여러 개의 공유물 또는 공유자산을 일괄하여 분할함에 있어 각 공유물을 그 지분비율에 따라 하나하나 분할하는 대신 지분 비율과 각 공유물의 가액을 함께 고려하여 그중 한 개 이상씩의 특정 공유물 전체에 대한 단독소유권을 취득하는 경우에도 마찬가지로 적용된다.

【주문】

원심판결 중 등록세 및 교육세(각 가산세 포함) 부과처분에 관한 부분을 파기하고, 이 부분 사건을 서울고등법원에 환송한다. 원고의 나머지 상고를 기각한다.

【이유】

1) 상고이유를 판단한다.

지방세법(이하 '법'이라고 한다) 제131조는 제1항 제3호에서 상속 및 무상취득 이외의 원인으로 인한 소유권의 취득에 대한 등록세율을 농지의 경우 부동산가액의 1,000분의 10으로, 기타의 경우 부동산가액의 1,000분의 30으로 각 정하고 있으며, 제5호에서 공유·합유 및 총유물의 분할에 대한 등록세율을 분할로 인하여 받은 부동산가액의 1,000분의 3으로 정하고 있는데, 여기에서 공유물의 분할이라 함은 법률상으로는 공유자 상호 간의 지분의 교환 또는 매매로서 제3호 소정의 소유권의 취득에 해당한다고 할 수도 있으나, 이는 실질적으로 공유물에 분산되어 있는 지분을 분할로 인하여 취득하는 특정 부분에 집중시켜 그 소유형태를 변경한 것에 불과한 것이므로 (대법원 1984. 4. 24. 선고 83누717 판결, 1995. 1. 20. 선고 94누11460 판결, 1999. 6. 17. 선고 98다58443 전원합의체 판결) 그 실질을 중요시하여 제5호에서 공유물 분할로 인한 부동산등기에 대하여 일반적인 소유권 취득의 경우보다 낮은 등록세율을 규정하고 있는 것이다.

그런데 공유자들이 협의에 의하여 공유물을 분할하는 경우 원래의 공유지분을 초과하여 취득한 부분에 관한 권리의 이전은 단순한 소유형태의 변경에 불과하다고 볼 수는 없을 것이므로, 법 제131조 제1항 제5호 소정의 공유물의 분할에 해당한다고 볼 수 없을 것이나, 원래 공유물의 분할은 그 객체인 물건의 제반 상황을 종합 고려한 합리적인 방법으로 지분비율에 따라야 할 것이고, 여기에서의 지분비율은 원칙적으로 지분에 따른 가액(교환가치)의 비율에 의하여야 할 것이므로 (대법원 1992. 11. 10. 선고 92다39105 판결 등 참조), 공유물의 분할 후 자산가액의 비율이 원래의 공유지분의 범위를 넘어서는 것이라거나 또는 원래의 공유지분의 비율과 분할 후 자산가액의 비율과의 차이에 따른 정산을 하였다는 등의 특별한 사정이 없는 한, 협의에 의한 공유물 분할은 원래의 공유지분에 따라 분할한 것으로서 제5호 소정의 공유물의 분할에 해당한다고 보아야 할 것이다 (대법원 1998. 2. 13. 선고 96누14401 판결 참조).

그리고 이러한 법리는 위와 같은 지분교환의 형식으로 한 개의 공유물을 분할하여 그 중 특정 부분에 대한 단독소유권을 취득하는 경우는 물론 여러 개의 공유물 또는 공유자산을 일괄하여 분할함에 있어 각 공유물을 그 지분비율에 따라 하나하나 분할하는 대신 지분비율과 각 공유물의 가액을 함께 고려하여 그 중 한 개 이상씩의 특정 공유물 전체에 대한 단독소유권을 취득하는 경우에도 마찬가지로 적용된다 할 것이다(대법원 1995. 9. 5. 선고 95누5653 판결).

그런데 원심판결 이유에 의하면, 원심은 앞서 본 바와 같은 특별한 사정이 존재하는지 여부에 관하여 심리·판단함이 없이, 원고와 원고 2,

원고 3(이하 '원고 등'이라 한다)이 그 공유에 속하였던 이 사건 임야 11필지를 협의에 의하여 분할함에 있어서 각 임야별로 당초의 공유지분을 초과한 토지를 취득한 사실을 인정한 후, 원고 등이 당초의 공유지분을 초과하여 취득한 토지는 새로운 부동산의 취득에 해당한다고 판단하여, 원고 등은 위 공유물 전체를 일괄하여 공시지가 등 가액을 기준으로 공유지분에 상응하게 분할하였으므로 이 사건 등록세에는 공유물 분할에 관한 법 제131조 제1항 제5호 소정의 세율이 적용되어야 한다는 원고의 주장을 배척한 조치에는 상고이유에서 지적하는 바와 같은 공유물 분할로 인한 등기의 등록세율에 관한 법리 오해 또는 심리미진의 위법이 있다고 할 것이고 원심의 이러한 위법은 이 사건 청구 중 등록세 및 교육세(각 가산세 포함) 부과처분 부분에 대한 판결 결과에 영향을 미쳤음이 분명하다. 이 점을 지적하는 상고이유는 이유 있다.

2) 원고는 이 사건 청구를 기각한 원심판결 전부에 대하여 상고를 제기하였으나, 취득세 및 농어촌특별세 부분에 대하여는 적법한 기간 내에 제출한 상고이유서에 그 부분에 관한 상고이유가 없고, 따로 상고이유서를 제출한 바도 없으며, 상고장에도 상고이유의 기재가 없다.

3) 그러므로 원심판결 중 등록세 및 교육세(각 가산세 포함) 부과처분에 관한 부분을 파기하여 이 부분 사건을 다시 심리·판단케 하기 위하여 원심법원에 환송하고, 원고의 나머지 상고는 기각하기로 관여 법관의 의견이 일치되어 주문과 같이 판결한다.

당신이 위 판결문에서 나오는 공유물 분할에 대한 원칙들을 최대 두 시간 내에 혼자 힘으로 아주 확실히 이해하고 어째서 원심(고등법원) 판결을 대법원에서 파기하였는지도 이해한다면 당신은 문과적 소질이 많은 것이다. 위 판결이 뭔 소리인지 모르겠다면 문과 적성은 크게 기대하지 말아야 할 것이고 각종 법률과 관련되어 있는 경리회계, 행정, 건축, 무역, 금융, 공무, 법무 등의 업무에서 고위직을 탐내지도 말아야 할 것이다.

6. 이제 다시 무엇을 배워야 할까를 생각하여 보자. 우선은 강 건너 저쪽에서 발생하는 일들보다는 당신 주변에서 일어나는 모든 것들 중 당신이 모르는 것들에 대해 공부하면서 학습 능력을 길러야 한다(학생이라면 학업에 충실하여야 하는데 개떡 같은 과목이라 할지라도 학점은 당신이 학습 능력이 있는지 없는지를 파악하는 일차적 기준이기 때문이다). 학습 능력이 있다는 것은 전혀 모르던 새로운 것을 배우고 이해할 수 있다는 뜻이며 그 능력은 학교에서 배우는 것으로 끝나는 것이 전혀 아니고 살아가면서 주변에서 일어나는 일들을 통해 스스로 키워 나가야 한다.

예를 들어 수도꼭지가 고장 났을 때, 하수구가 막혔을 때, 화장실 환풍기가 고장 났을 때, 생각지도 않았던 세금고지서가 나왔을 때, 소송을 하여야 하는 일이 발생했을 때, 어떤 계약을 하여야 할 때, 그때마다 배워야 한다. 인터넷을 통해 얼마든지 배울 수 있는 세상 아닌가.

나는 나 자신의 학습 능력을 키우고자 별짓을 다 하며 살아왔다. 예를 하나 들어 보겠다. 나는 한강변에 건물이 하나 있는데 바로 앞에 강변북로와 철도와 일반도로가 나란히 놓여 있다. 도로가 많다는 것은 교통소음이 아주 심하다는 뜻이다. 한강변이므로 유리를 전면에 많이 배치하여야 하는데 밖에서 소음 측정을 하여 보니 종종 80dB이 넘었다. 바로 옆 고급빌라는 수입산 3중 유리를 사용하였으나 실내에서 낮에 48dB이 나왔고 좀 시끄러웠다(이는 곧 내가 클래식 음악을 들을 때 고음의 바이올린 소리를 제대로 못 듣게 된다는 뜻이다). 이 문제를 해결하고자 열심히 구글링을 하였고 소음 차단 관련 논문이 영국에 압도적으로 많음을 알았다. 마차가 다니던 길에 자동차가 다니면서 소음이 커졌으나 영국인들은 건물을 새로 짓는 대신 옛날 건물을 그대로 사용하면서 소음을 줄이는 방법을 모색하였기 때문이다. 나는 200파운드 정도를 주고 논문 자료 하나를 구입한 후 열심히 공부하였고, 거기서 나오는 내용들을 근거로 창문 프레임을 설계하여 발주하고 유리도 어떻게 설치하여야 하는지도 알려 주었다. 20여 년이 지난 지금도 실내에서 들리는 소음은 컴퓨터 팬 소리 정도 들리는 40dB 이하이며, 설치 당시에는 한국유리에 관련 자료도 넘겨주었다.—이런 게 학습 능력이다. 학습 능력이 있으면 어떤 문제가 발생하여도 스트레스를 받는 대신 해결책을 적극적으로 모색하면서 엑스터시도 느끼고 도파민도 솟아난다는 것을 나는 안다(대다수의 사람들은 이런 경우 창호 회사나 유리 회사에서 소음 방지 전문가를 찾으려고 할 텐데 나는 왜 고생을 사서 했을까? 기본적으로 나는 이른바 전문가라는 사람들의 경험적 지식은 존중하지만 그들이 경험한 적 없는 새로운 사례에 대한 해결 능력은 신뢰하지 않기 때문이다).

어떤 일을, 어떻게 해야 하는가

2022 성격에 맞는 일을 하라

독자들이 보내는 질문들 중에서 내가 제일 한심하게 생각하는 질문이 있다. "여유자금 5천만 원이 있어서 장사를 하려고 하는데 무슨 장사가 좋을까요?"라는 식의 질문이 바로 그것이다. 아니, 내가 당신에 대해 전혀 모르는데 그것을 내가 어떻게 알겠는가. 그렇게 질문하는 사람들은 내가 어떤 장사를 하라고 구체적으로 지목하면 무슨 장사이건 다 잘하여 낼 자신이 있다는 말인가? 또, 여유자금 5천만 원이 있을 때 하면 좋은 장사가 있다고 치면 대한민국에서 5천만 원의 자금이 있는 사람들은 모두 다 같은 장사를 하여야 한다는 말인가?

장사건 사업이건 간에 똑같은 자금을 갖고 똑같은 장소에서 하더라도 성공하는 사람은 1명이고 망하는 사람이 9명이다. 또한, 장사는 위치가 제일 중요하다고들 하지만 아무리 좋은 장소라 할지라도 망하는 사람이 반드시 있기 마련이다. 어설픈 이론이지만 나는 인간이 하는 일을 오직 네 부류로 나눈다.

A: 사람을 상대로 하는 일

B: 기록된 것을 상대로 하는 일

C: 무생물을 상대로 하는 일

D: 몸으로 하는 일

물론 무슨 일에서든지 D에서 언급된 몸은 필요하다. 그러나 당사자가 휴가를 가도 일이 이루어질 수 있는 것이 있고 반면에 몸에 무슨 탈이 생기거나 자리를 비우게 되면 수입이 없어져 버리는 일도 있다. 예를 들어 의사가 자리를 비우면 환자를 만나지 못하지만, 상인은 점원에게 가게를 맡기고 놀러 갈 수도 있다. 나는 이것을 육체적 현장성이라고 부르는데 그런 의미에서 D항목을 이해하면 된다. 이것의 중요성이 크면 클수록 자유롭지 못하다.

이 세상 모든 직업에는 이 네 가지 일들이 복합되어 있으나 핵심적인 부분은 각기 다르다. 사업가, 의사, 경영자, 음식점 주인, 상인, 영업사원은 A에서 두각이 나타나야 하고, 변호사, 회계사, 교수, 경리는 B에서, 컴퓨터 프로그래머, 엔지니어, 건축사, 피아니스트는 C에서, 농부, 축구선수, 발레리나, 성악가는 D에서 그렇게 되어야 한다.

사람을 상대로 하는 일, 즉 A부류의 일을 할 때 중요한 것은 성격이다. B부류에서 일을 잘하려면 학구열과 응용력이 있어야 한다. C에서 중요한 것은 창조성이며 D에서 중요한 것은 육체적 재능이다.

장사나 사업에서 가장 중요한 것은 성격이다. 인간의 성격은 크게 내성적인 성격과 외향적인 성격으로 나뉜다. 어느 성격이 우월하다고는 할 수 없으며 단지 영어 단어 introvert와 extrovert에서 나타나듯 하나는 안으로 향한 것이고 다른 하나는 밖으로 향한 성격일 뿐이다. 나처럼 양성적인ambivert 사람들도 있다.

어떤 일을 하고자 할 때 그것이 사람을 주로 상대하여야 하는 일이라면 자신의 성격이 외향적인가를 반드시 짚고 넘어가야 한다. 매우 내성적인 사람이 장사를 한다고 치자. 고객에게 인사나 제대로 할 수 있겠으며 미소를 지을 수 있겠는가. 망하기 직전의 가게들을 찾아내어 성공할 수 있도록 도와주는 과정을 보여 주었던 〈신동엽의 신장개업〉이라는 TV 프로그램(나는 이 프로그램을 녹화하여 직원 교육용으로 사용하였다)에서 장사를 못하던 사람들이 모두 내성적 성격의 소유자들이었음을 기억하라. 직장에서도 외향적인 사람들은 어느 곳에서나 쉽게 드러나지만 내성적인 사람들은 외부에 잘 드러나지 않는다.

사람을 많이 상대하는 일을 하고 있는 내성적인 사람들은 성격을 변화시켜 보고자 웅변학원도 다니는 등 갖가지 노력을 하지만 그게 그렇게 쉽지가 않다. 성격을 개조하는 다른 방법은 없는 것일까?

1976년도 영화 중에 마틴 스코세이지Martin Scorsese 감독, 로버트 드니로, 조디 포스터 주연의 〈택시 드라이버〉라는 것이 있다. 베트남전에서 돌아온 26세 청년 트래비스는 사회의 악을 쓸어버려야 한다는 강박관념과 불면증에 걸린 야간 택시 운전기사이다. 뉴욕의 뒷골목은 쓰레기 인생들로 가득하다. 그는 그 더럽고 추잡한 인생들을 욕하고, 언젠가 큰 비가 내려 모든 오물을 씻어 낼 것이라고 중얼거리며 다닌다. 해병대 출신이지만 뉴욕에서는 소심하기만 한 그는 어느 날 권총 4개를 구입하고 칼도 준비한다. 그리고 총 쏘는 법과 칼 쓰는 법을 연습하고 혼자서 거울 앞에 서서 누군가를 상상하며 말투와 행동을 연습한다. 'Are you talking to me?(너 지금 나한테 씨부렁거리냐?)' 그런 연습을 거쳐 그는 대통령 후보를 암살하려고 하기도 하지만(그래서 국내 상영이 금지되었다가 91년에 가서야 해제되었다) 우연히 만났던 12살짜리 창녀를 구하고자 사창가에서 피비린내 나는 총격전을 벌이면서 포주를 죽이고 영웅 대접을 받게 된다.

나는 내성적인 사람들이 성격을 외향적으로 바꾸려면 어떻게 하여야 하느냐고 물을 때마다 이 영화를 권유하면서 어떤 시비가 생기게 되면 욕으로 대응하는 법을 미리 연습하라고 한다. 누군가와 싸울 생각을 하게 되면 성격은 변하기 마련이라고 믿기 때문이다.

학교에서 몇몇 학생들로부터 왕따를 당하고 폭행도 당하곤 하기 때문에 죽고 싶다고 메일을 보낸 어느 내성적인 고등학생에게는 이렇게 충고하였다. 학교 선생님이나 부모님과 상의하라는 말 따위는 하지 않는다. 너만 더 괴로워지니까 말이다. 네 힘으로 해결하는 방법을 알려 주마. 먼저 일기를 써라. 네가 누구에게 어떻게 당하고 있는지를 낱낱이 기록해라. 일기 속에 복수하겠다느니 때려죽이고 싶다느니 그런 말은 절대 쓰지 말라. 그저 네가 얼마나 일방적으로 못된 놈들에게 불쌍하게 당하고 있는지를 눈물겹게 기록하라. 그렇게 한두 달을 쓴 뒤부터는 기회를 노려라. 그리고 어느 날 수업 중에 너를 왕따시키는 주모자에게 갑자기 가서 말은 한 마디도 하지 말고 그 어깨를 몽둥이나 의자로 세게 내려쳐라. 뼈가 부러져도 좋다. 시간이 된다면 다른 녀석들도 팔이건 다리건 뼈가 부러질 정도로 내려쳐라. 단, 머리는 때리지 마라. 죽어 버리면 살인이 되고 마니까 말이다.

그러므로 미리 남몰래 연습을 많이 하여라. 네가 사용한 흉기는 미리 준비한 것이면 절대 안 된다. 너는 그저 우발적인 감정에 교실에서 눈에 띄는 것으로 내려쳤을 뿐이다. 물론 너에게 맞은 녀석들이 너를 폭행죄로 고소하여 경찰서에 끌려갈 수도 있을 것이다. 그때 네 일기장을 보여 주어라. 그리고 그들을 맞고소해라. 나한테 이런 코치를 받았다는 말은 절대 하지 말라. 세이노는커녕 세이예스도 모른다고 해라. 그래도 보복이 두렵다고? 절대 겁내지 마라. 한 번 더 수업 시간에 그들 중에서 한 녀석만 반쯤 죽여 버려라. 그리고 욕을 배워라. 다시는 그 어느 누구도 너를 건드리지 않을 것이며 성격도 변하게 될 것이다. 폭력 전과자가 되면 어떻게 하느냐고? 네가 한 명 이상의 놈들에게 폭행을 당해 왔다는 증거만 있으면 전과자가 될 가능성은 아주 낮다. 게다가 왜 너를 때리는 놈들은 그런 걸 걱정 안 할까? 그래도 너는 전과자가 될까 봐 걱정된다고? 그렇다면 주짓수라도 배우고 그들이 때릴 때 가만히 맞지 말고 이빨로 물어뜯기라도 해라. 그것조차 못 하겠다면 여러 영화들에서 나오는 복수의 삶을 살아가든지.

성격을 바꾸기 위한 또 다른 시도는 여행 중에 낯선 곳에서 낯선 사람들 앞에서 해 볼 수 있다. 나는 해외여행을 할 때 나를 아는 사람이 아무도 없기에 한 번도 안 해 본 짓거리를 시도하여 보는 경우가 종종 있다. 이를테면 라이브 밴드가 연주하는 나이트클럽에서 마이크를 달라고 한 뒤 미친척하고 목이 터져라 노래를 불러 본다거나 한국에서는 전혀 입지 못하는 옷들을 태연하게 걸치고 다닌다거나 이 나이에 머리에 무스를 잔뜩 바르고 올백으로 머리를 넘겨 본다거나 하는 것들이다. 그곳 사람들은 내가 원래 그러려니 생각할 것이다.

차림새를 바꾸면 행동이 바뀐다는 것도 알아 두어라. 제아무리 점잖은 녀석도 군복을 입고 술을 마시면 언제라도 개망나니가 될 수 있다. 그러므로 내성적인 성격을 바꾸려면 옷에 변화를 시도하여라. 휴일에 양아치 같은 옷을 일부러 입고 다니는 것도 좋다. 인도 헤나 문신 같은 것으로 팔에 뱀이나 해골 같은 것을 그려 넣고 다니는 것도 나쁘지 않을 것이다. (헤나는 한 달 안에 저절로 지워진다. 나는 양팔에 진짜 문신과 비슷한 색의 헤나로 전갈 6마리를 그려 넣고 다닌 적도 있다.)

마지막으로, 예전 친구들은 1년이고 2년이고 잠시 만나지 말라. 친구들은 당신이 당신답지 않게 행동한다고 지적하면서 변화를 인정하지 않을 것이기 때문이다(변화의 발목은 언제나 친구들과 가족들이 붙잡는다는 것도 기억해라). 그러므로 새 성격을 본래의 성격으로 인정하는 새 친구들을 사귀어라.

나도 본래는 아주 내성적인 성격을 갖고 있었다. 남들 앞에서 발표하는 것을 아주 두려워하여 중학교 때에는 재봉틀이라는 별명도 얻었는데, 남들 앞에 서면 다리가 후들후들 떨려서 재래식 재봉틀의 발판을 밟는 다리 모습이 되었던 것이다. 그런 나의 성격이 조금씩 바뀌기 시작한 것은 고등학교 시절부터였는데 갑자기 가난의 나락으로 떨어진 데 대한 반항심 비슷한 것이 동인이 되었다. 하지만 여전히 여학생 앞에서는 수줍어하여 말도 제대로 하지 못했다. 그러다가 사업이랍시고 광고 대행업을 시작하면서 외향적인 면과 적극적인 면이 개발되기 시작했고 어느 틈엔가 완전히 외향적인 성격의 소유자로 사람들에게 비치기 시작했다.

내성적인 성격을 도저히 바꾸지는 못하겠으나 사업이나 장사를 하고 싶다면 외향적인 사람을 전면에 내세우면 된다(물론 비용이 추가된다). 그렇게 할 상황이 아니라면 앞에서 말한 B, C, D에 중점이 있는 일을 찾으면 된다. 대인관계에서 생기는 성격상의 문제들로 인한 스트레스 때문에 정신과 상담도 받았다는 30대 독자는 B분야(회계 분야)로 일을 바꾸고 나서야 정신의 안정을 찾았다고 한다.

결론적으로 성격 자체는 어떤 일 혹은 환경 속에 들어가 있느냐에 따라 문제가 되는 것이므로 자기 성격에 어울리지 않는 일은 가능하면 피하는 것이 좋다. 원숭이는 모두 벗겨진 엉덩이를 갖고 있지만 앉아 있는 원숭이의 엉덩이는 남에게 보이지 않는다. 서 있지 못하겠으면 앉아 있으라는 말이다.

(외향적인 성격이 아닌 사람들은 직장에서 프레젠테이션을 해야 할 때 도중에 할 말이 생각나지 않으면 어떻게 하나 하는 걱정도 할 것이고 긴장도 하게 될 것이다. 걱정하지 말라. 나도 한때는 그랬으니까 말이다. 오래전 나는 다국적 기업 국제회의에서 OHP 필름으로 발표할 경우는 각 필름에서 내가 반드시 말해야 할 것들을 미리 작은 포스트잇에 써서 붙여 놓았다. 발표 시에는 필름을 프로젝터 위에 올려놓으면서 그 메모를 떼어 내 손에 쥐고 맥을 이어 나갔다. 노트북에서 프로젝터로 투사시켜야 할 경우에는 그 포스트잇을 노트북에 미리 붙여 놓았다. 농담은 물론, 예

상되는 질문도 미리 대비하였다. 심지어 적절한 참석자 한 명에게 이러저러한 질문을 내게 하여 달라고 부탁하기까지 했다. 아주 내성적인 사람들은 흔히 원고를 미리 만들어 놓고 발표 시에 그대로 읽어 나가는데 참가자들과 눈을 마주치는 시간이 거의 없기에 가장 형편없는 방식이다. 프레젠테이션에 대한 책들을 많이 읽어 보고 연습을 수없이 거듭하여라.)

`2022` 일 중에는 접대받기를 즐기는 사람들이 '갑'의 위치에 있고, 당신은 '을'의 위치에서 그들을 접대하여야 하는 게 업무의 중요한 부분이 되는 것들이 있다 (그런 일들에 현재 종사하는 사람들을 배려하여 구체적 언급은 하지 않겠다). 이런 쪽의 자격증을 따려는 사람들이 메일을 보내는 경우 내가 물은 것은 이러했다: "술 좋아하냐? 술 먹고 노래하며 노는 것을 너도 좋아하냐?" 박정희 시대 때부터 이미 갑부였던 분으로부터 직접 들었던 이야기 한 토막이 있다. 술을 좋아하였던 그분이 80년대에 고층 임대 건물을 건축하자 은행들이 서로 1층에 들어오고자 치열하게 경쟁을 하면서 룸살롱이나 기생집으로 모셨는데 A은행을 낙점한 이유는 이러했다. "나를 웃기려고 지점장이 홀라당 벗고서 자지를 술병 입구에 끼운 뒤 호스티스에게 …시키고 …한 상태에서 춤을 추던데 정말 웃겼지. 그만큼 간절했던 거야." (이 얘기를 들었을 때 난 그 지점장이 너무나 가여웠다.)

`2022` 무슨 일이든지 더 잘하는 방법이 있다

군대에서 겪었던 일이다. 자대로 배치된 바로 그날 저녁 일등병 고참이 내게 시킨 일은 내무반 바닥에 물을 뿌리고 비로 쓸라는 것이었다. 내무반은 시멘트 바닥이어서 먼지가 잘 일어났다. 나는 물바가지에 물을 받아 와 그 물을 손으로 뿌렸다. 물론 나는 졸병이었기에 잔뜩 긴장한 상태에서 한 대라도 덜 얻어맞고자(70년대 초는 군대 내 구타가 여전히 남아 있던 시절이다) 최선을 다해, 정말 최선을 다해, 물을 조심스럽게 뿌렸다. 하지만 물뿌리개로 골고루 한 것이 아니라 손으로 뿌린 것이기에 어떤 곳은 물 자국이 크게 생기고 어떤 곳은 물이 묻는 둥 마는 둥 하는 꼴이 되었다.

그 모습을 본 고참은 나를 화장실로 데리고 가 몇 대 쥐어박은 후 물 뿌리는 법을 설명하였다. 그것은 가볍게 움켜쥔 손을 바가지 물속에 담근 뒤 재빨리 꺼내면서 다섯 손가락을 빠르게 좍 벌리며 물을 사방에 튀기는 것이었다. 그렇게 하니 시멘트 바닥에 생기는 물 입자의 크기는 모두 쌀알만 하였다. 물뿌리개로 물을 뿌린 것보다도 입자가 더 고왔고 정말 예술이었다. 무슨 일이건 더 잘하는 방법이 있다는 것을 나는 군대에서 맞아 가며 배웠다.

2022 군대 얘기가 나왔으니 하나 더 말하자면, 내 밑으로 졸병이 들어왔는데 기수 차이는 겨우 2개월이었고 좀 빤질이였기에 고참 상병에게 금세 찍혀 툭하면 상병에게 불려가 야단도 맞고 빠따도 맞았다(내 군대 시절에는 고참들에게 맞는 게 일과의 하나였다고 해도 과언이 아니다). 어느 일요일, 내무반에서 그 상병이 졸병을 세워 놓고 드럼채로 머리를 계속 때려 가며 훈계를 늘어놓았다. 그런데 그게 꽤 오랫동안(10분? 20분?) 지속되는 중에 갑자기 졸병이 "18, 너 죽고 나 죽자 이 18새끼야" 하면서 웃통을 모두 벗더니 내무반 천장에 달려 있던 형광등을 손으로 확 잡아 뜯고 깨진 형광등을 입으로 씹으면서 자기 배를 긋고(당연히 입과 배에서 피가 흘러나왔다) 그 깨진 형광등을 들어 상병의 배를 찔렀다. 상병은 내무반 밖으로 도망쳤으나 졸병이 연병장까지 쫓아가면서 계속 "죽여 버리겠다"고 외쳤고… 그날 저녁, 그 졸병은 내무반장에게 몇 대 맞긴 했지만 고참 그 누구도 다시는 그를 건드리지 않았다. 그때 나는 꼬장을 부리려면 확실하게 부려야 한다는 것을 배웠다.

사업을 하면서 수많은 사람들을 겪어 본 경험에 의하면 가장 골치 아픈 직원은 자기 기준으로 일하는 사람이다. 이들은 자기 나름대로는 최선을 다하였다고 생각한다. (《바보들은 항상 최선을 다했다고 말한다》는 제목의 책이 출간되었을 때 나는 그 책 제목이 너무나도 마음에 들어 읽어 보았는데 적어도 내가 개인적으로 기대하였던 내용하고는 거리가 멀었다. 원제는 〈Mastering Self-Leadership〉이었는데 내가 보기에는 뜬구름 잡기였다.) 하지만 기억해라. 당신이 최선이라고 생각하는 방법이 실은 어리석음의 총체적 집합일 수도 있다는 것을 말이다.

대부분의 사람들은 자신이 일을 충분히 잘하고 있다고 생각한다. 더 잘, 더 효율적으로, 더 완벽하게 일을 하는 방법이 있다는 것을 인정하지 않는다. 통계에 의하면 사람들 중 90% 이상이 자신은 다른 보통 사람보다 일을 더 잘하고 있다고 생각하고 미국 대학 교수들의 94%는 동료보다 자신이 연구를 더 잘 수행한다고 믿는다. 미국 대학 농구 선수들 중 60% 이상이 자기가 메이저 팀에서 뛸 것으로 믿지만 실제로는 5%만 그렇다. 일본 직장인들은 자신의 업무 수행 능력을 남들이 생각하는 것보다 평균 20% 이상 더 높게 생각한다. 즉, 자기도취에 빠져 있다.

사람들이 내게 웬 책을 그렇게 읽느냐고 물을 때마다 내가 준 대답은 "내가 경영을 제대로 하고 있는 것인지, 내가 제대로 살아가고 있는 것인지, 내가 자기도취에 빠진 것은 아닌지, 내가 똥 묻은 개인데 겨 묻은 개를 탓하기만 하는 건 아닌지, 내 눈 속의 들보는 못 보고 남의 눈 속의 티끌만 보는 것은 아닌지, 내가 제대로 일을 효과적으로 처리하는 것인지 등등이 불안하다 보니 확인을 받으려고 읽는다."는 것이었다.

자, 일을 좀 더 잘하려면 어떻게 하여야 하는가.

첫째, 어떤 일을 반복적으로 하고 있다면 반드시 개선점을 찾아내라. 나는 같은 일이 수개월 동안 계속 반복되면 "더 효과적인 방법은 없는 것일까?"를 생각하며 더 좋은 방법을 찾아 개선하려고 무지무지 애를 쓴다. 그리고 상당한 분야에서 변화를 시도한다. 집에서도 나는 오만 가지 물건들로 가득 찬 내 방을 정기적으로 정리하고 사물들을 새롭게 배치한다. 개선점을 찾는 것이다.

둘째, 행동하기 전에 그 일에 필요한 지식을 반드시 흡수하여라. 전혀 모르는 분야라면 밤을 새워서라도 인터넷을 샅샅이 뒤져 관련 지식을 공부하라. 섣불리 전문가라는 사람들을 찾아 나서지 마라. 반드시 관련 법규들을 찾아 공부하는 것도 잊지 마라. 법을 미리 확인하지 않아 낭패를 보는 사람들이 한둘이 아니다. 라면 하나도 제대로 끓이려면 설명서를 읽어야 한다는 것을 잊지 말라.

셋째, 실수하지 말라. 중국 음식점에 짜장면을 시켰는데 배달원이 단무지나 젓가락을 안 가져오는 경우를 한두 번은 경험하였을 것이다. 당신이 배달한다면 전혀 그런 실수를 하지 않을 것이라고? 글쎄다. "사람의 발이 밟는 땅은 불과 몇 치에 지나지 않는다. 그러면서도 한 자가 넘는 다리에서도 잘 떨어진다."(《안씨가훈》에 나오는 말이라고 한다.) 기본적으로 실수는 자만에서 나온다. 실수하지 않으려면 어떤 일을 하는 데 필요한(하지만 당신이 익히 알고 있다고 믿는) 모든 세세한 것들을 적어 놓은 체크 리스트를 반드시 만들어 책상 위에 붙여 놓고 그 일을 할 때마다 확인하라. 그 리스트가 머릿속에서 스크린에 투영되듯 눈을 감아도 좍 비칠 때까지 그렇게 하라. 일을 못하는 사람일수록 이런 리스트를 불필요하게 생각한다. 이미 안다고 생각하는 자만에 빠져 있다는 말이다.

넷째, 효율적으로 일해라. 어젯밤 10시까지 일했다고? 이번 달 영업 실적 통계 내느라고 그랬다고? 그런데 통계를 어떻게 냈지? 꼼꼼히 세금계산서들을 업체별로 분류한 뒤 합산하여 워드 프로세서로 만들었다고? 합산은 어떻게 했는데? 계산기로 했다고? 그럼 이 도표는 어떻게 그렸지? 워드로 만들었다고? 엑셀은 사용할 줄 모르나? 알긴 아는데 잘 모른다고? 이거 엑셀로 하면 어제 일과 전에 끝나는 일인데? 효율성은 언제나 당신의 지식과 비례한다는 사실을 잊지 마라(하긴 회사에서 높은 사람이 남아 있으면 퇴근을 못 하는 직장이 허다한 상황에서 효율적으로 일하고 난 뒤 게임이나 하는 것보다는 열심히 계산기라도 두드리는 것이 더 이뻐 보일지도 모르겠다).

다섯째, 그 일을 이미 해 본 경험자들의 의견을 반드시 들어라. 직장인들이 상사를 잘 만나는 것은 정말 행운에 속한다. 나는 경력 사원을 뽑을 때 그가 예전 직장에서 누구 밑에서 일을 배웠는지, 그 상사는 어떤 사람이었는지를 반드시 묻는다. 무역 서류를 담당할 경력 직원이라면 그가 작성한 영문 문서들을 예전 직장에서 누가 살펴보았었는지도 확인한다. 혼자서 전권을 위임받았다면 그는 배운 것이 없으니 보나 마나 일을 잘할 리가 없다. 상사가 있었지만 별 볼 일 없었다면 그 역시 별 볼 일 없다. 그러므로 당신의 상사가 당신에게 일 좀 똑바로 하라고 할 때마다 고마움을 느껴라. 그가 큰 소리로 악악거린다고 할지라도 말이다.

"훌륭한 사람과 어리석은 사람과의 사이는 불과 한 발자국의 차이다." 나폴레옹의 말이다. 하지만 일 잘하는 사람과 어리석게 일하는 사람 차이는 한 발자국이 아니다. 그것은 부자가 될 사람과 가난하게 살 사람의 차이가 되기도 하기 때문이다.

1. 나는 공장 자동화 시스템에 대하여 전혀 몰랐다. 그런데 어쩌다 보니 관련 분야를 알아야 할 필요가 조금씩 나타나기 시작했다. 이럴 때 대개 사람들은 전문 집단에 맡기려고 하지만 나는 내가 먼저 이해하기 전까지는 하청을 주려고 하지 않는다. 왜냐하면 그런 시스템들은 구매하기 전에는 내가 계약서상 '갑'이 되지만, 일단 구매 설치한 뒤에는 기술적으로 그 업체에 완전 종속되어 실제로는 '을'

의 위치로 바뀐다는 것을 경험적으로 알기 때문이다. 게다가 엔지니어들은 실제 소요치보다 오버 디자인된 제안을 하는 경향이 있기 때문에 불필요한 고가 장비가 장착되기 쉽다. 나는 이 공장 자동화 시스템에 대해 어떻게 접근하여 왔을까?

먼저 공장 자동화 관련 잡지들을 구독하기 시작했다. 전자 신문은 이미 10년 넘게 구독하여 왔다. 잡지나 신문에 실린 광고를 보고 업체에 전화를 하여 이것저것 물어도 보았다. 자동화 종합 전시회도 구경하고 참가 업체들을 귀찮게 하면서 카탈로그들도 모았다. 구로동 공구상가는 물론 용산 전자상가 지하 1층도 직접 기웃거렸다. 이상의 일들을 나는 지난 6개월간 간간이 하여 왔었다. 그리고 지난 6일간 집중적으로, 축적된 자료들을 본격적으로 검토하는 한편 인터넷 검색에 매달리며 지식을 총정리하여 나갔다. 나는 내일 아침 지방으로 출장을 갈 예정이다. 그리고 그곳에서 자신 있게 방향을 제시할 수 있다. 가장 저렴한 방식이 무엇이며 어떻게 일을 시작하여야 하는지를 말할 수 있다는 말이다.

2022 그때 있었던 일을 하나 풀어 본다. 해썹 인증HACCP, 식품안전관리인증 요건들은 상당히 많지만 그중 하나는 통행로 문마다 공기차단용 에어커텐을 달아야 하는 것이었다. 그 당시에는 에어커텐을 달기만 하면 해썹 인증에는 문제가 없었다. 하지만 문을 열었을 때 에어커텐이 작동되면 그 모터가 정상 속도로 가동되기까지 몇 초 이상 걸리므로 그 시간에는 공기 이동이 일어날 수 있고, 도어 손잡이를 통한 감염 위험이 있다는 것이 아쉬웠다. 내가 원했던 것은 도어 손잡이를 없애고 전기 데드락Deadbolt을 설치하며, 근접센서Proximity Sensor를 통해 사람이 감지되면 에어커텐이

먼저 몇 초 동안 가동된 후 비로소 데드락이 풀리고 그때 어깨로 밀고 들어가는 형태였고, 동시에 공기 이동을 막고자 반대쪽에 있는 문은 열리지 않도록Interlock 하고 싶었다. 하지만 외부 전문가들이 하도 어설픈 소리를 해 대서 혼자서 밤을 새워 가며 낑낑거리면서 PLCProgrammable Logic Controller 프로그램을 처음으로 공부하여 결국 내 방식대로 설치했다. 현장에서 필요한 PLC는 입출력 신호가 몇 개 나오는 수준인데도 업체들은 산업용 미쓰비시 PLC 같은 것을 써야 한다고 했기에 내가 오기로 덤벼든 것이고 업체 견적가의 5% 정도의 금액으로 Tiny PLC를 사용하여 해결했다.—모르면 괴롭고 알면 즐겁다!

2. 나는 일간지들은 물론 경제지들도 보고 일반인들은 잘 모르는 전문지도 보아 왔다. 때로는 지방지들을 보기도 하는데 이를테면 제주도에서 뭔가 돈벌이가 보이게 되면 제주도에서 발행되는 지방지들을 구독하는 식이다. 가장 신문을 많이 보았던 시절에는 서른 개가 넘는 신문들을 보기도 했다. 외국 신문을 보기도 하지만 상세히 보는 편은 아니고 관심 있는 부분만 보게 된다(어떤 새로운 일을 하려고 한다면 반드시 그 분야에서 발행되는 잡지와 신문을 모두 찾아내 6개월 이전부터 구독하라. 돈이 없으면 물론 도서관에 가라. 헌책방에서 잡지의 과월호를 1년 치 사서 읽어 보는 것도 좋은 방법이다. 과월호를 사는 것은 내가 아주 즐겨 쓰는 방법이다. 예전에 삼륜 용달차가 있었던 때 나는 헌 잡지들을 두 대 분량이나 산 적도 있다).

2022

• 유튜브에서 idiots at work를 검색하면 멍청하게 일하는 꼴들을 보고 배울 수 있다.

- 프로그래머들에게 욕 좀 하자. 신용카드로 인터넷에서 결제할 때 카드번호를 입력하는 경우, 어떤 카드는 16개 번호를 계속 입력하면 4개씩 자동으로 뒤 칸으로 넘어가지만 어떤 카드는 4개 입력하고 나서 탭을 눌러야 넘어간다. 계좌이체를 위해 공인인증서 암호를 입력할 때 어떤 은행의 프로그램에서는 대문자 키가 눌려져 있는지를 보여 주지만 대문자와 소문자를 구분한다는 메시지만을 보여 주거나 아무런 메시지조차 없는 경우들이 더 많다. 이런 사례들은 한둘이 아니다. 즉 기획자나 PM이 제시하는 내용을 뛰어넘지 못하는 닭대가리 프로그래머들이 많다는 말이다.

- 어느 유명 백화점과 마트의 쇼핑 앱을 아내 때문에 종종 보게 되는데 정말 누가 만든 것이고 책임자는 누구인지, 사장은 PT나 잘하는 놈인지 쌍욕이 나오는 경우가 한두 번이 아니었다. 코딩 인력이 모자라다 보니 어중이떠중이 다 덤벼드는 바람에 닭대가리 프로그래머들이 자기가 아주 잘하고 있는 것으로 착각한 채 월급을 받아 가는 경우가 많다는 말이다.

- 공공기관에서 외부 회사에 맡겨서 만든 프로그램들은 절반 이상 엉성한 경우가 많지만(이런 경우 그 용역회사의 사장은 접대하느라 바쁘다) 정작 그 기관에서는 외부 용역 콜센터가 있으므로 잘 돌아가는 줄로만 알고 있다는 것이 내 선입관이다.

2022 이런 일은 하지 말아라

채플린 영화 중 1936년에 발표된 〈모던 타임스〉는 〈독재자〉와 더불어 그의 대표작으로 꼽히며 그의 마지막 무성 영화이다. 이 영화에서 채플린이 그리는 현대는 냉혹하다.

지하도에서 우르르 쏟아져 나와 공장으로 몰려 들어가는 노동자들은 이리저리 몰려다니는 양 떼들에 비유된다. 자본가는 커다란 스크린을 통해 그들을 감시한다. 최소시간 최대생산을 위해 노동자들은 숨 쉴 틈이 없으며 화장실에서 담배라도 한 대 피우려고 하면 대형 스크린에서 자본가가 불호령을 내린다. 주인공 찰리는 작업대에서 컨베이어 벨트가 실어 온 제품에 나사를 조이는 일을 한다. 그는 눈앞에서 벌이 날아다녀도 기계에서 손을 떼지 못한다. 그의 손이 조금만 늦어도 전체 작업이 엉망이 되기 때문이다. 쉴 새 없이 나사를 조이던 그의 두 손은 작업대를 떠난 후에도 자동으로 움직인다. 그래서 여직원의 치마 뒷단추를 보고 쫓아가기도 하고 길 가던 부인의 가슴에 있는 단추를 조이고자 하기도 한다. 자본가는 노동자들의 점심시간도 아까워 작업 중에 급식할 수 있는 자동 급식 기계를 설치한다. 채플린은 자동 급식 기계를 시험하는 대상으로 뽑히지만, 고장난 기계는 그를 거대한 기계의 흐름 속에 빠져 들어가게 만든다. 자동화로 인해 실직자가 대량 생산되고 굶주림 때문에 빵 하나를 훔치는 사람도 있고, 시위를 하다가 총에 맞는 사람도 생겨난다. 주인공은 트럭의 꼬리에서 떨어진 깃발을 들고 뛰다가 시위 대열에서 앞장을 서기도 하며, 고아 소녀를 만나 가정을 꿈꾸고 다른 직업을 원하기도 한다. 그러나 결국은 소녀와 함께 지평선을 향해 떠난다.

이 영화에 대한 먹물들(교수, 기자 등등)의 평가는 대체로 다음과 같다. 자본주의 사회의 비인간적 모습과 전체주의의 획일적 통제에 대한 날카로운 비판을 통해 궁극적인 인간의 가치가 무엇인지를 생각하게 하는 영화, 현대 사회에서 기계화, 표준화, 익명화된 노동자의 불행을 그린 가슴 아픈 영화, 대량생산 체제 속에서 자신도 모르는 사이 거대한 기계의 한 부속품이 돼 버린 인간의 모습을 희화적으로 보여 준 작품, 대중사회에서 소멸되어 가는 인간성을 고발하고 물질문명이 가져오는 속도전쟁과 효율우선주의에 대한 비판을 그린 영화.

이 영화를 20대에 우연히 보고 먹물들의 평가도 들었을 때 내가 가진 의문은 다음과 같았다. 맞다. 동의한다. 내가 태어나기 무려 20년 전의 영화이지만 여전히 미래의 내 모습을 보여 주는 것 같아서 살이 떨린다. 그렇지만 그래서 어떻게 살아야 한다는 거냐? 너희들이야 그런 비평을 하면서 먹물로 먹고사니 그렇다 치더라도 나는 무슨 일을 하며 살아야 인간성을 잃어버리지 않는다는 거냐? 주인공이 또 다른 세상을 찾아 떠나는 모습에서 그저 언젠가는 아름다운 세상이 오려니 하는 희망을 배우라고? 그렇게 말하기만 하면 장땡이냐? 내가 이 자본주의 사회에서 '전태일'처럼 분신자살하지 않고서도 사는 방법이 뭔지 좀 알려 주면 안 되겠냐? 나도 일류 대학을 나오면 된다고? 전 과목에서 귀신이 되는 것은 도대체 안 되고 공부에 소질이 많지도 않은데 다른 방법은 없을까? 주인공 찰리가 허름하고 지저분한 옷일망정 모자와 구두까지 구색 맞춰 갖추어 입고 지팡이까지 흔들며 양반걸음을 하듯이, 가난하여도 무슨 일을 하건 간에 인간적 자존심과 존엄을 잃지 않으려고 노력하여야 한다고? 그게 해법이냐? 옛 먹어라!

산업혁명 이후 인류는 1908년 헨리 포드가 자동차 대량생산을 위해 설치한 거대한 컨베이어 벨트 앞에 서게 되었다. 물론 노동자들의 삶이 열악해지기만 한 것은 아니었다. 자기 자신이 기계화되는 것에 회의를 느낀 노동자들이 공장을 떠나자 포드는 임금을 단번에 두 배로 올리기도 했고 그덕에 미국에서는 중산층 노동자 계층이 생겨나기도 했다. 그러나 여전히 부자가 되는 사람들은 컨베이어 벨트 밖에 있는 사람들이었다.

후기 산업화 시대를 지나 정보화 시대로 이미 접어들었다는 지금도 상황은 마찬가지이다. 미국 메릴랜드대 교수이며 사회학자인 조지 리처는 그의 저서 〈맥도날드 그리고 맥도날드화The McDonaldization of Society〉에서 여전히 고속高速의 컨베이어 벨트가 우리 삶을 통제하고 있다는 것을 설명한다.

그렇다면 어떻게 하여야 컨베이어 벨트 밖으로 나가 살 수 있을까? 나는 자본주의 체제에서 당신이 노력을 아무리 해도 대가를 남들보다 더 크게 얻기는 어려운 일들을 컨베이어 벨트 앞에서의 일들로 간주한다. 컨베이어 벨트 앞에 서 있는 것과 유사한 일들은 구조적으로 육체의 노동력을 제공하고 대가를 받는 일들이지만 자격증이나 경험, 혹은 기술적인 지식이 필요하거나 두뇌를 써야 하는 일이라 할지라도 개중에는 컨베이어 근처에 머무는 일들이 있음을 알아야 한다. 따라서 부자가 되려면 무조건 한우물을 파지 말고 우물을 잘 골라야 한다(여기서 전제가 되는 것은 '작지만 안정된 수입을 계속적으로 확보하려면'이 아니다. 내가 말하는 전제조건은 '만일 당신이 부자가 되고 싶다면'이다. 이 점을 오해하지 말고 아래 글을 읽기 바란다).

우선, 어떤 서비스의 질에 대한 기대치가 고객과 회사 간에 이미 설정되어 있는 경우 당신이 고객의 주문만 받는 일을 회사 안 혹은 밖에서 하거나 그 주문을 중간에서 시행하는 일만 하거나 그 고객으로부터 대금을 받기만 하는 일은 하지 말라. 또한, 어떤 일에 대한 대가가 그 일을 수행하는 사람의 나이나 경험과는 크게 상관이 없이 이미 사회적으로 계산되어 숫자로 확정되어 있는 일은 하지 말라. 이런 분야의 일들 중에는 자격증이 필요한 경우도 많은데 세월이 지나도 고객의 수가 점점 늘어난다는 보장이 전혀 없는 자격증들도 상당히 많음을 염두에 두어라.

당신이 받는 대가가 고객의 수와 관련 없이 정해져 있다면, 또는 자신의 노력 여하보다는 근무 연한에 의하여 결정된다면 그곳을 빨리 뛰쳐나와야 할 것이다. 일한 대가가 노동시간의 양과 비례하기만 하는 일 중에는 금으로 만든 컨베이어 벨트 앞에 서 있는 일도 있기는 하지만, 부자가 되어 경제적 육체적

자유를 얻을 수 있는 효율적인 일은 결코 아니다. 조직 내에서 기계 장치를 관리 감독하거나 지나치게 연구 위주이거나 세분화되어 있는 일 역시 부자가 되기에 적합한 일은 아니다. 조직 내에서 이득 창출과 직접적 관련은 없이 그 조직을 유지 관리하는 일들 역시 부자 되는 길과는 거리가 멀다.

이러한 일들을 구체적으로 밝혀 주고 싶지만 직업의 종류가 몇만 개나 되기 때문에 나로서는 벅찬 과제이므로 그 골격 형태만 밝힐 수밖에 없다. 명심할 사실은, 형태는 컨베이어 벨트 앞의 일처럼 보이지만 본인의 생각에 따라서는 컨베이어 벨트 밖으로 빠져나갈 수 있는 일들도 많다는 것이다. 〈모던 타임스〉에서 주인공이 다섯 번이나 실직하면서 가졌던 직업들은 공장 노동자, 조선소 노동자, 경비원, 철공소 정비사 조수, 웨이터였다. 조선소 노동자는 작업 개선을 많이 연구하여 장인이 되면 더 많은 수입을 얻을 수 있다. 철공소 정비사 조수는 경험을 축적하면서 나중에 철공소를 차릴 수도 있다. 웨이터는 틈틈이 요리를 배워 진로를 바꿀 수도 있다. 나는 단순 노무직이라고 하여도 나중에 독립하여 사장이 되는 데 있어 밑거름이 되는 분야들을, 봉급도 많이 주고 복지 환경도 좋은 곳에서 단순 조립공으로 일하는 것보다 훨씬 더 좋게 생각한다. 부자가 되려고 한다면 말이다.

하나 더 첨언하면, 직업을 선택할 때 백만장자들의 현재 직업을 그대로 따라 하는 어리석음은 절대 갖지 말라. 그들이 현재의 일을 하기까지에는 그 전의 초라한 단계들이 있음을 명심해라.

2022 배달일은 어떨까? 다른 일을 할 수 있는 기회가 주어지지 않는 경우에는 아무 일이나 하라는 것이 내가 주는 지침이다. 다른 일을 할 기회가 주어져 있기는 하지만 보수가 마음에 차지 않는 경우에 중요한 결정 요소는 그 일을 통해 경험

적으로 축적되는 지식이 어떤 것이고 스스로 그 지식을 배가시킬 수 있는가이다. 영화 〈미나리〉에서 병아리 감별사 이야기가 나오는데 보수가 나쁜 일도 아니고 경험이 쌓이면 연봉이 7, 8천만 원까지 올라가지만 주인공이 다른 일을 하고 싶어 하는 이유는 무엇이었을까? 생각하여 봐라.

보육원에서 18세가 되어 나와야 하는 아이들에 대한 정부 지원금은 고작 5백만 원이고(그것도 3백만 원이었다가 오른 금액이다) 3년간 매월 자립수당 30만 원이 나오지만 쪽방 월세 수준임을 알았을 때 나는 사랑의 열매와 상의하여 그런 애들에게 배달용 오토바이라도 하나씩 사 주라고 기금을 주었다. 개뿔도 없는 처지라면 닥치는 대로 일하면서 돈부터 모아야 하기 때문이다.

2022 아무 일이나 재미있게 하라

〈VJ 특공대〉라는 TV 프로그램을 딸과 함께 자주 보았는데(나는 쇼, 드라마 등은 보지 않는다) 언젠가 어느 삼겹살집 주인이 삼겹살은 그 굽는 석판에 따라 맛이 달라진다는 것을 알고는 마음에 드는 석판을 구하고자 전국을 돌아다니고 그렇게 구한 돌들을 삶고 길들이는 데 오랫동안 정성을 쏟는 모습이 방영되었다. 그 주인에게 삼겹살집 운영은 노동이 아니라 재미를 느끼는 취미나 다름없었다. 당연히 손님이 들끓었다.

많은 부자들은 일하는 것이 취미라고 말한다. 재미있게 즐긴다는 뜻이다. 토마스 J. 스탠리는 〈백만장자 마인드〉에서 미국의 백만장자 733명을 표본 조사하여 얻은 자료들을 보여 주는데 미국의 백만장자들 중 86%는 "나의 성공은 내 일과 직업을 사랑한 결과이다"라고 공통적으로 말한다(투자를 잘해야 부자가 된다는 말에 현혹되지 말라! 일이 우선이고 투자는 나중이다, 이 바보들아). 그리고 81%는 "나의 일은 내 능력과 적성을 한껏 발휘할 수 있도록 해 준다"고 말한다.

하지만 사람들이 자기 능력과 적성에 맞는 일만을 찾아 나서는 것은 내가 볼 때는 정말 어리석은 일이다. 게다가 대다수의 사람들은 '자기가 머릿속에서 꿈꾸고 원하여 온 일'을 그 일을 위한 구체적인 준비도 없이 '자신이 해야 하는 일'과 동일시하거나 '자기가 능력을 갖고 있는 일', '자기 적성에 맞는 일', '자기가 잘할 수 있는 일'로 믿는다. 그러나 능력이니 적성이니 하는 것들은 관련 분야의 지식을 갖춘 뒤 실제로 일을 경험하여 보기 전까지는 뚜렷하게 나타나는 것이 아니다. 적성 검사 결과를 너무 믿지는 말라는 말이다(나는 학교에서 적성 검사를 받을 때마다 뭐 하나 유달리 적성이 뛰어난 것으로 나온 분야가 전혀 없었다).

정말 그러냐고? 미국 백만장자들의 경우를 좀 더 살펴보자. 그들이 어느 날 아침 갑자기 일어나 자기 능력과 적성에 맞는 일을 하기 시작한 것은 절대 아니다. 그런 일은 천재들에게나 일어난다. 백만장자들이 일을 택하게 된 동기는 그저 우연한 기회(29%), 시행착오(27%), 예전 직업과의 관련성(12%), 이전 고용주가 놓친 기회(7%) 때문이다. 이 수치는 중고등학교 시절부터 공부를 잘해서 의사나 변호사 같은 전문직업인이 되어 부자가 된 사람들도 포함시킨 것이므로 그들을 제외한다면 거의 대다수의 백만장자들은 어떻게 하다 보니까 그렇게 되었다는 말이며, 어쩌다 하게 된 일이 시발점이 되어 돈을 벌었다는 뜻이다.

진실은 이것이다. 백만장자들은 '어떻게 하다 보니까 하게 된 일'에서 기회를 포착하고 그 일을 사랑하고 즐김으로써 '능력과 적성을 한껏 발휘할 수 있는 일'로 바꾸어 버렸던 것이다. 내 말을 믿어라. 마크 피셔Mark Fisher와 마크 앨런Marc Allen의 공저 〈백만장자처럼 생각하라〉에서도 '성공하는 사람들은 그들의 일을 사랑한다'고 단언한다.

정말 그것이 부자들의 진실이다(현대그룹 창업주 故정주영 회장이 적성을 찾아 쌀가게 점원을 시작한 것도 아니고 빌 게이츠가 적성에 따라 컴퓨터를 배워야겠노라 사전에 굳게 결심한 것은 절대 아니라는 것을 명심해라). 내 말이 아직도 믿기지 않는다고? 혹시 〈부자 아빠의 젊어서 은퇴하기〉라는 책 제목을 들어 본 적 있는가? 있다고? 나는 그 책을 펼쳐 보지도 않았다. 사람들은 흔히 부자가 되면 일은 더 이상 안 하고 젊어서 은퇴하겠다고 생각한다. 사람들이 복권에 당첨되면 제일 먼저 하고 싶은 것이 바로 그것 아닌가.

질문: 진짜 부자들이 일찍 은퇴하는 것을 본 적 있는가? 환갑이 아니라 70세, 80세, 아니 건강이 허락하는 한 죽을 때까지 일에서 손을 완전히 놓지 않는 사람들이 부자들이다. 일하는 것이 재미있어 죽겠는데 은퇴를 해? 그것도 젊어서 돈을 벌어 놓은 뒤 은퇴를 해? 그런 생각을 한다는 것 자체가 일이 재미없다는 뜻이다. 그러니 그 지겨운 일에서 좀 벗어나고 싶겠는가. 그렇게 일을 즐기지 못하는 사람이 부자가 될 수 있다고? 그것도 젊어서 부자가 되어 은퇴를 한다고? 투자를 잘해서? 무슨 돈으로 투자를 한단 말이냐. 개떡 같은 소리 그만들 해라.

나도 20대에는 그런 생각을 하였었다. 그리고 실제로 39살에 평생 먹고살 만한 재산이 모인 것 같아 은퇴 시도를 했는데 곧 다시 손에 일을 잡았다. 왜 그랬을까? 일하는 재미를 대체할 만큼 매력적인 것을 찾지 못했기 때문이다. (나는 45세에 절반은 은퇴하였다. 절반이라고 함은 일을 하기는 하지만 취미 생활도 많이 하기 때문이다.)

나는 10가지 이상의 많은 분야에서 일을 하였다. 그 일들 중에서 내가 사전에 어느 정도 알고 있었던 일은 단 하나, 음향기기 분야뿐이었다. 나머지는 모두 어쩌다 보니 발을 내밀게 된 일들이었다. 중요한 것은 어느 분야에 발을 내밀든 간에 나는 당신이 상상할 수 있는 정도 이상으로 그 분야에서 귀신이 되고자 노력을 하였다는 점이다.

우선 무슨 일에 뛰어들든지 간에 모든 관련 지식을 책을 통해 공부하는 것은 언제나 필수였다. 나는 그런 책들을 구입하는 데 돈을 아낀 적이 없다. 하지만 낮에는 일 때문에 책을 볼 시간이 없으므로 자연히 저녁 시간과 휴일을 이용하여야 했다. 시간을 아껴야 했기에 출퇴근 거리는 무조건 짧아야 하였고 차 타는 시간도 아껴야 하였기에 기사를 일찍부터 두었다. 다른 사람들처럼 나도 노는 날들을 기다리기는 했지만 기다린 이유는 전혀 달랐다. 크리스마스이브건 내 생일이건 간에 나는 가리지 않았다. 특히 내 생일에 놀게 되면 나는 기분이 아주 찜찜해지곤 했는데 열심히 사는 것 같지 않은 느낌이 들었기 때문이다.

그렇게 해서 내가 알게 된 것들은 하나둘이 아니다. 컴퓨터를 전혀 몰랐던 내가 MS-DOS도 알게 되고 dBase로 프로그램을 짜서 팔 수도 있었던 것도 근 몇 개월간 저녁과 밤 시간을 몽땅 희생시켜 얻은 결과였다. 그 덕에 나는 고등학교 시절에 시도한 광고 대행업을 제외하고는 사업에서 손해를 본 일이 없었다. 명심해라. 내가 믿고 있는 원칙은 단 하나, 모르면 괴롭고 알면 즐겁다는 것이다.

학창 시절을 돌이켜 생각하여 보아라. 누구나 자기가 잘하는 과목은 공부에 재미를 느끼지만 잘 못하는 과목은 정말 지겨워한다. 무엇인가를 잘하면 재미를 느끼기 마련이고 잘 못하면 재미고 뭐고 없지 않겠는가. 즉, 재미를 느끼느냐는 것과 잘하느냐 못하느냐 하는 데에는 비례 관계가 있는 것이다. 무엇인가를 잘한다는 것은 그것에 대하여 많이 알고 있기에 가능하며, 잘하니까 재미도 생기는 것이다. 학창 시절에 어떤 과목을 지겨워하였는데 그 과목을 가르치는 선생님이 미남 총각이어서(혹은 예쁜 여선

샘님이어서) 관심을 쏟아 가며 열심히 하게 되었고 하다 보니 많이 알게 되어 잘하게 되고 잘하게 되니 성적도 잘 나오고 칭찬도 받으니 재미도 많이 느끼고… 이런 경험을 가진 사람들이 실제로 주변에 널려 있지 않은가.

결국 어떤 일에 대한 재미는 그 일에 대하여 얼마나 관심을 쏟고 관련된 지식을 얼마나 많이 갖고서 경험하는가에 따라 좌우되는 문제이다. 부자들은 초기에 무슨 일을 하든 우선은 그 일의 구조 전체를 파악하는 데 필요한 지식을 흡수하고 경험을 하다 보니, 점점 더 많이 알아 가게 되고 더 많이 알기에 재미도 느끼고 돈도 벌게 되니 즐거움도 배가 된다. 하기 싫은 일이란 것이 적어도 부자가 되는 과정에서는 있을 수 없다는 말이다.

반면에 대개의 사람들은 일을 사랑하지도 않으며 즐기지도 못한다. 그저 목구멍이 포도청이라서 억지로 한다는 생각을 한다.

경고: 당신도 그렇게 생각한다면 평생 당신 목구멍은 포도청으로 남아 있을 것이다. 왜 사람들은 일을 재미나게 하지 못하는 것일까? 자기가 좋아하는 일을 하지 않기 때문이 아니라 일을 완전히 알려고 노력하지 않기 때문이다. 심지어 전문직 종사자들도 면허증이나 자격증 하나를 따면 더 이상 공부를 하지 않는다.

그럼에도 불구하고 수많은 사람들이 내게 바보 같은 질문을 던진다. 예를 들면 이런 질문이다. "지금은 임시로 남성복 판매사원 일을 하고 있는데 앞으로 제가 무엇을 하면 좋을까요?" 멍청하긴…. 바로 그 남성복 코너에서 옷감의 종류부터 시작해서 안감, 양복 부속의 종류, 단추, 지퍼 등의 가격 및 구입처 등은 물론 재단과정, 원가계산, 고객만족 등을 배워야 할 것 아닌가. 즉, 대부분의 사람들은(아니, 평생 가난하게 살 사람들은) 어떤 일을 하고 있으면서도 그 일은 자기에게 맞는 일이 아니며 임시로 하는 일에 지나지 않는다고 여기고 다른 일을 하게 되기를 꿈꾼다. 그러면서 그 다른 일을 하기 위한 준비 단계로 여러 종류의 학원들에 돈을 갖다 바친다(그 덕에 돈 많이 버는 학원 중 하나가 공인중개사 학원일 것이다). 하지만 그들은 막상 그 다른 일을 하게 되어도 또다시 '이게 아닌데…' 하면서 다른 직업을 찾는다. 그 결과 뭐 하나 제대로 알지 못한다.

오해하지 말라. '한 우물만을 계속 파라'라는 뜻이 절대 아니다. 애당초부터 가까이 가서는 안 될 우물도 있다('이런 일은 하지 말아라' 147쪽 참조). 하지만 처음부터 가까이 가서는 안 될 우물이 아니라면 어느 우물이건 그 우물 주인처럼 생각하고 행동하라. 즉, 하고 있는 일이 아무리 엿같이 생각되어도 그 구조체와 흐름을 완전히 파악하여야 하며 거기에 필요한 모든 지식을 스펀지처럼 흡수해 나가야 한다.

물론 근무 중에는 배울 시간이 별로 없을 것이다. 때문에 일과 후의 시간들을 몽땅 바쳐야 한다. 그렇게 하다 보면 어느새 그 우물터에서는 귀신이 되게 된다. 부자가 되려면 이 원칙을 평생 잊지 말라. 사람들은 자기가 잘할 수 있는 일이 따로 있을 것이라고 생각하지만 성격상의 문제나 기술적 분야가 아닌 이상 어느 한 분야의 일에서 새는 바가지는 다른 분야의 일터에서도 새기 마련이며, 어느 한 분야에서 귀신이 되는 사람은 다른 일을 해도 중복되는 부분이 반드시 있기 때문에 남들보다 빠른 시간 안에 귀신이 된다.

이런 말을 들은 적이 있다. "세 번은 질리고 다섯 번은 하기 싫고 일곱 번은 짜증이 나는데 아홉 번째는 재가 잡힌다." 재가 잡힌다는 말은 일에 리듬이 생겨 묘미가 생긴다는 말이다. 즉, 피곤을 가져오는 '노동'이 더 이상 아니고 재미를 느끼게 되는 단계인 '일'이 되게 된다는 말이다. 당신이 하는 것이 '노동의 파편'으로 남아 있는 한 당신은 언제나 '노동의 노예'로 남아 있게 되고 평생을 돈에 휘어잡힌다. 두렵지 않단 말인가!

2022 워런 버핏은 2022년 버크셔 해서웨이 주총에서 한 여학생으로부터 "만일 주식을 딱 하나만 골라서 몰빵하여야 한다면 어떤 종목을 고르실 것인가요?"라는 질문을 받았다. 학생의 의도는 그 주식을 알려 주시면 저도 투자하여 부자가 되고 싶습니다 라는 것이었고 이를 알아챈 버핏은, 학생에게 최선은 주식 투자가 아니라 어떤 일을 특출나게 잘하는 능력을 키우는 것이라고 말하면서 그게 최고의 투자라고 답한다(https://www.youtube.com/watch?v=OyDoFfb26Tk 한글 번역문이 있는 이 영상 자료를 반드시 봐라). 일을 특출나게 잘하는 것이 바로 재가 잡히는 수준이며, 그것이 투자보다 우선한다는 이 가르침을 잊지 마라.

2022 허드렛일부터 제대로 해라

대부분의 사람들은 회사에서 허드렛일을 시키면 아주 기분 나빠 한다. 학력이 높은 사람들일수록 더 그렇다. 신입 여사원들 중에는 커피 심부름이나 복사 심부름 같은 일을 하고자 취직한 것은 아니라고 불평하는 사람들도 많다. 왜 사람들은 허드렛일들을 우습게 여길까? '나보다 못한 사람들이 해야만 하는 일을 그들보다 훨씬 잘난 내가 한다는 것은 말이 안 된다'고 생각하기 때문 아닐까?

커피 하나도 제대로 타려면 만만한 일이 아니다. 원두 커피나 그라운드 커피의 종류에 대하여 배웠다고 끝나는 것이 아니다. 인스턴트커피도 어떻게 타는가에 따라 향이 다르다. 커피 잔에 뜨거운 물을 붓고 헹궈 내어 컵의 온도를 따뜻하게 한 뒤 물을 깨끗이 털어 내고 인스턴트커피를 넣어라. 거기에 뜨거운 물을 조금만 부어 커피 가루를 완전히 잘 갠 뒤 그다음에 비로소 나머지 물을 채워 넣어야 향이 살아난다. 그뿐만이 아니다. 커피를 타다 준 사람들 각각의 기호, 즉 커피와 설탕과 크림이 어떤 식으로 배합되어야 하는지를 기록하여 놓아야 할 것이다. 그 정도까지는 했으니 이젠 됐냐고? 아니. 그 기록한 것을 탕비실에 붙여 놓아 네가 결근했을 때도 다른 사람이 그것을 보고 누구에게 어떻게 커피를 타다 주어야 하는지를 알 수 있도록 하여야 한다(이것이 이른바 '지식경영'이다). 거기까지 하면 되었냐고? 아니. 커피, 설탕, 크림 등이 한 달에 얼마나 소요되는지를 통계로 만들어 현재 이러이러한데 이것을 저러저러하게 개선시켰으면 좋겠다고 말해야 한다. 거기까지 하면 되었냐고? 아니. 종이컵을 사용하여 비용이 많이 드니 개인 머그컵을 준비하자고 하면 어떨까… 등등.

복사는 어떨까? 입사 몇 개월이 되었는데도 복사기는커녕 자기 책상 위에 놓인 전화기에 붙어 있는 여러 버튼들의 기능조차 제대로 파악하지 못하는 직원들이 대다수이다(나는 신입 사원들이 먼저 고참 사원들에게 복사기 사용 설명서나 키폰 사용 설명서를 달라고 하는 경우가 없다는 것을 경험적으로 안다).

팩스는 또 어떤가. 팩스 기기에 달린 버튼들에 대해 완벽하게 알려고는 아예 하지도 않는다. 상대방이 팩스를 받았을 때 어떻게 보일 것인지를 미리 생각하며 보내는 직원 역시 100명 중 한 명꼴밖에 되지 않는다. 99%는 자기가 가진 서류 원본을 그대로 상대방에게 보낸다. 그 원본에 컬러 도표가 사용되어 있다면 팩스를 받았을 때 흑백으로 인쇄되면서 컬러 구분이 사라지기 때문에 읽을 수 없게 되는 경우가 허다하지만 그런 것은 생각도 하지 않는다. 신문 기사 같은 경우 작은 글씨들을 팩시밀리가 뭉개버린다는 것을 미리 생각하여 그 부분을 크게 확대해서 보내는 사람 역시 만나기 정말 어렵다.

아주 오래전의 일인데, 선박 차터 비용을 절약하고자 기존에 사용하던 뉴욕의 어느 해운 회사 대신 새로운 해운 회사들과 협상을 하던 중 거래 가능성이 있는 곳에 대외비로 문서를 하나 보내야 하였다. 너무나도 중요한 문건이어서 나는 차장급 직원에게 직접 팩스 송신을 지시하였다. 그랬더니 얼마 후 절대로 그 문건 내용을 알아서는 안 될 기존 거래처가 그 내용을 알고 있었다. 원인을 파악하여 보니 팩스 기기에 달려 있는 단축 다이얼을 엉뚱하게 눌러서 문서가 잘못 발송된 것이었다. 그로 인하여 회사가 입은 손해는 그 차장의 연봉 몇 년 치에 해당되었다.

은행 심부름? 나는 담당자가 법인이 내야 할 주민세를 제때 내지 않아 과태료만 천만 원 가까이 납부한 적도 있다. 과태료는 법인에서 세전 비용으로 처리할 수 없다. 때문에 과태료 천만 원을 납부하였다는 말은 그 천만 원에 해당되는 법인세와 주민세마저 추가로 납부하게 된다는 의미이므로 법인에서는 천 몇백만 원을 손해 보게 된다. 애인 생일보다 더 중요한 것이 세금 납부 일자라는 것을 알면서도 은행 심부름을 하찮게 여겨 생긴 결과이다. `2022` 인터넷 뱅킹이 없던 시절이었기에 은행에 가야 했었다.

서류 정리는 어떨까? 마이크로소프트의 윈도우가 세상에 등장하기 오래전 DOS 시대의 이야기이다. 하드 디스크 가격이 너무나 비싸 DOS용 워드 프로세싱 프로그램들은 1바이트라도 아껴야 했기 때문에 문서 제목을 붙일 때 글자 수의 제한을 받았다. 당시 대한민국 굴지의 법무법인에서 오래 일했던 직원이 경력 사원으로 입사하였다. 나는 전 직원 중 일부를 골라 불시에 컴퓨터 파일을 체크해 보곤 하였는데 반년 정도 후 그 직원의 파일 목록을 보곤 기절할 지경이 되었다. 문서 제목이 모두 001, 002, 003 순으로 붙어 있었기 때문이다. 그의 답변은 "법무법인에서도 이렇게 했었는데요…"였다. 내 대답은 '이런 닭대가리…'(속으로만 말했다). 그렇게 정리한다면 무슨 문서가 어디에 처박혀 있는지 도대체 어떻게 안단 말인가.

허드렛일에서 생겨난 잘못은 종종 회사에 큰 손해를 끼치지만 담당자들은 기껏해야 시말서를 쓰거나 "죄송합니다"라고 말하기만 한다. 야단을 심하게 맞으면 '내가 일부러 그런 것도 아닌데…'라고 하면서 스스로를 정당화시킨다. 그러면서도 허드렛일하려고 취직한 것은 아니라고? 그런 작은 것 하나 귀신처럼 하지 못하는데 더 큰일을 달라고? 웃기지 마라.

일본 교토에 있는 일본전산은 연간 매출액 3,000억 엔 이상인 초소형 정밀모터 제조업체이다. 이 회사는 신입 사원이 들어오면 1년간 무조건 화장실 청소를 시킨다. 나가모리 사장은 "청소도 하지 못하는 사람이 신제품을 생산하는 것은 불가능하다"고 말한다. 정말 그렇다. 청소 하나 제대로 못 하는 사람이 무슨 다른 일을 할 수 있다는 말인가.

허드렛일을 싫어하는 사람들은 자존심을 내세운다. 내가 이런 일 하려고 취직한 건 아니라고 하면서 말이다. 자존심? 뭔 자존심? 대학물 먹었다는 자존심? 꼴값 떨지들 말고 주변을 살펴보아라. 자존심 센 사람을 우리는 다른 말로 콧대가 높다고 한다. 콧대 높은 사람을 당신은 좋아하는가? 별로 좋아하지 않을 것이다. 당신은 그런 사람을 별로 좋아하지 않으면서도 스스로는 자존심을 내세우고 콧대를 세운다면 주변에서 어떻게 생각하는지 한 번쯤 고려해 본 적이 있는가.

정말 자존심이 세다면 낮은 곳으로 내려가라. 성경에도 낮은 곳으로 내려가라는 말이 나온다. 낮은 곳에서 걸레를 누구보다 먼저 잡고 하찮아 보이는 일들을 즐겁고 기쁜 마음으로 하면서 실수 없이 완벽하게 해치울 때 비로소 사람들은 당신을 인정할 것이다. 당신의 자존심은 그렇게 주변 사람들이 당신을 스스로 낮출 줄 아는 사람으로 인정할 때 저절로 지켜지게 되는 것이다.

추신: 나는 돈을 꽤 모은 뒤에도 새로운 사업을 하게 되면 작업복을 입고 밑바닥 일을 하곤 했다. 그래야 일 전체를 구석구석 빈틈없이 알 수 있게 되기 때문이

다. 허드렛일 하나도 제대로 하지 못하는 당신이, 허드렛일은 당신보다 못난 사람이 해야 하는 것으로 믿는 당신이, 사업이나 장사를 하겠다고? 돈을 벌고 싶다고? 꿈 깨라.

• 체르노빌 원전 사고의 방아쇠를 당긴 사람들은 경험도 미천한 야간 교대조였다. 일을 시키는 관리자 지위에 있는 사람들은 언제나 말단에 있는 사람들의 일 처리를 일단은 확인하고 또 확인하는 과정을 지켜야 한다. 산업재해 현장에서 발생하는 각종 재해들 중 상당수는 안전관리자들이 지침만 전달하고 실제로 근로자가 그 지침을 따르는지 눈으로 직접 확인하지 않아서 발생한다. 안전 사고가 발생할 수 있는 일은 2인 1조로 작업하게 하여도 그중 1명의 실수나 태만으로 사고가 발생할 수 있다. 한국이건 어디건 말단 근로자들이 일을 제대로 할 것이라는 기대는 하지 않는 것이 좋다.

• 경사진 도로에서 A자 형태의 사다리를 놓고 혼자 하여야 하는 작업을 시켜 보면 그 사람의 판단력이 어떠한지를 쉽게 알 수 있다. 경사진 도로 위에 수평으로 A자 사다리를 놓는 경우는 경사 때문에 사다리 계단들이 모두 경사지게 되고 그 위에 올라가면 몸의 중심을 잡기 힘든데도 10명 중 5, 6명은 그 상태로 작업을 한다. 1, 2명은 내려와 A 사다리를 90도 비틀어 놓고 다시 작업을 한다. 처음부터 사다리를 제대로 놓고 작업하는 사람은 1, 2명뿐이다. 아주 쉬워 보이는 허드렛일도 제대로 하는 사람은 많지 않다.

주 5일 근무가 시작되니 좋아하는 사람들이 참 많다. 정말 좋아하여야 할까? 삶의 질이 더 향상되므로 좋은 것 아니냐고? 음… 당분간은 그렇다고 할 수는 있겠다. 하지만 말이다. 만일에 말이다. 당신은 다른 사람들 역시 이틀이나 되는 주말을 당신처럼 '재충전 내지는 삶의 질 향상'이라는 명목으로 쉬면서 보낸다고 생각하지만 사실은 그들 중 일부는 자기 계발을 위하여 그 주말의 황금시간을 거의 모두 바치면서 일과 관련된 능력과 지식을 '독하게' 향상시키고 있다면, 그리고 그런 노력이 2년 정도 지속되면 어떻게 되는지 아는가?

무슨 말인지 좀 더 구체적으로 설명하여 보자. 여기 A, B 두 사람이 있다. A는 주 5일제가 시행되자 1년에 약 100일씩(주말 2일 × 50주로 계산함) 2년 동안 외롭게 자기 몸값을 높이고자 대학 입시생처럼 '독하게' 노력하여 왔다. 2년 동안 그가 투자한 시간은 하루 10시간만 치더라도 2,000시간이다. 한편 B는 주말과 각종 공휴일에는 삶의 질을 따지며 놀면서 혹은 쉬면서 보내지만 주중의 5일 동안은 매일 1시간씩 지식 증가를 위해 투자하는 '성실한'(솔직히 그렇게 하루 1시간씩만 투자하여도 성실하다는 말을 어느 정도는 들을 것이다) 사람이다. B가 투자하는 시간은 1년에 약 250시간 정도 된다(주중 5시간 × 50주로 계산함).

여기서 A의 2,000시간은 B가 8년 정도(그렇게 오래 할 리도 없지만) 바치는 노력의 시간에 버금간다. 때문에 A와 B는 처음에는 비슷한 수준이었지만 2년만 지나면 각자의 역량에 있어서 엄청난 차이를 보이게 되고 사회로부터 얻게 되는 대가 역시 조만간 달라지게 된다. 게다가 A는 집중적으로 지식을 습득하였기 때문에 그 지식이 체계화되어 있어 실전에서의 적용도 할 수 있으나 B는 찔끔찔끔 습득하였기 때문에 전체 뼈대를 잡지도 못하고 뭘 공부했는지도 다 잊어버린다.

그래서 주 5일 근무가 시작되고 10년 후가 되면 어떻게 되는지 아는가? B가 몇 년 동안 '성실히' 벌어야 하는 돈을 A는 1년 안에 벌게 된다. 물론 B는 여전히 돈 걱정을 하며 살게 된다. 반면에 A는 10년 전 이미 2년을 희생하여 B 같은 사람들과의 지식 세월 격차를 이미 5년 이상으로 만들어 놓았기 때문에 이제는 느긋한 여유도 누린다. 이것은 일부 철밥통들을 제외한다면 봉급생활자이건 자영업자이건 사업가이건 장사꾼이건 학자이건 연구원이건 학생이건 다 마찬가지이다.

이렇게 될 수밖에 없는 이유를 다른 비유를 통해 설명해 보겠다. 여기 두 나무가 있다. 하나는 2년 동안 그저 뿌리를 키우는 데만 전력을 다하여 아주 넓고 깊게 그 뿌리를 내렸다. 다른 하나는 같은 시기에 예쁜 새들과 대화도 하고 바람과 함께 호프집에서 노래도 부르며 보통의 다른 나무들이 하는 것만큼만 뿌리를 내렸다. 2년 후 전자는 뿌리가 깊고 많아서 쉽게 물을 흡수할 것이고 그 덕에 밑동이 상당히 굵어졌고 줄기도 굵다. 후자는 그저 다른 보통 나무들과 비슷하게 자랐다. 두 나무의 높이는 종자가 같으니 전자나 후자나 다름없을 것이며 열매 역시 아직은 없다. 그러나 그로부터 몇 년이 지나면 상황이 완전히 다르게 나타난다. 전자는 굵은 줄기와 넓고 깊은 뿌리를 통해 아주 쉽게 물을 흡수하고 그 물을 모든 잎새에 손쉽게 보내게 되어 많은 열매를 맺는다. 여유도 생기기에 이제는 새들의 노래에 귀를 기울이기도 한다. 나무의 주인은 이 열매 잘 맺는 나무가 성장하는 데 방해가 되지 않도록 '그 주변에 있던 다른 보통의 나무들은 땅에서 뽑아내' 다른 곳에 이식한다.

다른 나무들은 자기도 그렇게 많은 열매를 맺어 보려고 하지만 잎의 수도 적고 그나마 주변의 다른 보통 나무들의 뿌리와 서로 얽혀 경쟁하면서 빈약한 뿌리로 물을 흡수하여야 하기 때문에 하루하루 겨우 잎새에 물을 보낼 뿐이다. 그리고 그 과정에서 대부분의 시간과 힘을 소모하는 바람에 뿌리를 좀 더 깊고 넓게 뻗쳐 보고자 노력할 여유도 없다. 그래서 이제는 새들의 노랫소리에 귀를 기울일 시간도 없는 처지이다. 열매는 그저 남들 맺는 정도만 생산할 뿐이다.

내가 말하고자 하는 것은 자기 계발은 일찍 하면 일찍 할수록 유리하다는 것이다. 20대에 먼저 한 사람이 30대에 하는 사람보다 유리하고 30대에 먼저 한 사람이 40대에 하는 사람보다 유리하다. 하물며 20대와 30대에 계속 노력한 사람은 그 누구보다도 더 이 사회의 인정을 받게 될 것이다. 예컨대 오피스 프로그램을 이미 20대 초에 완전히 마스터하였다고 치자. 당신은 앞으로 영원히 그 프로그램을 제대로 알지 못해 쩔쩔매는 스트레스는 받지 않을 것이다. 결국 부자가 되는 게임은 먼저 실전 지식을 축적한 사람이 이기게 되어 있기 때문이다(실전 지식들을 제대로 가르쳐 주는 학교는 일부 전문대학 이외에는 거의 없으므로 학벌이나 학력은 문제가 되지 않는다).

그러므로 주 5일 근무 제도가 시행되면서 노는 날이 많이 생겼다고 너무 좋아하지는 말아라. 어느 나라에서건 그 제도가 시작되고 난 뒤 중산층과 상류층의 소득 격차는 제도 시행 이전보다 훨씬 더 커지는 양상을 보여 왔고, 돈과 시간을 펑펑 쓰다 보니 중산층에서 하류 쪽으로 내려가는 사람들이 늘어났으니까 말이다.

2022 "혹시 그날그날 편히 살고 싶고, 자기답게 사는 것을 좋아하며, 하고 싶은 것만 하면서 살고 싶은가? 혼자 있는 것이 좋고 먹는 것조차 귀찮게 느껴지는 때가 있으며 과자나 패스트푸드를 자주 먹고 온종일 집에서 게임이나 인터넷만 하는 경우가 자주 있는가?" 미우라 아쓰시는 〈하류사회〉에서 중류의식이 무너지

고 하류의식이 범람하고 있다고 하면서 양극화 시대에 하류인생들이 사회의 주류가 되고 있다고 했다. 그의 말에 따르면, 앞에서 던진 질문들이 당신에게 해당된다면 상당히 하류적이라고 한다(그리고 이에 해당된다면 이 책을 읽어라). **하류에서 벗어나고 싶다면 당신 기준으로 살면 절대 안 된다. 정신 차려라.**

2022 하기 싫은 일을 해야 몸값이 오른다

사람의 몸값을 돈으로 환산하면 얼마나 될까. 일반적인 성인의 육체에 있는 지방분으로는 비누 7개를 제조할 수 있다고 한다. 인燐으로 성냥개비 머리 2천2백 개와 마그네슘으로 설사약 한 봉지를 만든다. 인체에 포함된 철로 못 한 개와 탄소로 2천 자루의 연필심을 만들 수 있다. 이것을 돈으로 환산하면 5만 원 정도 된다. 인체의 수분을 제거하고 화학약품을 만들면 수십억 원 상당의 약품을 만들 수 있다고 하지만 만드는 비용 역시 만만치 않게 소요되어 현실성은 없다.

국제아동구호기금UNICEF·유니세프에 따르면 아프리카 국가에서 농장으로 팔려 나가는 어린이들의 몸값은 1명당 15달러에 불과하다. 인체의 장기 매매는 금지되어 있으나 뉴욕타임스의 보도에 의하면 미국에서 살아 있는 사람의 신장腎臟은 최대 15만 불 정도에 밀매된다. 미국 CNN 방송은 인도와 필리핀에서 2천 달러 정도면 신장 1개를 살 수 있다고 보도한 바 있다. 우리나라에서의 신장 밀매 가격은 수천만 원으로 알려져 있다. 중국 사형수들의 신장은 2만 달러, 각막은 5천 달러, 간은 4만 달러에 밀매가 이루어졌다. 미 LA타임스에 의하면 예일, 하버드, 프린스턴대 등 아이비리그 여학생의 난자는 최대 10만 불을 호가한다. 이러한 가격을 기준으로 하여 보면 성인의 육체는 장기 밀매 시장에서 억대 이상의 가치가 있다.

그러나 우리가 사고를 당하였을 때 나오는 보상금은 사람마다 다르다. 지난 95년 초, 미국 플로리다주 탬파시의 한 병원에서는 당뇨병으로 오른쪽 다리를 절단해야 했던 환자의 멀쩡한 왼쪽 다리를 의사의 실수로 절단한 일이 있었다. 결국 이 환자는 두 다리를 모두 잃었고 피해보상으로 약 26억 원을 받았다. 한편 독일 시사주간지 슈피겔은 의료사고 때 법원이 지급 판정한 보상금을 토대로 인체 각 부위에 값을 매겼는데 뇌손상이 15억 원, 시력상실 2억 5천만 원, 폐기능 저하에 1억 2천여만 원이었다.

1997년, 대한항공 괌 추락사고 희생자 유가족들은 대한항공으로부터 평균 2억 5천만 원의 보상금을 받았으나 미국 정부를 상대로 미 연방법원에 소송을 냈던 피해자 14명은 1인당 평균 230만 달러(30억 원)를 받아 냈다. 2001년, 국내 법원에서는 조종사의 무모한 조종이 인정되어 7억여 원의 배상금을 지급하라는 판결을 내린 바 있다. 항공사의 과실이 없는 경우에는 국제조약에 의거 보상금은 1억 5천만 원 선이다.

당신이 사고를 당하였을 때 당신의 몸값이 얼마로 계산되는지를 생각하여 보자는 것은 아니다. 인간은 평등하다지만 인권이 평등하다는 뜻이지 세상에서의 몸값이 평등한 것은 아니라는 사실을 말하기 위함이다. 몸값이라는 말은 본래 연예인, 광고 모델, 스포츠 선수, 인질 등에만 사용되었으나 실은 모든 사람에게 적용된다. 왜냐하면 우리의 몸값은 인간 시장의 논리에 의하여 결정되기 때문이다. 다른 사람들이 많이 찾는 사람이 되면 몸값이 비싸지고 다른 사람들이 별로 많이 찾지 않는 사람이 되면 몸값이 싸진다. 노예 시장이나 마찬가지인 상황이지만 이 사실을 외면하지 말고 그대로 직시하라.

자, 이제 당신의 몸값을 계산하여 보자. 당신이 자영업자이건 봉급생활자이건 간에 내년도 당신의 수입은 금년보다 올라갈 것으로 생각하는가? 먼저 당신이 작년에 했던 일과 금년에 해 온 일에 어떠한 변화가 있었는지 생각해 보라. 그리고 내년에는 어떻게 될는지도 생각하여 보라. 만일 당신이 하는 일에 양적인 변화도 없고 질적인 변화도 없으며 당신이 갖고 있는 지식의 양에 있어서도 아무런 변화가 없다면 당신은 무슨 근거로 내년에는 수입이 늘어나야 한다고 생각하는가? 자녀 교육비가 올라가서? 그건 당신 개인 사정이다. 그것은 마치 당신 자녀가 큰 수술을 받았으니 수입이 더 늘어나야 한다는 것과 하등 다를 바 없다. 물가가 올라가서? 물가가 오른 것과 당신의 수입이 도대체 무슨 관계가 있는가?

회사에서 최소한의 생활은 보장하여야 되지 않느냐고? 아니, 회사가 무슨 자선단체인가? 회사가 양로원이나 고아원인가? 회사가 이득을 많이 냈으므로 당신의 봉급도 올라야 하지 않겠느냐고 생각하는가? 그 이득이 당신과 어떠한 관계가 있는가? 당신이 없었다면 그 이득이 나지 않았을 것이란 말인가? 회사가 이득이 났으므로 봉급이 올라야 한다고 생각한다면 회사가 손실을 보면 봉급을 스스로 낮추겠다는 말인가? 당신의 수입은 당신이 만들어 내는 부가가치에 의해 결정되어야 한다. 부가가치의 창출 없이는 당신이 제아무리 성실하게 노력한다 하여도 당신의 수입이 올라야 할 근거가 없다. 만일 당신이 그런 경우에 해당한다면 당신은 회사나 고객이 볼 때 정말로 꼭 있어야 하는 존재가 아니다. 없어도 되거나 다른 사람으로 대체될 수 있는 존재에 지나지 않는다는 말이다.

내 말이 이해가 가지 않는가? 그렇다면 지금 하고 있는 일과 그 일을 하는 데 필요한 지식으로서 당신이 알고 있는 것들을 종이에 자세히 기록하여 보라. 대부분 기껏해야 서너 페이지에 불과할 것이다. 그것을 다른 사람에게 가르치는 데 몇 개월이 걸리는가? 서너 개월? 그렇다면 당신의 몸값은 당신이 몇 년을 그 일을 하여 왔든 간에 신입 사원과 다를 바 없다. 무슨 얼어 죽을 연공서열이란 말인가. 이 세상은 가만히 있어도 시간만 지나면 저절로 이등병이 일등병이 되고 봉급도 더 많이 주는 그런 세상이 아니다(물론 그런 정부 투자기관들이 꽤 있기는 하지만 말이다).

1996년, 일본의 통신판매회사 ㈜미스미는 연공서열이 아닌 능력에 따른 연봉 산정 기준을 공개한 바 있다. 그 기준에 의하면 연봉 3백만 엔을 받는 사원은 담당 업무의 처리 방법을 알고 상급자의 구체적인 지시를 확실히 수행할 수 있을 정도의 초급 사원이다. 연봉 4백만 엔의 직원은 담당 업무의 체계와 흐름을 이해하면서 업무과제에 대한 원인과 대책을 검토하고 문제 해결을 위한 행동 계획의 수립 능력이 있어야 한다. 연봉 5백만 엔의 직원은 업무의 독자적 추진이 가능하며, 교섭 조정 등 타부서와 연계 업무도 해낼 수 있고 사업계획의 작성도 일부 담당한다. 연봉 7백50만 엔의 직원은 업무의 추진 계획이나 특별 임무를 안심하고 맡길 수 있으며 직원들에게 적절한 조언을 해 줄 정도의 신뢰를 받고 있어야 한다. 연봉 1천만 엔은 팀의 리더로 신규, 기존 사업을 가리지 않고 사업계획을 수립할 수 있으며 생산에서 상품기획까지 폭넓은 판단력을 갖고 있는 경영자층이다.

결국 몸값의 핵심은 무슨 일을 어느 정도로 할 수 있는가에 달려 있다. 그러므로 당신의 몸값이 비싸지도 않고 부자도 아니라면 제일 먼저 투자하여야 할 대상은 부동산도 아니고 주식도 아니다. 어떤 회사가 연구개발비나 교육비를 많이 투자하면 좋은 회사라고 말한다. 그리고 그런 회사가 언제나 성공한다. 사람도 마찬가지이다. 자기 투자를 하여 당신을 비싸게 만들어라. 그래야 몸값이 올라간다.

자기 투자를 열심히 하여 일을 잘해 냄으로써 연봉이나 연 수입을 5백만 원 더 증가시켰다면 연리 5%로 생각할 때 당신은 적어도 1억 원을 추가적인 금융자산으로 굴리고 있다는 뜻이다. 즉, 하늘에서 뚝 떨어진 1억 원이 금융기관에 있는 것이나 연 수입 5백만을 더 증대시킨 것이나 그 결과는 같다는 말이다. 다른 점은 현금 1억 원이 있다면 금융기관에서 이자를 받게 되고 그 돈을 잘못 투자하면 이자는커녕 원금을 날릴 수도 있지만, 자신의 몸값을 비싸게 만들면 당신 자신이 매년 5백만 원씩 돈을 더 찍어 내는 조폐 공장이 되게 된다는 것이다. 그러므로 당신 자신을 돈 찍어 내는 기계가 되도록 만들어라.

자영업자 역시 보다 많은 손님이 찾아오도록 몸값을 비싸게 만드는 것이 가장 좋은 투자이다. 시설에 투자하거나 인테리어를 새로 하는 것이 투자가 아니라 고객을 어떻게 섬기고 서비스를 어떻게 하여야 고객을 만족시키는지를 머리를 싸매고 연구하여야 하며 직원들의 생산성과 태도를 어떻게 하여야 증대시키고 변화시키는지를 공부하여야 한다.

그렇다고 해서 반드시 학교를 더 다니라는 말이 아니다. 학교에서 배우는 것은 이론이다. 현실에서 필요한 것은 이론이 아니라 적용이다. 이러한 적용 능력은 결코 학벌이나 학위와 비례하지 않는다. 몸값은 이론을 많이 아는 것이 아니라 실무적으로 잘 알아야 올라간다. 그러기 위해서는 현재 하고 있는 일에 대하여 귀신이 되어야 하고 그다음은 지금 당장은 필요 없는 다른 일들도 알아야 한다. 그래야 관리할 능력이 생긴다. 그 어떤 투자 재테크보다도 이것이 가장 중요하다.

몸이 피곤하다고? 월급이 적어서 공부할 마음이 안 생긴다고? 해 보았자 소용이 없을 것이라고? 노력이란 당신이 좋아하는 것을 더 많이 하는 것이 아니라 당신이 이런 핑계, 저런 핑계를 대면서 하기 싫어하는 것을 더 많이 하는 것을 의미한다. 그렇다. 노력이란 싫어하는 것을 더 열심히 하는 것이다. 좋아하는 것을 더 열심히 하는 것은 노력이 아니라 취미 생활일 뿐이다. 노력하라. 기회는 모두에게 제공되지만, 그 보상은 당신의 노력 여하에 따라 차등적으로 이뤄짐을 명심하라.

2022 "대부분의 사람들은 절망의 인생을 조용히 보내고 있다. 이른바 체념이라는 것은 확인된 절망에 지나지 않는다." 지금으로부터 약 200년 전에 태어난 헨리 데이비드 소로가 〈월든〉에서 한 말인데 지금도 마찬가지 아닐까? 조용한 절망 속에서 벗어나려면 무엇부터 해야 할까? SNS에 무엇을 올릴지를 생각하거나 게임을 하거나 먹방을 보거나 드라마를 정주행하는 것일까? "자기 자신을 사냥의 대상으로 삼는 것이 좀 더 고귀한 스포츠가 아닐까."(이것 역시 소로가 〈월든〉에서 한 말이다.) 그 말을 새겨들어라! 나도 나 자신을 사냥의 대상으로 삼으며 살아왔고 지금도 그렇게 살고 있다.

돈주머니를 쥔 올바른 사장을 골라라

당신이 회사에서 희생적으로 일을 하여 왔고 능력 배양에도 최선을 다하여 왔음에도 불구하고 이 사회에서 받는 대가가 오르지 않는다면 원인은 다음 세 가지 중 하나이다.

첫째, 미련하게 일을 하거나 생산성이 낮거나 육체로만 일하거나 시키는 일만 하기 때문이다. 또는 그렇게 일하여도 되는 일만을 하기 때문이다. 때문에 조직 내에서 당신은 언제라도 다른 사람으로 손쉽게 대체될 수 있다. 당연히 당신의 인건비는 싸게 책정된다. 일하는 방법 혹은 일의 성격 자체에 문제가 있다는 말이다.

둘째, 돈주머니를 쥐고 있는 사장의 눈에 당신이 당신의 상사들에 가려 보이지 않거나, 사장이 월급쟁이이기 때문이다. 이런 경우 당신이 아무리 일을 잘하고 스스로 능력을 배가시켜도 당신에 대한 대우는 서류화된 직급별 봉급제도 규정에 묶여 있다. 유명 회사들이 대부분 이렇다. 물론 유명 회사에 다니면 사람들이 쉽게 알아들으며, "좋은 회사에 다니시네요"

라는 말을 듣게 되는 기쁨이 있다. 특히 아내들은 자기 남편이 다른 사람들보다 더 유명한 회사에 다니기를 바라는 경향이 있다.

셋째, 돈주머니를 쥔 사장을 만나기는 했지만 이용만 당하기 때문이다. 사실 이런 경우가 적지 않다. 처음에 사업을 일으킬 때는 사장이 별의별 달콤한 말을 다 하였기에 정말 열과 성의를 다하여 일을 하였지만 나중에 사업이 번창하게 되자 사장이 안면을 바꾸고 당신은 찬밥 신세로 전락하고 만다.

그렇다면 어떤 사장을 만나야 하는 것일까. 부자가 되고 싶은 사람이라면 돈주머니뿐 아니라 인사권도 가진 오너 사장과 가깝게 일하는 것이 훨씬 현명하다. '부자가 되는 길'에서 중요한 것은 월급이나 복지제도가 아니다. 부자가 되고 싶어 하면서도 이런 것을 최우선적으로 따지며 직장을 구하는 멍청한 사람들이 많다. 평생을 평범한 봉급생활자로 지낼 생각이 없다면, 또는 봉급생활을 하더라도 연봉은 비싼 고급 인력이 되고 싶다면, 일을 어느 정도나 배울 수 있는가가 중요하다. 사장을 고르는 법을 소개한다.

첫째, 사장이 오너인지 아닌지를 살펴라. 오너가 아니라면 웬만하면 피하라. 특히 정부의 입김이 강하여 사장이 낙하산을 타고 온 곳이라면, 언론에서 그 사람에 대해 아무리 그림같이 말한다고 하여도 가능한 한 피하라. 순수 민간기업에서는 어떨까? 오너가 아닌 사장들은 대부분 본인 자신만 스타로 남으려는 경향이 있다. 수익구조가 좋아져야 오너 혹은 주주의 신임을 계속 얻기 때문에 직원들 봉급을 쥐어짜기도 한다. 연봉이 수억에서 수십억 되는 사장이 폐지 활용이나 통신비 절약 등을 외치는 이유도 바로 그것이다. 미국 대기업들의 경우에도, CEO는 연봉이 스톡옵션 등을 포함하여 수천만 달러가 되어도 부사장은 그저 그런 수준의 연봉만을 받는다. 수익이 감소하였을 때 자신의 연봉 절반만 희생하면 직원을 해고시키지 않아도 되는데도 대부분은 그렇게 하지 않는다. 이런 스타급 사장이 있는 곳에서 일을 하게 되면 일을 아무리 잘하여도 언제나 스타 들러리에 머물게 되고 기회도 많이 주어지지 않는다. 그런 사장들이 당신과 벌거벗은 채 사우나를 함께하고 때도 밀어 주며 당신의 생일을 기억하고 당신 어깨를 두드리며 모범 사원으로 칭찬한다고 하여 감격하는 순진함은 갖지 말라.

둘째, 사장이 오너라고 할지라도 돈주머니를 가진 그 오너를 직접 대면하지 못하는 곳은 피하라. 오너 대신 상사들이 겹겹으로 늘어서 있는 곳에서는 일하지 말라는 말이다. 대기업이 대표적으로 그런 곳이다. 부자가 되려면 사장의 마음을 배워야 하는데 사장과 거리가 너무 먼 조직 내에서는 사장의 눈높이를 배울 수가 없다. 게다가 육체와 시간을 헌신하며 제아무리 노력하여도 봉급표가 서류로 확정되어 있기에 수입이 올라가지는 않는다. 능력별 연봉제라고 할지라도 적어도 아시아에서만큼은 연공서열이 완전히 무시되고 있는 상황이 아직 아니다. 때로는 당신이 세운 공을 상사들이 차지한다. 그들이 임의적으로 당신의 몸값을 올려 주지도 못한다. 당신이 아무리 열심히 일하고 밤잠을 설치며 능력을 배가시킨다고 하여도 당신의 월급을 결정하는 사람은 당신을 모르기 십상이기 때문이다. 더군다나 인원이 많기 때문에 대부분은 피자 조각과 같이 토막 난 일만 배울 뿐이며(대단히 중요한 사실이다) 정말 특출나지 않는 한 고속 승진이 어렵다. 결국 부자가 되고 싶어 하는 사람들에게 내가 권유하는 직장은 중소기업 이하 규모의 회사 혹은 가게로, 돈주머니를 쥔 사장과 자주 접하며 일하는 곳이다.

셋째, 똑같이 돈주머니를 갖고 있어도 의사, 변호사, 회계사 등과 같은 전문직 종사자들 밑에서 일하는 경우는 심사숙고해라. 대부분의 전문가들에게는 공통된 생각이 있다. '나는 공부도 많이 하여 면허증을 가진 사람이므로 나의 인건비는 비싸다. 하지만 너는 아니지 않는가. 게다가 내 손님들은 다 나를 찾아오는 것이지 너희들을 보고 오는 것이 아니지 않는가.' 사업가들 중에는 '직원들 덕분에 돈을 번다'고 생각하는 사람을 종종 볼 수 있으나 전문직 종사자들은 '나 때문에 네가 먹고산다'는 생각을 가진 경우들이 더 많다는 말이다. 병원장이 부자라고 할지라도 병원에서 일하는 다른 사람들이 넉넉한 대우를 받는 경우는 별로 없지 않은가. 변호사 사무실에서 일하는 사람들 역시 마찬가지 아닌가. 방법이 없는 것은 아니다. 영화 〈에린 브로코비치〉를 반드시 보고 주인공처럼 행동하면 된다. 물론 큰 스트레스 없이 그저 주어진 봉급에만 만족해하며 살겠다면 편한 일터가 될 수 있다. 하지만 좀 더 많은 돈이 필요하다면 저녁에는 다른 일에 대해 배워 보는 것이 현명할지도 모른다(부자가 되고 싶다는 어느 간호사에게 내가 준 조언: 우선은 영어에 미쳐라. 병원의 모든 행정과 의료보험 관련 일들, 의약품 납품 과정 등이 어떻게 이루어지는지도 배워라. 그리고 외국계 병원이 들어오면 즉각 지원하여라. 의사 버금가는 대우를 손에 쥘 수 있을 것이다).

넷째, 찢어지게 가난한 환경에서 태어나 자수성가한 중소기업 사장 밑에서 일할 때는 조심해라. 일은 제대로 배울 수 있을 것이다. 하지만 그런 사장들 중 일부는 직원들의 삶의 질을 자신이 고생하던 시절의 눈으로 판단하기에 직원이 아무리 노력하여도 고마워하지 않으며 대우가 형편없다. 자신이 예전에 고생하였던 수준의 눈높이로 직원들의 현재 생활을 바라보면서 "나는 너보다 옛날에 훨씬 더 어려웠었다"고 생각하기 때문이다. 사업에서 이득이 발생하여도 자신의 몫만 챙길 뿐 직원들에게는 야박하며 스크루지 영감처럼 본인 자신은 그것을 느끼지 못한다. 직원들에게 기회를 주는 경우도 별로 없다. 어릴 때부터 가난하게 자랐던 어떤 사장은 내게 "직원들 봉급은 겨우겨우 먹고살 수 있을 정도만 주면 되며 그 이상을 주게 되면 딴생각을 하게 된다"고 말하기도 하였다. 그러므로 기존 직원들에게 사장에 대해 이것저것 물어보라. 사장의 그릇이 장돌뱅이 수준이라면 일하는 법만 빨리 배우고 뛰쳐나오는 것이 좋다.

다섯째, 일에 미치지 않은 사장은 피해라. 가장 바람직한 것은 돈에 미친 사람이 아니라 일에 미친 사람 밑에서 일하는 것이다. 그래야 일하는 법을 제대로 배운다. 미친 사장은 어떻게 알아볼 수 있을까? 사무실만 보아도 대번에 알 수 있다. 화려할 리가 없기 때문이다. 하지만 사람들은 어리석게도 사무실이 번듯하지 않으면 도대체 입사하려고 하지 않는다(나는 납품업자를 고를 때 화려한 사무실을 갖고 있는 회사는 전혀 상대하지 않는다). 부자가 되는 가장 빠른 길은 일에 미친 사람들 옆에 있는 것이다. 그런 사람들의 지식과 경험과 열정을 공유하여야 한다. 게다가 일에 미친 사람은 조만간 자기 혼자서는 일을 다 하지 못한다는 것을 알기에 그 일을 나눌 사람을 찾기 마련이다. 거기서 기회가 나타난다. 노력하는 직장인에게는 "직원들 덕에 내가 먹고산다"고 생각하면서 이익을 나누고 기회를 나누어 주는 사장이 최고다. 성공할 수 있는 기회는 그런 사장들 주변에 널려 있는 법이다. 그러나 일에 미친 사장들은 "일을 잘할 수 있다고 믿을 수 있는 근거를 가진 사람들만" 소중히 여긴다(하지만 사람들은 자신이 일을 좀 못하고 게으르더라도 대우는 남들만큼 해 주고 실수가 많더라도 따뜻한 말로 위로하여 주는 온화한 인품의 사장을 원한다. 사장이 일 못하는 사람들에게도 사랑을 베푸는 자선사업가가 되기를 기대한다는 말이다. 그런 사람들에게 내가 하는 말: 네가 사장 해라. 내가 그런 직원들 많이 보내 줄 테니까).

여섯째, 권위주의적 사장은 피하라. 이런 유형은 본질에서 멀리 떨어진 문제를 갖고 아랫사람들을 피곤하게 한다. 결재 문서의 내용을 갖고 뭐라고 말하는 것이 아니라 틀린 글씨나 토씨를 고치는 것을 더 잘한다. 회식을 하여도 사또가 연회를 베푸는 식으로 한다. 명절에 직원들이 선물 보따리를 들고서 사장의 집에 찾아가는 직장이라면 사장이 십중팔구 그런 유

형이며 아부가 승진의 지름길이다. 자신의 판단을 절대적인 존재로 생각
하는 사장도 있다. 특히 이미 크게 성공한 경험이 있는 사장은 자신의 과
오를 솔직하게 인정하려 들지 않는다. 일과 관련하여 사장의 생각에 반론
을 제시하였을 때 나중에 듣게 되는 소리가 "건방지다"라는 말이었다면
즉시 사표를 내는 것이 좋을 것이다. 사장의 역할은 폼을 잡는 것이 아니
라 일의 방향을 제시하고 일을 할 때 발생하는 문제들을 궁극적으로 해결
하는 것이다. 그것을 가르쳐 주지 못하는 사장은 가능한 한 멀리하여라.

　일곱째, 품질과 가격 및 서비스를 통한 수익 이외의 것으로 돈을 벌려는
사장은 피하라. 기업을 계속 존속시키려면 수익 추구에 대한 명백한 인식이
필요하다. 그 수익의 기반이 코스닥 등록 등을 통한 주식 상장에서 생기는
이득에 두고 있다면 그런 사장은 언제라도 자신의 이익만을 위해 기업을 버
릴 수 있으며 경쟁력 있는 행동이 무엇인지를 직원들에게 제대로 가르쳐 주
지 못한다. 이런 사장들은 납품을 받아도 꼭 자기 친구나 친척 등에게서 받
으려고 하며 내부자 거래에 능숙하다. 가족들이 회사에 근무하는 경우도 많
다. 경쟁을 통한 구매 같은 것은 생각하지도 않으며 결국 회사 전체의 경쟁
력이 마비되도록 만든다. 하지만 자기 몫은 별도로 챙겨 놓기 때문에 기업
은 망하여도 자기는 영향을 받지 않는다.

　여덟째, 사장이 새로 사업을 시작하거나 시작한 지 얼마 되지 않은 가운
데 당신이 함께 일하자는 제안을 받았다면 심사숙고하라. 이런 경우의 대다
수는 서로 이미 아는 사람들 간에 이루어지게 되는데 사장이 어째서 당신에
게 그런 제안을 하는지 스스로 분명하게 따져 보아야 한다. 덮어놓고 도와
달라는 말에 인간적으로 이끌려 참가하지는 말아라. 당신의 가치가 그 사장
에게 무엇인지를 따져 보고 당신에 대한 대우를 분명하게 짚고 넘어가야 한
다. 이때 구두로 오고 가는 내용은 전혀 가치가 없다. 그렇다고 해서 아는 처

지에 공증을 하여 달라고 하는 것은 한국적 정서와 맞지 않으므로 처음부터 주주로 참여하는 것이 좋다. 명심해라. 돈 앞에서 인간관계는 언제라도 휴지조각처럼 구겨져 버릴 수 있다는 것을.

주의사항이 있다. 사장을 당신 혼자만의 생각으로 단시간에 판단하면 안 된다. 피터 드러커는 〈미래기업〉에서 "절대로 보스를 과소평가하지 마라"라고 충고한다. 적어도 몇 년 이상을 그 사장 밑에서 일을 하여 온 다른 직원들의 말을 중시해라.

2022 8시간 근무에 집착하지 말라

일을 한 대가를 계산하는 방식에는 두 가지가 있다. 하나는 이러이러한 일을 해 주면 얼마를 주겠다는 방식이고 다른 하나는 언제부터 언제까지 일을 하면 얼마를 주겠다는 방식이다. 전자는 책임과 결과가 중시되며 각자의 역량에 따라 일하는 시간의 양이 달라진다. 후자는 누가 그 일을 하건 간에 비슷한 능력을 가진 사람이라면 같은 시간에 이룩하게 되는 일의 양이 비슷하기에 일하는 시간의 양이 중시된다. 물론 이 두 가지 방식이 혼합된 경우도 많다.

산업화 시대에는 노동시간의 양이 대단히 중요한 문제였다. 예컨대 그 시대는 방직 공장 기계 앞에서 노동자가 몇 시간을 일하는가에 따라 생산량이 결정되던 시대였기에 임금은 당연히 근무 시간의 양과 비례하여 지급되어야 하였다. 그러나 산업화 시대에도 이미 일에 투여되는 시간의 양보다는 개인의 역량이 더 중요한 일이 많았다. 지금은 대부분의 일들이 그런 경우에 해당된다.

예를 들어 보자. 당신이 어느 전자 회사의 애프터서비스 요원이라고 치

자. 아마도 당신의 보수는 근무 시간의 양과 비례할 것이다. 하지만 다른 서비스 요원은 그 어떤 고장 난 가전제품도 자사 제품이건 아니건 간에 30분 안에 원인을 발견하고 수리하는 데 비해 당신은 자사 제품만 고칠 수 있고 시간도 평균 두 배 이상 걸린다고 하자. 그리고 불행하게도 내가 당신 회사의 사장이라고 치자. 나는 당신이 일한 8시간을 절대로 다른 직원의 8시간과 동일시하지 않는다(당신이 보기에 나는 정말 악독한 기업가일지도 모른다). 즉, 당신의 몸값은 쌀 수밖에 없다.

수없이 말하는 것이지만 부자가 되려면 일단은 자기 몸값을 높여야 한다. 그래야 종잣돈을 남보다 빨리 더 크게 모은다. 여기서 문제는 당신은 누군가와 경쟁할 수밖에 없는 상황이라는 점이다.

예컨대 당신이 어느 직장의 100명 중 1인이며 '부자가 되고 싶어 하는 보통 사람'이라고 가정하자. 불행하게도 그 100명 중 틀림없이 당신보다 언제나 일의 결과가 객관적으로 우월한 사람이 있을 것이다. 그 사람이 8시간 일하여 얻은 결과를 당신도 같은 시간에 이룰 수 있다고 생각하는가? 그렇지는 않을 것이다. 당신에게는 10시간이 필요하다고? 그렇다면 이제부터는 10시간씩 일하고 그 2시간 차이가 어떻게든 줄어 없어지도록 추가로 시간을 투여하여 지식을 습득하면서 스스로를 좀 더 훈련시켜야만 한다. 즉, 당장 하루 열 몇 시간을 투자하기 시작하여야 당신도 그 일 잘하는 사람과 비슷한 단계에 오르게 된다는 말이다. 사람들이 이 간단한 사실을 왜 무시하는지 나는 도저히 모르겠다.

직장인들을 위한 성공 지침서인 〈더 많이 받고 더 빨리 승진하라Get Paid More and Promoted Faster〉—두껍지 않고 쉽게 쓴 책이므로 원서로 읽어도 된다—번역서 '당신의 인생을 바꾸는 21가지 방법'—에서 저자 브라이언 트레이시Brian Tracy 역시 자기 몸값을 높이려는 사람들에게 "일찍 출근해서 열심히, 늦게까지 일하라"고 조언하면서 이렇게 지적한다. "미국 고소 득층 상위 10%는 일주일에 50시간 이상 일한다. 상위 1%는 일주일에 평균 56시간 일한다. 더욱 중요한 점은 이들은 일할 때는 일만 한다는 사실이다. 이들은 시간을 낭비하지 않는다. 일찍 출근해서 즉시 가장 중요한 일에 착수하고 하루 종일 꾸준히 열심히 일한다. 이들은 동료와 잡담하는 데 시간을 버리지 않는다." 나 역시 일을 할 때 그렇게 하여 왔다.

유럽 사람들은 어떨까? 일은 조금만 하고 삶의 여유를 즐긴다고? 웃기는 소리 작작 해라. 나는 사업상 수많은 나라들을 돌아다니면서 일하는 모습을 바로 옆에서 지켜보았다. 어느 나라에서건 중류층과 하류층이 8시간 노동에 집착하는 법이다. 선진국들에서 하루 8시간 근무와 주 5일 근무 제도를 지키는 것은 대부분 공무원, 육체노동자, 하급 직원들이다. 하급 직원들과 육체노동자들도 8시간 근무 중에는 신문을 보거나 잡담을 하거나 딴전을 피우지 않는다. 심지어 화장실 가는 시간이나 담배 피는 시간, 커피 마시며 잡담하는 시간 등은 자동으로 노동시간에서 제외되도록 하는 전자 카드를 근로자 개개인이 착용토록 하는 유명 기업들이 부지기수이다. (반면에 한국의 근로자들은 일을 하는 건지 노는 건지 알 수가 없는 경우가 허다하다. 그래서 외국인들은 한국의 노동생산성이 별 볼 일 없다고 지적한다.)

외국의 경우 상급자들의 근로시간과 책임은 무한대이다. 미국도 그렇고 유럽도 그렇다. 나는, 놀기 좋아한다는 프랑스에서조차 회사의 고위 간부들이나 사장이 밤늦게까지 일하거나 휴일에 사무실에서 일하는 모습을 한두 번 본 것이 아니다. 지위 높은 사람들만 모이는 간부회의 중에 먹게 되는 점심은 샌드위치 일색이다. 외국 영화를 보면, 상급자들이 일 때문에 가정을 소홀히 하는 바람에 아내로부터 이혼을 당하는 장면이 부지기수이고 사장의 책상에는 처리하여야 할 서류들이 가득한 경우가 많다(책상이 깨끗한 경우는 마피아 보스이거나 사기꾼이다. 한국 영화를 보면 사장이나 이사들의 책상은 대부분 깔끔하게 청소되어 있고 술 접대하러 다니다 알게 된 여자와 바람을 피우는 바람에 이혼을 당하면 당했지, 절대 일 때문에 이혼을 당하지는 않는다).

결코 오해하지 말라. 평생을 일 중독자workaholic로 살라는 말은 결코 아니다. 언제나 내가 직원들에게 입버릇처럼 한 말이 있다. "너희가 어제 밤 늦게까지 일하였다고 내가 고마워할 것으로 기대하지는 말아라. 일 때문에 늦게 퇴근하는 사람일수록 뭔가 잘못되었음을 깨달아라. 너희는 방직 기계 앞에 서서 실을 뽑아내는 노동자가 아니다. 머리를 써야 하는 일을 하는 사람들이다. 나는 너희가 날이 갈수록 일을 빨리 마치기를 바란다. 우리 인생의 목적이 평생 일하는 데 있는 것은 결코 아니다. 바로 그 이유 때문에 하루라도 빨리 일에 능숙해져야 한다.

처음에 8시간 걸리던 일을 6시간으로 줄이고 남은 2시간에 추가적으로 다른 일을 수행하는 과정이 반복될 때 비로소 몸값은 계속 올라가며 경제적 자유에 좀 더 가까워지게 되기 때문이다. 일을 빨리 마치려면 머릿속에 든 것이 많아야 한다. 그러므로 제발 좀 공부해라. 반복되는 일은 개선해라. 개선 없이는 일하는 시간을 줄일 수가 없다. 빨리 일을 끝낼 방법을 반드시 찾아내라. 그리고 제발 일이 끝났는데도 윗사람이 사무실에 있다고 눈치 보며 남아 있지 마라. 일은 없지만 남아서 책을 읽거나 공부하는 것은 얼마든지 권장한다. 저녁은 회사에서 기꺼이 제공할 것이다."

고소득층이 일을 많이 하는 이유는 그들이 일하는 것을 즐길 뿐 아니라 자신의 경쟁자들을 이기려는 승부욕이 강하기 때문이다. 일본의 경우를 볼 때 과로사하는 사람은 주로 고소득층이 아니라 40~50대의 평범한 봉급생활자들이며 대부분 일을 즐기지 못하고 스트레스를 받는 중산층이나 저소득층이다.

물론 당신 인생에서 직장이나 일이 그다지 중요한 것은 아니라면 일의 결과나 경쟁은 개의치 않은 채 8시간만 일하면서 느긋하게 살아도 좋다. 물론 당신은 승진도 느릴 것이고 자기 사업이나 장사를 한다고 해도 돈 벌기는 어려울 것이다. 어쩌면 당신 가족은 당신을 착하기는 하지만 무능력한 사람으로 생각하는지도 모른다. 하지만 당신이 이 사회에서의 경력을 생각하고 경제적 대가를 중요하게 생각한다면 8시간 근무는 이제 잊어버려라. 8시간 근무는 당신이나 노동조합이 원하는 기준이지 당신의 성공 여부를 결정하는 '세상이 원하는' 기준이 아니기 때문이다. (게다가 노조 간부들 중에서 장인의 경지에 오른 사람이 있던가?)

선택은 당신의 몫이지만 세상이 원하는 기준은 만만한 것이 아니다. "일을 위해 자신을 완전히 버리지 못하는 자는 회사를 버리든지 자기가 회사에서 버림을 받는다." 〈사장의 제왕학〉에서 이하라 류우이치가 하는 말이다(나는 이런 류의 책을 좋아하지는 않는다). 프랑스 경제학자 랑그로와는 애덤 스미스의 '보이지 않는 손'을 빗대어 '보이지 않는 발'이라는 용어를 만들어 냈다. 당신이 세상이 원하는 기준을 무시한다면 그 보이지 않는 발이 당신을 성공의 대열에서 밖으로 차 버릴 것이다. 8시간 근무를 고집하면서 느긋하게 살면서도 그 보이지 않는 발에 차이지 않고 크게 성공한 사람이 이 세상에 단 한명이라도 있다면 내 손에 장을 지지겠다.

2022 이는 지금도 그렇다. 일은 8시간을 하더라도 일과 관련된 자기 계발을 추가로 하지 않는다면 미래의 넉넉한 삶은 어려울 것이다.

"나 하늘로 돌아가리라. 아름다운 이 세상 소풍 끝내는 날, 가서, 아름다웠더라고 말하리라"라는 시 〈귀천〉을 쓴 천상병 시인의 소원은 "내 집 하나만 있었으면"이었다. 심지어 그는 "누가 나에게 집을 사 주지 않겠는가? 하늘을 우러러 목 터지게 외친다"고도 했다. 그러나 1993년 그가 삶을 마감한 곳은 "주인 말고도 세 가구가 있는 집"이었고 열네 사람이 몸을 부대끼며 살던 곳이었다. 그래서 그는 "가난은 내 직업"이라고까지 했다. 그는 왜 가난했던가. 시를 좋아하였기에 시만 썼기 때문이다. 하지만 그는 돈을 다루는 상과 대학을 다녔던 사람이다. 돈은 그의 아내가 찻집을 하여 벌었다고 하며 그 찻집은 2001년 현재 아직도 영업 중이다.

그가 가난하였던 이유는 무엇인가? 시집이 잘 팔리지도 않는 이 땅에서 시를 썼기 때문 아닌가. 시인으로서 시만 쓴다면 대부분 가난할 수밖에 없다. 그러나 똑같은 시인이지만 많은 책들의 편자 혹은 역자로 등장하기도 하는 류시화는 내가 짐작하기에 전혀 가난한 시인이 아니다. 그는 보통 사람들이 무슨 글을 읽고 싶어 하는지를 찾아내 상품화시키는 유능한 편집자이며 세상에서 대가를 얻어 내는 마케팅 기법도 아는 사람이다.

당신이 시인이라면 천 시인처럼 살 것인지 류 시인처럼 살 것인지는 당신 스스로 결정할 사항이며 그 어느 쪽의 삶이 우월하다는 말은 그 누구도 하지 못한다. 하지만 어느 직업을 가졌든, 세상으로부터 더 많은 경제적 대가를 얻어 내려면 그 대가를 결정하는 세상이 무엇을 원하는지를 알고 있어야 한다. 세상이 원하는 것이 무엇인지도 모르는 채 자기 최면에 빠져 살게 되면 돌아오는 것은 실패와 좌절뿐이다.

그럼에도 불구하고 실패한 자들의 대부분은 세상이 원하는 것은 무시하면서 실패의 책임과 원인을 세상에 돌린다. 세상이 불공평하다느니 세상이 썩었다느니 세상이 학벌이나 인맥 등으로만 이루어져 있다느니 등등. 실패한 자들의 핑계는 길고 긴 레퍼토리를 이룬다. 명심해라. 성공한 자들은 어떤 일이 잘못되면 그 책임과 원인을 자기 자신에게서 찾는다. 절대 세상 속에서 핑계를 찾지 않는다는 말이다.

예를 들어 보자. 나는 자가용 기사를 한두 명 겪어 본 사람이 아니다. 연봉 2천만 원을 주건 3천만 원을 주건 간에 보통의 자가용 기사의 경우 "목적지까지 잘 모셔다드리고 차량 관리 잘하면 되었지 뭐가 더 필요해"라고 생각한다. 하지만 목적지까지 잘 모신다는 기준은 순전히 자기들 기준이며 차량 관리 수준 역시 자기들 판단에 근거한다.

약 십수 년 전 기사 한 명을 새로 채용하였다. 그 시절에 나는 언제나 신경이 날카로웠다. 보통의 직원들은 사장에게서 야단을 맞으면 얼굴이 하루 종일 굳어 있다. 하지만 그는 내가 별것도 아닌 일에 불덩이같이 화를 내었어도 5분 후에는 환하게 미소를 지으며 이렇게 말하였다. "사장님, 약속 장소에 가실 시간입니다." 그는 자신이 아는 길이어도 지도를 미리 보고 샛길들을 확인하였다. 그런 태도를 보고 〈막히면 돌아가라〉라는 책을 사다 주었더니 그는 너무도 좋아하였다. 대부분의 기사들은 길이 막혀 차가 꼼짝달싹 못 하면 "이게 내 탓이냐?"는 태도를 보였지만 그는 전혀 그렇지 않았다. "사장님, 저 옆 골목으로 한번 가 보려고 하는데 어떻게 생각하십니까?" 물론 나는 언제나 찬성이었다.

그는 오후에 비가 온다는 예보가 있음에도 "오후에 비가 안 올 수도 있다"고 하면서 차를 닦아 놓았다. 그것도 완벽하게 닦아 놓았다. 대부분의 자가용 기사들은 전혀 그렇지 않다. 그는 내가 권하는 책들을 다 읽었고 심심하다고 기사 대기실에서 화투를 치지도 않았다. 우선은 차량을 최선을 다해 관리하였고 남은 시간에는 나이 어린 직원들에게 도와줄 일이 없느냐고 묻는 사람이었다. 시키지도 않았는데 자기 돈으로 차량 정비 서적을 사서 공부하는 기사를 나는 그 이전에도 그 이후에도 만난 적이 없다.

1년 정도가 지난 후 나는 새로 기사를 구하고, 대다수 임직원들의 상당한 반대에도 불구하고 그를 그 당시 연 매출 400억 원대 회사의 영업부 과장직에 앉혔다. 반대가 극심하였던 이유는 내가 왜 그를 영업부 과장직에 앉히려는지를 구체적으로 설명하지 않았기 때문이다. 그들은 그가 내게 아부를 잘해서 내가 그런 결정을 내린 것으로 오해하기도 하였지만, 나는 그가 너희들하고는 일하는 근본 자세가 다르다는 말만 했을 뿐이다.

3개월 정도가 지나자 모든 거래처에서 그의 사람 됨됨이를 칭찬하는 말이 들려왔다. 6개월 정도가 지나자 더 이상 회사 내에서 그의 자질을 의심하는 사람은 없었다. 그리고 다시 1년 후, 그는 사표를 들고 나를 찾아왔다. 돈을 어떻게 버는지를 알았다고 하면서 말이다. 나는 정말 기쁜 마음으로 그를 내보냈다. 몇 년 후 그가 업소용 김치 납품 공장을 아내와 함께 운영하고 있음을 들었다. 직원이 10여 명 된다는 말과 함께 말이다.

이 이야기에는 후기가 있다. 내가 그를 영업부 과장에 앉혔을 때 입사한 새 기사는 자기 선임자에게 무슨 일이 일어났는지를 곧 알게 되었다. 그리고 당연히 자기에게도 그러한 기회가 주어지기를 기대하면서 나에게 하는 모든 행동에 매우 신경을 씀은 물론 내 가족들에게도 아주 공손하게 처신하였다. 내게 종종 자신이 이미 예전에 영업 활동을 한 경험이 있었음을 설명하기도 하였다. 선임자가 영업부 과장직에서 사표를 내자 그는 내게 계속 조르기 시작했다. 자신도 영업부에서 일하여 보고 싶노라고. 하도 귀찮게 조르기에 그를 영업부 평직원으로 보내면서 영업부 임원에게 이렇게 말했다. "몇 개월만 데리고 있어라. 얼마 버티지 못할 테니까." 2개월 만에 그는 사표를 냈다.

왜 나는 선임자처럼 행동하고자 애를 쓴 그를 무시하였을까? 세상이 원하는 자세로 일하는 태도는 뼛속 깊은 곳에 자리 잡은 인식에서 나오는 것이며 눈앞의 홍당무가 탐이 나서 나오게 되는 행동과는 그 질이 다르기 때문이다. 그래서 선임자가 미처 모범을 보이지 못한 분야에서는 어떻게 행동을 하여야 하는지 모르기 때문에 누수 현상이 생기면서 탄로가 나기 마련이며, 남에게 잘 보이고자 하는 행동이기에 보는 사람이 없으면 그 본성이 드러나기 마련이다. 적토마는 홍당무가 없어도 잘 달린다고 내가 말하는 이유가 바로 그것이다.

이제 무슨 일을 하건 당신의 기준을 바꾸어라. 당신이 정한 기준으로는 절대로 부자가 되지 못한다. 부자들은 세상이 원하는 기준으로 일을 하여 온 사람들이다. 세상이 원하는 기준은 당신이 생각하는 것보다 훨씬 더 높고 넓고 깊다. 세상의 기준에 맞춰 일하라. 그래야 부자가 된다(그러나 나는 자기 기준으로 일을 하는 사람들에게 세상의 기준을 아무리, 아무리 귀가 따갑도록 설명하여도 못 알아듣는 경우가 많다는 것도 경험적으로 안다. 그들은 오히려 "덜 먹고 덜 싸겠다", "꼭 그렇게까지 하면서 바둥바둥거리며 살아야 하느냐"고 말한다. 그러면서도 잘 살고 싶어 한다. 그래서 얻게 된 결론은, 역시 가난하게 살 사람들은 따로 있기 마련이라는 것이다).

2022 위의 글을 읽고 나면 당신의 일하는 방식이 확 바뀔까? 내 경험으로 볼 때, 20대와 30대 초반까지의 직원들은 제대로 가르치고 본인 스스로도 노력하면 바뀔 가능성이 높다. 30대 중반부터 40대 중반까지의 사람들은 50% 정도는 가능성을 보이지만 나머지 50%는 시늉만 한다. 나의 경우, 40대 중반 이후의 사람들에 대해서는 변화할 것이라는 기대를 전혀 하지 않으며 특히 50대 중반 이후의 사람들은 소귀에 경 읽기였기 때문에 그냥 하던 대로 내버려 둔다(여기서 언급된 50대 중반 이후의 사람들은 2003년 정도까지 내 주변에 있던 사람들이었고 그 이후부터는 아예 내가 입을 다물고 살아왔다. 지금은 좀 바뀌지 않았을까 기대도 한다).

영어로 구글링을 하여 보면 1998년 워런 버핏은 플로리다대학교에서 MBA 학생들에게 다음과 같은 말을 하였다.

- We look for three things when we hire people. We look for intelligence, we look for initiative or energy, and we look for integrity. And if they don't have the latter, the first two will kill you, because if you're going to get someone without integrity, you want them lazy and dumb.

- 우리는 사람을 고용할 때 3가지를 살펴본다. 지능이 있는지, 선도력initiative 또는 열정이 있는지, 그리고 integrity가 있는지를 살펴본다. Integrity는 없는데 지능과 선도력을 갖고 있는 자들은 회사를 망칠 것이다. 왜냐하면 In-tegrity가 없는 사람을 고용하는 것은 직원들이 게으르고 멍청해지기를 바라는 것과 마찬가지이기 때문이다.(참고로, 워런 버핏의 며느리였던 메리 버핏이 쓴 〈워런 버핏처럼 주식투자 시작하는 법〉이라는 책에서는 위 내용이 피터 키위트가 한 말을 버핏이 인용하는 것으로 나오고 'Warren Buffet's 10 Rules for Success' 영상자료(https://www.youtube.com/watch?v=iEgu6p_frmE)에서도 버핏이 인용하였음이 나타난다.—1분 28초 부분에서 he said.—피터 키위트는 워런 버핏의 멘토였고 그들의 관계에 대해서는 버핏과 어릴 때부터 친구였던 월터 스콧과 함께 검색해 보면 알 수 있다.)

위 내용을 의역하면, 직원을 채용할 때는 지능이 좋은지(머리가 잘 돌아가는지, 똑똑한지, 어리바리하지는 않은지), 일을 선도적으로 열정을 갖고 이끌어 나갈 수 있는지(시키는 것만 하는지, 해야 할 것들을 알아서 챙기는지), 그리고 Integrity가 있는지 살펴봐야 한다. 머리도 좋고 일을 주도적으로 이끌어 나갈 열정도 있으나 Integrity가 없는 자는 회사를 망칠 사람이다. Integrity가 없는 사람을 고용하면 직원들을 게으름뱅이, 멍청이로 만들려는 것이기 때문이다.

워런 버핏은 이 말을 여러 곳에서 하였는데 도대체 Integrity가 무슨 뜻이기에 지능이나 선도력보다도 훨씬 더 중요하게 말하는 것일까? Integrity에 대한 우리말 설명은 https://brunch.co.kr/@hifism/33 에서 필명 '귯다르타'라는 분이 써 놓은 글이 가장 좋았기에 허락을 받고 아래에 인용한다.

영어권 국가에 있는 조직에서는 인테그리티를 매우 중요시한다. 많은 기업이 인테그리티를 핵심가치로 삼고 있다. …중략… 우리나라에서는 정확히 치환되는 단어가 없어 다양하게 번역되어 사용한다. 번역된 경영서적이나 자기 계발 서적에는 '성실'이나 '정직'이란 단어가 자주 등장한다. 인테그리티를 성실함faithfulness이나 정직함honesty으로 번역하기 때문이다. 번역서를 읽다 보면 문맥상 성실이나 정직과는 다른 의미를 나타내는 것 같아 혼란스러울 때가 있다. 그렇다면 인테그리티란 무엇일까? 나는 '말과 행동, 생각이 일치하는 상태'로 정의한다. 영어 사전에는 두 가지 의미로 정의한다.

1. the quality of being honest and having strong moral principles: moral uprightness (정직하고 강력한 도덕 원칙을 갖는 자질: 도덕적 옳음)
2. the state of being whole and undivided (분열되지 않고 완전한 상태, 온전함)

인테그리티를 정의할 때 대부분 첫 번째 정의에 주목하고 인용한다. 나는 두 번째 정의 '인테그리티란 분열되지 않고 완전한 상태'에서 인테그리티를 해석하는 것을 좋아한다. 인간에게 분열되지 않고 완전한 상태란 무엇일까? '생각과 가치관, 말과 행동'이 따로 놀지 않고 일치하는 상태라고 생각한다. 겉과 속이 다르지 않은 상태인 것이다. 자신이 옳다고 믿는 것을 실천하는 것이다. 그래서 인테그리티한 사람은 일관성이 있다.

대부분의 사람은 정직함과 성실함이 옳다고 믿는 가치관과 도덕관을 가지고 살고 있다. 그래서 인테그리티하다는 것은 정직과 성실을 내포하고 있다. 자신의 믿음을 행동으로 실천하는 것이 분열되지 않고 완전한 상태이기 때문이다. 대부분이 믿는 올바른 가치관에는 정직함과 성실함 이외에도, 공정, 약속 이행, 언행일치 등과 같은 도덕적, 윤리적 가치를 포함하고 있다. 그래서 인테그리티는 해당 단어를 포함하는 개념이다.

정직하다고 해서 꼭 인테그리티한 것은 아니다. 거짓말을 하고 거짓말한 것을 고백한다면 그것은 정직하다 할 수 있다. 그러나 인테그리티하다고 할 수는 없다. 이미 자신의 신념과 말과 행동이 분열되었기 때문이다. 그래서 정직함이나 성실함은 인테그리티를 온전히 담는 표현은 아니다.

내가 인테그리티의 첫 번째 정의를 잘 사용하지 않는 데는 이유가 있다. 인테그리티가 꼭 사회적으로 통용되는 도덕적, 윤리적 원칙을 내포하는 것은 아니다. 그 시대나 문화에 부합하지 않는 신념과 가치관을 가진 사람도 충분히 인테그리티할 수 있다.

지금은 지구가 태양을 돈다는 지동설을 의심하는 사람은 없다. 하지만 지동설을 주장한 코페르니쿠스 시대는 달랐다. 그 시대의 신념에 부합하지 않는 이야기였다. 지동설을 주장한 코페르니쿠스는 그 시대에는 옳지 않은 믿음을 가진 사람이다. 죄인 취급을 받았지만 신념을 굽히지 않은 인테그리티한 사람이라고 평가할 수 있다.

히틀러도 어쩌면 옳지 못한 믿음을 가진 인테그리티한 사람이었을지도 모른다. 인테그리티는 시대나 문화에 부합하는 가치관과 신념을 가지면 훌륭해질 수 있지만, 그렇지 않으면 문제를 일으키거나 심각한 범죄로도 연결될 수 있다. 그래서 인테그리티를 정의할 때는 부정적인 상황을 막기 위해 기본적으로 올바른 신념과 가치관을 전제로 이야기하는 경우가 많다.

결국 인테그리티란 (시대와 문화에서 크게 벗어나지 않는 한) 자신이 옳다고 믿거나 생각하는 것을 말과 행동을 통해 일관성 있게 실천하는 것이다. 인테그리티를 완벽하게 실천하며 살아가리란 쉽지 않을 수 있다. 하지만 살아가면서 꾸준히 추구해야 할 가치이다.

결론적으로 Integrity는 머릿속에서 옳다고 믿는 생각들과 행동이 엇갈림 없이 하나 된 상태를 의미하는데, 미국의 회사들에서는 간부급 입사지원자들이 Integrity를 갖고 있는지 알고자 아래와 같은 질문들을 면접에서 물어보기도 한다 (이 글을 읽은 자들이 거짓으로 답을 할 가능성이 있기에 정답은 수록하지 않는다).

1. 공정성 문제나 윤리적 논란을 일으킬 수도 있는 심각한 문제를 해결하여야 하는 상황에 처한 적이 있었는가? 무슨 일이 생겼던 것인가? 어떻게 처리하였는가?

2. 어떤 원칙을 깨트렸던 마지막 경우가 언제였는가? 그때의 상황을 구체적으로 서술하고 어떻게 대처했는지 말해 보아라.

3. 부당한 행위를 부하직원이나 동료가 하는 것을 보았던 경우가 있었는가? 구체적으로 그 내용을 설명하고 어떻게 대처했는지를 얘기하여 보라.

4. 함께 일하는 사람들에게 당신이 그들을 중요하게 생각한다는 것을 어떻게 설명하겠는가?

5. 팀을 운영하는 데 있어 가장 중요하게 생각하는 가치는 무엇이냐?

6. 어떤 고객과 문제가 생겼으나 작은 거짓말 한 번으로 그 곤경에서 벗어날 수 있다면 그렇게 하겠는가?

7. 예전 회사에서 상사들은 당신의 가장 큰 장점을 무엇이라고 설명할 것 같은가?

왜 이런 질문들을 할까? 거의 모든 구직자들이 이력서에서 자기 경력과 능력과 경험을 멋지게 치장하고 과대포장하기 때문이다. 하지만 그런 것들은 입사 후에 한두 달 안에도 쉽게 드러나지만(나 역시 고용주로서 한두 번 속은 게 아니며 치가 떨리는 경우까지 있었다. 'I can do it 할 수 있다'는 자기의 희망일 뿐이고 'I am able to do it 할 수 있는 실행 능력이 있다'가 아님에도 이를 동격으로 믿는 사람들이 너무나도 많다.) **Integrity**만큼은 어떤 문제가 터질 때까지는 가늠하기 정말 어렵기 때문이다. 알바생으로 예를 들어 보자. 무를 닦으라고 했는데 그 수세미로 자기 발을 닦는 녀석, 닭을 튀기면서 담배 피는 녀석… 부지기수이다. 중간관리자 이상의 지위에 있는 사람들 혹은 오너는 어떨까? 회사 망하게 하는 짓거리들이 종종 뉴스 속에 튀어나오지 않는가.

워런 버핏은 대학생들을 만났을 때 각자 1명의 다른 학생을 뽑으라는 게임을 하곤 했는데 그 선택된 학생이 일생 동안 버는 수입의 10분의 1을 갖게 된다는 조건이 따랐다. 버핏은 물었다. "누구를 선택할 것이냐? 그 이유는 무엇이냐?", "머리 좋은 학생? 풋볼을 가장 멀리 던지는 학생? 성적이 가장 좋은 학생?" 그다음에는 이렇게 물었다. "성공할 가능성이 거의 없다고 생각되는 친구는 누구냐? 왜 그렇게 생각하느냐?"

그는 성공할 것으로 보이는 자질과 실패할 것으로 보이는 자질들을 써 보라고 했다. 학생들이 적었던 성공할 자질들은 지능, 학교성적, 집안배경 등과는 무관한 관용, 친절함, Integrity 등이었다. 그러자 버핏은 그런 자질들 중에서 학생들이 결코 갖지 못할 자질이 있는지, 버리지 못할 자질이 있는지 물었고 갖지 못할, 버리지 못할 자질은 전혀 없음을 강조하면서 그 자질들은 모두 우리가 선택하는 것들임을 알려 주었다. 이게 무슨 말인가 하면, 지능과 선도력 보유 여부는 우리가 선택할 수 있는 것이 아니지만 Integrity는 타고나는 것이 아니라 살아가면서 선택하여 배우는 것이라는 뜻이다.

버핏은 말한다. 부정직하거나 인색하거나 몰인정하거나 이기적이거나 한 사람들을 우리는 모두 싫어한다. 그런데 그런 면들은 모두 그 사람들이 선택한 자질이지 선천적인 것이 아니다.

여기서 우리가 배워야 할 점이 바로 그것이다. 머릿속에서 옳다고 믿는 좋은 자질들은 모두 다 우리 스스로의 노력에 의해 우리 것이 될 수 있으며 그렇게 해서 Integrity를 얻게 된다는 사실 말이다.

참고로, 내가 Integrity에 대해 글을 쓰게 된 동기는 고위 공직자들과 정치인들에게서 나타나는 두 얼굴은 물론, 그들이 자기 자녀들 자기소개서나 이력서 치장을 위해 동원한 가지가지 행위들을 많이 보게 되면서 정말 역겨워져서였다. 어쩜 그렇게 60년대 소설 속의 한 장면이 아직도 계속 이어지는지 참으로 가증스럽다.

> "한국 정치의 광장에는 똥오줌과 쓰레기만 더미로 쌓였어요. 모두의 것이어야 할 꽃을 꺾어다 저희 집 꽃병에 꽂구, 분수 꼭지를 뽑아다 저희 집 변소에 차려 놓구, 페이브먼트를 파 날라다가는 저희 집 부엌 바닥을 깔구. 한국의 정치가들이 정치의 광장에 나올 땐 자루와 도끼와 삽을 들고, 눈에는 마스크를 가리구 도둑질하러 나오는 것이지요." … "좋은 아버지, 불란서로 유학 보내 준 좋은 아버지, 깨끗한 교사를 목 자르는 나쁜 장학관, 그게 같은 인물이라는 역설."
> ―최인훈의 〈광장〉 중에서

더불어, 지능과 선도력에 대해서 얘기할 것이 있다. 20대 말까지도 일을 잘한다는 말을 한 번도 들어 보지 못했다면 소위 지능지수가 아무리 높다 할지라도 지능과 선도력은 아주 낮은 수준으로 보아야 할 것이다. 아주 단순한 작업을 할 때 빠릿빠릿하지 못하고 굼벵이 기어가듯 하는 사람도 그런 부류이다. 그런 사람이 사업이나 부자를 꿈꾼다면 그것은 정말 개꿈이지만 그래도 여전히 넉넉히 살고 싶다면 세이노의 글보다도 〈서민갑부〉 프로그램을 보는 것이 유익할 것이다.

수많은 사람들이 "나는 받는 돈만큼만 일할 것이며 그 돈은 내가 일한 시간과 비례하여야 한다"고 생각한다. 인터넷에서 샐러리맨들을 위한 사이트들을 조금만 살펴보면 그런 사고방식을 당연하다고 믿는 사람들을 부지기수로 찾을 수 있다. 그들은 같은 직종의 다른 사람들이 자신과 똑같이 일한다고 믿기에 남들이 받는 보수에 대단히 민감하다. 같은 학교를 나왔으니 대우도 같아야 한다고 여기며 같은 자격증을 갖고 있으니 똑같은 보수를 받아야 한다고 믿으면서 동일노동, 동일임금을 금과옥조처럼 여긴다. 사람들 간의 질적인 차이를 인정하지 않는 것이다. 이것은 정말 산업화 시대의 노동자들이 가졌던 생각 그 이상도 그 이하도 아니다.

아르바이트 학생들도 그렇다. 피자헛을 들여와 한때 엄청난 성공을 한 성신제는 〈창업자금 칠만 이천 원〉에서 이렇게 말한다. "수많은 아르바이트 학생들을 써 봤다. 이 중에는 '나는 유명한 디자이너가 될 거야, 공인회계사가 될 거야' 하면서 '이까짓 아르바이트는 용돈 벌이니까 대충 시간만 때우다 가자'라고 생각하며 건성건성 일하는 학생들이 아주 많았다. 그들 중에서 단 한 명의 디자이너, 단 한 명의 공인회계사가 나오는 것을 본 적이 없다. 아르바이트로 접시 닦는 일을 하더라도 이에 미치는 사람이 본업에 돌아가서도 그 일에 미치고 결국은 성공하게 된다."

나 역시 그의 말에 전적으로 동의한다. 수많은 아르바이트 학생들 중에서 졸업 후 정식으로 채용을 하고 싶다고 사장이 말할 만한 학생이 과연 몇 명이나 있을까. 돈주머니를 가진 입장에서 볼 때, 대부분은 언제라도 즉시 다른 사람으로 대체시킬 수 있는 정도의 일만 한다. 받는 대가가 얼마이므로 그 이상을 하게 되면 손해라고 생각하기 때문일까? 바로 그런 생각이 가난으로 가는 고속도로행임을 명심하라.

스테이시 가넬라는 대학 시절인 1994년 미국 애틀랜타 에모리대 부근에 있는 식당에서 아르바이트를 하였다. 그녀는 접시를 하나 닦더라도 물기 없이 깨끗이 닦아 가지런히 정리해 놓는 등 남다른 열정과 헌신을 보였다. 그 자세가 매장 지배인의 눈에 들어 졸업 후 정식 입사했고, 불과 5년 만에 본사의 마케팅 이사가 되었는데 그 기업이 미국 외식업계 4위인 아웃백스테이크하우스다. 업계에서 신데렐라로 불리는 가넬라는, 끈기Persistence, 헌신Commitment, 열정Passion 세 가지 원칙에 따라 이 세상을 살아간다고 하였다.

1992년 고등학교를 졸업하자마자 용인의 에버랜드에서 티켓을 파는 등등의 평범한 직원으로 입사한 이은예는 고객서비스에 투철하였다. 한 가지 일화가 있다. 93년 추운 겨울 어느 날 저녁 무렵, 4명의 가족 중 5살쯤 돼 보이는 어린아이가 시린 발을 동동 구르고 있었다. 눈썰매장을 이용하느라 옷은 물론 신발이 모두 젖었기 때문이었다. 이은예는 어린이를 직원 휴게실로 안내해 발을 녹이게 하고 자신의 신발을 기꺼이 벗어 주었다. "주위에서 뭐 그렇게까지 할 필요가 있느냐는 소리를 듣긴 했죠. 하지만 가족이라면 추운 데서 떨고 있는 그 아이를 그냥 두고 보진 않았을 겁니다." 그녀는 입사 후 1년 만에 '베스트 서비스 맨'을 수상한 것을 비롯해 1호봉 특진혜택, 미소경진대회의 튤립상, 역할연기 우수상, 삼성그룹의 품질 서비스 경진대회 회장상 등을 받았다. 그리고 입사 4년 만에 서비스 아카데미 강사로 전격 발탁되었다(그녀를 시기하고 미워하는 동료들이 하나 둘이었을까?).

톰 피터스(경영에 관심이 있다면 이 사람의 모든 책을 반드시 읽어라: 내가 나의 글에서 인용만 하고 읽으라는 말을 하지 않는 책들은 안 읽어도 되는 책들이라고 보면 된다)가 대표적인 지식인으로 소개하고 있는 샌프란시스코 리츠칼튼 호텔의 한 청소부,

버지니아 아주엘라Virginia Azuela. 하지만 그의 책에는 이와 관련된 자세한 내용이 나오지 않는다. 박태호 새너제이 주립대 경영학 교수가 그녀를 직접 만나 인터뷰를 한 뒤 98년 5월 12일 매일경제에 기고한 이야기를 요약하면 다음과 같다.

필리핀 출신의 그녀는 74년 당시 27세에 아메리칸드림을 꿈꾸며 미국으로 왔다. 고등학교 졸업의 학력으로 선택 가능한 직업은 호텔의 청소부였고 91년 리츠칼튼에 입사하면서 총괄 품질경영에 관한 교육을 받았다. 대다수의 동료들은 청소라는 허드렛일에 무슨 품질경영이냐고 비웃었으나 그녀는 달랐다. 그녀는 작은 메모 수첩에 그녀가 서비스한 객실 고객들에 대한 특성과 습관 등을 일목요연하게 정리하여 그 고객이 다시 왔을 때 그들이 원하는 객실 서비스를 제공하였다.

심지어 침대보 작업까지 개선하였다. 본래 호텔 측에서는 침대보 교체 작업을 과학적으로 연구 분석하여 2인 1조의 작업이 가장 효율적이라는 결론을 내렸다. 하지만 그녀는 새 침대보를 침대 사이즈에 맞춰 침대보를 까는 순서의 역순으로 접어 두면 작업 속도를 더 높일 수 있음을 알아냈던 것이다. 그녀는 고객만족과 관련된 문제 해결에는 2,000달러를 임의로 쓸 수 있는 재량권을 부여받았고 호텔직원에게 주어지는 가장 영예로운 파이브 스타Five Star상은 물론, 말콤 볼드리지 생산성 대상까지 받았다.

6.25 동란 당시 고아가 되어 구두를 닦다가 열일곱 나이에 미군 부대에서 세탁 같은 허드렛일을 하던 이철호. 그는 미군들이 맡긴 옷가지들에서 때가 잘 빠지지 않으면 삶아 빨았다. 돈을 더 받는 것도 아닌데 말이다. 포격으로 파편을 맞아 그 수술 때문에 여차여차 노르웨이에서 살게 된 그는 배가 너무 고파 요리사가 되고자 하였고 주방에서 그릇 하나를 닦아도 정성을 다하였다. 그에게 2~3년씩 감자만 깎는 일이 주어졌을 때 그는 요리

의 종류에 따라 골라 쓸 수 있도록 감자를 여러 모양으로 깎아 놓았다. 그는 현재 노르웨이 라면 시장의 80%를 차지하고 있는 백만장자이다(그의 이야기를 다룬 〈성공시대〉 다큐멘터리를 MBC 사이트에서 반드시 찾아서 보라.—〈BE HAPPY, 노르웨이 라면왕 미스터 리 이야기〉의 저자 이철호를 말한다.—편집자 주).

내 경험 하나를 이야기하자. 미군 부대에 있는 대학을 다녔을 때 먹고살고자 부대에서 흘러나오는 화장품이나 식료품들을 가방에 넣어 갖고 부유층 아파트들을 돌아다니며 팔았던 적이 있다. 대부분 그런 물건들은 아줌마들이 팔았고 나 같은 남자 대학생은 전혀 없었기에 경비실을 통과하기도 만만하지 않았다. 하지만 단 한 번이라도 문을 열어 준 고객들에게 나는 정말 최선을 다하였다. 우선 나는 모든 상품에 붙어 있는 영문 라벨들을 사전을 찾아 가며 모조리 외웠다. 바세린 연고 하나를 팔더라도 눈 화장을 지울 때 사용하면 좋다는 내용도 잊지 않고 알려 주었다. 그리고 눈 화장을 지울 때는 큐팁(면봉의 미국 상품명)을 사용하라고 하였고 큐팁도 팔았다. 스팸 햄을 팔 때는 새로운 요리법들도 알려 주었다.

결국 한 명의 고객을 만나게 되면 얼마 후 그 고객이 다른 고객을 소개하여 주었는데 정말 그 숫자가 기하급수로 늘어났으며 사전 주문도 생겨났다. **그 당시 내가 알게 된 원칙 몇 개:** 남들이 하지 않는 서비스를 제공할 것, 절대 오늘의 이득에 눈이 멀면 안 된다는 것, 부자들은 끼리끼리 산다는 것, 한 명의 고객으로부터 신뢰를 받게 되면 시간은 좀 걸리지만 그 주변의 모든 부자들도 언젠가는 내 고객이 된다는 것.

내가 나중에 누구까지 만나게 되었는지 아는가? 이름만 대면 알 수 있는 당시 최고의 연예인 몇몇까지 내 고객이 되었다(나는 이 일을 몇 년 하지 않았다. 엄밀히 말해 그 일은 관세법 위반으로 단속 대상이었기에 꺼림칙하였을 뿐 아니라 압구정동에서 영어를 가르치는 것과 번역을 하는 것이 더 많은 수입을 챙길 수 있음을 알았기 때문이다).

자기 몸값은 그렇게 높이는 것이다. 그러므로 막노동을 하여도 최선을 다해 제대로 해라. 당신이 일한 대가에 대한 법칙 두 개가 있다.

첫째, 당신이 먼저 보여 주지 않는 한 국물도 없다. 대가를 더 많이 받는 다면 더 열심히 일하겠다고? 이 세상은, 당신이 열심히 성실히 일하겠다는 그 각오를 덥석 먼저 믿어 주는 세상이 전혀 아니다. 적토마는 홍당무가 없어도 잘 달린다. 홍당무가 적다고 징징거리는 말들치고 제대로 달리는 놈이 없다. 사람은 말이 아니라고? 돈 몇 푼 벌겠다고 스테이시 가델라, 이은예, 버지니아 아주엘라, 이철호가 했던 것처럼 그렇게까지 할 필요가 도대체 있느냐고? 무슨 햄 쪼가리 하나 팔면서 요리법까지 알려 주느냐고? 그냥 편하게 일하고 조금 벌겠다고? 뭐 그렇게 아등바등 살 필요가 있겠느냐고? 좋다. 그렇다면 당신 생각대로 그냥 계속 살아라. 아무도 안 말린다. 단, 조건이 있다. 절대로 부자들을 부러워하지 말라! 왜냐하면 당신은 평생 가난하게 살 것이 뻔하기 때문이다(하여간에 가난한 자들에게는 공통된 유전자가 있다).

둘째, 보상의 수레바퀴는 언제나 처음에는 천천히 돈다. 가속도가 붙기까지에는 시간이 소요된다. 하지만 사람들은 겨우 몇 개월 열심히 하여 보고 대가가 즉시 주어지지 않으면 실망하여 곧 '일하는 본성'을 드러낸다. 나는 이런 얄팍한 태도를 가진 사람들을 한두 번 본 것이 아니다. 며칠 밤을 새워 일을 하게 되면 자신의 월급이 그다음 달로 인상되기를 바라는 이 조루증 환자들아. 세상은 이미 당신 같은 사람들에게 한두 번 속아 본 것이 아니기 때문에 쉽게 당신을 믿어 주지 않는다는 것을 명심해라. 신의 경륜의 수레바퀴도 천천히 도는 법 아닌가.

다 자란 한우 한 마리의 가격은 300만 원 선이다. 그러나 건강하고 질병 없는 우수한 종자를 뭇 암소들에게 나눠 주는 종우種牛는 최고 3억 원까지 한다. 사람도 몸값이 비싼 사람이 있는가 하면 그렇지 않은 사람이 있다.

사람을 어떻게 짐승과 비교하느냐고? 나는 소를 소와 비교하는 것이고 사람을 사람과 비교하는 것이다.

사람 위에 사람 없고 사람 밑에 사람 없다고? 사람은 누구나 평등하다고? 그것을 믿는가? 모든 사람이 평등하다는 말은 이론적으로 그렇다는 말일 뿐이며 그런 사회가 되어야 한다는 희망의 표현일 뿐이다. 사람이 모두 평등한 경우는 생로병사와 신 앞에서뿐이다. 내 말이 여전히 귀에 거슬린다면 사람은 모두 평등하지만 그 사람들이 만들어 내는 일의 결과들은 절대 평등하지 않다고 말하면 어떨까. 모든 중국 음식점의 주방장들이 평등한 인간이라고 해서 그들이 만드는 자장면의 맛과 가격이 똑같은 것은 아니지 않는가. 중요한 것은 당신도 맛없는 자장면보다는 맛있는 자장면을 더 좋아할 것이라는 사실이다.

자, 이제 몇 시간을 일하고 얼마를 받는지는 잊어버려라. 일의 질적인 결과에만 관심을 두어라. 몇 년 후에 받게 될 대우에 걸맞은 일솜씨를 지금 먼저 보여 주어라. 부자가 아니라면 가진 것은 몸과 시간밖에 더 있겠는가. 그것들을 바쳐 일의 질을 높여라. 그렇지만 직장 생활을 하면 부자가 되지 못한다고? 아니다. "직장에서 일을 잘하지 못하면 직장 밖으로 나가도 부자가 되지 못한다"고 해야 한다. 일을 못하면 직장 밖으로 나가도 절대 성공할 수 없기 때문이다. 결국 직장 생활을 잘하여야 부자가 될 수 있는 법이다. 중요한 것은 직장 생활 자체가 아니라 일이다. 일을 잘하는 사람은 직장을 그만두고 사회로 나와도 일 잘한다는 평가를 받게 되므로 대가를 더 받게 되기 때문이다.

물론 투여한 시간과 노력에 비해 대가가 충분치 않은 경우도 있을 것이다. 기다려라. 곧 많은 사람들이 당신을 찾을 것이며 당신의 몸값은 저절로 높아지게 되어 있다. 그 몸값이 부자가 될 수 있는 투자의 종잣돈이 된다. 동료들의 야유와 시기가 부담스러워지기도 할 것이다. 콩쥐를 시기하는 팥쥐는 언제나 있는 법이므로 철저하게 무시하라. 적어도 5년 후에는 그들과는 다른 세상에서 살게 될 것이기 때문이다.

주의 사항:

1. 당신이 아무리 열심히 일하여도 대가를 더 받기 힘든 일들이 있음을 명심하라.
2. 일하는 능력보다는 아부가 더 우선인 집단들도 많다(규모가 크고 안정적으로 보이고 좋게 보이는 곳들인 경우가 많다).

2022

- 월 스트리트 저널에서 호의적인 서평을 받지는 못했던, 그리고 나 역시 독자들에게 추천할 마음이 전혀 안 드는, 〈백만장자 시크릿〉에서 저자 하브 에커 T. Harv Eker는 "부자는 자기 분야의 전문가이고, 중산층은 자기 분야를 어느 정도는 알고 있고, 가난한 사람들은 자기 분야를 잘 모른다"고 말한다(그 말은 맞는 말이다).

- 덧붙여, 위의 글에서 나오는 용인 에버랜드의 이은예, 리츠칼튼 호텔의 청소부 버지니아 아주엘라 같은 알바생들이 이 세상에 차고 넘친다는 생각은 꿈속에서도 하지 않는다. 왜 그럴까? 거의 모든 알바생들은 자기가 시간당 얼마나 받는지를 생각하고 어디까지나 일시적인 노동이므로 자신이 얼마나 더 잘할 수 있는지는 고민하지 않기 때문이다. 하지만 알바생들만 그럴까? 정식 직원들 상당수 역시 마찬가지로 행동할 것이다. 자기가 일하는 시간을 시급을 받기 위한 시간인 것뿐으로 생각하는 그 머리가 깨지지 않는 한, 평생 인생살이가 고달파질 것이다.

당신이 무슨 일을 하건 간에 재테크 기법이 똑같은 것은 아니다. 자신이 하는 일과 그 일에 대한 보상 시스템이 어떻게 구성되어 있는가에 따라 재테크 기법은 달라져야 한다. 나는 경제적 가치 측면에서만 볼 때 이 세상의 일을 다음과 같이 나눈다.

첫째, 같은 일을 반복하지만 시간이 지나면 봉급이 인상되는 일이 있다. 공무원이나 교사, 군인 등과 같은 직업이 이러한 부류에 속하는데, 본인이 노력을 많이 하여도 경제적 대가가 빠르게 증가하는 것도 아니고 노력을 한 사람이나 안 한 사람이나 비슷한 대가를 받기 십상이다. 승진 역시 공정치 못한 경우가 많다. 그럼에도 불구하고 능력 계발을 게을리하면 안 된다. 이런 곳에서 하는 일들은 그 집단 밖으로 나오게 되면 그 경제적 가치가 대부분 사라지기 때문이다. 그런 곳에 너무 오래 있다 나오게 되면 다리의 근육은 이미 마비된 상태에 가까울 수 있으므로 홀로서기를 시도할 때는 조심하는 것이 좋다.

이런 일에 종사할 경우에는 젊었을 때부터 남에게 돈을 주고 시키는 일들을 직접 배워서 실행하려는 자세가 필요하다. 수도꼭지 하나도 직접 갈 수 있어야 하며 옷도 직접 만들 수 있다면 더욱 좋다(나는 재봉틀을 다룰 줄 아는데 내가 만든 옷을 입고 다닌 적도 있으며 내가 여자였다면 아마 내 옷은 모조리 직접 만들어 입었을 것이다). 그래야 지출을 줄일 수 있고 투자의 종잣돈을 빨리 만든다. 재테크에 일찍 눈을 떠야 하며 빚을 지면 절대 안 된다. 젊었을 때 악착같이 절약하고 투자는 보수적인 방법을 취하는 것이 좋다. 모험적 투자가 잘못되었을 경우 그 손해를 만회하기가 정말 어렵기 때문이다. 보수적인 재테크를 통해 종잣돈이 마련되면 부업을 하는 것이 현명하다. 공격적인 투자보다는 세월이 흐르기를 기다리는 투자가 더 좋다고 믿으며, 때문에 주식보다는 부동산 투자를 권유한다.

둘째, 같은 일을 반복하는 일이지만 일에 대한 대가가 사회적으로 거의 언제나 고정되어 있는 일이 있다. 경비, 운전기사, 건설 노동자, 농부, 식당 종업원, 급사, 말단 사원 등이 이 부류에 속한다. 초보자와 경험자가 받는 보수에 차이가 있기는 하지만 그 차이가 큰 것은 아니다. 이런 일에 종사하는 사람들은 자기가 하는 일과 연관된 모든 일들을 스스로 배워 나가야 몸값이 올라간다. 즉, 한 사람 몫의 일을 하는 것이 아니라 여러 사람의 몫을 할 줄 알아야 한다. 주어진 것만 하면 절대 안 된다.

이를테면 아파트 경비라면 냉난방기 수리 같은 시설물 관리도 배우려고 노력하고 하다못해 이삿짐센터의 일하는 모습도 눈여겨보아 두어야 한다. 식당 종업원이라면 주방장이 하는 일을 배워야 하고 주인이 경영하는 모습을 머릿속에 담아야 한다. 어느 인테리어 업체의 현장 책임자가 내게 부자 되는 길을 물었을 때 역시 나는 이렇게 답하였다. "벽돌공이 일을 할 때는 바로 옆에서 같이 벽돌일을 하고 미장공이 일을 할 때는 미장일을 같이 해라. 타일공, 전기공, 페인트공, 도배공, 그 누가 일을 할 때에도 그 일을 옆에서 배워 나가라. 적어도 어느 한 기능공이 갑자기 안 나왔을 때는 당신이 대신 일을 할 수준이 되어야 한다. 그 수준이 되었을 때 독립하라. 어느 회사에 신입 경리 사원으로 입사한 독자가 내게 성공하는 법을 물어왔을 때 역시 나는 이렇게 답하였다. "경리 업무뿐 아니라 세무, 회계, 컴퓨터 실무에 대해서도 도사가 되어라. 당신이 없으면 회사가 마비될 정도로 일을 하고 지식을 쌓아라." 주어진 일 이상을 배우려고 하는 태도가 재테크보다 먼저 갖추어져야 한다는 말이다.

셋째, 같은 일을 반복하기는 하지만 본인의 노력 여하에 따라 수입이 늘어날 수도 있는 일이 있다. 능력별 대우를 실시하는 회사도 이 부류이고 의사, 변호사, 학원강사, 건축사, 영업사원 등처럼 한 가지 지식을 계속 우려먹는 경우도 이 부류에 속한다. 이런 일에 종사하는 사람들은 그 수입이 고객의 숫자에 비례하여 늘어나므로 무엇보다도 고객에게서 신뢰감을 받아야 한다. 나는 실력은 없이 면허증이나 자격증 하나만 믿고 건방을 떠는 전문가들을 한두 번 본 것이 아니다.

예를 하나 들어 보자. 영업사원이라면 자기가 파는 물건에 대해 도사같이 알고 사용법은 물론 경쟁사 제품들도 귀신처럼 파악해야 하는데 그런 영업사원은 한국뿐 아니라 어느 나라에서도 만나기 어렵다. 복사기를 파는 영업사원치고 복사기에 대해 귀신인 경우를 보지 못했고 지게차 영업사원 중에서 지게차 운전을 하는 사람을 못 만났다. 하나같이 모두 그저 회사에서 준 교육 자료만 시키는 대로 달달달 암기해서 말할 뿐이었다. 그렇게 교육하는 회사들이 한심하다. 그러니 고객이 감동할 리 없고 직원들에게 일이 재미있을 리가 있겠는가?

전문직업인들은 많은 사람들이 자신을 찾도록 만들어야 하므로 때로는 언론 플레이도 필요하고 고객이 갖는 이미지를 호전시키기 위하여 책을 직접 출간하는 일도 필요하다. 회사에서 일하는 경우에는 수익 창출을 직접 이룩하는 분야에서 일을 하여야 몸값이 비싸진다. 일을 통해 종잣돈을 마련한 뒤에는 전통적인 포트폴리오(현금, 동산, 주식에 골고루 투자하는 것)에 따라 재산 증식을 꾀하는 것이 좋다.

넷째, 같은 일을 반복하고 있으면 곧 경쟁자에 의하여 잡아먹히게 되는 일이 있다. 열심히 경쟁자를 따돌려야 하므로 일에 미쳐야 한다. 사업가, 장사꾼이 이 부류에 속한다. 무엇보다도 경험이 중시되며 돈의 흐름이나 속성에 대하여서는 물론, 시대적 변화에 민감하여야 한다. 이런 부류의 일은 혼자서 시작하여 몸으로 부딪치며 배워 나갈 수도 있으나 처음에는 다른 사람 밑에서 배워 나가는 것이 더 빠를 수도 있다.

예전에 서울의 청계천 전자상가나 남대문 시장에서 점원으로 일하였던 사람들 대다수는 봉급 때문에 일을 한 것이 아니라 일을 배워 나중에 독립을 하고자 하는 마음으로 일을 하였다. 경쟁에 가장 많이 노출되어 있으나 경쟁자들을 따돌릴 줄 안다. 이런 일에 종사하려면 실제 전투에 하루라도 빨리 참가하는 것이 유리하다. 이런 사람들은 일 자체를 통해서도 큰돈을 벌기도 하지만 그 번 돈을 갖고 주식이나 부동산에 투자하여 부자가 되는 경우도 많다. 자신이 만든 주식을 공개하여 부자가 되기도 한다. 부자들은 대부분이 네 번째 일을 하는 사람들이다. 그러나 주의 사항이 있다.

한창 잘 나가던 사람이 갑자기 알거지가 되는 경우 역시 이 부류에서 제일 많다. 사업이 기반을 잡으면 가족이 살고 있는 집만큼은 사업의 승패와 무관하도록 만들고 아예 없는 재산으로 생각하여야 한다. 사업체의 시재cash flow도 직접 챙겨야 한다. 특히 가장 잘될 때가 가장 망하기 쉬운 때라는 것도 잊지 마라.

다섯째, 같은 일을 반복하지만 그 영역이 조금씩 더 넓혀지거나 하던 일이 다른 일로 바뀌는 일이 있다. 대부분의 봉급생활자들이 여기에 속한다. 이런 봉급생활자는 끊임없는 자기 계발을 통해 자기 몸값을 계속 비싸게 만들어야 한다. 첨단 직종이나 컴퓨터 관련 직종의 경우는 물론이고 다른 일반 직종에서도 신입 사원 당시에 갖고 있던 지식 수준을 계속 유지하기만 한다면 퇴출 대상 1호가 된다. 우선은 자기가 하고 있는 일에 귀신이 되면서 상급자가 하는 일들에 대해서도 관심을 갖고 사장과 눈높이를 맞추고 시야를 넓혀야 한다. 언제 떠날지 모르는 직장이라고 하여 등한시하면 절대 안 된다. 직장에서 일을 제대로 배우지 못하면 사회에 나와 독립하기가 어렵기 때문이다.

직장에서 일을 잘하지 못할 경우에는 대우도 신통치 않으므로 부업을 생각하지만 부업도 하나의 일이다. 회사에서 새는 바가지는 회사 밖에서도 새기 마련이다. 일하는 것에 자신이 없으니 자연히 손쉽게 돈을 벌 것 같이 보이는 다단계 판매 같은 것에 관심을 갖는다. 손해 볼 것도 없을 것 같이 보이기 때문이다. 그렇게 해서 실제로 봉급 이상의 수입을 얻는 사람들도 있지만 어느 회사에서건 양다리를 걸치는 사람은 환영하지 않는다. 오히려 가족이 운영할 수 있는 부업을 마련하거나 준기술직인 경우에는 같은 종류의 일을 인터넷을 통해 구하고 야간에 할 수도 있을 것이다. 재테크 방법은 첫 번째 종류의 일을 하는 사람들과 동일하다.

2022

• 주식 투자: 장이 상승세를 타는 중에 올라탔다면 수익을 얻을 수 있으나 머리 높이까지 오르기를 기다렸다가 팔 생각을 하기보다는 어깨 높이에서 파는 것이 맞다. 장이 꺾이기 시작하면 대부분 손실을 겪게 되는데 손실의 크기는 그전에 얻었던 이익을 초과할 확률이 높다. 이익을 볼 때 자기 머리가 좋은 줄로 생각하여 투자금을 늘리는 겉똑똑이들도 많다. 명심하여라.—"꽃이 피는 건 힘들어도 지는 건 잠깐이더군"(최영미, 〈선운사에서〉 인용). 돈 버는 건 힘들어도 날리는 것은 잠깐이다('사기꾼 판별법'을 반드시 읽어라. 281쪽 참조).

• 나는 코인에 대해서 전혀 모르며 투자하지도 않는다. 코인과 관련하여 내가 들려주고 싶은 이야기가 있다(책에서 보았던 것인지 아니면 경영학 시간에 들은 것인지 전혀 기억이 나지 않는다). 이 세상에 다이아몬드 반지를 원하는 신부는 10명뿐이라고 가정하자. 그 반지에 들어갈 다이아몬드는 다른 10명의 사람들이 하나씩 갖고 있다. 그리고 그 다이아몬드를 세팅할 수 있는 반지는 전 세계에서 1명이 10개만 갖고 있으며 그 이상은 존재하지 않는다. 다이아몬드 소유자들은 단합하여 반지 소유자에게 다이아몬드 1개에 대한 대가로 1백만 달러씩 달라고 요

구했다. 반지 소유자는 그 가격이 터무니없어서 10명의 신부 중 일부는 다이아몬드 반지를 포기할 것임을 주장하였으나 통하지 않았다.

그러자 반지 소유자는 다이아몬드 소유자 10명을 한자리에 모아 놓고 그들 앞에서 자기가 갖고 있던 반지 10개 중 하나를 망치로 부서뜨렸다. 이제 세상에 있는 반지는 9개뿐이었고 다이아몬드 소유자 10명 중 1명은 다이아몬드를 팔 곳이 없어졌기에 그 10명은 모두 자기가 그 1명이 될 가능성을 생각하며 희망 가격을 서로 내리기 시작하였다(이것은 왜 농산물이 조금이라도 과잉생산되면 가격이 반값으로 떨어지고 생산량이 조금이라도 모자르면 가격이 확 올라가는지를 정확히 설명하여 주는 이야기이기도 하다). 내가 볼 때 코인이나 NFT는 사고 싶어 하는 사람이 계속 생겨야, 즉 앞으로도 계속 오를 것이라는 믿음이 계속 존재하여야 가치가 유지되는 것인데 그 게임의 주된 투자자들은 '영끌'로 표현되는 계층이고 부유층은 아니기 때문에 가치의 급격한 추락 시점이 필연적으로 올 것이라고 믿기 때문이다.

• 달러 투자는 환차익에 대한 세금이 없어서 나도 계속하여 왔지만, 해외에서 들어오는 달러 수입이 계속 있다 보니 저절로 하게 되는 것일 뿐이지 오래전부터 나는 투자에 무심한 상태를 지속하여 왔다. 이미 갖고 있는 것으로도 충분한 왕거미라는 것을 스스로 알고 있기 때문이다.

2022 좋아하는 일이라고 섣불리 하지 마라

윈스턴 처칠은 일요화가였다. 그림 그리는 것을 꽤나 좋아하였기에 "내가 천국에 가면 최초의 백만 년은 그림을 그리며 지낼 작정이다"라고까지 말하였다. 그는 심지어 피카소를 자기보다 더 아마추어라고 말한 적도 있다. JP 김종필 역시 일요화가였고 르네상스 당시의 화가 르누아르의 소품 '장미' 이외의 많은 작품을 소장하고 있는 것으로 알려져 있다(그는 민자당 대표위원으로 있을 때 미술품 양도소득세 부과를 유예시켜 미술인들로부터 박수를 받았다).

장 폴 사르트르는 전업화가와 일요화가의 차이를 예로 들어 전문성과 딜레탕티슴(아마추어리즘)을 명확히 구분했다. 예술을 취미로 좋아하는 애호가들로서는 결코 도달할 수 없는 경지가 예술의 세계에 존재한다는 것이다. 그러나 그의 생각과는 달리 일요화가가 전업화가 이상의 경지에 오르는 경우를 우리는 얼마든지 찾아볼 수 있다.

본래 파리의 증권 중개사였으며 일요화가였던 폴 고갱이 그 예이다. 다니던 증권사가 파산하는 바람에 매일같이 그림을 그리게 되었지만, 그의 그림은 친구 고흐의 그림들이 그랬듯이 팔리지 않았다. 아내와도 헤어지고 고흐와의 우정도 깨져 버리자 그는 타히티에서 원시 그대로를 찬미하며 유럽의 물질주의를 경멸한다. 전직 증권 중개사이었기에 물질주의의 종말을 누구보다도 더 잘 알고 있었을지도 모른다. 그래서인지는 몰라도 그의 대표작 제목은 '우리는 어디서 왔고 무엇이며 어디로 가는가'이다.

앙리 루소(1844~1910) 역시 가난한 하급 세관원 출신으로 본래 일요화가였다가 49세부터 비로소 전업 화가가 되었다. 화가가 되기 위한 전문적인 교육은 전혀 받지 않았던 그는 단순한 색채와 뚜렷한 윤곽으로 밀림 속 온갖 식물들의 잎새 하나까지 다 묘사해 내었고 20세기 미술사에 한 획을 긋는 선구자가 되었다.

그림 그리는 것을 좋아하는 일요화가였다가 전업화가가 된 사람들을 나는 행복한 사람들로 믿는다. 좋아하는 일을 하게 된 사람들이기 때문이다. 사실 사람들은 좋아하는 일을 하라고 한다. 국어사전을 보면 "전문으로서가 아니라 즐겨서 하는 일", "좋아서 하는 일"을 취미라고 정의한다. 좋아하는 취미가 직업이 되어 먹고살 수 있게 된 사람들은 그래서 행복하다.

보도 섀퍼는 〈경제적 자유로 가는 길Der Weg Zur Finanziellen Freiheit〉에서

"사람들은 돈이 없기 때문에 좋아하지도 않는 일을 하게 되고 그런 일을 계속하는 한 돈도 벌 수 없다"고 말하면서 "몰두하고 있는 취미를 바탕으로 경력을 쌓으라"고 추천한다. 그림 그리는 것을 좋아한다면 일요화가로서 경력을 쌓아 가다가 나중에 전업하라는 의미나 마찬가지일 것이다. 하지만 그렇게 할 수 있는 사람들이 과연 얼마나 될까? 몰두하고 있는 취미를 취미 이상의 단계로 끌어올리지 못하는 사람들도 부지기수이고, 심지어 특별하게 좋아하는 취미조차 없는 사람들도 수없이 많지 않은가.

다행히도 나는 호기심이 많아서인지 상당히 많은 취미들을 갖고 있다. 그중에서 가장 좋아하는 것은 중학생 시절부터 음악을 크게 듣는 것이다(현재의 나 역시 클래식이건 팝이건 랩이건 가야금 산조이건 메탈이건 간에 가리지 않고 듣는 잡식성이다). 그래서 좋은 오디오를 갖추고 마음껏 음반을 사는 것이 희망이었다. 하지만 배고팠던 시절 내가 음악 감상을 좋아한다고 해서 할 수 있는 일이라고는 음악다방 디스크자키뿐이었는데, 그 월급 가지고서는 10년을 모아도 마음에 드는 오디오 세트 하나 장만할 것 같지 않았다. 즉, 내가 좋아하는 일을 한다고 하면 평생 고생문이 훤해 보였다는 말이다.

당신이 좋아하는 것은 무엇인가? 영화를 좋아하는가? 여행을 좋아하는가? 골프를 좋아하는가? 만화를 좋아하는가? 춤을 좋아하는가? 게임을 좋아하는가? 채팅을 좋아하는가? 스포츠 경기 관람을 좋아하는가? 그 좋아하는 일의 경제적 가치를 생각하고 자신이 그 일을 남들보다 얼마나 더 잘할 수 있는가를 반드시 생각하라.

물론 경제적 대가를 전혀 기대하지 않은 채 자기가 좋아하는 것에 미친 듯 몰두하는 사람들도 있다. 오타쿠おたく가 그들이다. 오타쿠는 원래 일본어에서 "당신, 댁"을 뜻하는 이인칭 대명사이다. 그러나 현대적 의미는 "이상한 것을 연구하는 사람", "별것도 아닌 일에 지나치게 몰두하는 사람"이다.

어떤 것을 광적으로 즐기는 마니아 수준을 훨씬 뛰어넘으며 특정 분야에서 고도의 지식을 지니고 있다. 당신이 오타쿠이건 마니아이건 취미 애호가이건 간에 '경제적 가치가 별로 없는 것'을 좋아하지만 그것에 행복이 있다고 믿는다면 다음 세 가지 길 중 하나를 택하여야 한다.

첫째, 그 분야에서 정말 최고 일인자가 되는 길이다. 예를 들어 게임을 최고로 잘하면 '쌈장' 같은 게이머나 게임 평론가가 될 수도 있을 것이다(수명이 길지는 못할 것이다). 스포츠 경기 관람을 좋아한다면 방송국의 유명 해설자가 될 수도 있다. 술을 좋아한다면 술을 마신 뒤끝을 평가하여 주는 전문가가 될 수 있을지도 모르겠다. 채팅을 좋아한다면 '외로운 밤, 채팅에서 헌팅하는 법'이라는 책을 쓰는 경지에 이를 수도 있을 것이다. 또 여행을 좋아한다면 한비야처럼 미국에서 석사까지 받고 외국 회사에서 근무 잘하다가 서른다섯 나이에 불쑥 사표를 내고 7년간 세계의 오지들을 여행한 뒤 그 경험을 책으로 펴낼 수도 있다(《바람의 딸, 걸어서 지구 세 바퀴 반》). 어느 분야에서든지 일단 일인자가 되기만 하면 좋아하는 것을 하면서도 이런저런 방법으로 생활을 영위할 수 있다는 말이다(단, 대부분의 경우 그 생활 기간이 결코 길지는 않다는 것을 명심하여라).

오타쿠는 어떨까? 〈신세기 에반게리온〉의 제작사 가이낙스의 대표이사였던 오카다 토시오는 저서 〈오타쿠〉에서 '애니메이션, 게임, 영화에 미친놈들'(이 책의 부제이기도 하다)이 직업적 전문가의 길을 가려면 다음 세 가지 눈을 갖추어야 한다고 조언한다. 작품 안에서 아름다움을 발견하고 작가의 센스를 포착하는 '세련된 시각', 작품을 논리적으로 분석하고 구조를 파악하는 과학자의 시각인 '장인의 시각', 작가의 눈과 작품의 디테일을 간파하고 스태프들의 정열과 갈등의 드라마를 보는 '통달의 시각'. 하지만 말이 쉽지 그 정도의 경지에 도달한다는 것이 쉬운 일은 아니다. 게다가 언제나 1등은 한 명뿐이다. 이 사실을 잊지 말라.

둘째, 최고가 되지는 못하지만 대부분의 오타쿠처럼 자기만족을 위하여 빠져 사는 길이다. 그러나 명심하라. 그저 여행이 좋아서 일을 저질렀던 한비야의 말을 빌면, 이렇게 살고자 한다면 "우선 삶의 설계 기준을 '해야 할 일'이 아니라 '하고 싶은 일'에 철저히 맞춰 놓고 살아야 한다." 또 "이 일을 하면 내가 얼마나 행복할까"를 생각하여야 하고 "언제나 자신감 있는, 당당한 삶의 태도"도 있어야 하며 "무소유를 즐길 각오가 되어 있어야 한다." 즉, 대다수는 가난한 예술가들처럼 좋아하는 일을 하는 것에 만족하며 사는 것으로 행복을 추구해야 한다. 특히 경제적 가치가 약한 분야에서는 1등이 아닌 2등이나 3등은 대부분 형편없는 대우를 받는다. 한비야가 말하듯이, 잘살지 못해도 좋다는 뚜렷한 가치관이 있어야 하는데 이 길을 처음부터 끝까지 고수하려는 사람이 과연 몇이나 될까?

셋째, 다른 길의 일을 통해 경제적 여유를 마련한 뒤 그 돈으로 좋아하는 것을 하는 것이다. 사실 대부분의 사람들이 택하는 길은 바로 이 길이다. 여행을 좋아하는 수많은 사람들이 생업에서 여행비를 마련하여 여행을 즐기는 것처럼 말이다. 김동주 치과의원 원장 김동주 역시 그러한 경우에 해당된다. 그역시 오지 여행 전문가라고 할 수 있는데 지난 십몇 년간 1년에 한 달은 여행을 하였다. 그의 홈페이지www.drkimsworld.com(현재는 개인 홈페이지가 사라졌고, 최신 글은 블로그 blogs.chosun.com/drkimdj에서 확인할 수 있다.—편집자 주)에 실린 60여 개국의 수천 장의 사진 자료들과 텍스트 자료들은 방대하며 동영상 서비스까지 제공된다. 이렇게 생업을 영위하면서 거기서 얻은 자금으로 자기가 좋아하는 것을 시작하다가 전문가의 경지에 다다르는 사람들은 한두 명이 아니다.

때로는 자기가 좋아하는 것을 나중에 하기 위해 일단은 먼저 돈부터 악착같이 모으는 사람들도 있다. 배수아의 소설 〈나는 이제 니가 지겨워〉에서 여주인공이 그런 경우이다. 그녀는 33세 독신이고 '죽도록 성실한' 직장인이다. 동물원 산책을 좋아하고 아프리카로 가서 야생동물을 돌보는 것이 꿈이기에 직장에서의 모든 것이 괴롭지만 월급을 모아 가며 저녁마다 수의사 공부를 한다.

경제적 가치가 별로 없는 것을 좋아하지만 '통달의 수준'과 '장인의 경지'에 이를 정도의 오타쿠는 아니라면 섣불리 자신이 좋아하는 것을 하면 안 된다. 곧 춥고 배고픈 상태로 빠지게 되기 때문이다. 나는 주변에서 내가 보기에는 그 분야에 재능도 별로 없는데 어떤 것을 좋아한다는 이유 하나만으로 계속 물고 늘어지는 사람들을 많이 보아 왔다. 특히 그래픽 디자인이나 만화 등과 같이 창조성이 요구되는 분야에서조차 성실과 끈기 하나만으로도 성공할 수 있다고 믿는 자들을 볼 때는 그 어리석음에 기가 질릴 지경이다. 물론 혼자서 살면서 '무소유'를 즐기겠다는 각오가 서 있다면 그렇게 해도 된다. (한비야도 아직은 독신이다.—2004년에 작성된 글이며 한비야는 2017년에 결혼하였다.—편집자 주) 그러나 춥고 배고픈 것은 딱 질색이라면, 그리고 좋아하는 일에서 천재적 재능을 갖고 있는 것도 아니라면, 이 사회에서 대가를 주는 일을 찾아 하고 그 대가를 받아 좋아하는 것을 하는 세 번째 길을 택하는 것이 현명하지 않을까? 돈부터 벌라는 말이다.

음악 감상을 좋아하였던 나 역시 그 마지막 길을 택했다. 그렇다면 나는 어떤 일을 하여 대가를 받고자 하였을까? 어느 특정 분야에 뚜렷하게 재능을 갖고 있지도 못했기에 구체적인 생각은 전혀 없었다. 반드시 무슨무슨 일을 하여야만 한다는 어떤 의식 또한 전혀 없었다. 그저 돈 많이 버는 일이면 되었다. 범죄 빼고는 일의 종류가 크게 문제되지 않았다는 말이다. 아마 당신도 마찬가지 아닐까?

- "2005년 스티브 잡스는 스탠퍼드대학교 졸업식에서 '위대한 일을 하는 유일한 방법은 좋아하는 일을 하는 것이다. 아직 그런 일을 찾지 못했다면 계속 찾아라'라고 하였다. 이는, 좋아하는 일을 하면 노동이 사라지고 능력과 성공, 행복, 부가 전부 기하급수적으로 커진다는 서사다. 그러나 이 방정식은 번아웃으로 가는 직행열차인 '일과 삶의 통합'을 전제로 한다. 당신이 좋아하는 일은 대부분 이른바 열정 페이를 받는 일들일 것이고 워라밸 따위는 잊어야 할 것임을 명심해라. ⋯그러저럭 괜찮은 일을 해라."(앤 헬렌 피터슨의 〈요즘 애들〉에 나오는 내용을 인용한 것이다. 기성세대에게 '요즘 애들'에 대해 설명해 주는 책이기는 하지만 요즘 세대들도 읽어 보면 좋은 책이다. 번역도 상당히 깔끔하다.)

- 혹시라도 춥고 배고파질지라도 예술 쪽에 관심이 많다면 노승림의 〈예술의 사생활: 비참과 우아〉를 읽어 봐라. 위대한 예술가들의 실생활이 폼 나는 것들은 아니었음을 배우게 된다.

- 나는 고등학교 1학년 때 미술가가 되고 싶었다. 그래서 미술반에 들어갔는데 딱 3명이 나보다 더 구성 그림을 잘, 그것도 훨씬 잘 그렸다. 나는 내가 노력만으로 그들을 능가하기는 어렵다는 것을 어렴풋이 깨닫고 깨끗이 미술반을 그만두었다. 그때의 기억이 지금도 생생하여 그 3명의 이름을 아직도 기억하고 있는데 한 명은 상명대 디자인대 학장이 됐고, 다른 한 명은 연세대 디자인예술학부 교수가 됐으며 마지막 한 명은 미국에서 활동하다가 한국에서는 디자인 아티스트로 활동한다. 그들을 볼 때 나는 내가 고1 때 좋아하였던 미술을 포기한 것은 아주 잘한 결정이라고 믿는다. 좋아한다고 선택하지 말고 같은 것을 좋아하는 사람들보다 훨씬 더 잘할 자신이 있을 때 비로소 그 좋아하는 것을 선택하여라 (나는 설치미술에 대한 미련은 아직도 갖고 있으나 살아생전에 실현할 수 있을지는 모르겠다).

'장사'는 무엇이고 '사업'은 무엇일까? 나 나름대로 그 차이를 정의한다면 다음과 같다. 장사는 그것이 행하여지는 지리적 장소를 중심으로 하여 근거리 원내의 사람들을 주요 대상으로 하는 것이며, 사업은 그것이 행하여지는 지리적 장소가 주는 한계를 뛰어넘어 원거리에 있는 사람들을 대상으로 하는 것이다.

예를 들어 당신이 설렁탕집을 개업하였다고 치자. 당연히 주된 손님은 인근 주민들과 그 식당 앞을 지나가는 사람들일 것이다. 즉, 고객의 활동 반경이 당신과 물리적으로 동심원을 이루고 있다. 그런데 당신이 설렁탕집을 잘 운영한 덕에 소문이 나서 설렁탕 육수를 전국적으로 판매하기 시작하였다고 치자. 이 경우 고객들의 활동 반경은 이미 당신과 지리적으로 큰 차이를 보이게 될 것이고 이게 바로 사업이다.

63빌딩에 있는 수많은 회사들을 생각하여 보자. 63빌딩 지하에는 수많은 상점들이 있는데 그들은 모두 장사를 하는 것이다. 그곳에 있는 옷 가게들도 장사이고 식당들도 장사이고 고층부에 있는 고급 식당들도 모두 장사를 하는 것이다. 그러나 그 빌딩의 사무실 층에 있는 회사들은 어떨까? 그들은 사업을 하는 것이다. 그렇다면 의사나 변호사, 약사, 법무사, 관세사 등과 같은 전문직업인들의 업종은 장사일까 사업일까? 그들의 활동 반경을 생각한다면 장사라고 보아야 한다. 대부분의 자영업자들은 장사를 하는 것이라고 생각하면 된다. 그러나 외국의 유명 병원들처럼 여러 곳에 분원을 설립하고 경영한다면 그것은 사업으로 볼 수 있을 것이다.

장사는 그것이 행하여지는 지리적 장소가 곧 고객과 만나고 고객의 욕구를 충족시키는 영업 장소가 된다. 때문에 위치가 중요하다. 음식점이나 옷 가게를 할 때 사람들의 통행이 많은 곳에 자리를 잡으라고 말하는 이유는 그

것이 장사이기 때문이다. 손님이 먼 곳에서 찾아올 정도로 유명해졌다면 어떨까? 고객과 만나는 장소에는 변화가 없기 때문에 여전히 장사에 속한다.

반면에 사업은 그것이 행하여지는 지리적 장소를 벗어나 고객과 만나고 고객의 욕구를 충족하게 된다. 예를 들어 어떤 특별한 소프트웨어를 개발해 내고 상품화하는 데 있어 그 작업 장소가 허름한 지하 창고여도 되는 이유는 그것이 사업이기 때문이다. 인터넷 쇼핑몰 역시 지리적 장소를 벗어나므로 사업에 속한다. 사업이나 장사를 구분할 때 그 법적 구성 형태, 이를테면 주식회사인가 아니면 개인사업자인가 따위는 큰 의미가 없다는 것도 알아 두어라. 장사와 사업을 내가 어떻게 구분하는지는 이 정도로 그치고 이제 '장사를 할 때의 자세'가 무엇인지 알아보자(사업을 할 때의 자세는 별도로 다룰 것이다).

장사의 목적은 돈을 버는 것이다. 여기서 재미난 사실은, 돈만 노리면 돈을 절대 벌지 못한다는 점이다. 이것을 수많은 자수성가형 부자들은 "돈을 벌려고 하면 돈을 못 번다"는 말로 표현한다. 보통 사람들은 이 말의 의미를 잘 모른다. 경험한 바가 전혀 없기 때문이다. 하지만 그 말은 정말 전세계 어느 나라에서나 통하는 진리이다.

"돈을 벌고자 하는데도 돈을 벌려고 하면 돈을 못 번다?" 아니, 세이노가 도대체 무슨 말을 하는 것인가?—이런 생각이 든다면 이제부터 내 말을 똑똑히 새겨들어라.

당신이 아주 작은 식당 하나를 개업했다고 가정하자. 당신은 돈을 벌어야 하므로 4천 원짜리 된장찌개에 들어갈 재료들의 원가를 생각할 것이고 한 그릇을 팔았을 때 남게 될 이득을 계산하고자 할 것이다. 그리고 찌개 몇 그릇을 팔아야 월수입이 얼마가 될 것이라는 생각을 하게 될 것이다. 새겨들어라. '이득 = 판매가 – 원가'라는 공식을 믿는 당신의 그 식당은 장담하건대 틀림없이 망할 것이다.

당신이 우선 생각해야 할 것은 맛이다. 고객이 찾는 것은 맛있는 된장찌개이기 때문이다. 그 맛을 창출하려면 당신은 엄청난 노력을 해야 한다. 그런데도 당신은 된장을 직접 만들 생각은 하지 않고 깡통에 담긴 공장제품을 사다 쓰려고 하고 새벽에 시장에 가서 직접 신선한 야채를 구하는 대신 피곤하다는 핑계로 납품업자에게서 받아다 쓸 것이다. 그러고는 원가를 생각할 것이다. 거기서 무슨 차별화가 생긴단 말이며 무슨 맛이 생겨난다는 말인가.

신당동 떡볶이 골목이 유명하다고 해서 아내와 함께 일부러 가 본 적이 있었다. 내가 업소를 잘못 찾아갔는지는 모르겠지만, 유명 연예인들이 왔다 가면서 남겨 놓은 낙서들이 한쪽 벽을 장식하고 있었지만 나는 고추장 맛부터 전혀 마음에 들지 않았다. 화장실을 가면서 주방 쪽을 살펴보니 그 고추장은 공장 제품이었다. 나는 그 이후 그 동네를 가지 않는다. 안되는 식당일수록 밥맛도 형편없는데, 원가 절감 차원에서 싸구려 쌀을 사용하기 때문이다. 이러니 고객들이 올 리가 없고 장사가 안되지만 메뉴에 문제가 있는 줄로 알고 메뉴만 늘리면서 더더욱 형편없는 음식을 제공하게 된다. 그러면서 빚에 쫓기게 되고 경기가 워낙 안 좋아 장사가 안된다고 말한다. 한심한 사람들….

당신 입맛에는 맛이 그럴듯한데도 안 팔린다고? 부자들이 보기에도 맛이 있을까? 명동칼국수로 유명한 명동교자에 가 보라. 칼국수 하나를 만들어도 일단은 배부른 부자들이 먹어도 맛이 있다는 말이 나오도록 하여야 한다. 배고픈 사람이 먹었을 때만 맛있는 음식으로는 결코 성공할 수 없다. 명동교자에서는 독특한 칼국수 맛을 보존하고자 명동에 있는 두 곳을 제외하고는 지점 설치도 하지 않는다고 한다.

내가 아는 사람의 이야기이다. 현재 나이가 50대인 그는 20대 말에 아버지가 갑작스레 사망하면서 연간 매출 수백억 원대의 건실한 회사를 졸지에 물려받았다. 몇 년 후 그는 부동산 개발처럼 좀 더 쉽게 돈을 벌 수 있는 것같이 보이는 분야로 사업 영역을 확장하였고, 다른 한편으로는 룸살롱에서 젊은 여자들만 찾아다니다 30대 중반에 회사가 부도나 결국 쫄딱 망하게 된다. 곧이어 아내로부터는 이혼을 당하였고 자식들도 여자관계가 복잡하였던 아버지를 전혀 좋아하지 않았기에 원룸에서 혼자 사는 처지가 되었다. 하지만 그는 왕년의 생활을 잊지 못하고 여전히 넥타이를 매고 여러 친구들의 사무실 한 귀퉁이를 전전하면서 빌붙어 지내기를 근 10년간이나 하였다.

그러다가 마음을 겨우 고쳐먹고 몇 년 전 아주 작은 삼겹살 음식점을 월세로 개업하였고, 개업 6개월 정도 후 내가 방문하여 보니 인테리어고 뭐고 없었지만 손님이 미어터졌다. 그 북새통 틈에서 나도 겨우 식사를 했는데 모든 음식의 맛이 아주 좋았다. 손님들이 오면 그가 주문을 직접 받았고 아르바이트 학생들과 함께 빈 그릇을 치웠으며 행주를 직접 들고 드럼통으로 만든 식탁을 치웠다. 손님들이 어느 정도 자리를 떴을 때 겨우 그와 이야기를 나눌 수 있었다. 아내도 없고 자식들도 없으니 음식점에서 자면서 새벽에 봉고차를 끌고 시장에 나가 재료를 사 오고 음식도 직접 준비해 놓는 것이 그의 아침 일과였다. 주방장이 하는 일은 그가 아침에 잔뜩 준비한 것들을 조리하는 아주 단순한 것이었기에 평범한 아줌마를 고용하고 있었다.

나는, 부도 이후에도 계속 허황된 꿈만 꾸던 그가, 왕년의 생활을 생각하면 초라하기 그지없고 해 본 적도 없는 먹는장사에서 어떻게 맛있는 음식을 낼 수 있었는지가 궁금하였다. 그의 답은 이러했다:

"친구들에게 얹혀 지내기를 10년 정도 하고 나니까 친구들도 나를 외면하기 시작했다. 그제야 나는 넥타이를 풀고 작업복을 입어야 한다는 것을 깨달았다. 하지만 뭘 하여야 할는지는 몰랐다. 삼겹살집을 하게 된 동기는 별거 없다. 이혼 후 자식들도 없이 혼자 살면서 근 10년 동안은 한 끼 한 끼를 대강 때웠다. 하지만 부도 전까지는 서울에서 잘한다는 고급 음식점들을 거의 모두 다녔었으니까 뭐가 맛있는 것인지는 너무나도 잘 알고 있었다. 어느 날 문득 찬밥에 김치로 밥을 먹다가, 왕년에 화려하였던 내 고급 입맛에 맞는 음식을 내가 만들어 팔면 팔리지 않을까 하는 생각이 갑자기 들었고 고기를 사다가 직접 포도주에 숙성시켜 보면서 소스 개발도 시도하여 보았다. 몇 개월 노력한 끝에 내 입이 만족하는 맛이 나오게 되자 친구들에게 조금씩 돈을 빌려 3천만 원을 갖고서 월세로 식당을 개업했는데 이제는 세무서 걱정을 해야 할 정도가 되었다."

내가 여기서 들려주고자 하는 교훈은 이것이다. "먹는장사를 하려면 가난하고 배고픈 자들의 입에 맛있는 음식은 만들지도 말고 팔지도 말아라. 배부른 부자들이 먹었을 때 맛있다는 소리를 들을 수 있는 음식을 미리미리 준비한 뒤에 개업을 하여야 한다. 그래야 돈방석에 앉게 된다. 호떡 하나를 팔아도 맛을 연구하여야 하고 버터는 좋은 것을 써야 된다는 것을 잊지 말아라."

맛을 추구하다 보면 이익이 남지 않는다고? 처음에는 당연하다. 이익이 별로 남지 않을 것이므로 종업원 인건비를 아껴야 하고 따라서 인건비가 나가지 않는 자기 몸을 코피가 터질 정도로 최대한 움직여야 한다. 몸이 좀 피곤하므로 직원을 고용하여 새벽시장에도 다녀오게 하면 안 되느냐고? 아니, 없는 살림에 시작한 장사일 것이므로 가진 돈에는 한계가 있을 것이고, 어느 식당이 맛있다고 소문이 나려면 시간이 상당히 필요한데 무슨 돈이 그리 많다고 월급까지 줘 가면서 사람을 부리겠다는 말이냐(주 방장을 고용하여 음식점을 하려고 한다는 사람들이 꽤 있는데 내가 보기에는 참으로 멍청하다).

지금까지 나는 이른바 먹는장사를 예로 삼아 설명하였지만 다른 장사들에서도 그 원리는 그대로 통용된다. 무슨 장사를 하건 간에 우선은 월급을 많이 안 줘도 되는 당신 자신의 몸을 24시간 굴리는 것이 가장 바람직하다. 그래야 주변의 경쟁자들을 따돌릴 수 있다. 경쟁자들은 자기 인건비, 종업원 인건비, 투자 비용 등등을 생각하고 있을 것이므로 그들의 오버헤드 코스트overhead cost가 당신에게 있어서는 거의 최저 수준이 되고 그 대신 고객이 원하는 것에만 집중한다면 소문은 반드시 나게 되어 있다.

물론 그 소문이라는 것이 하루아침에 생기는 것은 절대 아니다. 시간이 걸린다. 때문에 무슨 사업이건 장사이건 간에 1, 2년 동안은 이를 악물고 고생할 각오를 해야 한다. 개업 이전에 준비가 철저하여야 함은 너무나도 중요한 사실이다. 원가고 나발이고 오로지 고객의 입장에서만 생각해야 한다. 고객 한 명 한 명이 너무나 중요함은 말할 나위 없다. 개업 초기에 오는 손님들에게서 외면을 받는다면 조만간 당신은 쪽박을 차게 된다. 단 한 명의 고객도 소홀히 대하지 말라. 그렇게 하다 보면 고객들이 신뢰를 하게 된다. 그리고 이어서 손님이 줄을 선다. 그때부터가 돈이 들어오는 시기이다. 왜냐하면 규모의 경제가 이루어지기 때문이다. 재료 구입량도 많아지기에 원가도 절약된다. 함흥냉면으로 유명했던 종로5가 시계골목에 나는 더 이상 가지 않는다. 주인이 바뀌면서 맛이 완전히 달라진 게 그 이유다. 대부분의 그렇고 그런 식당에서 주인들은 저녁 시간에 가게 안에 앉아 TV 연속극을 보고 있다. 그럴 시간이 없을 텐데도 말이다.

결론을 내려 보자. 어느 장사이건 사업이건 사전 준비를 철저히 하여야 하며, 초기에는 당신이 북도 치고 장구도 치고 노래도 하고 춤도 출 생각을 가져야만 성공한다. 때문에 좀 더 자유로운 시간을 갖고자 장사나 사업을 하고 싶다고 혹시라도 생각한다면 지금이라도 장사니 사업이니 하는 것들은 까맣게 잊어버려라. 자유시간? 휴식시간? 그럴 시간이 없이 해야 하는 것이 장사고 사업이니까 말이다.

아울러 고객이 왜 당신에게 돈을 지불하는지를 정확히 알아라. 고객이 원하는 것이 무엇인지만을 생각하고 그것을 어떻게 하여야 충족할 수 있는지만을 연구하여라. 처음에는 힘들고 불안할 것이다. 하지만 내 말을 믿어라. 내가 알려 준 대로만 하면 늦어도 3년째부터는 돈이 쌓일 것이다. 절대로 '이득 = 판매가 – 원가'가 아님을 명심해라. 이득은 '고객의 신뢰도 × 고객 수'임을 결코 잊지 말아라.

2022 나는 내 임대 건물에 프랜차이즈 음식점이 들어오겠다고 하면 모두 거절하여 왔다. 주인이 직접 요리를 하는 것도 아니고 알바생들을 써서 무슨 맛이 제대로 나겠는지를 의심하기 때문이다.

사업을 할 때 알아야 할 것들 (1)

사업을 할 때 가져야 할 자세는 상당 부분이 장사를 할 때의 자세와 공통되지만 무엇보다도 기억하여야 할 중요한 것들이 있다.

첫째, 폼 잡으려고 하지 말라. 수많은 사람들이 사업을 하고자 한다고 하면서 마음속에 그럴듯한 사무실을 꿈꾸면서 사장실이라고 써 붙인 별도의 공간도 갖기 원한다. **나의 강력한 조언**: 절대로 폼 잡는 짓 하지 말라. 사무실은 일하는 곳이다. 쾌적하고 여유로운 공간에서 일하면 좋겠지만 사업 초기에 그럴 돈이 어디 있단 말인가. 손님도 올 텐데 그래도 좀 꾸며 놓아야 하지 않겠느냐고? 그런 짓은 사기꾼들이 사용하는 사업 방식일 뿐이다. 수십억, 수백억 자본이 있어 사업을 하는 것도 아니지 않은가.

나는 안다. 벤처 바람이 불면서 테헤란에 몰려들었던 수많은 업체들 중 상당수가 월 임대료로만 수천만 원씩 납부하다가 결국은 슬그머니 사라지고 말았다는 것을.

어느 신문에서 본 내용인데, 1년에 3백 개 이상의 기업을 방문하고 그 전망을 판단하여 투자한다는 일본 최고의 펀드 매니저 후지노는 2000년 2월 주간문춘週刊文春에서 이렇게 말하였다고 한다.

"높이 1미터 이상의 관상식물, 니스 칠한 나무 그루터기, 동물 박제, 고급 술, 유명 화가의 그림, 골프채, 우승 트로피, 저명인과 찍은 스냅 사진 같은 것들 중 4가지 이상이 사장실에 있으면 볼 장 다 본 회사이므로 투자를 삼가라. 또, 사장이 외제차를 타고 다니며 금빛 찬란한 호화시계를 차고 있어도 주의가 필요하다. 사장이 저명인과 친하다고 은근히 내비치거나 자랑하는 회사, 업적 부진을 경기나 정부 탓으로 돌리는 회사, 화장실이 더러운 회사, 지나치게 예쁜 안내원이 있는 회사, 요정에서 손님 접대하려는 회사 등은 투자해 봐야 별 볼 일 없거나 망하기 십상이다."

나 역시 후지노가 갖고 있는 판단 기준과 비슷한 기준을 갖고 있는데 예를 들면, 중소기업 사장이 골프에 미쳐 있거나 제조업체 사장의 사무실이 호사스럽다거나 한다면 일단은 경영자로서의 자질을 의심하게 된다. **나의 경험담:** 임대료가 싼 곳을 찾다 보니 옆 건물과의 거리가 1미터도 안 되기 때문에 햇빛이 전혀 안 들어 지하실이나 다름없는 곳을 빌려 사용하였던 적이 있다. 책상 구입할 돈을 아끼려고 조립식 철제 앵글을 직접 사다가 책상 모양으로 조립하고, 그 위에 베니어 판을 잘라 책상처럼 만들고 다시 그 위에 흰 비닐을 깔아 놓았다. 내가 만들기 힘든 사무용 가구들은 모두 중고로 구입했는데 나중에 우연히 책상 밑을 보니 부적이 붙어 있는 것들도 있었다. 사무실에서 쓸 스테이플러들은 청계천 벼룩시장(내가 아내와 첫 데이트를 하면서 양은냄비 동태찌개를 사 준 곳이다)에서 미제 중고를 한 개 1천 원씩에 샀었다.

아, 물론 내가 발표하는 모든 글들이 쓰라린 경험에서 나온 것임을, 즉 내가 한 번은 넘어져 보고 난 뒤 알게 된 사실들임을, 내가 처음부터 알고 있었던 것들은 아니었음을, 독자가 짐작하고 있다면 나 역시 한때는 화려하고 폼 나는 사무실에 눈이 멀었던 적이 있었음을 눈치챌 것이다. 30대 초에 시청 옆 서소문 한복판에 있는 폼 나는 빌딩에서 거들먹거렸던 적도 있었으니까. 그러다가 돈 벌어서 모두, 그 멋진 빌딩을 소유한 회사에게 갖다 바치고 있음을 깨닫고는 즉시 사무실을 옮겼는데 그 규모를 5분의 1 정도로 줄였으니 내가 얼마나 공간을 줄였는지 짐작할 것이다.

어쨌든 내 방의 벽을 투명 유리로 만들고 직원들이 나를 볼 수 있게 한 시절도 10년 이상 된다. 화려한 소파? 그런 거 나는 모른다. 외국계 회사의 경영을 맡기 시작했을 때 구입한 소파조차 중고품이었다. 나는 소파보다는 회의용 탁자를 더 선호한다. 당신도 사업을 구상한다면 그런 자세로 해라.

둘째, 내가 수없이 강조하는 것이지만, 준비가 철저하여야 한다. 30년 이상 만남이 없었던 고교 동창 한 명이 어느 날 갑자기 나에게 전화를 걸어왔다. 그런 경우 대부분은 뭔가 물건을 팔고자 하는 목적이었지만 그는 내게 동창으로서 조언을 듣고 싶어 한다는 것이었다. 점심을 함께하면서 그는, 대기업을 서너 곳 다니다가 2년 전쯤 퇴직하였고, 곧 캐나다 이민을 가서 오퍼상을 하고자 한다고 하면서, 자신이 캐나다에서 좋은 물건들을 찾아내 한국에 보내면 유통을 맡아 줄 수 있느냐고 물었다. 그 대화 내용:

"회사 다닐 때는 뭐 했었니?"

"XX회사에서 XX 담당이었지."

"그런데 오퍼상을 하려고 한다고?"

"그래. 오퍼상이나 해 보려고."

"영어는 얼마나 하니? 토익이나 토플 본 적 있니?"

"토익은 대학교 다닐 때 본 게 마지막이었는데 형편없지 뭐."

"회사 다니면서 영어 공부한 적 없니?"

"없지 뭐."

"회사 다니면서 학원 같은 곳에 다닌 적 있니?"

"아니."

"회사 다니면서 책은 주로 뭘 읽었니?"

"역사 소설을 좀 읽었지."

"최근에 오퍼상에 대해 공부한 적 있니? 무역업무 관련 서적을 읽었거나 학원에 다닌 적 있니?"

"아니, 이제 해야겠지, 뭐."

여기까지 이야기를 하고 나서 나는 식사를 중단하고 수저를 팽개치다시피 내려놓았다.

"야, 이 10새끼야. 내 이야기 똑바로 들어라. 나는 너 같은 새끼가 제일 싫다. 얼마나 싫어하냐 하면 이렇게 밥을 같이 먹다가도 지금껏 먹은 것 모두를 네 면상에 토해 내고 싶을 정도로 싫다. 이 18놈아, 현재까지 노력이라고는 개뿔도 안 하고 살다가 이제 와서 '오퍼상이나' 해 보려고 한다고? 야 이 10새꺄. 오퍼상이나? 오퍼상이 누구네 집 강아지 이름인 줄 아냐? 하다못해 구멍가게를 하더라도 공부할 게 많은데 무역에 관한 책 한 권 안 본 새끼가 '오퍼상이나?' 너, 미친 새끼 아냐? 영어도 좆도 못하는 게 이민을 가서 오퍼상이나 하려고 한다고? 캐나다 사람들이 영어도 좆도 못하는 네가 뭐 이쁘다고 너를 파트너로 삼는다는 말이냐? 너를 호구로 알고 그냥 재고품 처리하는 데 이용할 테고 그런 쓰레기 더미들을 나보고 팔아 달라고? 이 쌍놈의 새꺄. 내가 네 똥꼬나 닦아 줄 사람으로 보이냐? 너 같은 새끼는 이민 가서 10년 정도 칠면조 도살장에 다니면서 칠면조 똥집이나 만지고 살아야 정신을 차릴 놈이다, 이 쌍놈아. 그런 개떡 같은 정신자세로 얼마 전까지 회사를 다녔다는 게 정말 신통방통하다."

그의 눈에는 눈물이 고이기 시작했지만 나는 말을 멈추지 않았다.

자, 독자들은 내가 뭘 말하는지 이미 너무나 잘 알 것이다. 언젠가 어느 독자(고시 출신의 공무원)가 미국에 가서 세탁소를 하려고 한다고 했을 때 내가 준 조언은 지금 당장 우리나라 세탁소에 가서 인부로 일하라는 것이었다. 그게 사업이건 장사건 처음에 가져야 할 자세이기 때문이다.

셋째, 공부는 하되, 경영 관련 서적들의 내용을 섣불리 받아들이지는 말아라. 사업을 꿈꾸는 사람들의 많은 수는 '사업 = 경영'이라는 등식에 사로잡혀 수많은 유명 경영자들이 저자로 표기된 책들을 읽는다. 실제로 대학이나 대학원의 경영학과에서 배우고 있는 많은 사례들 역시 유명 기업들과 그 경영자들에 대한 스터디이다.

당신이 사업을 꿈꾸고 있거나 사업을 이미 진행 중이라면 먼저, 유명 경영자들이 저술한 것으로 알려진 책들의 대다수는 그 경영자들이 직접 쓴 것이 아니라 대필 작가들이 쓴 것이라는 사실을 뼛속 깊이 명심하여라. 이것은 국내 경영자이건 해외 경영자이건 마찬가지이다. 그런 책들은 거의 모두 유명 경영자가 몇 시간 말한 것들, 혹은 간략히 기록한 것들을 어떤 전문적인 대필 작가가, 그 경영자 주변의 사람들로부터 보충 설명을 취한 뒤 그럴듯하게 조합, 각색, 창작하여 포장한 뒤 출판한 것들이다.

때문에 듣기 좋은 말들은 물론 예쁜 꿈과 이상들이 '아주 잘'(때로는 '대단히 감동적으로') 기록되어 있지만, 그 책들이 실제 상황을 그대로 여과 없이 기록한 것은 결코 아니라는 것을 기억하여라. 즉, 그 책들은 사업과 경영에서 어느 한 면만을 단편적으로 보여 줄 뿐이지 전체를 보여 주지는 않으며 특히나 실전에서 부딪히는 여러 종류의 문제들에 대해서는 입도 뻥긋하지 않는다는 말이다(내가 이삼십 대에 누군가가 내게 그 사실을 귀띔이라도 해 주었었다면 나는 상당한 시행착오를 줄일 수 있었을 텐데…: 가정법과거완료).

또 하나 기억하여야 할 사실은, 각종 경영학 관련 서적들에 나오는 여러 가지 훌륭한 사례들을 있는 그대로 당신이 적용하려고 하면 절대 안 된다는 점이다. 예를 들어 MS, GE, HP, SONY, TOYOTA 등등의 사례들을 사업을 이제 시작하려는 당신이 신줏단지처럼 신봉하였다가는 큰코다친다. 왜냐하면, A라는 업종에서 a라는 회사가 이룩한 성공적 경영 사례라고 하여, 같은 업종이기는 하지만 a보다 규모가 훨씬 작은 회사에서도 그것을 따라 한다거나, 또는 B라는 업종에 종사하는 회사에서 적용하고자 한다면 상당한 위험을 감수하여야 하기 때문이다.

어리석은 대중들(특히 청년기의 사람들이나 직장인들)은 이 사실을 전혀 모른다. 그래서 툭하면 어떤 회사는 이러저러한 방법으로 성공했다는 것에 사로잡힌다. 기억해라. 그 방법과 정반대되는 방법으로 성공한 경우도 분명 있으니까.

사업을 할 때 알아야 할 것들 (2) - 사람 관리

넷째, 사람 관리이다. 장사에서 인건비를 줄이려면 당신이 북도 치고 장구도 치고 혼자서 별걸 다 하여야 한다고 했다. 사업에서도 그 원칙은 초기에는 반드시 지켜져야 한다. 하지만 장사이건 사업이건 간에 혼자서 북 치고 장구 치고 하는 데는 한계가 있기 마련이다. 언젠가는 직원을 어쩔 수 없이 채용하여야 한다(물론 직원은 한 명도 없이 외부 인력을 일당제로 고용하여 수년간 사업을 하여 온 사장도 내 주변에 있는데 사무실조차 없지만 건설 회사들을 상대로 위생설비 공사를 꾸준히 도급 받아 오고 있다).

그런데 직원은 어떻게 채용하여야 하며, 또 월급은 얼마나 주어야 할까?

먼저 사람을 어떻게 뽑아야 하는지를 생각하여 보자. 당신으로서는 능력 있고 똑똑한 경력 직원을 뽑고 싶겠지만 뒷돈이 많지 않은 한, 사업 초기 단계에서 그런 사람을 구한다는 것은 매우 어렵다. 입장을 바꿔 놓고 생각해 보라. 직원도 없고 사무실도 초라하고 일을 시작한 지도 얼마 되지 않았다고 하는 작은 회사에 당신 같으면 취직하고 싶겠는가?

사업을 친구나 선배, 후배 등과 함께 하면 어떻겠느냐고? 착각하지 마라. 일이란, 같이 하여 보기 전까지는 그 능력을 전혀 가늠할 수 없다. 같이 놀러 다니며 술도 마시면서 정을 키워 왔고 그러면서 상대가 어떤 사람인지 정도를 알고 있기에 함께 일하고 싶다는 생각은, 일의 본질을 아직도 모르고 있는 당신의 무지를 보여 줄 뿐이다.

가까운 친구나 선후배가 모여 사업을 해 성공하게 되는 경우는 주로 그들 모두가 '일단은 이 사회에서 학습 능력이 검증된 경우'이다. 즉 참여자들 모두가 머리가 좋다는 것이 이미 학벌로 입증되어 있는 경우이거나, 같은 직장에서 일을 함께해 본 경험을 공유한 동료들이 뭉친 경우이다. 군대 동료나 선후배는 어떨까? 잊어버려라.

어쨌든 내가 사업 초기에 취하였던 원칙은 대강 아무나 뽑는 것이었다 (사업 초기에 한한다!). 아무나 뽑아서 어떻게 일을 시키느냐고? (소형 톱니바퀴 제조 분야에서 세계적으로 유명한 일본의 주켄 공업은 그 인력 관리 방식이 '선착순 채용. 명예퇴직 없음. 출퇴근 시간 없음. 학력, 경력 등 채용기준 없음'이다. 서점에 〈주켄 사람들〉이라는 책이 있으므로 경영자가 되기를 꿈꾸는 사람은 반드시 읽어 보기 바란다.)

사업 초기에 내가 언제나 써 온 방법은 이러했다. 우선은 내가 북을 치면서 북 치는 방법을 어느 정도 배워 놓은 뒤 적당한 사람을 뽑아 그 방법을 그대로 가르쳐 준다. 그래서 북소리가 나기 시작하면 나는 장구를 치고, 그러다가 내 장구 소리가 궤도에 오르면 장구를 칠 사람을 뽑는다. 내가 나 스스로 전혀 일해 보지 않은 분야에서 사람을 뽑은 경우는 운전기사뿐이었을 정도로 나는 일단은 내가 먼저 해 보고 어느 정도 감을 잡았을 때 사람을 뽑았다는 말이다. 내가 왜 그렇게 하였을까?

다른 사람을 고용할 때 당신이 모르는 것을 대신하여 줄 사람은 인건비가 비싸다. 하지만 당신이 알고 있는 것을 하여 줄 사람의 인건비는 언제나 전자의 경우보다는 싸게 책정된다. 즉 당신의 지식 부족을 메꿔 주는 데 사용되는 인건비는 당신의 시간 부족을 메꿔 주는 데 사용되는 인건비보다 언제나 높게 책정된다는 말이다.

예를 들어 보자. 당신이 경리 업무에 대하여 백지 상태라면 경리 직원을 뽑을 때 당연히 경력자를 뽑고자 할 것이다. 그러나 사업 초기에는 할 일도 많지 않을 것이기에 다른 여러 가지 잡무들도 함께 처리할 것을 당신은 요구할 것이고 봉급도 넉넉하게 주지는 못할 것이다. 그래서 곧 그 경리 직원은 불만에 가득 차게 되고 기회만 생기면 사표를 내고자 할 것이지만 당신은 그 직원이 매일 한가하게 놀고 있는 것같이 보여 아주 못마땅해질 것이다.

하지만 당신이 일단은 기초적인 경리 지식을 혼자서 공부하고 최소한의 전표처리 등을 직접 하여 본 뒤 적어도 간단한 장부 정리라도 할 수 있는 수준의 지식을 갖추었다면 막말로 아무나 채용하여도, 가르쳐 가면서 일을 시킬 수 있게 되고 그 직원이 하는 일을 손바닥 보듯이 알고 있게 된다. 직원 입장에서는 일을 배워 가는 것이므로 그 과정에서 나름대로의 보람도 느낄 수 있게 된다.

직원이 스스로 알아서 공부하고 관련 업무 지식을 자발적으로 증가시켜 나갈 것을 기대하지는 말아라(하지만 혹시라도 그런 직원을 만났다면 봉급도 처음 약속한 것보다는 대폭 올려 주고 절대 놓치지 마라. 시키는 일만 하는 어중이떠중이 2~3명보다는 그런 사람 한 명이 훨씬 더 효율적이고, 한 사람 봉급을 100이라고 할 때 150을 주면 된다).

결국 사업 초기의 직원 고용의 핵심은, 반복적인 일을 대신할 사람을 구하라는 것이지 두뇌를 빌릴 사람을 구하려고 하지는 말라는 것이다. 다시 한 번 명심해라. 사업이건 장사이건 간에 그 초기 단계에서 당신이 모르는 일을 다른 사람을 고용하여 시키려고 하면 그 인건비는 생각보다는 비싸게 책정될 수밖에 없고 그 사람이 일을 잘하는지 못하는지도 당신은 전혀 판단하기 어려우며 그저 그 사람이 보고하는 말에 의존하게 된다는 사실을.

이 원칙은 외주(외부 발주)를 할 때도 그대로 통용된다. 예를 들어 보자. 예전에 원목으로 만드는 야외 데크 공사를 외부에 발주하였던 적이 있다. 데크 공사를 전문적으로 하는 업체들이나 목수들에게 물어보면 평당 40~50만 원 선을 달라고 한다. 이런 업체나 전문 목수들에게 내가 접근할 수 있는 방법은, 내가 원목 데크에 대해 아는 바가 있지 않는 한, "좀 싸게 안 됩니까?"가 전부이다.

그런데 내가 목재를 사다 주고 목수를 도급제로 고용하면 얼마나 소요될까? 목재? 어떤 목재? 방부목? 어떤 방부목? 무슨 나무로 만든 거? 어떤 식으로 방부 처리된 것? CCA 처리? 그게 뭔데? 어떤 사이즈? 어떤 등급? 데크 판넬은 무슨 나무로? 방키라이? 말라스? 그게 뭔데? 못은 뭘 써야지? 아연도금? 전기도금? 길이는? 연결 금속은? 원목에는 뭘 칠해 줘야 한다는데 그게 뭐지? 스테인? 종류는? 그나저나 설계는 어떻게 해야 하는데? 장선, 그게 뭐지? 뼈대라고? 얼마 간격으로 그 뼈대를 놓아야 하지? 그나저나 그 나무들은 어디서 구입하는 건데? 목수는 어디서 구하고? 자, 이모든 것에 대한 지식을 당신이 갖고 있는 상태에서 일을 진행하게 되면 비용은 얼마나 절약될 수 있을까? 절반 정도면 된다(그런 지식을 흡수하는 원천이 된 인터넷에 감사하라. 아울러 인터넷에서 쓸 만한 정보는 대부분 영어로 되어 있음도 알아라).

왜 그럴까? 당신이 모르는 일을 해 달라고 부탁하게 되면 상대방의 지식을 돈으로 사는 셈이 되고, 당신이 알고 있는 일을 부탁하게 되면 상대방의 시간과 경험적 숙련도만을 구입하는 셈이 되게 되기 때문이다. 마찬가지로, 사업이나 장사 초기에 뒷돈이 별로 없는 당신에게 필요한 사람은, 당신이 이미 알고 있는 것들을 단순 대행하여 줄 사람이다. 그래야 인건비가 싸다(그리고 당신이 먼저 알아야 하므로 당신은 주말에도 놀 시간이 없어진다는 것도 명심해라).

사업 초기에는 설령 제아무리 뒷돈이 많다 할지라도 정말 유능한 직원들은 미래가 불확실하다는 이유로 입사를 꺼려 하는 경우가 많다. 물론 사업이 궤도에 오르면 입사 희망자들에게 회사와 개인의 미래를 어느 정도 구체적으로 제시할 수 있기 때문에 유능한 직원들을 채용할 수 있겠지만 사업 초기에는 그런 것이 없지 않은가. 결국, 당신이 모르는 것을 대신해 줄 사람을 뽑는 시점은 사업이 궤도에 오른 단계에서부터이다. 여기서 독자들은 사업 초기 단계와 그 사업이 궤도에 오른 단계, 성장 단계에 따라 사람 관리 방식이 다를 수밖에 없음을 기억하여야 할 것이다.

내가 사업에 관록이 붙은 후에 알게 된 사실들

1. 어떤 사람이 일을 잘하느냐 못하느냐 하는 것은, 실제로 그 사람에게 일을 시켜 보기 전까지는 전혀 가늠하기 어렵다. 이른바 스펙이라는 것이 제아무리 화려하여도 일은 엉망으로 하는 직원들이 반드시 있으며(주로 성실한 '범생이'가 많고 암기에 강하다), 스펙은 별 볼 일 없는데도 일은 아주 탁월하게 잘하는 직원들도 있기 때문이다.

2. 불알 두 쪽이 있다는 이유만으로 자신이 모든 여자들보다 일을 더 잘할 것이라고 믿는 웃기는 남자들이 꽤 많지만 그런 남자 10명을 합친 것보다도 더 탁월한 능력을 갖춘 여자들도 가끔 눈에 뜨였다. 어디까지나 나의 개인적 경험이지만, 그런 능력 있는 여자들 중에서 남자들

이 첫눈에 반하게 될 정도로 외모가 뛰어난 여자는 거의 보지 못했다.

3. 상당히 많은 여자들이 직장에 대하여 낭만적이거나 동화적, 혹은 영화적 환상을 갖고 있으며, 남자들도 마찬가지이지만, 폼 나는 일만 하게 되는 걸로 오해하는 경우도 꽤 된다.

4. 일을 잘하여 승진을 시켰더니 예상외로 쩔쩔매는 사람이 의외로 많다. 자리가 사람을 만든다는 말도 어느 정도는 맞는 말이지만 그 자리를 보전하지 못하는 사람도 많다는 말이다.

5. 친구나 가까운 친척을 직원으로 채용하는 것은 현명한 생각이 절대 아니다. 일을 못해도 그 사람에 대해 아무도 당신에게 조언하지 않을 것이고 직원들 대다수는 일을 잘하는 것보다는 사장 개인과의 혈연이나 인맥이 더 중요하다고 생각하게 된다.

6. 큰 조직에서 일했던 간부는 가능한 한 채용하지 않는 것이 좋다. 그들은 입사 후 얼마 뒤 자신을 보조하여 줄 직원이 필요하다고 말하기 시작할 텐데 그 말은 곧 자기 자신이 사실은 실무를 잘 모른다는 뜻이라고 보면 된다.

7. 직원이 자라난 가정 환경은 매우 중요하다. 문제가 되는 가정 환경은 집안이 콩가루이거나 이혼 가정이 절대 아니고, 오히려 넉넉한 가정이나 남부럽지 않은 환경 속에서 귀하게 자라나 일하는 근성이 없는 경우이다.

8. 해고는 절대 마음대로 시켜서는 안 된다고 생각하면서 사표는 아무 때나 낼 수 있다고 생각하는 직원들도 적지 않다… 등등.

이제 월급 문제에 대하여 생각하여 보자. 사장인 당신이 직원들에게 아주 넉넉한 인건비를 지불하고자 한다면 당신 호주머니가 얇아질 것이다. 반면에 직원 인건비를 엄청 짜게 지불한다면 당신 호주머니가 불룩해질 것이다. 당신이라면 어느 쪽을 택하겠는가? 그런데 당신이 사업이나 장사를 하려고 한 목적이 뭔가? 우선은 돈을 좀 벌려고 그러는 것 아닌가(이 사실을 예쁘게 포장하여 듣기 좋게 말하는 사람들을 절대 믿지 마라). 직원들에게 돈을 펑펑 주다 보면 당신 호주머니는 언제 불러진다는 말인가? 반면에 직원들에게 정말 쥐꼬리만큼만 주게 되면 직원들이 수시로 사표를 낼 것이고 회사에 대한 충성심 따위도 기대하기 어렵게 될 것이다.

인건비 문제는 이처럼 당신이 갖게 될 이득의 크기와 직결된다. 직원이 10명이고 그들 모두의 월급을 각각 20만 원씩만 더 낮춘다면 200만 원이라는 돈이, 1년이면 2천4백만 원이라는 돈이, 당신 호주머니 속으로 더 굴러 들어오게 되지 않는가. 경영학에서 말하는 인사 관리법이라는 것도 사실 별것 아니다. 그럴듯한 미사여구로 장식된 모든 인사 관리법의 핵심은 결국, 직원들에게 나가는 돈을 최소한도로 하면서도 최대의 이득과 최고의 능률을 얻어 내는 데 있다.

그러나, 그러나 말이다. 사장이 자기 혼자 잘 먹고 잘 살자고 직원들의 월급은 계속 쥐어짜기만 한다면 경영자로서 무슨 보람이 있겠는가. 스크루지 영감이 소설 속에만 나오는 인간상은 아니지 않는가. "지금은 시작 단계이므로 조금만 받아 가고 나중에 회사가 돈을 많이 벌게 되면 많이 주겠다."고 이야기하는 것은 어떨까? 글쎄다. 주식이라도 나눠 주고 법적으로 그렇게 하겠다는 의지를 분명하게 밝히지 않는 한, 내가 볼 때 사람이란 원래 화장실 갈 때와 나올 때가 다른 법이므로 사장 호주머니부터 먼저 불리고 싶어질 것 같은데…? 실제로 그렇게 말하는 사장들치고 그 약속을 제대로 지키는 경우는 별로 보지 못했다.

특히 대부분의 직원들이 10년 후의 금송아지보다는 지금 당장 남들보다 더 많은 월급과 더 좋은 복지제도를 원한다는 것을 나는 안다. 하지만 사장 입장에서 보면 대부분의 직원들은 월급만 한 값어치를 하는 것 같지는 않아 보이기 마련이라는 것도 나는 안다.

그래서 내가 내렸던 결론은 다음과 같다. 월급을 주는(혹은 결정하는) 사람과 월급을 받는 사람 사이에는 영원한 계곡이 있다. 직원들에게 월급을 얼마나 주어야 하는가 하는 것은 나에게 상당한 갈등을 불러일으켰었다. 가난한 직원들을 도와주고도 싶었지만 나 자신도, 아니 나부터 먼저, 부자가 되고 싶었으니까.

자, 새겨들어라. 작은 회사의 사장에는 여러 부류가 있다.

첫 번째 부류는, 직원 월급은 겨우겨우 남들 주는 만큼만 주지만(또는, 그렇게 줄 수밖에 없는 상황이지만) 직원들과 정말 허물없이 지내면서 김장도 같이 하고 목욕도 같이 다니며 소주도 자주 마시는 그런 '동양적 인간관계'를 유지한다.

두 번째 부류는, 첫 번째 부류의 사장처럼 행동하지는 않지만 직원들에게 '듣기 좋은 말을 입술로만 즐겨 하는(즉, 돈이 들어가지 않는 것만 골라 하는)' 사장들이다. (내가 제일 싫어하는 부류이다. 성경에 "네 보물이 있는 그곳에 네 마음도 있느니라."라는 말이 있다. 마음이 있다면 보물도 가야 한다는 말인데 사장의 보물은 입술로 하는 말이 아니라 사장의 호주머니 속에 들어가 있는 돈이다.)

세 번째 부류는, 직원들에게는 월급을 최소한도로만 주고 직원들과의 '동양적 인간관계'를 형성하는 데에도 전혀 관심이 없거나 직원들을 비인간적으로 대하는, 즉 철저하게 부속품으로만 생각하는 사장들이다.

네 번째 부류는, 직원들에게도 넉넉하게 대우를 하면서 직원들과 정을 쌓아 가며 '동양적 인간관계'를 유지하는 경우이다. 아시아에서는 이런 CEO들이 존경을 받는다. 하지만 아시아를 제외한 다른 지역들에서는 사장이 직원들과의 '동양적 인간관계'를 유지하느냐 하지 않느냐 하는 것이 큰 관심사가 되지 않는 경우가 더 많다.

자, 당신이라면 어떤 사장이 되고 싶은가?

언론에서 자주 훌륭한 경영자로 등장하는 사람들 중 일부는 정작 그 직원들에게서는 정반대의 평가를 받고 있다는 것도 나는 안다. 내가 경영에 간접적으로 관여하는 회사들이 몇 개 있다. 어느 날 그중 한 공장장이 내게 하급 직원들로 인해 골치가 아프다고 하소연하였다. 그 하급 직원들은, 내 표현 방식으로 말한다면 정말 컨베이어 벨트 앞에 서서 일하는 직원들이었다.

나는 공장장에게 물었다. "자네, 저 직원들에게 미래가 있다고 생각하는지 내게 말해 봐. 저들도 열심히 하면 자네 위치만큼 올라갈 수 있는 희망이 있다고 생각돼? 아니지? 저들이 아무리 일을 잘해도 못하는 직원들하고 봉급 차이가 별로 없지? 이 회사에서 주는 인건비도 다른 회사들과 대동소이하지? 그렇다고 뭐 특별한 복지 혜택이 있는 것도 아니고. 이런 사실들을 저들이 모를 것이라고 생각하나? 그런 마당에 자네가 소리를 지르고 악악거린다고 해서 저들에게 무슨 변화가 일어날 것이라고 어떻게 기대하겠는가?

그러나 사람은 돈과 지위만을 위해 일하는 것은 아니야. 돈과 지위를 보장하지 못할 경우에는 다른 두 가지를 제공해 주어야 돼. 하나는 인간적 관계야. 동생처럼 형처럼 대하면서 발가벗고 목욕탕에서 등도 밀어 주며 관계를 만들어 가야 해. 술자리도 자주 가져야 하고 자네는 주로 듣는 입장이 되어야 하는 법이야. 자기 자신이 하나의 부속품이 아니라 인격체라는 것을 느끼도록 배려하라는 말이야. 또 다른 하나는 무엇인가 보람이나 배움을 느끼도록 해야 해. 어려운 과제를 주고 해결하게 한다거나 교육을 하라는 말이야. 그런데 그 교육이 회사에 도움만 되는 일방적인 것이 되면 절대로 안 돼. 개인의 삶에도 도움을 주는 것이야 해. 그래야 일할 맛이 나게 되는 법이야."

이제 사장의 입장에서 직원들과의 '인간관계'를 어떻게 하여야 하는가를 살펴보자. 나는 주변의 경영자들에게 이런 말을 한다. "중소기업 수준의 제조업을 하려는 사람들은 아내를 잘 만나야 한다. 제조업은 기본적으로 인건비 비중이 높다. 인건비를 넉넉히 지급한다면 회사에 남는 게 없고 사장이 먹을 떡이 작다. 그러므로 인건비는 그저 남들 주는 만큼만 주게 되는데 직원들 입장에서 볼 때는 다른 곳으로 옮겨도 비슷한 대우를 받을 수 있을 것이므로 애사심도 없기 마련이다. 따라서 이른바 인간적으로 서로 얽히고설켜야 하는데 결국 사장 아내가 공장에 와서 돼지고기라도 구워 주고 사장이 직원들과 목욕도 자주 하고 소주도 마시며 잘 어울려야 하는 법이다. 그렇게 해서 사장 가족과 직원들 가족이 서로 상대방 부엌 숟가락 개수도 알 정도가 되어야 인사 관리가 순조로운 법이다." 인건비 비중이 높은 업종에서 사장이 고급 승용차를 타고 다니게 되면 직원들 중 일부는 우리가 뼈 빠지게 일해서 사장만 잘사는구나 하는 생각을 갖게 될 수도 있는데 그런 생각은 전염성이 아주 강하다. 즉, 차 하나를 사더라도 직원들 눈치를 보게 될 수밖에 없다는 말이다.

어쨌든, 여러 직원을 둔 사장이 직원 각각과 개인적인 관계를 형성하고 유지하고자 한다면, 퇴근 후에 직원들과 식사도 자주 하여야 하고 술도 같이 마시며 노래도 불러야 하는 법이다. 그리고 여기에 사용되는 시간은 직원의 수가 수십 명만 되어도 거의 매일 있게 되고, 그 결과 사장 개인의 가정생활은 거의 사라져 버린다. 즉 애들이 학교는 잘 다니는지, 아내(혹은 남편)는 요즘 무슨 생각을 하는지 등등 전혀 모르게 되어 결국 집은 마치 하숙집같이 그저 잠만 자고 나가는 장소로 전락하게 된다는 말이다.

여기서 당신이 왜 사업을 하려는지 다시 한번 생각해 보자. 돈 좀 벌려고 아닌가. 왜 돈을 벌려고 한다고? 가족과 행복하게 살려고 아닌가. 그런데 직원들에게 많은 시간을 할애한다면 가족과의 행복은 언제 추구할 수 있다는 말인가?

결국 내가 취한 방침은, 일단은 최소한의 인원만 채용하고 그들에게 남들 주는 만큼 이상을 주되 '동양적 인간관계'는 포기하자는 것이었다. 즉 사업 초기에 채용하게 되는 직원의 월급을 가장 합리적으로 결정하는 방법은 이른바 '시장 원칙'에 따르는 것이다. 비슷한 스펙을 가진 사람들에게 비슷한 규모의 회사에서 주는 월급 수준에 따르라는 말이다(실제로 이런 방식은 한국에 지사를 세우는 외국 회사들 대부분에서 채택되는데 그들이 참고하는 봉급 결정 자료가 주한외국상공회의소들에서 정기적으로 발행된다).

하지만 그것도 햇수를 넘어가게 되자 직원들이 봉급 인상을 기대하게 되기 때문에 회사의 이득이 점점 더 많아지지 않는다면 문제가 발생할 수밖에 없었다. 즉 매년 사업이 성장하고 이득이 증가된다면 그만큼의 열매를 직원들과 나눠 가져갈 수 있겠지만 매출이 증가하지 않고 이득도 증가하지 않는다면 봉급 인상은 어렵게 될 수밖에 없지 않겠는가.

산업화 시대의 산업 성장기에는 수많은 기업들이 초고속 성장을 할 수 있었기에 세월만 지나도 월급을 올려 줄 수 있는 연공서열 방식의 임금 정책이 통할 수 있었으나, 그런 기업들이 이미 기반을 잡고 있는 산업화 시대 말기 및 정보화 시대에서 내가(혹은 당신이) 소규모로 뭔가 벌인 일이 계속적인 수익뿐만 아니라 그 수익의 규모가 매년 증가되지 않을 경우 결국 내부적으로 직원들은, 그리고 사장도, 갈등을 느끼게 된다.

나는 이 문제를 어떻게 해결하였을까?

그 문제의 해결책은 너무나도 뻔한 것이었는데 수익을 더 많이 창출하는 것뿐이었다. 그러나 이게 쉬운 문제가 아니었다. 경쟁사들이 뻔히 있는데 가격을 더 올린다는 것은 자살 행위였다. 나는 이러한 사실을 직원들에게 솔직히 토로하고 해결책을 제안하였다.

첫째, 광고보다 더 강력한 무기는 입소문이라는 것을 믿어라. 무슨 일을 하건 간에 입소문이 나게 하려면 어쩌다 찾아온 고객의 신뢰를 철저히 받아야만 한다. 고객의 신뢰는 감동에서 나온다. 고객을 감동시키는 법은 간단하다. 약속은 남들 하는 만큼만 하지만 실제로는 그 약속보다 더 많은 것을 해 주면 된다(고객의 신뢰를 받는 법은 별도 항목에서 다룰 것이다. 내가 방송 음향기기 사업을 시작한 지 얼마 되지 않았던 때의 일이다. 어느 날 토요일 오후에 전라남도 광주에서 A/S 접수가 들어왔다. 월요일에 직원을 보내겠다고 내가 말했을까? 아니다. 즉시 직원들 중 동원 가능한 인원을 수배하여 함께 광주로 가서—고속도로에서 쉬지도 않았다—수리를 해 주었다. 후에 그 고객은 내게 다른 고객들을 부지기수로 소개하여 주었다).

둘째, 경쟁이 없는 것들을 새롭게 찾아서 들어간다. 남들이 볼 때 별로 멋있어 보이지 않는 것들을 주로 한다는 말이다. 폼 나지 않는 것들에는 천재들이나 큰 회사들이 들어오지 않으며 일류대 출신도 오지 않는다. 그저 보통 사람들이 들어올 뿐이므로 우리가 열심히 하면 충분히 이길 수 있다. 그리고 경쟁이 약할 때 최대로 수익을 창출한다(나는 원가 5만 원짜리 기계 장치를 만들어 50만 원에 정신없이 판 적도 있는데 그 물건을 파는 사람이 나밖에 없었기 때문이다).

2022 50만 원에 판 것이 무엇이었냐 하면, 어느 날 신문을 읽다 천장이 높은 강당에서 사다리를 놓고 현수막을 걸다가 떨어져 크게 다친 사람 이야기를 보았는

데, 문득 그런 강당에서 천장에 현수막을 걸 수 있도록 두 개의 밧줄이 내려오는 전동장치를 만들면 팔리겠구나 하는 생각이 들었다. 직원들과 상의하여 보니 역회전도 돼야 하므로 DC 모터에 기어를 달아야 했는데 제작비가 많이 들어 고민이 되었다. 그러다가 이 책 앞부분에서 말한 '음악 소리'를 듣는 중에 퍼뜩 자동차 앞유리의 브러시 모터가 생각나, 그것을 폐차장에서 1~2천 원에 수십 개를 사 온 뒤 고장 난 것은 버리고 테스트하여 봤다.

모터는 이미 기어가 들어가 있기에 힘이 충분하였다. 그런데 끈을 내려서 현수막을 걸고 올릴 때는 문제가 없었는데, 막상 끈을 감아서 실험해 보니 다시 내려오는 게 제대로 작동되지 않았다. 끈이 올라갈 때 감기면서, 현수막 무게 때문에 이미 감긴 끈 속으로 계속 파고들어 갔기 때문이었다. 체인으로 만들자니 복잡해지고… 그러다가 또 퍼뜩 병원에서 사용하는 붕대 생각이 나 거실에서 사용하는 버티컬 블라인드에 사용되는 띠를 마끼(둥글게 감겨 있는 형태를 예전에 그렇게 불렀다)로 사다가 끈 대신 사용하여 한동안 신나게 팔았다. 그러다가 이후 경쟁자들이 등장하면서 그만두었다.

셋째, 그 업종에서 경쟁이 치열해지면 그 업종을 버리거나 또는 현상 유지만 하게 하고 다른 업종을 추가한다. 기존 업종에서 오버헤드 코스트나 직원 인건비 같은 필수적인 운영비를 커버하게 되면, 새롭게 들어가는 업종에서 우리의 투입 코스트는 제로가 된다. 하지만 우리가 들어가게 될 새로운 업종의 경쟁자들은 오버헤드 코스트를 그 업종에서 마련하여야 한다. 당연히 우리의 가격, 품질, 서비스가 그 경쟁자들보다 더 좋을 것이며 따라서 1년 동안만 원가 박치기를 하면 고객을 휘어잡을 수 있다. 고객의 신뢰가 확보되면 이득이 없는 과거 제품은 퇴역시키고 이득이 있는 신제품을 내놓는다.

넷째, 오버헤드 코스트를 최대한 낮추어야 하므로 신규 인력의 채용은 최대한 하지 않는다. 따라서 기존 직원들이 새 업종의 업무도 맡아야 한다. 즉, 한 가지 일을 하는 것이 아니라 두 가지 이상의 일을 해야 한다는 말이다. 이렇게 해서 수익이 늘어나게 되면 그 수익은 직원들에게 돌아간다. 즉 직원이 개인적으로 투잡two jobs을 갖는 것이 아니라 회사가 투잡, 쓰리잡을 만들어 나가면서 수익을 증대시킨다. 그러므로 개인적으로 부업을 하겠다는 생각은 하지 말라.

다섯째, 새로운 일을 해야 할 때는 다소 두려움도 있을 것이다. 그러나 겁내지 말라. 그 두려움은 지식의 부족에서 생기는 것일 뿐이다. 모르면 배우면 된다. 나도 모르면 배운다는 사실을 잊지 말아라. 배운다는 것은 지식을 쌓아야 한다는 말이며 결국 능력 개발을 해야 한다. 그러므로 공부해라. 대다수의 보통 사람들이 하는 사업은 기껏해야 책 한 권의 지식도 필요하지 않다는 것을 진리로 믿어라.

여섯째, 한정된 시간에 복수의 일을 하려면 효율이 높아야 한다. 효율을 높이려면 끊임없는 업무 개선이 필요하다. 그러므로 언제나 개선을 생각해라. 6개월간 같은 방식으로 일을 하고 있다면 뭔가 잘못된 것이다. 개선을 못 하게 되면 일에 치이게 된다. 컴퓨터 활용 능력은 업무 개선을 꾀하는 데 있어 필수적인 지식임을 명심해라.

일곱째, 시간을 절약할 수 있는 모든 방법을 다 동원하여라. 예를 들어 사내 결재 보고 혹은 회람 목적의 모든 문서 작성에는 절대 시간을 많이 투자하지 말라. 그저 텍스트만 입력하면 되며 문서를 보기 좋게 꾸미는 따위의 짓은 절대 하지 말라. 심지어 이면지에 볼펜으로 전혀 예쁘지 않게 긁적거려 올려도 전혀 상관없다. 회사 내부 결재를 받기 위해 결재 서류를 폼 나게 꾸미는 녀석이 있다면 내가 그냥 두지 않을 것이다. 파워포인트로 작성하는 것은 오직 외부용뿐이다.

여덟째, 각자가 개별적으로 지식을 증대시키기 위해서는 엄청난 노력과 시간이 필요하다. 그 노력과 시간을 축소시키려면 자신이 알게 된 지식과 경험을 다른 사람과 공유하여야 한다. 그렇게 하려면 모든 업무 메일을 관련자 모두가 송수신하면서 배워야 한다. 이게 지식 공유이고 지식 창고이다.

아홉째, 전체 회식이나 단합 대회, 운동회 같은 것은 없다. 나는 같이 밥을 먹고 술을 마셔야 일을 더 잘할 수 있다고 전혀 생각하지 않는다. 머리로 일을 하고 지식으로 일을 하자. 회사가 회식도 없어서 삭막하다고 생각되면 사랑이 충만한 종교 단체로 가서 사랑을 듬뿍 느끼며 거기서 평생 살아라. 다만 부서별 회식은 아주 가끔씩 할 경우 허용하지만 개지랄 떠는 술판은 절대 허용하지 않는다. 반드시 술은 절제하며 마셔라.

2022 장사나 사업의 아이템

많은 독자들이 사업이나 장사를 하고 싶어 하면서 좋은 아이템을 알려 달라거나 어떻게 하면 아이템을 찾을 수 있느냐고 내게 메일을 보내온다. 현재 여유자금이 1억 있는데 무슨 장사를 하면 좋겠느냐고 묻기도 한다. 자기가 살아온 과정과 현재 하고 있는 일 등등에 대한 설명과 함께 말이다. 내 대답은 언제나 한결같았다. "점치냐?"

또 이러저러한 업종에 종사하려고 하는데 그 업종의 전망을 어떻게 보느냐는 질문도 많이 받았다. 이것 역시 멍청한 질문이다. 업종이 좋으면 개나 소나 다 뛰어들어도 돈을 번다는 말이냐? 업종이 나쁘면 모두 다 손해를 보고? 불황인 업종에서도 성공하는 사람이 있고 호황인 업종에서도 망하는 사람이 있기 마련인데, 무엇이 그 차이를 만드는지를 알아야 할 것 아닌가(사양 산업이 있음을 내가 부인하는 것은 아니다).

사람들이 장사나 사업을 꿈꾸는 이유는 봉급생활자보다는 더 많은 수입을 얻고자 하기 때문일 것이다. 이때 궁극적으로 아이템은 보물찾기처럼 당신이 열심히 찾으러 다니면 드디어 찾게 되는 것이 전혀 아니다. 앞서 〈백만장자 마인드(토마스 스탠리 저)〉의 통계를 인용한 적이 있다('아무 일이나 재미있게 하라' 152쪽 참조). 그때 백만장자들은 '어떻게 하다 보니까 하게 된 일'에서 기회를 포착하고, 그 일을 사랑하고 즐김으로써 '능력과 적성을 한껏 발휘할 수 있는 일'로 바꾸어 버렸다고 했었다. 저 멀리 숲속 어딘가에 괜찮은 아이템이 있을 것으로 기대하는 어리석음을 범하지 말아라.

그러한 아이템은 남들이 불편하다고 생각하는 것을 편리하게 해 줄 수 있는 것이어야 하며 그게 저절로 당신 눈에 들어와야 한다. 그런 것이 눈에 저절로 들어오지 않는 사람임에도 불구하고 아이템을 찾아 헤매는 수많은 사람들은 피고용인,

즉 봉급생활자로 일하는 게 더 좋다고 본다. 실제로 수십 년간 사람들을 고용하여 온 나의 경험에 따르면 절대로 사업이나 장사를 하면 안 되는 유형의 사람들이 있는데 그들의 가장 공통적 특성은 시키는 것만 하는, 그 이상은 하지 못하는(혹은 하지 않는) 사람들이라는 점이다.

아이템이 당신 눈에 저절로 보여야 한다는 말은, "어 이게 왜 없지?"라는 뜻이다. 예를 들어 보자. 아파트 베란다나 건물의 간판 혹은 난간 등에 비둘기들이 와서 배설하는 것을 막아 주는 버드 스파이크라는 것이 있다. 10여 년 전 건물 전면에 비둘기가 하도 많이 몰려들어 배설을 하기에 버드 스파이크를 찾아보니, 모두 다 플라스틱 재질로 만든 것뿐이었다. 하지만 유럽에서 비둘기가 많이 있는 곳들에서 보았던 것들은 스테인리스 재질이었다(자세히 보아야 보이는데 일반 철사로 만든 것들은 녹이 슨 상태여서 스테인리스 재질보다 조금 더 눈에 잘 띈다). 폴리카보네이트를 비롯한 모든 플라스틱 재질은 자외선에 의해 변질되고 스파이크 자체도 스테인리스 철사보다 훨씬 굵기 때문에 미관상 좋지 않았다.

나는 즉시 100% 스테인리스 재질로 된 제품을 찾아 중국에서 몇 박스 수입한 후 난간이나 간판 위에 설치하도록 하였는데 효과가 좋았다. 그리고 그 스파이크를 수입 판매하는 것이 하나의 아이템으로 저절로 눈에 보였다(스테인리스 제품은 재고가 있어도 썩거나 변질되지 않으므로 언젠가는 팔아먹을 수 있다). 현재 스테인리스 버드 스파이크를 네이버에서 검색하면 많이 나온다. 하지만 대부분 해외 직구 제품이거나 바닥 부착면은 플라스틱 재질이며, 전체가 스테인리스로 된 제품을 미리 수입한 후 판매하는 곳은 몇 군데 되지 않는 것으로 파악된다.

그 당시 내가 이 사업을 시작하지 않았던 이유는 단순하다. 나는 더 이상 추가 수익을 추구하여야 할 필요성이 없는 충분한 부자였고 새로운 일을 맡길 만한 직원도 없었기에 귀찮기도 했다.

그렇다면 나와 얘기하다가 이런 아이템이 있음을 들었던 사람이 독자적으로 중국에서 물건을 수입해 판매하기 시작하였다면 아이템이 보인 것일까? 그렇기는 하지만 그것이 얼마나 팔릴지, 이익이 얼마나 날지는 나도 모른다. 다만 이미 장사나 사업을 하는 사람이라면 기존 인력을 사용할 수 있으므로 판매 물품을 늘리는 차원에서 해 볼 만할 것이다.

가장 중요한 것이 있다. 돈을 벌고자 하는 마음이 우선인 경우 그 장사나 사업은 틀림없이 망한다. 성공의 비결은 무엇일까? 워런 버핏의 강연을 아래의 QR코드를 통해 유튜브에서 직접 들어 보아라(영문 자막이 나온다). 고객을 기쁘게 하는 것이 그 비결임을 알게 된다.

[영상] Warren Buffett Leaves The Audience SPEECHLESS

나도 전적으로 동감한다. 나도 그렇게 했었고 지금도 그렇게 하고자 노력하고 있으니까. 수많은 알바생들은 새겨들어라. 매일 매시간이 고객을 미소 짓게 하는 시간이어야 한다. 알바하는 동안 그게 체화되지 않으면 다른 기회를 잡아도 말짱 도루묵이 되고 만다.

• 참고로, 1986년에 직원들이 사용할 워드프로세서용으로 600만 원짜리 컴퓨터를 리스로 구매한 이후, 나는 호기심에 MS-DOS와 dBase 프로그램을 혼자 공부하였다(그 당시 나온 PC 잡지들에는 dBase로 만든 유용한 사무 관리 프로그램, 예를 들면 주소록 관리 등등의 소스가 실려 있었는데 그 소스를 한 줄 한 줄 보면서 dBase 책에서의 설명과 비교하며 실력을 쌓아 나갔다). 그러면서 이 컴퓨터가 주소록 관리 전용

으로만 사용하여도 찾는 곳이 많을 것이라는 것이 눈에 저절로 보였고 그래서 고객이 원할 만한 프로그램을 만들어 끼워서 팔기 시작했다.

• 덧붙여, 다른 항목에서도 이야기했듯이 "속도 300bps짜리 모뎀을 몇십만 원에 사서 세계 최대 데이터베이스 DIALOG에 접속해 본 것도 그때"였다. 이처럼 천리안 PC통신을 일찍부터 이용하였음에도 불구하고 내가 인터넷 관련 사업은 하나도 하지도 않았음을 친구들이 의아하게 생각하면서 물을 때가 자주 있었다. 내 대답: "배고프지 않았기 때문이야. 인터넷이 퍼지기 시작했을 때 이미 부자였거든." 부자들은 사업 아이템이 눈에 보여도 하지 않는 경우가 많다. 나도 그렇다.

아래는 2007년, 세이노가 다음카페 '세이노의 가르침'에 올렸던 글.—편집자 주

영업이 뭡니까?

상당히 자주 영업 방식에 대한 질문을 받습니다. 그러나 시간관계상 제가 그 대답을 자세히 알려 준 적은 없습니다. 하지만 많은 분들이 실전에서 써먹을 수 있는 영업방식을 배우고 싶어한다는 것도 제가 압니다. 그래서 던지는 화두입니다. 영업이 뭡니까? 영업, 어떻게 해야 하나요? 어디 한번 회원들이 의견을 던져 보십시오. 단, 조건이 있습니다. 영업을 해 본 경험이 있는 사람들만 참여하기 바랍니다. 정말 해답을 알고 있는 회원이 얼마나 되는지를 한번 체크해 보려고 하는 시도입니다. 저는 한두 달 정도 후에 회원들의 생각을 한꺼번에 검토한 뒤 영업에 대한 글을 올릴 것입니다.

영업 게시판을 살펴보았고 좋은 글도 많이 보았습니다. 이미 그 글들 속에 영업의 핵심 내용들은 웬만큼 다 나와 있으므로 그 글들 속에 나타나지 않는 내용을 요점만 짧게 쓰려고 합니다(시간이 많지 않아서). 아래 요점은 영업 방식을 공식화하려는 시도 혹은 이론 혹은 토론이 얼마나 어리석은 것인지를 독자들에게 충분히 깨우쳐 줄 뿐만 아니라 제가 왜 영업 경험자들만 글을 올리라고 부탁했는지를 깨닫게 만들어 줄 것으로 믿습니다.

(운영자님, 영업 미경험자의 글은 그것이 아무리 그럴듯하게 보여도 출산의 고통에 대해 남자들이 떠들어대는 것과 다를 바 없는 글들이므로 삭제시키는 것이 좋을 것입니다.)

1. 영업 방식은 상품에 따라 달라야 한다.

다른 사람들도 판매하는 상품, 다른 사람들에게는 없는 상품, 다른 사람들이 파는 것보다 좋은 상품, 좋지만 비싼 상품, 좋지만 싼 상품, 다른 사람들이 파는 것보다 못한 상품, 못하지만 싼 상품, 못하지만 비싼 상품, 1회 사용 용품인가, 계속 사용 용품인가, 재판매 용품인가? 직접 사용 용품인가?

2. 상대방이 누구인가에 따라 다르다.

구입 결정권을 가진 자인가? 그 사람이 실제 사용자인가? 그 사람이 돈을 지불하는 사람인가? 즉 구입 결정권을 가진 사람과 실제 사용자가 같은가 다른가? 구입 결정권을 가진 사람과 돈을 내는 사람이 같은가 다른가? 돈을 내는 사람과 실제 사용자가 같은가 다른가?

3. 구매 결정 과정에 따라 다르다.

만나는 대상이 오너인가? 누군가의 봉급을 받는 사람인가? 의사결정권자인가? 중간 보고자인가?

4. 내가 파는 상품이 다른 사람들도 파는 것인 경우

나는 미인계를 썼다. 상대는 대기업이었다. 내가 그 여직원들에게 가르친 내용은 아래와 같다.

대기업의 의사결정권자는 부장이나 이사이고 나이는 40, 50대이다. 그 사람들, 무지 외로운 사람들이다. 조직 내부의 파워 게임에서 살아남으려면 어떻게 해야 하는지도 아는 사람들이고 자신의 한계도 아는 사람들이다. 그 자녀들은 십중팔구 그 세대의 눈으로 볼 때는 속을 썩이고 있을 것이고 그 아내들은 십중팔구 전형적인 아줌마가 되어 있을 것이다.

자, 그 중년 남자들이 은밀히 꿈꾸는 것이 뭔지 아냐? 아름다운 로맨스다. 여기서 룸살롱 호스티스 같은 영업용 인상을 주면 절대 안 된다. 옷은 야하지 않으면서도 상상력을 불러일으켜야 하므로 약간의 씨쓰루가 좋을 것이고 화장은 연하게 해라. 미니스커트는 안 되고 무릎을 살짝 보일 정도로만 입어라. 향수는 진하지 않은 카사렐 같은 것을 사용하고 퍼퓸보다는 오 드 뚜왈렛 등급을 써라. 상대방에게 주는 명함에 개인 이메일과 개인 휴대폰 전화번호는 없어야 하지만 첫 미팅을 끝낼 때 다시 명함을 건네받아 이메일 주소와 전화번호를 예쁜 글씨체로 적어 주어라.

상대방이 결정을 질질 끌면 자존심을 건드리는 말을 해라. 이를테면 "저는 부장님(이사님)이 결정권을 모두 갖고 계시는 줄 알았는데 아니신가 봐요?"라는 말을 하라는 말이다. 틀림없이 상대방은 자기가 결정권을 갖고 있음을 과시하고자 할 것이다. 그 사람이 집적거릴 때의 대처방법, 앉을 때의 자세, 바디 랭귀지 쓰는 법 등등… 내가 가르친 내용을 다 기록하려면 시간이 너무 많이 소요되므로 다음으로 미루자.

명심해라. 내가 학원을 했을 때, 예쁜 여학생 한 명만 무료로 가르치면 남학생들이 몰려온다는 것을 알았다. 그게 사내들이고 수컷들이다. 수컷들의 본능을 이용하라는 말이다. 부언하면 내가 미인계를 써서 번 돈은 억 단위가 아니다. 어느 해에는 1년에 십억 넘게 챙기기도 했다. 물론 그 미인계 영업직 사원을 다른 여직원들은 별로 안 좋아하므로 보수 지급 문제를 비롯하여 여러 가지 신경을 써야 할 문제들이 많다.

미남계는 어떨까? 글쎄다. 바람난 여자들만 제비족을 좋아하는 것 같고 보통의 여자들은 미남이 물건을 판다고 해서 지갑을 여는 것 같지는 않다.

5. '자기를 파는 것이 영업'이라는 말은 진리이지만 그것이 어떻게 구현되어야 하는지를 제대로 이야기한 글은 적어도 게시판에는 없었다.

내가 직원들에게 가르친 '자기를 파는 방법'은 그 어떤 책에도 나오지 않는다. 영업 게시판에서 이에 대한 영업 경험자의 이야기가 새롭게 올라오기를 바란다. 2~3개월 정도 후 이에 대해 다시 언급할 것이다.

`2022` 위에서 "나는 미인계를 썼다"고 했다. 분명히 밝히는 것은 처음 모집공고를 낼 때부터 숨기지 않고 "영업 고위직 모집-미모를 갖춘 여성에 한함"이라고 밝혔었다. 내가 구시대적 성관념에 사로잡힌 꼰대가 된 연유가 있다.

2000년대 초만 하더라도 중국 동방항공은 승무원 중 30~70%가 미인대회 출신으로 알려져 있었다. 인도에서 Kingfisher 맥주회사가 운영한 Kingfisher Airlines는 2005년에 처음 승무원을 모집할 때부터 공개적으로 미인대회 출신들을 뽑았다. 1970년, 사우스웨스트 항공(1986년 US Air에 팔렸다)은 여승무원을 모집하면서 그 당시 최고의 육체파 여배우를 선정 기준으로 간접 광고하면서 핫팬츠 면접을 하였고, 유니폼이 초미니스커트나 핫팬츠에 화이트 롱부츠였다. 이 항공사는 "긴 다리, 짧은 밤Long Legs And Short Nights"을 슬로건으로 삼기도 했고(여 승무원들의 긴 다리를 보다 보면 야간 비행 시간도 후다닥 지나간다는 뜻) 다른 항공사들보 다 훨씬 더 많은 수익을 유지하면서 직원들 보수도 업계 1위 수준으로 지급했다. 코로나 사태로 인해 비행기를 안 탄 지 몇 년은 됐기에 요즘 실상이 어떤지는 모 르겠다만 많이 바뀌었을 것으로 믿는다. 하지만 15~20년 전까지만 해도 그런 여러 사례들은 나로 하여금, 실제로는 성을 상품화하면서도 겉으로는 그렇지 않 은 척하는 것을 오히려 위선 마케팅으로 여기게 했고 사우스웨스트 항공처럼 드 러내 놓고 성을 상품화하는 것을 솔직하다고 생각케 만들었다. 그러나 헐리우드 영화 제작자 하비 웨인스타인이 영화계에서 권력형 성폭행을 일평생에 걸쳐 저질러 왔음이 밝혀지고 영화 〈밤쉘: 세상을 바꾼 폭탄선언〉과 최영미 시인의 시 〈괴물〉에 얽힌 이야기를 보면서 생각에 균열이 왔다. 그동안 문제없다고 생 각했던 세상이 사실은 수많은 사회적 약자를 피해자로 내몰고 있었던 것이다. 아 무리 공고를 내서 모집한 '미인계' 직원이었고 고위직 남자들이 추근거릴 때 제 발로 중지하게 하는 법도 가르쳐 주었다 하더라도, 그런 직원이 높은 보수 때문 에 그 당시 용인하고 응해 준 것들로 인해, 회사 내 다른 여직원들 역시 비슷한 상 황과 마주칠 때 참고 감내해야 한다는 기류를 확대시켰다고 보여진다. 결국 결론 적으로 이 사회의 계층구조hierarchy 상부에 있는 남성들은 그런 행동을 해도 문 제없는 사회로 유지되도록 일조하는 셈이었음을 뒤늦게 알게 된 것이다. 지금 세상은 그걸 바꾸려고 부단히 노력 중 아닐까?

사람들은 성실하면 모든 문제가 해결되는 줄로 안다. 영업이건 장사이건 간에 성실하게 임하면 세상이 곧 알아주어야 한다고 생각한다는 말이다. 천만에!

도로 주변에서 김밥을 파는 사람들을 본 적이 있는가? 새벽부터 나와서 팔겠지, 아마. 어쩌면 집에서 직접 만든 김밥일 수도 있고 어쩌면 도매집에서 받아 온 김밥일 수도 있고 어제 팔다 남은 것일 수도 있고 오늘 새벽에 만든 것일 수도 있겠지. 먹어도 탈이 안 날 수도 있겠지만 지저분한 손으로 더러운 곳에서 만들어 먹으면 배탈 나기 쉬운 것일 수도 있겠지.

당신이 제아무리 좋은 재료로 제아무리 깨끗하게 정성껏 만들었고 성실하게 팔고자 하여도 사람들은 당신의 그 김밥을 사 먹기를 주저주저할 게다. 그래서 당신은 커다란 종이에 "신선하고 좋은 재료로 오늘 아침 정성껏 만든 김밥"이라고 크게 써 놓고 사람들이 믿어 주기를 기다리겠지.

꿈 깨라. 그걸 누가 믿냐? 세상을 아직도 모르냐? 내가 당신이라면 나는 김밥을 무슨 재료로 어떻게 언제 만들었는지는 알리지 않을 게다. 우선은 최고의 품질을 유지하려고 온갖 노력을 다 하겠지만 김밥보다는 나를 팔 것이다.

김밥 장사를 하면서 나를 판다는 게 뭘까?

제 이름은 세이노, 생년월일은…, 집주소는…, 전화번호는…, 애가 둘 있고 이게 가족사진임. 저는 무슨 요일 언제 이 자리에서 김밥을 팝니다….

뭐 이렇게 알리겠다는 말이다. 트럭을 갖고 다니면서 생선이나 야채를 파는 사람들도 우선은 자기를 알려야 하는 법이다. 사진부터 크게 붙이라는 말이다. 사람들은 상품을 보고 구매를 하기보다는 그 상품을 파는 사람을 보고 구매하는 경우 충성도가 높다. 왜? 신뢰하니까. 일단 신뢰를 받으면 김밥을 팔건 고등어자반을 팔건 팔리게 되어 있다. 그게 기업화된 게 일류 백화점이다.

총각네 야채가게, 책 백날 읽으면 뭐 하나. 신뢰의 법칙을 깨닫지 못하는데. 자, 타인에게 신뢰를 받으려면 어떻게 해야 한다고? 당신이 누구인지 알려야 한다. 인터넷 쇼핑몰도 마찬가지. 상품과 가격으로만 승부하려고 하지 마라. 판매자가 누군지 시시콜콜 알려라. 그게 신뢰를 받는 비결이다.

물론 신뢰를 배신하면 절대로 안 된다. 신뢰를 받는 만큼 약속을 배로 지켜라. 그게 돈을 긁어모으는 비결이다.

사람들은 영업을 하면서 구매자의 비위를 맞추는 것을 비법으로 생각하는 경향이 있다. 그러면서 자기 얘기는 하지 않고 구매자의 얘기만 들으려 한다. 천만에. 당신은 구매자에게 형제자매가 되어야 한다. 당신 자신에 대한 얘기는 쏙 감추고 그게 될 법한 얘기냐?

나는 나보다 나이가 많은 구매자들(대부분이 그랬다)이 취미가 무엇이건 가족관계가 무엇이건 그런 것에는 전혀 관심이 없었다. 심지어 청첩장이나 부고를 받아도 안 갔었다. 눈도장 찍으러 간다는 게 솔직히 좀 치사한 느낌이 들었기 때문이다.

그 대신 나는 그들에게 내가 가진 고민, 문제 등등을 얘기하고 상담을 구했다. 놀라운 사실은 그들 중 상당수는 내게 밥까지 사 주었다. 애인하고 문제가 있는가? 친구들과 상의하지 말고 당신 고객들과 상의해라. 부모님하고 갈등이 있는가? 그것도 고객들에게 물어봐라. 직장 내에서 문제가 있는가? 그것도 고객들에게 물어봐라. 세상에 떠돌아다니는 온갖 좋은 말들을 모아서 DM으로 발송하는 멍청한 짓은 하지 마라. 쓰레기통으로 다 들어가 버리니까. 그 대신 네 얘길 해라. 그게 너를 파는 방법이다.

2022 **너를 파는 것과 너를 자랑하는 것은 다르다. 혼동하지 말아라.**

나는 형님 떡도 싸야 사 먹고 아버지 떡도 맛있어야 사 먹는다는 생각에 사로잡혀 있지만 그래도 대부분의 사람들은 맛이 좀 약간 떨어지더라도 같은 가격이라면 형제자매나 친한 친구가 파는 떡을 사 먹게 되지 않겠는가. 맛이 동등하거나 더 좋다면야 두말할 나위 없을 것이고.

나보다 다섯 살 이상 많은 사람들을 만나면 언제나 물어보는 말이 있었다.

"제 나이로 다시 돌아오신다면 뭘 하고 싶으세요? 제 인생에서 놓치는 것이 있을 텐데 인생선배로서 좀 가르쳐 주세요."

"왜 그걸 하고 싶으세요?"

"저는 상황이 이러저러한데 어떻게 하면 좋을지 조언 좀 해 주십시오."

이러한 대화를 통해 나는 상대방의 인생철학과 지혜도 배울 수 있었다.

수많은 경우, 나는 이른바 프라이버시 영역에 속하는 문제들도 감추지 않고 털어놓고 조언을 구했다. 친구들하고의 갈등도 털어놓았고, 애정문제도 털어놓았는데 종종 술까지 내가 얻어 마시면서 조언을 들었다. 그리고 때로는 그들의 고민도 들을 수 있었다(어떤 중년의 아줌마는 내게 남편과 자식들에 대한 하소연을 3시간 정도는 늘어놓았다).

그러면서 알게 된 것: 40대, 50대는 외로운 시기구나. 자식들도 조언을 구하지 않고 무시하는데 웬 녀석이 인생 상담만 구하니 오히려 보람도 느끼고 흐뭇해한다는 것.

2022

- 사기성 영업과 관련하여 추천하고 싶은 영화들이 있다. 부동산 판매 사기를 보여 주는 〈글렌게리 글렌로즈〉와 주식 판매 사기를 보여 주는 〈보일러 룸〉이다. 〈글렌게리 글렌로즈〉는 한국의 기획부동산과 유사한 이야기를 보여 주

는데 그 실상은 한겨레 신문 장필수 기자가 기획부동산 회사에 직접 취업 후 2021년 12월 연재한 "더탐사-2천만원짜리 욕망의 기획자"를 보면 알 수 있다(반드시 읽어 봐라). 청담동 주식 부자로 알려졌던 이희진의 행태는 〈보일러룸〉의 내용과 흡사하다. 〈더 울프 오브 월 스트리트〉 역시 주식매매의 어두운 면을 보여 준다. 이런 영화들에서 영업사원들이 해야 하는 짓거리들을 나는 절대 영업으로 보지 않는다. 그 짓거리들은 거짓을 기반으로 한 사기다. 보험 영업은 어떨까? 당신이 보험회사의 영업 사원이라면 위에서 언급된 영화들을 보고 비교하여 보고 스스로 판단해 봐라. 판매 수당을 받는 것 때문에 상품 분석도 없이 보험을 판다면 〈글렌게리 글렌로즈〉와 다를 바 없다.

• 금융 상품이 아니라 일반 상품이지만 그 판매자들이 구매자를 교묘하게 속이면서 이익을 챙기는 것이 하나의 관행처럼 되어 있는 경우에는 어떻게 하여야 할까? 당연히 망해야 한다. 40년 전, 그 당시 유명했던 어느 숯불갈빗집에서 나는 갈빗대에 다른 고기들을 꿰매거나 식용접착제로 붙이는 광경을 보고 쇼크를 먹었다(그 갈빗집은 친구 아버지가 운영하던 곳이었고 지금 찾아보니 없어졌는데 언제 문을 닫았는지는 모르겠다). 지금은 그런 곳이 없을 것으로 믿는다. 그러나 어린 한우 암소만 전문으로 한다면서 고객 앞에서 저울로 고기 무게까지 정확히 보여 주는 곳에서도, 가장 연하다는 고기조차 질겨서 계속 뱉어 낸 경험이 두 번이나 있었기에 기본적으로 나는 숯불고깃집은 특급호텔에서 운영하는 곳조차 잘 가지 않는다. 왜냐하면 주인이나 셰프가 '알면서도' 고객을 속이려고 하거나 혹은 '알면서도 대충대충 납품하는' 업자들을 내치지 않기 때문이다. 서울의 그 어느 일식집이건 간에 나는 우니(성게알)는 빼라고 하는데, 납품업자 혹은 어민 혹은 유통업자가 백반을 보존제로 넣으며, 제맛이 안 나는데도 셰프는 '신선하다'고 말하기 때문이다(코로나 사태가 나기 전에 2~3개 특급호텔 일식당에

서는 홋카이도에서 항공으로 직송한 우니를 사용했고 상태도 신선했는데 요즘은⋯ 글쎄다. 미쉐린 별을 단 식당도 마찬가지였다).

납품업자나 하청업체와의 협업이 가장 많은 건축이나 산업용품들에서는 어떤 일이 일어날까. 스테인리스 강판을 예로 들어 보자. 스테인리스 규격 자체도 내식성, 내지문성, 내마모성, 내산화성 등에 따라 여러 가지 종류로 나뉘어져 있는 데다가 두께도 0.05mm 단위까지 구분된다. 납품업자들은 일단 구매자가 원하는 규격으로 계약을 하지만 실제 납품하는 강판은 0.05mm 얇은 것으로 납품하여 이익을 챙기는 경우가 있다. 조금 더 들어가 보면 납품받는 곳의 임직원도 뻔히 상황을 알고 있지만 돈 봉투도 정기적으로 들어오고 룸살롱에도 자주 데려가니까 눈감아 준다. 이런 것이 업계 관행처럼 되어 있다면 도대체 영업을 어떻게 해야 할까? 다들 그렇게 하면서 이익을 챙기는데 우리만 정직하게 하면 우리만 망하는 거다 라는 생각을 하게 되고 로비라는 명분으로 물 좋은 술집을 찾아 나서게 되지만 마음 한구석에서는 에이 18 소리가 나오지 않을까? 이런 경우, 영업은 과연 어떻게 하여야 할까?(이런 하소연 메일을 그동안 많이 받았었다). 내가 제시하는 방법론은 정공법뿐이다. 경쟁사들이 제시하는 가격에 정품을 납품하고 정밀도가 높은 버니어 캘리퍼스도 함께 주어라. 견적서에는 정품과 비품 규격과 가격을 모두 제시하고 업계가 어떻게 속이는지를 알아채도록 하여라. 비품 사용 시 발생할 수 있는 문제점들을 최대한 널리 알리고 품질 관리에 미쳐라. 술 접대는 하지 말고 문화 접대 정도만 하여라. 처음에는 당연히 매출과 이익이 줄어들겠지만, 모든 비용을 절약하고 최대 2~3년은 버텨야 한다.

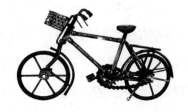

2부
부자로 가는 길목에서

사람들이 가기 싫어하는 좁은 문에는 어떤 것들이 있을까?
더럽고 위험하고 힘들고 폼이 안 나는 것들이다. 바로 그런
것을 해라. 그러면 돈을 번다. 경쟁자가 적으므로.

−부자가 되려면 좁은 문으로 가라 中에서

돈, 똑바로 알자

2022 돈에 대한 위선을 버려라

돈에 대한 한국 사회의 태도는 '지킬 박사와 하이드 씨'처럼 대단히 이중적이다. 어느 종교에서는 돈이라는 말 대신에 물질이라는 단어를 즐겨 쓴다. 신성한 장소에서 돈이라는 단어를 입에 올리는 것조차 불경스럽게 여기기 때문일지도 모른다. 돈에 대하여 말하는 것을 상스럽고 천하게 여기는 태도는 우리 사회 어디서나 나타난다. "황금 보기를 돌같이 하라"라는 최영 장군식의 초월적 가르침도 있고 "나물 먹고 물 마시고 팔베개를 베면 행복한 것"이라는 식의 안빈낙도가 교육의 한 핵심으로 자리 잡고 있다. 이런 점들을 생각하면 이 사회는 그 어느 나라보다도 더 깨끗하고 청렴하여야 할 것이다.

그러나 현실을 살펴보면 작가 출신 정치인 김홍신의 말처럼 이 나라는 한 푼이라도 서로 더 빼앗기 위해 '서로 뜯어먹고 사는 사람들'이 가득한 곳이고, 그러한 탐욕으로 인해 한국의 부정부패지수는 에스토니아, 남아프리카공화국, 모로코 등보다도 더 낮은 48위이며(국제투명성기구 2000년도 발표) 전 세계 수출주도 국가 19개국 가운데 한국의 뇌물공여지수는 최하

위인 18위에 머물고 있고, 떡값과 리베이트가 어느 곳에나 만연하여 있다. 돈에 대한 태도가 이렇게 겉과 속이 전혀 다른 이상한 모순을 보이는 나라가 또 있을까?

A. J. 크로닌의 소설 〈천국의 열쇠〉는 두 청년 안셀모 밀리와 프랜치스 치셤의 삶을 비교하여 보여 준다. 같은 성직자의 길을 가면서도 늘 가난한 자의 편에서 검소하게 사는 프랜치스와 명예와 부를 추구하는 안셀모. 신학생 시절에 안셀모는 학생회 회장과 여러 모임의 회장직을 맡았었고 프랜치스는 조용하면서도 종종 풍파를 일으키는 문제 학생이었다. 출세를 하는 것은 안셀모였다.

프랜치스는 자신이 선교사로 활동하는 중국의 파아란 지방에 프로테스탄트 교회가 들어서자 배타적인 태도를 보이기는커녕 사랑을 공유하고자 한다. 이런저런 이유 때문에 그는 이단시당하며, 인간적인 눈으로 볼 때에는 실패로 연속된 삶을 살게 된다. 반면에 안셀모는 주교가 된다. 주교가 된 안셀모의 방문을 위해 프랜치스는 새로 성전을 준비하느라 정성을 다하지만 홍수로 인해 성전은 모두 무너진다. 그 자리에 거대한 행렬을 이끌고 멋진 말만 하러 온 안셀모. 그리고 보여 줄 것이 모두 다 무너져 버린 프랜치스. 안셀모의 마차 때문에 프랜치스는 진흙탕 물까지 뒤집어쓴다. 여전히 세상의 존경을 받는 쪽은 안셀모이다. 프랜치스는 사회적인 명예나 부는 원하지 않았다. 그가 추구한 것은 오직 사람들 간의 화목과 사랑이었다. 안셀모와 프랜치스는 우리들이 세상을 살아가면서 탐내는 두 가지 욕심을 보여 준다. 명예와 부와 편안함이라는 욕심과 자기를 희생하며 실천하는 사랑과 그로 인한 보람 내지는 기쁨을 누리려는 욕심. 그 어느쪽의 길도 사실 쉬운 것은 아니다.

여기서 내가 독자들이 주목하기를 바라는 인간 유형은 '좋은 말만 늘어놓는' 안셀모이다. 소설에서 안셀모가 대중의 존경을 받았듯이 이 세상은 '좋은 말만 늘어놓는' 사람들이 존경 비슷한 것을 받는(한국은 특히나 더 그렇다) 이상한 곳이기 때문이다. 예를 들어 보자.

- **변호사**: 나는 돈 때문에 일하는 것이 아니라 억울한 사람을 위해 변론하는 것이다.
- **의사**: 나도 돈 때문에 일하는 것이 아니라 환자의 고통을 덜어 주기 위하여 일한다.
- **정치인**: 나 역시 돈이나 명예 때문에 일하는 것이 아니라 국민을 위해 일한다.
- **교수**: 나는 돈은 없어도 그만이고 미래의 재목들을 키우는 것이 보람이다.
- **종교인**: 나야 물론 돈과는 거리가 멀고 사람들을 구원하기 위해 봉사하는 사람 아닌가.

그렇게 말하는 사람들이 부자로 살고 있다면 나는 그들에게 이렇게 말하고 싶다. "엿 먹어라! 나는 당신들 모두가 먹고살 수 있도록 돈을 낸다." 나는 돈에 대한 욕망을 그럴듯한 명분이나 보람으로 위장하여 듣기 '좋은 말'로 포장하는 데 능숙한 사람들을 전혀 좋아하지 않는다. 저술가 김지룡은 〈개인독립만세〉에서 이렇게 말한다. "명분에 따라 움직이는 사람들은 패거리 문화를 만들어 낸다. 명분의 세계에서는 옳고 그른 것이 없다. 자기에게 얼마나 유리한가가 판단의 근거이다. 명분을 내세우는 사람은 겉과 속이 다른 사람이고 사기꾼이기 십상이다."(사족: 나는 김지룡의 책을 매우 좋아한다. 그와 술자리를 같이 하기도 하였다. 하지만 내 아내는 그의 여성 편력이 잘 나타난 책 〈나는 솔직하게 살고 싶다〉를 먼저 읽었기 때문에 그의 다른 책들을 거들떠보지도 않는다.)

예컨대 변호사가 매일 라면도 먹기 힘든 보수를 받으면서 힘없고 억울한 사람들을 위한 변론만 하는 직업이라면 당신은 그 직업을 택하겠는가? 의사가 가난한 사람들을 위해 무료 진료를 하여야 하고 과거 소련에서처럼 낮은 월급을 받을 뿐인 직업이라면 당신은 하겠는가? 국회의원이 생기는 것 한 푼 없고 힘도 없는 직책이라면 그렇게들 하고 싶어 하겠는가? 대다수는 그럴 리 없지 않은가.

그런데도 어떤 사람들은 사실은 대가에 관심을 가지면서도 돈 때문에 일하는 것은 아니라고 극구 변명한다. 그들이 빈민촌의 가난하고 헐벗은 자선사업가, 무보수의 자원봉사자라면 나도 그 말을 믿고 존경한다. 그렇지 않다면 나는 그저 그들을 자기 속내는 숨기고 '듣기 좋은 말'만 하기 좋아하는 사람으로 평가 절하시키고 만다. 특히 툭하면 국민의 이익을 내세우며 국민을 위한다고 하지만 실은 자기 실속과 밥그릇을 따지는 집단들은 그 집단이 공기업 노조건 무슨 협회건 간에 나에게 있어 꼴값 떠는 놈들에 지나지 않는다.

내가 가난하였을 때 이 사회에서 이른바 존경받는다는 사람들은 내게 "돈이 중요한 것이 아니고 직업에는 귀천이 없으며 어느 일을 하든지 간에 보람을 찾아야 한다."고 강조하였다. 그들이 즐겨 들려주던 예화는 "두 명의 석공이 있었는데 한 사람은 먹고살기 위해 일한다고 생각하였고 다른 사람은 부처님을 위한 석탑을 만든다는 보람을 갖고 일을 하기에 기쁨을 느낀다."는 것이었다. 그러나 내게 그런 이야기를 들려주는 사람들은 석공이 아니었다. 폼 나는 직업을 갖고 있었다.

자기들은 챙길 것 다 챙기면서도 다른 사람들에게는 "돈은 중요한 것이 아니다. 보람을 가지고 일을 해라"고 말하는 사람들은 도대체 무슨 근거로 그렇게 말하는 것일까? 나에게 그건 위선이며 자기기만이다. 보람을 느끼라고? 프랜치스처럼 자기를 희생하며 사는 사람이 내게 그렇게 말을 한다면 나도 믿는다. 그러나 그렇게 말하는 사람이 일한 대가로 받는 보수가 이 사회에서 상대적으로 높은 편에 속한다면 그는 대가를 보람으로 위장하고 있는 것이다.

수많은 사람들이 돈을 벌고자 일을 하면서도 그 사실을 말하는 것은 꺼려 하며 어떻게 해서든지 미화시키려고 한다. 자본주의 사회에서 프로는 아름답다. 프로 선수는 돈 때문에 뛴다. 또 돈 때문에 뛰기에 프로가 되게 된다. 더 많은 돈을 받고자 더 많이 노력한다. 프로 선수에게 돈은 그 노력에 대한 대가이며 자기만큼 노력하지 않은 사람들과의 차별을 원하는 자존심이며 명예이다. 돈을 적게 받으면 당연히 그것은 자존심에 상처를 주고 명예에 금이 간다.

1970년에 발표되어 많은 사람들의 사랑을 받아 온 리처드 바크의 〈갈매기의 꿈〉을 읽어 보았는가? 조나단이라는 갈매기가 고기잡이배와 해변 사이를 단조롭게 오고 가며 먹는 것에만 급급한 다른 갈매기들 사이에서 추방당했어도 자신의 꿈인 완전한 비행을 위하여 열심히 노력한다는 내용이다. "가장 높이 나는 갈매기가 가장 멀리 본다." 진정한 삶의 목적을 찾아서 비행하는 조나단은 더 높이 나는 것을 통해서 완전한 자유를 찾아간다. 정말 멋지다(자고로 책은 이렇게 돈이나 먹을 것을 초월하는 내용을 담고 있어야 잘 팔리는데 정작 그런 책의 저자들 대부분은 국내의 류시화 시인처럼 인세를 많이 받게 되어 돈이나 먹을 것을 걱정하지 않아도 되는 생활을 하게 된다. 이게 나로서는 좀 떨떠름하다).

그러나 이 세상에는 벌레를 찾아 낮게 날면서도 자신이 높게 날고 있다고 착각하는 갈매기들이 넘쳐 난다. 그 갈매기들은 그 착각 때문에 위선자들로 전락하고 만다. 나는 그런 위선자들 가운데서 능력 있는 프로를 보지 못했다. 나는 남들이 뭐라고 하든지 간에 삶에 대한 자존심 때문에 낮게 날면서 벌레부터 먼저 잡아먹자고 작심을 했던 사람이다. 그래서 프로다. 월 스트리트 금융기관들에서 신입 사원 면접을 볼 때 지원 사유를 성취감을 느끼기 위해서라고 답하면 모조리 불합격이다. 돈을 벌고 싶어서라고 말하는 사람만 합격된다. 부자가 되려면 돈에 대한 가식을 버리고 프로가 되라. 배고픈 갈매기는 높이 날려고 해도 기운이 없어 그렇게 하지 못한다.

2022 위의 글을 쓴 지가 20여 년 되는데 어떻게 된 노릇인지 돈에 대한 위선자들이 갈수록 늘어나는 것 같다. 내 판단으로 볼 때는 그 입을 조커처럼 찢어 놓아야 할 연놈들이 정치, 시민운동, 교수 세계에서 계속 나타나는데, 그런 연놈들을 사모하는 족속들이 계속 나오는 게 웃긴다.

2022 돈과 먼저 친해져라

어떤 사람들은 이른바 금융 지식이나 투자 지식을 '돈을 운영할 수 있는 지식'으로 믿는다. 물론 그러한 지식도 중요한 것이기야 하지만 나는 그런 지식을 전문적으로 갖추고 있는 재테크 상담가들 중에서 부자를 만난 적은 없다. 돈을 운영할 수 있는 지식은 단순한 금융 지식이나 투자 지식이 아니기 때문이다. 그것은 쏟아지는 정보를 이용하여 돈의 흐름을 볼 줄 아는 눈이며, 인간 심리를 알고 문화를 이해하는 능력이며, 시장 경쟁의 치열함 속에서 승리하는 방법을 법의 테두리 안에서 모색하는 힘이다.

그러한 지식을 얻으려는 노력으로 나는 신문을 많이 본다. 수많은 기자들이 사방에서 수집하여 활자화하는 정보들은 내게는 소중한 자산이 된다. 그러나 그들이 지면을 통해 알려 주는 정보 모두를 내가 소중히 여기는 것은 아니다. 나는 내가 읽는 여러 종류의 일간지와 경제지들 중에서 매일 어느 하나를 택하여 우선 경제란부터 상세히 본다. 경제 흐름을 알려 주는 모든 기사는 정말 놓치지 않는다(현재 나는 일간지 3개와 경제지 4개를 보고 있는데 내가 왜 그 비슷비슷한 내용들로 도배되어 있는 여러 신문들을 읽어 왔는지는 별도로 설명할 것이다).

2022 **여러 신문들을 읽었던 이유는, 카페 회원들과의 만남 자리에서 말했듯이, 누군가 나눠 주는 보도자료가 아닌 것, 즉 기자가 독자적으로 발굴한 것을 읽기 위함이었다. 그게 진짜 뉴스이니까. 종이 신문을 지금은 2개만 보고**(광고를 보기 위함이다) **인터넷에서는 10개 넘게 읽는데 조중동을 비롯하여 한겨레, 한겨레21, 미디어오늘**(언론사 기사에 대한 비평을 전문으로 하는 진보성향의 언론사인데 판단의 균형을 잡아 준다)**, 조세일보도 본다.**

차 안에서 신문을 읽다가 원하는 기사를 칼이나 가위 없이 맨손으로 잘라 내는 기법을 스스로 터득하기도 하였고, 책상 위에 놓고 칼을 대고 자르면 신문 한 장의 두께만큼만 칼질이 되는 특수한 칼도 서너 가지 종류를 오래전 외국에서 구입했을 정도로 나는 경제 기사를 소중히 여긴다(그런 칼들이 교보문고에서 판매되고 있다. 단, 도서관의 책들을 오려 내는 데 사용하지는 말 것).

경제란 다음에 보는 지면은 문화란이다. 문화를 알아야 인간을 이해하고 사업을 할 수 있기 때문이다. TV 프로그램에 대한 내용도 대충은 본다. 다른 사람들 다 보는 연속극이라고 해도 나는 거의 안 보기 때문에 대화 중에 상대방이 무슨 말을 하는지 모르는 경우를 당하지 않기 위해 기초적인 내용만큼은 알아 두기 위해서이다. 정치, 사회, 스포츠 등은 대충대충 본다. 어느 한 신문에서 그런 분야에 대한 기사들을 내가 훑어보는 데 바치는 시간은 2분도 안 된다. 어느 연예인이 이혼을 했건 말건, 박찬호의 금년 실적이 얼마가 되건, 정치인들이 무슨 일로 싸우건 간에 나는 그런 기사들은 대강 제목만 보고 만다.

그런 지면들에서 내가 집중을 하며 보는 것은 광고이다. 광고는 사회의 단면이고 사람들이 다른 사람들의 호주머니를 어떻게 노리고 있는지를 보여주기에 유심히 본다. 이런 상품이 나왔구나, 이 동네는 부동산이 이 정도 가격이구나, 구인 광고를 이렇게도 하는구나 등등을 재빨리 눈에 집어넣는다. 인터넷에서는 이것을 못 얻는다(PDF 형식으로 볼 수도 있겠지만 아직은 너무 불편하다).

시내버스는 타 본 지가 20년 이상 되지만 지하철은 1년에 몇 차례는 나도 타게 된다. 막상 지하철을 타 보면 체육계나 연예계에 종사하는 사람들이 상당히 많은 듯 느껴진다. 대단히 많은 사람들이 지하철에서 스포츠 기사나 연예 기사들을 읽느라 정신이 없기 때문이다. 이것은 샐러리맨의 나라라고 불리는 일본뿐만 아니라 그 어느 나라에서건 대부분 비슷하다.

나는 해외 출장을 갈 때 대부분 일등석을 탔다. 한일 노선에서는 일등석 손님들 중 야쿠자도 있을 정도로 여러 종류의 사람들이 타기에 스포츠 신문을 찾는 사람들을 많이 보았다. 하지만 장거리 노선에서 일등석 승객들은 거의 모두 경제지를 찾는다(일등석 좌석에 있는 정치인들이나 공직자들은 제외한다. 그들은 대부분 항공사에서 '알아서' 좌석을 업그레이드시켜 준 것이지 돈 내고 탄 사람들이 아니므로 진정한 일등석 손님들은 아니다.—권력이 좋기는 하다). 반면에 이코노미 클래스, 즉 삼등석 승객들은 스포츠 신문이나 연예 주간지를 먼저 찾는다. 서로의 관심의 우선순위가 다른 것이다. 일등석 승객들은 일차적 관심이 경제이며 그래서 돈을 더 번다. 삼등석 승객들은 일등석의 넓은 좌석을 부러워하면서도 일차적 관심은 경제가 아니라 재미난 기삿거리들이다.

사람들은 돈을 벌어야 하는 경제 게임을 하고 있으면서도 이처럼 대부분은 스포츠 기사나 연예 기사 같은 재미난 이야깃거리들에 관심을 갖고 있다. 정치에 대해 관심이 깊은 사람들은 또 얼마나 많은가. 신문사 인터넷의 자유토론장에 어쩌다 들어가 보면 정말 가관이다. 수없이 많은 사람들이 침을 튀기며 말할 수 있는 분야는 정치, 스포츠, 연예뿐이다. 특히 많은 여자들이 연예인에 대하여 지독히 관심이 많다. 여성 잡지의 대다수가, 몰라도 되는 그렇고 그런 연예인 기사들로 도배되어 있지 않은가.

하지만 당신이 TV 앞에서 환호를 올릴 때 부자가 되는 것은 당신이 아니라 그 TV 속의 주인공들임을 깨달아야 한다. 스타들의 일거수일투족에 대하여 관심을 가져도 당신에게 생기는 것은 땡전 한 푼 없다. 당신은 지금 다른 사람들의 게임에 박수를 치고 있는 것이며 당신 자신이 주인공인 경제 게임에서는 규칙도 모르고 있는 셈이다. 그러면서도 부자들을 도둑으로 싸잡아 비난한다. 십중팔구 당신은 정치인, 운동선수, 연예인 이름들은 줄줄 꿰지만 대차대조표는 볼 줄도 모르고 관심도 없을 것이다. 이런 사람들이 TV 앞에서는 넋이 나가고 신문을 읽으면 꼭 정독을 하면서, 5분도 안 돼 잊어버릴 뉴스거리들에 온 시간과 정신을 바친다. 그러면서도 시간이 없다고 불평하고 여전히 부자가 되고 싶어 한다.

부자가 되려면 돈과 친해져야 하는데 사람들은 다른 것들과 친하다. 돈과 친하다는 것은 경제 게임의 법칙을 안다는 것이고 경제의 피가 흐르는 증권, 부동산, 경영, 사업 등에 대한 책들을 읽는다는 뜻이다. 일간지에 나오는 경제란은 꼬박꼬박 챙긴다고? 경제지 하나와 경제 주간지(그 경제지를 발간하는 신문사에서 나오는 주간지 말고 다른 것을 보는 것이 좋다.) 하나 정도는 읽어야 무슨 감이 잡힐 것 아니겠는가. 신문값이 부담스럽다면 일간지 대신 경제지만 읽어도 된다.

명심해라. 온 동네 사람들이 다 알고 있는 경제 지식은 당신을 절대로 부자로 만들어 주지 못한다. 그 이상이 필요하다. 그래서 책을 좀 읽으라고 하면 어떤 사람들은 정치, 문학, 역사, 종교 서적들을 본다. 교양이나 영혼의 양식을 얻기 위함이라고 하면서 말이다. 물론 나도 그런 책들을 읽는다(아마도 당신보다 훨씬 더 많이 읽었을지도 모른다). 예컨대 이집트 피라미드에 대하여 알고 싶어서 한 달 이상을 소비한 적도 있고 〈악마의 문화사〉라든가 〈황금가지〉 같은 종교 서적들에 심취해 시간 가는 줄 모르기도 한다. 그러나 나는 비율로 따져 본다면 그런 책들보다는 돈 냄새 나는 책들을 더 많이 읽어 왔다. 영혼의 양식보다 일용할 양식을 먼저 챙겼다는 말이다.

기억해라. 교양인에게 돈 많이 주는 세상이 아니다. 부자가 되어 경제적으로 자유로워지고 싶다면 당연히 일용할 양식부터 넉넉하게 만들 수 있는 책을 먼저 읽고 그다음에 교양을 닦아라. 미국 프로야구 선수 박찬호가 연습은 안 하고 교양 증대에만 관심이 있었다면 어떻게 되었을까? 당신도 사회에서 대가를 받을 수 있는 것을 먼저 해라. 딱 1년만 미친 듯 하면 장담하건대 내년에는 벅찬 가슴을 갖게 된다. 교양이니 영혼의 양식이니 하는 것들은 그다음에 해결해도 되지 않겠는가.

사족: 당신이 성인인데 〈누가 내 치즈를 옮겼을까〉 같은 책을 읽고 감동을 받았다면 당신은 가야 할 길이 아주아주 먼 사람이다.

2022 당신이 약국에 가서 비타민을 사고 싶다고 하면 어떤 비타민을 권유받게 될까? 물론 약사는 당신의 건강을 체크하고 당신에게 맞는 비타민을 찾아 주겠지만, 이론적으로 그렇다는 것이고 실제로 당신 손에 쥐어질 비타민은 재고가 많은 것이거나 이익이 많이 남는 것일 가능성도 분명 존재한다. 왜 그럴까? 이익을 추구하는 것이 자본주의 세상에서의 인간 내면이고 그것이 돈의 속성이기 때문이다.

헬라어에서 시간을 의미하는 단어는 두 개이다. 하나는 '크로노스'인데 흐르는 시간을 의미한다. 이것은 우리가 어쩌지 못하는 대상으로서의 시간이다. 자동차를 타고 가다가 길이 막혀 어쩔 수 없이 보내게 되는 시간 같은 것이 이 크로노스이다. 다른 하나는 '카이로스'인데 의미 있는 시간, 가치 있는 시간, 보람 있는 시간이 모두 여기에 해당된다. 이 땅에서 '잘 산다'는 것은 부자로 사는 것을 의미하는 것이 아니라 크로노스를 카이로스로 바꾸어 살아간다는 것을 의미한다. 크로노스를 카이로스로 변화시키려는 시도가 없는 시간은 그저 세월의 주름살에 불과하다.

하지만 내가 생각하는 시간에는 크로노스와 카이로스 이외에도 하나가 더 있다. '돈이 되는 시간'이 그것이다. 흔히 시간은 금이니 돈이니 말들 하지만 크로노스로서의 시간은 전혀 돈이 안 된다. 출퇴근 길 복잡한 지하철 안에서 이리 볶이고 저리 볶이는 시간은 그저 지나가는 시간일 뿐이며 술에 취하여 인사불성이 되어 있는 시간도 마찬가지이다. 카이로스로서의 시간이라고 해서 돈이 되는 것도 아니다. 예를 들어 당신이 월드컵에서 한국을 응원하느라 근 한 달 동안을 축구에 모든 시간과 열정을 쏟으며 승리의 감격을 맛보고 패배의 아쉬움도 맛보았다면 그 시간은 카이로스는 될 수 있겠지만 그 시간이 돈이 되는 것은 아니지 않는가.

부자가 되려면 '돈이 되는 시간'이 많아야 한다. 일을 하고 보수를 받았다면 그 노동시간은 '돈이 되는 시간'에 해당된다. '돈이 되는 시간'은 그 시간에 임하는 사람의 태도에 따라 크로노스가 될 수도 있고 카이로스가 될 수도 있다. 똑같은 일을 하여도 다람쥐 쳇바퀴 돌리듯 무심하게 무성의하게 기계적으로 한다면 그 시간은 크로노스에 지나지 않는다. 하지만 일을 개선하고자 하고 자신의 힘을 모두 쏟아부으며 최선을 다한다면 그 시간은 카이로스가 될 것이다.

 '돈이 되는 시간'은 경제적 대가가 주어지는 노동시간만을 의미하는 것이 아니다. 지금 당장은 대가가 주어지지 않는다고 할지라도 미래에 경제적 대가가 주어지는 지식을 얻는 데 사용되는 시간 역시 '돈이 되는 시간'에 해당된다. 예를 들어 최우수 성적으로 학교를 졸업한다면 일단은 이 사회에서 대가를 더 받게 되는데 이 경우 공부를 잘하고자 바친 시간은 '돈이 되는 시간'이기도 하다.

 그러나 부자가 되는 게임은 학교 성적으로만 승패가 좌우되는 것이 아니다. 부자는 세상에서 받는 대가를 크게 함으로써 될 수도 있지만 세상에 지불하여야 하는 대가를 적게 함으로써 될 수도 있기 때문이다. 당신이 살아가면서 세상에 지불하는 대가는 상품이나 서비스에 대한 것이므로 '다른 사람들이 돈을 받고 해 주는 일들'에 대하여 당신이 알고 있다면 지출하는 비율이 줄어들어 주머니에 남는 돈이 늘어나게 된다. 예를 들어 웬만한 컴퓨터 고장은 직접 수리할 줄 안다면 그 수리 지식을 얻는 데 사용한 시간은 '평생' 컴퓨터가 고장 날 때마다 돈을 절약시켜 주는 원천이 된다. '평생' 말이다. 따라서 당신이 컴퓨터 하드웨어에 대하여 일단 억지로라도 배워 둔다면 그 시간은 '돈이 되는 시간'이 된다.

 나는 이 법칙을 남들보다는 빨리 깨달았기에 시간이 날 때마다 정치나 연예인, 스포츠 선수 등을 제외한 모든 것에 대하여 관심을 갖고 배우고자 하였다. 나는 길거리를 걷다가 도로 공사를 하는 것을 보아도 인부들이 어떻게 하는지 세심히 바라보고 배웠다. 직접 눈으로 볼 기회가 없는 것들은 모두 책을 통해 감을 잡고 배워 나갔다. 그렇게 하는 시간이 바로 '돈이 되는 시간'이다. 사업 초기에는 하다못해 복사기가 고장 났을 때마다 서비스 수수료 몇만 원이 나가는 것이 아까워서 AS맨이 올 때마다 그가 어떻게 하는지를 옆에서 지켜보고는 나중에 수십 번 이상 내가 직접 고친 적도 있다. 그렇게 해서 내가 배운 분야는 하나둘이 아니다. 결혼 전 내가 아내에게 보낸 첫 편지에서 겸손함 없이 건방지게 하였던 말 중 하나 역시 "나는 별걸 다 아는 남자"라는 것이었다.

시간이 남는다고? 크로노스가 많다는 뜻이다. 닥치는 대로 책을 읽고 배워 나가라. 우선은 지금 하는 일과 관련된 것들부터 마스터하라. 그렇게 할 때 그 시간은 '돈이 되는 시간'이 될 수 있다. 일과 관련된 책들은 솔직히 재미는 없다. 하지만 재미가 충만한 책들만을 읽는다면 그 시간은 카이로스가 될 수는 있지만 돈이 되기는 어렵다. 재미없어 보이는 지식들을 위하여 '돈이 되는 시간'을 먼저 투자하는 사람만이 크로노스의 굴레에서 벗어 날 수 있다. 그래도 인생은 즐기며 재미있게 살아야 한다고? 장담하건대 당신이 재미있는 것만 즐기며 시간을 보내는 동안 당신의 삶 자체가 조만간 재미없어질 것이다.

2022 아프리카티비, 팝콘티비 등등의 인터넷 개인 방송 서비스에 빠져서 시간 가는 줄 모르는 사람들이 꽤 많을 거다. 그들의 호주머니를 노리고 연동 방송은 계속 늘어나는 것 같고. 그런 것들에 중독되지 않기를 빈다.

〈불확실성의 시대The Age of Uncertainty〉로 유명한 미국의 경제학자 갤브레이스J. K. Galbraith는 "인생에서 대부분의 물건, 이를테면 자동차나 연인이나 암은 그것을 지닌 사람에게만 중요하다. 그에 반해 돈은 그것을 가진 사람과 가지지 못한 사람 모두에게 똑같이 중요하다"고 말하였다. 그 중요한 것을 위해 지금 시간을 투자하라. 지금의 시간이 미래에 돈이 되게 만들어라.

"인생이란 비스킷 통이라고 생각하면 돼요. 비스킷 통에 비스킷이 가득 들어 있고, 거기엔 좋아하는 것과 그렇게 좋아하지 않는 것이 있잖아요? 그래서 먼저 좋아하는 것을 자꾸 먹어 버리면 그다음엔 그다지 좋아하지 않는 것만 남게 되죠. 난 괴로운 일이 생기면 언제나 그렇게 생각해요. 지금 이걸 겪어 두면 나중에 편해진다고, 인생은 비스킷 통이다, 라고."

- 무라카미 하루키 〈상실의 시대〉 중에서

돈은 오직 기회의 첫 단추만 채워 준다

어느 책에서인가 이런 글을 본 적이 있다. 어떤 다람쥐도 도토리를 모을 때 겨울을 나는 데 필요한 이상을 모으지 않으며 어떤 참새도 다음 주 식량을 미리 모아 놓지 않았다고 해서 슬프게 짹짹대지 않는다. 동물의 왕 호랑이도 부자 호랑이와 가난한 호랑이로 나뉘지는 않는다. 그저 배부른 놈과 배고픈 놈으로 분류될 뿐이다. 어째서 인간만이 부자가 되려고 하는 것일까? 그것은 인간 세계만이 자본주의를 실행하기 때문이다. 자본주의 사회에서 가장 중요한 생존 요건은 돈의 속성을 알고 이 세상에서 돈 버는 방법을 제대로 배우며 그렇게 번 돈을 효과적으로 쓰는 일이다.

그렇다면 돈은 어떠한 속성을 갖고 있는가? 강태기 씨의 모노드라마 〈돈〉에는 돈의 행방에 따라 여러 인물이 등장한다. 마지막 재산 1천 원을 털어서 산 복권이 당첨돼 벼락부자가 된 실직자. 그 돈을 탈취한 강도. 그 강도로부터 청혼을 받는 창녀. 강도가 목욕하는 사이에 돈 가방을 훔쳐 병에 시달리는 애인에게 달려간 창녀. 돈 때문에 사랑하는 여자를 사창가에 내몬 죄책감을 견디지 못하여 자살한 애인. 이 연극에서 '돈'은 화폐로서의 '돈'을 비롯해 "윤회한다"는 의미의 "돈다"와 "미친다"는 뜻의 "돈다"

는 의미를 동시에 내포하고 있다. 그러나 돈이 사람을 사이코로 만드는 기능만 갖고 있는 것은 물론 아니다. 자본주의 사회에서 돈이 갖고 있는 첫 번째 기능은 의식주를 해결하여 준다는 것이다.

어떤 사람들은 예수가 성경 마태복음 6장에서 "무엇을 먹을까 무엇을 마실까 무엇을 입을까 하지 말라. …내일 일을 위하여 염려하지 말라"고 한 말을 내게 들려줄지도 모른다. 하지만 예수의 말은 앞날을 생각하는 당연한 걱정을 불필요하다고 하는 말이 아니다. 빈곤은 지나친 근심과 걱정을 가져오기에 하나님의 의를 자칫 무시하게 될 위험이 있음을 경고하는 것이다. 삶에 필요한 일들을 스스로 감당하고 하나님의 섭리에 맡기게 되면 하나님이 공중의 새와 들의 꽃을 보호하듯 보살펴 주실 것이라는 의미이지 그냥 놀고 있어도 의식주가 저절로 해결된다는 의미가 아니라는 말이다.

불교에서는 어떨까? 부처는 초기 불전인 〈선생경善生經〉에서 자본주의적 가치를 상당히 구체적으로 장려하고 있다. "마땅히 먼저 기예를 익히라 그래야만 재물을 얻으리라. 재물을 얻어 이미 구족하거든 마땅히 스스로 지키어 보호하라"고 하기도 하고 "밭 갈고 장사하며 목장 만들어 짐승 먹이고 생업에 부지런히 전념하라"고 당부한다. "남편은 아내에게 의식주를 걱정하지 않게 하고 장신구를 사 줄 수 있어야 한다"고까지 말한다. 〈잡아함경雜阿含經〉에서 남편은 아내에게 생활비를 주어야 하고 아내는 재산 관리를 잘해야 한다는 의무가 명시된다. 내가 예수와 부처까지 인용하는 이유는 어설픈 종교적 사고로 돈 자체를 터부시하지는 말라는 뜻이다.

자본주의 사회에서 돈의 두 번째 기능은 돈이 있으면 안심이 된다는 사실에 있다. 돈이 있다고 반드시 행복해지는 것은 아니라고 할지라도 일단 통장에 돈이 넉넉히 있다면 안심이 되고 걱정거리도 웬만큼은 줄일 수 있지 않은가. 병에 걸렸을 때 불치병이 아니라면 돈으로 치료를 받을 수 있다. 실수로 사람을 죽였어도 돈이 있으면 그 가족에게 위자료를 주고 합의서를 받아 내서 형량을 적게 받을 수도 있다.

돈의 세 번째 기능은 기회를 만들 수도 있다는 사실이다. 오 헨리의 단편 가운데 〈황금의 신과 사랑의 사수〉라는 것이 있다. 오 헨리는 전직 은행원이었으나 공금 횡령으로 인해 감옥에 있는 도중 소설을 쓰기 시작해 결국 유명해졌다. 그런 그였기에 당연히 돈에 대한 생각도 소설로 표현했던 것이다. 그 줄거리를 살펴보자. 돈 많은 아버지를 무척이나 경멸하는 아들은 짝사랑하는 여자에게 아직 말도 한 번 건네 보지 못했다. 어느 날 아들은 연극을 구경하기 위해 기차역에 도착한 그녀를 극장까지 마차로 안내하는 역을 맡게 된다. 그러나 그 시간은 고작 칠, 팔 분. 그는 돈이면 무엇이든 살 수 있다는 아버지에게 그 사실을 말하고 돈으로 어떻게 사랑을 얻느냐고 푸념한다. 드디어 날짜가 되어 역으로 간 그는 두근거리는 마음으로 그녀에게 인사하고 마차로 안내한다. 극장을 향해 마차가 달리던 중 아들이 갑자기 당황해하며 마차를 멈춘다. 어머니의 유품인 반지를 떨어뜨린 것. 그는 마차 밖으로 나가 1분도 안 되어 반지를 찾아 가지고 돌아왔고 다시 마차는 출발하였다.

그러나 그 1분 사이에 다른 차들이 길을 막아 버렸고 넓은 광장이 수많은 짐마차, 승용차, 짐차 등으로 인해 온통 아수라장이 되어 가고 있었다. 물론 그들이 탄 마차는 꼼짝할 수 없는 처지가 되고 말았다. 결국 두 사람은 자연스럽게 여러 가지 얘기를 하게 되고 아들은 사랑을 고백하며 여자도 그 사랑을 받아들인다. 다음 날 웬 사내가 아버지를 방문하여 돈이 생각보다 더 들어갔다고 보고한다. 그는 아버지의 지시를 받고 아들의 마차가 지나갈 시각에 도시의 모든 탈것들을 동원하여 길을 막아 버려 두 사람이 이야기할 시간을 넉넉하게 만들어 준 사람이었다.

자. 오 헨리가 이 소설에서 말하려고 한 것은, 돈이면 사랑도 만들 수 있다는 생각이었을까? 아닌 것 같다. 돈으로 사랑을 시작할 수 있는 기회를 만들 수는 있지만 반지가 마차에서 굴러떨어지고 그것을 찾느라고 1분을 소비하는 바람에 타이밍이 맞았듯이 '신의 어떤 도움'이 있어야 한다. 즉 운도 따라야 한다는 말이다. 게다가 아무리 두 남녀가 오래 이야기할 기회를 갖게 되었다고 할지라도 서로가 상대방에 대해 사랑의 씨앗이라고 할 수 있는 필feel도 있어야 비로소 돈은 그 기회를 열매 맺게 한다는 뜻 아니었을까?

돈이 주는 기회를 생활에서 찾아보자. 우리의 여름밤은 무덥다. 아무리 사이가 좋은 부부라고 할지라도 아열대의 밤에는 더워서 섹스고 나발이고 귀찮아질 것이다. 샤워를 하고 난 뒤라고 할지라도 마찬가지가 아닐까? 하지만 에어컨이 있다고 치자. 그래서 방안이 써늘할 지경이라면 추워서라도 서로를 더 껴안게 된다. 그래서 어느 에어컨 회사는, "침실까지 시원해"라는 광고 카피로 오래전 히트를 쳤다(에어컨을 설치할 때는 거실에 하지 말고 침실에 하는 것이 더 좋을 것 같다). 그러나 에어컨 살 돈과 그것을 틀 만한 돈이 있다고 해서 모두 다 부부 금실이 좋은 것은 아니다. 사랑이 기본적으로 있어야 비로소 에어컨 바람도 제구실을 하게 된다. 룸살롱에서는 팁을 몇십만 원씩 뿌리면서도 아내에게는 꽃 한 송이 사다줄 줄 모르는 남자들에게 돈은 오히려 파탄의 기회만 제공하지 않는가. 돈이 제구실을 하려면 돈이 아닌 다른 가치가 바탕에 깔려 있어야 한다. 결국 돈이 행복의 첫 단추를 채울 기회를 주는 기능을 갖고 있기는 하지만 나머지 단추들은 모두 다른 요소들이 좌우한다는 말이다.

(내 주변에 준재벌 2세들이 좀 있다. 나이가 40대 초반부터 60대 초반까지 분포되어 있는 그들 중 절반은 가정을 화기애애하게 만드는 법을 전혀 모른다. 왜 그런지 아는가? 어릴 때부터 여

자는 돈으로 살 수 있다는 것을 몸으로 실천하여 오면서 결혼 후에도 이 여자 저 여자 만나기를 중단하지 않으며 자연히 집안은 완전 콩가루가 되고 만 것이다.)

돈 갖고 사람을 차별하면 안 된다고?

은행에 가면 여러 가지 안내장이 붙어 있다. 평균 잔고 얼마 이하는 이자를 주지 않겠다, 창구에서 공과금을 받지 않겠다, 동전을 교환해 주지 않겠다, 등의 내용이다. 반면에 거액 이용자들을 위해서는 프라이빗뱅킹(PB) 코너라는 것을 만들고 극진한 정성을 쏟는다. 은행의 이런 움직임에 대한 이용자들의 불만은 대체로 다음과 같다.

어떤 기업이든 돈만 좇는 기업은 고객의 외면을 당한다. 고객의 입장에서는 불편한 점이 한두 가지가 아니다. 은행의 공과금 수납은 사회봉사 차원에서 계속되어야 한다. 은행들의 거만한 태도를 어떻게 하면 고칠 수 있을지 답답하다. 정말 은행의 도움을 필요로 하는 이들이 누구인지 곰곰이 생각해 보기 바란다. 고액 예치자들에 대한 은행의 우대를 보면 자존심이 상한다. 거리감을 느끼게 되는 고급 인테리어에 대형 화분, 일대일 데스크 등 일반창구와는 확연히 구별되는 PB코너는 은행의 주 고객인 일반 직장인들의 눈살을 찌푸리게 한다. 점심시간에 직원이 식사 중이라 소수 인원만 근무할 때 고객들이 밀려들어 대기하는 동안 PB코너는 한산해 파리 날리며 VIP를 기다린다. 돈 없다는 이유만으로 일반 고객들이 홀대받는 것 같아 씁쓸하다… 이러쿵저러쿵.

어느 경제지 기자는 다음과 같은 기사를 쓰기도 했다. "VIP고객들은 송금 액수와 상관없이 수수료가 면제된다. 부자도 아니고 인터넷 사용도 못 하는 그야말로 서민들은 100만 원 넘는 돈을 다른 은행에 보내려면 4,000원을 내야 한다. 부자고객에게 각종 무료 서비스와 선물을 제공하는 데 따른 손실을 서민들에게서 번 돈으로 보전하는 셈이다."

나는 은행을 자주 이용하는 사람이 절대 아니다. 하지만 은행에서 그렇게 하는 것은 지극히 당연하다. 그들도 당신처럼 제한된 시간과 제한된 인력으로 돈 벌고자 애쓰는 사람들일 뿐이다. 은행이 거만하다고? 돈 많이 벌어 주는 고객들에게는 친절하다. 당신도 당신에게 이익을 많이 주는 손님에게는 그럴 것이다. 정말 은행의 도움이 필요한 사람들? 은행은 자원봉사단체가 아니다. 당신이 식당을 한다면 굶주린 사람들을 모두 먹이겠다는 말이냐. PB코너가 자존심을 상하게 하고 눈살을 찌푸리게 한다고? 홀대받는 것 같아 씁쓸하다고? 당신은 지금 "돈 갖고 사람을 차별하면 안 된다"고 믿는 것이며 "인간은 돈 앞에서 평등하다"고 생각하는 것이나 다름없다. 이 자본주의 사회에서 말이다. 정말 골 때린다. 게다가 부자에게 무료 제공하는 서비스가 서민들에게서 번 돈으로 충당된다고? 정말 웃긴다. 그 서비스는 부자들로 인해 벌게 된 돈으로 제공되는 것이다.

당신이 저녁에 술을 파는데 단골손님이 와서 양주 몇 병과 안주 몇 개를 시켰다. 다른 손님은 맥주 몇 병에 팝콘 안주뿐이다. 당신 같으면 누구에게 신경을 더 쓰겠는가. 물론 장사건 사업이건 친절이 기본이다. 은행이 참으로 미숙한 것은 거절하는 데 있어서도 미소를 가득 띠어야 한다는 것을 모른다는 점이다(일본 선술집에서 저녁에 밥을 시키면 얼굴 가득히 미소를 띠면서 "찬밥밖에 없는데 찬밥을 드릴 수는 없다"는 식으로 말하는데 속내는 "술집에 왔으면 술하고 안주를 먹어야지 바빠 죽겠는데 왜 돈도 얼마 남지 않는 밥을 시키느냐"는 뜻이다).

공연장에서 무대가 잘 보이고 음향도 좋은 자리는 당연히 비싸다. 유독 한국에서는 불이 꺼지고 공연이 막 시작되려고 하면 재빨리 자기가 산 좌석보다 더 비싼 빈 좌석으로 옮기는 사람들을 자주 보게 된다. 나는 예전에 우리나라 비행기에서 일등석이나 이등석 좌석에 미친 척하고 앉아 있는 삼등석 손님들도 보았다. 승무원이 자리를 옮겨 줄 것을 요구하면 얼굴이 벌게져서 자리를 옮기는 사람도 있지만 "비어 있는 좌석인데 좀 앉아 간다고 무슨 일 생기는 것도 아니지 않소. 그냥 앉아 갑시다."라고 오히려 큰소리치는 사람들도 있다.

디즈니랜드에서 디즈니가 직영하는 호텔에 투숙하면 다른 사람들보다 입장을 1시간 이상 빨리 허용한다. 돈 갖고 사람을 차별한다는 말이다. 내가 만일 용인 에버랜드의 사장이라면 일등석 입장권을 매우 비싼 값에 별도로 팔 것이다. 그리고 모든 줄서기에서 일등석 입장객과 일반 입장객을 구분할 것이다. 런던 국제공항에는 일등석 승객을 위한 별도의 출입구까지 준비되어 있다. 파리에서도 뉴욕행 콩고드 비행기 승객들은 출발 이전부터 완전히 분리된 대우를 받았다. 내가 경험한 바로는 9.11 테러 이후 미국 공항에서도 일등석 승객은 검색대에서 우선권을 부여받는다. 이게 자본주의다. 스키장에서도 회원들이 이용하는 리프트와 비회원 리프트는 구분되어 있지 않은가. 비회원이 비회원 전용 리프트를 타려고 길게 늘어서 있는 것은 당연한 것이다(아니 나 같으면, 줄이고 나발이고 없이 그냥 "원하시는 시간에 조금도 기다림 없이 타실 수 있으며 24시간 전담 요원이 따라다니는 초특급 회원권"을 가입비 10억 원에 연회비 1억 원 정도에 팔고 싶다).

그럼에도 불구하고 "다 같은 인간인데 줄까지 차별하다니 너무한다", "돈 없다고 괄시하니 서러워 못 살겠네" 따위의 생각을 한다면 당신은 평생 부자로는 살지 못할 것이다. 나는 찢어지게 가난하였을 때도 그런 생각을 전혀 해 본 적이 없는데 왜 당신은 그런 생각을 하는지 모르겠다. 자본주의에서 돈을 지불하는 대상은 결국 '좀 더 편하고 좋은 것'을 얻기 위함이다. 당연히 그 질적인 면은 지불하는 돈의 크기와 비례할 수밖에 없다.

백화점에서도 구매 실적이 저조하면 차별을 감수해야 한다. 우수 고객들은 바겐세일 기간이 아니더라도 특정 품목을 할인된 가격에 살 수 있다. 대다수 일반 고객들은 어떤 행사가 진행되는지도 모르는 경우가 많다. 연평균 5,000만 원 이상 쓰는 특별 고객을 위한 VIP 전용 휴게실은 당연히 일반 고객들은 출입 금지 공간이다. 해외여행을 하다 보면 나라별로 호텔 요금의 계산 방법이 다르다는 것을 알 수 있다. 방값만 내면 투숙하는 인원수는 상관없는 경우도 많지만 같은 방이면서도 그 인원수에 따라 방값이 달라지는 경우도 있고 함께 투숙하는 자녀의 나이와 자녀 수를 제한하는 나라도 있다. 택시 요금 역시 짐을 얼마를 갖고 타든 미터 요금만 내면 되는 한국 같은 나라도 있고 홍콩처럼 가방 숫자에 따라 추가 요금을 내야 하는 곳들도 있으며 심지어 승객의 숫자에 따라 추가 요금을 내야 하는 나라도 있었던 것으로 기억된다. 식당 요금 역시 유럽의 많은 나라들에서는 좌석 위치에 따라 요금이 다르기도 하고(파리에서는 길가에 놓인 좌석이 비싸다) 음식을 싸 갖고 갈 경우에는 앉아서 먹는 요금보다 할인이 되는 나라들도 꽤 있다. 서울의 몇몇 특급 호텔들에서는 도시락을 주문하여 가져갈 경우 10%의 봉사료를 붙이지 않는다. 이게 자본주의에서의 합리성이다.

그래도 호텔에서 도어맨이 고급차를 우대시하는 것은 너무하지 않느냐고? 알려면 제대로 알아라. 고급차이어서 우대하는 것이 아니라 자주 오니까 우대하는 것이다. 나부터만 하더라도 몇몇 호텔들에서는 도어맨들이 내 얼굴과 차를 기억한다. 내가 별로 좋아하지 않는 조선호텔이나 신라호텔 같은 곳에 어쩌다 가게 되었을 때 내 차가 좋다고 해서 특별 대우를 받았던 경험은 전혀 없다. 내 말이 맞는지 틀리는지 소형차를 타고 호텔에 들락날락하면서 발레파킹valet parking을 부탁하여 보아라. 한두 달도 안 돼서 도어맨들이 알아서 모실 것이다. 특급호텔 앞에 고급차들만 주차하여 있는 이유는 발레파킹 비용을 내거나 팁을 주기 때문이지 차가 좋아서가 아니다.

자본주의 사회에서 우수고객에게는 특별 대접을 하고 불성실한 고객과는 의도적으로 거래를 줄이는 디마케팅demarketing은 당연한 현상이다. 부자 마케팅의 이면에는 부자 고객에게 많은 혜택을 주기 위해 상대적으로 서민 고객에게 불이익이 돌아가는 차별적 구조가 감춰져 있다고? 아니, 무슨 불이익? 자본주의 사회의 원리는 이렇다. 더 편하고 더 좋은 것을 원한다면 대가를 지불하라. 지불할 돈이 없다고? 그렇다면 덜 편하고 덜 좋은 것을 가지면 된다. 그게 불이익이냐? 입석과 좌석의 차이가 없이 먼저 뛰어가 타는 놈이 앉아 간다는 원칙이 통용되는 곳은 절대로 좋은 사회가 아니다.

하지만 어쩌면 당신은 그런 시스템을 '돈 앞에서 평등한 사회'로 믿을지 모른다. 기억해라. 그런 사회는 공산주의가 만들어 낸 허상일 뿐이다. 정말 좋은 사회는 '대가를 많이 지불한 사람들'과 '이 사회에서 신체적, 정신적 장애로 인하여 기회를 균등하게 부여받을 수 없는' 장애인들이 먼저 앉는 사회이다(은행에서도 장애인들만큼은 특별대우를 해야 한다는 말이다).

사족: 우리나라 항공사 직원들 중 탑승구 앞에서 표를 받는 직원들은 돈을 더 낸 승객들에 대한 차별적 서비스 제공에 아주아주 둔감하고 미련하다. 탑승 순서에 대한 방송을 마이크 없이 하는 직원들도 많고 방송 멘트 역시 탑승 대기 줄은 하나이므로 일등석이나 비즈니스석 손님들은 아무 때나 줄을 새치기하고 들어오면 된다는 식으로 말한다. 심지어 그런 멘트조차도 안 하는 닭대가리들도 부지기수이다. 도대체 일본 나리타 공항처럼 탑승로를 둘로 칼같이 나누어 하지 않는 이유를 모르겠다. 내가 대한항공이나 아시아나 항공의 오너였다면 아마도 사장부터 재교육을 시켰을 것이다. 미국의 어느 항공사 직원 휴게실에서 내가 본 글—"잊지 마라. 우리들 월급의 절반은 일등석과 비지니스석 손님들이 제공한다."

그 어느 나라에서건 쓰레기장, 해산물 건조장, 축사, 화장실 등 지저분한 곳이면 어디에나 파리들이 득실거린다. 파리의 종류도 다양한데 집파리, 똥파리, 벼룩파리, 광대파리, 쉬파리, 기생파리 등등 여러 가지가 있다. 인간 세계에도 파리 떼가 있다. 이 파리들은 누군가가 돈을 모으고 있다거나 혹은 돈을 갖고 있다는 소문을 듣게 되면 몰려드는데 나는 이 파리들을 날파리라고 부른다. 땀 흘려 착실히 돈을 모아 가는 과정을 밟는 사람들은 이 날파리들을 조심해야 한다. 이 인간 날파리에는 네 부류가 있다.

첫째, 가족 날파리가 있다. 이 가족 날파리들은 가족 중 당신이 월급을 꼬박꼬박 모은다는 사실을 알게 되면, 혹은 적금을 얼마 지나지 않아 타게 된다는 것을 듣게 되면 그때부터 그 돈을 '빌리고자' 파리가 앞발을 비비듯 별의별 회유와 간청을 하게 된다. 이때 가족 날파리는 '사업 자금으로 사용하고자' 빌려 달라는 등 무슨 대단한 건수라도 있는 듯 당신을 설득할 것이다. 특히 일확천금을 꿈꾸기만 하는 가족 날파리들을 조심해라. 그런 날파리들은 밑 빠진 항아리 같아서 빌려주는 돈 모두가 헛된 곳으로 새어 나갈 것이다. 이런 날파리들의 꼬임에 가장 잘 넘어가는 사람들은 여자들인데, 오빠나 남동생 혹은 아버지 또는 남편의 뜬구름 잡는 놀이에 모아 놓은 돈 모두를 허비하고 만다.

이런 날파리들을 피하려면 자신의 재테크 상황을 일절 이야기하면 안 된다. 저축도 비밀리에 하고 월급도 낮추어 이야기하며 때로는 회사가 어려워서 월급이 나오지 않았다고 울상을 지어라. 너무 냉정한 것 아니냐고? 한 가족이 부자가 되려면 우선은 작은 항아리에라도 물이 가득 차 있어야 한다. 정, 가족 날파리를 돕고 싶다면 일단은 악착같이 작은 항아리에라도 물을 채워 놓고 그 항아리를 감추어 놓은 상태에서 그 가족 구성원의 정신 상태를 냉정히 파악한 뒤 이자로 나오는 한 바가지 정도만 퍼 주어라. 그게 현명한 방법이다. 명심해라. 장사건 사업이건 자기 땀을 흘리지 않으려는 경우 깨진 항아리 물 붓기가 될 가능성이 지극히 높다는 것을 말이다. 그런데도 돈을 대 준다면 당신의 삶은 곧 그 깨진 구멍을 막으려는 불쌍한 두꺼비 신세로 전락하고 만다. **하나 더:** 남에게 돈까지 빌려 가족 날파리에게 주는 어리석음은 절대 범하지 말라. 그 빚 때문에 당신 삶이 곧 무너지게 된다.

둘째, 친척 날파리가 있다. 이 부류의 날파리들은 친척 중에 누가 어느 정도 산다는 소문을 듣게 되면 찾아오는 부류인데 친척이 와서 돈을 빌리려고 할 때 그 이유가 수술비 마련이나 학비 마련 등이 아니라 사업적인 것이라면 그 친척의 평소 생활 태도를 고려하여라. 값비싼 가구나 사치품 등을 갖고 있던 친척에게 사업 자금을 빌려주었다가 받아 낼 가능성은 크지 않음을 명심해라. 자고로 친척들의 돈을 많이 빌려 사업을 시작한 사람으로서 성공한 경우는 극히 드물기 때문이다. 이런 날파리들은 가난한 친척은 멀리하는 경향이 강하며 오로지 돈 냄새가 나는 친척들만 찾아다닌다. 이들을 피하려면 몇 가지 핑계거리를 준비해 놓고 있어야 한다. 최근에 부동산을 구입하는 바람에 현금이 바닥이 났다거나 누군가에게 담보를 잡고 돈을 빌려주었는데 이자도 들어오지 않아서 속이 상해 죽겠다거나 등등의 이유를 갖고 있으라는 말이다. 장사로 어느 정도 돈을 모은 어느 독자가 이런 날파리들을 떼어 내는 기가 막힌 방법이 없겠느냐고 내게 호소하였을 때 내가 알려 준 방안은 이러했다. "오늘 밤 당장 그 모든 친척들에게 전화를 해라. 그리고 돈이 급히 필요하다고 하면서 빌려 달라고 해라. 모레까지 필요한 자금을 마련하지 못하면 부도가 난다고 말해라. 그리고 꼭 좀 부탁한다고 해라. 담보라도 제공하여 달라고 말해라. 그리고 내일 한두 번 또 전화해라. 대부분은 여유가 전혀 없다고 할 것이다. 그러면 부담을 끼쳐 드려 죄송하다고 거의 울먹이는 음성으로 말하면서 전화를 끊어라. 그 뒤 그들 중 열의 아홉은 전화를 걸어오지도 않을 것이다."

셋째, 친구 날파리들이다. 재미교포 사업가인 김승호는 '아들아! 인생의 지혜를 배워라'라는 글에서(조선일보 사이트에서 찾아내 읽어 보아라.) 이런 말을 한다. "연락이 거의 없던 이가 찾아와 친한 척하면 돈을 빌리기 위한 것이다. 분명하게 '노'라고 말해라. 돈도 잃고 마음도 상한다. 친구가 돈이 필요하다면 되돌려 받지 않아도 될 한도 내에서 모든 것을 다 해 줘라. 그러나 먼저 네 형제나 가족들에게도 그렇게 해줬나 생각하거라." 백번 맞는 말이다. 30대 이후의 나이에서 돈을 빌리려는 친구의 부류는 두 가지이다. 첫번째 부류는 친구니까 그냥 빌려 달라는 부류인데 이들을 조심해라. 이런 사람치고 경제적으로 성공한 경우를 나는 단 한 번도 보지 못했다. 단 한번도 말이다. 왜냐고? 돈 문제를 정情에 의지하여 해결하려는 사람이기 때문이다. 두 번째 부류는 각서나 공증, 혹은 담보를 제공하겠다고 자발적으로 말하는 친구인데 이런 친구들이 이 세상에서 성공한다. 상대로부터 신뢰를 받는 구체적 방법을 알기 때문이다.

친구들과의 돈거래가 꽤 많았던 나의 경험 법칙

- **법칙 1:** 돈 약속을 지키지 않는 사람들은 끼리끼리 가깝게 모인다. 사고방식이 비슷하기 때문이다. 신용불량자들은 신용불량자들끼리 말이 통한다. 그러므로 당신을 돈 문제로 골탕 먹인 친구가 있다면 그 친구와 가깝게 지내던 친구들도 일단은 경계하라. 내 경험상 여기에 예외는 없었다.

- **법칙 2:** 자신의 신용을 생각하는 친구는 갚을 날짜가 하루라도 늦을 것 같으면 미리 전화라도 하지만 그렇지 않은 녀석들은 "친구지간인데 이해해 주겠지"라고 자기 편하게 생각한다. 그리고 이들은 100% 돈을 떼어먹거나 골치

를 썩인다. 장사를 해도 이런 사람들은 예외 없이 반드시 실패한다.

- **법칙 3:** 나는 이자를 언제나 은행 수준으로 저렴하게 책정하였는데 그것이 고맙다고 먼저 갚는 친구들도 있었지만(이들은 대부분 후에 경제적으로 성공했다), 이자가 싸기 때문에 약속된 차용 기간을 넘기고 더 쓰게 해 달라고 징징거리는 친구들도 있었다(대부분은 성공하지 못했다). 결국 내 돈은 맨 마지막에 가까스로 받게 되거나 떼어먹히게 되는데 당신이 부자가 아니라면 섣불리 싼 이자로 친구에게 돈을 빌려주지는 말아라. 내 경우를 볼 때 돈과 관련된 약속을 지키는 친구들은 거의 모두 나중에 성공하였지만 약속을 어기는 친구들은 모두가 다 실패하였거나 지금도 어려운 상태이다.

넷째, 사기꾼 날파리들이다. 돈을 대신 맡아서 보관하여 주겠다거나 이자가 많이 나오는 곳을 아는데 돈을 불려 주겠다거나 어디 어디에 투자하면 큰돈을 벌 수 있다거나 자신의 부동산이 꽤 되는데 현금이 좀 급히 필요하다고 말하는 녀석들은 모조리 100% 사기꾼이라고 생각하면 된다. 나는 도대체 그런 사기에 넘어가는 사람들이 한심하다. 당신 돈은 당신이 관리해라(나도 사기를 당한다. 내가 당하는 사기는 언제나, 사정이 정말 불쌍하고 힘들게 보여서 돈을 빌려주었더니 그다음부터는 연락을 끊고 도망가 버리는 것인데 2002년에도 몇천만 원을 그렇게 날렸다. 이런 경우를 당할 때마다 나는 이런 생각을 한다. "내가 순진하고 착하게 보이나?"—설마).

사기꾼 날파리들은 원래부터 나쁜 놈들이니까 그렇다고 치고, 가족 날파리, 친척 날파리, 친구 날파리들은 정말 주의하여야 한다. 그 날파리들은 대부분 당신에게 돈을 빌려 갈 때는 간이라도 빼 줄 것같이 말하지만 돈을 받고자 할 때가 되면 상황이 바뀔 수 있음을 기억해라.

나의 경험담: 은행 이자 수준에서 담보를 받고 돈을 빌려주었던 고교 동창이 약 1년 후 담보를 은행에 넣고 돈을 대출하여 빚을 갚을 테니 담보

를 해제하여 달라고 사정사정하기에 내키지는 않았지만 담보를 해제하여
주었다. 그러나 막상 은행돈을 대출받은 뒤부터는 완전 배 째라는 식이었
다(이 친구가 매일 입버릇처럼 내게 한 말은 자기가 아파트 세 채를 갖고 있다는 것이었으며 나
는 은행 금리가 내려가기에 이자를 낮춰 주기까지 했다). 그래서 은행 대출을 받아 빚
을 갚는다는 이유로 담보를 해제하여 준 이상, 그 약속을 어긴 것은 형법
상 사기죄에 해당됨을 알려 주면서 구치소와 교도소 생활을 기꺼이 하겠
느냐고 말했더니 그제야 잘못을 인정하는 것이었다.

어쨌든 당신은 도우려는 마음으로 가족, 친척, 친구에게 돈을 빌려줄지
모르지만, 돈을 받지 못하게 될 때 '이상하게도' 욕은 당신이 먹는다. 왜냐
하면 당신이 그 돈을 받기 위해 재촉을 하기 시작하면 인간적으로 모멸감
을 준다느니, 한번 믿은 거 계속 믿어 달라느니, 가족 간에, 친척 간에, 친
구 간에 그것 하나 기다리지 못하느냐, 약속을 못 지켰을 뿐이지 거짓말을
한 것은 아니지 않느냐는 등의 말들이 어쩜 그렇게 사전에 입을 맞춘 듯
신기할 정도로 똑같은 레퍼토리로 나오게 된다는 것을 뼛속 깊이 명심해
라. 그들은 모든 상황을 자기 입장에서 설명하고 이해하며 "내가 갚지 않
으려고 하는 것은 아니지 않은가. 나로서는 최선을 다하지만 사정이 안 되
는 것을 어쩌란 말이냐. 고리대금업자처럼 굴지 좀 말라"는 논리로 스스
로를 변호하는 공통적 본성이 있다는 것을 명심해라. 당신이 이자를 받지
않아도 사정은 마찬가지이며 그들 중 열에 아홉은 자기들 돈 쓰고 다닐 것
은 다 쓰고 다닌다는 것도 알아 두어라.

실화: 고교 시절 같이 낚시도 다니고 절친했던 새끼 한 명은 십몇 년 전 나
에게서 몇백만 원을 10일 만에 갚겠다고 빌려 갔었지만 10일 만에 종적
을 감추었고 2003년에 우연히 그 새끼의 전화번호를 알아 전화를 했더

니 하는 말이 무엇이었는지 아는가? "내가 네 은혜를 입었음을 고맙게 여겨 왔다." 자기가 도망갔으면서도 은혜를 입었음을 고맙게 여긴다는 이 개새끼는 내게 십몇 년 동안 전화 한 통 한 적이 없고 내가 전화를 건 이후에도 계속 10새끼 짓만 하고 있지만 자가용은 계속 끌고 다니고 술도 계속 처먹고 양복은 백화점에서 구입한다는 것을 나는 다른 친구들에게서 들어서 안다.

명심해라. 이 세상에는 그런 잡놈, 잡년들이 무지 많다는 것을. 나의 경험으로 볼 때 그들은 일을 하여도 자기 입장만 생각하는 논리로 접근하기 마련이며 자장면을 팔아도 "내가 파는 자장면이 맛이 없는 이유는 오늘 몸이 상당히 피곤할 뿐 아니라 납품받은 밀가루가 질이 좀 떨어져서 그러므로 이해해 달라"는 식으로 세상을 설득시키려고 한다. 기억해라. 작가 이외수는 〈황금비늘〉에서 "날파리는 날파리이기 때문에 아름답다"고 했지만 인간 날파리들은 아름다운 혈연의 정이니 아름다운 우정이니 그럴듯한 것을 내세우면서도 정작 당신에게는 고통만 줄 것이다. 당신 주변에 그런 사람이 단 하나라도 있다면 일찌감치 면도칼로 도려내라.

한번은 이런 일이 있었다. 내가 경영한 회사에서 사내 결혼을 한 30대 초 부부가 있었는데 남자는 1남 3녀 중 둘째로서 외아들이고 여자는 3녀 중 장녀였다. 남자 측 집안은 아버지가 안 계셨고 경제적으로 넉넉한 편이 결코 아니었다. 출가한 누나는 경제적으로 안정되어 있었고 자기 수입도 있었으나 친정을 돕지는 않았다. 여동생 부부는 둘 다 안정된 수입이 있는 장애인이었고 친정에 들어와 살고 있었지만 생활비를 내놓지는 않았다. 막내 여동생은 무직이었다. 이런 가족 상황에서 그의 수입은 모두 어머니와 가족 뒷바라지하는 데 사용되었다. 한편 나와 십 년 가까이 일했던 여자 측의 수입은 모두 친정 부모의 광신적인 종교 활동과 두 동생들의 뒷바라지에 사용되었다.

이 부부는 맞벌이였기에 수입이 웬만큼은 되는데도 돈은 모이지 못했고 경제적으로 힘들어했다. 나는 몇 년간 그 모습을 안타깝게 지켜보다가 외환위기가 오자마자 그 부부의 부모에게 전화를 하였다. "사장인데 외환위기 때문에 도저히 월급을 제대로 줄 상황이 못 된다. 50%도 지급하지 못할 것 같으므로 이 못난 사장을 용서해 달라." 그러고는 그 부부를 불러 이렇게 말했다. "너희 두 사람 모두 깨진 항아리에 물을 부어 왔다. 방금 전에 나는 너희들 집에 전화를 해서 회사가 무진장 어려워서 월급을 절반도 제대로 못 줄 것 같으니 용서해 달라고 했다. 하지만 그 누구의 봉급도 깎이지 않을 것이다. 내가 전화한 목적은 너희들이 집에 돈을 내놓지 않아도 되는 명분을 주기 위함이었다. 이제 집안에 무슨 일이 있건 간에 모르는 척하고 몰래 돈을 모아라. 지금이 기회이다. 너희부터 먼저 돈을 모아 기반을 잡아야 한다. 내 말을 믿어라. 깨진 항아리는 그대로 내버려두어라. 절대 굶어 죽지 않을 테니까 말이다."

그들은 내 조언을 받아들였다. 그 뒤 2~3년 후 부부는 모아 놓은 종잣돈으로 독자적으로 사업을 시작하였고 2003년 현재 돈도 꽤 벌었다. 그리고 지금은 가족들을 별 부담 없이 도와줄 수 있는 상황이 되었다. 다시 한번 말한다. 깨진 항아리에 물 붓기는 절대 하지 말라. 그 구멍을 몸으로 막아야 하는 두꺼비가 되기 싫다면 말이다.

2022

• 위의 글을 썼을 때만 하더라도 "사기꾼 날파리들은 원래 나쁜 놈들이니까 그렇다고 치고"라고 하면서 매듭지었으나, 사기를 당한 뒤 내게 메일을 보내는

독자들이 상당히 많기 때문에 다시 한번 강조한다. 사기꾼 날파리들의 대부분은 겉보기에 부자로 보이는 사람들, 돈을 아주 잘(good이 아니라 a lot이다) 쓰는 것으로 보이는 사람들, 각종 금융 회사 사람들, 회사의 경리·회계·재무 담당자들, 이렇게 투자하면 돈을 번다고 외치는 투자 관련 강사 내지는 당신을 부자 만들어 주겠노라고 하는 사람들이다. 면허가 필요한 전문직 종사자들, 교수를 포함한 교육계 출신들, 군인 출신 등은 그런 사람들의 꼬임에 넘어가지 말아야 하며 금융 회사 출신들도 의외로 사기를 많이 당하는데 주식 및 부동산 투자 사기에 약하다.'

• 부자가 되는 방법을 가르쳐 주겠다고 하면서 강의료 명목으로 돈을 받는 사람들은 기본적으로 당신이 내는 돈으로 스스로 부자가 되고 싶어 하는 사람들이다. 이런 연놈들이 SNS 붐을 타고 참 많이 생겼다. 예전에 버스터미널이나 기차역 주변에서 자주 눈에 띄었던 남수꾼들의 인터넷 버전인데 어느 시대이건 간에 귀가 얇아 쉽게 속아 넘어가는 자들은 있기 마련이다. 내가 아는 검사장 출신의 변호사는 개업 후 몇 년 안 되는 기간에 50억 원 넘게 돈을 벌었으나 사기꾼에게 한 번에 다 날리고 고향에 있는 산들을 보러 다닌다기에 넌지시 왜 그러느냐고 물었더니 "죽으려고 하는데 내 묫자리 보러 다닌다"고 하더라. 그게 2000년대 초의 일이었다. 검사장 출신도 치밀한 사기꾼에게 넘어가면 회수가 불가능하다는 것을 잊지 말고, 쉽고 빠르게 돈을 튀길 수 있는 비법은 없다고 생각하여라.

2017년 4월, '부자학 전문가'로 이름을 날린 유명 재테크 강사가 100억 원 가까이 되는 회사 돈을 챙겨 잠적한 혐의로 피소돼 경찰이 수사에 나섰다는 뉴스가 여러 매체에서 나왔다. 그 강사는 '선한 부자 조슈아'로 알려진 조상훈이고 그는 이미 회사 대표직에서 물러난 뒤 아내와 함께 해외로 도피한 상태로 보도되었다. 그는 2000년대 초 청년 시절 부동산 경매로만 10억여 원을 번 성공 신화로 화제가 되면서 '부자학 전문' 재테크 강사로 유명세를 떨쳤으나, 수사가 진행되면서 사기 횡령 금액이 150억 원으로 나오기도 했다.

1. 이 사건이 보도되기 6년 전인 2011년 6월 6일, 나는 세이노 카페에 아래 글을 올렸다.

'선한 부자' 카페 운영자 조슈아는 2011년 1월부터 "선한 부자 1000인 프로젝트"라는 것을 진행하면서 은밀히 투자자를 모아 왔다. 그러나 조슈아가 투자자를 모으기 시작한 것은 2008년도부터였고, '굿윌자산관리'라는 주식회사 법인에 투자하라고 주주들을 모으기 시작한 것은 2009년이었으며, '굿윌홀딩스'라는 주식회사 법인을 만든 것은 2010년이었다. 그러면서 그는 주주투자자들에게는 액면가 5천 원 주식을 2만 원에 투자하라고 하였고(불법은 절대 아니다) 그 자금을 개인명의통장으로 받기도 했다(2만 원 전액이 법인통장으로 입금되어 자본잉여금으로 계상되지 않았다면 횡령 및 배임에 해당된다). 또한 전환사채라는 것도 발행했는데 형식만 전환사채이고 실제로는 채권채무관계이며 이 금액 역시 전액 법인통장으로 들어갔을 것으로 믿는다. 총투자액이 정확히 얼마나 모였는지는 조슈아가 알고 있을 것이나 수십억 원보다 훨씬 더 많았던 것으로 추정된다.

아래 내용은 선한 부자 카페에서 조슈아가 2011년 1월에 카페 공지사항에서 투자자들을 모으고자 "선한 부자 1000인 프로젝트"를 소개하면서 공개적으로 밝혔던 경매부동산 투자 내용들과, 굿윌어셋이라고 하는 카페에서 조슈아가 쓴 경매부동산 관련 글들(굿윌어셋은 선한 부자 카페 회원들 중 투자자 혹은 투자희망자들만 출입하는 카페이며 그런 사람들 중 일부가 내게 조슈아가 쓴 글들을 보내 주었다)을 발췌 취합한 뒤, 세이노가 분석한 글이다. 독자들은 이 글을 경매에 대해 보다 더 깊은 지식을 얻을 수 있는 기회로 삼기 바란다.

조슈아가 투자하였던 경매 물건들에 대한 나의 분석 내용은 부정적이었고 그 양이 많아 여기서는 생략한다. 경매 공부를 하는 사람들은 나의 분석내용을 https://cafe.daum.net/saynolove/DxBE/200 에서 읽을 수 있다.

어쨌든, 핵심을 말하자면 조슈아는 법인 2개를 만들어 그 주식을 투자희망자들에게 팔면서 그 법인들에서 경매 투자를 하여 발생하는 이익금을 배당금으로 준다고 하였는데 왜 나는 그 결과가 나오기도 전에 딴지를 걸었을까? (결과가 나오기 전이었기에 내가 조슈아 추종자들로부터 비난을 받기도 했다.)

첫째는 조슈아가 자기 자금을 함께 투입한 흔적을 찾지 못하였기 때문이었다. 타인의 자금만을 끌어와 법인 이름으로 투자하는 경우, 투자자들이 낙동강 오리알 신세로 전락하는 경우에도 운영자는 뻔뻔스럽게도 계속 잘 살고 있을 수 있기 때문이다.

두 번째는 조슈아가 경매 전문가로 행세하면서 투자자들을 모으는 행위 자체에서 나는 '다른 사람들의 돈으로 자기 자신이 부자가 되려는 속셈'이 숨어 있다고 보았기 때문이다(2003년경 조슈아가 유명세를 타기 전, 내게 메일을 보냈을 때 나는 카페 회원들을 상대로 돈을 벌 생각을 하지 말라고 조언한 바 있었다. 그 수준이 어떻든 간에 경매 강의 혹은 책자 집필만 하여 왔다면 내가 굳이 이런 글을 쓸 필요는 없었는데 자칭 '선한 부자'라는 새끼가…).

세 번째는 자금 흐름을 살펴보니 위 두 가지 사항이 틀리지 않았고 '선한 부자'

라는 닉네임이 철저히 가면이었음을 알았기 때문이다. 나는 자금흐름이 수상하다는 것을 어떻게 알았을까?

사업을 하다 보면 상대방의 재정상태를 손바닥 보듯 보아야 할 때가 있다. 이를테면 어느 은행에 계좌가 있고 그 계좌에는 얼마나 돈이 있으며 사장 및 그 아내, 그 부모, 그 자식 명의로 된 계좌는 어디에 있는지, 부동산 보유 상황은 어떻게 되는지, 재산을 어디에 숨겼는지를 알아내야 할 때가 있는데 합법적 방법이외의 말 못 할 방법도 있지 않겠는가. 오래전의 일이다. 나와 관련된 회사의 창고에서 화재가 발생하여 약 25억 원의 피해가 발생하였는데 바로 옆 공장에서 발생한 화재가 옮겨 온 것이었다. 당신이 그 피해 당사자라면 그 옆 공장 회사의 재산을 모조리 가압류부터 하고자 할 텐데 어느 세월에 합법적 방법에만 의지한단 말인가. 그동안에 재산을 다 빼돌릴 텐데? 하지만 조슈아의 경우에 있어서는 부동산 등기부등본과 낙찰 관련 자료들만으로도 충분히 사실 관계를 살펴볼 수 있었고 그것을 근거로 그 당시 내가 세이노 카페에서 공개적으로 지적한 문제점들을 요약 재정리하면 아래와 같다.

2011년 2월 21일, 조슈아는 서울 영등포구 여의도동 롯데캐슬xxx 아파트 101동 35XX 펜트하우스를 경락받는다. 당시 감정가는 25억이었고 낙찰가는 16억 2천2백5만 원이었다(그 당시 상호신용금고들에서 대출연장을 안 해 주면서 유사한 물건들이 경매시장에 많이 나왔었다). 조슈아는 이 물건을 아내 명의로 2월 21일 낙찰받았고, 3월 21일 은행에서 채권최고액 12억 1천2백만 원을 빌린다. 그러므로 최대 약 9억 정도 빌렸다는 말이고 경락가와의 차액은 등록세, 취득세를 합하여 최소 7억 몇천만 원 정도가 되는데 이 금액은 조슈아가 지불한 셈이 된다(당연히 이 금액은 이른바 굿윌 법인들과는 아무 관련이 없어야 한다).

조슈아가 그 직전에 살았던 성남 구미동의 단독주택은 아내 명의로 전세를 든 것이었고 보증금은 3억 원이었으며 기간은 2011년 10월까지였는데 조슈아는 그 전세계약을 2011년 4월 27일 해지하면서 경락받은 아파트로 이사하였다. 따라서 롯데캐슬xxx 아파트를 경락받을 때 개인적으로 지불한 금액을 7억 몇천만 원으로 잡고 전세 보증금 3억 원을 빼면, 4억 몇천만 원은 현금이 있었다는 뜻이었다.

그런데 경매 투자를 한다는 그에게 그 정도 현금이 있을 리 없었고(경매 투자에 자금이 묶여 있을 것 아닌가) 결국 법인 자금을 개인 용도로 사용한 것으로밖에는 보이지 않았다. 그래서 공개적으로 ①투자금이 모인 뒤 조상훈이 아내 명의로 펜트하우스를 경락받고 대출을 받았을 때 그 대출금은 어떤 식으로 갚으려고 한 것인지, ②그 대출과 관련하여 법인에서 입보를 선 것은 아니었는지(입보를 섰다면 형사적으로 배임이다), ③법인 주소지를 그곳으로 등기한 것은 법인으로 하여금 임대료 같은 어떤 비용을 부담하게 하려고 한 것은 아니었는지, ④부산 아파트 부지 공매에서는 법인 이름으로 경락을 받았으나 진입로에 해당되는 부지는 핵심요지인데 아내 이름으로 낙찰받은 것 역시 아내에게(결국은 조상훈 자기 자신에게) 이익을 남겨 주려는 것이 아닌지 등등…. 조슈아는 투자자들에게 오해 사지 않도록 행동하여야 할 것이다.

조슈아는 아내 명의로 경매 받았던 35층 아파트의 전망 사진과 발코니 화단조성 사진 등을 투자자들에게 보여 주기도 했으나 내가 쓴 글 때문인지, 낙찰받은 지 2년 3개월 만이었던 2013년 6월 26일 17억 5천만 원에 그 아파트를 매매하였다. 하지만 다른 문제점들은 여전히 남아 있었고 결국 2017년 가족 모두가 해외 도피를 하였는데 그곳이 말레이시아라는 말을 들었다.

2. 부동산 투자를 빙자한 사기꾼들은 지금도 있다.

'부동산경매의 귀재' 혹은 '경매의 신'으로 불리던 서울레저 이상종은 400억 사기범이며 6년 도피 후 검거되고 2019년 징역 9년을 받았다. 20만 원으로 2년 만에 500억을 그리고 다시 1200억을 벌었다고 떠들면서 유료 재테크 카페도 운영한 지엔비그룹(경매투자회사)의 김길태, 인터넷에서 검색하여 봐라. 나오는 내용이 장난이 아닐 거다.

21세기컨설팅의 양화석도 있다. 부동산 업계에서 양 박사로 통하던 그를 나도 2000년대 초에 두 번 만났었는데 내가 내렸던 결론은 사기꾼이라는 것이었다. 그런데 명문대 출신의 공부도 잘했던 고교 동창 중 한 명이 2006년 그 회사에 취직을 했다. 그 친구는 동창들에게 회사를 적극 소개하면서 투자를 권유했고, 나는 그 친구에게 직설적으로 개뿔도 모르면서 그런 짓 하지 말 것을 얘기하였으나, 그 녀석은 내가 크게 오해하고 있는 것이라고 하였고 결국 여러 친구들이 그곳에 투자를 했다. 당시 그 친구가 동창들에게 뿌린 메일을 보면 이러했다.

> "21세기컨설팅은 1984년도에 설립된 부동산 개발 전문회사로서 삼성물산 건설부문 부동산 컨설턴트였고 지금은 전국 각지에 10개의 관광단지를 개발하고 있는 국내 굴지의 관광단지 개발업체입니다. 10개 단지가 계획대로 개발이 완료되면 아마도 총자산이 10~20조에 이르는 국내 최초 관광업으로 대기업을 이룬 회사가 될 것입니다… 개발 방식은 민자유치로 하고 있습니다…. 저희 회사에 와서 보시면 아시겠지만 관청과의 사이에서 오고 간 공문이며 팩스 등이 산더미같이 쌓여 있습니다 … 아주 심플하게 기술하면 땅을 나눠 드릴 테니 기초개발비용을 부담해 달라는 요청입니다(롯데월드나 삼성에버랜드가 이런 일을 하는 것을 상상하실 수 있을까요?). 여유자산이 있으신 동문 제현의 도움을 갈구합니다. 어떤 금융투자보다도 나은, 아니 금융투자로는 상상할 수 없는 보상을 약속드립니다."

그러나 2년도 안 돼서 양화석이 도피하자 그 친구는 자신이 친구들을 끌어들인 것에 대한 자책으로 자살하고 만다. 그 똑똑한 친구가 어째서 양화석의 꼬임에 넘어갔던 것일까? 그 대표적인 이유는, 양화석이 미래의 가상수입을 확정수입으로 포장하고, 회사보유자산을 미래가치로 계산하며 투자유치 예정금액을 확정금액인 양 설명하는 것을 진짜 그럴 것으로 믿었기 때문이다. 부동산 개발의 실체에 대해 개뿔도 모르는 놈이었기에 양화석이 똥을 된장이라 말해도 몰랐던 것이다.

내가 조슈아의 선한 부자 1000인 프로젝트 글을 읽으면서 가장 분노한 것은 미래에 확정될 수입을 현재 확정된 수입으로 이야기하거나 채권투자활동 전체를 보여 주지 않고 일부만 공개하면서 투자자를 모으고자 하는 내용 때문이었다. 그가 만든 법인 이름도 굿윌Good Will, 선의이고 닉네임도 선한 부자로 사용하고 착한 척은 더럽게 많이 했으나 나는 그것들 모두를 분명한 미혹으로 보았다.

여기에 덧붙이자면, 모든 부동산은 매각되어 현금이 들어오기 전까지는 수익이 미확정이다. 채권투자수익 역시 마찬가지이다. CB나 BW 같은 채권투자가 안전하기만 한 것은 아니고 운영자금 규모가 1~2억이라면 징검다리 디디듯이 수익을 낼 수도 있지만 자금규모가 커지면 상황이 전혀 그렇지 않게 된다. 부티크(소수 부자들만을 회원으로 받아들이는 투자회사) 경영자들도 그런 어려움을 내게 이야기하곤 한다.

3. 안 친한(개인적 친분이 없는) **사기꾼들의 공통적 특징**

① 흙수저로 태어났으나 투자를 잘해서 떼돈을 벌었다고 홍보한다.

② 사는 곳이나 고급 자동차 등을 보여 주며 자랑한다.

③ 카페, 블로그, 인스타, 페이스북, 유튜브 등으로 사람들을 끌어모은다.

④ 강의하면서(강의팔이들도 포함된다) 모임을 만들어 회비를 걷거나 투자를 꼬드긴다.

⑤ 자기 말만 잘 들으면 당신도 부자가 된다고 주장한다.

⑥ 외모와 목소리가 좋은 경우들이 많으며 말을 잘한다.

참고로, 내가 지난 20년간 독자들에게 보여 준 것이라고는 자전거 모형 사진들뿐이었다(https://cafe.daum.net/saynolove/_album/63 에서 자전거 모형 사진들을 확인할 수 있다). 나는 독자들에게 내가 소유한 것들을 보여 줄 필요성을 여전히 조금도 느끼지 못한다. (한편, 상가와 토지 투자에서 독보적 지위를 갖고 있는 김종율—옥탑방보스—은 세이노하고의 인연이 꽤 오래되었고 몇 번 만나기도 했다. 흙수저 출신인 그에게 오래전에 내가 한 조언은, 강의를 듣는 사람들은 물론 카페 등의 회원들을 공동투자에 절대 끌어들이지 말라는 것이었다. 나는 그가 지금도 나의 말을 지키고 있다고 믿는다.)

4. 친한 사기꾼들의 공통적 특징

앞에서 말한 사기꾼들은 피해자와 학창 시절에 알고 지내던 관계는 아닌 경우가 대부분이지만 피해자가 예전부터 친하게 알고 지내던 사기꾼들도 있다. 이런 연놈들은 주로 은행이나 투자회사 등에 다니는 중에 동창들이나 친한 고객들에게 접근하여, "좋은 투자 기회가 있는데 저는 자금이 없지만⋯." 하면서 꼬드기는 수법을 쓴다.

내가 아는 놈은 산업은행 부장이었는데 바둑 모임에 참석하여 바둑을 두면서 넌지시 "투자기회가 있는데 내가 국책은행에 있는 공인이어서 참 아깝다." 등의 말을 슬그머니 내뱉으며 친구의 동향을 살핀 뒤 친구가 투자하겠다고 하면 "나는 공인이므로 절대 다른 친구들에게는 말하지 말아라"고 입단속을 시켰다. 그놈이 나중에 행방불명 상태가 된 후 드러난 사실은, 아파트도 아내 이름으로 되어 있었고 민형사 소송을 통해 건질 수 있는 금액이 전혀 없었다는 것이었다. 어느 은행의 여직원은 친하게 지내던 전문직 고객에게 은밀히 투자를 권유하였고, 그 고객은 그 말에 속아 부모 형제의 돈까지 끌어다 넘겨주었으나 그 여직원은 자기 가족과 함께 외국으로 도피한 후 현지에서 자살해 버렸다. 이런 경우 돈을 찾을 수 있을까? 불가능하다고 보아야 한다.

인터넷에서 만나 채팅하면서 친하여진 사람은 어떨까? 외로움을 파고드는 로맨스 스캠이 대표적인데 여기에 속았던 십여 명의 독자들이 보낸 메일 중 기억나는 것은 외국인 스캠에 빠져 있던 여자였는데 내가 그거 사기당한 것이라고 답을 보내 주었음에도 연거푸 '세이노 님이 몰라서 그러시는 거다'라고 했고 털린 금액은 2억 원대였을 것이다. 그 독자가 속아 넘어간 이유는 사기꾼이 여러 개의 계정을 각기 다른 사람으로 위장하여 사용하면서 사기꾼을 믿을 만한 사람으로 말하였기 때문이었다.

영문 메일로 사기 치는 것에 대해서는 내가 별도로 얇은 책 한 권을 낼 수 있을 정도로 수많은 메일 원본들을 보유하고 있는데 정말 수법이 다양하고 영어를 좀 한다는 사람들이 종종 넘어가곤 한다.

5. 합법적으로 보이는 사기꾼들의 특징

펀드 사기꾼들의 경우는 '은행 저축은 목돈을 만들 때까지만 해라'(473쪽 참조)에서 내가 이미 라임 펀드와 관련된 이야기를 하였으니 그 부분을 참고하라. 시중 은행들이 판매하는 펀드인데 믿을 수 있겠지 라고 생각하면 안 된다. 은행도 속아 넘어가니까 말이다.

주식 사기꾼들도 많다. 방송이나 인터넷에는 수많은 주식 전문가들이 주식을 분석하고 추천하며 수백만 원의 회비를 받는 법인들이 있다. 그중에는 법인 주주들이 먼저 주식을 매수하고 방송 출연자들에게 그 주식을 방송에서 소개하라고 한 후 주가가 오르면 법인 주주들은 주식을 팔고 나가는 곳들이 있다. 즉 법인에서는 방송이나 카페를 통해 회원을 모으지만 법인 주주는 개인 이름으로 주식을 미리 매입하였다가 빠져나가면서 큰 수익을 챙기는 것이다. 내가 알고 있는 곳 하나는 금감원 출신자를 고액보수의 임원으로 앉히고 각종 서류 작성을 담당하도록 하고 있었다. 특히 리딩방 따위에 속지 마라, 이 바보들아.

상장기업이라고 해서 무조건 믿음을 가져서도 안 된다. 한국경제 신문에서 2022년 11월에 연재된 '코스닥, 탐욕의 머니게임' 시리즈를 반드시 읽어 보아라. 합법을 가장하여 어떤 식으로 주가를 조작해 일반 주주들의 호주머니를 탈탈 터는지 알게 될 것이다.

가장 중요한 것은, 법인이 무엇인가를 법적으로 보증한다는 것은 아무것도 보증하지 않는다는 말과 거의 동일한 표현이라는 것이다. 이 글을 쓰던 중에 대구에서 변호사 사무실 방화 사건이 일어났다. 방화범은 주상복합아파트 시행회사에 6억 8000여만 원을 투자했으나 투자금을 회수하지 못했고 시행사와 법인대표를 상대로 소송을 하였으나 시행사 법인만 손해금을 지급하라는 판결을 받았다. 하지만 법인에서는 돈을 되돌려주지 않았고, 피해자가 또다시 법적 절차를 밟아 법인 자산을 압류할 수는 있으나 대부분의 시행사들은 빈껍데기에 불과하므로 헛수고에 불과하다. 법인대표? 법인대표 개인은 명백한 횡령이나 사기 행위가 아닌 이상 법인대표로 도장 찍는 것에 대한 법적 책임을 전혀 지지 않는다고 생각하여야 한다. "잘될 줄 알았는데 이렇게 될 줄 내가 알았겠냐"라고 말하면 끝이다. 그 와중에 자기 봉급으로 수억 원대를 법인에서 가져가도 횡령이 아니다.

그러므로 어떤 법인과 계약을 할 때는 대표이사 아무개의 날인을 받는 동시에 개인 아무개의 개인 인감 날인도 받아야 대표이사 개인에게 책임 추궁을 할 수 있음을 기억해라. 이때 계약서에 자필로 쓴 특약 조건들이 없다면, 그 개인 아무개는 '계약서는 내가 만든 것이 아니고 나는 이러저러한 것으로 생각하여 도장 찍었다'라고 박박 우기는 경우도 있다. 그러므로 중요한 내용은 상대방이 직접 자필로 적도록 하고, 회사의 직책은 표시하지 말고 '개인 아무개'라는 이름으로도 서명하도록 하고, 개인 인감도 받아라. 아 물론, 그 아무개 이름으로 등기된 자산도 없고 예금도 없고 모두 가족 이름으로 돌려놓았다면 그것조차 무용지물일 뿐이다.

6. 사기는 아닌 것 같아 보이는데 결과적으로는 호구 되는 경우들

어떤 부동산 분양 물건에 대하여 인터넷에서 검색하여 보면 유달리 그 검색결과물이 많이 나오는 경우가 있다. 본래 분양 물건은 분양대행사가 분양 성사 건수에 따라 수수료를 받아 가는 것이 보통인데 어째서 그 분양 지역이 아닌 곳에 있는 중개업소들에서조차 물건 소개를 하는 글을, 그것도 아주 좋은 말로 도배가 된 글을 올리는 것일까?

분양대행사가 이른바 '사이드'들을 구하였다는 뜻이다. 미분양 물건을 다른 중개업소에서 끌고 온 사람이 계약을 하게 되면 분양대행사가 그 중개업소에 사전에 약정된 수수료를 주게 되는데 그런 중개업소들을 '사이드'라고 부른다. 즉, 수수료를 받을 목적으로 그 분양 물건에 대한 기초 자료들을 분양대행사로부터 전달받아 예쁘게 덧칠하여 인터넷에 광고를 올리는 업소들이 바로 '사이드'인 것이다. 전문적으로 사이드 분양 광고에 종사하는 회사들도 있다. 인터넷에서 '사이드'라고 치면 자동차 사이드 미러가 많이 검색될 것이므로 '분양 사이드'라고 검색하여 살펴보아라.

질문: 사이드 광고들이 많을수록 좋은 물건일까? 속지 말아라(때로는 분양대행사가 '사이드'를 닭 쫓던 개 신세로 만들기도 한다. 분양 계약을 하려는 호구를 빼돌려 수수료를 안 주는 경우도 있기 때문이다).

호텔 분양 광고가 넘쳐 났었던 때 나는 주변에 그거 투자하면 호구 된다고 말하

곤 했다. 당신이 어떤 분양호텔을 운영하는 사장이라고 치자. 상당수의 객실은 분양을 통해 팔아넘겼지만 일부 객실은 회사 명의로 당신이 보유하고 있다. 이때 내가 호텔방을 빌리려고 한다고 치자. 당신은 분양된 방을 내게 먼저 빌려주겠는가? 아니면 회사 소유의 방을 빌려주겠는가. 결국 회사 소유의 방들은 회전이 되지만 분양된 방들은 그렇지 않게 된다. 수익 확정형? 누가 확정을 보장해 주는데? 어떤 법인? 앞에서도 말했지만 그걸 믿으면 안 된다(2020년 10월 14일, KBS 뉴스는 "2018년 기준 전국 분양형 호텔 가운데 단 한 곳을 뺀 나머지가 소송을 벌일 정도"라고 보도했다). 호텔이건, 생활형 숙박시설이건, 수익형 숙박시설이건 뭐든 간에 직접 사용할 경우가 아니고 투자 목적이라면 분양 받은 사람들만 호구 될 가능성이 존재하므로 아주 꼼꼼히 체크해 본 후 결정하여라.

왜 호구 될 가능성이 큰 것일까? 기본적으로 부동산 개발을 하려는 사람들은 한 번의 기회에서 자기들이 먼저 빨리 부자가 되고 그래도 이익이 남으면 좀 나누어 줄 수도 있다는 식의 생각을 대부분 갖고 있기 때문이라고 보면 된다. 호구 되기 싫으면 그들이 하는 말을 절대 그대로는 믿지 말아라.

어떤 분양 호텔은 골치가 아프니까 미분양 호실들에 대한 소유권과 관리회사에 대한 권리를 제3자 법인에게 현금을 받고 싸게 넘기기도 한다. 그 제3자 법인은 호텔을 분양받은 사람들을 상대로 관리비 장사를 하는데, 적자가 났다고 하면서 관리비 일부 혹은 그 이상의 금액을 분양 소유자들에게 부과하여 이익을 취하면서 대외적으로는 그 호텔의 주인인 것처럼 행동하면서 또 다른 사기 행각을 벌인다.

영농조합이나 농업회사법인을 내세우면서 투자자에게 몇천만 원 투자하면 한 달에 얼마씩 주는 것과 함께 재배된 농산물 등을 보내 준다고 하는 광고들은 어떨까? 몇 년 후에는 투자금을 돌려주며 지급보증을 통해 반환 보장해 준다고 하는 경우도 있다. 글쎄다…. 내가 몇 군데를 꼼꼼히 뒷조사해 본 적이 있는데 이것 역시 돌려 막기 위한 호구 찾는 것 같은데?

또 다른 경우는 스타트업 투자와 관련된다. 90년대에만 하더라도 에너지나 동력 없이 스스로 무한히 움직이는 '영구기관'을 만들었다는 이슈로 투자자를 모으는 놈들이 한국에 있었다. 18세기 초, 러시아 황제도 속였던 오르피레우스 Orffyreus의 '자동바퀴'는 이런 유형의 사기꾼들이 만들어 낸 대표적인 작품이었다. 19세기에는 미국의 존 킬리가 물의 진동을 이용하는 영구기관을 만들었다고 하면서 거액을 끌어들였는데, 그가 사기꾼이었음은 그의 사후에야 비로소 밝혀졌다. 현대에 나타난 대표적 사기꾼은 '피 한 방울로 집에서도 직접 질병을 진단할 수 있다'고 호언하며 자금을 끌어모았던 테라노스의 창업자 홈즈가 아닐까 싶다.

이처럼 한국에서도 뭔가를 연구한다고 하면서, 혹은 무슨 특허를 갖고 있다고 하면서 알음알음 소개로 투자금을 받는 회사들을 볼 수 있다. 하지만 실제로는 그 연구한다는 자들(바이오를 빙자한 곳에는 의사들도 있었다)의 호주머니만 채워 주는 경우가 비일비재하다. 내 주변에 있는 사람들 중에서도 상당수가 그런 투자 사기에 당하였다.

7. 사기꾼 피해자들의 공통적 특징

1997년부터 몇 년간은 나라 전체가 외환위기로 인해 불안한 상태였다. 그 시기에 캐피탈 회사로 위장한 여러 종류의 대부회사들이 전국적으로 등장하여 사기를 쳤는데 피해자들이 상당히 많았다. 그 당시 내가 의문을 품었던 것은 왜 그 피해자들이 인천, 울산, 부산 같은 곳에서 유달리 더 많을까였다(물론 지역별 통계는 없으나 내 기억에 그렇게 각인되어 있다). 내 짐작은 이러했다. 내가 경험한 바로는 우리나라 항구도시들은 밀수뿐만 아니라 화물 입출항에서 발생하는 여러 가지 커미션 및 리베이트로 인해 검은돈이 가장 많이 돌아다니는 곳이다. 그 검은돈 때문에, 이웃에서 평범하게 사는 것같이 보이던 사람이 갑자기 고급차를 타고 으스대는 모습도 나타나게 되며, 그 이웃들은 '이 세상에는 돈을 쉽게 버는 어떤 투자 방법이 있지만 나만 모르고 있는 것 같은 착각'에 빠지게 되어 잘 알지도 못하는 투자에 쉽게 돈을 맡기는 것 아닐까? 이 과정에서 사기꾼 피해자들은 결국 다음과 같은 공통점들을 보이게 된다.

1) 돈을 쉽게 버는 방법이 분명히 있는데 나만 모르는 것 같다.

　　돈을 쉽게 버는 방법이 있기는 있다. 카지노에 가서 잭팟을 터트리면 된다. 그러나 확률이 너무 낮다.―이게 중요하다. 확률이 낮은 게임에서 행운을 기대하지 마라. 코인투자를 한 사람들 중 일부는 대박을 맛보기도 했겠지만 폰지 사기처럼 계속 새로운 구매자가 들어와야 가격이 유지되는 게임이고 네덜란드 튤립 투기와 그런 맥락에서 동일하다. 물론 주식이나 부동산도 새로운 구매자가 들어와야 이익이 발생되는 구조인 것은 마찬가지이지만 주식에서는 배당금이나 회사가치의 증대라는 것이 존재하고 부동산에서는 임대수익이 발생될 수 있다는 점에서 본질적 차이가 있다. 주식이나 부동산에도 사기꾼들이 도사리고 있을 가능성은 언제나 존재한다. 역사적으로 볼 때 영국의 남해회사(South Sea Company) 주식의 경우는 악명이 높은데 아이작 뉴턴처럼 머리 좋은 사람도 처음에는 이익을 맛보았으나 후속 투자를 계속하면서 결국은 현재 시세로 20억이 넘는 돈을 날렸다. 반면에 음악가 헨델은 주가가 올랐을 때 재빨리 처분하고 더 이상은 투자를 하지 않아 상당한 이득을 보았다.

2) 하루빨리 부자가 되고 싶어 한다.

　　기본적으로 부자가 되려면 다른 사람의 호주머니 속에 있는 돈이 그 사람의 자발적 의사로 내 호주머니 속으로 들어오는 횟수가 많아야 한다. 자발적

의사라고 함은 곧 신뢰를 의미하는데 신뢰를 얻는 데에는 상당한 시간이 필요하다. 하룻밤 새에 그 신뢰가 쌓일 것이라는 생각은 버려야 한다.

3) 저 사람은 고급차를 타고 명품도 많이 갖고 있으니 부자라고 쉽게 믿는다.

슈퍼카나 명품, 호화로운 주택 등을 보여 주며 자기가 아주 잘살고 있음을 내세우는 연놈들은 모두 다 빨리 부자가 되려는 연놈들이지 실제 부자는 아니다. 진짜 부자들은 대중의 인기를 얻어야 하는 사람이 아닌 이상 자기 소유물을 대중에게 보여 주어야 할 필요가 전혀 없다.

4) 착한 척하는 연놈들을 잘 믿으며 가스라이팅을 잘 당한다.

내가 기부를 좀 했다고 해서 착한 놈일까? 독거노인은 굶어 죽어도 돕지 않고 노숙자에게 10원도 준 적 없는데 그게 착한 거냐? 사기꾼들이 착한 척하는 이유는 그래야 '설마 저 사람이 저렇게 착한데 나에게 사기 치겠어'라는 믿음을 야기시킬 수 있기 때문이다.

결론: 사기를 당하지 않으려면, 30년 넘게 사기꾼을 잡아 온 서울동부지검 중요경제범죄조사단 임채원(63·사법연수원 19기) 부장검사가 2022년 1월 21일 CBS 라디오 '김현정의 뉴스쇼'에서 말한 내용을 아래 QR코드를 통해 사이트에서 찾아서 읽어 보고 네이버에서 사기꾼의 특징을 검색도 해 봐라.

[기사] "미안할 정도로 잘해 준다" 사기 전문 검사가 말하는 사기꾼 특징, 이가영 기자

나는 무소유의 삶은 살지 못한다

욕심을 버리면 행복해질 수 있다? 맞는 말 같다. 도가의 〈태평경太平經〉은 말한다. "재물이란 천, 지, 중화의 소유로서, 그것으로 사람을 함께 기르는 것이다. 부유한 집은 단지 우연히 이를 모아 둔 곳에 불과하다. 이는 마치 창고 안의 쥐가 늘 혼자 배불리 먹고 있지만, 이 큰 곡간의 곡식이 본래 그 쥐의 소유가 아닌 것과 같다." 성경은 "토지는 다 내 것임이니라 너희는 나그네요 우거하는 자로서 나와 함께 있느니라(레위기 25:23)"라고 하면서 모든 것이 하나님의 소유임을 말한다. 불교에서는 자본주의적 가치를 장려하기도 하지만 그럼에도 불구하고 제행무상諸行無常: 一切有爲法無常이라고 잘라 말한다. 그 어느 종교이건 그 가르침대로 살았던 성인들은 모두 돈을 초월하여 행복한 삶을 살았을 것이다.

그저 성인들을 존경하며 그 마음이나마 조금 배워 보고자 하는 속세의 나 같은 사람들은 돈에 대하여 어떤 자세를 가져야 하는가.

부모에게 효도하면서 바람을 피우지도 않고 도둑질도 하지 않았으며 거짓말하지 않고 정당하게 부를 획득한 자라고 하여도 종교 안에서는 안심하지 못한다. 예수는 그런 사람에게 그 부 '모두를 팔아' 이웃에게 나눠 주지 않는 한 천국에 들어가지 못한다고 말하였다(누가복음 18:18-30). 참으로 실행하기 어려운 주문 아닌가. 그래서 나 같은 부자는 천국에 들어가기가 어렵다. 하지만 세리장 삭개오가 자신의 소유 모두가 아니라 '절반을' 가난한 자들에게 주겠다고 했을 때는 "구원이 이 집에 이르렀다"고 했다(누가복음 19:9). 왜 세무서 직원에게는 천국이 50% 세일가로 제공되는지 불만이 없는 것은 아니지만 어쨌든 재산의 절반 정도를 나누어 주는 조건이라면 할 만하다.

그러나 아직도 긴장을 늦추면 안 된다. 성실하게 농사지어 부자가 된 농부가 이제는 좀 놀면서 쉬려고 하는데 예수는 그를 "어리석은 자여"라고 책망한다(누가복음 12:16-21). 생명은 하나님의 것이므로 자기를 위해 재물을 쌓지 말라는 것이다. 결국 요지는 베풀라는 것이다. 그렇게 하면 행복해질까? 그런 것 같다. 그러나 어느 종교에서도 일하지 말라는 말은 없다. 오히려 성경의 달란트 비유를 보면 한 달란트를 그대로 갖고 있다가 주인에게 돌려준 종은 주인에게서 "악하고 게으른 종"이라는 책망을 받고 "슬피 울며 이를 갊이 있는" 벌을 받는다(마태복음 25:14-30). 최선을 다하지 않고 자신의 삶을 방관하는 자는 "그 있는 것까지 빼앗기고", "있는 자는 그것마저 받아 더 풍족하게 된다"라고 한다. 게으른 자들 덕분에 부자가 되는 사람도 있다는 해석도 할 수 있고 부익부 빈익빈은 피할 수 없다는 말도 될 성싶다.

종교적 차원을 떠나 자연 속에서 무소유의 삶을 산다면 행복을 얻을 수 있을까? 그런 것 같다. 무소유의 삶은 분명 소유를 위한 전쟁에 지치고 피곤한 사람들에게는 대안적 삶이다. 법정 스님의 수필집 〈무소유〉를 보면 그 사실을 알 수 있다. 당신이 법정 스님이나 디오게네스처럼 혼자 산다면 무소유의 삶을 살아도 된다. 그것은 정말 대단한 용기이다. 그러나 가족이 있다면, 사랑하는 사람이 있다면, 그런 식의 행복 추구는 너무나 이기적이다. 아니 모든 것을 포기하기에는 하고 싶은 것이 너무 많은 사람은 어떻게 하란 말인가. 법정 스님조차 돈 자체는 잘 번다. 99년 1월 국민일보 기사에는 법정 스님이 98년도에 인세로 받은 돈만 2~3억 원이라고 하였다. 디오게네스는 돈 대신 프리섹스를 즐겼던 것으로 알려져 있다.

현실적으로 선택 가능한 무소유의 삶은, 인간과 동식물과 자연이 공생하며 행복해지는 삶을 제시했던 일본의 농부 야마기시 미요조(1901~1961)의 영향을 받아 전 세계 50여 곳에 세워진 무소유 공동체들에서 엿볼 수 있다. 무소유는 공동소유와는 전적으로 다르다. 이들은 세상의 어떤 것도 소유될 수 없으며 다만 쓰일 뿐이라고 여긴다. 그들은 소유욕이 옭아매는 구속에서 벗어나 자유를 누리고, 더할 나위 없는 마음의 여유를 누리는 것 같다. www.yamagishism.co.kr을 찾아보면 보다 더 자세한 내용을 얻을 수 있을 것이다.

소유냐 무소유냐의 길은 각자의 선택이다. 나는 무소유의 길을 존경하지만 자발적으로 원하였던 적은 없다. 무소유를 실천하기에는 나는 너무 하고 싶은 것이 많다. 속인이라고? 물론이다. 성인인 척한 적도 없지 않은가. 나 같은 속인들을 위하여 이미 60년대에 에리히 프롬은 〈소유냐 존재냐〉(참 부자가 되려면 읽어라)에서, 소유함으로써 행복을 누릴 수 있다고 믿는 소유형 인간이 되지 말고 존재형 인간이 되라고 하였다. 소비주의에서 벗어나 창조적인 삶과 상호이해를 기반으로 한 삶의 태도를 가진 인간이 되라는 것이다. 그러면서 성인들의 삶에서 진정한 휴머니즘적인 존재 양식을 제안하고 있다. 맞는 말이다.

그러나 아무리 그의 말이 우리의 이성을 움직인다 하여도 우리가 순식간에 소유로부터 초월하여 존재형 인간이 되는 것은 아니지 않는가. 제러미 리프킨이 〈소유의 종말〉에서 "더 이상 소유는 필요하지 않다"라고 아무리 말하여도 무소유의 길을 택하지 않은 삶에서는 소유가 여전히 행복의 한 조건으로 남아 있다. 간디는 이런 말을 했다고 한다. "내게는 소유가 범죄처럼 생각된다." 그는 무엇인가를 갖는다면 같은 물건을 갖고자 하는 사람들이 똑같이 가질 수 있을 때로 한한다는 것이다. 그러나 그것은 거의 불가능한 일이므로 자기 소유에 대해서 범죄처럼 자책하지 않을 수 없다는 것이다. 정말 성인이다.

하지만 나는 눈이 오는 날, 길거리 어딘가에서 굶어 죽는 사람이 있다고 할지라도 나 자신은 사랑하는 아내와 향기 그윽한 원두커피를 함께 마시고 싶다. 바람 부는 날 나는 깨끗하게 다림질된 셔츠를 입고 싶다. 비가 오는 날 좋아하는 음악을 마음 놓고 크게 듣고 싶기도 하며, 마음이 맞는 사람들과 술 한잔 정도는 하고 싶다. 어느 뜨거운 여름날에는 바람이 살랑거리는 창문을 열고 하얀 시트가 깔린 침대에 편안히 누워 팬티 바람으로 낮잠을 자고 싶다. 그곳이 바닷가 해변이라면 더욱 좋다. 매일같이 샤워도 하고 싶으며 샤워 후에 시원한 음료 한잔은 마시고 싶다. 나는 좋아하는 사람과 헤어져야 할 때 버스가 왔다고 같이 뛰어가기보다는 택시를 잡아 편히 집까지 바래다주고 싶었다. 손영란 시인은 이러한 나의 마음을 '별것 아닌 것을 그리워 함'이라는 시에서 비슷하게 표현하고 있다.

하지만 나는 안다. 그 시에서 별것 아닌 것처럼 나열되는 '뜨거운 물 목욕', '갓 구운 빵과 커피', '깨끗이 다린 옷' 등을 실제로 누리는 것이 만만한 문제가 아니라는 것을. 돈이 어느 정도는 있어야 한다는 것을.

영화 〈존 큐John Q〉에서 주인공 존 큐는 가난한 흑인 노동자이다. 어느 날 그의 아들이 심장병으로 쓰러진다. 수술비 25만 달러가 있어야 하지만 자동차 할부금도 내지 못하여 차를 빼앗긴 처지이다. 결국 그는 아들을 살리려고 병원에서 인질극을 벌인다. 아들에게 심장을 주기 위해 권총 자살을 결심한 존 큐는 아들에게 이렇게 말한다. "돈도 많이 벌어. 남을 배신하더라도…. 아빠처럼 바보같이 살진 마. 돈이 있으면 모든 게 다 쉬워…."

나 역시 내 가족이 수술비가 없어 죽어야 하는 상황은 정말 견디지 못한다. 그래서 소유하고 싶은 본능을 어쩌란 말이며 황금이 돌로 안 보이는데 어쩌란 말인가. 아무리 사랑이 넘쳐 나는 부부지간이라고 할지라도, 남편의 빚을 갚고자 아내가 여기저기 돈을 꾸러 다니지만 모두 냉랭하게 대할 때 아내는 서러워질 것이다. 쪼들리는 살림에 쓰레기봉투 하나를 아끼려고 지나치게 꽉꽉 눌러 담다가 그만 비닐 봉투의 옆구리가 터지고 말았을 때 아

세이노의 가르침

내는 서글픈 생각이 들지도 모른다. 나는 내 아내와 내 가족에게 그런 서글 픔만큼은 주지 않으려고 했다. 영화 '존 큐'에서 주인공은 불경기임에도 불구하고 카드빚은 생각하지도 않고 새 자동차를 구입하는 한심한 가장에 지나지 않는다. 이런 사람들은 돈을 '남을 배신하여야' 버는 것으로 생각한다.

내가 택한 삶은 소유의 삶이었으나 명심하라, 사업과 투자의 종잣돈을 마련하기 위하여 불필요한 소비는 최대한 억제하였다. 즉 소유를 지향하면서도 절약을 미덕으로 삼고 '행복하게 돈을 모으며' 살았다. 그리고 그렇게 하여 모은 돈들은 점점 더 불어나더니 나를 부자로 더욱더 만들어 주었고 그때부터 비로소 소비를 하기 시작했다. 기억해라. 소유를 더 하려면 무소유에 가까운 절약부터 하여야 한다는 진리를 말이다.

우리들의 생활이 철학적 사고와 지고의 선으로만 가능한 것은 아니다. 인간으로서 누려야 하는 근본적인 것들을 얻기 위해서는 돈이 어느 정도는 있어야 한다. 당신이 내 가족의 수술비를 줄 것도 아니라면, 그리고 당신이 간디처럼 크게 버린 사람도 아니라면, 내 글에서 아무리 돈 냄새가 물씬물씬物神物神 나더라도 "크게 버리면 크게 얻는다."는 헛소리는 하지 말라. 적어도 내 눈에는, 크게 버릴 만한 것을 가져 본 적도 전혀 없는 이들이 무소유 어쩌고저쩌고 하는 것은 자위행위에 지나지 않아 보인다.

성공을 향해 나아가려면

2022 너만의 게임을 만들어라

아래 글은 IMF 때 세이노가 위기를 어떻게 기회로 만들었는지를 다룬다. 더불어 6.25 전쟁 이
후 베이비붐 세대와 외환위기 이후 MZ세대 사이에 사람들이 생각하는 것보다 공통점과 연결
고리가 많음을 시사한다. 베이비붐 세대가 산업화 시대의 경쟁력 강화와 압박감 속에 성장통
을 겪었다면, MZ세대는 정보화 시대를 지나며 양극화와 비교 문화 속에 성장통을 겪는 중이 아
닐까. 시대가 흐르고 많은 것이 바뀌어도, 세상이라는 무대를 누비는 주인공들은 결국 사람이
다. 어떤 사회에서든 젊은 층은 언제나 '저만 안다'는 소리를 들었다. 역사는 그대로 되풀이되지
는 않지만 일정한 운율을 가지고 있다는 마크 트웨인의 말도 떠오른다. 어떤 위기 속에도 기회
는 있다. 세상 사람 모두가 당황하고 좌절할 때도 차분히 상황을 분석하고 공부하면, 누구든 그
상황을 타개할 방도는 물론 유리한 게임으로 만들어 갈 길을 찾을 수 있지 않을까.―편집자 주

1994년 멕시코에 외환위기가 일어난 지 3년 뒤인 1997년에는 태국에 외환위기
가 발생했다. 금융회사들이 정실에 입각한 대출을 시행하여 대규모 부실채권이
만연해진 가운데, 헤지펀드들의 바트화 투기 공격으로 인해 바트 환율이 대폭락

하고 외환위기가 본격화되었다. 태국 바트화의 폭락으로, 같은 해 인도네시아 루피아화의 가치도 8월부터 급락하면서 인도네시아 또한 외환위기를 겪게 된다.

태국 바트화가 폭락하던 때, 나는 한국도 태국처럼 정치적 '끗발'이 있어야 기업 대출을 받기 쉽고 회계장부는 믿을 게 못 된다는 점을 익히 알고 있었다. 정치권에 뇌물을 바치면 정치권 인사가 은행 대출을 주선하여 주는 관치금융이 극성을 부리고 있었으니까.

이미 1997년 1월에 재계 자산순위 14위였던 한보철강이 5조 원의 비용이 필요한 제철소를 4조 원의 빚으로 건설하려다 부도로 쓰러졌고, 4월에는 삼미그룹이 쓰러졌다. 진로그룹에는 부도유예협약이 적용되었으며 7월에는 기아그룹에도 부도유예협약이 적용되었다. 은행 대출이라는 것은 원래 채무자의 담보능력이나 기술력 및 수익성을 충분히 검토하여 이루어져야 하는데, 당시에는 높으신 분의 전화 한 통이면 부실한 회계장부를 갖고도 대출이 이루어지던 상황이었고, 부채가 아무리 많아도 정부가 알아서 뒤치다꺼리를 해 줄 테니 절대 죽을 일이 없다는, '대마불사'가 신조처럼 여겨지던 시대였다. 하지만 다른 나라들의 상황을 볼 때 조만간 한국도 거덜 날 것 같은 예감을 떨칠 수가 없었다.

게다가 94년부터 미국 출장을 자주 갔는데, 한국인들과 비교할 때 그곳 근로자들이 일하는 모습이 몹시 이상하다는 걸 강하게 느꼈다. 당시 한국 기업에서는 간부급 남자들이 출근 후 신문을 들고 화장실로 가는 것을 특권처럼 행사하는 분위기였는데, 미국에서는 볼 수 없는 행태였다. 미국 내 비공개기업 중 가장 큰 회사, 카길Cargill에서 이틀간 지켜본 직원들의 근무 태도 역시 내가 다녔던 한국 대기업 직원들의 태도와는 너무나도 달랐다. 농작물 재배지로 유명한 베이커스필드에서는, 남미에서 집단으로 올라와 텐트 생활을 하며 이동하는 노동자들이 수확지에서 군사 훈련을 하듯이 일사불란하게 움직이는 모습에 충격을 받았다. 다국적 기업의 전 세계 임원 70여 명이 참석한 회의에서는 하루 종일 발표와 토의를 하면서 점심시간도 없이 회의장 뒤편에서 샌드위치 나부랭이를 먹는 광경에 놀랐다. 근무 태도만으로도 큰 차이를 보였는데, 한국 노동조합은 (해외 노동조합과 비교해 봐도) 현실을 무시한 채 지나치게 미래 지향적인 데다 정치색이 짙기까지 했다. 나는 한국의 생산성이 낮은 데에 비해 원화 가치가 '정치적인 목적으로'(우리나라가 예전에 비해 이만큼 더 잘살게 되었다고 선전하려면 달러로 표시되는 국민소득이 증가되어야 했고 그래서 고환율이 유지되어야 했다) 고평가되어 있다는 생각을 하곤 하였다.

그러던 중 태국에서 외환위기가 터지자, 나는 멕시코가 외환위기를 어떻게 헤쳐 나갔는지 닥치는 대로 책을 사서 읽고는 6월부터 암달러를 매입하기 시작했다. 그 시절 암달러상들은 남대문이나 이태원에 많았는데, 규모가 가장 큰 곳은 용산 국방부 근처에 있었다. 잡화상으로 위장한 그곳은 억 단위 환전도 가능했다. 당시 환율은 900원 미만이었고 890원에서 작은 등락을 보였을 뿐이었다. 그런데도 "그동안 890원대에서 보합세를 보여 온 달러당 원화 환율이 모처럼 890원대 아래로 떨어졌다. …국내 수출 여건 호조 등으로 장기적으로는 달러화가 약세를 보일 것으로 예측되면서 매도 물량이 늘어난 데 따른 것이다."라고 한국경제신문이 1997년 6월 14일에 보도하였다. 그러나 2개월 후인 8월 21일, 서울경제신문은 사설에서 "금융기관의 부실채권은 거의 15조 원이다. …금융시장 위기는 곧 국가경제 위기다"라고 언급한다. 1주일 후 SBS에서는 외환 보유고가 모자람을 여러 지표로 설명하면서 그 와중에 "한국이 국제통화기금에 태국의 외환위기 해소를 지원하기 위한 분담금 5억 달러를 내야 한다"는 것을 보도하였다.(1997.8.27 8시 뉴스)

하지만 한국경제신문은 불과 1주일도 지나지 않아 "동남아시아 국가와 달리 한국은 경제 규모가 크고 외화자금 유출입의 파급 효과가 적어 최근 외화자금의 유출이 증권시장에 악영향을 미치지 않는다"는 주장이 증권거래소에서 나왔다고 보도하였고(1997.9.3), 9월 9일에는 "우리나라의 국가위험도는 지난 7월에 이어 여전히 비교대상국 중 최하위 수준으로 나타났다. …그렇지만 기아 사태에도 불구하고 지난 7월의 평가 점수가 그대로 유지된 것으로 나타났다"고 하면서 "경제기반이 아직까지는 건전하다는 판단에 따른 것으로 보인다"는 괴상한 논리를 전개한다.

10월 6일, IMF는 조사단을 이끌고 방한하여 한국 경제에 대해 10일간 조사를 벌인 뒤 "한국 경제는 결코 위기가 아니라고 강조"하였고 "금융개혁이 장래에 시급하게 추진해야 할 과제"라고 하였지만, 나는 아랑곳하지 않고 계속해서 달러를 사들였다. 그 후 주간매경은 10월 22일자에서 "돈, 어디로 흐르나"를 주제로 주식시장에서 외국인 매도, 금리 상승, 불확실성 악재가 계속 겹쳐 예탁금 1조 원이 빠져나갔다고 보도하면서 "대선 앞두고 부동산을 최고로 여기는" 심리도 작용하고 있다고 보고 "수도권 인기 지역 아파트 열풍"을 보도하였으나 나는 부동산 또한 쳐다보지 않았다.

무역협회가 발행하던 '월간무역' 11월호는 "1998년도 세계 경제를 전망한다"는 기사에서 "우리의 수출 경쟁력에 커다란 영향을 미칠 수 있는 주요 가격 변수들은 대체로 금년과 비슷한 수준에서 움직일 것으로 전망된다"고 했는데, 이때 주요 변수들은 국제금리, 환율, 유가를 의미하였다. 또한 다른 기사에서는 여러 경제지표를 보여 주면서 "실물경제 상황은 나쁘지 않아"라고 했으나, 나는 그때나 지금이나 도대체 그 실물경제라는 것이 무엇인지가 의문이다.

당시 상황을 그나마 제대로 보도한 경제주간지 기사는 중앙일보 주간지 이코노미스트로, 11월 4일자 "인위적 부양책 오히려 독이다"란 기사에서 구조조정을 외면하면 백약이 무효라고 강조하였다. 그러나 주간매경은 11월 12일자에서 선경(후에 SK로 사명 변경), 포스코, LG, 삼성, 장기신용은행(후에 국민은행으로 흡수됨) 등의 경제연구소, 경제연구원, 금융연구소 소장·부소장·실장 등의 인터뷰 기사를 실었는데 '어렵지만 공황까지는 안 온다'는 것이 기사 제목이었다.

한편 그해 여름 즈음, 경제주간지 딱 한 곳에서 한국에 외환위기가 올 가능성이 있다는 기사가 양면에 걸쳐 실렸는데 내가 그 기사를 직원에게 영문으로 번역하도록 한 후 해외 관련 부서들에게 모두 배포하였던 기억이 있다(앞서 언급된 경제주간지들과 월간지는 이 글을 쓰는 동안 서재에서 찾아냈으나, 이 주간지는 직원에게 주었기에 찾지 못한 것이 아쉽다).

1997년 11월 21일, 정부가 IMF에 구제금융을 신청하기로 했다는 보도가 나왔다. 12월에 환율은 2천 원으로 폭등하였고 24일 크리스마스 전날, 정부는 1월 1일부터 달러를 은행에 예치하거나 한화로 바꿀 때 그 출처를 묻지 않겠다고 약속하게 된다.

1998년 새해가 되자, 나는 지금은 암 투병 중인 친구 한 명을 데리고 달러가 가득 들어 있는 트렁크 두 개를 하나씩 끌고서 외환은행에 갔다. 은행 직원들이 놀라면서 달러를 오랜 시간 세는 것을 지루하게 기다린 후, 한화로 예치하였는데 이때 100% 정도의 수익률로 수십억 원을 벌었다. 당시 내조만 하던 아내는 통장에 찍힌 금액에 놀라서 내게 "다른 사람들도 당신처럼 공부하여 돈을 이렇게 쉽고 빠르게 벌어?"라고 물었는데, 나는 "아닐걸. 그런데 내가 밤새워 공부하는 것이 쉬워 보였어?"하고 간단히 답했다.

1월 하순, 나는 내가 일하던 다국적 기업의 파이낸스 헤드쿼터가 있던 홍콩으로 갔다. 한국 지사에서 수입하던 물품 대금을 결제하여야 하는데 환율이 너무 올라 있으니 9월 이후에 대금을 지급하게 해 달라 요청하기 위해서였다. 당연히 홍콩 헤드쿼터에서는 거절하였고, 결국 타협안으로 일본 지사를 통해 일본은행에서 저리로 돈을 빌려 막고 그 이자는 한국 지사에서 부담하겠노라고 했다. 그 결과, 이 다국적 기업은 1998년에 경쟁사가 한국 시장에서 쩔쩔맬 때 역대 최고의 실적을 거두게 된다(1년 후 관세청은 내가 이전가격transfer price을 이용하여 관세 포탈을 했다고 했으나 소송까지 가서 결국 내가 이겼다).

한편 1998년 6월부터 12월까지 정부는 이른바 '묻지 마 채권'으로 불리던 5년 만기 무기명 장기채를 3회에 걸쳐 약 3조 8천억 원어치를 발행하였는데(참고로 금 모으기 행사를 통해 마련된 모금액은 약 2조 원이었다) 금리는 당시 시중은행 금리가 15~20%였던 것과 비교하면 아주 낮은 연리 6% 정도였다. 나는 그 채권을 수십억 원어치 샀다. 처음에는 자산가들이 정부를 믿지 못하여 이 채권이 팔리지 않았으나 금융거래실명제의 적용을 받지 않으며 자금출처조사도 없었기에 상속·증여세를 면제받는 이점이 부각되면서 자산가들 사이에서 큰 인기를 끌게 되었다.

이 채권들은 2003년 6월부터 만기가 돌아오기 시작하였으나 그 이전부터 국세청의 아리송한 태도로 인하여 자금출처조사를 받을지도 모른다는 소문이 났고 그래서 만기가 6개월이 지나도록 찾아가지 않은 금액도 6천억 원이나 있었다. 채권이 무효화되는 만기 5년 이후까지 찾아가지 않은 금액이 얼마인지는 모르지만 모두 국고로 환수되었다. 내가 직접 경험한 바로는 만기 때 자금출처조사는 없었고 채권을 증여받았던 가족이 몇 년 후 다른 이유로 국세청 4국조사를 받았을 때 그 부분은 전혀 조사되지 않았다. 정부가 약속은 지킨 것이다.

1998년 하반기, 한쪽에서는 3조 8천억 원에 달하는 묻지마 채권이 팔려 나갔지만 다른 한쪽에서는 구조조정 여파로 대규모 실업 사태가 연이어 발생하고 수많은 공장들이 문을 닫았다. 부채를 많이 낀 부동산들이 경매시장에 나오자 나는 그중 몇 개를 눈여겨보다가 재벌급 회장이 소유했던 큰 것 하나를 찍어 현장을 가보지도 않고 직원에게 경매 입찰을 하라고 시켰다. "아니, 사장님, 현장에 가서 안 보십니까?", "안 가 봐도 돼." 내가 왜 안 가 봐도 된다고 했을까? 나는 나보다 훨씬 더 부자였던 사람이 망해서 개인 이름으로 갖고 있던 부동산이 경매에 나오면 가치가 분명하다고 믿기 때문이다. 그런 부동산이 아닌 경우에는 임장했다(여기서 잠시 곁길로 빠지겠다. 부동산 경매에서 낙찰을 받으면 낙찰가의 일정 %를 수수료로 주어야 하는 경매 컨설팅회사 사람을 나는 한 번도 만난 적이 없다. 그들이 수수료를 받으려면 의뢰인이 최고가로 낙찰을 받도록 유도해야 하는 게임이기 때문이다. 의뢰인이 '이거 내가 덤터기 쓴 거 아닐까' 하는 생각을 할 수 있으므로 그 낙찰가보다 아주 조금 낮은 금액으로 2순위 입찰자를 만들어 슬그머니 경매에 참여시키는 회사들도 있다. 2순위 입찰가격이 공개되는 것을 이용하여 최고가 낙찰인이 '내가 행운을 잡았구나' 하는 착각에 빠져 순순히 수수료를 주기 때문이다. 여기에 40~50대 사람들이 주로 넘어간다).

한국 주식 시장 상황은 좋지 않았다. 그러나 멕시코가 1994년에 미국과 IMF 등 등의 구제자금을 받아 1995년 가을부터 차입금 변제를 실시하고 1996년부터는 금리가 하락하여 경제가 회복세로 돌아선 것을 참고 삼아, 거금을 들고 주식 시장에 98년 중순부터 뛰어들었는데 당연히 수익만 계속 얻었다(이때 큰손으로 알려지면서 기자들을 알게 되었고 세이노라는 필명으로 글을 쓰게 된 것이다).

한편, 외환위기를 거치면서 한국에서 재벌가는 아니지만 부유한 자들이 구체적으로 드러나게 된다. 1998년 대기업의 평균 연봉은 2,500~3,000만 원선이었고 서울 아파트 가격은 외환위기 때문에 평균 15% 정도 하락한 상태였기에 은마아파트 31평형은 1억 5천만 원대, 청담동 삼익아파트 35평형은 1억 8천만 원대였다. 3조 8천억 원어치 묻지마 채권을 부자 1인당 아파트 한 채값인 2억 원씩 구입한 것으로 가정하면, 대략 1만 9천 명이 구입한 셈이다. 4인 가족이 대부분임을 감안하여 4를 곱하면 약 7만 6천 명이 만기 5년의 저금리 채권을 2억 원 정도나 구입할 만큼 여유가 있던 가정의 가족이었으므로 가족이 나눠 가질 자산은 별도로 있다고 판단되고 사실상 7만 6천 명 모두 부자로 보아도 무리가 없다고 생각하였다. 7만 6천 명은 대략적인 총인구 4,500만 명의 0.17%에 해당된다. 이때부터 나는 한국의 알짜 부자들을 총인구의 0.1% 선으로 계산하는데, 0.07%는 재산을 날려 먹을 가능성이 높은 2, 3세대라고 보기 때문이다.

1999년 3월, 경제를 살리고자 아파트 분양권 전매가 허용되면서 부동산 시장이 살아나기 시작하였고 7월부터는 저금리, 저물가로 인해 소비도 살아나게 된다. 이제 1990년대로 가 보자. 앞에서 말한 7만 6천 명 중 1만 명 정도는 이미 1990년대 초부터 다른 일반 가정집 애들과는 다르게 풍요로움을 누렸던 자녀들이고 여기서 X세대니 오렌지족이니 하는 말들이 등장하게 된다. 쉽게 말해서 그런 부잣집 애들 수백 명이 제각각 압구정에서 친구들(상당수는 그 부잣집 애들을 부러워하며 따라 하고 싶어한 자들이다)과 몰려다니는 것을 상상해 보라. 기본적으로 어릴 때부터 무슨 운동화를 신었는지로 차별이 생기는 분위기 속에서 자란 애들이 한국에서는 실력이 안 되어 명문대에 가지 못하게 되자 부모 돈으로 어찌어찌 미국 유학을 가서는 영어 실력 부족과 인종차별 등으로 인해 기가 죽어 있다가 한국에 돌아왔으니, 자기 소유물을 오죽이나 자랑하고 싶었겠는가. 부모 돈으로 명품이나 수입차를 구매하고 값비싼 유흥업소에서 돈을 뿌리고 소비와 향락으로 주변인들의 부러움을 사는 것을 자기 삶의 최고 가치로 여기는 이런 행태들은 여러 언론에 의하여 확대 재생산되면서, 92년에 등장한 '서태지와 아이들' 신드롬의 영향을 받으며 동질감 속에 자란 대다수 젊은이들에게 상대적 박탈감을 안겨 주게 된다. 그때 그 젊은이들의 부모는 왜 자식 단속을 하지 않았을까?

우선 1990년대 서울 강남 부자들은 적어도 내가 살펴본 바에 의하면 대부분 자수성가한 부자들이 아니었다. 6.25 이후 자수성가한 부자들을 1세대라고 한다면 당시 강남 부자들은 그 부를 물려받은 자녀 세대, 즉 2세대가 많았다. 이런 경우 2세대는 생활의 모든 부분에서 여전히 대부분 생존하고 있던 1세대의 영향 혹은 눈치를 보게 된다. 과시적 소비나 부를 자랑하는 행위를 죄악시하였던 1세대로부터 자칫 잘못하면 눈 밖에 날 수 있으니까 말이다. 그런데 그게 3세대로 넘어가면 상황이 달라진다. 1세대로부터 야단을 맞으며 자랐던 2세대는 3세대에게 자기가 누리지 못했던 것을 누리게 해 주는 것에 오히려 행복을 느끼는 편이었고, 특히 이 사회에서 인정받을 만한 학벌이나 직업이 없는 2세대인 경우 더더욱 그러하였다. 말하자면 "돈으로는 다 이긴다"는 생각이 열등감을 감춰 주는 역할도 하였던 것이다. 게다가 1세대도 돈과 관련하여 2세대에게 대하였던 태도와는 달리 3세대인 손자, 손녀에게는 아주 너그러운 편이었고 아낌이 없었다(이것은 외국의 1세대와는 많이 다른 모습이다).

내가 아는 오렌지족 남성 2인이 있다. 그들은 형제지간으로, 초등학교를 졸업한 뒤 미국에서 중고등학교를 그냥저냥 다닌 후 몇 년 동안 계속 미국에 남아 있다가 대학을 못 들어가 한국으로 돌아왔고 물려받을 재산이 엄청났다. 그 돈으로 강남에서 오렌지족 1등급 생활을 하는 것을 보고 들으며 혀를 차곤 했는데 그들의 생각은 "어차피 저희 돈인데요, 뭐"였다. 몇 년 후 한 명은 의사와, 한 명은 변호사하고 결혼하였다. 당시 나는 오렌지족이 순식간에 혼인을 통해 신분 변신을 한 듯한 느낌을 받았다. 사회적으로 그런 오렌지족들도 배우자로 낙점받을 수 있는 분위기라는 것도 놀라웠는데, 그때 한 지인이 이런 말을 했던 것이 기억이 난다. "지식으로는 자산을 못 이긴다는 것을 일찌감치 깨달은 여자들일 겁니다."

1999년부터 우리나라 주식에 투자하자는 바이(Buy)코리아 펀드 붐이 불었고 그때 투자했던 사람들은 100%대 수익을 얻게 된다. 벤처 딱지만 붙으면 주가가 폭등하던 때다. 하지만 2000년 5월, 닷컴버블 붕괴가 발생한다. 바이코리아 펀드는 -70~-80% 손실이 났고, 코스피는 반토막 나고 코스닥은 80% 하락하게 된다. 2001년 8월에 한국은 IMF 차입금 전액을 예정보다 3년 빨리 상환하였고, 이제는 기를 펴고 살자는 분위기가 살짝 퍼지려던 때 9.11 테러가 일어났다. 이로 인해, 세계 증시가 요동쳤다. 2002년 한일 월드컵이 열리던 해, 미국은 금리 인하로 유동성이 늘어나면서 주식 시장이 상승세로 전환되었으나, 한국은 하락세가 지속되며 경기가 살아나지 못하였다. 결국 한국은 유동성을 늘리는 정책을 펼치게 된다.

외환위기가 지나가던 그 시기에 어떤 변화가 생기기 시작했을까? 제일 먼저 언급하고 싶은 것은 각종 상품에서 품질 경쟁력이 생기기 시작했다는 점이다. 외환위기 전에는 수많은 공장이나 사업들이 부채를 짊어지고 움직이고 있었다. 대출금 이자도 갚아야 하고 인건비도 주어야 하고 나도 먹고 살아야 하니까 어떻게 해서든지 간에 물건을 많이 파는 게 장땡이라고 생각하는 것은 장사꾼이건 사업가이건 비슷하였다. 그러다 보니 돈이 들어가야 하는 품질 개선은 후순위였다.

외환위기가 지나면서 내가 피부로 느낀 것은 철물점에서 파는 몇천 원짜리 신주 (황동) 배관재부터 품질이 좋아졌다. 왜 좋아졌을까? 부채를 잔뜩 안고 운영되던 공장들은 "겉으로 보기에는 비슷하지만 품질은 떨어지는 배관재"를 저렴하게 팔았고 건설사들은 이윤 극대화를 위해 그런 저가 제품을 대량으로 사들였다. 이로 인해 건실한 공장들에서도 가격 경쟁력을 갖고자 품질을 희생시키곤 했으나 외환위기 속에서 부채가 많았던 회사들이 모두 정리가 되고 나니 재정이 튼튼한 공장들만 남았으며 이들끼리 품질 경쟁이 시작된 것이었다. 삼성 이건희 회장이 이미 1993년도에 세탁기 뚜껑 여닫이 부분이 맞지 않자 칼로 깎아 조립하는 것을 보고 프랑크푸르트에서 "마누라와 자식 빼고 다 바꿔라" 하고 1995년에는 휴대폰 15만 개를 모아 화형식을 하면서 품질 개선을 외쳤지만 외환위기가 오기 전까지는 정말 한국산 제품의 품질은 믿지 못할 것이었다.

1994년 성수대교가 붕괴하고 1995년 삼풍백화점이 무너진 어처구니없는 일들 때문에라도 나는 외환위기가 가져온 변화를 다행으로 여기는데, 근로자들이 일하는 태도 역시 경쟁에 노출되고 일 못하면 나가야 한다는 자각이 공유되면서 능력이 향상되었음을 보았기 때문이다. 하지만 외환위기 직전까지 호황을 누려 왔던 특급호텔의 식당들에서는 나이 많은 주방장들이 퇴사하였고(또는 쫓겨나갔고) 젊은 주방장들로 대체되었는데 그 결과 음식의 질은 전체적으로 떨어지기 시작했으며 현재까지도 일식 분야는 예전 수준에 못 미친다.(지금은 어떨까? 부채 이자 때문이 아니라 이익의 극대화를 위한 저품질 제품이 여전히 팔리고 있다. 예를 하나 들면 소방

감지기가 그렇다. 건물을 건축할 때 도면을 보면 소방감지기 전선 규격도 명시되어 있고 준공 시에는 소방공사감리필증도 받아야 하지만 소방공사업자 입장에서 볼 때는 감지기를 개당 1천 원이라도 싼 제품을 써야 이익이 더 커지기에 저렴한 것으로 하고 전선 굵기는 1mm라도 가는 것을 쓰려고 하게 된다. 공사업체가 대량 구매자이므로 자연히 감지기 제조업체는 5백 원이라도 더 싼 제품을 만들어야 납품할 수 있게 된다. 건물주는 그런 내막을 전혀 모른 채 '전문가들이 알아서 했으려니' 하고 넘긴다. 화재 사고 뉴스들을 살펴봐라. 감지기 같은 것의 작동 불량이 한두 번 나오는 얘기가 아니지 않는가. 소방 관련 업무 관계자들은? 고장이 자주 난다는 것은 먹고 살게 도와주는 일이 많다는 뜻이기도 하기에 굳이 뭐…. 한마디로 말해 악순환의 고리인 것이다.)

2001년 연말, "여러분 부자 되세요"라는 카드 회사 광고가 등장하였다. 한국 정부가 유동성을 늘리고자 대출과 신용카드 발급 확대 정책을 적극적으로 펼치던 시기였다. 결국 신용불량자들도 카드를 발급받으면서 2003년에 250만 명의 신용불량자가 발생하는 카드대란이 일어나 그 여파가 수년간 지속되게 된다. 당시 인구를 4,500만 명으로 잡았을 때 250만 명은 5.5%에 해당된다. 어째서 이런 일이 생기게 되었을까? 앞에서 말한 7만 6천 명 중 X족이니 오렌지족이니고 불리던 3세대들의 소비문화가 영향을 크게 끼쳤다고 본다. 일부 부유층의 과시적 소비를 보고 위축된 마음을, 카드를 긁으며 거짓으로 위안 삼는 맛에 무려 250만 명이 빠져들어간 것이다.

2008년, 글로벌 금융위기가 발생한다. 발생 사유를 간단히 요약하자면 미국에서 저금리 상황이 지속되면서 주택 가격이 올라가자, 사람들은 대출을 못 갚는 일이 생기더라도 집을 팔아 갚으면 될 것이라고 생각하여 계속 집을 매입하다 보니 주택 가격은 꾸준히 상승했다. 그러자 은행들은 신용도가 가장 낮은 사람들에게도 주택 담보 대출을 퍼 주었고, 대출금을 받지 못할 위험에 대비하여 보험도 들었으나 더 이상 집을 살 사람이 없게 되자 집값은 폭락하고 보험사도 손을 들어 버렸다. 대출서류를 바탕으로 금융공학자들이 만들어 전세계에서 팔던 갖가지 상품도 엉망진창이 되면서 그 여파가 전세계에 미쳤다.(최근 몇 년간 나타났던 영끌 구매와 유사한 면이 있지 않을까?)

자, 이제는 게임 얘기를 하여 보자. 게임 시장은 1995년부터 2004년까지 이미 대한민국게임대전(KAMEX)이 열릴 정도로 커져 갔다. 게임 자체를 뺀 게임 영상과 게임 음악만으로도 하나의 문화 콘텐츠를 형성하였으며 온라인 게임이 영화화는 물론 드라마로도 제작되어 높은 시청률을 찍기도 하였다. 대학의 컴퓨터 및 인터넷 공학부·미디어 학부 내에 게임 관련 학과가 개설되어 일부 교수들은 온라인 게임을 강의 자료로 사용하기도 했다.

2007년 애플 아이폰의 등장에 이어서 삼성에서도 스마트폰을 선보인 이후, 몇 년 지나지 않아 사람들이 손에서 휴대폰을 놓지 않는 상황이 이어지게 되는데 현재 상황은 다음과 같다.

'대한민국 게임백서 2021'에 따르면 게임 업계 종사자는 8만 3,303명이다. 게임 이용자의 90.9%는 모바일 게임을 하며 57.6%는 PC 게임도 하고 21%는 콘솔 게임도 즐기며 9.8%는 아케이드 게임을, 8.1%는 VR 게임도 한다. PC 게임 이용시간은 주중에는 하루 86.8분, 주말에는 157.1분이며, PC 게임을 하는 이유는 스트레스 해소, 시간 때우기, 단순 재미 등등이었다.

모바일 게임 이용 빈도는 일주일 중 평균 6~7일이 42%, 4~5일이 18.6%, 2~3일이 24%였다. 하루 평균 이용 시간은 주중 86.8분, 주말 123.1분으로 나타났으며 시간대는(중복 응답 포함) 47.8%가 오후 8~10시, 41.0%가 오후 10~12시에 게임을 했다. 주로 집이나 대중교통, 카페 등에서 하였고 게임을 하는 이유는 시간 때우기, 어디서든 할 수 있어서, 스트레스 해소 등이었다.

다시 말해, 게임을 하는 사람들은 주중에는 하루 1시간 30분, 주말에는 2시간 정도를 게임에 사용한다(개뿔도 없는데 남이 만든 게임하느라 하루에 1시간 반 이상을 쓴다고? 쯧쯧). 그래서 혹자는 한국에서 게임은 개인의 오락이 아니라 범국민 오락이라고 부른다. 프로게이머를 스포츠 선수로 최초로 인정한 나라도 한국이다.

작금에 많이 회자되는 MZ세대(밀레니얼+Z세대=1981~2010년생)는 바로 그런 게임 세상을 살아온 대표적 세대이다. 이 세대 역시 내부적으로 살펴보면 두 갈래로 나뉜다. 부잣집 자녀들과 나머지다.

국민은행 '2022 한국부자보고서'에서 부자의 기준은 2021년 말 기준으로 금융자산을 10억 원 이상 보유한 42만 4천 명이다. 그중 자산 기여도를 상속이나 증여로 꼽은 사람은 15.8%였다. 약 6만 7천 명 정도는 1세대로부터 자산을 물려받은 것이 기반이 되어 부자가 된 사람들인 셈이다. 내가 약 23년 전, 1998년 묻지 마 채권 구매자들의 가족 수를 어림잡아 계산한 7만 6천 명과 혁혁한 차이를 보이지는 않는다. 다만 앞에서 언급하였듯이 나는 총인구의 0.1% 수준을 물려받은 자산 덕분에 경기에 흔들리지 않는 부자로 간주한다. 그러니 1998년의 7만 6천 명 중 대략 4만 5천 명(0.1%/0.17%=약 4만 5천 명/7만 6천 명)은 2022년의 6만 7천 명 속에 있다고 본다. 그 4만 5천 명이 4인 가족을 구성한다면 18만 명이 되고 그중 절반이 백화점에서 돈을 1년에 3천만 원씩 쓰게 되면 2조 7천억 원을 소비하는 셈이 된다. 이 금액은 국내 백화점 중에서 연간 매출액이 가장 높은 신세계강남점 연매출(2022년 2조 8천억 원)과 비슷하다. 그만큼 영향력이 큰 것이다. 그 18만 명 중 일부는 X세대 혹은 오렌지족으로 불리던 2세대에 속할 것이고, 일부는 MZ세대에 해당될 가능성이 높은 3세대 부유층에 속할 것으로 나는 추정한다. 3세대 부유층에 속한 MZ세대 사람들은 이른바, 고생 없이 등 따뜻하게 자란 사람들일 가능성이 높고 사고방식이 게임 플레이어에 가깝게 세팅되어 있으며, 그런 그들이 다른(부유층이 아닌) MZ세대 전체에 영향을 미치고 있다고 나는 (경험을 바탕으로) 추정한다. 그 이유는 다음과 같다.

1. 게임 아이템 획득하듯이 소비를 하는데 한정판 운동화나 암호화폐 구입에 열심이기도 하고 뭔가 희귀한 것이라면, 특히 그것이 SNS에 올려 주목을 받을 만하면, 자신의 지갑 두께를 무시하고 구매하는 경향이 높다. 이것을 작은 물건 하나에서도 자기의 개성과 취향 내지는 가치관이 나타나기를 원하는 세대라고 말하는 사람도 있던데 글쎄다… 아무에게도 보이지 않고 소유만 하여도 기쁨이 되는 것이 아니라 꼭 남들에게 보여 주며 자기 가치관을 드러내고 호응을 받아야 하는 이유가 도대체 뭘까? 어릴 때부터 자신의 소유물을 보여주는 문화에 물들어 왔기 때문 아닐까?

2. 스타크래프트 세대이건 롤 세대이건, 가족끼리도 친구끼리도 보드게임은 잘 안 한다. 대면 미팅이나 회의보다는 그냥 짤막한 문자 하나 주고 받는 것을 선호한다. 주어진 일을 할 때에도 모니터 안에 뜬 사람들하고만 소통한다. 모니터 밖에 있는 사람들에게는 조언을 구할 필요도 느끼지 못한다. 문자 몇 줄만 자기에게 보내 주면 자신은 충분히 다 알아들을 수 있다는 그 엄청난 착각!

3. 자신에게 주어진 역할만 자기 기준으로 수행한다. 이를 몇몇 기사에서 '3요 세대'라고도 하는데, "이걸요? 제가요? 왜요?" 한다는 거다. 자기가 생각하는 기준이 옳다고 생각한다. 어느 어부가 있었는데 고기를 잡으면 크기를 재 보고 일정한 크기를 넘어가는 고기들은 모두 도로 놓아주었다. 이를 이상히 여긴 동네 사람이 까닭을 물어보니 그 어부 이렇게 대답하더란다.
"우리 집에 있는 냄비보다 큰 고기는 냄비에 안 들어가니까 잡아도 쓸모가 없어서 놓아주는 거야."
내가 뭘 말하려는지 알 것이다.

4. 각자의 게임 점수만 중요하듯이 자신을 가장 중시한다. 그래서 미국 시사주간지 '타임'은 MZ세대의 한 축인 밀레니얼세대를 '미 미 미 제너레이션(Me Me Me Generation)'이라 했다. 한마디로 '미 퍼스트(Me first)', 무엇보다 자신을 가장 위한다는 의미다. 그런데 1950년대에 탄생한 나 같은 베이비 붐 세대를 1970년대에 세상은 '미 제너레이션(Me Generation)'이라고 부르는 동시에 '낫 미 제너레이션(Not me Generation)'이라고도 불렀다는 것을 아는지 모르겠다. 자기 주장이 강하고 자기 중심적이며 자신의 욕구 충족만 바라면서도 뭔가 잘못되면 그게 왜 내 탓이냐, 라고 책임을 돌린다고 해서 붙여진 말이다. 요즘 밀레니얼세대가 어찌 그렇게 50년 전 베이비붐 세대와 똑같을까, 놀랄 지경이겠지만 명심하여라. 너희에게 이 글을 쓰는 사람이 이미 너희와 똑같은 생각과 행동을 하며 살았던 사람이라는 사실을 말이다.

5. 일은 일일 뿐이다. 잡코리아가 발표한 조사결과를 보면 MZ세대 10명 중 3명은 입사 1년도 안 돼 퇴사하였는데 퇴사 사유 1위는 연봉 불만이 아니라 '워라밸' 불만족이었다. 어떤 자료에서는 MZ세대가 "워라밸과 일을 통해 사회에 어떤 기여를 할 수 있는지를 대단히 중요하게 생각한다"고 하던데 글쎄다… 매일 한 시간 반 이상을 게임하며 소비하는데 사회에 기여? 입으로만, 머리로만 그렇겠지. 나는 이것을 가장 큰 문제로 생각한다. 입사할 때 갖고 있던 지식의 양이 몇 년 후에도 그대로인 경우를 자주 보기 때문이다.

6. 재미있는 게임을 하듯이 재미있는 직장을 찾는다. 일을 재미있게 만드는 것은 자기 역량에 달린 것인데 남이(게임 기획자며 개발자들이) 재미있게 이미 만들어 놓은 게임 같은 직장을 찾는다. 그리고 게임을 자기가 원하는 시간에 언제라도 시작하고 중지하였듯이, 일 역시 정시 출퇴근보다는 출퇴근 유연성이 있

는 곳을 더 선호한다.

7. 게임에서 점수가 바로바로 올라가듯이 금전적 보상이 즉시즉시 나오기를 바란다. 그러면서도 자기 실수나 태만 등으로 조직에 손실을 입힌 경우에는 '일하다 보면 그럴 수도 있는 것 아니냐'는 식의 태도를 보인다. 문자로 간단히 '미안합니다, 죄송합니다'라고 전달하면 자기가 해야 할 바는 다한 것이라고 착각하는 사람도 꽤 있다(그조차 안 하는 이들도 있다).

8. 공정을 외치면서도 불공정을 옹호한다. 공정한 게임 룰을 내세우며 확률형 게임 아이템을 비난하면서도 계속해서 구매하고, 게임 아이템은 게임을 통해 획득하여야 하는 것이 정석이라면서 현금을 주고 매입하여 게임을 하는 이중적인 태도를 보이기도 한다. 게임에 투입하는 시간을 고려할 때, 그 시간에 알바라도 하고 현금을 주고 아이템이나 게임 머니를 갖는 것이 훨씬 더 쉽고 편하게 게임을 즐길 수 있기 때문이다. 그래서 도박장 같은 게임과 아이템 작업장들이 계속 성업 중 아니던가. 이러한 이중성이 사회적으로 정치적으로도 종종 나타나기에 나는 실망하곤 한다.

9. 온라인에서 몇 분이면 모든 정보를 얻을 수 있다고 믿는다. 온라인 정보 대다수는 '이렇다고 하더라' 식의 카더라 기록들이다. 즉, 들었던 말을 다시 전달하는 것인데 그것은 정보가 아니라 소문이고 풍문이다. 온라인에서 얻을 수 있는 정보의 질은, 근원을 계속 파고 들어가는 학습 능력과 투입 시간에 따라 진가가 결정된다. 수많은 양질의 정보들은 여전히 책에서 얻을 수 있음을 무시하지 마라.

10. 한때는 '인생은 한 번뿐(YOLO)'이라며 삶을 즐기자더니 이제는 빨리 돈 많이 벌어서 일찍 은퇴하겠단다(FIRE족). 그러면서 빨리 돈 벌 수 있는 투자 대상들을 찾는다. 디지털 세상 속에서 살아왔기에 갖가지 정보를 찾아보며 빨리 돈 버는 법을 알고자 하는데, 그런 비법은 없기 때문에 90% 이상은 손실을 보게 된다.

내가 가장 염려하는 것은 앞에서 말하였듯이 부유층 중 3세대에 속하는 MZ세대의 영향력이다. 먹고사는 데 있어 전혀 문제가 없는 그들이 SNS 등을 통해 동시대 다른 또래들에게 자기들의 생각과 행동 양식을 전파하기 때문이다. 직장에서는 월급루팡이나 오피스 빌런office villain이면서 말이다. 바로 그들 때문에 현재 대한민국의 경쟁력이 약화되고 있다고 말하면 너무 직설적일까?

MZ세대이지만 부유층 3세대가 아니고 딱히 물려받을 것도 없다면, 저들을 절대 따라하지 말고 독자적으로 살아라. 아울러 이 글에서 경제가 어떻게 굴러가고 유동성과 무슨 관련이 있는지, 어째서 경제신문이나 주간지를 읽으라고 하는지 깨달았기를 바란다.

2022 젊을수록 돈을 아껴라

수입에 비해 가장 많은 지출을 하고 싶은 시절이 있다면 그것은 젊은 시절일 것이다. 나 역시 그랬다. 놀러 가고 싶은 곳도 많고, 친구들과 어울리며 돈 쓸 곳이 하나둘이 아니고, 멋진 이성 친구를 사귀고도 싶고, 갖고 싶은 것들도 적지 않은 때가 20대와 30대이다. 결혼을 할 때도 기억에 남는 화려한 결혼식을 올리고 싶고 가구도 좋은 것으로 장만하고 싶고 뭐 그럴 것이다. 온갖 잡지들과 TV 광고 속에서 화려한 모습으로 등장하는 젊은 모델들처럼 살고 싶기도 하고 주변에 있는 부잣집 친구들에게 시샘과 부러움이 솟아나기도 하는 시절이 그 시절 아니겠는가.

그러나 명심해라. 당신이 돈 많은 부잣집에서 태어나지 않았다면 수입에 비하여 가장 많은 저축을 제일 악착같이 하여야 할 때가 바로 그 시절이다. 20대와 30대 시절에 자신의 라이프스타일을 수호하기 위하여서건, 취미를 위하여서건, 그 어떤 명분으로 사용하는 돈이건 간에 그 돈이 모여 적절하게 투자될 경우 10년 후에는 그 수익금만으로도 같은 행위를 할 수 있다. 20대와 30대에 모은 1억 원이 40대에 가서는 10억 원이 되어 그 수익금이 1억이 될 수도 있다는 말이다. 하지만 20대와 30대에 소비한 1억 원은 40대에 가서 그저 사진첩 몇 권 정도와 추억으로 남을 것이다. 게다가 30대에 1억 원을 모으는 데 들어가는 노력은 40대에 1억 원을 모으는 데 들어가게 될 어려움의 절반도 되지 않는다. 나이가 들면 들수록 돈 쓸 곳이 늘어나기 때문이다.

(하지만 수많은 젊은이들은 지출을 줄이는 대신 쉽게 떼돈을 벌어 자신의 욕구를 더더욱 충족시킬 수 있을 것으로 여기면서 주식이나 다단계의 미혹에 빠져든다. 내가 독자들에게 받는 메일들 중 정말 대책이 안 서는 경우가 바로 그렇게 해서 빚을 많이 지게 된 사람들이다. 솔직히 말해 나는 그런 사람들은 고통을 받아도 싸다고 믿는다. 누군가의 수술비 때문에 빚을 지게 된 것이 아니라면 말이다. 그 빚이 가족의 잘못으로 인한 경우는 어느 정도만 안타깝게 여기며, 친구나 타인의 잘

못으로 인하여 빚이 생긴 경우는 조금만 안타깝게 여긴다. 본인의 잘못도 있다고 생각되기 때문이다. 어쨌든 빚이 있는 경우 재테크 투자에 대한 공부는 언제나 무모함을 저지르게 되기 때문에 내가 그런 사람들에게 주는 조언은 오직 한 가지, 재테크에 대한 공부는 깡그리 잊어버리고 거지처럼 살면서 빚부터 갚으라는 것뿐이다.)

물론 여기서 갈등이 생겨나게 된다. 찬란한 젊은 날들의 그 아까운 청춘을 돈을 모으는 데만 집중하며 살다가, 즐길 수 있는 시간 다 지나간 뒤 죽기 직전에 부자가 되면 무엇 하겠는가. 아무리 돈이 많아도 늙으면 그 무슨 소용이 있겠는가. 돈 때문에 바둥거리며 젊은 시절 다 보내고 병이라도 걸리면 누가 그 시절을 보상하여 준다는 말인가. 맞는 말이다. 하지만 찬란한 젊음이라는 것을 '제 딴에는 찬란하게' 보내면 보낼수록 중년 이후에는 처진 어깨를 감수하여야 할 것이다. 젊었을 때 신나게 노는 데 돈을 다 써 버리고 늙어서 돈도 없이 비참하게 되는 경우는 왜 생각하지 못한다는 말인가. 조화와 균형이 필요하다고? 그렇게 조화와 균형을 부르짖으며 젊음을 보냈던 부자가 단 한 명이라도 있다면 내게 데리고 와 봐라. 젊음을 즐기면서도 부자가 되려는 것은 서로 다른 방향으로 뛰어가는 두 마리 토끼를 한 번에 다 잡으려는 헛된 꿈에 지나지 않는다.

게다가 여기서 당신이 놓치기 싫어하는 그 청춘이라는 토끼에 대해 한번 분석해 볼 필요가 있지 않을까? 그 잘난 청춘 시절에 돈과 시간을 바치며 하고 있는 것들이 도대체 무엇인지 한번 지금 당장 적어 보아라. 이웃을 위한 봉사라도 한다면 내가 말을 안 한다. 기껏해야 휴대폰으로 게임을 하고 인터넷에서 채팅이나 하는 것이 젊음을 불사르는 고귀한 행위란 말인가? 밤거리에서 술에 취해 비틀비틀 걸어다니는 것이 젊음의 표출인가? MT나 연수라는 명목으로 집단으로 몰려가서 고스톱 치고 술 먹고 토하고 여자 친구 자빠뜨릴 생각을 하는 게 청춘이라고? 친구 생일에 다 같이 술에 취하는 것이 젊은 우정의 표출이라고? 얼마 되지도 않는 돈마저 유명 브랜드 상품에 쓰는 바람에 카드빚에 시달리면서도 "있는 놈들이 세상을 지배하고 있기 때문에 미래가 안 보인다"고? 지랄들 하고 자빠졌네. 성공한 사람들이, 깨끗하게 부자가 된 사람들이, 너희처럼 청춘을 보냈다고 생각하면 큰 오산이다. 멍청한 놈(년)들.

부자로 살고 싶다면 젊은 시절에 철저하게 돈을 움켜쥐어라. 부모가 부자가 아니라면 결혼식도 간소하게 하고 모든 허례허식을 물리쳐라. 나는 도대체 전세를 살고 있으면서도 아이 돌잔치를 호텔에서 하는 젊은 부부들을 보면 이해가 가지 않는다. 그 돌잔치가 아이를 위한 것이라는 말은 하지도 말아라. 그 아이가 기억도 하지 못할 일을 하면서 아이를 위하여 한다고? 남에게 보이거나 부모가 즐기려고 하는 것이지, 그게 어디 아이를 위해 하는 것이란 말인가. 부조금 받으면 큰돈 들어가지 않는다고? 부조금 받지 않고 그냥 가족끼리 조촐하게 하면 아이에게 큰일이라도 생기나 보지?

신혼부부들에게 주는 경고: 비빌 언덕이 마땅치 않은 상황이라면 결혼 후 5년이 가장 중요한 시기이다. 그 시기에 돈을 모으지 못하면 당신들은 평생 부자가 되기 힘들다. 혼인 비용을 최대로 줄이고 현금을 보유해라. 가구도 가장 싼 것으로 장만하고 그 어떤 것이건 간에 중고 물품도 고려하여 보라. 호사스러운 혼수품도 5년 후면 고물이 된다는 것을 명심해라. 결혼예물? 부잣집 친구들을 절대 따라 하지 말라. 일생 한 번밖에 없는 결혼식인데 돈 좀 써야 하지 않느냐고? 글쎄다. 그렇게 시작한 부부들 3~4쌍 중 한 쌍은 이혼하며 대다수는 평생 돈 걱정 하면서 살게 된다는 것을 기억하여라.

총각 시절 내가 갖고 있던 것들은 대부분 중고였다. 결혼 전 내가 아내에게 사 준 첫 커피는 특급호텔 커피였으나 첫 음식은 청계천 벼룩시장에서 다 찌그러진 양은냄비에 끓여 주는 천 원짜리 동태찌개였고 첫 선물은 그 시장에서 팔던 천 원짜리 목도리였다. 결혼 전 나는 빚도 많았었기에 아내에게 와인 한잔 사 준 적도 없다. 당신이 처녀라면 그런 나를 좋아할 수 있었을까? 그럼에도 불구하고 아내는 내게 결혼하자고 프러포즈를 했다. 그 당시 내 처지는 빚이 많았기에(당시 동부 이촌동 25평 맨션아파트 한 채 값이 었다) 여자에게 먼저 프러포즈를 할 처지가 아니었다.

결혼 후 나의 월수입은 결코 적지 않았으나 내가 진 빚부터 갚아야 했기에 우리는 전혀 돈을 쓰지 못했다. 결혼 후 2~3년이 지나자 나는 빚도 갚을 수 있었고 어느 상호신용금고에서 경매로 넘기기 직전의 아파트를 싸게 구입하였다. 하던 사업도 그럭저럭 되어 가면서 다시 1년 후 자가용과 기사도 마련하였고 돈이 모이기 시작했다. 하지만 20억이 현금으로 모일 때까지 그 누구에게도, 심지어 아내에게도, 내게 돈이 얼마나 있는지 말도 하지 않았고 티도 별로 내지 않았다(돈이 있다고 소문이 나면 언제나 날파리들이 몰려든다). 자가용과 기사를 둔 것은 돈 있는 티를 낸 것이 아니냐고? 아니다. 길거리에 허비하는 시간을 절약하려고 그랬다는 것이 더 정확하다.

젊은 시절에 돈에 대하여 어떤 태도를 취할 것인가 하는 문제는 개개인의 선택일 뿐이다. 다만 내가 지적하고 싶은 것은, 당신이 특별한 재능도 없는 보통 사람이라면 당신 호주머니에 돈이 쌓이는 법칙은 단 하나라는 사실이다. "먼저 몸값을 올려 나가면서 최대한 절약하고 최대한 먼저 모아라. 그러면 먼저 쌓일 것이다." 그 쌓인 돈이 부자가 될 종잣돈이 된다. 젊었을 때 놀 것 다 찾아다니고 즐길 것 다 찾아다니며 카드를 긋고, 쉴 것 다 찾아 먹는 사람들이여. 당신들과는 전혀 다른 방식으로 삶을 살았던 덕분에 부자가 된 사람들이, 당신들과 별다를 바 없이 젊음을 보냈던 사람들은 절대 아니라는 것을 기억해라. 명심해라. 당신이 생활 태도를 바꾸지 않는다면 언젠가는 다음 시 구절이 당신의 마음을 송곳처럼 찌르게 될 것이다.

뭘 했니? 여기 이렇게 있는 너는,

울고만 있는 너는.

말해 봐, 뭘 했니? 여기 이렇게 있는 너는.

네 젊음을 가지고 뭘 했니?

2022 어릴 때부터 가난, 술, 여자, 동성애, 질병, 교도소 등의 단어로 얼룩진 지저분한 삶을 살다가 동거하던 창녀 앞에서 죽었던 프랑스의 시인 폴 베를렌. 곽광수 교수님이 번역한 그의 시 '하늘은 지붕 위로' 중 일부를 인용했다.

원래 이 시는 그의 시집 〈예지Sagesse〉에 수록된 것으로, 국내외에는 시의 첫 구절이 제목으로 알려졌다.

폴 베를렌이 감옥에서 자신이 살아온 삶을 통회하면서 이 시를 썼다고 알려져 있음을 염두에 두고, 감옥에서 창살 사이로 밖을 내다보는 그를 상상하며 직접 번역한 시 전문을 다음 쪽에 실었다.

하늘은 지붕 위로   폴 베를렌

하늘은, 저기, 지붕 위에서,
너무도 푸르고 참으로 조용하구나!
종려나무는, 지붕 위에서,
잎사귀 일렁이고.

종은, 우리가 보는 하늘 속에서,
부드럽게 울리고.
새는 우리가 보는 나무 속에서
애처롭게 울고.

이런, 하나님 맙소사, 삶은 바로 저기에,
단순하고 평온하게 있는 거구나.
이 평화로운 웅성거림은 저기
마을에서 들려오는 것.

—너는 뭘 했니, 오, 너 말야 , 바로 여기서
계속 울고만 있는.
말해 봐, 너는 뭘 했니, 너, 바로 여기 있는,
네 젊음을 갖고 뭘 했니?

2022 이생망(이번 생은 망했다), 정말 그럴까?

노오력은 정말 개소리일까? 중산층 이하 가정의 자녀들이 자신들의 처지를 부잣집 자녀들과 비교하면 그럴 수 있다. 가난한 집 자녀들의 경우에는 더더욱 그럴 수 있다. 그런데 잠깐만! 어느 시대이건 빈민층, 서민층, 부유층은 동시에 존재하여 왔다. (58쪽 2022 추가글 참조.)

내가 얘기하고 싶은 것은 70년대 말 가난하였던 내가 겪었던 절망감이며 실업률이니 취업률이니 그런 것과 상관없이 언제나 절망의 골짜기는 있어 왔으나 그 골짜기에서 빠져나온 사람들도 존재하였다는 점이다. 그런데 왜 유독 작금의 MZ세대에게서는 '이생망'이 두드러지게 나타날까?

첫째, SNS 때문이다. 돈 자랑 하는 연놈들이 하나둘이 아니다 보니 그들을 자기자신과 비교하면서 생기는 박탈감의 크기가 과거의 그 어느 시대보다도 증대되었다. 그러나 정작 당사자들은 그 사실을 전혀 인식하지 못하고 여전히 휴대폰을 만지작거린다. 이 멍청한 연놈들아! 둘째, 그 우라질 놈의 워라밸 때문이다. 아무리 근로시간을 8시간으로 제한시켜 놓으면 뭐 하나. 그 8시간 밖의 시간을 자기에게 재미있는 것들을 하는 데에만 사용하는데 무슨 변화가 생기겠는가. 셋째, 잘못된 부동산 정책 때문에 두 다리 쭉 뻗고 편하게 누울 만한 공간을 미래에 소유한다는 것이 거의 불가능하게 계산되기 때문이다.

내 나이 30~50대 시절, 부동산값이 뛰면 돈 벌었다고 좋아하기보다는 집 없는 직원들 때문에 걱정이 되곤 했다. 개인적으로 나는 주택으로 돈을 벌 생각은 전혀 없었다. 집값이 오르면 갖고 있던 집을 팔아 봤자 크기를 줄이거나 외곽으로 가지 않는 한 새로 이사 가려는 집도 다 같이 가격이 올랐으므로 자산 증식의 의미가 전혀 없다고 생각해 왔고, 이는 지금도 그렇다. 문제는 직원들인데, 내가 주는 보수로 알뜰살뜰 집을 마련할 수 있어야 하는데 그렇게 하는 게 어려워질수록 결국 직원들은 우울해질 것이고 일하는 게 재미가 있겠는가. 그런데 말이다. 부동산은 코스톨라니가 말하듯이 사이클을 탄다. 상승기가 있으면 하강기가 있다는 말이다. 10년 주기설도 있지 않은가. 이미 2022년 하반기부터 부동산 시장은 하향 곡선을 그리고 있다.

또한 주거 공간에 대해 남들과 비교하지 말아라. 20대 중반에, 나는 약수동 언덕 위로 한참 올라가야 하는 개인주택의 차고를 월세 몇만 원에 빌려서 약 4년 동안 그곳에서 살았다(서울 중구 신당동인데 현재는 94년에 세워진 작은 연립주택이 있다. 거리뷰로 찾아본 현재의 모습은 아래와 같다. 당시 ①부분은 축대였고, 지금 차고로 쓰이는 ②부분에 대문이 있었으며, 작은 창고처럼 보이는 ③에 차고가 있었다). 그 4년 동안 내가 이생망을 얘기하고 있었을까? 나는 내 몸을 편히 누일 수 있고 책을 읽을 수 있고 음악을 들을 수 있는 공간이라면 아무리 교통이 불편하고 작고 허름하여도 행복해하였다. 정말이다. 처지에 맞는 공간을 찾아라('미래를 미리 계산하지 마라', '부자가 되지 못하게 만드는 심리'를 여러 번 집중하여 읽어라—53쪽, 368쪽 참조—그렇게 읽어 봐도 무슨 뜻인지 모르겠다면 당신은 더 이상 이 책을 읽지 말고 중고로 팔아 버려라).

아 물론 내 말이 '라떼'로 들리기도 할 것이다. "당신이 그런 곳에서 살았다고해서 나도 그렇게 살아야 해?"라고 말이다. 내 대답: "그렇다. 개뿔도 내세울 것이 없다면 당연히 거지 수준으로 살면서 시간을 아끼고 능력을 키워 나가며 돈을 모아야 한다. 그래야 가난에서 탈출할 수 있다. 지금 그렇게 살기는 싫다고? 그렇다면 평생 그 모양 그 꼴로 계속 살아라."

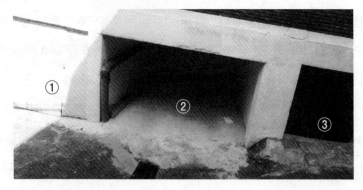

차고를 빌렸을 때, 해결해야만 하는 문제가 많았다. 벽 3면, 천장, 바닥은 모두 콘크리트인 데다 벽 한쪽은 철제 셔터가 내려오는 곳이었다. 전기와 물도 나오지 않았다. 쪽문을 만들 만한 구멍은 뚫려 있었으나 문은 달려 있지 않던 그 차고를, 있는 그대로 빌리는 조건이었기에 주거 공간 비슷하게라도 만드는 것은 내 몫이었다. 돈이 너무 없던지라, 결국 내가 모든 것을 직접 해야 했다. 시멘트로 마감된 곳들에 스티로폼 판넬을 전용접착제로 붙이려고 했으나 시멘트 벽에 습기가 많아 실패하였고, 스티로폼 판 4개 모퉁이에 시멘트 못을 하나씩 박고 실로 연결하여 그 위에 도배를 했다. 셔터 쪽에는 스티로폼에 포장용 면테이프를 군데군데 붙이고 바느질을 하여 떨어지지 않게 한 뒤 면테이프에 돼지표 본드를 발라 철제 셔터에 붙였다. 바닥에는 스티로폼 판을 깐 뒤 비닐 장판을 덮었다.

물은 주인집(정확히 말하면 전세 입주자) 화장실을 이용할 때마다 받아 왔다. 전기는 주인집에서 사용하지 않는 정원등(차고 위가 정원이었다)에서 시디관을 이용해 전선을 끌어들여 콘센트를 연결했는데, 처음 해 본 작업이었다. 취사도구는 전기 곤로였다. 설거지 물은 외부로 흘려 내보내야 했는데, 셔터 밑 공간으로 pvc 파이프를 통해 언덕길에 흘러가게 하다 보니 라면 가락이 함께 나가기도 하여 싫은 소리도 종종 들었다. 겨울이 되자 너무 추웠기에 친구 집에서 버리는 소파를 얻어 와 그 위에 전기장판을 깔고 잤다. 비가 많이 오면 셔터 밑으로 물이 흘러 들어와 셔터 외부 바닥에 시멘트로 둔덕을 만들었지만 언제나 바닥은 눅눅했다. 경첩을 이용하여 판자 하나를 벽에 붙이고 개목걸이 사슬을 이용하여 책상 역할을 하게 했는데, 이걸로도 학교 공부와 번역 작업을 하는 데 충분했다. 작은 중고 냉장고 위에는 전기 곤로를 올려놓았고 오래된 중고 음향기기도 설치했다.

시간을 금쪽같이 사용하여야 했기에 친구들이 불쑥 술병을 들고 나타나 잡담이나 하다 가는 것을 막고자 벽에 "3분 이상 잡담을 하려면 집으로 돌아가라"라고 크게 써 놓았다. 내 처지를 친구들과 비교한다거나 주변을 의식하는 마음 같은 것은 처음부터 갖고 있지 않았다. 어느 날, 곤로 위에 후라이팬을 올려놓고 뭔가 볶은 후 종이로 덮었는데 다음 날 먹으려고 살펴보니 그 안에서 아주 작은 새끼 쥐가 놀고 있었다.

차고에서 4년째 살고 있을 때 한번은 동태찌개가 먹고 싶어서 약수시장에서 동태를 사 왔다. 뚜껑이 밀폐되는 스테인리스 김치통에 찌개 재료와 동태를 함께 넣고 곤로 위에 올려놓은 후 번역에 몰두하던 중 1~2시간 이상 지났을 때쯤이었다. 김치통을 바닥에 놓고 밀폐 장치 3개 중 2개를 풀었을 때, 내부 압력 때문에 펑 하면서 뚜껑이 날아가더니 뜨거운 동태찌개 국물이 내 얼굴은 물론이고 차고 내부 전체에 뿌려졌다. 그때 그동안 살면서 억누르고 있던 눈물이 저절로 계속 쏟아졌다.

그전에도 울었던 적은 있었다. 메릴랜드대학교 분교에서 정말 무식할 정도로 공부를 열심히 했음에도 한 과목에서 B를 받자 너무나도 실망하여 바지에 똥까지 쌀 정도로 술을 처먹고 울었던 것이다. 동태찌개로 울었던 때는 이미 공부 방식을 바꿔 성적을 A로 도배하며 과외와 번역 등으로 얻는 수입을 악착같이 모으고 있던 시기였다. 나는 동태찌개 냄새가 온몸에서 진동하던 나 자신에게 그만 울어라 위로하였다. 나를 위로하고 이끌어 나가야 할 사람은 나뿐이었으니까. 시간이 몇 년 지난 뒤 아내를 만나게 됐을 때, 내가 아내에게 사 준 첫 음식은 바로 양은냄비에 끓인 동태찌개였다.

- 차고에 살던 내가 스스로를 이끌어 지금에 이르렀듯이, 크고 작은 삶의 변화를 이뤄 냈다는 독자들의 연락이 종종 온다. 카드빚을 갚고자 공사장에서 막노동을 하면서도 "보상의 수레바퀴는 천천히 돈다"는 말을 되뇌며 일하여 인력사무소 지명도 1순위에 올랐다던 독자가 떠오른다. 약 15년 후인 현재 그는 연매출 7~8백억 원대, 영업이익 수십억 원대 회사의 대표가 되었다.

부자들에게는 불행하고 가난하였던 과거가, 나의 경우도 그렇듯이 종종 훈장처럼 따라다닌다. 그리고 그들의 성공담은 불행한 상황을 자기 힘으로 역전시켜 행복한 상황으로 만든 사례로 종종 인용되곤 한다. 바로 여기서 문제가 발생한다. 가난하여 끼니조차 마련하기 힘들었는데 노력하여 부자가 되었다는 이야기가 곧 그들의 삶이 불행에서 행복으로 바뀌었음을 보장하지는 않기 때문이다. 푸세식 변소에서 냄새를 참으며 용변을 보던 사람이 수세식 양변기에서 쾌적하게 용변을 본다고 해서 행복해지는 것은 아니지 않은가. 돈이 많아지면 불편하고 구차한 환경이 편리하고 쾌적한 환경으로 변할 뿐이다. 생활 수준이 높다고 해서 높은 행복이 보장되는 것은 아니라는 말이다.

비슷한 예는 불우한 가정에서 태어났으나 공부를 열심히 하여 유명한 대학에 들어갔다거나 수년간 어렵게 공부하여 고시에 합격한 사람들의 성공담과 관련하여서도 나타난다. 수많은 사람들이 그것을 마치 '불행 끝, 행복 시작'의 사례로 착각하기 때문이다. 하지만 그들은 그저 좋은 학력을 갖게 되었을 뿐이고 어렵다는 시험에 합격하였을 뿐이다. 그렇게 하여 이 사회에서 얻게 될 대가가 좀 많아지게 되었다는 것을 행복의 필수조건으로 착각하지는 말라.

성공한 사람들의 사례를 보여 주고 나서 "꿈을 가져라" 혹은 "야망을 가져라"라고 말하는 것은 종종 마치 명예나 지위, 돈, 학벌 등에 대한 꿈과 야망이 성취되어야만 행복을 얻을 수 있는 듯한 오해를 불러일으킨다. 이 사회에서 어떤 형태로든 성공하게 되면 기쁨을 얻을 수는 있다. 하지만 그 기쁨은 한계효용 체감의 법칙에 따라 잠시뿐이며 그 어떤 성공이건 간에 결코 행복이 자동으로 보장되는 것은 아니다. 목표가 성취되면 성취감을 맛볼 수 있을 뿐이지 그 성취감이 행복과 동의어는 아니기 때문이다. 나폴레옹이 알프스를 넘어갔다고 해서 행복해졌다는 것은 아니지 않은가. 그러므로 TV

프로그램 '성공시대'(이미 방송이 끝났지만 인터넷에서 볼 수 있으므로 가능한 많이 보아라)
나 위인전에 나오는 사람들을 본받아 "나도 저렇게 되어야겠다"라고 생각하
는 것은 바람직하지만 "저런 사람이 안 되면 내 삶은 불행하여진다"는 생각
은 하지 말라. 분명히 말한다. 그 어떠한 실패도 불행을 의미하지는 않으며
그 어떤 삶도 열등하다고 일방적으로 매도할 수는 없다.(내가 가진 자로서 글을 쓰
고 있기는 하지만 못 가진 자와 실패한 자를 '못난 놈', '불행한 놈'이라고 말하는 것은 결코 아니라
는 것을 명심하라. 내가 철저하게 비난하고 꾸짖는 대상은 시간을 우습게 여기는 게으름과 나태함
에 빠져 자기 변화를 꾀하지 않으면서도 돈과 성공과 행복을 아주 '편안하게' 꿈꾸는 사람들이다.)

　행복은 우리가 소유한 것들과 비례하는 것도 아니고 그렇다고 해서 반비
례하는 것도 아니다. 내 경험에 비추어 말한다면, 행복은 우리가 소유한 것
들이 유형의 것이건 무형의 것이건 상관없이 그 양과 질이 증가하는 과정
이 계속될 때 얻어진다. 미국 심리학자 데이비드 마이어스David G. Myers 역
시 〈행복의 추구The Pursuit of Happiness: Discovering the Pathway to Fulfillment,
Well-Being, and Enduring Personal Joy〉에서 '고정된 고소득보다는 소득이 증
가하는 상태가 더 낫다'고 결론지었다. 소득의 많고 적음 그 자체가 아니
라 소득이 매년 오르고 있을 때 인간은 행복을 더 많이 느낀다는 것이다.
매년 연봉 백만 달러를 계속 받는 사람보다는 10만 달러의 연봉이 매년 증
가되는 사람이 더 행복하다는 말이다. 나는 그의 말에 한 가지 더 덧붙이
고 싶다. "사람은 자신의 삶에 스스로 변화를 일으켜 그 어떤 분야에서든
지 자신의 가치를 계속 증대시켜 나갈 때 행복을 맛볼 수 있다"고 말이다.

　양귀자의 소설 〈모순〉에서 주인공인 25세 여성 안진진의 이모는 부유층
사모님이다. 돈도 잘 벌고 착실하기까지 한 멋쟁이 신사 남편을 둔 이모는
남들이 보기에는 행복이 넘쳐 나야 할 상황이다. 그런데 그 잘살던 이모가
너무나 행복한 일상에 지쳐 자살한다. 부자였지만 삶에 변화가 없었기 때

문이다. 가난한 자들이 종종 자살하는 이유 역시 삶에 변화가 없을 것으로 믿기 때문이고 나 역시 경제적으로 어려웠던 시절 나의 미래에 아무런 변화가 없을 것으로 오판하고 그런 자살 시도를 하였었다.

토머스 제퍼슨은 "행복의 추구는 양도할 수 없는 권리"라고 했다. 그 권리를 누리려면 스스로의 변화를 먼저 주도하라. 남이 하면 따라 하고 남이 좋다면 따라서 좋다고 박수 치는 그런 삶이 아니라 당신 스스로 뿌듯하여질 수 있는 주체적 삶을 찾아라. 어제가 오늘 같고 오늘이 내일 같은 삶은 이미 생명이 죽은 삶이다. 하지만 수많은 사람들이 그런 삶에 익숙해져 있다.

그럼에도 불구하고 당신은 당신이 버는 돈의 액수가 작아서 불행하다고 생각할지 모른다. 천만의 말씀이다. 당신이 돈을 얼마나 벌든 간에 삶에 변화가 없고 뿌듯함이 없다면 결코 행복을 느낄 수 없다. 돈이 문제가 아니다. 당신이 자기 자신의 가치를 변화시키고 증가시키는 노력을 할 때 행복은 매일같이 주어지는 법이며 덤으로 뿌듯함마저 느끼게 된다. 문제는 여기서 그 변화의 방향을 어느 쪽에다 두는가에 있다. 그 방향은 오직 두 가지뿐이다. 그 하나는 이 사회에서 대가를 더 많이 받는 것과 관련되어 있다. 일에 변화를 만들 수 있는 지식을 추구하는 것이 대표적이다. 다른 하나는 이 사회에서 대가를 받는 것과는 관련 없이 인간으로서의 성숙함을 지향하는 것이다. 참선을 하면서 자기를 바라본다거나 〈로마인 이야기〉를 읽으면서 인생을 배운다거나 하는 것 말이다.

돈과 관련되지 않은 것에 그 방향을 두고 있다면 당연히 돈은 따라오지 않을 것이다. 그래서 변화가 주는 뿌듯함은 곧 돈 문제로 인하여 상처를 받을 수도 있을 것이다. 하지만 독실한 신앙인들처럼 자족과 감사의 생활을 영위하며 살 '자신이 있다면'(사도 바울같이 말이다) 계속 그렇게 돈과 거리를 두고 살면서 행복을 추구하는 것도 가치 있는 삶의 한 형태라고 나는 믿는다. 그러나 이 사회에서 대가를 더 받는 쪽에다 변화의 방향을 두고 있다면 그 대가 자체보다는 변화의 양적인 면과 질적인 면에 관심을 두어라. 그렇게 하면 행복감과 뿌듯함을 매일 맛볼 수 있고 돈은 저만치에서 뒤따라오게 된다. 시간을 헛되이 쓰지 않고 책을 읽고 지식을 습득하여 삶과 생활 속에서 실천할 때 언제나 나는 뿌듯함과 행복감에 충만하였다. 30대 초에 내가 컴퓨터와 씨름을 하다가 새벽 4시에 사무실을 나와, 걸어서 10분 거리에 있던 집으로 가면서 어둠 속에서 느꼈던 그 가슴 뿌듯함을, 20대에 내가 밤을 새워 가며 책을 읽다가 마지막 페이지를 새벽녘이 밝아 오는 가운데 끝냈을 때 느꼈던 그 환희에 찬 뿌듯함을 어떻게 말로 설명할 수 있을까? 돈? 돈은 그 뒤에서 성큼성큼 따라왔다.

비록 당신은 돈이 뒤따라오는 소리가 들리지 않아 정말인가 의심하면서 자꾸 뒤를 돌아보고 싶겠지만 내 말을 믿으라. 내 귀에는 그 소리가 너무나 또렷하게 들린다. 왜냐하면 내가 그렇게 이미 살아 보았기 때문이다(당신은 변화가 싫다고? 지금 그 상태로 있는 게 좋고 행복하다고? 내가 알기로는 그런 말을 할 수 있는 사람은 사랑에 빠진 사람, 무소유 신봉자, 신실한 신앙인 세 종류뿐이다. 그런 사람이 아닌데도 변화 없이 사는 게 좋고 행복하다면 내게 그렇게 사는 비결 좀 알려다오).

2022 2000년도부터 세상을 향해 글을 쓰고 나서 세월이 웬만큼 지난 후 종종 이런 질문이 담긴 메일을 받곤 했다. "아직도 부자인가? 지금 행복한가?" 내 짐작에는 "당신 지금쯤에는 망했을 거야… 불행할 거야"라는 기대감에 메일을 보내지 않았을까 싶다. 그 답을 지금 여기에 쓴다. 아직도 부자가 아니라 훨씬 더 부자가 되었으며, "충분히 행복한 운 좋은 사람"으로 살고 있다.

"충분히 행복한 운 좋은 사람"이라는 표현은 심리학 교수 대니얼 카너먼Daniel Kahneman이 한 말이다(노벨 경제학상도 받았음을 고려하면 그의 책 〈생각에 관한 생각〉은 읽어 볼 만한 책이 아니겠는가). 그는 행복을, 순간기억(moment base: 일례—사진을 보면서 '그 때 참 좋았어'라고 생각하는 것)과 관련지으며 "가장 행복한 사람은 행복해지고 싶어 하는 열망이 크지 않았던 사람"임을 지적한다. 기를 쓰고 행복을 찾아 나서는 사람이 오히려 행복해지기가 힘들다는 말인데 나도 그 말에 동의한다.

윌리엄 데이먼William Damon의 〈무엇을 위해 살 것인가〉(제목에 속지 마라. 원제는 The Path to Purpose: How Young People Find Their Calling in Life인데 젊은이들을 이끌어 주는 방법론 같은 것이다)를 보면 그 말이 이렇게 표현된다. "가장 행복한 사람은 행복하기 위해 노력하는 경우가 드물다."—맞다. "진정한 행복은 사람들로 하여금 몰입하게 만들고, 도전하게 만들고, 빠져들게 만드는 흥미로운 것들과 관련이 있다."—맞다. 나 역시 여전히 어딘가에 몰입하고 도전하며 빠져드는 것을 아주 좋아하는데 그것이 무슨 커다란 사업 프로젝트를 의미하는 것은 전혀 아니다. 아내가 사 온 너무나도 특색 없는 유니클로 셔츠를 내가 좋아하는 색상으로 직접 염색하는 것에서도, 우연히 발견한 책에서 무릎을 탁 치게 하는 글을 발견하는 것에서도, 루도비코 에이나우디Ludovico Einaudi의 피아노 연주를 듣는 것에서도 나는 충분히 몰입하고 빠져든다.

행복은 우연히 찾아오는 것이 아니며 외부 요인에 의하여 좌우되는 것도 아니고 순간순간 충분히 몰입할 때 찾아온다.—칙센트미하이가 〈몰입Flow〉에서 강조하는 내용이다.

전쟁터에서 휴머니즘을 찾지 마라

20세기 말, 소말리아에서 내전이 발생하였을 때 미 해병대가 파견되었다. 게릴라들은 주민들을 나무 십자가에 묶어 전면에 내세우고 그 뒤에 숨어 총을 쏴 댔다. 미 해병대는 이런 상황에서 어쩔 줄을 모르고 뒤로 물러나기만 했다. 그 결과 미군이 들어갔던 지역들은 모두 게릴라들이 석권하였고 그곳 주민들은 공포에 떨어야 했다. 한편 프랑스는 외인부대를 파견하였다. 외인부대는 자발적인 의사로 프랑스 정부와 계약을 맺고 군인이 된 자들이었다. 그들은 과연 십자가에 주민들을 묶어 놓고 그 뒤에 숨어 공격하는 게릴라들에 대해 어떻게 대처하였을까? 주민이고 뭐고 고려함이 없이 그냥 다 쏴 죽였다. 그리고 게릴라들은 적어도 외인부대에게만큼은 자기들의 수법이 통하지 않음을 깨닫고 후퇴하였다. 그 결과 외인부대가 들어간 지역의 주민들은 모두 평화를 누릴 수 있었다.

당신이 만일 작전 사령관이라고 하자. 어느 쪽 방법을 택할 것인가. 무고한 양민들 뒤에 숨은 적군을 살해하고자 그 양민들도 쏴 죽일 것인가. 아니면 차마 그럴 수는 없어서 후퇴할 것인가. 대부분의 전쟁 소설과 영화 등에 나타나는 주인공은 무고한 양민을 죽이지는 못하여, 또는 적군조차 죽이지 못하여, 고민하고 갈등하다가 오히려 자신이 죽고 마는 사람이다(그 사람으로 인하여 부대 전체가 입게 되는 손실은 별로 묘사되지 않는다).

1898년 독일에서 출생한 레마르크의 소설 〈사랑할 때와 죽을 때〉의 줄거리도 마찬가지이다. 히틀러가 일으킨 전쟁의 태풍 속에서 공습은 계속되고 폐허만 남은 세상에서 주인공 그래버와 그의 운명적인 여인 엘리자베스는 찰나적인 사랑에 빠진다. 눈 덮인 러시아 전선에서 휴가를 받고 온 그에게 엘리자베스의 사랑은 존재의 이유가 될 정도로 강렬하다. 죽음의 거리에서 피어난 두 사람의 사랑은 인간성에 대한 자각을 일깨움과 동시에 무엇으로도 갈라놓을 수 없는 사랑의 힘을 깨닫게 해 준다. 그러나 다시금 부대로 복귀한 주인공 그래버는 엘리자베스가 보낸 편지를 읽다가 자신이 살려 준 빨치산에 의해 저격당해 허무하게 죽어 간다. 가수 조성모의 '아시나요' 뮤직 비디오에서는 군인 한 명이 정글 속에서 베트콩을 경계하지 않고 나비를 구경하다가 총에 맞아 죽는다. 내가 말하고자 하는 사실은 이것이다: 전쟁터에서 전쟁의 법칙을 무시하고 휴머니즘을 찾으면 당신이 죽는다.

100만 달러의 상금이 걸려 있던 미국의 인기 TV 프로그램 〈서바이버 Survivor〉에서 참가자들은 두 팀으로 나뉘어 경쟁하게 된다. 각 팀은 매 단계마다 자기 팀의 참가자 중 한 명을 축출해 버려야 한다. 최후의 승자는 그러한 경쟁과 축출을 통해 끝까지 남은 사람이 되게 된다. 때문에 상대팀과의 경쟁에서 유리한 역할을 하게 될 팀원은 남겨 두어야 하였지만 역으로 그 팀원이 나를 축출해 버리면 나는 패자가 되어 버리고 만다.

나는 아프리카 편을 보았다. 어느 한 팀에 여자 환자가 발생하였다. 그런데 그 환자를 돌보겠다고 약속한 팀원은 환자에게 음식을 준다는 미명 하에 몰래 자기도 음식을 먹었다. 훔쳐 먹은 것이었다. 윤리적으로 볼 때 동료들을 속이고 나쁜 짓을 한 그 팀원이 당연히 제일 먼저 축출되어야 했다. 그러나 정작 제일 먼저 축출된 사람은 여자 환자였다. 상대팀과의 경쟁에서 환자는 도움이 되지 않는다는 냉정한 논리가 팀원들의 판단을 지배하였던 것이다(매 단계마다 각 팀에서 축출된 사람은, 인간관계에만 치중한 사람과 개인적인 공로 혹은 명예만을 추구한 사람이었다. 최후에 승자가 된 사람은 동료들과의 동맹을 가장 잘 이해하고 있던 사람이었다. 새겨들어라!).

당신이 경쟁과 축출의 게임이 싫다면 이 게임을 하지 않으면 그만이다. 적군을 죽이지 못하겠다면 군대에 가지 말고 대신 감옥살이를 하면 된다.

내가 도대체 이해가 가지 않는 것은 경제 게임을 하는 사람들이 이 게임이 요구하는 차가운 속성을 이해하지 못하고 휴머니즘을 찾는다는 것이다. 세계화 물결 속에서 이득을 추구하는 경제 전쟁은 더더욱 심화되는데도 사람들은 여전히 어떤 휴머니즘의 향기가 그윽한 대안이 있다고 믿는 것 같다. 안타까운 것은 경제 전쟁이라고 말을 하여도 시큰둥하게 듣는 사람들이 의외로 많다는 점이다. 내 눈에는 지금 사방에서 날아다니는 총탄들이 보이고 여기저기서 폭탄이 떨어져 땅이 움푹움푹 파이고 건물이 무너지는 광경이 너무나도 선명하게 보인다.

냉전 이후 더 이상 국가의 역할은 없으며 모든 사회적 문제는 시장에서의 경쟁을 통해 해결할 수 있다는 생각을 신자유주의라고 부르는데(사회적 평등과 책임을 전제하고 있는 고전적 자유주의와 구별된다) 신자유주의는 당연히 빈부 격차와 인종갈등, 지역갈등을 그 어두운 그림자로 갖고 있다. 그렇다면 과연 그 그림자를 없애 주고 살벌한 경제 전쟁을 종식시킬 앤서니 기든스의 '제3의 길' 같은 것은 과연 있는 것일까? 파이낸셜 타임즈의 칼럼니스트 마틴 울프는 제3의 길을 "유럽의 문제 해결에 전혀 도움을 줄 수 없는 화려한 수식어"에 불과하다고 했다. 그런 제3의 길이 있건 없건 분명한 것이 하나 있다. 그것은 적어도 이 글을 쓰는 나 자신이 살아 있는 동안에는 그런 길이 세상에 나타나지 않을 것이라는 점이다. 그 길이 마련되기 전에 나는, 어쩌면 당신도, 이 세상을 떠난다.

그러니 당신이 경제 활동을 하는 사람이라면 경제 게임의 본질을 이해하고 그에 맞추어 변화하고 행동하여야 한다. 총체적 중산층 국가로 불리던 일본마저도 그 게임의 본질을 이해하고 실천하지 못해 중류층이 무너지고 있는 중이다. 이 게임은 아주 지극히 단순하다. 이익을 누가 더 많이 낼 수 있는 구조를 갖추고 있는가, 그것뿐이다. 그것 이외에 고려하여야 할 다른 이데올로기는 없다. 지역 경제를 생각하거나, 정치적으로 특정 계층을 고려하거나, 기존 근로자들의 기득권이나 생존권에 신경을 쓰거나 하게 되면 그것은 곧 경쟁력 상실을 가져온다.

전쟁 중에 나비가 아름답다고 해서 구경하지 말라.

전쟁 중에 꽃이 아름답다고 해서 손을 내밀지 말라.

전쟁 중에 하늘 노을이 아름답다고 해서 눈길을 보내지 말라.

그래야 총에 맞아 죽지 않는다.

개인도 마찬가지이다. 당신이 경제적으로 살아남으려면 휴머니즘이 아니라 손익계산서에서 이득이 나와야 한다. 도대체 왜 그렇게 비인간적으로 행동하여야 하느냐고? 그래야만 경제 게임에서 이길 수 있고 자본이라고 하는 힘을 지닐 수 있기 때문이다. "힘을 지니지 못한 자는 평화를 누릴 자격이 없다(프랑스의 극작가이자 외교관인 장 지로두가 한 말이다)."

그럼에도 불구하고 여전히 당신이 휴머니스트라면 경제 게임을 하지 않으면 된다. 축구팀에 농구 선수가 들어와서는 왜 손을 사용하지 않느냐고 징징대지 말고 돈 벌지 말라는 말이다.

2022 야망을 갖지 마라

젊은이여 야망을 가져라(Boys, Be Ambitious). 누구나 어릴 때부터 이 말을 들었을 것이다. "꿈을 가져라"라는 말도 많이 들었을 것이다. 꿈이 있었기에 성공하였다는 수많은 위인들의 이야기도 귀가 따갑게 들었을 것이다. 인권운동가 마틴 루터 킹 목사의 유명한 연설 역시 바로 그렇게 "나에게 꿈이 있습니다."라는 말로 시작하지 않는가.

경영 컨설턴트 제임스 챔피James Champy와 하버드대 니틴 노리아Nitin

Nohria 교수 역시 〈이루지 못할 야망은 없다The Arc of Ambition(청소년은 읽어라)〉에서 야망이나 꿈이 성공의 원동력이 된다는 것을 강조하면서 성공한 사람들이 어떻게 하여 왔는지를 설명하고 있다. 실제로 사람들은 라이트 형제나 넬슨 만델라, 월마트의 샘 월튼, 스타벅스의 하워드 슐츠, 자동차 제조의 헨리 포드, 철강왕 앤드류 카네기, CNN의 테드 터너 등등의 인물들이 야망을 일찍부터 품었고 기회를 놓치지 않고 행동하였기에 성공하였다는 이야기들에서 감동을 받고 나름대로 꿈과 야망을 품는다.

꿈 깨라. 꿈을 갖고 야망만 품으면 모든 것이 다 이루어지는가? 꿈과 야망이 없는 사람이 이 세상에 과연 얼마나 되겠는가. 누구나 성공의 꿈을 품고 살아가는데 왜 성공한 사람은 극소수라는 말인가. 그 이유는 대부분의 사람들이 꿈은 야무지고 원대하게 품지만 그 꿈을 실현시키는 아주 작은 단계들은 하찮게 여기고 무시하기 때문이다. 마치 서울에서 부산까지 가고자 하는 사람이 망원경으로 부산만 바라보면서 집 밖으로 나서는 첫 걸음들은 무의미하게 여기고 움직이지 않는 것과 같다.

예를 들어 당신에게 '부자가 되고 싶은 꿈'이 있다고 치자. 수많은 젊은이들이 '나는 10년 안에 10억 원을 모으겠다'는 식의 꿈을 내게 피력한다(어떤 젊은이들은 한심하게도 100억 원이라고 말한다). 하지만 그런 꿈은 누구나 다 갖고 있는 소망에 지나지 않으며 너무 막연하고 원대하다. 당신은 어서 빨리 단번에 부자가 되고 싶은데 지금의 자기 자신의 현실과 비교하면 너무나도 거리가 멀고 그 꿈을 이룰 구체적인 방법도 없다. 그 결과 공상만 많아진다. '아, 나한테 돈이 몇 억 있다면, 나한테 이러이러한 능력이 있다면 무엇무엇을 해 볼 텐데, 복권에 당첨되면 이런 걸 해 볼 텐데.'

부자가 되고 싶다는 야망에 사로잡히면 일확천금만 꿈꾸게 된다. 절약을 하면 부자가 될 수 있다는 것을 머릿속으로는 알고 있지만 당신은 현재

수입으로는 절약한다 하여도 백만장자가 되기에는 어림 반 푼어치도 안 된다고 생각한다. 그래서 그 돈은 부자가 되는 데 하등 도움이 안 될 것으로 여기고 미련 없이 다 소비하고 만다. 아니, 어쩌면 그 이상의 돈을 빚내서 쓰게 되고 모든 것을 신용카드에 의존하면서 빚을 메꿔 나가는 그러한 카드 인생을 살아가게 될 수도 있다. 결국 일확천금의 꿈이 당신을 오히려 도태시킨다.

그러므로 부자가 되고 싶다는 막연한 꿈이나 야망은 버려라. 10년 후의 목표? 5년 후의 목표도 세우지 말라. 그 기간 동안 당신은 그만 지쳐 버리고 만다. 그저 1년 정도 앞의 목표만을 세우되 1000만 원을 모으는 것 같은 소박하지만 구체적으로 실행 가능한 목표를 세워라. 그러한 목표가 정하여지면 당신은 이제 당신의 수입에서 얼마를 떼어 내 얼마 동안이나 저축해야 하는지 구체적인 계산을 할 수 있게 될 것이다. 행동 지침이 당신 자신에 의하여 구체적으로 세워지게 된다는 말이다. 이제 남은 일은 그 행동 지침에 따라 실제로 행동하는 것이다. 그렇게 하면 조만간 목돈을 쥐게 될 것이며, 바로 그 목돈이 종잣돈이 되어 부자의 길로 접어드는 첫 계단에 올라갈 수 있게 된다(명심해라. 부자가 되는 게임의 첫 번째 승자는 누가 더 먼저 자기 몸값을 올리고 종잣돈을 손에 쥐는가에 달려 있다).

그 소박해 보이는 목돈이 손에 쥐어지게 될 시간이 언제가 될 것인지는 순전히 당신이 현재의 수입 가운데 얼마나 소비할 것이며 얼마나 저축할 것인지에 따라 결정될 것이다. 기간을 6개월로 만들려면 어쩌면 월수입의 거의 대부분을 저축해야 할지도 모른다. 하지만 기간을 단축하려면 그 길밖에는 없으므로 그렇게 해라. 일단, 6개월이건 1년이건 1년 미만의 가까운 미래에 이룰 수 있는 구체적인 목표가 생기면 절대, 절대, 절대 뒤를 돌아보지 말라. 통장에 모인 돈을 뒤적거리며 안달하지도 말라. 그 모아진

돈을 부자가 되려는 꿈과 비교하고 계산하며 '아직도 멀었구나' 하는 미래 투시 따위도 절대 하지 말라. 몇 개월 치가 모였는지도 잊어버리고, 그저 다음 달에 저축하여야 할 돈만 생각하여라.

이것은 다른 분야에서도 마찬가지이다. 예를 들어, 영어를 잘 못하는 사람들을 보면 백이면 백 모두 참고서의 앞부분만 새까맣다. 왜 그런가 하면 처음에 나온 부분을 지나 다음 부분에 가서는 다시 처음 부분을 들춰 보기 때문이다. '내가 어제그저께 공부한 내용을 제대로 기억하고 있는 건가' 하는 불안감에 지나간 부분을 들춰 보는 것이다. 인간의 기억력에는 한계가 있으므로 당연히 상당 부분은 기억이 나지 않을 것이므로 오늘의 진도를 나가지 못하고 지난주 것을 복습하게 된다. 이러니 앞부분만 자꾸 반복하게 되어 앞부분의 페이지들만 새까맣다.

뒤를 돌아보지 말라. 소돔과 고모라를 빠져나오다가 뒤를 돌아본 롯의 아내처럼 소금 덩어리로 변하고 만다. 계속 전진만 하라. 앞을 바라보되 절대 저 높은 계단 꼭대기 위의 찬란한 태양빛을 성급히 찾지 말라. 오르페우스Orpheus처럼 에우리디케Eurydice를 또 한 번 잃어버리게 될 뿐이다. 당신에게 필요한 것은 당장 오늘 지금 밟아야 할 계단이 어디 있는지 찾는 것뿐이다.

올리버 스톤 감독의 영화 〈애니 기븐 선데이Any Given Sunday〉는 프로 풋볼 팀 마이애미 샤크 안팎의 인물들이 벌이는 삶의 혼전을 실감 나게 보여 주는 명작(내가 보기에는)이다. 영화 속에서 토니 디마토(알 파치노)는 노장 코치다. 그의 팀은 3연패의 굴욕에서 벗어나기 위해 안간힘을 쓰지만 내부적으로 팀은 분열되어 있다. 그들 앞에서 토니는 짧지만 감동적인 스피치를 한다. "인생이나 풋볼이나 1인치씩 앞으로 가는 것일 뿐이다. 그 1인치에 얼마나 최선을 다하느냐에 따라 거기서 승리와 패배가 갈라진다. 승리와 패배의 차이는 결국 1인치의 차이이다. 우리는 오직 1인치를 위해 달릴 뿐이다."

미래의 야망은 던져 버려라. 꿈과 야망은 성공의 원동력이 아니다. 보잘것 없어 보이는 1인치 전진을 위하여 오늘 외롭게 최선을 다하는 힘이 바로 성공의 원동력이다. 세계 최고의 테니스 선수 피트 샘프라스 역시 성공의 비결을 묻는 기자들에게 이렇게 답했다. "나는 결코 한 시합에 이기려고 하지 않는다. 한 세트나 한 게임을 이기려고도 하지 않는다. 나는 오직 한 점만을 따기 위해 노력한다." 나는 솔직히 샘프라스가 누군지도 알지 못하지만 나 역시 그 사람처럼 하여 왔다. 당신도 그렇게 하라.

2022 그럼에도 불구하고 종종 "저는 100억을 모으는 것이 꿈입니다"라는 식의 메일을 보내는 멍청한 자들이 여전히 있다.

2022 LIFE와 LIVING

나는 인생을 Life와 Living으로 구분한다. 번역을 한다면 삶과 생활이라고 할 수 있겠다. Living은 경제적 대가를 얻고자 시간을 투여하는 대상, 혹은 그런 목적으로 일하는 시간 자체를 그 영역으로 갖는다. 기본적으로 인간이 하는 모든 일은, 그 일에서 보람을 찾을 수 있건 없건, 그 대가가 많건 적건 간에 무료로 하는 것이 아니고 생계를 의존하고 있다면 모두 Living에 속한다.

Life는 돈을 벌고자 하는 행위와는 관계없이 시간을 사용하는 영역이며 우정, 사랑, 희생, 보람, 가족, 자연 등이 그 중요 가치를 이루지만 게임이나 영화, 음악 등과 같이 자신이 재미있어하거나 좋아하는 것을 즐기는 것도 이 영역에 속할 수 있다. 다른 직업을 택하면 더 많은 보수를 받을 수 있는데도 적은 보수에 아랑곳하지 않고 남을 위해 희생하고 봉사하는 사람들은 Living 속에 Life가 깊이 스며든 경우이다. 그러나 입으로는 봉사나 보람을 내세우면서도 실제로는 대가에 더 관심을 갖고 있다면 그것은 Life를 위장한 위선적인 Living에 불과하다. 자기가 좋아하는 일을 직업으로 삼고 있는 예술가들처럼 Life와 Living의 영역이 상당 부분 중복되는 경우들도 있다.

대개의 사람들에게는 그 두 영역이 분리되어 있지만 그럼에도 불구하고 Living을 Life로 바꿀 수 없는 것은 아니다. 예를 들어 식당을 하는 사람에게 식당에서 일하는 것은 당연히 Living이 되겠지만 불우한 이웃을 위해 무료로 음식을 제공하기도 한다면 그 일은 Life도 되기 때문이다. 가장 바람직한 인생은 이처럼 Living 속에서 Life를 추구하며, 이 둘의 구분 없이 살아가는 인생이 아닐까 싶다.

중요한 사실은 자본주의 사회에서 Life는 Living에서 얻은 돈으로 유지될 수 있다는 점이다. Living이 나무의 뿌리와 줄기라면 Life는 열매라고 할 수 있다. 그렇기 때문에 뿌리도 없이 Life에 너무 치우치게 되면 Living이 흔들리게 된다. 예컨대 하루에 10시간씩 운동을 규칙적으로 하게 되면 건강한 몸을 갖게 되어 Life는 튼튼해질 수 있겠지만 운동선수가 아닌 이상은 춥고 배가 고파질 것이다. 신앙을 자신의 최우선 Life로 생각하는 직장인이 교회에서 철야 예배를 보고 아침에 출근하여 일터에서 꾸벅꾸벅 존다면 그의 Living은 조만간 위협을 받게 될 것이다. 직장인이 공휴일마다 가족과 함께 등산이나 낚시를 한다면 Life는 튼튼할지 모르지만 Living을 개선할 시간을 투자하지 않기에 조만간 직장에서 신뢰를 잃게 될 것이다. 수도사들처럼 Living을 거의 무시한 채로 Life만을 중시하며 살 수도 있겠지만 한 가족의 가장이 기본적인 Living마저 무시한 채 자신의 Life만을 찾고자 한다면 그 가족의 Living은 흔들리게 되고 결국은 가족의 Life마저도 무너질 수가 있다.

반대로 Living을 중시하다가 Life가 흔들리는 경우도 있다. 택시 회사에 고용되어 있었다가 개인택시 면허를 받아 독립하게 되면 자신이 버는 돈 모두를 자기 수입으로 잡게 되어 처음에는 밥 먹는 시간도 아깝게 느낄 정도로 운전을 하며 돈을 벌고자 한다. 그러다가 몸이 쇠약해지면서 코피를 흘리게 되면 그때서야, '아차, 돈이 다가 아니구나.' 하는 생각을 갖는다. Living에 지나치게 몰두하다가 건강이라는 Life를 놓치게 되는 경우라고 할 수 있다. 한 가족의 가장이 자신의 바쁜 Living을 핑계로 자녀에 대한 모든 문제는 아내에게만 맡겨 놓는 경우 역시 아버지로서의 Life를 잃어버리는 것이 되고 만다. 돈이 되는 환자들에만 매달리는 의사 혹은 수임료를 많이 받을 수 있는 사건만 수임하는 변호사 같은 경우 Living은 성공적일 수 있으나 그 직업에서 얻을 수 있는 Life는 허약한 상태가 되고 말 것이다.

부자들의 경우는 어떨까? 대부분의 부자들은 예술가들처럼 Living에 속하는 일을 자신의 Life로 생각하며 살아온 사람들이다. 일은 일상에서 그들이 최우선으로 삼는 가치라고 할 수 있다. 나 역시 일하는 것을 그 어떤 가치보다 우선시하며 즐겨 왔다. 하지만 일 자체를 평생의 의무로 생각하지는 않았다. 나는 직원들에게 "우리가 평생 일만 하여야 하는 일개미로 태어난 것은 아니지 않느냐"고 강조하곤 했다. 천국이나 유토피아에서 일을 해야 한다는 말은 못 들었다. 인간이 바라는 이상향은 기본적으로 무노동의 세계이다. 평생을 일만 하다가 일벌레로 죽어야 하는 운명이라면 나는 거부하겠다(죽기 직전의 순간, 일을 더 하고 싶다고 말하며 죽는 사람은 없지 않은가).

그럼에도 불구하고 왜 나는 '일, 일, 일' 하며 살았느냐고? 일을 효율적으로 남들보다 더 잘하게 되면 세상에서 받는 대가가 커진다. 그 받는 대가가 쌓여 부자가 되면 그다음부터는 일에서 벗어나, 살고 싶은 대로 살 수 있게 된다. 즉 Living에 얽매이지 않아도 되는 Life가 가능하게 된다. 반대로, 젊어서 Life에 투자를 많이 하게 되면 중년 이후에는 Living 때문에 쩔쩔매게 되는 경우가 태반이다. 나는 우선은 Living에 최선을 다하면서 30대가 끝나기 전에 Living 영역에서 뭔가 이룩해 놓고자 하였다. 즉 철저하게 우선순위를 Living에 두었다. Living에 최선을 다하는 사람은 바빠진다. 정신없이 바쁘다 보면 문득 회의감이 찾아올 것이다. Life와의 균형 문제로 인하여 갈등을 느끼게 된다는 말이다. 이 갈등을 이겨 내지 못하면 부자가 되기는 어렵다.

콜럼버스의 일대기를 그린 영화 〈1492 콜럼버스1492: The Conquest of Paradise〉에서 콜럼버스의 아내는 남편에게 제발 돈 좀 벌어 오라고 핀잔을 준다. 그러자 콜럼버스는 이렇게 대답한다. "돈은 사람을 행복하게 만드는 것이 아니라 바쁘게 만든다." 맞다. 이것은 웬만큼 부자가 되어도 마찬가지이다. 부자가 되면 한가하게 되는 것이 아니다. 부자로 만들어 준 구조체를 관리하여야 하기에 시간에 더더욱 쫓기게 되는 경우가 대부분이다.

나 역시 그랬었지만 이미 지금은 그 굴레에서 벗어났다. 거미줄을 아주 크게 쳐 놓고 벌레도 많이 잡아 놓은 느긋한 왕거미이건 작디작은 거미줄을 쳐 놓고 한없이 벌레를 기다리는 작은 거미이건 간에, Living을 위한 거미줄 밖으로 나가지 못한다면 벌레가 많고 적음이 무슨 의미가 있겠는가. 하지만 부자가 된 뒤의 Living과 Life 사이의 균형 문제는 부자들 자신이 알아서 처리하여야 할 문제이다. 문제는 부자가 '되려는' 사람들이 생각하여야 할 균형과 불균형이다. 흔히 돈과 관련하여 사람을 평가할 때 아래 네 마디 중 하나를 사용한다.

돈도 없다. (Living도 Life도 신통치 않다.)

돈은 없다. (Living은 신통치 않으나 Life는 좋다.)

돈은 많다. (Living은 좋으나 Life는 신통치 않다.)

돈도 많다. (Living도 좋고 Life도 좋다.)

아마도 누구나 '돈도 많다'는 말을 듣고자 할 것이다. 내가 조언할 수 있는 것은, 부자가 되어 가는 단계에서만큼은 Living과 Life 두 마리 토끼를 한 번에 완벽하게 잡으려고 하지는 말라는 것이다. 일단은 Living에 신경을 쓰고 시간을 투자하라(이것을 나는 일용할 양식부터 먼저 구하라는 말로 표현하기도 한다). 그래야 뿌리가 깊고 굵게 박히며 비바람이 쳐도 열매가 맺는다. 자신이 원하는 Life를 갖고자 한다면 우선은 Living에 충실하면서 돈부터 모으라는 말이다.

그러나 부자가 되어 가는 단계에서 Life를 모조리 무시하지는 말아라. 최소한도는 해라. 기혼자라면 이를테면 배우자의 생일, 처음 만난 날, 결혼기념일만큼은 카드도 준비하고 꽃도 사고 촛불도 켜라. 친구들과의 관계는 어떻게 하여야 할까? 당신의 나이가 어리지 않다면, 멀리해라. 그래서 친구들이 핀잔을 주고 따돌림을 한다고 해서 속상해하지 말라. 부자가 되어 가는 과정은 외로움을 이겨 내는 과정이기도 함을 결코 잊지 마라. 어차피 당신 친구들 대다수는 평생 돈 걱정 하면서 살게 된다는 것도 염두에 두어라.

하지만 아무리 돈을 모으느라 눈코 뜰 새가 없어도 비가 오면 때로는 비도 맞아 보고 맨발로 잔디를 밟기도 하여라. 부자가 되는 것에 대해 전혀 관심이 없는 사람들의 삶도 종종 살펴보아라. 자신이 왜 부자가 되려는지를 정확히 되새기는 값진 시간이 될 것이다.

2022 Life와 Living은 결국 이른바 일과 삶의 균형을 의미하는 워라밸Work-life balance에 대한 이야기이고 나는 work를 living으로 묘사하였을 뿐이다. 고용노동부가 처음으로 워라밸의 제고를 위해 책자를 발간한 것이 2017년 7월이므로 한국에서는 워라밸을 따지는 풍조가 이제 5년 정도 된 것 같다. 짐 자무쉬Jim Jarmusch가 만든 영화 〈패터슨〉은 거의 완벽한 워라밸을 보여 주는데, 워라밸에서 life를 위한 시간이 숫자상으로 주어져 있다 할지라도 그 분리된 시간을 엿같이 사용한다면 그게 무슨 life를 위한 시간이 된단 말인가. 당신이 그런 시간에 무엇을 하였는지를 1주일 동안만이라도 요약하여 보면 스스로 알 수 있을 것이다. 당신의 life가 '삶'이라는 멋진 단어로 불리우지만 사실은 시궁창에 있는 것인지 아닌지를.

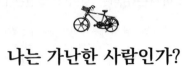

나는 가난한 사람인가?

가난은 사회구조적 현상인가

어떤 먹물들은 이렇게 말할 것이다. "가난한 사람들이 부지런히 일하고 벌어야 하는 것은 사실이지만, 빈곤의 원인을 결코 게으름에서만 찾을 수는 없다. 소득 불균형이 계속해서 늘어난다는 것은 분명히 구조적인 현상이며, 경제와 정치에 영향을 많이 미치는 풍족한 사람들이 만드는 구조의 부작용이다. 우리는 저소득층에게 희망과 비전을 주는 사회 환경을 조성해 나가야 한다."

여기서 '구조적 현상'이라는 것이 뭐냐고 물으면 그 답은 대부분 이렇게 주어진다. "부모가 가난하여 그 자녀는 기회의 평등에서 열외되어 교육을 못 받았고, 교육을 받지 못하는 바람에 조건의 평등에서도 열외되어 일할 기회가 주어지지 않아 다시 가난해지는 악순환의 고리가 구조적 현상이다." 이런 고리를 가난의 원인으로 믿는 사람들은 가난을 사회구조적 문제로 간주하고 국가적 차원에서 적극적인 빈곤 해결 정책이 필요하다고 믿는다(B. Jordan, M. Rutter, N. Madge 같은 학자들이 대표적인데 사회주의자들이 되게 좋아한다).

질문: 그렇다면 가난한 집에서 태어나 학교도 제대로 못 다녔지만 부자가 된 사람들은 뭐란 말인가? 모든 것이 운이었을까? 왜 수많은 부자들은 하나같이 찢어지게 가난한 환경을 훈장처럼 달고 다니는 것일까?(게다가 가난한 사람들의 부모 중 절반은 가난하지 않았다는 통계가 도처에 널려 있음을 잊지 말라.)

가난한 집안이 가난에서 벗어나지 못하는 진짜 이유는 뭘까? 국민 소득이 수천 달러 미만인 나라들의 경우에서는 저소득-저교육의 순환고리가 빈곤 세습의 원인이 되는 것이 사실이다. 국제노동기구(ILO)에 따르면 어린이 노동자 4명 중 3명은 학교에 다니지 못하고 있으며 이들은 성인이 돼도 고소득 직업을 가질 수 없어 가난의 악순환에 빠진다. 국민 총생산량이 적다 보니 일자리가 너무나도 부족하기 때문에 학력이 좋은 사람들만이 일을 할 수 있는 상황이기 때문이다. 한국은 1980년대까지 이런 상황에 처해 있었고 전태일이 분신자살할 수밖에 없는 상황이었다. 이런 시대에서 가난은 '절대적 가난'이다.

그러나 그 어느 나라에서건 3D 업종에 대한 회피가 나타나기 시작하는 고소득 시대에 접어들게 되면 그 말이 맞지 않는다. 물론 고소득 시대에서도 학력이 낮으면 노동시간은 더 많고 임금은 낮다. 2000년 기준 통계에 의하면 우리나라 20세 이상 성인 3천2백55만 명의 25.2%에 해당되는 8백23만 2천여 명이 고졸 미만의 학력을 갖고 있는데 4명 가운데 1명꼴이다. 이 가운데 절반 이상인 4백24만 명은 중학교 과정도 제대로 마치지 못한 상황이며 주로 50대 이상에 집중되어 있다. 고졸 학력 미만 노동자의 월평균 노동시간은 226.1시간으로 고졸자 213.2시간과 대졸자 190.9시간에 비해 많지만 임금은 고졸자의 87%, 대졸자의 58% 수준에 불과하다.

그러나 무학력이 곧 실업을 의미하는 것은 아니다. 3D 업종에서는 일하려고 마음만 먹으면 교육의 정도와 상관없이 얼마든지 직장을 얻을 수 있기 때문이다. 실제로 2002년 현재 내 친구들이 경영하는 공장들은 직원들의 국적이나 학벌과 전혀 관계없이 전 직원에게 꽤 괜찮은 기숙사와 식사를 제공하고, 월 130만 원에서 150만 원의 급여를 지급하고 있으며 한국인 직원에게는 보너스를 추가로 주고 있다. 하지만 그래도 여전히 직원 구하기가 어렵다고 하소연한다. 무학력자라고 할지라도 이런 공장에서는 환영하며, 악착같이 모은다면 2년이 지날 때쯤 3천만 원은 손에 쥘 수 있다는 말이다. 그런 일은 컨베이어 벨트 앞에 서 있는 일이 아니냐고?('이런 일은 하지 말아라' 147쪽 참조) 맞다. 하지만 일을 골라 할 수 있는 처지가 아니라면 우선은 아무 일이라도 하면서 돈을 모아야 할 것 아닌가. 3천만 원 갖고 뭘 하느냐고? 다른 칼럼에서 이야기하겠지만 할 만한 것들이야 널려 있다(물론 개 같은 사장을 만나면 사정이 달라지겠지만 말이다). 그럼에도 불구하고 가난한 가정이 없어지지 않는 이유는 도대체 뭘까? 고소득 시대의 가난한 가정들은 다음과 같은 문제 중 하나를 안고 있다.

첫째, 가족 중 어느 한 명이 술이나 도박, 과소비 등으로 인하여 엄청난 빚을 지고 있고 다른 가족들은 그 빚을 갚아 주기 위해 밑 빠진 독에 물 붓기를 하느라고 정신이 없다. 주로 아버지나 장남이 그 원인 제공자인 경우가 많은데 그들은 빚을 만들어 낸 당사자임에도 불구하고 여전히 그럴듯한 명목으로 다른 가족들의 수입을 갈취하며 집안에 돈이 모일 겨를이 없게 만들고 다른 가족들 모두의 희망을 검게 칠해 놓는다.

둘째, 가장부터 뭔가 손쉽게 돈 버는 길이 있을 것이라고 믿고 일확천금을 꿈꾸며 떼돈을 벌 기회만을 찾는다. 예컨대 아주 높은 이자 혹은 투자수익을 준다는 사기꾼들의 유혹에 넘어가 있는 돈, 없는 돈 다 긁어다 사기꾼에게 갖다주지만 곧 그 돈 모두를 날리게 된다. 때로는 어떤 사업이나 장사가 돈을 아주 잘 번다는 말에 귀가 솔깃해져서 돈을 박박 긁어모아 시작하지만 준비 부족과 정신 자세 부족으로 인해 망하는 경우가 대단히 많다. 이렇게 해서 생긴 빚을 갚느라 온 가족의 허리가 휜다.

셋째, 예전에는 그럭저럭 살았으나 아버지가 사업에 실패하거나, 또는 친구나 친척의 빚보증을 서 주었다가 있는 재산 몽땅 다 말아먹는 바람에 재기할 힘을 잃어버린 경우이다. 가장은 탄식으로 세월을 보내면서 병에 걸리고 남은 가족들 중 일부는 과거 생활 수준으로 되돌아갈 수 없음에 절망하여 될 대로 되라는 식으로 사는 경우도 빈번하다. 대부분의 경우 실직 상태이면서도 평일에 양복을 입고 등산을 하면 했지, 작업복을 입고 일하려고는 하지 않는다.

넷째, 가장이 자신의 일당을 얼마 이상으로 정해 놓고 그 이하가 되는 일은 하지 않는 이상한 자존심 때문에 가난한 가족이 있다. 거지 같은 생활을 할지언정 힘들고 더럽고 위험한 일은 아예 거들떠보지 않거나 그런 일을 시도는 하였지만 힘들어 못 하겠다고 포기하는 사람도 많다. 땀을 흘리는 것을 아주 싫어하는 그들은 편하면서도 돈 많이 주는 일을 찾아다니며 자기에게 직업이 없는 이유는, 가진 자들이 나쁜 놈들이어서 그런 것이며 정치를 잘 못해서 그런 것이고 경제 정책을 잘못 세우기 때문이라고 믿는다. 정말 골 때리는 사람들이다.

다섯째, 가족들 모두가 돈을 벌지만 그 돈을 하나로 만들지 못하고 각자 관리하면서 각자 소비하기에 가난한 가족이 있다. 한국 사회에서는 가족 모두가 합심하여 목돈을 먼저 만들어야 주거 환경부터 개선할 수 있는데 가족들 각자 따로따로 행동하다 보니 돈이 모이지 않는다. 이를테면 장녀는 장녀대로 자기 화장품과 옷가지를 사느라고 수입을 거의 다 사용하며 장남은 분수에 넘치게 자가용 하나를 끌고 다니며 친구들과 어울리느라고 수입 이외에 카드빚까지 지는, 뭐 그런 식이다.

여섯째, 공부도 별로 잘하지 못하는 자식을 어떻게 해서든지 대학에 보내려고, 또는 그 자식들이 성적이 뛰어나지도 않은데 자신의 처지는 생각하지 않고 기를 쓰고 대학을 가느라고, 가족 수입의 상당 부분을 교육비로 투자하는 바람에 가난에서 벗어나지 못하는 가족도 있다. 그 자식이 별 볼일 없는 대학이나 심지어 대학원을 마칠 때까지 용돈까지 쥐여 주는 한심한 가족도 있다. 그 자식이 취직이라도 하면 가족 모두 이제는 고생이 끝났다고 여기지만, 그가 나이 든 부모를 부양하고 이미 성인이 된 형제자매를 경제적으로 도와주기에는 힘이 너무나 벅차다.

일곱째, 가족 중 누군가가 병에 걸려 있음으로 인하여 빚을 지고 나머지 가족들의 수입 대부분이 그 빚과 치료비에 바쳐지는 경우이다. 선천적 혹은 후천적 장애로 인하여 일자리를 구하기 힘들어 가난한 경우도 있다. 가족 중에 그런 장애인이 있는 경우 다른 한 명의 가족이 그 장애인을 돌보느라고 일을 하지 못하는 바람에 가난한 경우도 있다. 병이나 장애가 없는 부부라고 할지라도 아이를 돌봐 줄 곳이 없어서 남편 혼자만의 수입에 의존하다 보니 가난에서 탈출하기 어려운 상황이 되기도 하고 돌보아 줄 가족이 없는 노인들 혹은 남편 없이(혹은 남편이 있어도 개 같다) 어린아이를 돌보며 생활비를 벌어야 하는 주부 가장 역시 가난에서 벗어나지 못한다.

고소득 시대에서 사회구조적 원인 때문에 가난에서 벗어나지 못하는 경우로 내가 간주하는 것은 오직 일곱 번째의 경우뿐이다. 그 어느 나라에서건 3D 업종에서 근로자를 찾기 어려운 시기가 되었을 때 일자리를 찾으면 얼마든지 구할 수 있기 때문이다. 게다가 고소득 시대의 가난은 '절대적 가난'이라기보다는 '상대적 가난'임을 잊어서는 안 된다. 소비생활 격차로 인한 상대적 박탈감이 더 큰 문제가 되기 때문이다.

여기서 혹자는, 가난한 사람들은 무엇인가 하고 싶어도 시작할 자금이 없다는 것을 지적할지도 모른다. 그러나 과연 그럴까? 몇 년만 이를 악물고 일을 한다면 얼마든지 수천만 원을 모을 수 있음에도 불구하고 상대적 빈곤감 때문에 소비를 늘려서 돈이 쌓이지 않는 것은 왜 생각하지 않는다는 말인가. 게다가 땀 흘려 일하는 것을 싫어하는 태도에서 무슨 목돈 마련을 기대할 수 있다는 말이며, 설령 목돈이 손에 쥐인다 할지라도 그런 사고방식을 가진 사람이 뭘 제대로 할 수나 있겠는가. 어떤 사람들은, 빈민들에게는 전월세금의 인상이 너무나 빨라 셋방살이 탈출은커녕 비슷한 수준의 셋방을 지키기도 어렵다고 지적한다. 내가 제시하는 대안은 대단히 살벌하다.

가족 중 누군가가 빚을 지고 있다면, 특히 그 빚이 이른바 사업하다가 지게 된 것이건 도박으로 지게 된 것이건, 병원비가 아닌 한은 절대 갚아 주지 마라. 가족이 빚쟁이에게 맞아 죽는다 할지라도 그대로 죽게 내버려 두어라. 절대 일확천금은 꿈꾸지 마라. 남들이 하기 꺼려 하는 일에 기회가 있음을 명심해라. 체면 따위는 던져 버리고 남들 사는 모습과 자신을 비교하지 마라. 당신이 일을 하는 모습을 본 사람들이 당신을 또다시 찾도록 열심히 일하라. 그게 장사와 사업의 성공 비결임을 잊지 말아라. 전쟁 피난민처럼 살면서 절약하고 또 절약하라. 가족 모두의 수입을 합치고 이자를 은행보다 2~3% 더 주는 곳에 저축하라. 이자를 상당히 많이 준다는 곳들은 모두 사기꾼임을 명심해라. 친척이든 친구든 간에 그 누구에게도 돈을 절대 빌려주지 말고, 당신 가족이 혹은 당신이 돈을 얼마 모았다는 소리는 그 누구에게도 절대 하지 말라. 일류대에 갈 실력이 안 되는 자녀에게는 교육비를 절대 투자하지 말라. 그리고 소주 한 잔도 마시지 말고 돈을 모으고 또 모아라.

가난한 젊은이에게 주는 대안 역시 마찬가지이다. 땡전 한 푼 없다면 숙식을 제공하는 공장 같은 곳에 들어가 2~3년 있으면서 돈을 아귀처럼 모아라. 외출도 하지 말라. 시간이 남으면 책을 읽어라. 연애는 꿈도 꾸지 마라. 외로우면 자위나 해라. 그 누구에게도 돈을 빌려주지 마라. 집안에 무슨 일이 있건 간에, 죽을병이 아니라면 신경 꺼라.

하지만 내가 대안을 제시하지 못하는 경우가 있다. 질병이나 장애가 있는 경우, 부부가 맞벌이를 해야 하는 처지이지만 아이를 돌봐 줄 사람이 없는 경우, 혼자 사는 노인들, 오롯이 혼자서 일하고 아이까지 양육해야 하는 경우 등이다.

2022 가난이 세습되는 이유

1972년, 영국의 키스 조셉K. Joseph은 빈곤의 세습화와 관련하여 '박탈의 순환The Cycle of Deprivation'을 설명하면서 "부적절한 부모가 부적절한 아동을 만들어 낸다."고 하였다. 부모의 부적절한 태도가 가난한 가정의 특징이라는 것이다. 나는 조셉의 의견에 동조한다. 내가 '가난은 사회구조적 현상인가'에서 열거한 가난한 가족들의 사례들 중 첫 번째부터 다섯 번째까지 모두가, 그리고 여섯 번째에서도 부분적으로는, 부모의 태도가 적절치 못하였음을 보여 준다는 사실에 주목하라.

어느 교육학자(레벤스타인)는 빈민층 어머니들에게 장난감 사용법을 상세히 가르쳐 주면 그 아이들의 인지발달이 증대된다는 것을 입증했다. 교육학자 고든 역시 부모가 자녀의 교육 내용을 알아야 자녀들의 과제 수행 능력이 우수하다고 했다. 부모가 '제대로 알고 가르칠 때' 자녀도 제대로 알게 되고 일도 잘한다는 말이다. 그렇다면 가난한 부모들은 도대체 그 자녀들에게 무엇을 제대로 가르치지 못하기에 가난을 세습한다는 말인가. 금융 지식이나 투자 지식인가? 아니다. 무엇보다도 가난한 부모들은 자녀에게 직업이 좋아야만 잘 살 수 있다고 가르치면서 흔히 이렇게 말한다. "내가 못 배워서 이런 일밖에는 하지 못하지만 너는 좋은 직업을 가지고 부자로 잘살아라." 즉 자신이 가난한 이유는 직업이 엿 같아서 그런 것이므로 제대로 교육을 받아 현재 하는 일과는 다른 직업을 가졌다면 가난하게 살지 않을 것이라는 거다. 하지만 자녀는 자기들 역시 부모가 갖고 있는 직업의 범주에서 크게 벗어나지 못함을 알게 되면서 가난을, 그 부모가 대부분 그랬듯이, 마치 '운명처럼' 받아들이게 된다(가난한 자들 중에는 운명론자가 엄청 많다).

물론 직업 중에는 부자 되기 어려운 직업들이 있다. 일한 대가가 사회적으로 정하여진 직업들이 대표적이다('이런 일은 하지 말아라' 147쪽 참조). 하지만 그런 직업들도 부자가 되기 어려운 직업일 뿐이지 찢어지게 가난한 상황에서 탈출이 불가능한 절망적인 직업은 결코 아니다. 부자 되기 어려운 직업에서도 종종 부자가 튀어나오지 않는가 말이다. 직업이란 식당의 메뉴 같은 것이다. 식당 주인들은 어느 한 가지 메뉴를 해 보아서 잘 안되면 자기 탓을 하는 것이 아니라 메뉴 탓, 위치 탓, 인테리어 탓을 하며 다른 메뉴를 올려 보지만 그것 역시 될 리가 없다. 그러다 보니 메뉴 종류만 늘어나지만 무엇 하나 제대로 맛이 나는 것이 없다. 뭐가 잘못된 것일까. 한 가지 일에도 혼을 바쳐야 하는데 그렇게 할 줄을 도통 모르기 때문이다.

질문: 가난한 막노동자들 중 맡은 일을 최선을 다해 잘하는 사람을 보았는가? 다른 사람들보다 조금 나은 사람들이야 찾을 수 있지만 모두가 다 도토리 키 재기이며 장인 정신을 찾아보기란 정말 어렵다. 일을 어떻게 하여야

잘하는 것인지를 연구하는 것이 아니라 일의 종류만 따지는 이러한 태도는 자녀들에게 그대로 유전되고, 그 결과 가난이 세습되고 만다.

이 사회에서 대가를 더 받는 길은 일을 남들보다 더 잘하는 데 있음을 부모부터 모르고 있는 마당에 그 자녀들이 교육의 기회를 제공받는다고 해서 가난에서 모두 탈출할 수 있을 것 같은가? 빈부 간의 교육 불평등 및 학력 격차를 없애고자 엄청난 노력과 투자를 하여 온 수많은 선진국들 가운데 대표적으로 미국에서의 상황을 살펴보자. 한때 미국에서는 흑인들이 계속 가난한 이유를 그들이 다니는 학교의 시설이 형편없고 교사의 질이 떨어지며 정부의 교육 투자 역시 빈약하기 때문이라고 믿었다.

그러나 1966년 존스 홉킨스대 사회학과 제임스 콜먼 교수가 무려 60여만 명의 학생들을 대상으로 조사한 결과는 뜻밖의 사실을 보여 주었는데, 학교 상황과는 상관없이 빈곤층 자녀들은 성장 과정에서 부모의 빈곤층 문화를 자연스럽게 학습하게 되면서 결국 가난해진다는 것이었다. 쉽게 말하면 빈민층 자녀에게 제아무리 좋은 교육 환경을 제공해 준다고 해도 부모 때문에 효과가 없다는 것이다. 그래서 미국 정부가 생각한 해결책은 빈민층 자녀가 빈곤층 문화가 아닌 다른 문화를 접하도록 하는 것이었다. 결국 어느 초등학교나 중학교에서든 여러 계층이 섞이도록 법이 정하여졌고 흑인이나 백인만 다니는 학교 같은 것은 사라지게 되었다. 이러한 조치가 조금은 상황을 개선하였지만 자녀들이 여전히 가난한 부모의 영향에서 벗어나지는 못하기 때문에 문제를 완전히 해결할 수는 없었다.

특히 자기 앞가림하기에도 바쁜 편부나 편모 슬하에서 자라는 자녀가 충분한 교육적 관심을 받지 못하는 것은 어쩔 수 없었다(아시아인들은, 특히 한국인들은, 가난해도 열심히 공부하면 성공할 수 있다는 믿음을 부모가 갖고 있고 자녀들을 교육하기 때문에 이민 사회에서 자리를 잡게 되지만 미국으로 이민 간 부모들 대다수는 그나마 모국에서 교육을 받았던 계층임을 결코 잊어서는 안 된다).

결국 문제 해결의 열쇠는 저소득층 자녀에게 교육의 기회를 주는 것과 병행하여 그 부모에게도 부적절한 사고와 행동을 제거하도록 교육을 제공하는 것뿐이다. 그런데 이 일이 그렇게 쉬운 일이 아니다. 예컨대 한국의 빈민 계층에게 "당신 아버지가 가난한 이유, 당신 역시 가난한 이유, 당신의 자녀마저 앞으로 가난하게 살게 되는 이유는 당신 아버지의 생각과 행동이 글러 먹었기 때문이며, 그 생각을 세습한 당신 역시 생각과 행동이 글러 먹었기에 당신 자녀 역시 마찬가지로 가난하게 되고 맙니다. 그러므로 오늘부터 생각과 행동을 바꾸어 일을 어떻게 하여야 남들보다 더 잘하는가를 생각하세요."라고 말한다면 어떻게 될까? 나는 실제로 노동자들에게 그런 뜻의 말을 조심스럽게 몇 차례 하곤 했었는데 그 경험에 비추어 볼 때 "지랄하고 자빠졌네, 철저히 부려 먹으려고 환장을 했구만"이라는 말이나 안 들으면 다행이었고 언제인가부터는 그런 자들을 보아도 침묵하게 되었다.

물론 "개천에서 용 난다"는 말처럼 어떤 자녀들은 스스로 깨달음을 얻는다. 그러나 빈민 가정 자녀들 대부분은 제아무리 교육의 기회가 주어져도 가정이 가난하다는 사실 자체에서 이미 낙망하여 자신의 미래를 어둡게 여기고 공부하여 봤자 별 볼 일 없다고 단정하며 그저 빨리 부자가 되는 길만을 찾는다. 게다가 이 사회에서 일한 대가를 더욱 많이 얻어 내는 방법은 무시하고, '투자를 잘하여야 부자가 된다', '부자가 되는 데 있어서 학교 공부는 필요 없다'라는 헛소리가 세상에 퍼지면서 그저 더더욱 돈 빨리 버는 길만 찾아 나서지만 결국은 부모의 가난을 답습하고 만다.

여기서 가난한 가정의 자녀들에게 내가 하고 싶은 말이 있다. 너희 부모가 가난한 이유는 학력이 없거나 직업이 후져서 그런 것이 절대 아니다. 일을 통해 이 사회에서 대가를 얻는 방법을 모르기 때문이다. 너희 부모가 이 사회에서 부자 되는 법을 진짜 알고 있으리라고 믿느냐? 천만의 말씀이다. 가난에서 탈출하여 부자가 된 사람만이 그 비결을 제대로 아는 법이다. 내가 바로 그런 부자이며 나는 너희들 호주머니 속 푼돈을 노리고자 이 글을 쓰는 사람이 절대 아니다.

금융 지식이 많고 투자를 잘해야 부자가 된다고? 너희에게 그런 소리를 하는 사람들이 누군지 아느냐? 그런 책을 써서 돈을 벌려는 사람들이거나 증권 회사나 투자 회사 같은 곳들이다. 그들이 너희에게 일 잘하는 법에 대해 한마디라도 하더냐? 이것은 미국이건 어디건 마찬가지이며 그들은 모두 너희들이 그나마 모은 푼돈을 모아서 자기들이 부자가 되려는 사람들이다, 이 멍청한 놈들아.

이제 내 말을 믿어라. 너희가 가난한 집 중고등학교 학생이라면 일단은 코피 터지도록 공부해라. 돈이 없어 과외를 못 받고 학원을 못 다닌다고 서러워하지 말라. 교육 방송이나 인터넷 과외에 관심을 가져라. 이해가 안 가는 부분이 있으면 선생님을 붙들고 늘어져라. 집안이 제아무리 콩가루 집안이라고 해도 신경 쓰지 마라. 부모가 이혼을 했건, 한쪽에서 소주병이 난무하건, 한쪽에서 통곡 소리만 들리건 간에 귀를 막고 이를 악물고 공부만 해라. 엉엉 울고 싶은 상황이라면 울어라. 하지만 5분 이상 울지 말고 삼켜 버리고 하늘을 향해 '으악!' 크게 한 번 외치고 다시 공부해라. 친구들이 무엇을 갖고 있건 간에 그것을 부러워하지 말라. 휴대폰이 없다고 해서 우울해하지 말고 그것이 없음을 오히려 다행으로 여겨라. 돈이 없어서 누군가로부터 괄시와 모멸을 당했다면 그것을 잊지 말아라. 그리고 네가 받은 모멸감과 네가 흘린 눈물로 날카로운 비수를 만들어 마음

속에 '나, 죽어도 죽어도 이날을 영원히 잊지 않으리라'고 진하게 난도질하고 다시 공부해라.

집안이 어려워서 학비라도 벌겠다는 생각에 아르바이트하겠다고 깝죽대지 말고 그냥 죽어라고 공부만 해라. 공부는 궁극적으로 엉덩이 무거운 사람이 이기는 게임임을 명심해라. 그리고 최고의 학교에 들어가거나 최고의 장학금을 반드시 타라. 그게 아르바이트하는 것보다 훨씬 더 짭짤한 좋은 돈벌이라는 것을 기억해라. 이성 교제? 개소리하지 말고 시간을 아깝게 여기고 바보처럼 공부만 해라. 명심해라. 이 사회는 학벌 사회이고 이 학벌 사회에서 출세하는 가장 손쉬운 길은 일단은 최고의 학교를 나오는 것이다. 나를 믿어라. 일단은 공부하는 것이 가난에서 벗어날 수 있는 가장 손쉬운 생존 방식이라는 것을.

하지만 그렇게 공부를 1~2년 해도 도저히 성적이 오르지 않는다면 너희는 공부하고는 안 맞는다. 그러나 학교를 그만두지는 말아라. 형편이 허락하는 데까지는 다니고 학교 공부 대신 닥치는 대로 일하는 방법과 장사나 사업에 대한 책을 읽어라. 아르바이트도 해라. 기술학교에 다닌다면 배우는 분야에서 우선 진짜 귀신이 되어라. 졸업 후에는 학벌 사회 근처에는 얼씬거리지 말라. 그리고 너희의 가난한 부모가 돈이나 직업, 혹은 일과 관련하여 하는 말은 믿지 말라. 한 귀로 듣고 다른 귀로 흘려 버려라. 절대 절망하지 말라. 너희에게는 다른 길이 있고 그 길에는 돈을 벌 수 있는 방법들이 도처에 널려 있음을 믿어라.

2022 90년대생이 경험하는 불평등에 대해 〈세습 중산층 사회(조귀동)〉는 "학생 개개인의 성적을 따져 봐도 중학교 성적에서 부모의 소득과 학력은 큰 영향을 미친다"는 사실을 통계적으로 보여 준다(그런데 그거야 감으로도 다 아는 것 아닌가?). 하

류층 초등생들에게 일류대 대학생들을 가정교사로 1:1로 붙여 주고 그 비용은 내가 사랑의 열매를 통해 지원하면서 상황을 지켜보았던 적이 있다. 1년이 안 지나서 나는 그 지원을 중지하였다. 도대체 과외를 시킨 결과가 전혀 안 보였기 때문이다. 탈북자가 중국에서 낳은 아이는 국적이 중국이므로 한국 정부에서 지원을 하여 주는 것이 전혀 없었다. 그런 아이들을 교육하는 곳(비영리 시설)이 있었기에 한국어 교육 담당 교사를 지원하였던 적이 있는데 한참 지나서 수업을 처음으로 참관한 날 저녁 나는 그 지원을 끊어 버렸다. 학생들 중 어느 한 명에게서도 배우려는 태도를 보지 못했기 때문이다. 배우는 것조차 포기한 가난한 아이들을 변화시키는 법은 나도 모른다.

2022 가난한 사람들은 선량한가?

지금으로부터 십몇 년 전인 1990년 봄, 서울 천호동의 반지하 셋방에서 살던 엄 모 씨(40세)와 부인(38세), 그리고 아들(8세), 딸(6세) 모두가 연탄불을 피워 놓고 동반 자살한 일이 있었다. 엄 씨 가족은 4년 전부터 이 셋방에서 보증금 50만 원 월세 9만 원을 내고 살아왔는데 집주인이 집을 수리하여야 하므로 방을 비워 달라고 해 이사 갈 집을 물색했으나 오른 방값을 마련하지 못해 고민하다가 결국 자살하고 만 것이었다.

서울에서 고교를 나온 엄 씨가 처음 택한 직업은 군에서 배운 운전이었다. 그는 결혼 후 서너 군데 직장에서 차를 몰았으며 모 국회의원의 자가용 운전사로 월 60만 원을 받고 일하다 차를 망가뜨린 실수 때문에 그만두었고 몇 개월 전부터 친구가 경기도 부천에서 하는 부동산 소개업을 도와줬으나 벌이는 한 달에 삼십만 원 선에 불과했고 일정치 않았다. 어쩌면 부동산 소개 일을 하면서 시세에 밝았다는 점이 그를 지레 주눅 들게 했는지도 모른다.

엄 씨는 2남 1녀의 맏이였다. 그래서 서울 변두리에서 동생과 함께 사는 부모를 모실 수 없는 상황을 늘 괴롭게 여겼지만 죽기 며칠 전에도 노모에게 생활비로 15만 원을 부쳤다. 부인은 집에서 자수 미싱을 하며 생계를 꾸렸으나 죽기 얼마 전 전세 목돈을 만들고자 재봉틀마저 팔았다. 그러나 이때 받은 76만 원은 옮겨 갈 방을 구하는 데 그다지 도움이 되지 못했던 것 같다. 대신 어린 아들은 그날 일기장에 이렇게 적었다. "엄마가 미싱을 팔았다. 그래서 기분이 좋았다. 오늘은 TV 소리가 잘 들렸기 때문이다. 방 안도 참 깨끗해졌다."

명성교회 신자였던 엄 씨는 유서에 이렇게 적었다.

"주님께서 현숙한 처녀를 어머님 눈에 띄게 하셔서 좋은 아내를 주셨고 귀여운 남매까지 선물로 주시는 축복을 허락하셨다. 얼마나 행복할 수 있는 가족인가. 그러나 한 가지, 다만 한 가지 나에게 물질의 축복, 남들처럼 돈 잘 버는 재주만은 주지 않으셨다. 가족들이 함께 머물 수 있는 한 뼘의 공간이라도 허락하셔서 가엾은 부모님을 모시고 하나님 뜻대로 살 수 있다면 얼마나 좋을 것인가.

하나님도 이제 없는 자의 소원을 들어주어 그들에게도 방을 마련해 달라. …집을 비워 달라는 얘기를 들은 후부터 고민에 빠져 하루도 마음 편할 날이 없었다. …집 문제 하나 해결 못 하는 무능한 가장. 이런 남편을 하늘처럼 섬기며 불평 한마디 해 본 적 없이 늘 쾌활한 아내, 당신은 정녕 천사이리라. 나쁜 짓을 하면 하나님께 혼난다는 말을 종알거리는 아이들, 너희도 정녕 천사이리라. …전세금 마련을 위해 추진했던 일들이 모두 제대로 안 돼 이젠 방법이 없다. 나 혼자 세상을 떠나려고 했지만. …이 살벌하고 각박한 세상에 떨어진 처자식의 앞날이 얼마나 고생스러울 것인가. …천사처럼 착한 아내의 모습도, 아이들도 이제는 볼 수 없겠구나. …아버지 때부터 시작되어 오고 있는 가난이 나에게 물려졌고, 기적이 없는 한 자식들에게도 물려지게 될 것이다. 빈익빈, 부익부의 악순환이 끝날 조짐도 없다. 폭등하는 부동산 가격에 내 집 마련의 꿈은 고사하고 매년 오르는 집세도 충당할 수 없는 서민의 비애를 자식들에게는 느끼게 하고 싶지 않다. …정치하는 자들, 특히 경제 담당자들이 탁상공론으로 실시하는 경제정책마다 빗나가고 실패하는 우를 범하여 가난한 서민들의 목을 더 이상 조르지 않도록 그들에게 능력과 지혜를 주시어서 없는 자들의 절망과 좌절이 계속되지 않도록 하여 주시옵소서."

엄 씨는 죽기 전 장례비용이라고 적은 봉투에 10만 원짜리 자기앞수표 9장과 1만 원권 지폐 10장 등 1백만 원을 담아 방 안 책상 위에 놓아두었으며 부동산 소개일을 하면서 고객을 태우고 다니고자 월부로 산 프레스토 승용차를 팔아 장례 비용에 보태 달라고까지 했다(당시의 거의 모든 신문기사들을 모아 재편집한 것이다).

참으로 가슴 아픈 이야기 아닌가. 이 착하고 선량한 사람들이 왜 집 문제 때문에 자살하여야 하는가. 집주인이 나쁜 놈이다.—아마도 당신은 그렇게 생각하는지도 모른다. 당시 어느 경제학 교수는 모 일간지에서 다음과 같이 성토했다. "경제가 성장하더라도 잘못된 분배 구조가 고쳐지지 않으면 서민들의 생활이 더욱 어려워진다. …오늘날 우리 사회의 비참과 혼란은 비인간적 이기심에 상당 부분 기인한다. …공정한 분배를 위한 제도 개혁들이 좀처럼 이루어지지 않는 이유도 여기에 있다. …우리 국민들이 모두 하나가 되어 가난한 집의 아이들이 다시는 가난하기 때문에 죽는 일이 없도록 다 함께 생각하고 노력해야 할 것이다. 국민들이 자신에게 손해가 되더라도 사회적으로 필요한 공정한 제도 개혁이면 반대하지 않으며, 집주인이라고 마음대로 집세를 올리지 않는다면 우리 사회는 그날로 살기 좋은 사회가 될 것이다."

나는 다르게 생각하느냐고? 그렇다. 첫째, 나는 '듣기 좋은 멋진 말'을 하는 그 교수가 세를 놓고 있는 집이 있다면 당연히 시세에 따라 세를 받을 것이라고 확신한다. 그리고 자기 딴에는 자기 마음대로 집세를 받은 것은 아니라고 생각할 것이다. 과연 세입자들도 그렇게 생각할까?

둘째, 자살한 엄 씨가 살던 셋방의 주인은 우체국 집배원이었고 그 역시 넉넉한 편은 전혀 아니었다. 집이 낡아 수리를 하고자 방을 빼 달라고 한 그에게 돌을 던지지 말라.

셋째, 집주인들이 마음대로 집세를 올리지 못하게 되면 가난한 사람들이 살기 좋은 나라가 된다는 것은 망상에 지나지 않는다. 그렇게 되면 아무도 임대 주택을 구입하려고 하지 않기에 셋집의 수는 대폭 줄게 되고 임대 가격은 대폭 올라 버리게 된다. 가난한 사람들이 더더욱 살기 힘들어지게 된다는 말이다. 이것은 상가임대차보호법이 시행되는 과정에서 증명된 바 있다.

넷째, 거의 모든 기자, 소설가, 방송 작가, 교수, 종교인 등이 자살한 엄 씨를 '착하고 효자인 데다가 가족도 사랑하였고 성실하였으나, 가난하였기에 갑자기 오른 집세 때문에 절망하여 어쩔 수 없이 자살한 사람'으로 묘사하였지만 실제 상황을 좀 더 파악하여야 한다. 아주아주 차갑게, 얼음보다 더 냉정한 판단력으로 그의 동반자살을 살펴보자. 그는 살아오면서 여러 가지 실수를 했음에도 그것을 전혀 인지하지 못한 듯 보인다. 운전 기사의 임금은 결코 넉넉하지는 않지만 본인의 생활 태도에 따라 얼마든지 저축이 가능한 직업이다. 하지만 그는 군 제대 후 무려 15년 이상 운전을 하였음에도 저축이 없었다. 그가 자가용 기사 생활을 하였다면 그 직업은 주인이 아무리 엿 같아도 한 곳에 오래 있어야 대우를 받는 직업이다. 하지만 그는 직장을 자주 옮겼다. 국회의원 자가용 기사를 하면서는 월 60만 원의 봉급을 받았는데 1990년 당시는 근로자 최저임금이 16만 5천6백 원이었고 월급 100만 원 이상을 받은 근로자가 전체 근로자의 5~6%에 불과하였음에 비추어 볼 때 적은 봉급은 결코 아니었다. 하지만 군대에서부터 운전을 하였기에 운전에 능숙하였음에도 불구하고 실수로 차를 망가뜨렸고 그 일로 인해 또 그만두었다.

그리고 그는 친구가 하는 부동산중개업소에 나가면서 고객 접대용이라는 명분으로 프레스토 승용차를 월부로 샀지만 집은 천호동이었고 일터는 부천이었다. 그 먼 거리를 자가용으로 출퇴근하였다는 것은 그의 처지로 볼 때 정말 어리석은 행동이었다. 고객 접대용이라는 것은 핑계이고 자가용을 갖고 싶은 욕망 혹은 자가용 출퇴근을 하고 싶은 욕망을 채우려고 앞뒤 제대로 가리지 않았을 가능성이 크다는 말이다. 이사를 준비하지 않았던 이유는 그와 부인이 다니던 교회가 천호동 근방이었기 때문이었을 것이다. 그가 '교회에서 볼 때 신실한' 교인이었다면 주일 근무는 하지 않았을 것이므로 그의 고용주들은 일요 골프장에 가려고 하지 않는 그를 탐탁지 않게 여겼을 수도 있다. 나는 가난한 사람들이, 특히 가족을 책임져야 하는 사람들이, '신앙 우선, 생활 나중'으로 사는 것을 별로 좋게 여기지 않는다. 특정 교회에만 은혜가 있다고 믿는 태도도 기복신앙과 다를 바 없다.

게다가 차를 월부로 산 것을 보면 신차였다는 말이며 프레스토보다 더 싼 차들도 있었는데 월부로 그 차를 구입하였다. 보증금 50만 원 월세 9만 원짜리 사글세 집에서 사는 처지에 도대체 어디서 그런 배짱이 생겼을까? 여기서 나는 모방심리를 본다. 그리고 자동차 구입으로 인하여 당연히 운영비, 보험료 등으로 돈이 나갔을 것이다.

공인중개사 자격증이 있는 것도 아니었고 그 업계를 잘 알지도 못하면서 그저 친구가 한다니까 같은 일에 뛰어든 것 역시 무모하기 짝이 없다. 나는 그가 그 일을 위하여 도대체 얼마나 준비했었는지 의심스럽다.

1990년은 이미 산업계에서 3D 업종 전체에 대한 근로 기피 현상이 나타나 일당 3~4만 원에도 사람을 구하기 힘들었던 시기였다. 정부에서 국군의 날과 한글날을 공휴일에서 제외하자 한국노총에서 대정부 규탄집회를 잇달아 개최하면서 총파업을 하겠다고 공개적으로 선언했던 시기도 그 해였다. 그가 다른 일을 하고자 하려고 했다면 얼마든지 일자리를 얻을 수 있었음에도 잘 알지도 못하는 복덕방 사무실에 나간 이유가 도대체 뭘까? 돈도 잘 벌고 편해 보였기 때문 아닐까? 그가 더럽고 힘들고 위험한 일들을 하고자 하려는 마음만 있었다면 그는 보다 더 안정된 수입을 얻을 수 있었을 것이다.

능력과 지혜가 필요했던 사람은 우선은 그 자신이었다. 아버지 때부터 시작된 가난이 자기에게 물려진 원인은 그의 소비생활과 일하는 태도 때문이지 피할 수 없는 유전인자를 물려받았기 때문은 아니었다는 말이다. 때문에 나는 그를 '착하고 선량한 사람'으로 여기기보다는 '자기 분수를 모르고 소비생활을 제대로 통제하지도 않으면서도 자기 자신은 열심히 살고 있다고 생각하며 스스로 절망을 초대한 사람'이었을 가능성이 더 크다고 본다.

내가 십몇 년 전의 가족 동반자살 사건을 언급하고 싸늘한 눈으로 이야기하는 이유는 '가난한 사람들은 착하고 선량하다'라고 충분히 말할 수 있었던 산업화 시대의 보편적 사고가 90년대 이후의 고소득 시대에서도 계속 수정 없이 이어지는 잘못이 우리 사회에 있기 때문이다. 고소득 시대의 가난한 사람들에 대한 진실을 그렇게 감성적으로 왜곡시킨 최대 원인 제공자들은 일부 기자, 교수, 방송 작가, 소설가 등 먹물들이다. 그들은 우리 사회의 가난한 빈민들이 얼마나 불쌍하고 가난한지를 비극적으로 설명하면서 착한 사람들로 묘사하는 데 여전히 익숙하다.

말이 너무 지나치지 않느냐고? 알았다. 하지만 흥분하지 말고 가까운 지방자치단체를 찾아가 사회복지사들에게 빈민층에 대한 그들의 솔직한 의견을 들어 보아라. 그들은 빈민층을 누구보다도 자주 접하는 사람들이다. 내가 개인적으로 아는 사회복지사들은 공통적으로 이렇게 말한다. "빈민층을 만나 보면 일하지 않으려는 부모들과 어떻게 하면 거짓말을 해서 지원금을 타 먹을까를 궁리하는 사람들이 많다는 것을 알게 된다. 그들은 그것을 당연한 권리로 생각한다." 내가 말하고자 하는 것은 이것이다. 우리는 보통 가난한 사람들을 '착하고 최선을 다하지만 이 사회에서 대접을 못 받는 불쌍한 사람'으로 여기지만 실제로는 그렇지 않은 경우가 많다는 것이다. 작업을 시켜 보면 게으름을 피우는 경우도 비일비재하다. 가난한 사람들을 위해 정부에서 기껏 여러 일터를 만들어 주었지만 어슬렁거리기만 하는 사람들도 부지기수이다. 몇 년 전 세화섬유의 곽태환 사장은 "일할 사람을 구하고자 노숙자 수용소까지 가 보았으나 한 달 100만 원 버는 것이 양에 차지 않을 만큼 배부른 사람들이 너무 많다"라고까지 했다.

가난한 자의 게으름이나 나태함은 누구도 비난하려고 하지 않는다. 여전히 가난한 자의 가난은 어쩔 수 없는 것이고 부유한 자의 재산은 악으로만 비쳐진다. 심지어 가난 때문에 저지른 죄는 정상이 참작되어 처벌이 완화된다. 먹고살려고 하는 짓은 불법이라고 할지라도 타인에 대한 범죄만 아니라면 경찰도 종종 눈감아 준다. "가난이 죄지, 내가 무슨 죄인이냐. 가난한 것도 서러워 죽겠는데 사람까지 괄시하고 무시하는 거냐"고 꺼이꺼이 목 놓아 울게 되면 그 누구도 말을 못 하게 된다. 가난은 죄가 아니기에 가난한 사람들은 어거지를 써도 용납하는 것이 고소득 시대를 살고 있는 우리네 국민 정서라는 말이다. 행여나 그런 생각을 외국인들에게는 말하지 말라. 가난 때문에 죄를 지었으니 형을 감면하여 주어야 한다고 생각하는 나라가 이 세상에는 많지 않다. 오히려 스위스처럼 가난하게 사는 것

자체를 죄라고 여기는 나라들이 있음을 기억하라.

2022 위의 글을 쓴 이후 가끔씩, 위의 내용을 악마의 분석이라고 하거나 내 심장은 얼음처럼 차가울 것이라고 힐난하는 메일을 받곤 했다. 내가 답변을 보낸 적이 전혀 없기에 여기서 공개 답변을 적는다: "내 심장은 뜨겁지만 내 머리는 종종 드라이아이스보다 더 차갑다."

가난한 자의 특성은 버려라

군에서 나는 저녁에 도서관장을 하였다. 주제와 동떨어진 이야기이기는 하지만 이에 대하여 질문하는 독자들이 있었기에 나의 군 생활을 간략히 설명하고자 한다. 가난했던 나는 고교 졸업 후 이민을 염두에 두고 자동차 정비학원을 잠시 다닌 뒤 공군에 기술병으로 자원입대하였다. 하지만 정작 내가 자대에서 받았던 보직은 정비와는 전혀 무관한 부동산 관리 업무였는데 고교 시절에 광고대행업을 했던 경력이 고려되어 주어진 업무였다.

도서관장이라는 보직이 정식으로 있었던 것은 아니었다. 당시는 새마을 운동 바람이 세게 불었던 시기였고 군대 내에서도 그 운동이 강제적으로 펼쳐지던 때였다. 부동산 관리라고 하는 업무의 '부패적 특성상' 부대장과 가까이 지냈던 나는, 군 새마을운동의 일환으로 부대 도서관을 만들고 휴가 장병들은 무조건 책 2권을 가져오도록 하고 계급별로 월급에서 얼마씩 떼어 내 매월 도서를 구입하자고 제안을 하였다. 명분은 '군 생활 중 사기를 진작시키고 인간 형성에 도움을 주며 전역 후 사회 발전에 이바지할 수 있도록' 하자는 것이었지만 내 속셈은 구타와 집합이 심심치 않았던 지긋지긋한 내무반에서 도망쳐 나오고 책이나 많이 읽고자 하는 것이었다(원래 명분이란 이처럼 개인의 욕심을 그럴듯하게 포장해 주는 습성이 있으므로 언제나 명분에 속지 말고 그 속내가 무엇인지를 파악하여야 한다).

부대장이 볼 때 나의 제안은 자신의 새마을운동 실천 실적으로 올라갈 수 있는 것이기도 하였다. 결국 나는 내가 바라던 대로 저녁에는 도서관 관장이 되었고 도서관 당직이라는 핑계로 점호에도 불참한 채 도서관 내 야전 침대에서 혼자 밤늦도록 책을 읽었다. 주로 읽은 것들은 현대 소설과 실용 서적들이었고 무협지 등은 거의 읽지 않았다. 제대 후에는 그 당시 가장 컸던 종로서적 센터와 도서관에서 책을 보았다(어쩌다 남산도서관에 가면 그때 생각이 나서 마음이 찡하여진다. 도시락 찬밥을 말아 먹을 수 있는 우동 국물이 10원이었던 것으로 기억되는데 그거 하나 제대로 사 먹을 수 없었던 때가 그리워지는 것은 웬일일까). 성공에 대한 책들도 많이 읽었지만 실전 노하우는 하나도 없고 "희망을 갖고 적극적 사고방식으로 열심히 살아라."라는 뜬구름 잡기들이었기에 읽을수록 실망이 컸다.

오히려 빈민들에 대한 책과 논문들이 손에 먼저 잡혔다. 하지만 가난을 묘사한 대부분의 소설은 작가가 측은한 눈으로(혹은 따듯한 눈으로, 혹은 가난을 업보나 운명적인 것으로 믿는 마음으로, 혹은 가난은 착한 심성에서 비롯된다는 생각으로 등등) 묘사하기 때문에 가난의 현상만을 엿볼 수 있었다. 보다 더 구체적인 내용들은 논문이나 연구 보고서에서 얻을 수 있었는데(너무 오래전의 일이어서 제목들조차 생각나지 않는다) 그렇게 해서 나는 달동네에서 파는 요구르트는 이름도 못 들어 본 회사의 것이지만 부자 동네에서 파는 유명 요구르트보다도 더 비싸고 품질은 더 떨어진다는 것도 알았고 어떻게 행동하면 가난의 굴레에 빠져 들어가는지도 어렴풋이나마 배웠다. 서울역 앞 588 창녀촌으로 유명하였던 양동의 쪽방에서 잠시 살아 본 경험도 개인적으로는 큰 배움이었다.

박완서의 단편 〈도둑맞은 가난〉에서 여주인공의 가족은 아버지가 실직한 이후 어머니의 허영심과 체면치레 때문에 급속히 가난해진다. 결국 모든 재산을 날리고 판자촌으로 이사 온 여주인공은 인형 옷을 만드는 일이라도 하지만 가족들은 가난을 껴안지 못한 채 연탄가스로 자살하고 그녀 홀로 남는다. 어느 날 그녀는 도금 공장에 다니는 청년을 알게 되고 '같이 살면 하룻밤에 연탄 반 장을 아낄 수 있지 않느냐'는 이유로 그와 동거를 한다. 그러나 그 청년은 부잣집 대학생 아들. 아버지가 빈민촌에 보내 가난을 경험시킨 것일 뿐이었다. 그 사실을 알게 된 주인공은 "이제는 부자들이 가난마저도 훔쳐 간다"고 울부짖는다.

나도 소설 속의 그 부자 아버지처럼 가난한 사람들의 삶을 살펴볼 것을 권유한다. 내가 부자가 된 것은 부자들에 대한 정보도 없었던 시절에 부자들을 따라 해서가 아니라 가난한 자들을 따라 하지 않으려고 기를 썼기 때문이다(70년대에는 부자 되는 법을 다룬 책도 거의 없었고 내 기억으로는 기껏해야 〈소자본으로 부자 되는 법〉이라는 책 한 권만 있었을 뿐이다). 왜 사람들은 백만장자들의 특성만 배우려고 하는가. 가난한 자들에게도 공통적 특성이 있다. 그 특성들은 '가난이 세습되는 이유'에서 설명하였듯이 부모로부터 주로 영향을 받게 되지만 부모와는 상관없이 사회에서 보유하게 되는 경우도 많은 듯하다.

첫째, 돈 받는 것 이상으로는 일을 하려고 하지 않는다. 정해진 시간에 좀 더 많은 땀을 흘리거나 시간을 초과하여 일한다고 해서 돈을 더 받는 것도 아닌데 고용주들이 그런 요구를 하는 것은 자기를 좀 더 부려 먹으려는 수작에 지나지 않는다고 여긴다. 오늘 1시간을 더 하였다면 그날 저녁 당장 대가가 더 주어져야 한다고 믿는다. 그러니 돈 있는 사람들이 볼 때는 모두가 그놈이 그놈인 셈이므로 잘해 줄 필요를 느끼지 못한다. 하지만 고용주들의 이러한 태도를 가난한 사람들은 '있는 놈들이 더 지독하다'고 바라본다. '있는 놈들'이 '일을 더 헌신적으로 잘하는' 사람을 곁에 두고 싶어 한다는 것은 까맣게 모르며, 기회는 그 '있는 놈들'로부터 주어질 수 있다는 것을 상상조차 하지 못한다.

둘째, 아무 일이나 하려고 하지 않는다. 농촌 인구가 도시로 몰려들던 60년대와 70년대에 미국인 문화인류학자 빈센트 브란트는 청계천 주변의 판자촌에 살면서 빈민층 연구를 하였고 흥미로운 논문을 발표했었다. 그 내용은, 한국의 판자촌 주민들은 외국의 슬럼가처럼 숙명처럼 가난이 뒤따르는 곳이 아니라 일정 기간이 지나면 주택가로 옮겨 간다는 내용이었다. 이것은 6.25 동란 때 남쪽으로 내려온 피난민들이 처음에는 빈민이었으나 세월이 흐르면서 가난에서 상당수가 탈출하였음을 보아도 알 수 있다. 어떻게 그런 일이 가능하였을까? 일자리가 너무나도 부족한 상황에서 아무 일이나 닥치는 대로 하다가 기회를 잡았기 때문이다. 일을 하지 않으면 당장 굶어 죽는 처지였기에 일을 가려서 한다거나 몸이 편한 일만을 찾는다는 것은 꿈같은 이야기였다. 지금의 수많은 빈민들은 그렇게 하지 않는다. 마음에 들지 않는 일을 하지 않아도 굶어 죽지는 않는다는 사실을 알기 때문일까?

셋째, 자신이 받았던 돈의 액수 이하로는 일하려고 하지 않는다. 하루에 5만 원을 받는 일을 해 온 사람은 당장 일거리가 많지 않음에도 자신의 일당을 낮추려고 하지 않는다. 이것은 성남의 새벽 인력 시장이나 농촌 인력 시장에서 아주 자주 나타나는 현상이다. 나 같으면 하루 5만 원 받는 일을 일주일에 3일 하느니 일단은 하루 3만 원 일거리를 일주일 내내 할 것이고 나를 고용한 사람이 나를 반드시 다시 찾도록 만들 것이다. 그때 비로소 나는 내가 얼마를 받고 싶어 하는지를 말할 것이다. 가난한 자들이 그렇게 하지 않는 이유는 무엇일까? 세상 이치를 모르기 때문일까, 아니면 어설픈 자존심 때문일까.

넷째, 티끌 모아 태산이라는 말을 믿지 않는다. 조금이라도 돈이 생기면 쓰고 싶어 안달이 난다. 예컨대 반포 고속 터미널 지하도 근처의 한 편의점(여기 예전 주인을 내가 조금 안다)에서 양주를 구입하는 고객들 중에는 그 지하도에서 노숙하는 사람들도 있다. 비 오는 날은 공치는 날이라는 것을 뻔히 알면서도 돈을 아끼지 않으며 기분 내키는 대로 써 버린다. 굶어 죽는 한이 있어도 비상금을 축내지는 않는다는 중국인들과는 전혀 다르다. 그래서 약간의 돈이라도 생기면 술집으로 가거나 심지어 그곳 여자들에게 돈을 뿌리는 한심한 놈들도 자주 눈에 뜨인다. 이런 습성은 그 자녀에게도 물려지고 그 자녀들 역시 한 푼이라도 생기게 되면 오락실로 달려가거나 PC방에 가서 진을 친다.

다섯째, 운명론을 받아들이고 사주팔자를 신봉한다. 정주영은 무엇을 했어도 부자가 될 팔자였지만 자신은 뭘 해도 마찬가지라고 생각한다. 다른 사람들은 고무신을 신고 달려도 신이 벗겨지지 않지만 자신은 워커를 신고 뛰어도 신이 벗겨져 넘어질 팔자이며 부자 될 사람은 따로 정해져 있다고 믿는다. 그렇기 때문에 노력에 의존하지 않고 점술가들이 하는 말에 귀를 쫑긋거린다. 생각과 행동에 문제가 있기 때문에 가난을 자초한다는 지적은 개 짖는 소리로 여기며 자신은 한다고 하는데 타고난 팔자가 더러워서 어쩔 수 없다는 식으로 생각한다. 실제로는 사주팔자를 자신의 게으름에 대한 방패막이로 사용하고 있을 뿐이다.

여섯째, 세상을 일방적으로 해석하고 쉽게 흥분한다. 순박하여서가 아니라 전체적 상황을 보는 능력이 약하기 때문이다. 그러다 보니 흑백 논리에 아주 강하다. 세상은 회색인데도 말이다. 자기가 가난한 것은 못 배웠기 때문이거나 남들보다 약삭빠르지 못하기 때문이며 '있는 놈들이 돈을 다 갖고 있기 때문'이라고 믿는 경우도 많다. 자기 판단에 대해 스스로 의심을 하지 않는다. 때문에 자기 생각이 잘못된 것인지도 모른다는 불안감이 별로 없다.

일곱째, 경험자의 이야기보다는 자기 판단을 더 믿는다. 예컨대 선택의 기로에 서서 나에게 조언을 구한 사람들 중 많은 수는 내가 충고한 대로 하지 않고 자기 생각대로 한다. 나는 이게 참 이상하다. 그렇게 할 것을 왜 아까운 내 시간을 허비하게 만드는지 이해가 가지 않는다는 말이다. 그렇게 자기 생각대로 하다가 세월이 지나면 다시 찾아오는데 내가 말해 주면 뭘 하랴. 또다시 자기 생각대로 할 것이 뻔한데. 그들은 우주에는 총 3201억 5983만 7647개의 별이 있다고 내가 말하면 믿지만(내가 알 게 뭐냐), 내가 경험적으로 알게 된 주의 사항들을 말하면 믿지 않는다. 하긴 칠 조심이라고 써 놓아도 직접 손을 대 보는 사람들은 언제나 있지 않은가.

당신이 미래에 부자가 될 수 있는지 없는지를 판가름할 수 있는 방법이 있다. 가난한 친구들을 찾아가 부자가 되는 방법에 대한 그들의 말을 귀담아들어 보라. 그들의 말에 당신이 공감을 한다면 당신도 가난한 자들의 공통적 특성을 갖고 있음을 깨달아라.

2022 부자가 되지 못하게 만드는 심리

1990년부터 1999년까지 10년 동안 영국 워릭대 연구팀은 돈이 얼마나 있어야 사람이 행복감을 느끼는가를 연구하고자 매년 영국인 1만 명을 무작위로 추출해 생활 수준과 만족도를 분석하였다. 행복의 정도를 금액으로 측정하는 최초의 분석적 시도였는데 연구팀은 "가장 행복감을 느끼게 하는 돈의 액수는 1백만 파운드(약 18억 원)"라고 하였다. 국민 소득을 감안하면 우리 실정으로는 약 9억 원 수준이다. 연구팀은 "1백만 파운드의 돈이 있다고 해서 다 행복한 것은 아니고 일에서의 성취감, 만족스런 결혼 생활, 건강 등이 행복을 결정하는 데 중요한 요인들"이라고 결론지었다(이런 뻔한 사실을 알아내는 데 10년씩이나 소비하다니! 하긴 우리나라 교수들의 정부 지원 연구결과들도 자세히 살펴보면 골 때릴 정도로 가관인 것이 많기야 하지만).

그렇다면 돈 문제 이외에는 건강이나 가정이나 직장에 아무런 문제도 없는 사람들에게 돈이 생기면 행복을 느끼게 된다는 말인가? 잠시 동안만 그렇다. 왜 돈 문제 이외에는 걱정 근심이 없는 사람들에게조차 돈이 영원한 행복을 안겨다 주지는 못하는 것일까? 그 이유는, 인간은 환경이 바뀌면 재빨리 그 새로운 환경을 아주 당연한 것으로 받아들이고는 그 이상을 바라기 때문이다. 이른바 '당연심리'이다. 전세를 살던 사람이 자기 집을 마련하였을 때의 기쁨이 몇 년 못 가는 것과 마찬가지이다. 시간이 지나면 더 많은 것을 원하게 된다.

게다가 행복은 상대적인 성격을 갖고 있다. 우리는 독립적인 행복을 원하는 것이 아니라 주변의 다른 사람들보다 더 행복해지기를 원한다. '비교심리'이다. 언제나 우리 눈에는 남들이 더 행복해 보이고 남들이 더 행복할 것이라고 가정하기 때문에 스스로를 상대적으로 불행하게 여기게 된다. 특히 주변에 세속적 성공을 거둔 사람들이 있게 되면 '주변 사람들이 나를 불행하게 생각할 것'이라는 생각을 하며 우울해한다. 나는 이것을 '주변인식'이라고 부른다. '당연심리'는 개개인에게 상황을 진보시킬 수 있는 동기가 되기도 한다. 내가 나쁘게 보는 것은 '비교심리'이다. 부자가 되지 못하는 사람들 대다수가 이 '비교심리'가 가져온 소비 때문에 돈을 모으지 못하기 때문이다.

미국에서 조사한 바에 의하면 당신이 1년에 11만 달러를 벌고 다른 사람들은 20만 달러를 버는 세계와 당신이 10만 달러를 벌고 다른 사람들은 8만 달러를 버는 세계, 이 두 세계 중 어떤 것을 선택하겠느냐고 물으면 대다수의 미국인은 두 번째 세계를 택한다. 왜 그럴까? 바로 '비교심리' 때문이다. 예를 들어 이웃집에서 차를 갖고 있으면 나도 차가 있어야 비슷한 행복을 누린다고 믿는다. 그래서 좀 무리를 하더라도 기어이 차를 사고야 만다. 추석이나 여름휴가 때 중고차값이 오르는 이유도 사람들에게 '비교심리'가 있기 때문이다. 남들 다 자가용 타고 가는데 우리도 그래야 되지 않느냐는 것이다.

게다가 나에게 차가 없으면 남들이 나를 불행하다고 볼까 봐 두려워한다. '주변인식'때문이다. 마치 남들에게 보이기 위해 사는 사람들 같다. 물론 이러한 심리들은 자기가 현재 이 사회에서 잘해 나가고 있는지를 평가할 수 있는 방안으로, 스스로를 주변 사람들과 상대적으로 비교하는 심리적 기제로 볼 수도 있다. 그러나 그 내면 깊은 곳에는 인간이 주변 사람들에 느끼는 시기심이 생각보다 크게 자리 잡고 있다.

결혼을 코앞에 둔 남녀가 종종 갈라서는 이유 역시 부모들과 당사자들의 '비교심리'와 '주변인식'에 있다. 누구네 집 며느리는 이러이러한 혼수를 해 왔는데, 누구누구는 예물로 다이아 1캐럿을 받았는데, 누구누구는 시댁에서 아파트를 사 주었다는데 왜 나는 전세냐, 요즘 세상에 누가 20인치 TV를 보냐 30인치는 돼야 한다 등등의 모든 갈등이 다 남들에게 지고 싶어 하지 않는 시기심이 빚어낸 것들이다. 그러다 보니 돈이 모일 겨를이 없다. 수입이 조금만 늘어도 쓰고 싶어 안달이 나며 빚까지 진다. 남들이 가진 것들을 자기도 갖고자 하기 때문이다(혹시라도 그런 상대방을 만났다면, 또는 상대방의 집안이 그렇다면, 나중에 후회하지 말고 빨리 헤어져라. 이미 결혼을 했다면 아이가 생기기 전에 이혼하는 것이 현명하다).

진정한 부자들은 이 세 가지 심리들을 극복한 사람들이다. 서울 강남에 있는 금융기관들에 가서 물어보아라. 진짜 알부자들은 전혀 부자같이 보이지 않는다. 사는 곳도 강남에서는 평범한 곳에서 살고 잠바 하나 걸친 사람들이 수십억의 현금을 움직인다. 고 정주영 같은 재벌 1세들의 모습이 TV에 비쳤을 때 도대체 부자같이 보이던 사람들이 한 명이라도 있었는가. 부자들은 남들이 어떻게 살든 관심이 없다. 흉내 내려고 하지 않는다는 말이다. 그들은 현재의 상황이 아무리 좋아도 언제든 다시 나빠질 수 있음을 알고 대비하려고 한다. 남들과 비교하며 살지 않는다. 남들이 무엇을 갖고 있건 간에 관심이 없다. 그들은 우선 돈을 모은다. 돈이 쌓이면 그 돈에서 나오는 수익으로 '나중에' 무엇이든 살 수 있다는 것을 안다. 원금을 건드리지 않고서 말이다. 나 역시 그렇게 살았던 사람이다. 하지만 대부분의 사람들은 위 세 가지 심리 때문에 그 원금이 될 작은 돈들을 '먼저' 야금야금 갉아먹는다.

`2022` 잉글하트Inglehart의 '가치관 지도'에는 세로축과 가로축이 있는데, 세로축에서는 '전통 가치에서 비전통적이고 비종교적이며 합리적인 가치로 상승하는 것'을 상위로 치고, 가로축에서는 '생존 가치에서 자기표현 가치(외부의 구속이나 지도력의 영향을 받지 않는 조건에서 자유롭게 형성된 자신만의 선호를 중시하는 것)로 상승하는 것'을 상위로 친다(박홍규의 〈인문학의 거짓말〉에서 차용). 여기서 자기표현 가치를 오해하지 마라. 그 가치는 명품으로 치장하며 개성을 드러내는 것을 의미하는 것이 전혀 아니다. 그것은 비교 심리와 주변 인식에서 벗어날 때 비로소 독립적으로 형성되는 것이다(자기표현 가치에 대하여 좀 더 파고들어가 구체적으로 이해하는 독자들이 많기를 바란다).

부자들은 대체 어떤 사람들인가?

2022 부자들의 쇼윈도 앞에서 서성이지 말아라

나는 유명 브랜드에 미친 사람이 결코 아니다. 결혼 직전 처가에서 내 시계를 좋은 것으로 사라고 돈을 주었는데, 나는 아내와 같이 청계천 시계 골목에서 심플한 디자인의 저렴한 일제 세이코 밀수 시계를 각자 하나씩 샀다(나는 밀수고 나발이고 싸고 좋으면 산다). 아내는 내가 사 준 그 시계 디자인을 좋아하여 지금도 종종 차고 다닌다(나는 예전에 잃어버렸다). 왜 사람들은 부자도 아니면서 결혼할 때 그렇게 패물에 신경을 쓰고, 유명 브랜드 상품에 목을 매면서 부티를 내려고 할까?

남에게 보이기 위함 아닐까? 공산국가들이 붕괴되기 오래전에 마르크스주의는 망할 수밖에 없음을 단언하였던 〈이데올로기의 종언〉의 저자 다니엘 벨은 "자본주의적 상품 교환에서는 실용성보다 외관이 중심이 된다."라고 지적한 바 있다. 폼이 나야 한다는 말이다. 이른바 명품을 본떠 만든 가짜들이 팔리는 이유 역시 남에게 보이고자 하는 마음에 있다. 가짜 핸드백이 워낙 정교해 진짜를 사 봐야 구분이 안 되기 때문에 정품이 안 팔린다는 세상. 하지만 가짜를 만들어도 진짜와는 눈으로도 쉽게 구분이 되는 값비싼 시계 같은 것들은 오히려 진품이 더 잘 팔린다는 세상. 바쉐론 콘스탄틴, 피아제 등 다이아몬드를 주렁주렁 박은 시계를 사는 사람들이 돈 많은 사람들이라면 나는 아무 소리 하지 않는다. 아니 오히려 잘 샀다고 말할 것이다.

문제는 부자가 아닌 사람들, 부자가 되려고 하는 사람들이다. 값싼 시계를 차고 다니면 손목이 부끄러워지기라도 하는 것일까? 어느 신문에서 친구들과 명품 계(契)를 한다는 여대생이 이런 말을 하는 것을 읽었다. "요즘엔 겨울철이라도 반팔 티나 블라우스 위에 외투를 걸치고 다니는 차림이 많다. 실내 생활이 늘어났기 때문이다. 그만큼 시계를 상대방에게 보일 기회가 늘어난다. 이제 계라도 해서 까르띠에 탱크 시계를 구입하는 것은 사치가 아니라 트렌드다." 트렌드? 트렌드 좋아하네. 트렌드가 밥 먹여 주냐? 라이프 스타일을 유지하기 위한 투자라고?

꼴값에 지랄들 떨고 있네. 그게 아니다. 판매자의 상술에 놀아나 혼이 빠져 있기 때문이다. 사람들은 상품을 사는 것이 아니라 판매자가 덮어 씌운 이미지에 현혹된다. 수많은 상품들의 매혹적이고도 아름다운 이미지들이 광고를 통해 쏟아져 나오면서 사람들을 세뇌시킨다. 그래서 넥타이 하나를 사더라도 자기 자신의 느낌이 아니라 그 넥타이 뒷면의 상표를 더 중요시한다. 하지만 당신이라는 인격체는 당신이 소유한 상품과 동격이 절대 아니다.

나는 상품이 주는 그 어떤 이미지보다도 나 자신의 판단을 더 소중히 여긴다. 나는 사람들이 아무리 갖고 싶어 하는 명품이라고 할지라도 그 흔한 버버리 제품 하나 없고(영국에 살았던 가까운 친구가 선물한 목도리 하나가 있기는 하지만 나는 그 디자인이 싫어서 친구에게는 미안하게도 한 번도 사용하지 않았다), 롤렉스, 오메가 시계도 없으며 조르지오 아르마니 양복도 없다. 그 디자인이나 질감이 내 마음에 들지 않기 때문이다. 내가 갖고 있는 물품들 중 명품으로 볼 수 있는 것은 몽블랑 만년필들과 워터맨 만년필(나는 끄적거리는 것을 좋아하기에 만년필 욕심이 있으며 모두 면세점에서 샀다), 던힐 라이터(가스를 한번 넣으면 오래가며 일본의 명품할인점에서 샀다), 금속제 불가리 시계(비싼 건 아니고 디자인이 마음에 들었다) 뭐 그 정도이다. 아 참, 가짜 롤렉스 시계도 하나 있는데 어느 스승의 날, 나를 스승으로 여기는 예전 직원이 금속 디자인이 나와 잘 어울린다고 선물로 준 것이다. 그런데도 사람들은 내가 걸치고 다니는 것들은 모두 유명 브랜드 제품으로 믿는다. 1만 원짜리 시계들도 즐겨 차고 다니는데 말이다.

포스트모더니즘의 사회 이론가 혹은 본격 하이테크 사회 이론가라 불리는 장 보드리야르는 이미 30여 년 전에 저서 〈소비의 사회〉(남들이 만들어 놓은 덫에서 벗어나 주체적 삶을 살고자 한다면 반드시 읽어 보라)에서 광고, 매스 미디어, 에로티시즘, 레저, 가제트(아이디어 상품) 등이 약속하는 풍요롭고 자유로운 행복한 삶은 거짓 신화에 지나지 않으나 현대인은 그 신화를 믿고 자신의 영혼을 팔아 버리고 있음을 지적하였다. 소비자가 소비하는 것은 더 이상 물건의 사용 가치가 아니라 광고와 텔레비전 등 미디어를 통해 확산되는 그 상품의 사회적 이미지이며 현대인은 그러한 이미지의 망령에서 벗어나지 못하고 있다는 것이다. "행복한 때에도, 불행한 때에도 인간이 자신의 모습과 마주 대하던 장소였던 거울은 사라지고, 그 대신에 쇼윈도가 출현했다." 라고 그는 지적하였다. 30여 년 전에 말이다.

사족: 나는 〈소비의 사회〉가 예전에 대학가 운동권에서 제국주의 타파 교육에 사용되기도 하였음을 지독히 한심하게 여긴다.

부자들이 돈을 버는 방법 중 하나가 뭔지 아는가? 광고와 쇼윈도를 통해 사람들에게 이렇게 속삭이는 것이다. "너희들 이런 상품 갖고 싶지? 이런 걸 갖고 있어야 너희들 인생이 폼 나게 되는 거야. 이 모델들 좀 보렴. 얼마나 아름답고 폼 나니. 이게 다 이 물건 덕분이야. 그러니 너희들도 한번 구입해 봐. 다른 사람들이 너희를 얼마나 부러워할까. 돈이 없다고? 카드 긁으면 되잖아. 얼마나 좋니, 카드 회사에서 12개월 무이자 할부도 해 준다는데. 무이자 행사 기간이 끝나서 이자는 내야 한다고? 그깟 놈의 이자가 문제겠니. 사람이 쫀쫀하게 살면 안 되는 거야. 좀 대범해야지. 이자 걱정 하지 말고 너희의 인격이 올라간다는 것을 생각해 봐. 품위도 생기는 것 아니겠어. 그러니 결단을 내려, 빨리. 아무나 가질 수 있는 게 아니라니까. 대한민국 1%만 가질 수 있다니까. 그래도 이번 달 지출이 계획보다 늘어난다고? 사람이 왜 그러니. 다음 달에 절약하면 될 걸 가지고 말야. 게다가 두 달 후면 보너스도 나올 예정이잖아. 뭘 그렇게 걱정하니. 세이노라는 사람도 걱정은 10분만 하라고 그랬다더라. 벌써 10분 지났다. 그러니 이제 걱정 그만하고 지금 구입하렴, 응? 너희도 이 모델들처럼 완전 킹카 되고 퀸카 된다니까 그러네…."

부자들은 이렇게 속삭이면서 다른 사람들의 호주머니를 노리는 데 귀신이다. 정작 자기들은? 졸부가 아닌 한 그런 속삭임에는 넘어가지 않는다. 그런 부자들이 만들어 놓은 그 쇼윈도 앞에서 서성대지 말라. 남들이 불어넣은 이미지에 세뇌되고 타인의 판단을 우선시하며 타인에게 보이고자 소유하려는 태도처럼 어리석은 것이 없다. 그런 사람들은 상품뿐만 아니라 돈, 명예, 지위, 학벌 등에 대해서도 스스로의 가치 판단보다는 남들이 불어넣는 이미지에 세뇌되고 타인의 판단을 우선시한다.

하지만 그런 꼬드김에 넘어가면 투자에 사용할 자금과 시간은 점점 더

제로에 가까워져 오히려 삶 자체를 잃어버리게 될 가능성만 높다. 부자가 될 사람이 소유하려는 것은 자기 자신의 미래를 위한 재화이지 남에게 지금 보이기 위한 물품이 아니다. 명심해라. 부자가 되려면 사람들이 사로잡혀 있는 그 이미지의 망령들로부터 초월한 높은 경지에 초인처럼 굳건히 서 있으면서, 역으로 그 망령들에 사로잡힌 어리석은 사람들의 심리를 파악하고 이용하여야 하는 법이다.

2022

- 에이자 레이든의 〈보석 천 개의 유혹〉—최근에 〈세상이 탐한 보석의 역사〉로 제목이 바뀌었음—을 보면 부자들이 만든 쇼윈도의 대표적 사례를 확인할 수 있다. 1872년, 남아프리카 광산에서 다이아몬드가 쏟아져 나오기 시작하면서 사람들에게 다이아몬드는 더 이상 희귀한 보석이 아니게 된다. 그러자 다이아몬드 독점 회사였던 드비어스는 보석에 로맨스의 의미를 가미하여 다이아몬드를 약혼반지나 결혼반지로 일반 사람들에게 각인시키고자 노력하였다. 그 결과, 다이아몬드 반지에 대한 대중적 소유 욕망이 만들어졌다. 그전까지 다이아몬드 같은 보석들은 왕실이나 귀족가에서만 소유하는 사치품이었다.

- 이른바 명품을 갖고자 애를 쓰는 요즘 세태를 보면서 글을 쓴다. 위에서 "나는 아내와 같이 청계천 시계 골목에서 심플한 디자인의 저렴한 일제 세이코 밀수 시계를 각자 하나씩 샀다."고 했다. 사실 처가에서는 내게 좋은 시계를 하나 사라고 했었지만 아내에게 "시계는 대충 사고 남는 돈으로 레코드판을 많이 사는 거 어때?" 물었고 아내도 클래식광이었으므로 적극 찬성하였기에 그렇게 했던 것이다. 부자가 된 이후에도 나는 제아무리 유명한 명품을 싸게 살 기회가 있다 할

지라도 그런 것보다는 막스 리히터Max Richter의 〈Memory house〉 시디를 한국에서 구하지 못하였을 때 해외에 주문하고 받자마자 들으며 나의 온 영혼이 흔들렸던 전율을 더 좋아한다. 필립 글래스Philip Glass의 수많은 곡들도 그렇고 에미넴이나 람슈타인Rammstein의 곡들도 그렇다…. 내가 좋아하는 음악은 종류도 다양하고 그 수가 매우 많다. 음질은 좀 떨어지지만 유튜브를 통해 얼마든지 즐길 수 있는 세상이 되었음에 고마워하고 있다.

내가 좋아하는 것에 대한 원칙이 하나 있다. 음악인 경우 내 귀에 들려오는 소리가 내 머리에 어떤 느낌을 주는가가 선택의 기준이 된다. 그 음악을 만든 사람의 생애나 평론가들의 얘기, 혹은 영상 자료 등은 절대 그 기준에 들어가지 않는다. 미술의 경우도 마찬가지다. 내 눈에 비칠 때 내가 어떤 느낌을 갖는가, 그것만이 기준이 된다. 유럽의 미술관들을 채우고 있는 수많은 그림들 중 대다수는 역사적 사건들을 그린 것들이기에 나는 아무 감동이 없으며 디에고 벨라스케스의 〈시녀들〉이 거울을 통해 미궁 속으로 관람자를 끌어당긴다 할지라도 나는 미술사가가 전혀 아니므로 끌려 들어가지 않으며 그것으로 끝이다. 명품 시계? 브랜드는 내게 의미가 없고 디자인이 마음에 들어야 하는데 대부분 두꺼울 뿐만 아니라 기계식 자동 태엽이어서 귀찮다.

어쩌면 내가 페라리를 데일리 카로 사용하는 것을 모순적 소비 행태라고 생각할 수도 있을 것 같은데 내가 20여 년 전 운전면허를 취득하고 직접 처음 운전하기 시작한 차가 고출력의 SL55이었기 때문에 나는 운전하기 편한 고성능 차에 익숙하다(20년이 넘은 SL55를 아직도 가끔씩 타는 이유는 카 오디오 때문인데, 그 차의 오디오를 내가 직접 수개월간 개조하여 부착시켰고 그것 이상의 소리는 그 어떤 자동차에서도 못 들었기 때문이다). 어쨌든 나는 세상을 살아오면서 다른 사람들이 어떻게 생각하건 상관없이 나 스스로의 기준에 맞춰 살아왔고 그게 부자 되는 길로 나를 인도하였다고 믿는다.

외환 위기가 닥쳤던 1998년에 금 모으기 행사가 있었다. 많은 사람들이 참여하였지만 금덩어리라고 부를 만한 것은 나오지 않자 금을 덩어리로 갖고 있을 부자들은 왜 금을 안 내놓느냐는 질타가 많았다. 정작 나눌 것이 많은 부자들은 놀부처럼 오장칠부로 '욕심부'가 하나 더 있어서 그런지 금궤도 안 내놓고 금송아지도 안 내놓는다는 것이었다.

명심해라. 그런 글을 언론에 쓰고 방송에서 보도하는 방송 작가나 드라마 작가, 기자, 앵커 등등이 실제로 부자들에 대하여 아는 사람들은 아니라는 사실을. 그들은 부자들에 대해 정말 수박 겉핥기로만 안다. 과연 진짜 부자들이 금은보화를 많이 갖고 있을까? 졸부라면 그럴지도 모른다. 졸부를 영어로 머시룸mushroom 부자라고도 하는데 비가 온 뒤의 버섯처럼 갑자기 확 피어났다는 뜻이다. 이런 부자들은 투자와 수익에 대한 개념이 희박하다. 투자와 수익을 따지며 부자가 된 사람들이 과연 금덩어리를 갖고 있었을까? 외환 위기 당시 초등학생이었던 딸아이가 내게 물었다. "우리 집은 부자인데 왜 금반지 하나 제대로 없어?"

기축 통화였던 금은 1971년 닉슨 미 대통령이 달러와 금의 태환 정지를 전격 선언하면서 세계통화시장에서 퇴장하였다. 하지만 다른 나라들은 90년대까지도 금에 대한 믿음을 완전히 버리지는 못하였고 오일 쇼크나 전쟁, 일본인들을 비롯한 아시아인들의 금 사재기 현상 등이 있게 되면 금값은 요동을 쳤다. 71년 미국이 달러의 금 태환 금지를 선언할 당시 1온스당 200달러 선에서 형성되던 국제 금값은 80년과 81년 1,200달러까지 올라갔다. 그러나 80년대부터 20여 년간 금값은 계속 하락하는 양상을 보였다. 97년 400달러 선이 무너진 뒤 99년 300달러 선까지 무너졌으며 2001년 2월 253달러로 떨어졌다가 8월에는 다시 올라 280달러 선이 되었다. 그러다가 2002년부터 달러화가 약세로 돌아서면서 금값이 오르기 시작했다.

부자가 금을 보유한다면 투자 목적이거나 전쟁 같은 위험 대비용일 것이다. 하지만 2001년 11월 뉴욕 세계무역센터 테러 사태 직후 금값은 290달러가 넘어갔으나 다시 하락하였고 탄저병 파문이 전해졌을 때는 285달러였다. 대단한 폭등이 일어난 것은 전혀 아니라는 말이다. 지난 20여 년간의 자료를 찾아보라. 기본적인 대원칙은 미국 달러화가 약세로 돌아서면 금값은 언제나 강세로 돌아섰고 달러화가 강세로 돌아서면 금값은 다시 약세로 돌아섰다. 하지만 달러화에는 이자가 붙을 수 있지만 금에는 이자가 없다. 투자 수익을 계산하는 부자들이 그런데도 금을 사서 몇 년이고 계속 보유할까? 주식과 마찬가지로 쌀 때 구입하였다가 가격이 오르면 팔아 치울 수는 있어도 장기 투자용으로는 그렇게 매력적인 대상이 아니다.

게다가 금을 사고팔 때는 언제나 수수료까지 붙는다. 또한 전쟁터에서 금덩어리로 하는 물물 교환은 언제나 금을 가진 사람이 손해를 보게 되어 있다. 전쟁터에서도 달러는 1불 단위로 거래가 가능하지만 금은 아니기 때문이다. 금가락지 하나 줄 테니 쌀을 달라고 하는 식이 된다는 말이다. 상속을 위한 방편으로 금을 사 둘 수도 있지 않겠느냐고? 아니 현금을 이자까지 받아 가며 숨길 수 있는 방법이 지천에 널려 있는데 왜 금을 보유한단 말인가. 오히려 재테크를 잘 모르는 사람들이 막연한 기대감으로 금을 산다는 것을 나는 안다. 그렇다면 금괴나 금송아지는 누가 갖고 있는 것일까? 내가 아는 바로는 그런 것들은 대부분 수표 추적을 피하고 현금 전달 시의 번거로움을 피하기 위한 뇌물로 사용되는 것이다. 서울 중심가의 금은방에 물어보아라. 십중팔구 손님들이 선물용으로 사 간다고 할 테니까. 나 역시 오래전에 어느 거래처로부터 금으로 만든 왕관을 뇌물로 받았던 적이 있다(즉시 돌려주고 거래를 끊었다). 99년에 절도범은 "훔쳤다"

고 하는데, 피해자는 "도둑맞은 적 없다"고 잡아떼는 사건들이 많았다. 경찰이 찾아낸 금은보화를 찾아가지 않는 경우도 있었다. 과연 금은보화는 누가 갖고 있었던 것일까? 부자라면 경찰에 가서 신분을 밝히고 찾아갔을 것으로 나는 믿는다. 고관이나 정치인이라면 나타나지 못한다. 뇌물로 받은 것일 테니까.

금 이야기를 장황하게 하는 이유는, 진짜 부자들은 일반인들이 생각하는 것과는 달리 금이나 보석에 대해 별로 관심이 없다는 점을 알려 주기 위함이다. 모파상의 소설 〈목걸이〉에서 주인공 마틸드는 하급 관리의 아내였지만 화려한 생활을 동경하였다. 어느 날 장관 부부가 주최하는 파티의 초대장을 받고 남편에게 옷이 없다고 탓하자 남편은 몰래 저금해 둔 4백 프랑을 내놓는다. 멋진 옷이 생겼지만 그녀는 보석이 없음을 다시 탓했고 친구인 돈 많은 포레스티에 부인에게서 목걸이를 빌렸다. 파티에서 마틸드는 누구보다도 아름답고 기품이 있었지만 집으로 돌아온 후 목걸이가 없어졌음을 알게 된다. 두 사람은 파리 시내를 헤매며 가까스로 포레스티에 부인의 것과 같은 모양의 목걸이를 찾아냈다. 남편은 아버지가 남긴 1만 8천 프랑과 모든 물건을 담보로 3만 6천 프랑짜리 목걸이를 샀다. 그 엄청난 빚을 갚기 위해 두 사람은 작은 셋방으로 옮겼고 닥치는 대로 일한다. 빚을 다 갚기에는 10년의 세월이 걸렸다. 이제는 늙어 버린 그녀가 어느 날 샹젤리제에서 포레스티에 부인을 만나게 되었을 때 자기가 빌렸던 그 목걸이가 사실은 5백 프랑짜리 모조품이었음을 알게 된다.

모든 국어 선생님들은 이 이야기에서 허영심의 종말을 배워야 한다고 말하지만 내가 강조하려는 부분은 마틸드의 허영심이 아니다. 돈 많은 포레스티에 부인이 갖고 있는 목걸이를 사람들은 왜 당연히 값비싼 목걸이일 것으로 믿느냐는 것이다.

참부자들은 부자가 아니었을 때 보석이나 패물에 돈을 쓰지 않았던 사람들이다. 그들이 무소유의 철학을 신봉하는 사람들은 물론 아니다. 그들은 소유 욕망의 대상에 대하여 분석하고 그다음에는 우선순위를 파악한다. 왜냐하면 소유를 잠시 보류하면 돈이 쌓이고 그 돈에서 평생 여유가 발생한다는 것을 알기 때문이다. 이런 사람들이 연예인도 아닌데 금은보석을 치렁치렁 몸에 감고 다닐 것이라고 오해하지는 말라는 말이다.

(내 아내는 어떨까? 부모도 없고, 형제자매라고 몇 있지만 모두 미국에서 산다고 그러고, 일가친척도 없고, 학별도 뭐 보잘것없고, 미남도 아니고, 근육질도 아니고, 키가 큰 것도 아니고, 칼 같은 성격에다가, 빚도 왕창 있다고 하는 나이 서른의 남자를 그저 자기처럼 음악을 좋아하는—클래식 음악들로 내가 유혹을 좀 했다—시티 보이라는 이유로 나에게 프러포즈한 여자가 보석이나 명품을 좋아하였을 리 있겠는가. 어쩌면 아내 전공이 사회사업과이었기에 대학생 때 실습을 다니며 빈민들의 삶을 많이 보았던 것이 영향을 미쳤는지도 모르겠다.)

2022 **여전히 나에게는 금이 없지만 다른 투자 대상을 찾지 못하는 사람들에게는 금 투자가 대안이 될 수 있다고 본다.**

부자는 불행한 도둑놈이 아니다

사람들이 부자에 대하여 갖고 있는 편견 중 대표적인 것 하나는 부자는 불행할 것이라는 생각이다. 그리고 손대는 것 모두가 황금으로 변하여 음식조차 먹지 못했던 미다스의 불행을 즐겨 인용한다. 많은 돈이 가져올 수도 있는 불행을 과장되게 극대화시키는 것을 사람들은 좋아한다는 말이다. 그래서 사람들의 대화 속에서 "그 사람은 부자이기는 하지만….."이라는 말 뒤에는 언제나 나쁜 내용들만 도사리고 있다. 예컨대 "부부간에 사이가 좋지 않대, 자식이 공부를 못한대, 애인이 따로 있대, 성격이 괴팍하

대, 당뇨에 고혈압이래, 탈세를 하였대, 위화감을 조장하여 국민 단합을 저해하고 있어…." 하지만 이런 것들은 부자가 아니어도 얼마든지 나타나는 것들이다. "그 사람은 부자인 데다가 가족 모두 행복하게 잘 살고 있대"라는 식의 표현은 여간해서는 나오지 않는다.

병원에서 중환자가 일반 택시에서 내리는 모습을 보면 사람들은 '어쩌다가 저렇게 되었지… 불쌍해라'라고 생각하지만 최고급 승용차에서 운전기사의 부축을 받으며 내리는 중환자를 보면 '돈이 있으면 뭐 해. 건강이 최고야'라고 생각한다. 돈이 있어 보이는 사람을 만나게 되면 아마도 속으로는 '졸부구나' 하면서 스스로를 위로하기 시작할 것이다. 언젠가 어느 유명인이 자기 승용차 안에서 여자를 강간한 혐의로 구속되었을 때 언론 매체들은 그가 "자신의 승용차 안에서 그랬다"라고 말하지 않았다. 거의 대부분의 방송, 신문, 라디오 매체들이 이구동성으로 "자신의 '벤츠' 승용차 안에서 그랬다"라고 말하였다. 왜 '벤츠'라는 것을 친절히 알려 주는 것일까? 부자들에 대한 시기와 함께 '있는 놈들은 원래 이래'라는 식의 편견이 기자들 마음속에 숨어 있기 때문은 아닐까.

언젠가 이런 글을 읽은 적이 있다. "땡볕 속에 땀 흘리며 일을 마친 후에 시원한 막걸리를 한잔하면서 시시콜콜 마음을 털어놓을 친구가 있고 두 다리 쭉 뻗고 단잠을 자는 사람이, 첨단 보안 장치 속에서 안전을 구걸하는 부자나 내일의 주가, 내일의 환율, 내일의 사업을 걱정하며 잠드는 부자보다 더 행복할 수 있다." 전적으로 맞는 말이다. 하지만 당신이 부자에 대하여 도대체 얼마나 알고 있다고 그렇게 단정한단 말인가. 부자로 살아보기라도 했다는 말인가. 부자에게는 시시콜콜 마음을 털어놓을 친구가 없으며 부자는 두 다리 쭉 뻗고 단잠을 자지 못한다고 생각하는 근거는 무엇인가? 왜 부자가 안전을 구걸한다고 믿으며 왜 부자가 주가, 환율, 사업 걱정 때문에 잠들지 못할 것이라고 생각하는가? 진짜 부자들은 경비 시스템이 철저한 곳에서 살고 있기에 안전이 보장되어 있고, 주가 때문에 잠을 못 이루는 사람들은 부자가 아니라 대박 환상에 빠진 개미 투자자들이며, 환율이나 사업 걱정을 하는 정도라면 재산이 많지 않은 사람들이다.

이런 글을 읽은 적도 있다. "돈으로 살 수 있는 것이 많아질수록 인간관계에서 특히 가족 간의 정은 더 메말라 가고 모든 것을 돈으로 계산하여 가치를 비교하는 습관이 생겨 삶이 더 척박해진다." 왜 사람들은 부자의 가족들은 정이 메말라 있다고 생각할까? 왜 부자의 가족들이 다 같이 연주회장 특석에 앉아 공연을 즐기는 모습이나 해외의 리조트 호텔에서 여유롭게 가족 휴가를 보내는 모습 따위는 없다고 생각하는 것일까? 연속극 드라마 작가나 소설가, 시인, 기자, 방송 작가 등이 부자도 아닌데 왜 그들이 추측하여 그려 내는 모습들을 부자 가족의 삶으로 믿는 것일까?

왜 부자의 인간관계는 척박하다고 믿는 것일까? 돈을 아귀처럼 움켜쥐고 있으면서 만 원짜리 한 장에 바들바들 떠는 부자도 있고 있는 놈이 더하다는 말도 있고 아흔아홉 가마 가진 놈이 한 가마 더 채우려고 혈안이 되는 경우도 있지만 쌀독에서 인심 난다는 말이 있듯이 넉넉하고 너그러운 부자들도 있음을 왜 인정하려 하지 않을까?

물론 부자들이, 많은 것을 돈으로 계산하는 습성이 있는 것은 사실이다. 왜 그럴까? 돈이면 다 된다는 생각에서일까? 아니다. 이것을 이해하려면 경제의 속성부터 배워야 한다. 내가 묻는다. "경제를 배우라는 이유는 무엇인가?" 돈을 더 벌기 위함이라고 생각하면 오산이다. 선택을 현명하게 하기 위함이다. 같은 재화를 갖고서 얻을 수 있는 가치들을 비교 선택하여 불필요한 낭비를 없애고 미래를 대비하기 위함이다. 당연히 자신이 선택할 수 있는 것들에 대한 가치 비교가 있어야 한다. 같은 값이면 다홍치마를 고르기 위해 따져 봐야 한다는 말이다.

예를 하나 들어 보자. 어느 해 겨울, 나는 가죽 재킷을 사고 싶었다. 백화점에 가 보니 세일 가격조차 백만 원이 넘었다. 양가죽이 제아무리 좋아도 양가죽일 뿐이고, 바느질과 안감이 제아무리 좋아도 백만 원이 넘을 이유가 없어 보였다. 결국 상표값이라는 말인데 전혀 내키지 않았다. 가족들과 명동 밀리오레에 갔을 때 물어보니 비슷한 품질이 오십만 원대. 그래도 나는 사지 않았다. 1월경 홈쇼핑 잡지에 나온 이태리산 양가죽 재킷은 25만 원대. 납품가는 20만 원 미만으로 추정되었다. 2월경 가죽옷이 들어갈 시기, 남대문 메사에서 나는 15만 원에 아주 마음에 드는 무광택 양가죽 재킷을 하나 샀다(홍콩에서 스포티한 디자인의 가죽 재킷을 60만 원 주고 구입한 적도 있다).

부자들은 종종 물품 값을 지불할 때 '당신이 보기에는 야박하다.' 하지만 그들은 어떤 물품이나 서비스에 대하여 '필요 이상으로 지불하는 것'을 멀리하여 왔기에 부자가 된 것임을 기억하라. 어떤 사람은 이렇게 말할지도 모른다. "따뜻한 삶은 오히려 청빈한 생활, 겸손한 성품, 자신의 한계를 인정하는 데서 생기는 여유 속에서 이루어진다. 그가 부자이든 가난하든 만족할 줄 아는 내적 힘을 가진 사람, 다른 사람을 배려해서 자신의 이익을 포기할 줄 아는 사람이 더 행복한 삶을 살 것이다." 물론이다. 그렇지만 인도의 인구 10억 명 가운데 90% 이상이 가난한 이유를 혹시 아는가? 현 세상은 지나가는 바람 같은 것이며 내세가 진짜 인생이라고 믿는 힌두교 때문이다. 자신의 한계를 인정하는 것은 좋지만 적어도 노력은 해 보고 나서 그런 한계를 인정하는 것이 좋지 않을까? 인생은 어차피 빈손으로 돌아간다는 철학에 빠져 있다면 무슨 발전이 있겠는가.

돈이 아주 많이 생기면 자동적으로 불행하여진다는 공식을 이제는 버려라. 돈을 신 포도라고 미리 단정 짓고 뒤돌아서는 여우가 되지도 말아라.

이것은 어떤 여자들이 아름다운 여자가 지나가면 '저 여자는 행실이 좋지 못할 거야, 남자관계가 복잡할 거야, 성질이 있을 거야, 화장발이야'라고 생각하는 것과 조금도 다를 바 없다. 부자를 흉본다고 해서 그 부자가 가난해지는 것도 아니다. 넉넉하지는 않지만 행복하게 살 수도 있듯이 돈이 많아도 행복하게 살 수 있다. 당신도 부자가 되면 가족들과 행복하게 잘 살겠다는 것이 목표이지 않은가.

부자들을 모두 다 부정한 방법으로 부자가 되었다고 매도하거나 모두가 다 도둑놈들이라고 몰아붙이지도 말라. 물론 이 사회에는 정치적 결탁이나 부정한 방법을 써서 부자가 된 사람들이 많다. 실제로 그런 사람들이 한두 명이 아니다. 그래서 남들보다 몇십 배 노력하여 세금 다 내고 떳떳하게 부자가 된 사람들이 보통 사람들 머릿속에는 존재하지 않는다. 왜 그럴까? 신문이나 방송에 나오는 부자들이 모두 다 어떤 부정한 사건과 연루되어 보도되는 부자들이기 때문이다. 땀 흘려 떳떳하게 돈을 번 부자들이 언론에 보도되지 않는다고 해서 그런 부자들은 없다고 믿는다면, 언론에 보도되는 흉악범들은 모두 부자가 아니므로 부자가 아닌 사람들은 모두 흉악범들이라고 생각하는 것과 다를 바 없다.

부자들을 일자무식 장돌뱅이로 여기는 어리석음도 버려라. 2000년도 삼성전자 등기이사 20명에게 지급된 보수는 298억 원으로 1인당 평균 14억 9000만 원으로 나타났다. 사외 이사 6명을 빼면 사내 이사의 평균 보수는 20억 원가량인 것으로 알려졌다. 이들은 대한민국의 대표적인 엘리트 부자 계층이다. 일자무식이 전혀 아니며 당신보다 훨씬 더 엘리트라는 말이다(물론 봉급을 많이 받는 이사들인 경우 그 봉급 중 일부가 회사의 비자금으로 다시 되돌려지는 경우도 때로는 있기는 하지만 말이다).

중요한 사실은 부자를 불행한 도둑놈이라고 믿는 사람들 대다수가 내

심으로는 부자가 되고 싶어 한다는 점이다. 참부자들까지도 모두 다 도둑으로 생각하고 불행한 삶의 소유자라고 생각한다면 사람들은 왜 부자가 되려는 것인가? 사람들 머릿속에 부자는 불행한 도둑놈이라는 공식이 박혀 있는 한, 부자가 되려고 하는 것은 곧 똑같이 불행한 도둑놈이 되겠다는 생각을 하는 것이나 마찬가지 아닐까. 〈이런 사원들이 문제 사원들이다〉(반드시 읽어라)라는 책에 이런 말이 나온다. 사원이 과장의 생각을 알면 과장이 될 자질이 있는 것이며, 부장의 생각을 알면 부장이 될 수 있는 수준이고, 사장의 생각을 알면 사장이 될 자격을 갖고 있는 것이다. 부유하다는 것이 죄는 아니다. 고급 승용차 뒷좌석에 앉아 있는 사람들이 모두 다 도둑으로 보인다면 당신은 결코 부자가 될 가능성이 없다고 하여도 과언이 아니다.

진정 부자가 되고 싶은가? 그렇다면 이제는 부자에 대해 억측하지 말라. 명심해라. 부자들에 대한 수많은 책들이 사실은 부자들이 쓴 고백서는 아니라는 사실을. 그러므로 부자들의 삶을 강 건너에서 바라보고 추측하여 쓴 책들은 그 어느 것이든 무시하여라. "사람들은 자기들이 이해하지 못하는 대상에 대해서는 억측만 하면서 아는 체를 하기 마련이다."—영화 〈파인딩 포레스터Finding Forester〉에서 주인공으로 나오는 숀 코네리가 하는 말이다. 참부자들의 생각과 마음을 배워라. 부자는 돈독이 들어 부자가 된 사람들이 아니다. 무슨 일을 하건 간에 시간과 노력을 아낌없이 투자하여 다른 사람들과 차별화를 가져올 때 부자가 태어나는 것이다. 그들은 그 과정에서 환희를 느끼며 살아온 사람들이며 당신의 생각과는 달리 전혀 불행하지도 않고 도둑놈도 아니다.

부자가 되는 것을 방해하는 가장 큰 암초는 수입의 상당 부분을 과소비하는 생활 태도이다. 흔히 과소비에는 세 가지가 있다고 한다. 부유층의 과소비, 중산층의 모방 소비, 하류층의 자포자기식 실망 소비가 그것이다. 하지만 과소비가 능력 이상의 소비를 의미하는 이상, 부유층의 과소비라는 것은 존재하지 않는다. 과소비는 부자들이 하는 게 아니다. 부자도 아니면서 졸부들을 따라 하는 사람들이 분수 이상으로 소비하는 것이 과소비이다. 나는 한 번도 부자들이 수입보다 더 많은 지출을 하여 카드 빚에 시달린다는 말을 들어 본 적이 없다.

능력에 따라 소비하는 것은 전혀 문제가 되지 않는다. 때로는 능력에 맞지 않게 소비하였지만 과소비라고 보기 어려운 경우도 있다. 이를테면 여행을 좋아하기 때문에 평소에 먹고 입는 것에서 거의 거지 수준으로 살면서 엄청나게 절약하고 그렇게 모은 돈으로 해외여행을 떠나는 사람을 나는 과소비를 한 사람이라고 비난하지 않는다. 오히려 멋지게 사는 사람이라고 믿는다. 술 담배를 모두 끊고 그 돈으로 자기가 좋아하는 취미에 몰두하거나 이웃 사랑에 사용하는 사람 역시 삶을 지혜롭게 살 줄 아는 사람 아니겠는가.

내가 과소비라고 단정하는 것은 일상생활에서 입고, 걸치고, 마시고, 먹고, 놀고, 타는 데 있어서 갖가지 그럴듯한 핑계를 대며 이루어지는 중산층의 모방 소비와 하류층의 실망 소비이다. 능력도 없는데 부자들의 소비를 흉내 낸다. 재미있는 사실은 바로 그러한 소비가 부자들을 더욱더 부자로 만들어 준다는 점이다. 왜냐하면 그들이 소비하는 것들의 대다수가 실은 부자들이 만들어 놓은 사업체들에서 나오는 것들이기 때문이다.

차재호 서울대 사회심리학 교수는 심리학적으로 과소비 성향은 권력 욕구에서 나온다고 하면서, 분수에 맞지 않게 과소비를 하는 것은 자신이 힘을 가졌다는 짜릿한 맛을 즐기기 위함이고 희귀한 물건을 사 모으는 것은 권력 욕구의 본질이 남에게 깊은 인상을 남기려는 데 있기 때문이라고 하였다. 많은 수의 신용 카드를 소유하는 경향 역시 그것을 뽐낼 일로 생각할 뿐 아니라 그 카드로 호기 있게 돈을 쓸 수 있기 때문이라는 것이다.

과소비에 대한 또 다른 관점은 애리조나대학 경영대학원의 에릭 린드플레이시 박사팀이 1997년에 발표한 논문에서 찾아볼 수 있다. 그 논문은 "부모가 이혼한 가정의 젊은이들은 물질적 가치를 높게 평가하고 충동구매를 하는 경향이 있음"을 밝힌다. 소비벽이 심한 사람에게 우선적으로 필요한 것은 물건이나 돈이 아니라 진실되고 따뜻한 인간관계라는 말이다. 버는 족족 돈을 쓰느라고 통장에 돈이 쌓이지 않는다고? 카드 빚만 계속 쌓인다고? 그렇다면 당신은 진실된 인간관계가 뭔지도 모르고 그저 남들 앞에서 우쭐거리고 싶어 하는 허세만 강한 정신적 미숙아일 수도 있다.

부자가 되고 싶어 하는 사람에게 있어서 어떤 소비가 과소비인지 아닌지를 판단하여 주는 기준은 오직 하나이다. 자기 계발을 위한 지출이었는가 아닌가 하는 것이다. 기분 내느라고 사용했는가? 라이프 스타일 유지? 문화생활을 하고자? 휴가를 즐기고자? 나는 그 모든 것들을 과소비로 몰아붙인다(명심해라. '부자가 되고 싶어 하는 사람들에 한한다'는 조건이 있다). 너무 지나치지 않느냐고? 특별한 천재적 재능도 없는 나 같은 보통 사람이 부자가 되려면 일단은 최우선적으로 악착같이 돈을 모아야 할 것 아닌가. 쓸 것 다 쓰고 즐길 것 다 즐기고 무슨 돈으로 뭘 어떻게 해서 부자가 되겠다는 말인가.

지금 당신의 서랍과 장롱 속에 뭐가 있는지 잠시 생각해 보라. 그리고 직접 확인해 보라. 평상시에는 기억조차 나지 않는 것들을 당신이 상당히 많이 갖고 있음을 알 것이다. 그것들을 살 때는 갖고 싶어서 샀을 텐데 왜 지금은 기억조차 나지 않는 것일까? 없어도 될 것들을 구입하였기 때문 아닐까? 없어도 되는 것을 구입하는 그 헛된 행동에서 벗어나려면 제일 먼저 신용 카드를 없애 버려라. 당신에게 꿈을 주고 당신을 세상에서 당당하게 만들어 주는 카드? 당신에게 겁을 주고 삶을 텅 비게 만드는 카드만 있을 뿐이다. 언제나 앞서가는 카드? 빚에 있어서 앞서갈 것이다. 당신에게 돈을 되돌려주는 카드? 원숭이같이 조삼모사를 기뻐하지 말라. "여러분 부자 되세요?" 당신이 카드를 많이 쓸 때 부자가 되는 것은 그 카드 회사이고 그 회사 직원들이지 당신이 절대 아니다.

프랜시스 후쿠야마Francis Fukuyama는 〈역사의 종말The End of History and The Last Man〉에서 이제 역사는 자본주의적 시장 경제를 끝으로 더 이상 진보할 수 없는 완성된 상태에 도달했다고 말했다. 그는 자유 민주주의 사회가 지향하는 누구나 다 평등한 사회는 니체가 말하는 노예의 사회나 다름없는 문제를 안고 있으며 평등에서 벗어나려는 욕망은 역으로 자유 민주주의 사회에 반항하는 위험 요소를 갖고 있다고 지적한다.

맞는 말이다. 모두가 평등하게 잘사는 사회를 꿈꾸지 말라. 그리고 명심해라. 시장 경제에 대한 대안이 없는 상황에서 당신이 돈을 어디에 사용하고 어떻게 모으는가 하는 것은 당신이 얼마나 신중하게 자기 삶을 꾸려 나가고 있는지를 보여 주는 잣대가 된다는 사실을 말이다.

2022

- 실화를 바탕으로 한 영화 〈올 더 머니All The Money in the World〉에서 세계 최고 부자였던 폴 게티가 유럽의 특급 호텔 최고 등급 스위트룸에서 자기 속옷을 빨아 욕실에 널어놓은 장면을 보고 엄청 웃었는데, 나도 그랬기 때문이다(지금은 낡은 속옷들과 양말들을 미리 모아 두었다가 여행 갈 때 가져가서 하루씩 입고 버리고 온다).

- 호텔 얘기가 나와서 덧붙이는 글: 나는 해외 출장 중에 옷이 구깃구깃하면 다음과 같은 방법을 쓴다. 먼저 구겨진 옷들을 욕실에 재주껏 걸어 놓은 후 샤워기를 높은 곳으로 이동시킨다. 그런 다음 물을 가장 높은 온도로 틀어 놓은 뒤 문을 닫고 나와 욕실 전등 스위치를 끈다. 30분 후에 욕실로 들어가면 안에 수증기가 가득 차 있을 텐데, 그때 물을 잠그고 전등을 다시 켜면 환풍기도 가동되면서 수증기는 곧 빠져나간다(방 안이 건조하면 전등을 켜지 않고 욕실 문만 열어 놓는다). 그러면 걸어 놓았던 옷들에 수증기가 스며들어 주름이 모두 사라지고, 그대로 놓아두면 옷을 다리지 않고도 아침에 그냥 입을 수 있다.

  속옷을 빨았는데 다음 날 아침에 다시 입어야 한다면? 미니 바 냉장고를 앞으로 잡아당긴 후 뒷면에 있는 코일들의 먼지를 털고 그 위에 빨래를 걸어 놓는다. 그리고 냉장고 문을 조금 열어 놓으면 컴프레서가 계속 돌면서 코일이 뜨거워져서 빨래가 마른다. 또는 책상 위에 스탠드 전등이 있으면 그 전등갓 위에 빨래를 덮고(빨래가 전등에 너무 가까이 있으면 안 됨) 아직 마르지 않은 부분은 아침에 헤어드라이어로 말린다.

  빨리 자야 하는데 이불이 차가운 경우에는, 이불을 조금씩 손으로 들어 올리고 헤어드라이어로 가장 더운 바람을 골고루 불어 넣는다(절대로 이불 속에 드라이어를 넣으면 안 된다). 드라이어가 욕실 벽에 붙어 있는 경우는 잠옷 속에 더운 바람을 불어 넣은 뒤 입는다.

- 나는 호텔의 세탁서비스를 이용하지 않는데, 약속된 시간보다 옷이 늦게 오는 경우가 많았기 때문이다. 물 낭비, 전기 낭비를 하는 데 가책이 없는 이유는 내가 투숙하는 곳이 보통 1박에 300달러 이상 되는 호텔들이고 나의 낭비비용 이상이 요금에 이미 포함되어 있기 때문이다. 대부분의 고급 호텔들은 환경보호를 위해 1회용 칫솔 등을 제공하지 않는다고 하면서 타월의 계속 사용도

은근히 권장하지만 환경보호는 손님이 하고 그 절약된 비용은 호텔에 추가수익으로 들어가는 게 좀 떨떠름하다. 2박 이상 투숙할 때 침대보 교체를 원하지 않으면 투숙비 중 얼마를 할인하여 준다는 호텔도 있었는데, 환경보호를 한다면 이게 올바른 정책 아닐까?

2022 있는 놈들은 돈을 어디에 얼마나 펑펑 쓸까?

사람들은 흔히 '있는 놈들은 돈을 펑펑 쓴다'고 믿는다. 하지만 그저 일하는 것이 취미이거나 그저 돈 모으는 것이 유일한 즐거움인 부자들 중에는 만 원 한 장 쓰는 데도 바들바들 떠는 사람들도 있다. 과연 한국에서 최고 부자들은 돈을 어디에 얼마나 '펑펑' 쓸 수 있을까?

우선 최고급 주택을 구입하는 데는 얼마나 들까? 2004년도 발표 국세청 기준시가가 강남구 도곡동 타워팰리스의 가장 큰 100평형대보다도 더 비싼 강남의 힐데스하임, 트라움하우스 같은 160평형대 이상의 공동 주택 내부시설은 특급 호텔 수준 정도이지만, 적어도 내 기준으로 볼 때는, 언론에서 보도되듯이 요란뻑적지근한 곳은 전혀 아니다(내가 그중 한 곳을 두 차례 가 보기도 했고 경매로 나온 적도 있기에 구입도 생각했으나 음악을 크게 듣기에는 전혀 적절하지 않아 그만두었다).

강남의 유명 주상 복합 아파트의 펜트하우스들은 전망이야 좋지만 천장 높이가 아파트 수준 정도밖에는 안 돼서 내가 보기에는 답답했고 환기도 신통치 않아 나 같은 흡연자에게는 그저 그럴 것이지만 어쨌든 최고 좋다는 아파트들의 가격은 40억 원대이다. 나 같으면 그 돈으로 수년 후 외환 자유화가 완전히 이루어진 뒤 뉴욕 맨해튼에 투자하겠다. 참고로 나는 부동산 투기는 하지 않았다고 말하는데 아파트 청약이라고는 하지도 않았었고 관심도 없었기 때문이다. 아파트나 주택은 한 채 이상 가져 본 적이 없다가 2000년도에 주상 복합 아파트 하나를 경매로 사서 전세를 놓았고, 2005년도가 되면 주택이 하나 더 늘 예정이다. 오피스텔이니 뭐니 하는 것은 가져 본 적도 없고 구입한 적도 없다. 그럼에도 불구하고 나는 부동산 부분에서만 100억 원이 훨씬 넘는 돈을 벌었는데 대부분 경매로 번 돈이다. 열심히 공부해서 경매에 참여한 것이 부동산 투기는 아니지 않는가.

아 참. 욕먹을 짓을 한 번 한 적이 있다. 용인에 농지를 샀던 적이 있는데 도대체 주민등록을 위장 전입하고 농민 흉내를 내지 않으면 합법적으로 소유할 수 있는 방법이 없어서 등기를 하지 못한 채 고민 고민하다가 위장 전입하는 것이 내키지 않아서 그냥 팔아 버렸는데 이게 이른바 미등기 전매이다. 양도소득세를 안 냈으니까 말이다(너무 욕하지는 말아라. 그 대신 안 내도 될 세금을 더 많이 말없이 냈으니까 말이다).

서울에서 내가 직접 가 보았던 최고급 단독 주택은 시가 100억 원이 넘었지만 지금은 빌라를 짓고 있고, 몇몇 재벌 회장들의 주택은 40억 원에서 70억 원 내외이다. 메르세데스 벤츠 마이바흐 자동차는 수입을 한다면 8~10억 원대 수준이지만 자동차 구입비는 회사에서 처리하고 그 뒤 몇 년간 감가상각으로 처리하거나 리스로 구입하여 그 경비를 비용으로 처리하면 된다. 최고급 골프장 회원권은 5~6억 원 수준이지만 이것도 법인에서 처리할 수 있다. 최고급 별장은 20~30억 원 수준이면 되지 않을까 싶은데 이것을 법인에서 처리하려면 법을 위반하여야 한다.

가족 생활비는 어느 정도나 들까? 1년에 몇 억 정도면 뒤집어쓰지 않을까? 자, 또 뭐가 필요할까?(SK그룹의 고 최종현 회장이 예전에 "한국에서 재산이 50억 원 넘게 되면 사는 모습이 다 비슷해진다."라고 말했다는데 부동산 가격 상승을 반영하여 지금 가치로 계산하면 100억 원 정도 될 것 같고 내가 생각해 보아도 그 말이 맞는 것 같다.)

2022년 12월 국민은행에서 발간한 '2022 한국 부자 보고서'는 금융자산 10억 원 이상 보유한 개인 400명을 설문 조사한 결과물인데 그 부자들이 생각하는 부자는 '총자산 100억 원 이상'이어야 된다고 한다. 하지만 고 최종현 회장이 말한 '사는 모습이 다 비슷해진다'는 수준의 재산 금액을 내가 지금 가치로 다시 계산한다면 총자산 500억 원 이상은 되어야 하지 않을까 싶다.

여기서 생활비나 자동차를 제외한다면 '있는 놈들이 돈을 펑펑 쓰는' 일차적 대상은 부동산이나 회원권이라는 사실에 주목하기 바란다. 그것들은 소비라기보다는 투자의 대상이기도 하기 때문이다. '있는 놈들'이 경제적 투자가 아닌 목적에서 개인 돈을 '펑펑' 쓰는 소비적 분야는 아마도 자기 취미 생활일 것이다. 골프에 미치면 몇천만 원짜리 골프채 세트를 사고, 난에 미치면 난 한 촉에 천만 원도 주고, 젊은 여자에 미치면 집도 사 주며 음악을 좋아하면 나처럼 억 이상을 오디오 시스템에 꼬라박고 그러는 것이다.

젊은 여자 좋아하는 것은 취미 생활이라고 볼 수는 없지만 내 주변의 백만장자들(한국에서는 100억 원대에서 1,000억 원대)을 살펴보면, 어릴 때부터 풍족하게 살았고 많은 재산을 물려받은 갑부 2세들이 이쪽에 밝다. 예를 들어 내가 아는 51세의 어느 갑부 2세는 아직도 여자 두 명에게 따로 살림을 차려 주고 요일마다 찾아가는 여자가 다르다. 정력도 좋아…. 하지만 내가 아는 어느 50대의 갑부 2세는 근검절약으로 살아오신 아버지의 영향으로 철저히 절약하며 사는데 내가 종종 그에게 하는 말이 "자식 좋은 일만 시키지 말고 돈 좀 써라"이다.

국내 어느 유명 재벌 2세는 여러 대의 최고급 스포츠카들을 갖고 있는데 모두 관계회사의 자산이며 내가 어림짐작으로 계산하여 보아도 십몇억은 되는 것 같다. 10억 원짜리로 조금은 뻥튀기되어 알려진 어느 수입 스포츠카가 국내에서 팔렸다고는 하지만 좀 의심스럽고, 자동차 같은 것이야 회사에서 처리할 수 있으므로 개인 돈의 소비라고 보기 어렵다. 어쨌든 무슨 취미이건 간에 그것도 몇 년 해 보면 시들시들해진다. 미국 로체스터대 심리학과 리처드 얀 교수는 "상품을 통해 더 많은 만족을 추구할수록, 발견하는 것은 더 적어질 뿐"이며 "만족감은 반감기半減期가 짧고, 빠르게 사라진다."라고 하였다. 소유가 주는 만족감은 곧 사라지는 기쁨이라는 말이다. 더 이상 소유하고 싶은 것이 없을 때 부자는 허탈해진다.

나 역시 비슷한 경험을 한 적이 있다. 음악 감상을 좋아하기에 처음에는 오디오를 업그레이드시킬 때마다 행복해하였다. 그러다가 억대의 오디오로 바꾸었더니 얼마 안 가 기계 자체에 대한 관심은 시들해졌다. 30대에는 처음으로 벤츠도 샀다. 그 당시에는 수입 자동차 세금이 지금보다 훨씬 많았었기에 상당한 돈이 소요되었다. 그런데 막상 그 차의 뒷좌석에 처음 앉고 나서부터 몇 개월간 우울증에 시달렸다. 왜 내가 우울증에 걸렸을까? 더 이상 갖고 싶은 것이 없어졌던 것이다.

수천 년 전 모든 것을 다 갖고 있던 솔로몬 왕이 "헛되고 헛되니 모든 것이 헛되도다."라고 탄식하였던 이유도 소유가 주는 기쁨이 종식되었기 때문일 것이다. (**어떤 독자의 말:** "그렇게 '헛되고 헛되도다'라고 말하게 되어도 좋으니 돈이 정말 많았으면 좋겠다." **나의 대답:** "100% 이해한다.") 허탈감과 공허감을 극복하지 못하는 돈은 그 소유자의 삶에서 무의미한 것이 되고 만다. 괴테의 말대로 "가진 것이 많다는 것은 그 뜻을 깨닫지 못하는 사람에게는 무거운 짐"일 수도 있다. 소유가 주는 만족감을 채울 만한 것이 더 이상 없게 되면 권력이나 명예에 집착하기도 하고 더 큰 자극과 쾌락을 찾아 도박이나 마약의 유혹에 빠져드는 경우도 있다.

중요한 것은, 갖고 싶은 것이 없는 부자 수준이 되면 소유 자체에 대해 어느 정도는 초월하게 된다는 사실이다. 백화점에서 수천만 원씩 주고 밍크

코트를 사거나 명품 쇼핑에 열을 올리는 사람들은 어떻게 된 것이냐고? 쇼핑하는 데 돈을 펑펑 쓰는 사람들이 진짜 부자일 리가 없다. 공허감 때문에 쇼핑 중독에 걸리는 부자들도 분명 있는 것은 사실이지만 돈을 피땀 흘려 벌게 되면 자장면 한 그릇 사 먹는 것도 아까운 법이고 부자가 되려면 우선은 구두쇠 같은 소비 자세를 갖추어야 하는데 그런 소비 생활이 부자가 되었다고 하루아침에 낭비적으로 바뀌지는 않기 때문이다(돈을 펑펑 쓰는 사람들은 대부분 2세들과 졸부들이며 그들의 낭비벽을 비난하면 안 된다. 그들이 돈을 써야 돈이 돈다는 경제 원칙을 잊지 말아라).

미국의 백만장자들을 10여 년간 연구한 토마스 스탠리Thomas J. Stanley 박사와 윌리엄 댄코William D. Danco박사가 〈이웃집 백만장자The Millionaire Next Door〉(반드시 읽어라)에서 부자들의 공통적 요소 중 가장 두드러진 것으로 밝힌 것 역시 그들이 수입보다 상당히 낮은 수준으로 생활을 하여 왔다는 사실이다.

자동차를 예로 들어 설명하면 백만장자들의 54.3%는 갖가지 정보를 토대로 가장 싼 가격에 차를 구입했고 그 가운데 3분의 1 이상은 중고차를 구입했다. 이런 사람들이 쇼핑을 하는 데 돈을 펑펑 쓸 거라고? 천만의 말씀이다. 몸을 치장하는 명품들을 구입하는 데 열중하는 사람들은 졸부이거나 연예인이거나 아니면 검은돈을 손에 쥐게 된 높은 분들이거나 인생관 정립이 전혀 되지 않아서 소유물을 통해 자기를 나타내려는 사람들(개중에는 전문직업인도 꽤 많다)일 뿐이다.

부자들은 자신의 경제적 독립을 꿈꾸며 꼭 필요한 것만 구입해 왔기에 부자가 된 사람들이고 이러한 태도는 부자가 되고 나서도 잘 바뀌지 않는다. 돈을 더 벌어도 특별히 쓸 곳도 없으므로 바둥바둥대지도 않는다. 부자들은 오직 여유자금을 부동산이나 주식 중에서 확실하다고 생각되는 곳에 투자할 뿐이다. 부자들 중에서 짧은 기간에 고수익을 노리는 단타 매매자는 찾아보기 힘들다. 분양권 전매로 단기간에 프리미엄을 얻을 생각도 하지 않는다. 투자 대상을 고른 뒤 장기적으로 그저 묻어 둔다. 아이러니하게도 부자들은 그래서 돈을 더 번다.

부자가 되려는 사람들은 바로 이러한 '소유 자체에 대해 초월적인 투자 태도'를 배워야 한다. 왜냐하면 사람들은 소유 자체가 주는 만족감을 더 추구하고자 투자하기 때문이다. 부자들은 이미 소유한 사람들이니까 그런 초월적 태도를 취할 수 있는 것 아니냐고? 천만에. 부자들이 부자가 되어 가는 과정에서 사치를 즐기고 소비를 왕성하게 하였다는 말을 나는 듣지 못했다. 모두가 다 자기 수입 수준보다는 덜 쓰고 살아온 사람들이 부자들이고 나 역시 마찬가지이다(다만 나는 부자가 된 이후부터는 돈을 쓰는 편이다. 죽을 때 공동묘지에서 부자 유령으로 소문나고 싶은 생각은 없으니까).

참고로, 〈이웃집 백만장자〉에서 연예계나 스포츠 스타들과 인터넷 경제로 부자가 된 경우들은 나오지 않는다. 그리고 당신이 보통 사람이라면 바로 그 이유 때문에 읽어야 할 책이다. 부자들에 대한 책을 읽을 때에는 언제나 백만장자들의 현재 생활보다는 그들이 과거에 어떻게 살아왔는지를 배우는 것이 좋다. 토마스 스탠리의 다른 책 〈백만장자 마인드〉는 〈이웃집 백만장자〉를 보완하는 면이 강한데 지나치게 통계적이다.

2022 **아주 부자가 되었을 때 가장 나쁜 점: 감탄이 사라진다. 2009년 11월 15일, "온야스**(onyas, '세이노sayno' 철자를 거꾸로 한 것으로 세이노의 가르침 다음카페 김용희 운영자가 지은 이름—편집자 주)**모임"에서도 비슷한 말을 했었는데 십몇 년이 지난 현재 시점에서는 나이를 더 먹어서 그런지 아니면 나만 그런지는 모르겠지만 감탄이 더욱더 사라진 듯싶다.**

2022 부자는 검소하면 안 된다

2000년 초에 백만 원짜리 주문 도시락이 시판되기 시작하자 모든 신문에서 그 사실을 보도하였다. TV에서도 앞다투어 보도한 내용을 보니 은제 케이스, 은수저, 10만 원짜리 전복죽, 캐비어 등으로 만들어진 도시락이었다. 뉴스 프로그램에서 인터뷰에 응한 시민들의 반응은, 밥을 굶는 사람도 많은데 IMF를 벌써 잊었느냐는 것이었다. 기자들도 그렇게 합세하였다. 한 장에 7,000원 한다는 금박명함이 나왔을 때 역시 언론과 시민들의 반응은 떫다는 분위기였다.

경제가 어려워지면 언제나 호화사치품에 대한 질타가 빠지지 않는다. 그리고 그 내용은 4천만 원대 밍크코트, 3천5백만 원대 사슴 털 코트, 천만 원대 악어가죽 핸드백, 프랑스제 3백만 원대 라이터, 외제 자동차 등이 잘 팔린다는 천편일률적인 것이다. 그리고 아직도 부유층들이 정신을 못 차렸다, 한심하다, 그런 돈들이 세금이나 제대로 낸 돈인지 세무조사 하여야 한다 등등의 논조가 언제나 나타난다. 그러면서 졸부들의 허세성 소비 생활에 서민의 꿈이 짓밟힌다, 졸부들의 무절제한 행태는 어려운 많은 이웃들에게 깊은 상처를 주게 되고 일부 불만 계층의 극단적인 행동까지도 유발할 수 있다, 일본의 경우 대기업의 오너들이 30평도 안 되는 작은 집에서 살며 타의 모범을 보이는 일이 허다하다, 부자든 가난한 사람이든 더불어 산다는 공동체 의식을 한시라도 잊어서는 안 된다 등등의 논조가 뒤를 잇는다.

2000년 3월, 정주영 명예 회장이 집을 옮겼을 때 20년은 족히 넘었을 듯한 옷과 가재도구들, 12년 된 국산 17인치 TV가 언론의 칭송을 받았다. 부자는 그렇게 살아야 한다는 것이 언론의 논조였다. 그런 논조에서 본다면 나는 전혀 검소한 부자가 아니다. 예컨대 나는 해외 출장 시에 일등석을 주로 탄다. 가족 여행에서도 그렇게 한다. 호텔 역시 나는 최고급만 이용한다. 그런 나에게 사람들은 종종 이런 말을 한다. "세계 최고의 부자 빌 게이츠는 비행기를 탈 때 삼등석을 탄다네." 그럴 때마다 내가 하는 답은 이것이었다. "빌 게이츠는 자가용 제트 비행기가 있지만 저는 없습니다."

일본 대기업 오너들이 30평도 안 되는 작은 집에서 산다는 말을 하는 사람들에게는 이런 말을 한다. "일본의 평수는 전용 면적이다. 우리식으로 하면 40평 이상이다. 일본 대기업 오너들 중에는 큰 집에서 사는 사람이 훨씬 더 많다. 일본의 유명 휴양지를 가 보면 전부 부자의 별장들이다."

한국의 재벌 총수들이 소박한 자택에서 살고 있다는 어느 신문 기사를 보고 나는 실소를 금치 못했던 적이 있다. 그렇게 사는 사람도 있겠지만 서류상으로 사는 곳과 실제 사는 곳이 다른 사람도 많고 서류상으로는 한 채만 사용하지만 사실은 세금을 피하면서 두 채를 사용하는 사람도 있으며, 겉으로는 소박한 양옥처럼 보이지만 지하에 엄청난 시설이 되어 있는 경우도 내가 알기 때문이다.

나는 아주 오랫동안 일요일 점심은 언제나 농심 너구리 라면을 먹어 왔지만 내가 평상시에도 그러할 것이라고는 생각하지 말라. 나는 때로는 한 끼에 일 인당 수십만 원짜리 식사도 거리낌 없이 먹으니까 말이다(언젠가 어느 금융회사 직원들과 점심을 먹게 되었기에 순댓국 잘하는 데 있느냐고 물었더니, "아니, 순댓국도 드십니까?" 하는 말을 들었던 적이 있다. 내 참, 기가 막혀서. 부자는 뭐 입에 금테 둘렀냐?).

대형 PDP TV도 있고 초대형 프로젝터도 있지만, 내가 욕실에 갖다 놓은 TV는 이웃집에서 버린 TV를 주워 와 내 자신이 직접 수리한 것이다. 15년 된 세탁기가 고장 나 서비스 센터에서 버리라고 했을 때에는 버리기가 아까워서 나 스스로 고쳐 보려고 8시간 이상 씨름을 한 적도 있다. 내가 아는 어느 부자는 서울 잠실에 수백억 원대의 빌딩을 순전히 보유 현금으로 건축할 정도로 부자이지만 식사는 잘해야 돼지갈비이다. 소갈비는 비싸서 평생 먹지 않는다는 것이다. 하지만 그는 술은 비싼 양주만 마신다.

내가 아는 미국의 어느 억만장자가 있다. 현재 나이가 80에 가깝고 삼성 이건희 회장의 개인적 친구인데 그 억만장자가 이 회장을 만나러 한국에 자가용 비행기로 딱 한 번 왔었을 때 이착륙에 필요한 서비스들을 내가 주선했었다(나는 이건희 회장을 모른다. 나는 재벌 2세들을 별로 존경하지 않지만 그는 존경한다). 그 억만장자가 개인 집을 짓는다고 해서 몇 번 가 볼 기회가 있었는데 집은 별로 크지 않은데 정원에 있는 연못이 어마어마했고 뒷마당의 폭포가 완전 놀이공원 수준이었다. 그런데 그는 렉서스를 중고로 구입하였다(물론 벤츠가 몇 대 있다). 거실 천장에 매달 샹들리에를 구입하러 프랑스까지 가서 경매장에서 수십만 달러를 주고 구입해 오는 양반이 말이다. 이러한 모순된 소비 태도가 부자들에게 있음을 알아라. 부자들을 그들의 소비 생활 중 지극히 단편적인 면 하나를 떼어다가 평가하지는 말라는 말이다(이런 잘못된 평가를 언론이 제일 많이 저지른다).

요즘 미국 부자들의 생각과 소비 패턴을 잘 보여 주는 책은 미국의 저술가 데이비드 브룩스가 쓴 〈보보스Bobos〉이다. 그는 이 책에서 부르주아bourgeois와 보헤미안bohemian을 합쳐 보보란 새로운 단어를 만들었다. 나는 〈보보스〉를 읽으며 정말 상당히 많이 크게 웃었는데 공감하는 부분이 많았기 때문이다. 부자들을 이해하려면 반드시 읽어 보라. 하지만 장담하건대 당신이 부자가 아닌 이상 공감을 하지는 못할 것이며 웃음도 나오지 않을 것이다. 책을 읽고 난 뒤에도 여전히 한국의 부자들은 미국 보보들과는 질이 다르다고 생각할 것이다. 대부분의 사람들은 '한국의 부자들은 벤츠를 몰다가 티코가 끼어들면 건방지다고 티코 운전사를 마구 패는 족속'으로밖에는 생각하지 않는다. 그런 녀석들은 모두 졸부이거나 졸부 2세들이다.

나의 충고: 주변에 진짜 부자 한 명 없으면서 부자들에 대하여 아는 척하기는. 쯧쯧.

어쨌든 부자가 되고 싶은 사람들에게 질문 하나를 던지고 싶다. "부자들이 검소하게 살아야 하고 돈도 쓰지 말아야 한다면 당신은 굳이 왜 부자가 되려 하는가? 지금 이미 그렇게 살고 있는 중 아닌가?"

우리가 잘 아는 동화가 있다. 어느 부자가 나무 밑에 금을 숨겨 놓고 밤마다 찾아가 그 금을 보고 좋아하였으나 어느 날 도둑을 맞았다. 슬피 우는 부자에게 누군가가 이렇게 조언을 하였다. "쓰지 않고 보기만 할 것이라면 금이면 어떻고 돌이면 어떠냐. 돌을 파묻어 놓고 그것을 금이라고 생각하면 될 것 아니냐."

사람들은 부자가 되고 싶어 복권을 사고, 복권에 당첨되어 부자가 되면 하고 싶은 대로 다 쓰겠다고 생각하면서 돈 쓸 생각에 부풀어 잠도 못 이룬다. 그러면서도 부자들은 돈을 파묻어 두고 검소하게 살기를 바란다. 정말 골 때린다. 나는 부자들이 돈을 많이 써야 한다고 생각하는 사람이다. 쓰지 않을 돈을 모으는 사람이야말로 돈의 노예이다. 돈은 써야 한다. 한 달에 천만 원의 가치를 창조하는 사람에게 그 십분의 일의 가치를 창조하는 사람과 똑같이 소비하며 살라고 하는 것은 결코 올바른 요구가 아니다.

왜 자본주의 국가인데도 국민들 대다수는 공산주의식으로 경제적으로 똑같은 소비 생활을 해야 애국애족으로 생각하는지 나는 이유를 모르겠다. 한 달에 200만 원을 버는 사람이 10만 원짜리 옷을 사 입었다면 1억을 버는 사람이 500만 원짜리 옷을 사 입은 것과 소비 비율은 똑같은 것 아닌가. 그래도 소비는 건전하게 합리적으로 하여야 한다고? 뭐가 건전한 소비인가? 낭비하지 말고 분수에 맞춰 하라는 것이 건전한 소비임에는 이견이 없을 것이다. 자 그렇다면 그 '낭비와 분수'의 기준은 누가 결정하는 것인가. 한국 최고의 연봉을 받는다는 휠라홀딩스의 윤윤수 회장이 2억 원이 넘는 벤츠 600을 탄다고 해서 그가 분수 넘치는 소비를 한다고 당신은 생각하는가? 아니 왜 낭비의 기준을 당신 수준으로 결정하려고 드는가.

젊었을 때 노는 것도 모르는 채 열심히 시간을 쪼개 가며 잘 살고자 노력해 온 내가, 만일 놀기 좋아하고 편안한 것만 찾아온 수많은 다른 사람들과 비슷한 수준의 경제생활을 '국민 정서'에 따라 강제로 하여야 한다면 나는 너무나도 억울하다. 차라리 이민을 가고 말 것이다(나는 세금을 많이 냈기 때문에 재산을 달러로 바꿔 얼마든지 갖고 나갈 수 있다).

미국 니만 마커스 백화점 체인의 크리스마스 선물 카탈로그에는 2인용 잠수함도 있었다. 위에서 말한 내가 아는 미국의 억만장자는 집 뒤 정원에 놓을 집채만 한 정원석들을 중국에서 가져오기 위해 아예 화물선 하나를 전세 냈는데 그 돌들이 장난이 아니었다. 미국 부자들의 '돈 장난'은 상상을 초월한다.

한국에서는 부자들이 돈을 못 쓴다. 부자들의 돈이 사회로 다시 돌려지도록 하는 방법들에 대해 한국은 무지하다. 냉철하게 생각해 보자. 졸부들의 허세성 소비가 서민의 꿈을 짓밟고 어려운 이웃의 마음에 깊은 상처를 준다고? 왜? 심리적으로 그렇게 느끼게 만들었으니까? 그렇다면 천재는 둔재의 마음에 상처를 주었으므로 처단해야 하고 미스코리아는 다른 여자들의 마음을 우울하게 하였으므로 처단해야 한다는 말인가.

일본 나가사키에 있는 세계적인 휴양지 하우스텐보스는 2003년에 부도가 나기는 했지만 네덜란드의 마을 풍경을 그대로 재현하여 지방자치단체에서 만든 곳이다. 재정이 부족하자 그들은 인공 운하 옆에 자가용 요트 정박 시설도 갖춘 최고급 별장촌을 만들고 부자들에게 팔아 재원을 마련하였다. 영종도에 신공항이 들어설 때 나는 혹시나 바닷가에 그런 고급 단지가 없는지 알아보았다. 그때 내가 공무원에게 들었던 말은 "우리나라에서 그렇게 했다가는 맞아 죽어요."였다. 나는 내가 굶어서 길바닥에 쓰러졌을 때조차 부자들의 소비에 대해 불평한 적이 단 한 번도 없다. 경험적으로 말해서 부자들의 소비 생활에 대하여 왈가왈부 말이 많은 사람들 치고 나중에 부자가 되는 경우를 나는 단 한 번도 본 일이 없다. 위화감? 단언하건대 그런 위화감을 침 튀기며 언급하는 사람치고 자기계발에 열심인 사람을 나는 보지 못했다.

우리나라 은행 개인 예금의 3분의 1은 예금자들의 0.3%에 해당되는 사람들이 갖고 있다. 이런 상황에서 부자들이 철저하게 근검절약하면 어떻게 될까? 그 돈들은 어디로 갈까? 아마도 많은 액수는 금융 기관에 들어가 이자 소득을 증가시킬 것이고 그렇게 해서 증가된 돈은 증여세나 상속세를 제외하고는 모두 2세에게 전달될 것이다. 게다가 부자들은 세금이나 재테크에는 귀신들이므로 아마도 세금도 최대한 절세 혹은 탈세하는 방향에서 상속을 하게 될 것이다.

부자들의 돈이 사회로 환원되게 하려면 자선을 하라고만 할 것이 아니라 허세성 소비라 할지라도 돈을 쓰도록 분위기 조성이 되어야 한다. 그래야 돈이 돈다. 돈이 돌아야 고용이 창출되고 투자도 이루어진다. 1억짜리 밍크코트도 팔려야 하고 40억짜리 아파트도 팔려야 한다. 그래야 부자들의 돈이 나누어지는 것 아닌가.

2022 요즘 핫한 레스토랑의 경우 점심은 1인당 15~20만 원, 저녁은 30만 원 이상인 곳이 많다(주류는 별도). 20년 전이었다면 아마 언론에서 엄청나게 비난하였을 텐데 잠잠한 것을 보면 부자들의 소비생활에 대해 걸고 넘어지는 경향은 이제 많이 사라진 듯싶다. 그런데 그런 곳들이 진짜 맛있느냐고? 음… 부자가 되면 감탄을 잃어버린다고 이미 얘기했다.

아래의 글은 사회복지공동모금회(사랑의 열매)에서 부자들의 기부활동을 촉진시키고자 2017년 1월 27일 조선일보에 광고 형식으로 실었던 세이노와의 인터뷰 내용이다. 광고 형식이었기에 기사 검색에서는 전혀 나오지 않는다.—편집자 주

 프랑스 칼레시에 있는 '칼레의 시민' 동상은 영국과 프랑스의 백년전쟁 당시 보여진 노블레스 오블리주를 기념하기 위함이다. 당시 영국 왕이 칼레시를 포위한 채 6명의 시민이 목숨을 바치면 다른 시민들의 생명은 보장하겠다고 하자, 당대 최고 부자 피에르가 제일 먼저 나섰고, 이에 다른 시민 6명도 동참을 선언하고 교수대로 걸어갔다고 한다. 노블레스 오블리주의 표상으로 불리는 그의 모습을 후대에 로댕이 동상으로 만들기도 했다.

 최근 경기사회복지공동모금회에 20억 넘게 기부한 가족이 나타났다. 실명을 거론하지 않고 'SayNo'라고 필명만을 밝힌 기부자의 가족이다. 세이노와 인터뷰하며 '칼레의 시민' 이야기를 언급하자 그는 이렇게 답하였다.

A. "흔히 노블레스 오블리주를 설명할 때 칼레의 시민을 예로 들어 프랑스의 기부문화를 이야기하지만 정작 프랑스에서는 그 말이 거의 사용되지 않으며 기부문화도 별로 없다. 세금을 많이 냈으니 복지는 국가가 해결하는 것이라는 생각이 지배적이기 때문이다. 연봉이 4천만 원인 경우 한국의 명목소득세율은 15%이지만 프랑스는 그 두 배이고, 임대주택에 살아도 거주세를 내야 할 정도로 세금 종류가 많다는 것을 고려하면 복지는 국가의 몫이라고 생각하는 것이 이해된다. 오히려 칼레의 시민 동상에서 눈길을 끄는 것은 로댕이 6명의 시민들을 의연하고 늠름하게 표현한 것이 아니라 죽음의 공포와 사회적 책임에서 갈등하는 연약한 모습으로 보여 준다는 점이다. 그래서 당시 동상 설치 반대 운동까지 있었으나 나는 갈등하는 인간의 모습이 더 마음에 든다."

Q. 왜 그런가?

A. "기부를 하는 입장에서 생각해 보라. 법인의 돈도 아니고 개인 돈 아닌가. 애써 모았는데 기부를 하고 나누자니 갈등이 없을 리 있겠는가. 로댕이 그 동상에서 보여 준 갈등의 모습들은 나에게도 있다. 하지만 내면의 갈등을 이겨 내지 못하면 희생과 나눔의 의미가 없다."

Q. 갈등을 느낀다면서도 새해에도 또 기부를 한 이유는?

A. "기부를 좀 하여도 될 것 같은 사람들이 기부를 전혀 안 하는 모습을 주변에서 많이 보게 되는데 안타깝다. 가진 자들이 기부에 좀 더 동참하게 된다면 이 사회는 좀 더 살기 좋은 곳이 되지 않겠는가. 하물며 김밥할머니도 그렇게 하는데 가진 자들은 더더욱 잘할 수 있는 특권 아닌가. 우리 가족의 기부가 다른 부자들에게 퍼스트 펭귄으로 보였으면 하는 마음에 기부를 결정했다."

Q. 부자들이 기부를 하면 세금혜택을 본다고 하는데 사실인가?

A. "현재 한국의 소득세 최고세율은 40%이다. 지방세를 더하면 44%가 된다. 건강보험 같은 간접세가 더해지면 거의 50%에 육박한다. 우리 가족만 하더라도 1년에 건강보험료만 7천만 원을 납부하고 있다. 만약 1억을 기부하지 않으면 절반 정도 세금 낸다 하더라도 5천만 원은 내 손에 들어온다. 그러나 1억을 기부하면 그 기부금에 대해 세금은 안 내도 되지만 내 손에서 1억이 빠져나간다. 혜택이라면 내 손에 뭔가 추가로 쥐어져야 하는데 그런 것은 없지 않은가."

Q. 최근 정유라의 "돈도 실력이야"라는 SNS가 회자되었다. 자녀를 가진 부유층으로서 이에 대해 어떻게 생각하는가?

A. "진짜 부자는 축적, 증식, 나눔의 3단계를 거쳐야 될 수 있다고 믿는다. 증식으

로 끝난 경우 결코 진정한 부자가 될 수 없다. 부자의 단계가 증식으로 끝나게 되면 더 큰 증식만을 목표로 하는 기부에서나 생색을 낸다. 미르재단이나 K재단의 기금이 바로 그런 유형 아니겠는가. 그게 실력인가? 뇌물이지."

Q. 재벌 자녀들의 특권의식이나 갑질에 대한 생각은?

A. "칼레의 시민으로 돌아와서 구전에 의하면 피에르가 나섰을 때 같이 나선 다른 시민 6명 중에는 그의 아들도 있었다. 피에르 자신은 인원이 7명이 되자 누군가 빠지고 싶어 할까 봐 자살하였다고 한다. 그의 아들도 존경을 받았을 것임은 너무나 자명하다. 가진 자들이 승계하는 유산이 희생과 나눔이 아니라 군림의 특권뿐이라면 지탄의 대상이 될 수밖에 없다. 재벌자녀들이 가져야 할 특권의식은 이 사회를 더 좋은 사회로 변화시키는 데 있어 원동력이 되는 부를 가지고 있다는 것뿐이다. 그래서 내 가족들도 그 특권을 누리자고 기부에 동참시킨 것이다."

Q. 20억 원이면 복지재단을 직접 만들어도 될 텐데 굳이 기부를 한 이유는?

A. "재단은 운영하는 데 비용이 들고 임직원의 월급도 줘야 한다. 이사장이나 이사라는 명목으로 연봉을 수억 원씩 받는 복지재단들도 있고, 상속세를 피하면서 자산을 물려주려는 꼼수들도 많다. 이것은 내가 원하고 바라는 올바른 기부가 아니다. 공동모금회에 기부하는 경우 별도의 인건비를 사용하지 않아도 사용처까지 전부 투명하게 보고를 받는데 굳이 재단을 만들어야 할 필요를 느끼지 못한다."

Q. 국정농단 사태 등으로 사회지도층들에 대한 인식이 부정적으로 형성되는 것에 대하여 어떻게 생각하는가?

A. "부자들을 절대 사회지도층이나 사회고위층으로 표현하지는 말아라. 돈이 많다고 해서 지도자인 것은 아니다. 부자가 지도층이 되려면 그에 걸맞은 행실이 따

라야 하며, 더 많은 부와 권력을 얻고자 뇌물과 아부를 일삼는다면 그건 부자가 아니라 돈의 노예이다. 노예를 지도층, 고위층으로 표현할 수는 없다."

Q. 35년 동안 9조 원을 익명으로 기부한 찰스 F 피니를 아는가?

A. "(웃으며) 난 그 분의 발뒤꿈치도 못 쫓아간다. 축적과 증식의 능력도 나는 새 발의 피에 불과하다. 기부에서도 어설프게 아주 조금 흉내를 내는 정도이고 생활에 있어서도 그분이 즐겨 먹었다는 햄버거 대신 순댓국을 먹기는 하지만 값비싼 스포츠카도 타고 다니므로 나를 그분과 비교하면 안 된다."

'세이노'는 '현재까지 믿고 있는 것에 의문을 가져라'라는 뜻으로 일간지에 2000년부터 1년 넘게 칼럼을 집필하기도 했다. 이런 세이노의 가족은 경기사회복지공동모금회에만 지난 12년 동안 약 20억 원을 기부했고 새해 들어서도 1억 원을 기부하였다. 그는 자기 소유 부동산의 임차인들이 기부를 실천하면 그 금액만큼 임차료를 할인해 준다. 세이노가 기탁한 성금은 탈북 청소년들과 저소득가정 아동, 청소년을 위한 교육사업에 지정되어 사용되었고, 모금회에서는 정기적으로 그 사용 내역을 투명하게 전달하여 오면서 신뢰를 계속 쌓아 왔다.

2022 **위 내용에 보태고 싶은 이야기—물론 나는 '칼레의 시민' 이야기가 역사적 사실이었을 것으로는 생각하지 않지만 그 가르침은 가치가 있다고 믿는다. 인터넷에서 '칼레의 시민'을 검색하면 동상 모습은 쉽게 찾아볼 수 있다. 실제로는 시청 오른쪽 모서리 앞에 '칼레의 시민' 동상이 있지만 받침대가 로댕의 주장에 따라 낮게 설치되어 있어서 쉽게 눈에 들어오지 않을 것이다. 그 시대의 시민Burgher은 가진 자들을 의미하므로 그 동상의 위치나 받침대의 높이는 지금의 사회에서 가진 자들이 어떤 위치에 있어야 하는지를 조용히 상기시켜 주는 것 아닐까?**

〈부자아빠의 진실게임(2003년 출간)〉
기고글 일부

2022

- 부자 되는 법에 대해 설명하는 수없이 많은 책들 중 내가 쓰레기처럼 여기는 것들이 있는데 저자의 수입 대부분이 그 책을 팔아서 받은 인세 혹은 강의료에 의존하는 것들이다. 즉 '부자가 되려면 이러저러한 것들을 알아야 해요'라고 말하는 저자 본인은 정작 그 말을 전달함으로써 돈을 버는 것이라면 그 전달 내용이 사실은 어떤 진짜 부자가 말한 내용일지라도 그것을 도구로 삼아 돈을 챙기려는 것이고, 체험을 통한 영혼이 없기 때문에 쓰레기라는 뜻이다. 내가 기요사키의 '부자 아빠 가난한 아빠'를 삐딱하게 보는 이유가 거기에 있다.

- 유튜브에 자주 등장하는 이른바 부자 되기 인플루언서들을 보면 댓글 회사들을 통해 좋은 후기들로 도배까지 하면서 강의 등으로 돈을 챙기던데 그게 사기와 다른 점이 무엇인지 모르겠다.

- 진짜 부자라면 자기 경험에서 나온 가르침을 굳이 돈을 받고 전달할 것이 아니라 무상 배포하면 다 같이 잘사는 세상을 만드는 것에 기여할 텐데 왜 돈을 비싸게 받을까? 실제로는 돈이 더 필요한 상태이어서? 진짜 부자들에게 하고 싶은

말이 있다.—인세나 강의료를 100% 사회에 기부하는 방식으로 하거나 무료로

하면 이 세상이 더 좋아지지 않을까?

금융지식이 부자 만들어 주지 않는다

자본주의 사회에서 돈이 어떠한 역할을 하는가는 정도의 차이는 있겠지만

어릴 때부터 누구나 다 알게 된다. 부자 아빠가 설명하는 자산과 부채의 차

이에 대한 핵심 골자는 결국 소비를 절약하고 자금을 모아야 한다는 것이다.

이것은 학교에서 줄곧 가르쳐 온 것이다. 심지어 기요사키가 가기 싫어했던

학교에서도 절약하고 검소하게 생활하라고 가르치지 흥청망청 살라고 이끌

지는 않는다. 근검절약을 가르치지 않는 학교가 어디 있다는 말인가. 근검절

약은 우리 부모나 친지들이 늘 강조하는 말이기도 하며 부자들이 인용했던

만고불변의 진리이다. 부자들은 낭떠러지에서 나뭇가지를 잡듯이 한번 손

에 들어온 돈은 절대 내보내지 마라는 자세로 생활하라고 권유하지 않는가.

　학교를 중퇴하거나 학교를 다니지 않은 사람들이 종종 성공을 거두는

이유는 그들이 이미 학교를 다닐 때부터 공부 대신 다른 쪽에 관심이 더

많았으며 특별한 쪽에서 두각을 나타냈기 때문이다. 예를 들어, 서태지가

성공한 것은 그가 음악 전 분야에 미쳐 있었기 때문이다. 그런데도 사람

들은 서태지가 성공한 이후 보여 주는 단면들 즉, 그의 노래와 춤에만 관

심을 갖고 그렇게 흉내를 내려고 한다. 이것은 크게 잘못된 것이다. 그의

춤과 노래는 그의 노력 전체가 가시적으로 가져온 결과일 뿐이다. 즉, 그

의 작곡 및 악기 연주 능력 같은 것이 그 밑바탕에 깔려 있다는 말이다.

　공부를 많이 한 전문직업인들 중 많은 수가 부자가 못 되는 이유는 그들

의 금융 지수가 낮아서가 아니라 일하는 방법을 모르는 데다가 미래의 예

상 수입을 근거로 한 소비 생활 수준이 언제나 앞서기 때문이라는 것이 더 정확한 표현이다. 부자들은 자녀들에게 돈에 관한 지식을 가르친다는 기요사키의 말은 엄청난 오해를 불러일으킨다. 부자들은 자녀에게 학교에서 가르치지 않는 일하는 법을 가르쳐 준다. 이것을 금융지식이라는 말로 표현하면 곤란하다. 금융지식이 많은 투자상담가나 재테크 전문가가 부자인 경우를 나는 본 적이 없다.

2022 그래도 집을 사는 것이 낫다

부자가 되려는 사람이 읽으면 마음이 바뀔 수도 있는 책자 〈월든〉의 저자인 헨리 데이비드 소로는 이렇게 말한다. "주택이라는 큰 재산을 미래에 대비한 예금으로 가지고 있어 봤자 거기서 얻는 이득이란 자기가 죽은 후 장례식 비용을 치르는 정도일 것이다." 한때 많은 집주인들은 전세금을 월 1.3~2%의 월세로 전환시켰지만 최근 시중 금리가 떨어지자 세입자 구하기가 어려워졌다. 그래서 월세 이자율이 1~1.5%(연 12~18%)로 떨어지거나 전세금 비중이 높아지는 추세를 보이기도 했다. 수학적인 계산을 해보자. 당신에게 100이 있고 집값도 100이다. 전세금은 70이라고 하자. 그 어느 경우든지 똑같은 집에서 살고 싶어 하는 것으로 가정하고 제2금융권에서 얻을 수 있는 연이율을 세후 7%로 잡자.

①집을 사게 되면 거주의 대가로 1년에 7을 포기하는 셈이다. ②전세를 살면 연 4.9를 포기하고 나머지 30에서 이자 2.1이 생기므로 결국 2.8을 지불하는 셈. ③보증금 10에 월세가 60에 대해 월 1~1.5% 이자를 낸다면 10에 대한 연 0.7의 손해를 포함해 연 7.9~11.5를 뺏긴다. 이득은 90에 대해 6.3이다. 따라서 월세 거주의 대가로 매년 1.6~5.2를 빼앗기는 셈이 된다.

이렇게 보면 집은 안 사는 것이 이득인 것처럼 보인다. 하지만 집값 상 승률이 연간 4%라고 하면 얘기가 달라진다. 자기 집인 경우는 3을 뺏기고 전세일 경우는 6.8, 월세일 경우는 5.6~9.2를 각각 빼앗기는 셈이 돼 사 는 것이 가장 유리해진다. 반대로 부동산시장이 침체되고 있으면 집값이 떨어질까 봐 걱정을 할 것이다. "병아리를 기르지 않으면 솔개를 두려워하 지 않아도 된다"는 서양 속담처럼 차라리 언제라도 현금으로 만들 수 있는 전세나 월세를 택하는 게 좋지 않겠는가 생각하기도 한다.

최종판단은 집값 변동과 자금의 활용성, 삶의 지수 등등을 고려해 당신 이 해야 한다. 집을 살 돈을 다른 곳에 투자하여 수익을 많이 낼 수 있다면 그렇게 해야 한다. 그러나 전세를 월세로 돌리고 주식 투자를 해 쪽박을 찼다는 말은 들었어도 부자가 된 사람은 만나지 못했다. 월세를 살면서 자 금을 굴리게 되면 자기가 부자 같은 착각에 빠지게 되고 돈을 쓰게 돼 결 국은 빚에 쫓기게 된다.

40대 전후의 가장이고 자금이 된다면 집을 살 것을 권유한다. 한국적 상황에서는 자기 집이 없어 잃어버리게 되는 '삶의 질'도 생각해야 하기 때문이다.

2022

• 갭투자에 대해 묻는 독자들이 많았다. 내 대답은 '그 투자로 인해 다른 사람의 눈에 피눈물이 들어가게 될 가능성은 전혀 없다면, 혹시라도 망해도 네 눈에 피눈물이 들어가야지 다른 사람에게는 절대 피해가 가지 않는다면' 하여도 된 다는 것이다. 이것은 무슨 투자이건 명심하여야 할 사항이다. 남의 눈에서 피 눈물이 나오게 할 가능성이 있는 짓은 절대 하지 마라.

- 갭투자를 전문으로 해 오던 A는 약 13년 전 대기업이 분양하는 여의도 오피스텔 2채를 80% 은행 대출을 받아 구입하였는데 미분양이 60여 개 정도 있었다. 분양업체는 그 60여 개를 모두 인수하면 20% 정도 깎아 주겠다고 했고 A는 분양계약서에서의 금액은 원래대로 작성하는 조건으로 그것들을 모두 80% 은행대출을 받아 인수하였다. 자기 돈 없이 60여 개를 소유하면서 은행이자보다 높은 월세를 받게 된 것이다.

그래서 부자가 되었을까? A는 그 당시 여의도에서 60평대 아파트 2채를 터서 살 정도로 처음에는 신이 났지만 은행대출을 받을 때 제출한 분양계약서가 허위라는 것이 나중에 들통나면서 대출이 모두 취소되어 결국 2015년부터 2018년까지 모조리 경매로 넘어가고 구속되어 3년 형까지 받았다. 나이가 나하고 비슷한 A가 출소 후 내게 한 말은 이랬다. "갭투자에 매달려 평생을 마음 졸이며 살아왔는데 이제는 마음 편하게 살 것 같네요."

삶의 우열은 돈으로 가려지는 것이 아니다

기요사키는 진짜 아버지의 경제관을 설명하면서 가난한 아버지가 "삼촌 두 분이 20년 동안의 군 복무를 마치고 퇴직한 후에 평생 연금 혜택을 받은 것에 감명을 받았다"고 표현했다. 물론 기요사키는 가난한 아버지의 '연금 선망론'보다는 부자아빠의 '재정 자립론'을 더 옹호한다.

하지만 연금 생활이 나쁘다고 할 수는 없다. 사람은 돈만 갖고 사는 것은 아니다. 느리게 사는 것도 나쁜 것은 아니라는 말이다. 미국에서도 연금 범위 내에서 재미있게 생활하는 사람들이 많다. 한국은 여러 가지로 불안정한 측면이 많아 과연 내가 연금을 제대로 받을 수 있을까 하는 불안감이 있는 것도 사실이지만 미국은 퇴직연금 시스템이 잘 갖춰져 있다.

연금으로 만족할 만한 삶이 보장된다고 할 때 과연 그 수혜자가 불행하다고 할 수 있을까? 〈부자 아빠, 가난한 아빠〉의 가장 나쁜 요소는 돈이 없는 사람들을 야단치는 듯한 분위기를 띠고 있는 점이다. 게으름을 꾸짖는 것이 아니라 가난의 원인을 투자에 대한 무지로 몰면서 가난을 부끄럽게 여기게 하는 인상을 강하게 준다. 설령 기요사키식의 금융지능이 없는 사람이라고 하더라도 미련하거나 열등한 삶이라고 매도할 수는 없다. 이것은 나의 철학이다. 게다가 가난의 원인은 금융지식의 부재에 있는 것이기보다는 일을 통하여 이 세상에서 더 큰 대가를 얻어 내는 방법을 모르는 무지에 있음을 알아야 한다.

덧붙여 말하자면 사람이 생을 살아가는 형태에는 여러 가지가 있다. 부자로 사는 삶만이 유일한 삶의 형태로 숭배되어서는 안 된다. 나처럼 부자로 살겠다고 작정을 하고 덤빈 삶도 인간의 삶이며 반대로 가난하지만 자연 속에서 절약하며 삶을 관조하며 사는 삶도 인간의 삶이고, 평생을 남을 위해 봉사하는 봉사자들의 삶도 인간의 삶이며, 자기가 좋아하는 것을 평생 하지만 가난에서 헤어나지 못하는 삶도 인간의 삶인 것이다.

즉, 삶의 형태에 우열은 없으며 모든 것은 각자가 삶을 어떻게 바라보고 있는가에 달려 있다. 기요사키의 가난한 아버지는 "우리는 그냥 가르치는 것을 좋아할 뿐이야"라고 말한다. 가르치는 게 좋아 교단생활을 오래 한 '가난한 아버지'는 부자 아빠에 비해 결코 열등하지 않다는 점을 기억해야 한다.

주식 투자는 쓸 일이 없는 여유자금으로 하라

기요사키가 말하는 투자 방법들에 매혹되는 사람들은 투자 관련 서적을 별로 접해 보지 않았던 문외한들과 투자초보자일 것임이 분명하므로 언급할 필요를 느끼지 못한다. 다만 기요사키 논리의 핵심은 투자를 잘하여야 부자가 된다는 것인데 비록 투자가 중요한 것이기는 하지만 나는 다르게 말하고 싶다. 나는 우선은 일을 현명하게 잘해야 하며 그래서 이 사회에서 받는 대가를 극대화시켜 종잣돈을 만들고 그 종잣돈으로 투자를 하면서 한편으로는 계속 사회로부터 대가를 받아 나가야 한다고 믿는다. 그래야 종잣돈이 날아가도 생활에 타격을 받지 않는다.

특히 주식 투자는 여유자금으로 하여야 한다는 말을 수없이 들었을 것이다. 여유자금이란 무엇인가? 6개월 후 집을 옮길 자금 같은 것이 여유자금인가? 천만의 말씀이다. 여유자금에 대한 내 정의는 '미래의 어느 날이 와도 쓸모가 없는 자금'이다. 하지만 사람들은 '미래의 어느 날이 오면 사용하여야 할 용도가 있는 자금'을 갖고 투자를 한다. 즉, 심리적으로 시간에 쫓긴다는 말이다. 이런 투자는 90%가 실패하고 만다.

집중투자인가 분산투자인가 하는 문제는 위험도에 대한 개인의 태도 및 자금의 성격 그리고 자금의 크기, 투자 대상 회사나 부동산에 대한 지식 등과 관련된 것일 뿐이지 그 이상도 이하도 아니다. 어떤 것이 더 좋은지는 일률적으로 말하기 어렵다는 말이다. 하지만 나 자신은 분산투자를 신봉한다.

아주 적은 금액으로 주식 투자를 직접 해 보는 것은 바람직하다. 왜냐하면 이 게임이 그렇게 만만한 것이 아니라는 사실을 조만간 배우게 될 것이기 때문이다. 그 사실을 배웠다면 일단은 한 걸음 뒤로 물러나야 할 터인데 수많은 사람들은 빚까지 내가면서 계속 투자를 시도한다.

주식 투자는 늪지와 같이 움직이면 움직일수록 계속 깊이 빠져 들어가게 하는 속성을 갖고 있다. 특히 투자 자금을 언제까지 얼마로 만들어야 한다는 목표를 갖고 있다면 틀림없이 그 자금은 큰손들의 수중으로 흘러들어가게 된다. 다시 한번 명심하라. 주식 투자는 경제를 보는 눈이 커졌을 때 여유자금을 갖고 해야만 돈을 벌 수 있는 게임이라는 것을.

놀면서 돈을 벌 수 있다는 헛된 환상을 버려라

네트워크 마케팅은 기본적으로 휴먼 콘택트에 의지하고 있다. 어느 나라에서건 누군가 찾아와 무엇인가 상품에 대하여 설명하게 되면 그것이 필요하든 그렇지 않든 간에 구매를 거절할 수 없는 마음을 조금씩은 갖고 있다. 또 제품에 대하여 열심히 설명한 상대방의 마음을 헤아려 싫은 소리를 차마 하지 못한다. 그러다 보니 판매자는 자신이 강매를 한 것은 아니며 구매자가 정말로 필요로 하는 것을 구입하였다는 착각을 하게 되고 정말 구매자에게 필요한 정보를 주었다는 식의 자기 최면에 빠지고 만다. 그들은 구매자들이 쑥덕거리는 말들을 듣지 못한다.

그럼에도 불구하고 어떤 사람들은 네트워크 마케팅은 대학에서 강의까지 되고 있는 유통에 관한 새로운 아이디어라고 주장한다. 또 다른 사람에게 부담을 줄 만한 불필요한 물건이 아니라 어차피 써야 하는 생필품을 집에서 편안하게 홈쇼핑하면서, 광고를 하지 않고 유통과정을 줄임으로써 생기는 마진을 소비자에게 돌려주는 컨셉이라고 강변한다.

먼저 대학에서 강의가 되고 대학교수들이 책을 쓴다는 것이 대단한 것은 결코 아니다. 게다가 과연 광고비와 유통비를 줄여서 최종 소비자들에게 돌아간 것이 있는가? 시중에서 1000원에 구입할 수 있는 것을 1500원에 팔고 300원은 그 물건을 소개한 사람에게 되돌려주는 방식이 뭐가 소비자에게 유리한 컨셉이라는 말인가. 유통소비자와 최종소비자를 구분하지 않고 뭉뚱그려 하나로 묶는 것이 올바른 생각은 아니지 않은가.

네트워크 마케팅은 생활 자체가 소비이면서 사업이 되는 유통혁명이요, 생활혁명이고 모두에게 이익이 되는 더불어 살아가는 자본주의를 실천하는 것이라고 말하는 사람도 있다. 물론 다른 사람에게 물건을 소개하고 판매했을 때 일정 마진이 내게 주어지는 시스템은 자본주의 사회에서 지극히 당연한 것이다. 그러나 나와 전혀 상관도 없는 사람들이 구입한 물건들에 대한 마진이 그들이 내 하부 조직이기에 내게 주어진다는 것은 결국 나의 노력이 사람 수를 늘리는 데 우선 집중되도록 하게 만든다.

나를 통해 네트워크 마케팅을 알게 된 사람들이 마찬가지로 네트워크 마케팅을 하려고 할 경우 사람 수는 더 늘어나게 되어 상품은 더 팔리게 되어 있다. 즉, 핵심은 소비자에게 물건을 팔아 마진을 남기는 것이 아니라 네트워크 마케팅을 하고자 하는 사람들을 아메바가 번식을 하듯 늘림으로써 마진이 떨어지게 되어 있다는 것이다. 이러한 사실을 내가 만 원을 주고 사용해 보니 좋아서 그 정보를 다른 사람에게 주었다는 말로 미화시키지 말라는 말이다.

일상생활에서 내가 어떤 물건을 만 원을 주고 사용해 보았더니 좋기에 다른 사람에게 추천하였다면 내 자신에게 주어지는 이득은 없고 그것을 구입한 사람에게 이득이 돌아간다. 그러나 네트워크 마케팅에서는 나에게 떨어지는 이득이 있다. 때문에 필연적으로 피라미드 형태를 구축하는 데만 열중하도록 유도하게 된다.

어느 네트워크 마케팅 회사이건 간에 공통점이 있다. 네트워커들의 90% 이상은 수입이 신통치 않지만 회사는 돈을 번다는 것이다. 그것도 일반 회사들보다 더 높은 수익률을 기록한다. 결국 그것은 사람들을 영업사원으로 부속품화시키는 구조일 뿐이다. 전쟁으로 치면 총알받이로 사용하는 것이나 다름없다. 나는 이런 식의 사업구조를 좋게 생각하지 않는다.

게다가 많은 사람들은 자기 일에서 최선을 다하여 몸값을 올릴 생각을 하지 않고 양다리를 걸치고 네트워크 마케팅을 부업으로 생각한다. 그러니 본업에서는 절대 프로가 되지 못한다. 대다수의 네트워크 마케팅 회사들은 판매자들에게 놀면서 부자로 사는 사람들을 보여 준다. 해외 휴양에 데리고 가서 좀 더 열심히 팔라고 은연중에 자극한다. 나는 그게 싫다. 놀면서 돈 번다는 그런 꿈을 사람들에게 주는 것이 참 싫다는 말이다.

부자가 되려면 좁은 문으로 가라

부자가 되는 길은 경쟁이 치열한 곳에 있지 않다. 인터넷 관련 벤처 비즈니스가 인기라고? 조개구이점이 성황이라고? 호프집이 잘된다고? 주식에서 대박이 터진다고? 의사나 판검사가 대우도 좋고 존경도 받는다고? 부자가 되고 싶다면 그런 것은 하지 마라. 갑돌이 갑순이 모두 다 덤벼드는 쪽은 가능하면 피하는 것이 좋다. 성경에서도 좁은 문으로 들어가라고 하면서 넓은 문은 멸망으로 이끈다고 했다. 사람들이 가기 싫어하는 좁은 문에는 어떤 것들이 있을까? 더럽고 위험하고 힘들고 폼이 안 나는 것들이다. 바로 그런 것을 해라. 그러면 돈을 번다. 경쟁자가 적으므로.

당신 주변의 부자들을 보라. 인터넷 벤처기업 사장들의 재산이 수백억원이니 어쩌니 하지만 주식 평가액이 그렇다는 것이다. 실제 현금이나 부동산을 많이 갖고 있는 부자들은 대부분 남들이 천하게 여기는 배추장사, 생선장사, 새우젓장사, 쌀장사, 뭐 이런 것들로 돈을 벌었다. 폼 나는 게 없다. 그들이 남들 보기에도 멋있어 보이는 일을 한 것은 기반을 닦고 나서부터이다.

아니 왜 미국에 가서는 슈퍼에서 야채도 다듬고, 밟아라 삼천리(재봉일을 이렇게 표현한다)도 하고, 택시도 몰고, 수영장 청소도 하러 다니면서 한국에서는 체면을 앞세우며 그런 일들을 안 하려는 것인지 도무지 모르겠다. 그런 일은 한국에서도 돈을 벌 수 있는 일이다. 가난한 시절 나도 미국으로 이민 갈 생각을 했는데 미국에 가면 시체 닦는 일을 하려고 했다. 아무도 하지 않으려는 일이어서 돈을 많이 받는다고 들었기 때문이다.

대학을 다닐 때는 아르바이트로 번역을 했는데 신학 전문이었다. 그게 제일 번역료가 비쌌고 경쟁자가 별로 없었으니까. 나는 남들이 8비트 컴퓨터만 알고 있을 때 16비트 컴퓨터를 팔아 돈을 좀 벌었었다. 금성사에서 마이콤이라는 16비트 컴퓨터를 만들어 대통령 표창을 받았던 옛날 이야기이다. PC는 1990년대 초에 손을 떼었다. 경쟁이 치열해지면서 이득이 적어졌기 때문이다.

지금 직장을 구하는 사람들은 좁은 문의 법칙을 명심해야 한다. 인기 있는 멋진 회사들은 경쟁이 치열하다. 차라리 이름도 들어 보지 못한 중소기업을 두드려라. 게다가 대기업에서 당신이 배우는 것은 언제나 피자의 한 조각일 뿐이지만 중소기업에서는 그 피자 전체를 어떻게 만들어 파는지를 배울 수가 있다. 즉, 홀로서기를 할 때는 중소기업에서의 경험이 훨씬 더 실용적이다. 보편적으로 말해서 대기업에서 나오면 다른 대기업으로 가지 않는 한 정말 써먹을 곳이 적다.

요즘은 이공계 지망생이 적다고 한다. 하지만 바로 그렇기 때문에 지금이 이공계를 지원해야 할 절호의 기회이다. 지금 당장을 생각하지 말고 10년 후, 20년 후의 경쟁을 생각하라는 말이다. 굳이 넓은 문으로 가고 싶다면 남들보다 크게 월등한 기술이 있거나 정말 탁월한 능력이 있어야 한다. 그렇지 않다면 한시라도 빨리 좁은 문으로 가는 것이 더 빨리 부자가 되는 길이라는 것을 깨닫기 바란다.

이게 재테크인가?

부자들은 투자금에 대한 수익률에 대단히 민감하다. 재테크에 박사들이며 절세하는 방법들에 있어서도 타의 추종을 불허한다. 그러니 우리도 그렇게 해야 부자가 된다. 아마도 대부분의 재테크 전문가들은 그렇게 말을 할 것이고 비과세상품에 대해 장황하게 설명하면서 2천만 원을 이렇게 굴리면 얼마가 되고 저렇게 굴리면 얼마가 되므로 어떻게 해야 한다고 권유한다.

내 생각은 전혀 그렇지 않다. 부자들이 재테크에 민감한 것은 이미 돈이 있기 때문이고 1%의 차이가 엄청난 액수의 차이를 가져오기 때문이다. 이른바 부자인 내가 1천만 원을 처음 모았을 때부터 재테크를 했다고 믿는가? 물론 이자를 한 푼이라도 더 주는 곳을 찾아다닌 것은 사실이다. 하지만 그래서 내가 부자가 되었다고 생각하는가? 천만의 말씀이다. 1천만 원을 갖고 아무리 재테크에 능하다 할지라도 1년에 남들보다 더 벌어들일 수 있는 돈은 기껏해야 몇십만 원에 불과하다.

주식에서 대박이 터져 두 배가 될 수도 있다는 등의 말은 하지도 마라. 부자들은 부자가 된 이후에 주식에 손을 대는 경우가 훨씬 더 많다. 왜? 주식시장은 판돈이 넉넉해야 낄 수 있는 게임이기 때문이다.

재테크를 열심히 공부하는 사람들은 목돈 1천만 원에 1년에 10만 원이라도 더 이자를 받으려고 애를 쓴다. 연말정산에서 한 푼이라도 더 절세하려고 영수증을 챙긴다. 올바른 태도라고 믿는다. 하지만 그렇게 재테크를 한다는 사람들이 소파를 살 때는 100만 원을 쓰고, 결혼을 할 때는 전셋집에서 출발하면서도 신혼살림 장만에 혈안이 되고, 예물도 다이아몬드 아니면 안 된다고 믿으며, 물건은 모두 신품으로만 사고, 도배는 돈을 주고 남들에게 시키며, 휴가철에는 자동차까지 끌고 놀러 가며, 술집에서는 양주를 시키고, 집을 살 때는 부동산 잡지 하나 안 보고 중개업소 말만 듣고 500만 원도 못 깎고, 등기는 법무사에게 맡긴다. 그러면서도 시장에서 콩나물을 살 때 500원 깎았고, 남자양복은 다 거기서 거긴데도 유명 상표를 백화점 세일 때 카드로 현금가 6개월 할부로 샀으니 스스로를 알뜰살뜰 산다고 믿는다. 이게 재테크인가?

특히 대부분의 한국 남성들은 귀하신 몸들 같다. 자동차가 고장 나면 그건 배터리 가게 기술자가 해야 할 일이다. 집에 수도꼭지가 고장 나 사람이 와도 그저 안방에 앉아서 TV나 본다. 고귀한 몸이기에 이삿짐 싸는 것도 남들한테 시키고 몇십만 원을 지불한다. 그러면서 은행금리를 비교한다. 이게 재테크인가?

사람들은 재테크를 한다고 하면서도 남들에게 돈을 지불하는 일에는 대단히 너그럽다. 자기 스스로 배워 직접 해 보려는 생각은 없고 가구 하나 스스로 만들어 보려고 하지 않는다. 진짜 재테크는 그런 것이 아니다. 나는 별걸 다 직접 몸으로 수행하면서 돈을 아꼈다. 1~2년 전까지만 하더라도 나는 집의 수도꼭지를 직접 고쳤다. 그러니 돈이 나가지 않았다.

지금도 그 버릇은 여전히 남아 있다. 진짜 재테크의 일 단계는 남들에게 돈을 주고 일을 시키지 말고 당신이 직접 몸으로 하는 것이다. 외식? 남편이 집에서 음식을 차리고 설거지를 하는 것도 아내와 아이들에게는 외식이다. 고귀하게 품위를 유지하고 싶다면 부자가 된 뒤에나 그렇게 하라.

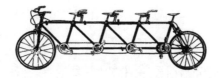

3부
삶의 전반에 조언이 필요할 때

나는 집이 먼 직원들에게는 회사 근처 독서실이나 고시원에서
살라고 요구하곤 했다. 회사 일을 하라는 것이 결코 아니다. 생
생한 지식을 축적해 내일이라도 당장 뛰쳐나가 이 정글 속에서
우뚝 홀로서기를 할 수 있는 힘을 갖추라는 뜻이다.

-일터와 가까운 곳에 살아라 中에서

세상을 살아가는 지혜

혼자 끙끙대지 마라

이 글은 인터넷에서 떠돌던 영문판(여러 형태로 존재하지만 이야기 맥락은 같다)을 내 방식으로 번역한 후, 그 당시 운영하였던 장학사업의 학생 및 멘토 전용 카페에 올려놓았던 글이며, 세이노 카페에는 2011년 3월 20일부터 1개월간 게시하였다.

온몸에 털이 많은 어느 늙은 애완견이 주인을 따라 아프리카 사파리 관광을 갔다. 하지만 관광 도중, 자연생태구역에서 정신없이 뛰어 놀다가 그만 주인을 잃어버리고 말았다.

정신을 차리고 보니 주인과 함께 타고 온 관광차량은 보이지도 않았고 주변은 황량한 들판이었으며 짐승의 뼈다귀들이 뒹굴고 있었다. 그 뼈들을 보고 늙은 개는 몸이 으스스 떨려 왔다. 그때 멀리서 표범 한 마리가 자기를 향해 어슬렁거리며 다가오는 것이 보였다. 들판이기에 숨을 곳은 없었다.

늙은 개는, 이제 꼼짝없이 표범에게 물려 죽게 생겼구나, 라는 생각에 오금이 저려 왔지만 이 위기를 어떻게 벗어날 것인지를 생각했다. 그러고는 표범이 오는 쪽을 등지고 앉아 근처에 있던 짐승의 뼈 하나를 입에 물었다. 드디어 표범이 살금 살금 근처에 와서 막 늙은 개를 뒤에서 덮치려는 순간, 늙은 개는 입에 물고 있던 뼈를 내던지면서 이렇게 외쳤다. "와, 역시 고기는 표범 고기가 맛있어. 이거 더 먹고 싶은데 어디 표범 한 마리 더 없나? 쩝쩝…."

그 말을 들은 표범은 그 순간, 이 털 많은 개 같은 짐승이 단순한 개가 아니고 표범을 잡아먹는 이상한 무서운 개라는 것에 놀라 몸을 돌려 도망치기 시작했다. 늙은 개는 표범이 도망치는 낌새를 느끼고 비로소 안도의 한숨을 내쉬었다.

—1편 끝

그 광경을 처음부터 바라보고 있던 원숭이가 있었다. 원숭이는 그 표범이 평소에 자기를 잡아먹으려고 하던 표범인 것을 알고는 부리나케 표범을 쫓아갔다.

"표범 님, 표범 님, 그만 도망가세요. 저 기억하시지요? 앞으로는 저를 잡아먹으려고 하지 마시구요 제 말씀도 들어 보세요. 표범 님이 저 늙은 개에게 속은 거예요. 저 늙은 개가 표범 님이 다가 오기전 까지는 저 짐승뼈다귀들 때문에 무서워서 덜덜 떨고 있었는데 표범 님이 눈에 뜨이자마자 뼈 하나를 입에 물고 있다가 자기가 마치 표범을 잡아먹는 개인 것처럼 쇼를 한 거예요. 정말이에요. 제 말이 사실인지 아닌지 저랑 같이 가 보시면 알 거 아니에요."

비로소 표범은 자기가 속은 것임을 눈치채고 원숭이에게 말했다. "내가 속았다. 네 말이 맞다. 내 등 뒤에 타라. 저 늙은 개새끼를 내가 오늘 저녁밥으로 잡아 먹겠다." 표범은 원숭이를 등에 태우고 아까 그 늙은 개가 있던 곳으로 달려갔다.

—2편 끝

늙은 개는 아까 그 표범이 이번에는 원숭이 한 마리를 등에 태우고 자기를 향해 달려오고 있음을 보았다. 그러고 보니 자기 주변에 처음부터 원숭이 한 마리가 있었던 것 같았다. "도대체 저 원숭이는 왜 표범 등에 올라타 내게로 달려오는 것일까?" 도무지 알 수가 없었다.

늙은 개는 아까처럼 표범이 오는 쪽을 등지고 돌아앉았다. 그리고 다시 뼈다귀 하나를 입에 물고는 뼈를 혀로 핥으며 쩝쩝 소리를 크게 내었다.

드디어 표범과 원숭이가 근처까지 왔을 때 늙은 개는 외쳤다. "아 맛있다. 그런데 이 쌍놈의 원숭이 새끼는 왜 이렇게 안 오는 거야. 표범 한 마리 꼬셔서 데리고 온다고 하더니… 에이 쌍놈의 원숭이 새끼…."

그 말을 듣는 순간, 표범은 자기가 원숭이에게 속아서 여기에 다시 오게 된 것이라고 믿게 되고, 이 쌍놈의 원숭아, 너 두고 보자, 욕을 하며 아까처럼 도망갔다.

—3편 끝

막힌 부분을 어떻게 뚫어야 하는지를 아는 늙은 개는 어느 분야에나 있는 법이다. 이 세상을 살다 보면 도저히 해결방법이 생각나지 않는 상황이 있기 마련이다. 그런데 사실은 뭔가 해결방법이 있지만 그게 무엇인지 몰라서 절망하는 경우가 대부분이다. 내가 말하고자 하는 것은 이것이다.

네 머리로 모든 인생살이 문제를 풀려고 하지 말아라.
표범이 널 잡아먹으려 한다고?
네 친구들에게 물어봤자 위로는 받을지 몰라도 헛수고에 지나지 않는다.
네 친구들도 자기 잡아먹으려 드는 표범 걱정을 하고 있기 때문이다.
기억해라. 그 문제의 해결방법을 이미 터득하여 알고 있는 늙은 개들이 네 주변에 있다.

2022 좋은 의사를 만나는 법

몸에 병이 생기게 되면 누구나 의사(혹은 한의사)를 찾게 된다. 이때 누구나 실력 있는 의사, 좋은 의사, 허준 같은 명의를 만나기를 원할 것이다. 그런데 이게 그렇게 쉬운 일이 아니다. 좋은 의사를 고르려면 먼저 의사들의 세계를 알아야 할 것이다.

의대에는 어떤 학생들이 가게 되는가? 병들고 불쌍한 가난한 환자들을 치료하려는 박애심 투철한 학생들인가? 천만에. 전 과목에서 우수한 성적을 올린 학생들이 간다. 내성적이고 소심한 학생들이 많이 지원하는 것도 특징이다(얌전한 모범생들이 많다는 말이다). 그들이 의대를 지망하는 이유는 대부분 의사라는 직업이 돈도 잘 버는 직업일 뿐만 아니라 주변에서도 부러워하고 사회적으로도 신분이 비교적 안정되어 있기 때문이다. 히포크라테스 선서를 수행하고자 의대에 가거나 혹은 제2의 슈바이처가 되고자 하는 학생은 정말 극소수에 지나지 않는다(그렇다고 해서 그들을 비난하여서는 결코 안 된다. 의사 역시 사람들이 먹고사는 수단으로 택하는 수많은 직업들 중 하나를 택한 생활인이기 때문이다).

자, 그런 학생들이 의사 면허증을 받고자 치르는 의사고시는 어떤 내용일까? 모두 이론이다. 의대 졸업반 학생들은 스터디 그룹을 만들어 예상 문제 공략을 꾀하기도 한다. 실습은 대학 시절에도 있기는 하지만 대부분은 의사고시에 합격한 뒤 거치게 되는 인턴, 레지던트 기간에 이루어지게 된다. 이때 돈은 얼마나 받게 될까. 의학 공부를 한 지 10년째에 해당되는 전공의 4년 차일 경우, 연봉은 2천만 원 수준이며 야간 당직 수당은 2만 원 선이다. 수련의 기간은 육체적으로 너무나도 힘든 과정이기에 제대로 책을 볼 시간적 여유도 많지 않다.

수련의 과정을 마친 응급실 야간 당직의사의 월급은 많아야 3~4백만 원 선이다. 인기 진료과목이라고 할 수 있는 안과, 성형외과, 피부과, 비뇨기 과, 이비인후과, 가정의학과 등에서 전문의 자격을 딴 30대 초, 중반의 의 사는 봉급의사(봉직의)로 일할 경우 '아주아주 잘 풀리면'(재단과 모종의 관계가 있을 수도 있다) 연봉 1억도 받지만 실상은 그 이하를 받는 경우가 더 많다. 한 편 이러한 진료과목들의 특징은 노동 강도가 심하지 않을 뿐만 아니라 24시 간 대기할 필요도 없고 1주일에 하루 정도는 눈치 안 보고 놀 수도 있다.

그러나 월급을 주어야 하는 운영자가 볼 때 나이가 든 의사는 젊은 의 사보다 부담스럽기 때문에 오래 있을수록 갈등이 발생할 요지가 크다. 하 지만 이런 진료과목들은 다른 과목에 비하여 개업이 손쉽다. 때문에 의대 졸업자들은 너도나도 인기 진료과목들의 수련의 과정을 지원하게 되지만 자리는 한정되어 있기에 경쟁은 치열하다(때문에 그런 인턴 자리를 얻으려면 실력 이외의 여러 가지 지저분한 것들을 동원하여야 될 수도 있다).

인기 진료과목 전문의들의 인건비는 다른 과목들에 비해 높게 형성되 게 되는데 보수가 넉넉하지 않으면 개원을 하고자 병원을 그만두어 버리 기 때문이다. 특히 은행 대출 금리가 쌀 때는 누구나 개업의 유혹을 느끼 게 되기에 인건비가 상승한다. 반면에 외과 같은 경우는 노동 강도가 심 하고 지원자도 많지 않기 때문에 수요와 공급의 원칙에 따른다면 그 어느 과목보다도 더 많은 보수를 받고 있어야 하지만 실상은 그렇지 않다. 개 인 독립하기가 어려운 과목이기 때문이며 50대 유명 외과과장의 연봉은 최대 1~2억 수준이다(독립한 외과 의사들 절반 이상은 수술이 비교적 손쉬운 항문과 직 장을 진료과목으로 내세운다).

의사가 개원을 하는 데는 상당한 돈이 필요하다. 진료과목에 따라서는 의료 장비의 가격이 만만치 않고 입지 조건이 좋은 곳들은 임대료가 상당할 뿐 아니라 선배 의사들이 포진하고 있기 때문에 뚫고 들어가기도 쉽지 않다. 설상가상으로 개원 시 필요한 인테리어나 부동산 구입 혹은 임대에 필요한 지식도 약하다. 더군다나 의사라고 하는 직업을 특별하게 생각하는 사회적 분위기 때문에 품위유지라는 명목으로 소비생활에 들어가는 비용 역시 적지 않다.

반면에 의사가 되기 위하여 경제적, 시간적, 정신적 투자를 남들보다 더 많이 하였다고 생각하기에 기대 수익은 높다. 그러다 보니 어떤 의사들은 수련의 단계에서 이미 상당한 빚을 지는 경우도 있게 되고 연봉이 많아도 여전히 빚에 시달리기도 하며 개원을 하면서 엄청난 빚을 지기도 한다. 결국 그런 의사들은 그 빚을 한시라도 빨리 갚으려고 하다 보니 자연히 환자들로부터 돈이 많이 나오도록 하는 방법을 추구할 수밖에 없는 처지가 되고 만다.

그 결과 약을 한 번에 주어도 될 것을 진료비 수입을 늘리고자 매일같이 오라고 하게 되기도 하고(그래서 나는 "죄송하지만 출장을 가야 하는데 1주일 치 약을 처방해 주시면 안 될까요?" 하고 말한다), '하지 않아도 될 것을 예방적 차원에서 권유하는' 별의별 것들이 나올 수도 있게 된다. 결국 우리나라 제왕절개 수술 비율은 전 세계 1위에 오르게 되고, 서울 강남 어느 산부인과의 응급차는 사이렌 소리가 '씨섹 씨섹' 울린다고 소문이 나게 되고(제왕절개수술을 씨저리안 섹션Caesarean section이라고 하는데 의료계에서는 그 첫 글자만 따서 씨섹이라고 흔히 부른다), 제약회사로부터 뒷돈을 받거나 건강보험공단에 거짓 청구서를 보내거나 의료 장비를 리스회사를 끼고 구입한 뒤 다시 팔아먹는 의사들까지 생기게 된다(그러나 거짓 청구서를 보내는 의사들 중에는 아주 일부이기는 하지만 선한 사마리아인들도 있다. 보험 적용 일수가 초과되는 가난한 환자를 위해 그 가족들 명의로 분산시켜 서류를 꾸며 주었다가 나중에 비리 의사로 낙인찍히는 경우도 있기 때문이다).

이런 상황에서 의사들을 '의사 선생님'으로 무조건 믿고 따르다가는 큰 낭패를 볼 수도 있다. 게다가 의사들은 자기들이 설사 잘못을 해 환자가 죽더라도 "고의가 아니기 때문에 민형사상 어떠한 손해배상도 요구하지 않겠다"는 각서를 수술 전에 요구한다(불량품을 주더라도 고의는 아니고 최선을 다했으므로 불만 갖지 말고 돈은 내라는 뜻이기도 하다).

그렇다면 의료 소비자 입장에서 좋은 '의사 선생님'을 만나려면 무엇을 고려해야 하는가.

우선은 현행 의료제도의 문제를 생각하여야 한다. 의료법인은 영리법인이 될 수 없다는 웃기는 법 때문에 자본가들은 병원을 세우려고 하지 않는다. 결국 종합병원의 수는 늘지 않으나 동네 의원이나 종합 병원의 의료 수가는 동일하고, 능력 있는 의사가 진찰하는 비용이나 초보 의사가 진찰하는 비용이나 보험 청구액에 있어 큰 차이가 없다 보니 사람들은 유명 종합병원으로 몰린다. 그리고 종합병원에서 의사의 수는 한정되어 있는데 몰려드는 환자는 많다 보니 1시간 이상 기다리다가 3분 진료를 받는 것이 보편화되어 버렸다. 모든 국민은 동일한 의료 서비스를 받아야 한다는 사회주의적 복지 정책이 결국은 동일한 3분 진료라는 형편없는 결과를 가져온 것이다. 때문에 중병이 아니라면 종합병원보다는 개인의원 혹은 개인병원을 찾는 것이 더 현명할 것이다. 그렇다면 개업의를 제대로 고르려면 무엇을 알아야 하는가.

첫째, 무엇보다도 먼저 건물 자체를 보아야 한다. 자체 건물이건 임대 건물이건 간에 나는 시설이 화려한 곳을 전혀 좋아하지 않는다. 실내에 수입 대리석이 붙어 있는 병원들은 건축비를 적정 이상으로 사용하였으면서도 적자가 난다고 징징 우는 곳들이거나 건축비를 빌미로 뭔가 구린내 나는 짓거리를 한 곳일 수도 있다(나는 특히 대학병원들 중 건축을 화려하게 한 곳들은 일단 구린 냄새가 나는 곳으로 의심한다).

내 아이들이 태어날 때 내가 택한 개인 산부인과는 처갓집에서 소개한 곳이었는데 아주 마음에 들었다. 십칠팔 년 전의 이야기이지만 건물은 낡았고 입원실은 3류 여인숙 정도밖에는 안 되며 바닥 난방이 연탄을 피우는 새마을 온돌 시스템이었다. 병원 시설이 호화롭다면 당연히 의사는 병원을 꾸미는 데 돈을 처발랐다는 뜻이고(대부분 인테리어 비용에서 와장창 바가지를 쓴다) 그 돈을 메꾸기 위해 환자의 건강과 재정 상태보다는 자기 호주머니 사정을 진료에 더 반영할 것이다. 화려한 병원일수록 수술을 권한다는 것을 나는 누구보다도 잘 안다. 내가 택한 산부인과 의사는 자연분만을 권장하는 분이었다.

오래전 목 디스크로 내가 고생을 하였을 때의 일이다. 당시 그 분야에서 권위자라고 하는 어느 병원의 원장이 여러 중앙지에 글을 쓰고 자주 소개되었기에 일단은 그 병원을 찾아갔다. 명심해라. 어떤 의사의 글이 언론에 자주 나온다는 것은 그 병원 측에서 보도자료를 돌리거나 기자들과의 친분을 이런저런 방법으로 유지하기 때문일 수도 있다는 것을. 어쨌든 그 병원에서는 즉시 수술을 권하였다. 하지만 그 병원의 건물 가격을 얼추 계산하여 보고 고용된 의사들의 수를 반영시켜 보니 그런 건물을 지으려면 수술을 엄청나게 해야만 했다. 나는 그 병원의 권유를 무시하였다. 다른 병원의 정형외과 의사들을 만나 보니 그 병원은 완전 상업적(장삿속이라는 말이다) 수술로 알려져 있는 곳이었다.

결국 나는 국내에 나와 있는 관련 서적 4권을 구입하여 읽어 보고 물리치료에 대해 알기 위하여 물리치료학 교과서도 구입하였다(그리고 의사들이 디스크에 대해 이론적으로 배우는 내용이 몇 페이지도 안 된다는 것도 알게 되었다). 그리고 TENS라고 하는 저주파 치료기와 디스크의 압력을 감소시켜 주는 목 보호대, 목을 당겨 주는 기구가 부착된 침대 등을 종로5가 의료기 상점에서 구입하여 자가 치료를 꾸준히 하였다. 그리고 병을 고쳤다(**질병을 갖고 있는 모든 사람에게 권하는 말**: 그 병과 친구가 되어라. 그 병에 대하여 속속들이 알아내라).

둘째로 고려하여야 할 것은 의사 개인의 소비 취향이다. 의사가 차고 있는 시계나 장신구가 호화롭다면 그는 많은 돈이 필요한 사람이다. 나는 그런 의사는 피한다. 그런 의사들은 여러 가지를 설명하면서 이른바 '예방적 차원에서의 갖가지 방법들'을 권유하기 때문이다. 예전에 성균관대학교 정문 앞에 '민내과'라고 있었다. 그분은 웬만하면 약을 주지도 않는 분이었다. 진찰실에 있던 의자는 수십 년은 되어 보였고 의료 기기들 역시 골동품 수준에 가까웠다. 나는 이런 의사를 생활인으로서의 의사가 아닌 의료인으로서의 의사로 존경한다.

셋째로 의사의 나이를 보아야 한다. 젊은 의사를 나는 별로 신임하지 않는다. 의사는 기본적으로 임상 경험이 많아야 하는데 당신이 만난 의사는 수련 기간 동안, 당신과 똑같은 질병을 가진 환자를 한 번도 경험해 보지 못했던 의사일 수도 있다. 요즘 웬만한 안과들이 너도나도 라식이나 라섹 수술 전문임을 표방하는 것을 볼 때 도대체 나는 레이저 수술기기를 누구를 상대로 얼마나 실습하였기에 그렇게 자신 있게들 덤벼드는지가 궁금하다. 그러나 지나치게 나이가 많다면 새 지식을 받아들이는 데 있어 한계가 있음도 고려하라. 적지 않은 의사들이 학교를 졸업한 뒤에는 공부를 하지 않는다는 것도 염두에 두어라.

넷째, 의사 앞에서는 말을 많이 하고 많이 물어보아라. 의사들 중에는 내성적인 성격을 가진 학교 모범생 타입이 꽤 많다는 것을 염두에 두어라. 불친절하게 비쳐지는 의사들 중에는 정말 실력은 있지만 성격상의 이유로 인해 사회적으로 다정다감한 행동을 보여 주지 못하는 경우도 많다.

이런 의사들은 환자들에게 권위적으로 비쳐지기도 하지만 외향적인 면이 없기 때문에 그런 인상을 줄 뿐이다. 그런 의사들에게는 환자가 먼저 말을 많이 걸고 많이 물어보아야 한다. 즉, 의사가 답변을 하면서 말을 많이 하도록 유도하라는 말이다.

다섯째, 자기만의 비법이 있다는 말을 하는 의사는 양의이건 한의이건 모두 절반은 도둑이라고 생각하라. 어느 한 의사만 알고 있는 비법이란 존재하지 않는다. 예전에 용하다고 알려진 어느 한의사가 있었는데 환자들이 바글바글댔다. 나중에 밝혀진 바에 의하면 웬만한 한약재마다 스테로이드제를 섞어 주었기에 반짝 치료 효과만 있었고 부작용이 상당하였다.

여섯째, 중병일 경우 절대 절대 어느 한 의사의 말만 듣지는 말아라. 그 의사가 유명 대학병원 고참 의사라고 할지라도 그렇다. 반드시 두 군데 이상의 비슷한 임상 경험을 가진 다른 의사들의 의견을 들어라. 어떤 병원에서는 당장 수술을 해야 한다고 엄포를 놓는 병이 다른 병원에서는 전혀 다른 진단 결과가 나온 예를 나는 여러 번 보았다. 반대로 몸에 특별히 이상한 곳이 없다는 소견을 받은 사람이 나중에 갑자기 죽어 버리는 경우조차 하나둘이 아니지 않는가. 물론 의사들은 환자들이 의사 쇼핑을 다니는 것을 싫어하지만 그래도 다른 의사의 말도 들어 보아라. 전혀 다른 진단을 받게 될 가능성도 있으니까 말이다.

일곱째, 첨단 검사 시설이니 뭐니 하는 것도 좋지만 한의사의 의견을 들어 보는 것도 시도하라. 둘째 딸아이가 초등학교 학생 시절 갑자기 머리가 아프다고 호소하기 시작했다. 잠을 자다가도 머리가 아프다고 울면서 호소하곤 했다. 그리고 한 달 동안 종합병원들을 다니면서 갖가지 검사를 지겹도록 다 받았다. 결론은 육체적으로는 이상이 없으니 소아정신과로 가라는 것. 그래서 혹시나 해서 동대문 근처에 있는 한의원을 찾아갔다(평소에 다니던 곳인데 건물이 거의 쓰러져 가는 수준이다). 거기서 한의사가 딸아이를 이리 저리 10분 정도 만져 보고 내린 진단 결과는 칼슘 부족. 딸아이는 얼마 후 웃음을 찾았다. 그러나 양의가 고칠 수 있는 병을 한의에게만 매달리는 바람에 병이 커진 경우도 나는 많이 보았다. 양의와 한의의 세계가 다르다는 점을 인식하고 스스로 균형을 잡는 것이 좋을 것이다.

여덟째, 자격증을 구분할 줄 알아라. 전문의는 말 그대로 어느 한 진료과목을 전공으로 한 사람이며 별도의 자격증을 획득한 사람이다. 일반의는 일반적 진료과목을 골고루 다 진료하는 의사이지만 일반의도 성형외과를 진료과목으로 내걸 수 있다. 그러다 보니 성형외과 전문의가 수술하는 성형외과도 있고 일반의가 수술하는 성형외과도 있게 된다. 그것을 구분할 줄 알아라. 그리고 의학 박사들은 수없이 많은 질병들 중 어느 특정한 병 하나를 연구해서(어떤 이는 '연구한 척해서') 학위를 받은 것이다. 그 병이 아닌 다른 병들에 대해서는 전혀 박사가 아니라는 말인데도 사람들은 의학박사를 무슨 신통방통 허준으로 믿는다.

아홉째, 비정상적인 방법으로 병원을 운영하는 의사들도 있다. 예를 들어 교통사고 나이롱환자들과 다정하게 손잡고 보험회사를 등쳐 먹으며 병원을 운영하는 곳들이 있다. 이런 곳에 당신이 다른 이유로 인해 가게 된다면? 멀쩡한 사람도 환자로 둔갑시키는데 당신 같은 환자 호주머니를 안 털어 내려고 할 리 있겠는가(이런 의사들 중에는 상해진단서를 당신에게 유리하게 발부해 주는 고마운 의사가 있을 수도 있다). 한의사들 중에도 이런 경우가 있는데 주로 값비싼 보약을 계속 먹으라고 유도한다.

열 번째, 가족 중 누군가가 특이한 병에 걸렸지만 당신이 만난 의사는 그 병에 대해 교과서에서 한 페이지 정도 배운 것이 갖고 있는 지식의 전부일 수도 있다. 그 정도 지식은 당신 역시 찾아볼 수 있는 것임을 믿어라.

그러므로 인터넷에서 여기저기 찾아보고 필요하다면 의학서적도 살펴보아라. 영어 실력이 있다면 같은 병을 앓았던 사람들의 경험담을 인터넷에서 찾아보면 도움이 많이 될 것이다(미국의 유명 대학병원들을 찾아보아라). 병이 희귀한 것이라면 반드시 유명 종합병원으로 가라. 그래야 그 병에 대해 치료한 경험이 있는 의사를 만날 수 있다.

열한 번째, 특수 클리닉 간판에 지나친 신뢰는 갖지 마라. 미국에서 클리닉이란 그저 외래진료소라는 의미일 뿐이지 특정 분야의 스페셜리스트라는 말이 절대 아니다. 한국에서도 클리닉이라는 말이 어떤 세분화된 분야에서 특별한 면허를 획득한 전문가들이 운영하는 곳은 결코 아니다. 의료보험이 적용되지 않는 분야에서의 클리닉들 중 일부는 그 분야의 환자들에게 과도한 기대치를 불어넣고 고가의 진료비를 받아 낸다. 다른 의사들도 비슷한 치료를 충분히 할 수 있음은 물론이다. 그러나 환자가 적을 것으로 예상되는 특별한 분야에서의 클리닉은 그런 상업성이 배제되어 있음도 알고 있으라.

끝으로 부모님이 중병에 걸렸을 때는 반드시 역할 분담을 해라. 모든 자식들이 우르르 다니는 것은 전혀 현명하지 못하다. 제아무리 효자라고 할지라도 조만간 모두 지치고 만다. 참! 중국여행을 하게 되면 반드시 들르게 되는 곳이 무료 진료를 내세운 병원들인데 여러 가지 한약재를 판다. 그 한약재들은 같은 가격으로 한국에서 훨씬 질 좋은 재료로 구할 수 있음도 알아 두어라(내가 한 번 당한 경험이 있다).

- 모든 비보험 치료를 불신하는 것은 아니지만 도수치료나 충격파치료 같은 정형외과 비보험 치료들을 나는 크게 신뢰하지는 않는다.

- 정확하게 병의 원인이 드러나지 않는 경우에는 무조건 대형병원으로 가야 하고 그곳에서 가능한 한 경험이 많은 의사의 진료를 받아라. 대형병원에서는 의사가 환자를 다른 진료과목으로 이전consulting시키는 경우가 있는데 이때 그 담당 의사가 누구인지 사전에 체크한 후 진료를 받는 게 좋다. 일단 진료를 받고 난 뒤에 담당의사를 바꾸는 게 쉽지만은 않기 때문이다.

- 병 치료에 대한 이해도를 높이려면 전공의들을 위한 매뉴얼들을 찾아봐라. 큰 병원에서는 내과매뉴얼, 외과매뉴얼 등을 출간하며 서점에서 살 수도 있고 도서관에서도 볼 수 있다. 고령화가 빨리 된 일본에서 공부한 송영동 박사가 일본의 임상지식을 번역한 〈무릎통증(아프니까 무릎이다)〉 같은 서적도 있다.

- 독자들이 보내온 메일들을 보면 정신신경과 혹은 심리상담센터에서 상담치료를 받는다고 하는 경우가 많은데 심리상담사 자격증은 민간 자격증이기에 논외로 하지만(나는 모든 민간자격증을 자격증 장사로 보기에 전혀 신뢰하지 않는다) 임상심리사 같은 국가 자격증의 경우에도 의문표를 붙인다. 독자들이 알려 준 내용을 근거로 할 때, 극단적으로 말해서, 시간당 상담료를 챙기려고 피상담자를 계속 내원토록 하는 경우가 많았다. 내가 장학사업을 할 때, 일부 중고생들이 6개월 이상 정신과 상담을 받는 비용을 지급하기도 했었는데 그 사례들 역시 나로 하여금 불신감을 키우게 만들었다.

'좋은 변호사를 만나려면'은 2000년대 초에 작성되었습니다. ─편집자 주

2022 좋은 변호사를 만나려면

솔직히, 변호사가 필요한 경우는 가능한 한 없는 것이 좋겠지만 세상사가 우리 뜻대로만 이루어지지는 않는다. 제아무리 법 없이도 살 부처님 가운데 토막 같은 사람일지라도 세상을 살다 보면 이런저런 이유로 인하여 어쩔 수 없이 변호사가 필요할 때가 생길 수 있는 것 아닌가. 그런 '개 같은 경우'가 발생하였을 때 당면하게 되는 문제는 이른바 '좋은 변호사'를 어떻게 하여야 만날 수 있는가 하는 것이다.

음식점 같은 곳이야 한두 번 가 보고 나서 맛이 없거나 불친절하면 가지 않으면 그만이다. 이미 그곳을 이용한 적 있는 사람들의 평가를 참고로 할 수도 있다. 그런데 변호사 개개인의 역량은 사전 평가가 상당히 어렵고 기껏해야 과거의 약력을 보고 판단하는 것이 전부라고 해도 과언이 아니다. 사건을 의뢰하였던 의뢰인들의 평가를 들을 수 있는 길도 막혀 있다. 게다가 변호사는 불성실한 혹은 무능력한 변호를 제공하여도 돈을 되돌려주지 않는다. 당신이 변호사를 상대로 소송을 제기하여 승소하기 전까지는 말이다.

변호사를 제대로 선택하려면 우선 그들의 세계를 살펴보아야 한다. 판사, 검사, 변호사 같은 실무 법률가가 되려면 우선은 사법고시에 합격해야 하며, 합격자는 2년간의 사법연수원 교육을 수료하여야 하는데 연수생들 간의 경쟁이 치열하다. 이 과정을 마치게 되면 비로소 판사, 검사, 변호사의 길을 걷게 된다.

평균적으로 말해서 5년 정도의 준비 끝에 합격하게 되는 사법고시는 응시자들에게 솔로몬과 같은 판단력이 어느 정도나 있는지 가늠하는 법률가 자격시험이 절대 아니며 기계적으로 외워야 하는 것들이 대부분을 차

지하기에 암기력과 끈기가 강한 사람이 절대적으로 유리한 시험이다. 1차 시험에서는 응시자는 많은데 소수만을 뽑아야 하기 때문에 탈락자를 만들기 위한 아리송한 문제들이 많고 2차 시험에서 보는 논문은 몇 명 되지도 않는 채점자가 수천 명의 답안지를 검토하기 때문에 객관성이 약하다.

내가 고시제도에 대하여 상세히 설명하는 이유는 사법고시 합격자들을 법에 통달한 무슨 '도사'로 오해하지는 말라는 말이다.

> **참고:** 일제시대의 고등문관 시험에서 비롯된 고시제도는 돈 없고 빽 없어도 과거 시험 한번 잘 보면 암행어사가 될 수도 있다는 점에서 계층 간 신분 격차를 없앨 수도 있는 긍정적 일면도 갖고 있지만 전 세계에서 이런 제도를 갖고 있는 나라는 한국뿐이며 일본조차 이 제도를 없앴다.

한편, 고시 준비를 하는 사람들은 왜 그 시험을 위해 오랜 기간 노력하는 것일까? 가난하고 불쌍한 사람들의 억울한 사정을 벗겨 주고 정의 사회를 구현하려고? 농담하나? 그런 사람은 극소수에 지나지 않으며 절대다수는 명예와 경제적으로 넉넉한 삶을 기대하면서 사법고시에 도전한다. '돈 없고 빽 없지만 출세하고 싶은 사람들에게는 고시가 최선의 길'이라고 믿기도 하고 '언제 잘릴지 모르는 직장에 다니느니 몇 년 투자해서 대박 터트려 보겠다'는 생각을 갖고 있기도 하다. 게다가 사시 합격자들을 사위로 맞이하고 싶은 딸 가진 부모들이 있다 보니 결혼할 때 처가의 경제적 보조를 많이 받을 수 있는 가능성도 높다.

사법고시 합격자는 공무원이 될 수도 있는데 판·검사 임용자는 부이사관의 직위를 받는다. 일반 9급 공무원이 사무관까지 승진하는 데 평균 25년, 사무관에서 부이사관이 되려면 보통 10년 정도 걸린다는 것을 생각하면, 35년의 승진 기간을 단축시키는 것이니 암기 열심히 해서 얻을 수 있는 대우치고는 보통 파격적인 것이 아니다. 그러니 고시 열풍이 가라앉겠는가.

여기서 짚고 넘어갈 것이 하나 있다. 35년의 승진 사다리를 단번에 뛰어넘어 부이사관이 되면 도대체 월급을 얼마나 받게 되는 것일까? 공무원 서열을 보면 차관보가 1급, 중앙부서 국장급인 이사관은 2급, 부이사관이 3급이다. 2004년 기준 3급 공무원 1호봉은 140만 원 선이고 장기 근무한 15호봉은 230만 원 선이다. 그 금액에 약 28을 곱하면 연봉을 대략 알 수 있는데 연봉 약 4,000만 원 선부터 출발하여 6,400만 원 선이 최고액이 된다(참고로 행정고시나 외무고시 합격자는 5급부터 출발하며 당연히 연봉은 3급보다 낮다).

물론 공무원에게는 신분 보장과 연금 혜택이 크기 때문에 연봉 액수만 갖고서 뭐라고 할 수는 없으나 어쨌든 퇴직 이전까지는 그 정도의 월급을 받고 생활해야 한다. 물론 돈 봉투를 챙긴다면야 월급의 몇 배를 챙길 수 있을 것이다(만일 당신 아버지가 공무원이고 부모로부터 물려받은 재산도 없는데 당신 집이 잘살고 있다면 당신 아버지는 겉으로 제아무리 점잖고 인품 있고 온화하게 보여도 틀림없는 도둑놈 새끼이고 당신은 그 도둑놈 새끼의 자식이다. 당신이 그 아버지 덕분에 누리게 된 것이 그 무엇이든지 간에 그 아버지를 부끄러워하여라! 뇌물로 들어온 갈비를 식탁 위에 올려놓고 "오늘도 일용할 양식을 주셔서 감사합니다"라는 따위의 도둑놈 기도는 절대 하지 마라. 가증스럽다).

판사나 검사의 경우에도 사정은 비슷하다. 검사나 판사의 월급은 그 신분이 공무원이나 다름없기에 법으로 정한 봉급표를 기준으로 하며 그 월급이 부자가 될 정도는 전혀 아니다. 그들의 봉급은 예비 단계인 10호봉부터 시작하여 1호봉까지 있는데 정식 법관이나 검사로 일하게 되면 봉급 150만 원 선인 9호봉부터 시작하게 되고, 호봉 한 단계가 높아지려면 약 1년 9개월 이상 근무해야 하는데 15년 이상 근무하면 최고 단계인 1호봉이 될 수 있고 봉급은 270만 원 선이 된다. 따라서 연봉은 4,200만 원에서 최고 7,500만 원 선이 될 것이다. 물론 이 금액은 각종 세금을 공제하기 전 금액이며 승진을 하면 약간 더 오른다.

생각보다 많지는 않다고? 나도 그렇게 생각한다. 때문에 고시생들 중에서 지금은 가난하지만 혹시라도 판사나 검사가 되어 깨끗한 부자가 되겠다 혹은 고시에 합격하여 대박을 터트리겠다고 생각하는 사람들이 있다면 이는 좀 허황된 것이며, 취직하기 힘든 세상에 잘릴 염려 없는 공직을 얻겠다, 혹은 돈은 좀 못 벌어도 명예를 얻겠다, 혹은 가난에서 탈출하여 절약하며 중산층 정도로는 살고 싶다는 생각으로 당연히 바뀌어야 한다. 만일 여전히 고시에 합격하여 대박을 터트리겠다는 생각을 한다면 그것은 곧 부잣집 배우자를 얻어 신분 상승을 얻겠다는 생각이거나, 권력을 이용하여 돈 봉투를 받으면서 '판새' 혹은 '검새'가 되겠다는 말이다(판새—부패한 판사 새끼, 검새—부패한 검사 새끼, 재판으로 망한 나의 아버지가 즐겨 썼던 단어들이다. 판사나 검사만큼은 돈이 없어도 보람과 사명감과 명예로 살겠다는 사람이 지원하기를 바란다. 돈과 명예가 함께 추구되면 언제나 똥개 새끼 냄새가 나기 마련이다).

어쨌든 당신 주변에 있는 검사나 판사가 잘산다면, 다른 공직자들과 마찬가지로, 부모가 물려준 재산이 있거나, 이른바 열쇠 몇 개를 줄 수 있는 집안의 배우자를 맞이하고 매월 생활비를 추가 지급 받거나, 절약을 통한 재테크에 귀신이거나, 맞벌이이거나, 돈 봉투를 누군가로부터 받는다는 뜻으로 보면 틀림없다(적지 않은 검사나 판사의 취미가 등산이나 바둑같이 돈 안 드는 것들을 갖고 있다는 사실은 바람직한 현상이 아닐 수 없다).

좌우지간 고시에 대한 나의 생각은 이렇다. 부자가 되고자 고시를 준비하는 것은 아주 더러운 생각이다. 그 노력으로 장사나 사업을 하는 것이 훨씬 더 많이 벌 수 있고 그 확률도 더 크다. 월급 많이 주는 대기업에 들어가 노력하면 그 이상의 봉급을 얼마든지 받는다. 그럼에도 불구하고 암기를 남들보다 '훨씬 더 잘해 왔다는 확실한 증거'가 있을 경우, 그리고 부자가 되기보다는 사회적으로 인정받고 안정된 지위를 갖고 싶다면, 고시는 해 볼 만한 게임이다. 그러나 3~4년을 넘기지는 말아라. 10년씩 준비한다면 그 기간 동안 잃어버리게 되는 삶이 너무 안타깝다. 그러다가 실패하면 자신이 실패자라는 생각에 평생, 나이 70이 될 때까지도, 그늘이 지워지므로 신중히 생각해라. 내 주변에 그런 사람들이 여럿 있다.

자, 이제 본론으로 돌아가서 변호사에 대하여 다시 이야기해 보자. 변호사가 되어 부자가 되겠다는 생각은 어떨까? 변호사가 되어 부자가 되겠다는 생각은 결코 잘못된 것이 아니다. 그러나 변호사의 세계 역시 경쟁에 노출되어 있기 때문에 변호사 자격증이 고소득을 자동 보장하는 것은 결코 아니다. 다른 모든 전문직들처럼 변호사라는 직업은, 가난에서 탈출할 수는 있어도 40대 이전에 부자가 되기는 어렵다. 왜 그럴까?

변호사의 세계를 좀 더 살펴보자. 변호사가 개업을 하는 형태는 단독개업과 공동개업 혹은 기존 로펌이나 법무법인에 참여하는 경우 등으로 나뉘는데 전문화를 표방하는 경우도 있지만 단독개업이 아닌 경우는 사무실 운영경비를 공동부담하려는 목적도 있고 개인소득세를 줄이기 위한 목적도 있고 '큰 곳이 좋은 곳'이라는 의뢰자들의 막연한 기대치 때문에 그렇게 하기도 한다. 변호사가 되는 길에는 세 종류가 있다.

첫째, 사법고시에 합격한 뒤 2년간의 사법연수원 교육을 수료하고 나면 변호사가 될 수 있다. 이들은 실무 경험이 전혀 없기에 법무팀을 갖고 있는 대기업이나 법무법인에 들어가 경력을 쌓게 되며 월급은 일반인들이 생각하는 수준보다 상당히 낮은데, '잘 풀리면' 초봉 4~6천만 원 이상도 받지만 능력 없음이 입증되면 쫓겨나기도 한다.

둘째, 사법고시 대신 군법무관 임용시험과 실무고시에 합격한 뒤 군법무관으로 10년 이상 복무하고 나면 변호사가 될 수 있다. 이들 역시 민간인 세계에서 일어나는 분쟁 처리에 대한 실무 경험은 약하기 때문에 별도의 경력을 쌓아야 한다.

셋째, 사법고시에 합격한 뒤 사법연수원 교육을 수료하고 판사나 검사 생활을 하다가 변호사로 전업하는 경우가 있다. 이들은 실무를 이미 경험한 자들이지만 검사로서의 경험과 판사로서의 경험은 아주 판이하다.

의사들 중 돈을 많이 버는 사람들은 대학병원 같은 곳에서 과장급으로 오랫동안 일하면서 이름을 널리 알린 뒤에 개업한 의사들인 것처럼, 단언하건대 변호사들 중에서 부자가 될 수 있는 사람들 역시 검사나 판사 생활을 약 15~20년 정도 이상 하다가 나온 변호사들이다(보통 40대 중반 이상이다). 물론 수임료도 이들이 가장 비싸다. 예를 들어 부장 판사나 부장 검사직에 오래 있다가 개업한 지 1~2년이 안 된 변호사라면 크지 않은 민사사건이라도 천만 원대 이상의 수임료가 보통이며, 커다란 형사사건이라면 성공사례비를 포함하여 억대 이상이 되기도 한다.

변호사의 호주머니를 살찌게 하는 사건들은 민사 소송보다는 형사 소송이라고 할 수 있다. 민사 소송이야 그냥 서로 네가 옳으냐 내가 옳으냐를 따지면서 세월 보내는 것이지만, 형사 소송은 감옥에 가느냐 마느냐, 혹은 징역을 몇 년이나 살게 되느냐 등을 검찰과 다투는 것이기에 대부분 구치소에 갇혀 있는 피의자들로서는 애가 타기 마련이고, 어떻게 해서든지 자신의 무죄를 입증해 줄 수 있는, 또는 자신의 죄를 가볍게 보이게 할수 있는, 또는 자신이 죄를 저지를 수밖에 없는 상황이었음을 밝혀 줄수 있는, 또는 자신이 죄를 짓기는 했지만 모르고 그런 것이었음을 증명해 줄수 있는, 또는 법이 허용하는 최대한도의 관용을 끌어낼 수 있는, 그런 변호사를 찾게 되며 당연히 성공 확률이 높아 보이는 변호사를 찾게 된다.

이때, 검찰이나 법원에서 오래 있다가 최근에 나온 변호사들은 당연히 검사들이나 판사들과 친분이 있을 것이므로 하다못해 검사나 판사에게 말이라도 잘해 주지 않을까 하는 생각들을 피의자들은 하게 된다. 고참 검사나 고참 판사 출신의 변호사라면 현직 검사나 현직 판사도 무시할 수 없을 테니(이것을 전관예우라고 한다) 아무래도 유리하지 않을까 하는 기대감도 있다. 결국 돈 많은 피의자들은 모두 그런 변호사들에게 몰릴 수밖에 없게 되며 그들이 다른 변호사를 찾아갈 확률은 거의 0%이다. 이렇게 하여 결국 이긴 자가 전부 갖는 승자 독점 시장이 생겨나게 된다.

이런 변호사들은 고액 수임료에도 불구하고 사건이 몰려들기 때문에 상당히 바쁘다. 게다가 변호사로서의 경력을 막 시작한 시기이기 때문에 당사자들 역시 최선을 다하고자 노력하는 경향도 있다. 의뢰인은 많은데 시간은 한정되어 있으니 자연히 수임료는 올라간다.

명심해라. 떼돈을 벌 수 있는 변호사들은 40대 중반 이상의 오직 그런 사람들뿐이며 그것조차도 길어야 2~3년을 못 간다. 왜냐하면 새로 변호사가 되고자 법원이나 검찰을 떠나오는 사람들이 매년 등장하기 때문이다(이 부류의 변호사가 아닌 변호사들은 일반인들이 생각하는 것보다 훨씬 적은 수입 때문에 고전을 면치 못하는 경우도 많고 심지어 사무실 운영비도 건지지 못하는 예가 부지기수이다. 결국 상당수는 해외 유학도 다녀오면서 좀 더 몸값을 높이고자 한 분야에 집중하게 되면서 자신을 특화시키고 대부분 민사 소송에 치중한다. 하지만 수입이 적은 변호사들 중 어떤 이는 의뢰인들을 상대로 사기를 치기도 하고, 마피아와 결탁한 Chicago lawyer의 전형을 따라 탈주범을 도와주기도 한다).

그렇다면 40대 중반에 부장판사나 부장검사를 그만두고 변호사가 되었을 경우 도대체 얼마나 벌 수 있을까? 지명도에 따라서는 개업 후 첫 1년 동안 10억 원 아니 그 이상도 벌 수 있다. 그 이후에는 수입이 감소하게 되는데 투자를 잘 하는 편이 아니다 보니 재산증식은 잘하지 못하지만 50대

말 정도가 되면 수십 억원 정도의 재산은 갖게 된다. 내가 개인적으로 아는 변호사들 중 한 명은 부장검사 출신인데 나이 60에 70억 원 정도의 재산을 갖고 있으며 세금은 별로 내지 않았다.

전관예우의 이점을 크게 부각시키는 사람들은 주로 그런 변호사들 밑에서 일하는 사무장들이다. 대부분의 변호사들은 사무장을 둔다. 사무장들은 주로 수사기관 같은 곳에서 일했거나 법을 공부한 사람들이며 변호사를 대신하여 의뢰인과 일차적 상담을 수행하면서 사건 혹은 분쟁의 기초 자료를 만드는 것이 주된 역할이지만 에린 브로코비치 같은 사무장은 만나기 힘들다.

수임료는 주로 사무장이 이야기하게 된다. 요즘 변호사들 중에는 사무장 없이 스스로 수임료를 말하는 경우도 있지만 어떻게 '지저분한 돈 이야기'를 입에 올리느냐고 생각하는 변호사들도 꽤 많다. '돈을 초월한 선비가 되려는' 그런 변호사들이라고 해서 수임료를 안 챙기는 것은 결코 아니며 사무장을 통해서 뒤에서 모든 것을 조정하고 수임료가 적으면 오히려 '자기 명예를 무시한다.'고 생각하는 경우도 있다(나는 변호사가 수임료를 까놓고 말하는 쪽을 더 신뢰하는 편이다).

변호사들이 볼 때 능력을 인정받는 사무장은 어떠한 사람일까? 당연히 비싼 수임료를 내는 의뢰인들을 끌어들이는 것이다. '지저분한 돈 이야기'를 굳이 입에 올리지 않아도 알아서 척척 챙겨 주는 사무장은 적지 않은 변호사들의 총애를 받는다. 때문에 사무장은 '변호사님의 몸값'을 올려야 하며 '불가능한 일이지만 변호사님의 영향력 덕분에 가능하게 되는 일이 많다'고 과대 포장하기도 한다(물론 그런 사무장을 오히려 멀리하는 변호사도 있음을 나는 안다).

어떤 변호사들은 전문적인 사건 브로커들과 결탁하여 수임료의 20~30%를 그 브로커들에게 지불하는데, 경우에 따라서는 50%를 주기도 한다. 사건 브로커들은 변호사 사무실의 사무장이나 실장 등으로 행세하면서 자기와 수임료를 나눠 먹는 변호사를 '검찰 고위층과도 매일 술 먹고 부장 판사들하고도 아주 친하게 지내기 때문에 법조계에 대한 영향력이 상당한 높으신 분'으로 치켜올리면서 사건 당사자들이나 그 가족들을 현혹시킨다. 때로는 '사바사바'를 하려면 비용이 더 들게 된다고 말하면서 비공식적인 로비 자금을 챙기는 악덕 사무장도 있다.

형사 사건에서 경찰이나 검찰의 수사 담당자들이 은밀히 소개하는 변호사는 그들에게 사례비를 지급하는 변호사들이고 바가지 수임료가 빈번하다. 때로는 검찰, 경찰, 법원, 교도소 등의 직원이 브로커 노릇을 하면서 변호사를 소개하는 경우도 있는데 이런 경우 보통 수임료의 20% 이상을 가져간다. 굳이 변호사가 없어도 풀려날 만한 사건을 반드시 특정 변호사를 선임해야 풀려난다고 겁을 주는 경우도 있는데, 이를 '자연뽕'이라고 한다. 특정 변호사를 선임하면 집행유예를 받는다고 하여 선임했지만 결과는 엉뚱하게 나오는 경우가 있는데 항의해 보았자 아무 소용이 없다. 이 모든 것이 실은 전관예우와 '사바사바'를 사람들이 맹목적으로 믿기 때문에 일어난다.

자. 당신이 검사나 판사 생활을 오래 한 변호사라고 치자. 당신이라면 매일같이 예전 동료들이었던 검사나 판사를 만나 "이 사건 좀 잘 좀 부탁한다."고 이야기할 것 같은가? 당신이 담당한 사건이 무슨 정치적으로 꼬인 국가전복 음모 사건도 아니고 수많은 민형사 사건 중 하나일 뿐인데도? 창피해서라도 그렇게는 하지 못한다. 전관예우가 전혀 없는 것은 아니지만 그것을 지나치게 맹신하지는 말라는 말이다.

특히 아무리 무전유죄, 유전무죄라는 믿음이 팽배한 세상이라고 할지라도 판사들의 세계를 그런 통속적 시야로만 보면 안 된다. 판사들 중에는 정치 판사도 있을 수 있고 변호사와 만나 술 한잔 진하게 하는 사람도 있지만 그래도 '양심과 법에 따라' 판결을 내린다는 명예를 누구보다도 소중히 여기는 사람들이 더 많다는 말이다. 그런 사람들이 자기 동료였던 변호사가 가져온 사건이라고 해서 한쪽 눈을 질끈 감아 버린다는 것은 있을 수 없다. 그러므로 변호사를 선택할 때 법을 초월하여 '사바사바'를 잘한다는 변호사는 반 도둑이라고 생각하라.

변호사는 사건의 진상을 의뢰인에게 듣고 상대방과 잘 싸워 주는 것이 그 역할이다. 하지만 할리우드 영화 속에서 열변을 토하는 변호사의 모습을 연상하지는 말아라. 꿈 깨라. 그건 배심원 제도를 택하고 있는 미국에서의 이야기일 뿐이다. 그렇다면 드라마나 한국영화에서 변호사가 열변을 토하는 장면들은 어떻게 된 거냐고? 우리나라의 재판에서 변호사는 모든 것을 서류로 제출한다. 그런데 이것을 드라마나 영화에 그대로 반영하자니 재미가 없어진다. 그래서 가상적으로 변호사가 열변을 토하는 것으로 장면을 구성한다. 현실 세계에서는 그런 일이 정말 극히 드물다(시간을 내서 법원에 가서 여러 형사재판과 민사재판의 진행과정을 직접 참관하라. 데이트를 그런 곳에서 해 보는 것도 좋다. 많은 것을 느끼게 될 것이다).

서류 기록을 통해 재판이 이루어지므로 당신은 우선 사건의 내용을 아주 상세하게 변호사에게 설명해야 한다. 변호사가 신이 아닌 이상 당신이 설명을 제대로 하지 않는다면 아무것도 해 줄 수가 없다. 명심해라. 당신이 휘말린 사건을 가장 잘 아는 사람은 오직 당신 자신뿐이다. 때문에 우선은 당신이 사건의 자초지종을 하나도 빠짐없이 낱낱이 적어 나가야 한다. 논리는 무시해도 된다. 투박한 문체라도 상관없다. 그리고 그 내용을 변호사에게 전하면서 설명하라. 오직 진실만을 말하라. 변호사도 인간이다. 당신이 변호사에게조차 거짓말을 늘어놓는 뻔히 나쁜 놈인데도 수임료 때문에 당신을 무죄라고 변호할 뻔뻔스러운 변호사는 생각보다 많지 않다.

자신의 사건 내용을 변호사에게 글로 써 주는 것은 매우 중요한 일이다. 왜냐하면 앞에서도 말했듯이 변호사는 당신을 대신하여 정확한 내용을 설명한 서류를 재판부에 내고 판사는 서류에 쓰인 내용과 증거들을 기초로 판결을 내리기 때문이다. 변호사를 자주 만나 말로 이야기하면 안 될까? 글쎄다. 말로 설명을 하다 보면 빠진 내용도 있고 정리하는 데 시간도 많이 걸린다. 변호사의 입장에서 생각하여 보자. 그가 맡은 사건은 하나둘이 아니다. 최소 시간에 최대 변론을 하면서 가능한 한 많은 사건을 맡아야 사무실도 유지하고 직원들 월급도 줄 수 있으며 품위유지 비용도 마련하고 생활비도 가져갈 수 있다. 때문에 변호사가 사건 내용을 파악하는 데 사용하는 시간을 가급적 줄여 주는 것이 당신에게 유리하다.

제출된 서류들을 통해 모든 것을 판가름하는 기록 재판에서는 판사가 고려해야 할 사항들을 서류에서 많이 제시한 쪽이 당연히 유리하다. 하지만 일반인들은 대부분 "신이 내 억울한 사정을 누구보다도 잘 아신다", 내지는 "진실은 언젠가는 밝혀진다"는 순박한 생각으로 판사가 고려해야 할 사실들을 제대로 설명조차 안 하는 경우들도 많다. 여기서 유전무죄, 무전유죄라는 현상이 생겨난다. 돈이 있으면 사건에 대한 설명을 체계적으로 할 수 있는 변호사를 '살 수 있으나'(이런 표현을 변호사들은 아주 싫어한다) 돈이 없으면 그 설명이 어설프게 되어 억울한 사정에서 벗어나지 못하게 될 가능성이 높아지기 때문이다. 즉 유전무죄 무전유죄라는 말이 돈이 있으면 뇌물을 주고 죄를 면제받을 수 있기 때문에 생긴 것은 아니라는 말이다. 때문에 돈이 없어 변호사를 선임하지 못하였지만 억울하다면 문장력이 형편없어도 그 내용을 상세히 적어 재판부에 제출해야 한다.

어쨌든 당신이 사건의 상황을 변호사에게 아주 상세하게 설명하였다 할지라도 '개 같은 변호사'를 만나면 그것조차 무용지물이 될 수 있다. 이런 일이 도대체 왜 일어난다는 말인가.

첫째, 사무장에게 지나치게 의존하는 변호사들이 그런 실수를 한다. 제출 서류를 사무장이 다 꾸미고 변호사가 검토를 하는 과정에서 뭔가 빼먹고 마는 경우가 종종 발생한다. 실제로 허수아비 변호사 한 명을 내세워 놓고 일은 사무장이 다 하는 경우도 있다. 이런 경우 변호사의 나이는 젊거나 아주 많다.

둘째, 변호사가 자만심에 가득 찬 경우 그런 일이 일어난다. 자기가 명석한 두뇌로 사건의 상황을 알고 있다고 생각하면서 의뢰인의 설명을 건성건성 들으면서 그저 걱정하지 말라고 한다. 변호사와의 처음 면담에서 사건 내용을 제대로 들어 보지도 않고 믿고 맡기라는 식의 태도를 보이는 변호사는 피하는 것이 좋다.

셋째, 변호사들 중에는 뜻밖에도 법 논리 싸움에 약한 사람들이 있다. 글 쓰는 솜씨가 형편없는 사람도 있다. 암기 실력만 뛰어나고 지혜를 갖추지는 못한 사람들이다. 이런 사람들은 설명을 할 때 법적 논리성이 매우 빈약하다. 기록재판이라고 함은 법을 뼈대로 한 논리 싸움을 의미하는데 이 싸움에 약하다는 말이다(하지만 변호사의 논리력을 사전에 감지할 정도가 되려면 나처럼 변호사들을 열댓 명은 골고루 겪어 보아야 할 것이다).

넷째, 바빠서 신경을 쓰지 못해서 그런 일이 일어난다. 메뚜기도 한철이라고 사건 수임이 밀려들 때 많이 벌어 두어야 하는데 시간은 한정되어 있으니 아무래도 수임료가 많은 큰 사건에 신경을 쓰게 된다. 그러므로 당신이 찾아간 변호사 사무실 칠판에 뭔가가 빽빽이 써 있는 경우 진행 사건이 많다는 뜻이므로 그런 변호사는 수임 계약을 해도 만나기조차 힘들 수도 있다(주변에서 재판 경험이 있는 사람들에게 물어보아라. 돈 주고 변호사를 샀음에도 불구하고 변호사 얼굴 보기가 어려웠다고 말하는 사람들이 있을 테니까).

나의 경험: 아주 오래전 상당히 유명한 변호사에게 행정소송을 위임하였다. 그는 판검사 출신은 아니었으나 그의 개업 사실을 거의 모든 언론에서 보도하였을 정도니 그 유명세를 짐작할 수 있을 것이다. 그에게 내가 직접 전해 준 자료들은 수백 페이지에 달했고 심지어 참고하여야 할 서적들까지 전달해 주었다. 하지만 100% 승소할 수 있는 사건이었음에도 결과는 신통치 못했다. 절반의 승리만 거두었던 것이다. 판결이 나온 뒤 변호사가 그동안 어떻게 변론 서류들을 작성하였는지를 받아다가 검토해 보니 내가 제시한 핵심 내용들조차 제대로 반영되어 있지 않았다. 나는 분노하였고 그 변호사를 만나 하나씩 따지기 시작했다. 처음에는 얼굴까지 시뻘게지면서 최선을 다하였다고 주장하던 그 변호사는 내가 조목조목 잘못을 지적하며 불성실 변론으로 소송을 제기하겠다고 말하자 비로소 "죄송하다. 바빠서 미처 챙기지 못했다"고 열심히 사과하였다. 그는 아무런 추가 보수도 받지 않겠으며 선임료도 되돌려주겠노라고 했지만 내가 그에게 뱉은 말은 "18새끼"였다. 나는 그 일을 경험한 뒤부터는 변호사들이 어떤 내용을 재판부에 제출하였는지를 반드시 챙긴다.

수임료는 자유 경쟁이고 지명도에 따라 편차가 매우 심하며 협상이 가능하다. 나는 수천만 원 달라는 것을 5백만 원에 정한 적도 있다. 일반적으로 사소한 민사 소송이라면 3백만 원에서 5백만 원 정도면 판사나 검사 출신으로 개업한 지 수년 된 변호사를 선임할 수 있다. 변호사와 계약할 때는 착수금은 최소로 주고 나머지는 성공사례비 조로 나중에 주는 것이 좋은데 이것을 좋아하는 변호사는 별로 없다. 왜냐하면 성공사례비를 안 주고 떼어먹는 의뢰인들도 많기 때문이다. 경우에 따라서는 사건 진행 중에 수임료를 더 달라고 압박하는 경우도 있고 예상외로 결과가 좋은 경우 계약서에서 명시한 금액 이상을 보너스 조로 더 달라는 경우도 있다. 물론 이런 돈들은 주지 않아도 된다.

　사업을 할 때 변호사의 자문을 받아야 하는 경우도 있다. 이때 대형 로펌이 반드시 유리한 것은 아니다. 그들은 미국식으로 시간당 비용을 청구하는데 한 번은 외국인 투자를 수행하면서 문제 될 사항들을 알려 달라고 부탁하였더니 풋내기 변호사로부터 청구서가 이렇게 날아왔다. "외국인 투자법 검토 몇 시간 얼마… 관련 법규 검토 몇 시간 얼마… 등등." 나는 즉각 대표 변호사에게 전화를 하였다.

　"이거 누가 보낸 겁니까?"

　"아무개 변호사입니다."

　"그 친구 좀 바꿔 주세요."

　"왜 그러시지요?"

　"투자법 읽고 검토하는 것은 내 직원도 할 수 있습니다. 내가 뭘 조심해야 하는지를 알려 달라고 했더니 투자법도 처음 읽어 보고 관련 법규도 처음 찾아본 새파란 변호사가 뭘 안다고 내게 조언을 한다고 덤벼들면서 비용 청구를 하는 건가요? 이 친구가 말하는 내용에 대해 얼마나 책임질 수 있지요?"

　"…죄송합니다. 그 청구서는 폐기시켜 주십시오. 없었던 것으로 해 주십시오."

　사업상 법적 조언이 필요한 경우 내 경험으로는 변호사보다는 담당 공무원을 찾아내서 그의 조언을 듣는 것이 훨씬 더 정확하였다. 그 어느 경우에서건 간에 기억해라. 변호사라고 해서 모든 법을 다 아는 것은 아니다. 흔한 민형사 사건이 아니라면 그들 역시 새로 공부해야 한다는 말이다. 때로는 법무사의 도움을 받아도 되는 사건도 있고 형사 사건일 경우에는 경찰직에 오래 있다가 행정서사를 하는 사람들의 도움이 유용할 때도 있다는 것도 기억하여라. 한편 이른바 국제 변호사라는 자격은 없다. 국제 변호사는 다른 나라의 변호사 자격을 갖고 있다는 말일 뿐이며 이 경우 한국 내에서 변호사로서 활동하면 불법이다(국내의 미국 변호사들은 한국 변호사들의 자문 역할을 하는 형태를 취하고 있다).

변호사 없이 홀로 소송하는 방법도 여기저기에서 찾아볼 수 있다. 어느 중국집 배달원은 보험회사를 상대로 소송을 하면서 인터넷 여기저기를 뒤져 가며 변호사 없이 서류를 작성하였고 결국 승소하였다. 혼자서도 웬만한 사건은 진행할 수 있다는 말이다(내가 변호사들을 선임하였던 이유는 그렇게 할 시간이 없었기 때문이다).

변호사의 도움을 받건 혼자서 소송을 진행하건 간에 가장 중요한 것은 비슷한 사건에 대한 대법원 판례들이다. 대법원 홈페이지에 들어가면 과거의 판례들을 쉽게 찾아볼 수 있는데 해당 법조문들도 명시되어 있어 매우 편리하다(법원 정보화 업무를 담당하는 공직자가 누구인지는 모르겠지만 대법원 홈페이지를 보면 그 내용을 국민의 입장에서 채워 나가고 있다는 것을 알 수 있기에 참으로 고마움을 느낀다. 식사라도 한번 대접하고 싶다). 법제처 홈페이지 역시 계속 개선되면서 잘 만들어져 있는데 주제어만 입력하면 관련법들이 모두 나오고 한자투성이인 법규들이 클릭 한 번으로 한글로 변환되고 인쇄 역시 손쉽게 되어 있어서 아주 편리하다. 궁금한 것이 있으면 언제라도 법을 찾아서 읽어 보아라. 이 세상에서 법으로부터 자유로운 사람은 무인도에서 사는 사람뿐이다.

`2022`

• 사법시험 제도는 2017년도를 끝으로 폐지되었기에 위에서 언급된 내용 중 일부는 옛날이야기에 해당된다.

- 민사 소송에서는 변호사나 판사나 판결보다는 조정이나 화해를 선호하는 경향이 강하다. 판사 입장에서 볼 때는 기록으로 남게 되는 판결문을 굳이 작성하지 않아도 된다. 이 조정이나 화해라는 것은 결국 원고와 피고가 변호사와 함께 만나 구두로 협의하여 결정하는 것인데 그 과정에 참여하는 조정위원이 하는 역할은 미미하다. 한쪽은 합의 의사가 있는데 다른 쪽은 합의 의사가 없는 경우 정식으로 재판이 시작되는데 판사에게 밉보일 가능성도 심리적으로는 제기된다. 수임계약을 할 때, 승소가 아닌 조정이나 화해일 경우의 수임료는 당연히 낮춰야 하고 성공사례비 지급도 없는 것으로 하는 게 맞다.

- 1심이 아닌 2심의 경우에는 이미 웬만한 내용은 1심에서 다투었을 것이기에 쟁점 한두 개로 다투는 경우가 많은데 1심에서 한 얘기를 살짝 고쳐서 법원에 딱 한 번 제출하면 되는 것을 알고 있으면서도 수임료를 많이 요구하는 변호사가 있기도 할 것이다(1심에서 패소하여 2심을 할 때 변호사를 교체하면서 내가 한 번 크게 당했었다).

- 형사 사건의 피고가 된 독자들이 보낸 상담 메일에서, 자신의 정신신경과 진료 기록이나 진단서를 제출하면 그 결과를 기소유예처럼 비교적 좋게 만들 수 있음에도 불구하고 자신의 정신과 병력이 나중에 취업이나 결혼 등의 과정에서 드러날 것을 걱정하며 물어보는 경우들이 자주 있었다. 결론만 얘기하면 걱정하지 않아도 된다.

- 무료소송을 내세우는 이른바 유명 인권 변호사들이 언제나 진실을 말하는 것은 전혀 아니며, 사회적으로 볼 때 약자인 자들을 불쌍하게 보인다는 것 이유 하나로 억지 주장을 펼치는 것도 나는 보았다.

• 민형사 소송에 휘말리게 되면 원고이건 피고이건 간에 제일 먼저 해야 할 일은 대법원 판례검색이라는 것을 명심해라.

• 민사 소송은 언제나 지지부진하다. 분란이 생기기 전에 미리 제소 전 화해조서를 받아 놓으면 장땡인 줄 아는 사람들이 많은데 천만의 말씀이다. 상대방이 개인인 경우 자산 보유 내역을 알고 있어야 하고 법인의 경우 껍데기 법인들이 많아서 판결을 받아도 손해배상액을 받기는 절대 쉬운 게 아니다.

20여 년 전 이런 일이 있었다. 내가 만나 본 적도 전혀 없는 일본 재벌 M회사 사람들이 내가 알고 지내던 다른 일본 재벌회사의 소개로 나를 만나고 싶다고 했다. 강남 인터콘 호텔에서 만나서 내용을 들어 보니, "어느 한국회사와 계약을 하고 일을 맡겼는데 제대로 진행이 되지 않아서 김앤장 로펌 등과 상의해 보았으나 사기 형사범으로는 고소할 수 없고 민사 소송으로만 가능하다고 하는데 다른 그룹 사람이 당신이 변호사는 아니지만 한번 만나 보라고 하여 왔다"는 것이었다.

계약서 내용을 살펴보니 법적으로는 민사 소송 이외에 자금을 회수할 방도가 없는 것을 나도 알았고, 승소한다고 해도 문제는 그 한국회사가 껍데기만 남은 상황이기에 회수가 불가능했다. 또한 그 한국회사의 대표가 서울대 출신이었으므로 그의 인맥도 웬만큼은 될 것으로 짐작되었다. 담배 한 대를 피우면서(그 당시만 하더라도 신라호텔과 인터콘티넨탈에는 시가바Cigar bar가 있었고 라운지나 레스토랑에는 흡연 좌석이 있었다.—아 옛날이여!) 서류들을 살펴본 뒤 형사로 가능할 것 같다고 말했다. 일본인들은 어떻게 가능하냐고 묻는 대신 얼마를 드리면 되겠냐고 물었다.

- 내 대답: "내가 몸값이 비싼 부자라는 것은 이미 들었을 것이고, 수백만 달러를 달라고 하면 줄 마음이 있는 것은 아니지 않나. 게다가 한국에서

이런 일로 돈을 받으면 변호사법 위반이 되어 내가 구속된다. 그러므로 우선은 나를 당신네 회사에 이사로 합법적으로 등재시키고 고용하여라. 명목상의 월급과 법인카드나 하나 주고. 그러면 내가 변호사 없이 원고 회사의 직원으로서 직접 진행할 수 있고 소요되는 비용은 그 카드로 처리하마. 문제가 완전히 해결된 후 내가 이사직에서 퇴임할 때 그때 한국 내 독점권을 주는 것은 어떠냐?"

나는 그 사건을 형사로 엮었고 6개월도 안 되어 문제를 해결하고 독점권을 받았다. 한참 세월이 지난 후 영화 〈마이클 클레이튼〉이 나왔을 때 그 일본인들 중 한 명이, 그 영화를 보면서 내 생각이 났다고 웃으며 전화를 하였기에 그 영화를 보았던 기억도 난다. 내가 어떻게 김앤장에서도 형사 건은 아니라는데 형사 건으로 돌릴 수 있었을까? 그것까지는 공개적으로 말하지 못하겠다.

- 힌트: 도축장에서 돼지고기 몇백 킬로그램만큼을 도축하여 준다는 상품권 같은 것이 있었고(지금도 그런지는 모르겠다) 그런 상품권이 필요하였던 정부기관이 주로 어디였는지와 밀접한 관련이 있다는 것이다.

• 언제인지 기억이 안 나지만(5~10여 년 전?) 가까운 친구가 전화를 하였다. "내가 지금 교통사고 후 뺑소니 혐의로 고발당해서 원주 경찰서로 내려가는 중이야."―얘기는 이러했다: 몇 개월 전 시골 땅 관리 문제로 건달 비슷한 놈 한 명을 데리고 지방에 갔다가 돌아오는 길에 철로 앞에서 정차 중이던 봉고차를 뒤에서 박았다. 내려서 살펴보니 흠집이 크지 않았고 차들이 밀려 있어서 거기서 얼마 떨어진 휴게소에서 만나기로 하고 상대방 명함을 받았다. 휴게소로 가는 중에 건달 녀석이 별것도 아닌 건데 그냥 가자고 해서 서울로 왔는데 최

근에 뺑소니 혐의로 고발되었다. 경찰하고 통화할 때 나는 계속 오리발을 내밀었는데 원주 경찰서에서 오늘 오라고 하여 지금 내려가는 중이다. 사고 당시 나는 내 명함을 주지도 않았고 상대방이 사진을 찍은 것도 없었으니 증거도 없을 것이므로 경찰서에 가서도 계속 그런 일 없었다고 발뺌하는 게 좋겠지? 그 얘기를 듣자마자 난 이렇게 말했다. "야 이 씨발놈아. 우리가 지금 내일모레면 육십이 될 텐데 인생 그렇게 좆같이 살고 싶냐? 입장을 바꿔 놓고 생각해 봐라. 네가 도망간 놈인 것은 분명하잖아. 그런데 그걸 경찰서에 가서도 그런 일이 전혀 없었다고 계속 오리발을 내밀며 쌩까러 간다고? 그래도 정말 괜찮을지 내게 확인받으려고 한다고? 아 씨발새끼, 가서 사실대로 얘기해. 전화상으로는 그런 일 없었다고 했지만 내려오는 길에 생각해 보니 양심의 가책이 심하여 이실직고한다고 하면서 용서를 구해라. 너 그렇게 하지 않으면 죽을 때까지 계속 너 자신을 부끄럽게 생각하게 될 거다."

몇 시간 후 경찰서에서 조사받고 나온 그 친구가 다시 전화를 하였다. "네 말대로 하기를 잘했어. 그 봉고가 무슨 버섯농장 차량이었고 내 차 뒤에 있던 대형 버스가 그 농장에 가는 관광버스였다는데 버스 앞에 탔던 관광객들과 버스 기사가 이미 진술을 했더라구. 거짓말했으면 큰일 날 뻔했어. 자 이제 내가 무엇을 어떻게 해야 하는 거니?"

나는 자세히 코치를 해 주었고 친구는 봉고차 차주와의 합의금 5백과 그 지방 검찰청에서 검사로 퇴직한 지 얼마 안 되는 변호사(이런 변호사가 누구인지 찾아내는 것도 쉬운 일은 아니다) 비용 현금 2천만 원을 사용한 후 기소유예를 받았다.

- 요지:
  1. 법 앞에서 거짓말하지 말아라.
  2. 그런 일로 내게 상담 메일을 보내지 마라.

3. 그 친구가 기소유예를 받을 만한 여러 다른 사정들을 내가 정리한 후 모두 변호사에게 전달토록 했었다.

4. 이런 경우 변호사가 받은 현금 2천만 원은 영수증이 없으므로 소득세 한 푼 없이 전액 수입이 되며, 모 아니면 도라고 해서 성공하면 변호사가 다 갖지만 실패하면 전액 되돌려받는다.

2022 책을 어떻게 읽을 것인가

부처는 잡아함경雜阿含經에서 세상의 이치를 아는 길에는 세 가지가 있다고 하였다. 첫째, 미루어 아는 것比知: 비지, 둘째, 그대로 아는 것現知: 현지, 셋째, 가르침에 의지하여 아는 것約教而知: 약교이지이 그것이다. 여기서 가장 높은 단계의 길이 '약교이지'이며 그 가르침을 가장 손쉽게 얻을 수 있는 원천이 바로 책이다. 책 속에 길이 있다는 말은 그래서 진리이다.

나는 어떤 때는 1년에 100권이 넘는 책을 읽기도 하는데 사람들은 바쁜 와중에 어떻게 그렇게 많이 읽을 수 있는지 의아하게 생각한다. 하지만 비밀이 있다. 나는 100권의 소설을 그렇게 읽은 것이 아니다. 나는 부자, 성공, 경제, 투자, 일, 경영 등에 대한 책들을 우선 읽는데, 이런 책들에는 비슷한 내용이 나오는 경우가 많기 때문에 읽는 시간이 단축된다. 물론 독서를 많이 한다고 해서 반드시 부자가 되는 것은 아니다. 하지만 부자가 되는 데 도움을 주는 책들을 제대로 골라 많이 읽고 스스로를 변화시켰다면 부자가 될 가능성이 더 높아진다고 나는 믿는다. 당신 역시 그런 책들을 읽고자 한다면 다음과 같은 독서 습관을 가져라.

1. 최대한 쉽게 되어 있는 책부터 읽어라

예컨대 주식에 대해 배우려고 한다면 만화로 쉽게 되어 있는 책을 먼저 읽는 것이 좋다. 어려운 말만 늘어놓거나 이론적인 내용이 많은 책들은 멀리하라. 저자가 자신은 한 번도 직접 실행한 경험도 없이 자기가 옛날에 배웠던 것들을 앵무새처럼 다시 풀어놓으면서 자기 지식을 자랑하는 책들인 경우가 대부분이다.

2. 실전을 다룬 책들을 먼저 읽어라

예컨대 당신이 무역에 관심이 많다고 치자. 대부분의 사람들은 그런 경우 무역학을 배워야 한다고 생각한다. 그래서 무역의 역사, 개념, 분류, 의의부터 시작해서 별걸 다 배우게 되는데 실용성이 약한 지식이나 이론은, 학자가 될 생각이 없다면, 깡그리 무시하는 것이 좋다. 사냥꾼에게 필요한 지식은 사냥의 역사나 의미, 종류 같은 것이 전혀 아니다. 동물 생태와 총 잘 쏘는 법 아니겠는가.

3. 같은 부류의 비슷한 책을 여러 권 읽어라

이 세상에 완전한 책은 없다. 빠진 부분이 있기 마련이다. 그 빠진 부분은 다른 저자가 쓴 책에서 언급되는 경우가 많다. 그러나 학점이 필요하지 않는 한, 대학교과서 같은 것은 읽지 마라. 대부분 그런 교과서 같은 책들은 가격도 비싸고 제목도 무슨무슨 론論, 무슨무슨 학學으로 되어 있다. 그것을 쓴 사람들은 대개 실물경제 근처도 안 가 본 사람들이다.

4. 아는 내용은 넘어가라

나는 웬만한 책들은 대단히 빨리 본다. 많은 부분이 이미 다른 책에서 보앉기에 알고 있거나 실천해 온 내용이기 때문이다. 저자가 원고지 매수를 늘리려고 늘어놓는 이야기나 같은 내용을 반복적으로 설명하는 부분은 과감하게 건너뛰어도 된다. 나는 속독법을 배운 적이 없지만 독서 속도가 매우 느린 사람은 그것을 배워 두는 것도 좋을 것이다.

5. 외우려고 하지 말라

이해하는 데만 신경을 써라. 시험을 치르는 것도 아니지 않는가. 그 어떤 박사라고 하여도 그가 외우고 있는 지식은 시디롬CD-ROM 한 장의 절반 분량도 훨씬 안 된다. 암기가 되지 않는다고 걱정할 필요는 전혀 없다. 실전에서 문제가 발생하게 되면 그 책에서 필요한 부분을 찾아 적용만 시키면 된다. 정보라는 것은 당신이 원하는 내용이 어디에 있는지를 아는 것이다.

6. 책을 깨끗하게 다루지 말라

중고 책으로 팔아먹을 생각이 없는 한, 책은 지저분하게 읽어라. 중요한 부분은 줄을 치고 읽어 나가면서 생각나는 것들이 있으면 낙서도 하라. 그래야 나중에 필요할 때 쉽게 찾을 수 있다. 여러 가지 색깔의 포스트 잇이나 색인지를 사용하면 도움이 된다. 인간은 망각의 동물이므로 종종 줄 친 부분들만 훑어보아라. 핵심 정리가 다시 된다. 별도로 노트 정리를 하는 것은 "내가 열심히 살고 있구나." 하는 흐뭇한 심정을 줄 수는 있어도 내 경험으로는 전혀 도움이 안 되었다.

7. 반드시 의자에 앉아서 읽어라

내가 읽으라는 책들은 재미가 별로 없는 딱딱한 내용들이 많으므로 누워서 읽게 되면 곧 잠이 솔솔 온다. 정 드러누워 읽고 싶다면 밥을 굶은 채로 그렇게 해라. 신문이나 잡지를 볼 때는 종종 일어나서 읽어라. 기사들 중 큰 글자들만 보기 위함인데 내일이면 잊어버릴 시시콜콜한 내용들은 전혀 읽을 필요가 없다. 책상에 앉아 책을 읽을 때 가장 방해가 되는 것은 TV, 심심해하며 같이 놀자고 조르는 애인, 배우자, 친구들이다.

8. 짧은 기간에 한 분야에 대한 책들을 몰아서 읽어라

교과서가 아닌 이상 무슨 책이든 2~3일 안에 끝장을 내야 전체 맥락이 잡히는 법이다. 예를 들어, 경매에 대하여 공부하고자 한다면 적어도 5권 정도를 단기간에 읽어 나가야 경매가 뭔지를 알 수 있다. 그 2~3일 기간 동안은 잠도 좀 줄이고 만사를 제쳐라. 외출도 하지 말라. 오직 그 책들에 집중하라. 시간이 없어서 6개월 동안 찔끔찔끔 나누어 하겠다고? 가장 미련한 독서법이다. 6개월 후 당신은 여전히 아마추어로 남아 있을 것이다.

9. 틈나는 대로 읽어라

별도로 독서 시간을 정해 놓기보다는 시간이 생길 때마다 책을 펼치는 습관을 가지는 것이 좋다. 그러므로 버스나 지하철에서 멍하니 앉아 있거나 휴대폰을 두드리며 게임에 몰두하지 말고 항상 책을 갖고 다녀라. 책이 없으면 차라리 잠이나 자라. 프랑스나 이탈리아 패션쇼에서 분장실을 가 보면 모델들이 자기 순서를 기다리는 그 짧은 시간 동안도 책을 읽는 모습을 볼 수 있다. 우리나라? 글쎄다. 화장실에도 책 몇 권은 갖다 놓고 하다못해 뒤적거리기라도 해라. 하루 5분을 뒤적이면 1년이면 30시간이나 된다.

10. 경제적 성공을 원한다면 정치인들에 대해서는 관심을 끊어라

나는 정치 기사가 많은 잡지는 정기 구독한 적이 단 한 번도 없다. 기껏해야 여행 중 비행기 안에서 그런 잡지를 가끔 읽게 되는데 주간지는 5분, 월간지는 10분 정도만 본다. 제목이나 훑어본다는 말이다. 나는 정치 기사가 나의 삶을 윤택하게 해 준다거나 교양 있게 만들어 준다고는 단 한 번도 생각한 적이 없으며 그런 것에 관심이 많은 사람들 중 자기 할 일을 제대로 하는 사람도 별로 만나 보지 못했다.

11. 일 잘하는 법에 대한 책들을 최우선적으로 찾아내 반드시 읽어라

수많은 사람들이 전화 받는 방법도 제대로 모른다. 이미 알고 있다고? 조직 내에서의 전화 응대법에 대한 내용을 읽게 되면 생각이 바뀔 것이다. 나는 수많은 이메일을 받는데, 제대로 예의를 갖춰 쓴 것들은 얼마 되지 않는다. 편지 하나 제대로 쓰지 못하는 사람이 문서 하나 제대로 꾸밀 수 있겠는가. 당신이 제대로 일하고 있는지를 검증해 줄 만한 책들을 계속 찾아 읽고, 당신이 이미 알고 있다고 착각하고 있는 기초적인 것들부터 다시 배워라. 당신의 나이나 지위와 상관없이 당장 〈신입사원 길라잡이(조용문, 박윤영)〉나 〈입사 1년 이내에 일류사원이 되자(사카가와 사키오)〉 같은 책을 읽어라. 내가 책을 읽어 온 이유는 '내가 제대로 하고 있는지'를 물어볼 만한 사부가 주변에 없었기 때문이다.

12. 고전을 너무 믿지는 말라(옛것을 무시하라는 말이 아니다)

효율을 중시하라는 말이다. 삼국지를 읽는 시간이면 다른 실용적인 책 10권을 더 볼 수 있다. 게다가 옛날이야기들은 현실 적용이 상당히 어렵다. 동양 고전들을 억지로 현대의 상황에 끌어다가 이야기하는 책들이 많은데(주로 번역서들이다) 내 경험으로는 연설을 할 때 인용할 만한 재료는 나오지만 정작 실전에서는 큰 도움이 안 되었다. 실용성 있는 현대적 내용들에 관심을 가져라.

13. 청소년이 아니라면 역사 속 인물들의 위인전은 나중에 봐라

성공한 사람들의 자서전 같은 것도 나는 나중에 읽으라고 한다. 왜 그럴까? 위인들의 상황이 당신과 다르기 때문이다. 감동을 받을 수는 있겠지만 그 감동은 한 달도 못 가며 실전에서 써먹을 기회가 별로 없다. '누구누구라면 어떻게 하였을까'라는 식의 책들 역시 대부분 숭고한 이상들만 나열하고 있기에 별로 도움을 못 받는다.

14. 화끈한 책은 멀리해라

어느 대학교 도서관이건 막론하고 도서 대출 10위권에서 절대다수는 판타지 소설이거나 무협지가 차지하고 있는데 이런 책은 당신이 그런 책을 쓰는 유명 작가를 꿈꾸거나 게임 스토리 작가가 아닌 이상 세상을 살아가는 데 별 도움을 주지 않는다. 직원을 면접할 때 그런 책들에 대해 넌지시 물어보고 그쪽 분야의 독서 경험이 많으면 모조리 탈락시킨다. 정작 자기가 해야 할 것들은 등한시하였음이 뻔하기 때문이다(그런 책들이 상상력을 증대시켜 준다고? 아니다. 중고생이 아니라면 망상력만 늘려 준다).

15. 서평을 읽을 때 주의하라

서평에는 애들(대학생 포함)이 한 서평, 일반 성인들이 한 서평, 전문가가 한 서평, 기자가 한 서평, 경험자가 한 서평 등이 있다. 인터넷 서점의 서평란에서 경영에 대하여 아무것도 직접 경험한 바 없는 대학생들과 일반인들이 어떤 경영 서적에 대하여 왈가왈부한 것을 보고 나는 실소를 금치 못한 적도 많다. 신문을 통해 접하게 되는 기자들의 서평은 주로 인문계 서적들에서 진가를 발휘한다. 돈에 대한 책들은 오직 부자들만이 정확히 그 가치를 평가할 수 있으며 경영이나 사업에 대한 책들 역시 경영자들과 사업가들만이 그 가치를 평할 수 있다. 그들만이 경험 당사자들이기 때문이다. 하지만 아쉽게도 부자들과 경영자들, 그리고 사업가들은 자기 일이 바쁘다 보니까 귀찮아서, 혹은 필요성을 느끼지 않기 때문에, 입을 다물고 있음도 기억하라. 나 자신만 하더라도 귀찮아서 인터넷에 서평을 올린 적이 단 한 번도 없다.

16. 출판사의 농간에 속지 말라

수많은 출판사에서 어떻게 해서든지 책을 많이 팔려고 별짓을 다 한다. 먼저 제목을 엉뚱하게 붙여 놓고 제목으로 독자들을 현혹시키기도 한다. 때문에 번역서라면 반드시 원어 제목부터 확인하라. 번역자가 유명인일 경우 그 사람 이름만 빌린 것일 수도 있다(그렇게 이름만 빌려주고 자기 유명세를 늘리려는 놈들은 다 뒈져 버려라). 추천사는 책 내용하고는 상관없이 돈 주고 얻는 수도 있고 출판사와 아는 처지여서 좋게 써 주는 경우도 있으므로 절대적으로 신뢰할 만한 것은 못 된다. 국내 저술인 경우에는 전문 편집자들이 그럴듯하게 포장하여 내놓는 알맹이 없는 책들도 적지 않다. 저자로 표기된 사람이 직접 쓴 것이 아니라 대필 작가나 윤문 작가가 손을 많이 본 책들도 많다. 결국 쓰레기 같은 책들도 읽어 나가면서 독자 스스로 안목을 높이는 수밖에 없다.

17. 자주 책방에 들러라

읽고 싶은 책이 나타나면 읽을 시간이 당장은 없어도 우선은 구입하라. 한국에서는 책이 몇만 권만 팔려 나가도 베스트셀러 축에 들어간다. 그러나 지독히도 책을 안 읽는 풍토 때문에 수많은 좋은 책들이 초판 3천 부도 안 팔린 상태에서 사라져 간다. 자, 당신이 그렇게 사라지게 될 책의 3천 권 중 한 권을 입수하여 읽었다고 치자. 그 사실이 무엇을 의미하는지 아는가? 대한민국 4천7백만 인구 중 3천 명 가운데 한 명이 되었다는 것이며 나머지 4천6백9십만 7천 명과는 차별화되었다는 말이다. 차별화는 경제 게임에서 최고의 선취점을 얻는 무기임을 명심하라.

18. 때로는 돈 버는 데 도움이 전혀 안 되는 책들도 읽어라

시집도 읽고 소설도 읽어라. 그래야 삶을 통찰하는 눈이 깊어진다. 인생은 돈만으로 살아갈 수 있는 것이 아니지 않는가.

2022 지금보다 많이 젊었던 시절 나를 첫 문장에서 엄청나게 가격했던 시들이 있다. "하늘에 계신 우리 아버지, (당신은) 그냥 거기 계시옵소서 (그러면) 우리도 땅 위에 남아 있겠나이다….".(자크 프레베르, 〈Pater noster〉=주기도문=주님의 기도) "내가 알고 있는 사랑의 방법들은 어찌하여 이 모양 이 꼴로 매양 피곤한 것뿐일까….".(전연옥, 〈불란서 영화처럼〉) 등등.
내가 다섯 번 이상 샀던 시집도 있다: 최영미의 〈서른, 잔치는 끝났다〉. 해외 출장길에 마음이 싸할 때 공항 책방에서 사서 비행기에서 읽곤 했다. 이후 오랜만에 나를 흔들어 놓은 시집은 싸움꾼에 격투기 선수였던 요리사 김옥종의 〈민어의 노래〉인데 '깜밥'(누룽지의 방언)을 읽었을 때는 정신이 멍해졌다.—"너무 바짝 엎드리지 않기/사랑하는 마음 없이 들러붙지 않기/뜨거운 열정에 어설프게 몸 내어주지 않기/속살 뽀얀 윗집 언니 질투하지 않기/벗겨진 채로 두려워하지 않기/맨손으로 받아줄 때 물컹거리지 않기/입술에 맡겼을 때 바삭한 척 않기."
청소년을 위한 세이노의 해석: 힘들다고 길에 눕지 말고, 외롭다고 조르지도 말자, 착각하여 기대지도 말고, 부러움에 지지 말고, 맨몸으로도 당당해지고, 받아주어도 넘어지지 말며, 부러 가꾸어 보이지도 말자.
나는 불멍이나 물멍보다도 시멍이 훨씬 좋다.

　마지막으로 욕 좀 하자. 나는 한 달에 한 번꼴로 대형서점에 간다. 그때마다 나를 짜증 나게 하는 사람들이 있는데 진열된 책들 위에 책을 펼쳐 놓고 읽는 연놈들이다. 다른 사람들이 투시안을 갖고 있지 않는 한 그곳에 무슨 책이 있는지 보일 리가 없다. 친구들끼리 아예 1미터 이상 진열대를 넓게 가로막고 있는 잡년들도 있고(이런 경우 아주 다정한 목소리로, "좀 비켜라 이 18년들아"라고 말하자) 몸을 ㄱ자 형태로 하고 턱까지 고이고 읽는 개새끼도 있다(이런 경우 그 새끼의 다리를 아주 기분 나쁘게 발로 툭툭 치면서 부드러운 음성으로 "아예 똥을 싸라 18놈아"라고 말하자).

　자기 소지품을 진열된 다른 책들 위에 턱 하니 올려놓고 읽는 18놈의 새끼들과 18년들도 부지기수이다(이런 경우 작은 소리이기는 하지만 상대방에게 확실하게 들릴 정도의 따듯한 음성으로 "에이 18 좆같은 것들"이라고 말하면서 그 소지품을 손으로 거칠게 옆으로 밀어 버리자. 귀에 이어폰을 끼고 있는 연놈들일 경우에는 친절한 손길로 한쪽 이어폰을 툭 빼내고 속삭여 주는 세심함도 보여 주자). 전문서적 코너에는 책장을 가로막은 채 편안히 앉아서 책을 읽는 웃기는 잡놈들과 잡년들도 하나둘이 아니다(이런 경우 온화하고 친절한 음성으로 "닭대가리 좀 치워라"라고 속삭이면서 상대의 머리를 아주 기분 나쁘게 밀어내자). 구걸을 해도 턱주가리가 떨어져서 빌어먹지도 못할 이 닭대가리들아. 너희들이 책방을 전세 냈냐? 제발 서점에서 책은 손에 들고 서서 읽고 오래 읽을 것 같으면 책 진열대에서 30센티미터 이상 떨어져서 읽어라(이 책을 읽는 독자들 중 교보문고에서 누군가로부터 아주 몰상식한 욕을 얻어먹은 개 같은 경험이 있던 사람들에게 한마디 더 해 주마. 타인에 대해 그렇게 신경이 무딘 18연놈들이 도대체 책은 읽어 무엇하랴. 너희 같은 18연놈들이 꼭 교양인 행세는 도맡아 한다는 게 나는 웃기다).

여기까지가 2001년 4월 동아일보에 실린 칼럼 '[세이노의 부자아빠 만들기]책은 단숨에 몰아서 읽어라'의 오리지널 원고이다. 그로부터 5개월 후 일본의 저명한 저널리스트 다치바나 다카시의 〈나는 이런 책을 읽어 왔다〉를 접하였다. 경제 분야하고는 거리가 아주 먼 그가 소개하는 독서법이 있다. 괄호 속은 나의 의견이다.

1. 책을 사는 데 돈을 아끼지 말라(맞다. 하지만 돈이 없다면 도서관에 가라)
2. 같은 테마의 책을 여러 권 찾아 읽어라(맞다)
3. 책 선택의 실패를 두려워하지 말라(맞다)
4. 수준에 맞지 않으면 무리해서 읽지 말라(맞다)
5. 중도에 그만둔 책이라도 일단 끝까지 훑어보라(책에 따라 다르다)
6. 속독법을 몸에 익혀라(속독법을 알면 좋다)
7. 읽는 도중에 메모하지 말라(반대한다)
8. 책 안내서에 현혹되지 말라(맞다)
9. 주석을 빠뜨리지 말고 읽어라(글쎄다)
10. 읽으면서 끊임없이 의심하라(책에 따라 다르다)
11. 새로운 정보는 꼼꼼히 체크하라(맞다)
12. 의문이 생기면 원본 자료로 확인하라(뭘, 이 정도까지…)
13. 번역서가 난해하다면 오역을 의심하라(맞다)
14. 대학에서 얻은 지식은 대단한 것이 아니다(맞다)

그의 조언 중에서 특히 "책 선택의 실패를 두려워하지 말라"는 조언을 새겨들어라. 나에게 독자들이 묻는 질문들 중 종종 "부동산 경매에 대하여 배우려는데 책방에 가 보니 너무 많은 책이 있어서 고르지 못하겠습니다."라고 하면서 "책을 추천해 달라"는 내용이 있다. 나 역시 그들에게 "실패를 두려워하지 말라"고 말하고 싶다. 처음에는 좋은 책인 줄 알고 구입하였지만 읽어 보니 내용이 부실한 것을 나중에 알게 되는 경우도 종종 있게 되지만 그렇다고 해서 책 구입 자체를 두려워하면 안 된다. 그런 실패를 겪어야 비로소 책을 고를 줄 아는 능력이 생겨난다.

고전이 좋은 책이라는 통념을 부정하는 것도 아주 내 마음에 든다. 칸트, 헤겔, 뉴턴, 사르트르 등은 다치바나에 따르면 고전도 아닐뿐더러 이미 시효가 다했다. 전문 연구자 외에는 읽을 필요가 없다는 것인데 나도 그렇게 생각한다. 물론 '철학자인 척, 유식한 척'하는 데는 많은 도움이 된다. 하지만 그의 조언들 중 메모를 하지 말라는 7번 항목에 대해서는 반대하며 주석에 대한 9번 항목, 의심하라는 10번, 원본 자료를 확인하라는 12번은 학문적 관련자들 이외에는 불필요할 것 같다.

사족 1: 책값을 아끼고 다양한 지식을 갖추려고 20여 년 전 나는 대한민국의 거의 모든 회사에 엽서를 보내 귀사의 고객인데 사보를 받고 싶으니 보내 달라고 부탁하기도 했었다. 그렇게 하여 화장품회사, 제약회사, 은행, 화재보험협회 등등 100개가 넘는 곳의 사보를 무료로 받았다. 내가 사보를 받고 싶어 한 이유는 각 회사에서 적어도 한두 사람이 월급을 받으며 사보를 만들고자 애를 쓸 터이므로 적어도 한두 페이지는 값진 지식이 될 것이라고 믿었기 때문이며 오만 가지 지식들을 얻을 수 있기 때문이었다. 지금은 인터넷이 그런 역할을 할 수 있으리라.

사족 2: 이진 기자의 〈부자아빠의 진실게임〉에서 출판사가 저자의 핵심 내용은 무시하고 표지띠에서 세이노의 원고만 강조하여 독자의 판단을 흐리게 만든 것을 나는 좋게 생각하지 않는다.

2022

• 나는 폴 오스터의 〈겨울일기〉를 내 친구들에게는 권유하지만 50대 미만의 사람들에게는 권유하지 않는다. 세대가 달라 공감하기 어렵다고 보기 때문이다. 내 생애 통틀어서 독서 중에 밑줄을 가장 많이 그은 책은 한병철 교수의 〈피로사회〉이지만 20대나 30대 사람들도 그럴 것으로는 전혀 생각하지 않는다. 책은 독자가 살아온 세월의 흔적에 따라 공감 수치가 달라지게 된다. 책뿐만 아니라 영화도 마찬가지이다.

• 책을 읽는 목적은 지식을 배양하고 생각의 폭과 깊이를 넓히는 데 있다. 하지만 음모론에 빠진 사람들이 계속 비슷한 것만 찾으면서 자신의 판단이 옳았음을 확증받고 싶어 하는 것처럼 자신의 생각과 다른 책들은 거들떠보지 않는다면 생각의 폭과 깊이는 결코 넓어지지도 깊어지지도 않을 것이다. 자신의 생각과 반대되는 책들도 찾아서 읽어라. 내가 균형 잡힌 판단력을 갖기 위해 한겨레와 조중동을 같이 읽는 것처럼 말이다.

책을 추천해 달라고 하면 "나는 이런 것도 읽을 정도로 유식하다"고 자랑하려는 듯한 책을 소개하는 사람들이 종종 있다. 나는 그런 흉내는 내지 않는다. 누군가가 나에게 책을 추천해 달라면 주저 없이 권하는 책이 있다. 명사회자 래리 킹의 절친한 친구 허브 코헨Herb Cohen의 〈협상의 기술You can negotiate anything〉이다.

이 책은 어느 나라에서든지 보통 사람들은 잘 모른다. 미국에서도 한때 베스트셀러 반열에 속했으나 뉴욕 같은 곳에서만 그랬다. 왜 그럴까? 책 중에는 남들에게 감추고 싶은 비밀스러운 책들이 있다. 읽고 나서 혼자서만 알고 있기를 바라는 심리가 생기는 책들 말이다. 이 책이 바로 그런 책이다. 당연히 별로 소문이 나지 않는다. 어느 주한 대사관의 상무관에게 이 책의 원서를 선물했더니 "첫날은 그대로 읽었으나 그다음 날에는 책에 표지를 씌웠다"고 했다. 국내에서 이 책은 90년대 초에는 〈협상의 비결〉이라는 제목으로, 90년대 중기에는 〈협상〉이라는 제목으로, 90년대 말기에는 〈협상만으로도 세상을 얻을 수 있다〉는 제목으로 제각기 다른 출판사들에 의하여 출간되었으나 출판사가 계속 바뀔 정도로 잘 팔리지 않았다.

그러다가 내가 동아일보에서 이 책을 소개하고 난 뒤 어느 출판사에서 〈협상의 법칙〉이라는 제목으로 재출간을 하였는데 오해하지 말라. 나는 그 출판사와는 전혀 모르는 사이이며 그들은 내 글이 신문에 나오기 수개월 전에 판권계약을 이미 했었다고 한다(내가 출판사와 짜고 책을 소개했다고 생각하는 웃기는 독자들도 있다). 좀 더 전문적인 내용은 김병국 변호사의 〈비즈니스 협상론〉에서 찾아볼 수 있는데 이 책 역시 훌륭한 책이다(협상에 대한 책들 중 뜬구름 잡듯 두리뭉실한 책들은 읽지 말라).

협상을 잘하면 어떤 일이 생기는가. 2001년 1월 독일 지멘스 그룹의 하인리히 폰 피레 회장은 상하이와 인근 공항을 연결하는 자기부상열차 사업 수주를 위한 협상에서 주룽지 중국 총리에게 빈 양복 주머니를 뒤집어 내보인 뒤 일어나 두 팔을 벌리는 제스처를 취했다. 이는 지멘스로서는 더 이상 양보하기가 어렵다는 뜻이었다. 그는 약 2분간 주머니를 뒤집어 보인 채 서 있었고 주 총리는 물끄러미 그를 쳐다보다가 갑자기 악수를 청했다. 1조 원이 넘는 계약이 하인리히 회장의 기가 막힌 협상력에 의하여 그렇게 체결된 것이다. 피레 회장은 "당시 협상에 진전이 없어 묘안을 짜내야 했다"면서 "빈 주머니를 내보이기로 작심하고 미리 주머니를 비워 두었다"고 한다.

나는 비행기를 10시간 이상 타고 외국에 가서 어떤 결정을 내려야 하는 경우가 많았다. 남미나 아프리카인 경우에는 비행기만 24시간 이상 타게 되는데 일등석이라고 해도 흐리멍덩한 상태로 도착하게 된다. 이런 경우 나는 현지 도착 후 적어도 10시간은 지난 뒤에야 사람들을 만났다. 이때 상대방이 내가 도착한 즉시 미팅을 하자고 고집할 경우에는 상당한 경계심을 갖는다. 흐리멍덩해진 정신 상태를 협상 테이블에 끌어들이려는 의도이기에 정신을 바짝 차려야지 잘못하면 엄청난 손실을 보기 때문이다.

나는 나 나름대로 직원들에게 협상에 대한 세 가지 접근 방법이 있다고 가르쳤었다. 하나는 오리엔탈 스타일인데 유교적 사고방식으로 접근하는 것이다. 두 번째는 합리적으로 논리를 전개시켜 나가는 웨스턴 스타일이다. 마지막 하나는 막무가내식의 형태인데 굳이 이름을 붙인다면 갱스터(조폭) 스타일이다. "배 째라" 역시 이 범주에 속한다.

오리엔탈 스타일의 대표적인 접근 방식은 주로 연장자들이 사용하는 방식인데 "네 나이가 몇 살이냐, 너는 윗사람도 없느냐, 말투가 그게 뭐냐, 학교도 안 다녔냐? 부모도 안 계시느냐, 젊은 사람이 그게 뭐냐, 가정교육을 어떻게 받았느냐" 등등의 말이 그 범주에 속한다. 이렇게 말하는 상대가 다시는 만나지 않을 상대라면 갱스터 스타일로 대응하는 것이 가장 효과적인데 예를 들면 다음과 같다. "에이 18, 내가 나이 좆같이 말아 처먹어 오는 데 18놈(년) 뭐 보태 준 거 있냐?" "그래, 나 18놈의 좆같은 호로새끼로 자랐다. 그래서 18, 네 에미 10같이 뭐가 어떻다는 거야." 혹은 "네미 18, 나 못 배우고 가방 가벼워서 무식한데, 그래 좆나게 유식한 당신, 18. 그래서 뭐가 어떻다는 거냐?"(나는 누구나 뻔히 다 아는 말을 X 자로 표시하면서 고고한 척 점잔 빼는 법을 모르므로 양해하라. 참, 나이 든 사람에게 욕을 할 때 주의사항이 있으므로 '개새끼들에게는 욕을 하자' 565쪽 참조. 잘못하면 콩밥 먹는다.)

이런 대응 방법은 오리엔탈식 논리의 근저가 되는 유교적 사고를 깡그리 무시하는 것이기에 상대방은 대화가 안 된다는 것을 즉각 깨닫게 된다. 이런 대응법은 주로 다시는 안 볼 사람을 상대로 할 때 유용하게 사용되지만 나는 정부 인허가를 받는 과정에서 서류를 어떻게 해 오라는 설명은 없이 그저 서류가 잘못되었다고 트집 잡으며 몇 번씩 헛걸음치게 하는 공무원들에게 효과적으로 써먹은 적도 몇 번 있다(공무원들을 상대하는 방법은 따로 이야기할 것이다).

이런 갱스터 스타일은 아주 예전에 내가 버스를 타고 다녔던 시절에 배운 것이다. 만원 버스 안에서 문 앞으로 사람들을 헤치고 나가려면 여간 힘들지 않았다. "실례합니다. 잠시 좀 비켜 주세요"라고 정중히 말하면 사람들은 전혀 반응을 보이지 않았다. 하지만 "에이 18, 맨날 좆같네, 좀 나갑시다!"라고 말하면 금방 공간이 생겼다. "똥은 무서워서 피하는 것이 아니라 더러워서 피한다"는 사람들의 믿음을 이용하는 것이 유리할 때도 있다는 말이다(주의: 막가파 수준의 애들에게는 그런 믿음이 없으므로 주의할 것). 그런데 하나 좀 물어보자. 당신은 길거리에서 만나는 똥 같은 인간들이 진짜 더러워서 피하는가? 사실은 무서워서 피하는 게 아니고?

오리엔탈 스타일에 똑같은 스타일로 대응하는 방법도 있다. 이런 방법은 주로 얼굴을 자주 대면해야 할 상대에게 사용하게 된다. 이를테면 이렇게 말한다. "제가 나이가 어려서 철이 없습니다. 그러니 어르신께서 지도 편달하여 주십시오. 제가 머리가 부족하여 말씀하신 뜻을 잘 이해하지 못하였을 뿐이지 웃어른을 공경하는 법도 배우지 못한 막 자란 사람은 절대 아닙니다. 어쩌고저쩌고…." 일단은 상대방의 논리에 동조한 뒤 기회를 노리라는 말이다.

오리엔탈 스타일에 웨스턴 스타일로 접근하면 어떨까? 예를 들어 비즈니스 협상 중에 상대방이 인간적인 면을 강조하는 오리엔탈 스타일인 경우가 있다. "회사에서의 제 입장이 현재 이러저러합니다. 인간적으로 저를 좀 제발 도와주십시오. 이 은혜는 절대 잊지 않겠습니다." 이런 상대를 만나게 되면 나는 직원들에게 웨스턴 스타일로 대응하라고 했다. 단, 조건이 있다. 우리 측이 문서나 계약 내용으로 보아 유리한 경우에만 그렇다. "저도 물론 당신의 입장을 충분히 이해합니다. 그러나 문제의 핵심은 그것이 아니라 이것입니다. 이 문제 자체에 초점을 두고 생각해 보세요. 잘못된 것은 분명히 하고 바로잡아야 하지 않겠습니까?"

오리엔탈 스타일에 대처하는 또 다른 방법은 상대방과 마찬가지로 오리엔탈 스타일을 취하되 좀 더 높은 유교적 가치에 호소하는 것이다. "저라고 뭐 별수 있겠습니까? 우리는 다 같이 봉급쟁이 아닙니까. 홀아비 사정 과부가 안다고 저도 도와드리고 싶습니다. 하지만 제가 지난달 잘못을 범해 시말서를 썼습니다. 저도 부양해야 할 가족이 있습니다. 제 아내는 지금 임신 8개월이고 저의 부모님은 연로하신데 제가 부양해야 합니다. 제가 시말서를 한 번 더 쓰게 되면 그땐 회사를 그만두어야 합니다. 저희 사장새끼, 악질이라는 거 다 아시지 않습니까. 제발 저를 좀 도와주십시오. 저보다 못한 상황에서 사시는 분은 아니지 않습니까. 어쩌고저쩌고….”

즉, 상대방이 회사 내에서의 어려움을 인간적으로 호소한다면 가정 내에서의 어려움을 호소하고 더 나아가 부모 부양 문제까지 언급을 하라는 말이다. 왜냐하면 효도는 전통 가치 중 최고로 인식되는 것이기에 아무도 그것보다 더 높은 가치를 끌어오지 못하기 때문이다. 이러한 방법은 우리 측에도 잘못이 있을 때 사용된다.

상대의 논리가 오리엔탈과 웨스턴이 섞인 복합 스타일일 경우에는 우선은 말꼬리를 트집 잡아 낚아채야 한다. 이를테면 상대가 연장자라면 “말씀하시는 내용이야 충분히 이해가 되고 선생님 입장이니까 그렇게 말할 수 있는 것이지만 저야 입장이 다르지 않습니까. 그런데 입장 차이를 떠나 아까부터 제가 상당히 기분 나쁜 게 있는데 도대체 내가 선생님 아들도 아닌데 어째서 반말을 하십니까? 말이라는 것이 아 다르고 어 다른 법 아닌가요?” 어차피 당신은 속으로는 논리 싸움에 대응하지 못하고 있음을 알 터이니 엉뚱하게도 상대의 말투로 시비를 잡는 것이다. 왜냐하면 예의를 갖추어 서로 존대를 해야 한다는 것도 오리엔탈 스타일에 사용되는 논리 중 하나이기 때문이다. 이렇게 되면 문제의 본질에서 벗어나 엉뚱한 것으로 초점이 옮겨지는 효과를 갖게 된다.

웨스턴 스타일에 반드시 웨스턴 스타일로 대응해야 하는 경우는 계약서 작성을 할 때이다. 그러나 이 경우에서 당신이 상대방으로부터 돈을 받는 입장이라면 뭔가 하나라도 잘못될 경우 돈을 받지 못하게 되는 수도 있고 상대가 말도 안 되는 트집을 잡으면서 대금 지불을 거절할 수도 있으므로 오리엔탈 스타일을 적절히 섞어 나가는 것이, 즉 두리뭉실한 것이 유리하다. 이를테면 “이런 문구가 들어가게 되면 저는 우리 회사 악바리 사장에게 맞아 죽어요. 그러니 제가 이미 알고 있는 내용인데 굳이 문서로 적어 넣을 필요가 있겠습니까?" 하지만 당신이 상대방에게 돈을 주는 입장이라 면 상대방이 해야 할 모든 것을 정확하게 표기하라(명심해라. 돈을 주는 입장이 건 받는 입장이건 간에 아무리 문서로 철저하게 계약을 하고 도장 꽉꽉 눌러 찍었어도 계약 사항 을 무시하고 배 째라는 식의 갱스터들이 수없이 많다는 것을).

나는 한국인 직원들에게는 우리가 불리하면 오리엔탈 스타일로 접근하 고, 우리에게 유리하면 웨스턴 스타일로 접근하라고 했다. 즉 어떤 계약 내용을 지키지 못하였다면 여러 가지 인간적인 면들을 유교적 가치와 뒤 섞어 상대에게 접근해야 상대방의 양보와 이해를 받는다. 그러나 우리는 잘못한 것이 없다면 당연히 웨스턴 스타일로 끌고 가야 상대방이 항복하 게 된다. 나는 양쪽 모두가 이기는 윈윈 게임이라는 것도 실제로 해 본 경 험은 있지만 내가 좋아하는 협상은 실제로는 우리가 이기고 상대방은 자 기가 이긴 것으로 믿게끔 착각을 안겨 주는 협상이다.

한 가지 더 중요한 것이 있다. 대부분의 경우, 당신이 불리하게 될 때 재 협상할 구멍은 남겨 두는 것이 좋다. 특히 봉급생활자들은 협상에 임할 때 반드시 당신에게 90%의 결정권은 있지만 남은 10% 결정권은 다른 사람 의 허락을 받아야 함을 상대에게 인식시켜야 한다. 당신이 보지 못했던 것 을 윗사람이 지적하는 경우도 있을 것이기 때문이다.

직원들이 그 어느 협상을 하건 간에 내가 공통적으로 주문한 말이 있다. "너희는 언제나 착하고 좋은 사람으로 남아 있어야 한다. 악역은 내게 맡 기고 필요하다면 상대방에게 너희들 사장인 나를 개새끼로 욕해라. 너희 는 상대방이 제시하는 조건을 다 들어주고 싶은데 쌍놈의 사장 새끼가 결 재를 안 해 준다고 말해라. 그래야 너희들은 선량하고 마음씨 좋은 사람으 로 남게 되는 법이다. 그래야 너희들에게 유리하다."

한편, 협상을 할 때 상대방이 악악 소리 지르면서 윽박지르면 금방 기가 죽는 사람들이 있다. 협상 서적들에서 나왔던 주옥같은 사례들은 하나도 생각이 나지 않고 아무 말도 못 하게 되는 경우 말이다. 이런 경우를 당하지 않으려면 직원들끼리 역할 분담을 하여 여러 가지 상황을 설정하고 연습게임을 자주 해 보는 것이 좋다. 이를테면 우리 측에서 잘못해서 고객이 대단히 화가 나서 고함을 지르고 있을 때는 어떻게 해야 할까. 잘못을 했으니 빠져나갈 방법이 없지 않은가. 이런 경우 절대 변명하려고 애쓰지 말라. 효과적인 방법은 잘못을 저지른 직원을 그의 상급자가 고객이 있는 앞에서 서류판 같은 것으로 머리를 때리며 고객보다 더 크게 소리 지르며 개새끼 소새끼 하면서 야단을 고래고래 치고 당장 사표를 쓰라고 소리 지르는 것이다. 이때 그 직원이 여자라면 그 자리에서 눈물을 짜는 것도 효과적이다. 남자라면 그저 한없이 슬픈 표정을 지어라. 이렇게 한 뒤 상급자가 그 고객을 조용한 다른 곳으로 데리고 가면 대부분 그 고객은 오히려 담당자에게 미안한 마음을 갖게 되고 문제는 해결된다. 이런 시나리오들을 많이 만들어 놓고 미리 연습해 보라는 말이다.

나는 학연, 지연, 혈연, 배경 없이 홀로서기를 하면서 무릎이 수없이 깨지는 가운데 협상력을 길렀다. 사람들 사이의 수많은 일들이 사실 모두 협상에 의한 것이다. 결국 인간에 대한 여러 간접 경험이 필요한데 나에게는 내가 존경하는 작가 최인훈의 관념적 소설들이 인간 군상의 심리를 이해하는 데 도움이 되었음도 알린다.

아울러 협상에 대한 여러 가지 책들을 모두 읽었다고 해서 협상의 모든 것을 알았다고는 결코 생각하지 말라. 그 속성상 공개할 수 없기에 그 어떤 책에서도 언급되지 않는, 나 역시도 공개하기 어려운, 협상법들이 있기 때문이다.

- 협상을 잘하는 것으로 알려지게 되면 협상하기가 어려워진다. 실제로는 내가 양보하는 것인데도 불구하고 상대방은 뭔가 내게 다른 속셈이 있지 않을까 계속 의심하면서 더 큰 것을 요구하기에 협상이 깨지게 된다(내가 세이노인 것을 아는 극소수의 사람들은 나와 협상하는 것 자체를 두려워하는 것 같은 느낌도 종종 받으며, 나는 진짜 100% 선의인데도 그 뒤에 뭔가 숨겨져 있지 않을까 의심을 받기도 한다).

- 15세기 피렌체와 베네치아 공화국 사이에 있던 작은 도시국가 이몰라와 포틀리에서 아들의 섭정인 행세를 하며 권력을 쥐었던 카테리나 스포르차 백작부인. 그녀는 반란이 일어나 남편이 시해당하자 자신의 자녀들을 인질로 내어 주고 포틀리 성채 안으로 들어간 후 결사적으로 항전하였다. 반란 주도자들이 인질로 잡아 둔 그녀의 자녀들을 죽이겠다고 협박하자 그녀는 망루에 올라가 갑자기 치마를 걷어 올리고 음부를 보여 주면서 "이 멍청한 놈들아! 아이는 이것으로 얼마든지 더 낳을 수 있다는 것을 모르냐"고 외쳤고(도망치는 마차에서 무게를 줄이고자 자식들을 마차 밖으로 쫓아내려고 하면서 자식은 얼마든지 더 낳을 수 있다고 했던 초한지의 유방하고는 격이 다르다) 이에 기가 죽어 망설이던 반란자들은, 그녀의 숙부가 지원군을 파견하자 도망갔으며 그녀는 남편을 죽인 자들을 극도로 잔인하게 처단했는데 당시 25세였고, 마키아벨리와 용병 비용 협상을 하기도 했다. 역사 속에서 나는 이보다 더 내 머리를 때린 협상 사례는 보지 못했다.

2022 은행 저축은 목돈을 만들 때까지만 해라

우리는 태어난 순간부터 누군가로부터 여러 가지 말을 듣게 된다. 그리고 그 말들에 은연중 세뇌되어 살아간다. 나는 어릴 때 국산품을 사용하라는 말을 많이 들었다. 그런데 막상 사회에 나와서 느낀 것은 내가 국산품을 사용하는 것과 내가 부자가 될 가능성은 전혀 무관하고, 정작 부자가 되는 것은 그 국산품을 만들어 파는 사람들이라는 것이었다. 그리고 그들은 나를 전혀 모르고 내가 굶어 죽어도 그들에게 나는 언제나 타인이었다.

은행에 저축을 하여야 개인도 잘 살고 국가도 부강해진다는 것 역시 우리에게 그렇게 세뇌되어 있는 말이다. 정말 그럴까? 언젠가 초등학교에 다니는 딸이 내게 "학교 숙제인데 집에 있는 은행 통장의 종류에 대하여 자세히 알려 달라."고 한 적이 있다. 학교에서 저축의 중요성을 강조하면서 내 준 숙제였다. 내가 보통예금 통장 두 개뿐이라고 하였더니 아이는, "우리 집은 목돈 마련도 없고 정기예금도 없느냐"고 이상한 듯 물었다. 사실 나에게 은행은 생활비를 잠시 맡기거나 자동이체를 위한 곳에 불과하다.

70년대 초 내가 고등학생이었을 때 부잣집 친구들의 아버지는 은행 고위층 사람이거나(아마도 그중 상당수는 대출 커미션을 받았을 것으로 추정된다) 은행돈을 빌려 사업하는 사람들인 경우가 많았다. 은행에 저축을 열심히 하는 사람들이 아니었다는 말이다. 나는 내가 저축을 한 돈을 갖고 다른 사람들이 부자가 되는 모습을 지켜보는 것이 싫었고 지금도 싫어한다. 처음부터 나는 은행과는 거리가 멀었다는 말이다.

20대에 내가 처음으로 만들었던 천만 원은 아줌마들과 함께한 낙찰계를 통해서였다. 하지만 계는 위험하므로 정말 믿을 만한 계가 아니라면 꼬박꼬박 은행에 저축할 것을 권유한다. 단 목돈을 만들 때까지만이다. 목돈을 오백만 원이라도 만들면 그 돈은 수익에 따라 움직여야 한다. 한 푼이라도 이자를 더 많이 주는 곳을 찾아다니라는 말이다.

은행에 저금을 많이 하여 저축상을 받는 사람들을 볼 때마다 나는 그 많은 돈을 왜 은행에 계속 넣어 둘까 하는 의문을 갖는다. 원금이 보호될 수 있는 한도 내에서 종금사나 신용금고, 조합 등과 같은 제2금융권에 분산시켜 놓고 이자는 매월 은행으로 자동이체 시키면 어떨까? 그런 곳은 불안하고 찾아다니기도 불편하고 시간이 소요된다고? 뭐가 불안하다는 말인가? 원금이 날아갈 가능성이 있다고? 그렇다면 5천만 원 원금이 보장되는 한도 내에서 하면 될 것 아닌가. 그래도 돈을 맡긴 곳이 문을 닫으면 몇 개월간 그 돈을 찾지 못하지 않느냐고? 그럴 수 있다. 몇 개월 이자를 손해 볼 수도 있을 것이다. 그래 봤자 몇 %에 지나지 않는다. 그 정도는 날릴 각오를 하고 나는 언제나 고금리만 따라다닌다. 하지만 원칙이 있다. 법으로 보장이 되는 한도 금액으로 여러 곳에 쪼개 놓는다는 것과 이자는 매월 자동이체로 수령한다는 것, 갑자기 돈이 필요하게 될 때를 대비하여 일정액은 언제라도 찾을 수 있는 곳에 예치한다는 것 등이 그것이다.

나의 좁은 생각인지는 몰라도 어느 나라에서든지 은행들이 부실해지면 정부에서 쓰는 수법이 예금 보장 한도액 제도인 것 같다. 그렇게 하면 수많은 사람들이 비 맞은 참새처럼 불안감에 떨면서 자금을 제2금융권보다는 그래도 더 안전하게 보이는 은행으로 옮기게 되고 은행들은 BIS 비율이니 뭐니 하는 것들을 맞추게 되어 안정화 단계로 들어가기 쉽다. 결국 불안감 조성은 은행을 살리기 위한 심리적 전술일 수도 있지 않을까? 즉 다른 금융기관들에 대한 불안감을 조성하고 안정성을 담보로 하여 전략적으로 이자는 조금 줌으로써 예대 마진을 극대화시켜 그 마진으로 부실을 털어 내려는 속셈일는지도 모르지 않는가. 투신사나 은행 중 자기네가 가장 안전한 곳이라고 광고하는 곳은 이자를 가장 조금 주는 곳이라고 생각하면 틀림없다.

　은행은 길 건너 가까이 있는데 제2금융권 회사들은 멀리 떨어져 있어서 시간도 걸리고 불편하다고? 도대체 당신 시간이 다른 일들에 얼마나 값지게 쓰이고 있기에 시간이 걸린다고 시간을 아까워하는가? 시간은 금이지만 부자가 아니라면 시간이 금이 아닐 경우가 많다. 불편하다고? 편리함은 언제나 당신의 돈을 빼앗아 가는 원흉이다. 금융기관과 거래할 때만큼은 불편함을 감수해라. 당신이 불편함을 느낄수록 돈은 쌓이기 마련이며 돈 찾기가 편리할수록 돈은 새어 나가는 법이다.

　은행의 경우 우수고객이라는 말은 은행에 돈을 많이 기증한다는 뜻이다. 지점장실이나 VIP룸으로 안내되어 커피 한잔 마시는 대신 당신은 적어도 제2금융권보다 연 2~3% 정도는 손해 보고 있음을 기억하라. 가끔 은행에서 공연 티켓도 들어오고 무료 건강검진도 받을 수 있기도 하지만 대단한 것은 아니다. 여러 가지 수수료 면제 역시 큰 도움이 못 된다. 인터넷으로 처리하면 수수료는 절감된다. 어느 은행이건 간에 우수고객이 받는 추가 예금 이율은 잘해야 연 0.5% 정도이다.

　은행의 우수고객에게는 대출 금리가 최대 연 3%까지도 감면된다지만 말이 그렇다는 것이지 대출받을 때가 되어 봐야 안다. 특히 예금담보대출은 엄청난 손해이다. 정기예금 이자로 연 4.5%를 받고 급전이 필요하여 예금담보로 7%로 대출을 한다면 2.5% 더 내는 것이 아니라 4.5%에 대한 세금액까지도 당신이 부담하여야 한다. 원 세상에나. 신용대출이니 정책자금 대출이니 그럴듯한 것들도 많지만 당신을 뭘 믿고 그냥 빌려주겠는가. 물론 당신이 이름 있는 직장에 다니면서 어느 한 은행과 계속 거래를 해 왔다면 신용대출로 돈을 빌릴 수도 있겠지만 그 액수가 몇천만 원을 넘어가게 되면 이야기가 달라진다. 역으로 생각해 보아라. 당신이 대출

담당자라고 치자. 당신 같으면 돈을 빌리러 오는 사람이 직장이 좋고 거래를 오래 해 왔다는 이유만으로 선뜻 몇천만 원을 내주겠는가? 그럴 리 없지 않은가. 당연히 담보를 요구할 것이다. 담보만 있으면 요즘은 어디서나 돈을 빌린다.

하지만 나는 어떠한 경우에도 빚을 지지 말라고 외치는 사람임을 기억해라. 당신이 제아무리 재주가 좋아도 빌려 쓴 돈에 대해 지불하는 이자는, 당신이 그 어떤 금융기관에서 굴리고 있는 자금에 붙는 세후 이자보다 언제나 많은 법이다. 나는 적금은 적금대로 들고 대출금은 대출금대로 사용하는 사람들을 볼 때마다 도대체 왜 그 쉬운 산수도 못하는지 궁금하기만 하다(외환위기가 있었던 98년 초에 나는 은행에서 돈을 왕창 빌렸다. 나는 그 돈을 상호신용금고에 넣고 높은 이자를 받았는데 은행 대출 이자를 갚고도 돈이 남았다. 그때 이후로는 그런 재미를 볼 수 있는 기회가 다시는 오지 않았다).

기억해라. 그 어떤 금융기관이건 간에 그들이 당신을 부자로 만들어 주기 위하여 불철주야 노력하는 자원봉사자들은 절대 아니다. 금융기관의 정확한 표현은 금융회사이며 당신의 돈을 이용하여 스스로 부자가 되고자 애쓰는 영리 목적의 법인이다. 영리 목적으로 돈장사를 하는 사람들이 말하는 것을 그대로 믿으면 어떻게 될까? 나는 금융기관의 창구 직원은 물론 금융기관에 소속된 재테크 상담가의 말도 한 귀로 듣고 한 귀로 흘려버린다. 은행에서는 자기들 상품에 가입하라고 하고 보험회사에서는 보험을 권유하고 증권회사는 자기들 상품을 권유할 것 아닌가. 금융기관에 종사하는 사람이 "저희한테 돈을 맡기지 마시고 이러저러한 곳에 가셔서 이렇게 하시면 이자를 이만큼 더 받으실 수 있습니다"라고 당신에게 말하는 경우는 거의 없기 때문이다.

선택은 당신에게 달려 있다. 다행히도 요즘은 인터넷상에서 금융 상품들을 비교하여 정보를 제공하는 인터넷 사이트들이 여러 곳이 있다. 그런 사이트들을 수시로 방문하여 금리 변동 상황을 객관적으로 비교하여 스스로 판단할 수 있는 능력을 갖추어라. 당신이 모르면 모르는 만큼 호구가 되어 버리는 것이 머니 게임이다.

(당신이 금융기관이나 재테크의 '기본조차 모르고 있다면' 전직 은행원 출신의 일본인 요코다 하마오의 〈부자는 20대에 결정된다〉를 나이와 상관없이 읽어라. 하지만 이 책의 내용 중 부자들의 특성으로 나오는 "배냇저고리, 아기수첩, 초등학교 성적표 등을 간직해 둔다"는 것은 일본의 부자들에게 물어보니 보편적인 특성 같지는 않으며 저자가 가난뱅이가 되는 지름길로 말하는 것들 중 상당수는 적용이 잘못되었음을 염두에 두어라.

이상건 기자의 〈돈 버는 사람은 분명 따로 있다〉도 읽어라. 이 책은 재테크의 기초 원리를 다루고 있기에 내가 난생처음 추천사라는 것을 써 준 책이다. 솔직히 말해서 이 책의 원고를 읽었을 때 "아니 대다수의 사람들이 한심하게도 도대체 이런 기초적인 것도 모른단 말인가?" 하는 생각을 하였는데 저자의 말은 "대다수가 그렇다"는 것이었다. 쯧쯧)

2022

- 4년 전, 거래하던 은행 PB가 그 은행에선 처음으로 6개월짜리 라임펀드를 판매한다고 했다. 그런데 펀드가 교보증권이 운용하는 펀드와 라임에서 운용하는 사모펀드에 45 대 55의 비율로 투자한다는 게 전혀 신뢰가 가지 않았다. 하지만 최초라는 말에 나는 거액을 넣었다.
만기에 약속된 수익이 달성되어 펀드를 현금화시키자, 규모가 더 커진 2차 라임펀드를 곧 판매한다는 연락이 왔다. 나는 투자할 생각이 전혀 없다고 했다.
"지난번에 수익을 보셨는데 왜 안 하세요?"

"그때는 은행이 라임자산운용하고 첫 거래라고 하지 않았나. 라임에서 미끼를 던질 것이니 받아먹은 것이고, 이번에는 그 미끼로 더 큰 자금을 꼬시는 것인데 그걸 못 믿겠다."

그리고 얼마 안 가서 라임 사태(사모펀드 부실화로 1조 6,700억 원의 피해가 발생한 사건)가 터졌다.

나는 이것을 어떻게 미리 알아챘을까?

IMF 외환위기가 가라앉을 즈음이었다. 어느 단기 펀드에 들어갔고 수익이 크게 났기에 2차 펀드에 더 큰 금액을 넣었으나 원금의 40%가 날아갔었다. 당시 투자자들이 모여 증권사를 상대로 소송까지 했으나 패소하였는데, 그 소송 과정에서 제출된 자료들을 분석하며 증권사와 자산운용사 간의 끈끈한 관계를 자세히 알게 되었다. 또 자산운용사 관련 법규 중 상당수는 얼마든지 빠져나갈 수 있는 그물망에 불과하다는 것도 깨닫게 됐다.

증권사에 이익을 넘기고자 어떤 회사의 주식을 하루에 열 번이나 팔았다가 다시 매수하는 등의 행태도, 그것도 가장 수수료가 비싸다는 전화 주문으로 한다는 것도 그때 알았다. 지금은 바뀌었는지 모르겠다만, 이런 행태를 은행 직원들이 알 리가 없다. 그러므로 PB 혹은 은행 창구 직원이 하는 말을 그대로 믿으면 안 된다. 펀드 사기의 경우는 시중 은행들조차 속아 넘어가기 쉽고, 은행 창구 직원에게 물어봤자 인쇄된 안내문 내용을 전달하는 것뿐이므로, 큰 의미가 없다.

• 언론에서 종종 무슨무슨 펀드의 수익률이 높게 나왔다는 기사가 나올 때는 주의하여라. 어떤 자산운용사가 운영하는 펀드는 한두 개가 아니고 종종 수백 개 이상이며 그 펀드들의 금액은 5억 원짜리도 있고 5천억 원짜리도 있다. 펀드에서 수익을 낸 뒤 보도자료를 돌리는데, 때로는 기사에서 그게 얼마짜리 펀드인지는 밝히지 않고 수익률 %만 강조하곤 한다. 금액이 작은 특정 펀드

의 수익률을 높이는 것이 금액이 큰 펀드의 수익률을 높이는 것보다 훨씬 더 용이하기 때문이다. 게다가 어느 운용사의 펀드 평균 수익률이라는 것도 사실은 웃기는 숫자놀이일 수도 있다. 쉽게 말해 1억 원짜리 펀드 수익률이 20%이고 1천억 원짜리 펀드 수익률이 1%라고 하면 (20+1)/2 = 10.5%를 평균 수익률이라고 말하는 경우가 있다는 말이다. 또한 어떤 특정인 혹은 특정법인 하나만을 위한 펀드들도 있는데 이것은 대외적으로 잘 공개되지 않는다.

• 여러 나라들을 다니면서 카지노를 많이 구경했었다. 라스베이거스에 갔을 때 내가 슬롯머신에 동전을 넣었을까? 전혀. 남아프리카에서는 거래처가 나를 접대한답시고 카지노에 데려갔는데 나는 구경만 하다가 빨리 돌아가자고 했던 기억이 있다. 행운을 기대하며 재미 삼아서라도 한번 해 볼 수도 있을 텐데, 왜 나는 하지 않을까?

확률게임이기 때문이다. 내가 이길 확률이 더 크다면 카지노 회사들이 그렇게 근사한 건물들을 보유하며 수익을 낼 수 있었을까? 카지노 회사들이 잘나간다는 것은 내가 게임에서 질 확률이 더 크다는 것을 보여 주는 것 아닌가. 나는 내가 질 확률이 더 크면 그 게임은 절대 하지 않는다.

금융상품 투자에 있어서도 마찬가지이다. 펀드의 경우를 예로 든다면, 그 종류가 적어도 1만 개 이상 될 텐데 도대체 누가 그런 상품들을 만드는 것일까? 금융공학자들이다. 어떻게 만들까? 각종 금융 데이터와 통계 수치 등등을 근거로 만들게 되는데, 확률적으로 카지노처럼 그것을 만들어 운영하는 쪽에게 조금이라도 유리하게 만드는 것이지 그것을 구매한 사람에게 더 유리하게 만들 리는 없지 않을까? 그래서 금융공학자들이 만든 상품은 섣불리 믿으면 안 된다. "자본시장이란 게 원래 사람들의 적당한 무지와 탐욕을 동력으로 굴러가는 곳"—<재벌집 막내아들>에서 나오는 말인데 백번 맞는 말이다. (나는 현실에서 결코 일어나지 않을 이야기에는 관심이 없는데 아내가 보는 바람에 중간에 껴들어 가서 결국은 다 보았다.)

- 회원제 상조회사는 어떻게 운영될까? 어떻게 어떤 상조회사는 광고비를 계속 쏟아부으면서 전국에 많은 지사와 직원을 둘 수 있을까? 월 회비를 내면 이러저러한 혜택이 있다는데, 그 좋은 혜택들을 다 주고 나면 납입된 회비로 운영비 감당이 안 될 텐데? 자, 가족 중 누군가가 사망하였다고 치자. 장례는 치러야 하는데 경황이 없다. 상조회사에서 약속한 것들만으로 장례 절차가 다 해결되는 것은 아니다. 추가로 나가야 할 비용들이 있지만 이미 회비를 내 왔고 견적 비교를 할 상황도 아니므로 회원들은 상조회사의 방침을 그저 다 수용하게 된다. 부조금이 들어오므로 웬만큼은 장례 비용을 충당할 수 있기 때문이다. 이게 무슨 뜻인가 하면 회원제 상조회사의 입장에서 볼 때, 회사는 미래 어느 날 틀림없이 발생할 수입원이 보장되어 있으며 장지나 화장장 선택 같은 것에서 추가 이익을 얻을 수도 있다는 뜻이다. 그것은 어째서 우리나라에 수많은 회원제 상조회사들이 생겨나 영업하고 있는지에 대한 의문점을 풀 수 있는 단초이다. 지사들 역시 프랜차이즈 가맹점 비슷한 개념으로 보면 무리가 없다. 그래서 적금을 들었다는 마음으로 회비를 내는 사람들도 많겠지만, 차라리 은행 적금을 들고 장례식장의 장례 서비스를 이용하거나 후불제 상조회사를 이용하는 방법도 생각해 보는 것이 좋지 않을까 싶다.

- 인터넷 검색을 해 보면 부자 자산가들의 상속세를 대비할 수 있다고 하는 종신보험 홍보 내용들이 많이 나온다. 기본적으로 보험료를 납입 능력이 있는 배우자나 자녀가 자기 비용으로 납부하다가 피상속인 사망 시 보험금을 받는 것이다. 나는 보험금 100억 원을 기준으로 국내 대형보험사들 4~5곳으로부터

견적을 받은 후 그 조건들을 하루 종일 분석하고 엑셀로 비교하며 검토해 보았다. 그 결과는? 개뿔!(상속세를 걱정하지 않는 경우에서의 종신보험에 대해서는 검토한 바 없다.)

- 자동차 리스나 렌트의 경우, 현금 구매 시와 얼마나 차이가 나는지 직접 엑셀로 비교하여 보아라. 그 차이에 놀라게 될 것이다.

2022 운명적 사랑을 믿지 말아라

혹시 우연히 만난 생면부지의 이성에게서 가슴이 갑자기 아릴 정도로 시려지는 느낌을 받아 본 적이 있는가? 길거리에서 스쳐 지나가고 난 뒤에도 가슴이 두근거리는, 아니 가슴이 내려앉는 듯한 그런 느낌 말이다. 그런 느낌을 받았을 때 나는 이 세상 살기가 만만하지 않음을 깨달았다. 젠장. 단 하룻밤만이라도 함께 지낼 수 있다면 모든 걸 포기할 수도 있을 것 같은 그런 대상. 나의 의지와는 상관없이 흔들리고 마는 영혼. 이른바 필feel이 꽂히는 것이다.

사랑에 대해 내가 뭘 알겠냐마는 사람들은 그것을 사랑이라고 부르는 것 같으며 운명적 만남으로 찬미하는 것 같다.

스탠리 큐브릭 감독의 유작 〈아이즈 와이드 셧Eyes Wide Shut〉에서 그러한 감정은 현실을 위협하는 위험한 욕망으로 표현된다. 성공한 의사 빌 하퍼드와 그의 아름다운 아내 앨리스는 친구가 여는 크리스마스 파티에 참석한다. 그날 밤 두 사람은 각기 다른 이성으로부터 강한 성적 유혹을 받는다. 다음날 앨리스는 빌에게 숨겨 왔던 비밀을 고백한다. 여름휴가 때 우연히 한 해군 장교와 마주쳤는데 그에게 너무나도 강한 성적 충동을 느껴

그와 하룻밤만 보낼 수 있다면 남편과 딸 모두를 포기할 수 있을 것만 같았다고 말이다.

영화는 우리의 두근거리는 마음 뒤편에 은밀히 숨어 있는 것이 성적 욕구임을 적나라하게 보여 준다. 그것을 우리는 본능이라고 부른다. 성욕을 일으키는 유전적 DNA가 우리에게 본능으로 있다는 말이다. 그 DNA의 역할은 종족 보존을 위한 교미 충동을 일으키는 것이며 이 유전자로 인하여 수컷은 자기의 씨를 수많은 암컷에게 뿌리려고 하고 암컷은 우성 인자를 받으려는 목적에서 더 나은 수컷을 선택하게 된다.

고귀한 사랑의 감정을 프로이트도 아닌데 어떻게 그렇게 성적 본능으로만 조명할 수 있느냐고? 당신이 아무리 플라토닉 러브의 신봉자라고 할지라도 어떤 이성을 좋아한다면 그 사실 자체가 이미 성적 본능을 의미한다. 즉 우리가 누군가에게 첫눈에 반하게 되는 것이 실은 자신도 인지하지 못하는 성적 DNA가 가져온 은밀한 충동이다. 이른바 전기가 흐르는 듯한 짜릿한 운명적 만남이라는 것이 사실은 종족 보존 DNA가 요구하는 최적의 교미 상대를 만났을 뿐이라는 의미가 될 수도 있다는 말이다.

사랑이라는 무대 위에 오르게 되면 우리의 행동과 마음을 그렇게 성적 유전자가 지배한다는 사실을 부인하지 말라. 이것은 2000년 2월 미국 코넬대 인간행동연구소의 신디아 하잔 교수팀이 2년간 남녀 5,000명을 조사한 결과에 의하여서도 입증된다. 연구팀은 가슴 뛰는 사랑은 18~30개월이면 사라지는 것으로 확인됐다고 밝혔다. "사랑의 감정은 뇌의 화학작용"이며 "남녀가 만나 2년 정도 지나면 대뇌에 항체가 생겨 더 이상 사랑의 화학물질이 생성되지 않는다."

미시간대 로버트 프라이어 교수 역시 비슷한 주장을 하는데, 사랑에 빠지면 분비되는 세로토닌 등은 상대의 결점을 인식하지 못하게 해 사람을 눈멀게 만들지만 유효 기간은 2년 정도라고 했다. 성적 호기심이 일단 채워지면 더 이상 화학물질이 처음처럼 분비되지 않으며 연인에 대한 뜨거운 감정이 실은 유전자가 분비시킨 화학물질이 가져온 결과라는 말이다.

본능에 의해 지배되어 시작되는 사랑은 그 원시적 속성으로 인하여 우선은 외모 같은 육체적 조건에 의하여 영향을 받는다. 첫눈에 반하거나 첫인상이 좋아서 호감을 느끼게 된다는 말이다. 그러나 사랑은 그런 첫 단추 하나로 계속 유지되는 것이 아니다. 본능에 의하여 그렇게 지배된 사랑은 그 원시적 속성으로 인하여 결코 오래갈 수가 없다. 칠순이 다 된 영원한 은막의 여왕 엘리자베스 테일러는 8번의 결혼과 17번에 걸친 연애 행각으로 유명하다. 그녀는 매번 결혼을 할 때마다 "이제야 내 진정한 사랑을 찾았어요"라고 말하곤 했지만 그 사랑은 모두 깨져 버렸다. 왜 그렇게 되었을까? 본능에 의해 지배된 만남을 진정한 사랑으로 믿었기 때문 아닐까?

수많은 나라에서 신혼부부 세 쌍 중 한 쌍 이상이 이혼을 하는 이유도 본능에 의해 치장된 감정을 진정한 사랑으로 오해하고 결혼에 이르렀기 때문이다. 결혼 생활을 유지하고 있는 부부들이라 할지라도 상당수는 이미 마음이 식어 버린 채 살아간다. 국정홍보처가 전국 20세 이상 남녀 4,500명을 대상으로 실시한 '한국인의 의식, 가치관 설문조사' 결과에 따르면 "다시 태어나면 현 배우자와 결혼할 의향이 없다"고 응답한 사람이 47.8%나 됐다. 두 쌍 중 한 쌍은 이미 깨져 있다는 말이다. 어느 부부는 남자가 여자를 만난 순간부터 너 아니면 못 산다고 농약을 마시며 자살 소동까지 벌여서 결혼하였다. 한데 1년도 안 가서 남편은 폭력을 휘두르고 다른 여자와 살림까지 차렸다. 이런 경우가 어디 하나둘인가.

이혼 경력이 있는 기혼자였던 미국인 심슨 부인과의 첫 만남에서부터 두근거림을 주체하지 못하고 결국은 그녀와 결혼하고자 영국 왕위를 내놓았던 에드워드 8세의 경우는 어떠할까? 당시 그는 왕위에 오른 지 1년도 채 안 된 시점에서 라디오 방송을 통해 이렇게 고백하였다. "사랑하는 여인의 도움과 지지 없이는 무거운 책임을 이행해 나가기가 나로서는 불가능함을 깨달았다(I have found it impossible to carry the heavy burden of responsibility… without the help and support of the woman I love)." 그날 밤 에드워드는 호주로 건너가 몇 개월을 있으면서 심슨 부인이 이혼 수속을 마칠 때까지 기다렸고 드디어 프랑스에서 그녀와 결혼하게 된다.

모든 사람의 심금을 울려 온 이 사랑 이야기는 아마도 여성들이 공통적으로 꿈꾸는 러브 스토리일는지도 모르겠다. 과연 그들은 나중에 어떻게 살았을까? 그 두 사람은 "성격 차이로 인하여" 별거하였다. 새겨들어라. 성격 차이라는 말은 갖가지 이유들로 인해 대단히 많이 싸웠다는 것을 부드럽게 표현하는 외교적 언어라는 것을. 기억하라. "왕자와 공주는 만나자마자 서로를 사랑하게 되어 결혼하였고 행복하게 평생을 같이 보냈대요."라는 식의 동화들은 적어도 절반은 거짓이므로 만나자마자 운명적으로 빠져 버리는 사랑은 기대하지도 말고 믿지도 말아라. 운명적 만남의 두 근거림은 사랑이 아니라 본능적 DNA가 화학물질을 분비시켜 당신도 모르게 나타나는 원시적 느낌에 지나지 않는다.

이성과의 만남에서 누구나 외모 혹은 첫인상에 호감을 느껴야 관계를 열어 갈 수 있지만 그것이 지속시켜 주는 사랑의 시간은 길지 않다. 순간적으로 불붙기 시작한 뜨거운 사랑이 끝까지 지속되는 예는 대부분 그 사랑이 시작된 지 얼마 되지도 않은 시간에 영화 〈타이타닉〉에서처럼 죽음이나 사회적 굴레로 인하여 헤어져야 하는 경우에서 주로 나타난다. 즉 사랑의 시간이 지극히 한정되어 있는 경우에 발생하는 것이지 두 사람의 관계가 지속되면서 성적 본능이 이미 충족된 상태가 되면 결과가 다르게 나타날 가능성이 높다는 말이다.

진정한 인간의 사랑은 육체적 조건에 집착하는 유전적 본능의 지배에서 한 단계 뛰어넘는다. 그 사랑은 상대방의 인격, 개성, 취미, 습관, 지성, 능력, 가치관 등등의 내면세계에 매력을 느껴야 유지될 수 있다. 시작은 육체적 매력에 사로잡혀 시작되어도 내면의 뒷받침이 없다면 곧 사라질 거품이 된다. 때문에 사랑의 순서를 말한다면 이성reason의 교류부터 시작되고 그것이 감성으로, 다시 감성이 감정으로, 그리고 그 감정이 본능으로 연결되어야 한다.

결론: 남자는 자신이 어떤 여자를 만지고 싶고 애무하고 싶고 그 여자와 섹스하고 싶다고 해서 그 여자를 자신이 진정으로 사랑하고 있다고 섣불리 착각하지 말 것. 여자는 남자와 섹스를 할 때 느끼는 포근함이나 따스함 등등을 자신이 그 남자를 사랑하는 증거로 100% 과신하지 말 것. 남자여자 모두, 육체적으로 상대에게 길들여져 있고 벗은 몸의 친밀도가 크다고 해서 두 사람의 사랑이 계속 지속될 것으로 오판하지는 말 것. 만날 때마다 스킨십 혹은 섹스에 탐닉하는 관계라면 당장 그만둘 것.

가장 중요한 것: 외롭다고 사람을 사귀지는 말 것.

2022

• 영화 〈미스 슬로운〉에서 주인공은 일 중독자이고 성욕은 남자 매춘부와의 관계를 통해 아주 단순하게 해결한다. 인간 딜도 역할을 해 주는 남자 매춘부가 바뀌자 당황하는 장면은 딜도로서의 성능을 의심하는 것으로 비쳐진다. 이른바 속궁합이다. 더 하고 싶은 말이 있지만⋯ (이 영화는 섹스 영화는 아니며 계략을 어떻게 꾸미는지를 가르쳐 주는 좋은 영화이다).

- 동물들 중 인간과 영장류 일부만 발정기가 없다. 보노보 침팬지는 모든 동물 중에서 가장 자유분방한 성생활을 하는 것으로 알려져 있고 구강성교, 자위행위, 동성 간 성교 등도 한다. 심지어 인간이 불을 피우는 모습을 학습하여 모닥불을 피우기도 한다(https://youtu.be/GQcN7lHSD5Y).

추천할 만한 책: 〈섹스의 진화〉(재레드 다이아몬드 지음). 원제목은 〈왜 섹스는 즐거운가〉이지만 야한 책이 전혀 아니다.

2022 기회는 사람이 준다. 윗사람에게 잘해라

1970년에 노벨 문학상을 수상한 사무엘 베케트Samuel Beckett는 기성 연극을 부정하는 프랑스 신연극의 선구자이다. 우리에게는 그의 희곡 〈고도를 기다리며〉가 그 애매모호함(?) 때문에 널리 알려져 있다. 텅 빈 공간에 앙상한 나무 한 그루. 등장인물들에게는 시간관념이 없다. 과거도 미래도 없다. 언제나 현재다. 그곳에서 부랑자 에스트라공과 블라디미르의 대화가 축을 이루는 이 연극에서 두 사람은 '고도'를 기다리면서 '고도'가 오지 않으면 목을 매 죽어 버리자고 한다. 블라디미르는 이렇게 말한다. "이 모든 혼돈 속에서도 단 하나 확실한 게 있지. 그건 고도가 오기를 우린 기다리고 있다는 거야." 에스트라공이 "만일 고도가 온다면?" 하고 묻자 블라디미르는 "우리는 구원을 받는다"라고 말한다.

이 난해한 연극을 이해해 보자는 것은 아니다. '고도'가 신을 의미하는 말이건 무의미의 의미이건 뭐건 간에 내가 말하고 싶은 것은 우리는 누구나 어떤 형태로든 성공할 수 있는 기회가 오기를 목이 빠지게 기다리며 살고 있다는 사실이다. 게다가 누구에게나 일생 동안 기회가 3번은 온다고 하지 않는가. "해와 달은 누구에게나 빛을 준다日月無私照"라는 말도 있다. 그러나 과연 그 기회는 어디서 언제 나타나는 것일까? 혹시나 '고도'처럼 오는지 안 오는지 불확실한 가운데 세월만 잡아먹는 것은 아닐까. 당신이 명심해야 할 사실은 그 기회는 반드시 올 것이며 당신 주변의 누군가에 의하여 주어질 것이라는 점이다. 돈이 그 기회를 주는 것도 아니고 학벌이 주는 것도 아니다. 기회 수여의 결정권자는 사람이다.

예를 들어 보자. 학생운동가 출신인 이명박은 1965년 현대건설 경리사원으로 입사하였으나 불과 12년 만에 36세의 나이로 사장직에 올라 샐러리맨들의 우상이 되었다. 열정과 담력, 저돌성이 정주영 명예회장과 닮았다는 평가를 받았던 그는 현대건설 회장직을 던지고 정치인이 되었다. 비록 그는 자서전에서 "오너는 결코 전문경영인을 믿지 않는다"며 "한국에서 전문경영인은 사장이 아니라 '사장급 직원'에 불과하다"고 꼬집었지만 그에게 기회를 준 것은 현대건설이라는 조직이 아니라 지금은 고인이 된 정주영 회장이었다고 나는 믿는다. 정주영 회장이 그에게 기회를 주지 않았다면 그는 어쩌면 평생 경리 업무만 보았을는지도 모른다.

물론 이명박은 기회를 붙잡을 준비가 되어 있었던 사람이다. 그렇게 준비가 되어 있는 사람에게는 언젠가는 누군가가 그를 눈여겨보다가 기회를 제시한다. 이것이 기회의 법칙이다. 왜 그럴까? 이미 성공한 사람들은 대부분 바쁘다. 이미 부자가 된 사업가들 중에는 돈에 대하여 동물적 후각을 갖고 있는 사람들이 많다. 하지만 그들의 몸은 우리들처럼 하나뿐이다. 혼자서는 일을 다 처리하지 못한다. 하지만 내가 만난 여러 나라의 성공한 사업가들이 공통적으로 하는 말은 "사람이 없다"는 것이다. 누군가가 필요하기는 한데 믿고 일을 맡길 사람이 없다는 말이다. 실업률이 제아무리 높아도 쓸 만한 사람이 없다고 하는 말이 수많은 경영자들 입에서 나오지 않는가.

기회를 주고 싶은데도 기회를 받아먹을 만한 사람이 주변에 없다는 것은 사업가들과 부자들의 공통된 고민이다. 당신이 부자가 될 수 있는 기회는 언제나 그런 사람들에 의하여 주어지며 그들은 대개 당신보다 한 세대 앞에서 기득권을 이미 획득한 사람들이다. 그 사실을 잊지 말라.

빌 게이츠가 오늘의 성공을 갖게 된 것도 마이크로소프트의 초창기에 IBM의 어느 이사가 기회를 주었기 때문이다. 당시 IBM에서는 PC에서 사용할 소프트웨어disk operating system를 찾고 있었고 이미 다른 유명한 소프트웨어 회사와 접촉한 바 있었다. 그러나 거대한 IBM의 이사가 방문하였음에도 소프트웨어 회사 사장은 건방지게도 얼굴조차 보이지 않았다. 이에 분노한 IBM의 이사는 이름도 없는 마이크로소프트를 찾아갔고 그곳에서 "정장 차림으로 예의를 갖추고 기다리던" 빌 게이츠를 만났던 것이다.

미국에서 가장 크고 성공적인 벤처 캐피털 회사로 헴브리크 & 퀴스트 Hembrecht & Quist라는 곳이 있다. 이 회사에는 하루에도 수십 통씩 벤처 기업가들로부터 돈을 투자해 달라는 애절한 투자 요청서가 들어온다. 하지만 그 요청서들은 대부분 쓰레기통으로 들어간다. 그렇다면 투자심의를 할 때 이 회사에서 가장 중요하게 보는 것은 무엇일까? 기술이나 연구비 비중, 혹은 시장 점유율일까? 아니다. 창업자 자신의 소질과 자질이다. 그것이 핵심이다. 그러나 그러한 내용은 투자 요청서나 사업 계획서에는 나타나지 않는다. 때문에 그들은 우선은 믿을 만한 인맥을 통해 소개를 받은 기업가들을 우선 면접한다. 한때 주식 시가 총액이 마이크로소프트사를 능가해 관심을 모았던 인터넷 접속 장비업체 시스코 시스템즈 역시 직원 중 60%가량을 내부 핵심인력의 추천에 의해 채용한다. 이러한 여러 사례에서도 나타나듯이 당신을 기회의 신에게 소개하고 추천하는 것은 이미 이 사회에서 능력이 검증되어 돈과 지위를 획득하는 데 성공한 사람들이다.

당신이 제아무리 능력이 있다 하더라도 그런 사람들의 호감을 사지 못하거나 그들의 생각이나 사고방식에서 벗어나 있다면 당신에게 기회가 주어질 가능성은 그만큼 낮아진다. 따라서 당신에게 능력이 있다면 이제는 옷차림이나 언행에 있어 주의해야 한다. 당신의 옷차림과 헤어스타일을 과연 당신보다 10년 이상 더 나이가 많은 사람들이 좋아할까를 생각해 보라. 친구들에게 쓰는 말투를 그대로 나이 든 사람들에게 사용하게 되면 당신은 "예의도 모르는 건방진 놈"으로 인식되게 될 뿐이다.

이것은 외국인들에게도 마찬가지이다. 내가 다국적기업에서 일을 했을 때의 일이다. 미국에서 남미인들이 많이 거주하는 곳에서 유학생활을 한 일본인 직원이 도쿄東京에 있었다. 남미인들의 영어는 일반적으로 거칠고 공손하지 않으며 길거리 소년들 같은 느낌을 주는데 그 역시 비슷하였다. 나는 그가, 나를 포함한 그 어느 외국인 상사들에게도 경칭이나 공손한 표현을 쓰는 것을 한 번도 듣지 못했다. 약 1년 후 그는 홋카이도北海道 지사로 좌천되었다.

수많은 사람들은 성공을 원하면서도 자신의 말투나 옷차림에 대하여 인식조차 하지 못한다. 이러한 태도는 특히 젊은이들에게 아주 극심하게 나타난다. 그들은 모든 세상 사람들을 자기 친구로 여기는 것 같다. 그래서 모르는 사람에게 이메일을 보내도 사용하는 언어가 친구들에게 보내는 식이다. 나에게 독자들이 보내는 메일들을 읽어 보면 채팅 언어들을 그대로 사용하거나 젊은 친구들이 생각 없이 자기 멋대로 지껄이면서 나를 '당신'이라고 부르는 경우들도 부지기수이다(독자가 보낸 첫 번째 메일을 읽자마자 내 마음이 움직여 독자가 알려 준 번호로 전화를 하고 상세하게 내 의견을 말해 준 경우는 오직 딱 한 번. 롯데 그룹의 어느 직원분이었다. 그가 어떻게 보냈는지는 밝히지 않겠다. 그의 흉내를 낸 메일들이 들어올는지 모르기 때문이다).

행동은 또 어떠한가. 인사조차 제대로 못 하는 사람들이 부지기수이며 윗사람들에 대한 배려는커녕 윗사람을 자기와 동급으로 여기는 행동들이 그대로 표출된다. 명심해라. 윗사람들에게 호감을 얻기는커녕 예의도 모르고 건방을 떠는 사람으로 일단 비치게 되면 기회는 절대로 주어지지 않는다는 것을. 그런데도 사람들은 연장자들에게 호감을 사는 사람이 되기보다는 자기 친구들에게 인기 있는 사람이 되려고 한다. 하지만 당신이 성공할 수 있는 기회는 당신의 친구들이 주는 것이 절대 아니다. 천만의 말씀이다. 나는 친구들의 조언을 듣지 않았다. 오직 진짜 부자들의 말에만 귀를 기울였다. 마이크로소프트의 공동 창업자 폴 앨런이 빌 게이츠의 친구이었음을 보편화시키지는 말라. 당신의 친구가 빌 게이츠가 아닌 이상 당신 친구가 당신에게 제공하려는 기회의 대다수는 자기가 만드는 제품을 팔아 달라는 영업의 기회이거나 당신의 자금을 사용하자는 것이다. 그것을 기회로 여기는 어리석음을 범하지 말라.

(내 말을 윗사람들에게 아부를 하라는 뜻으로 받아들이면 안 된다. 당신보다 나이가 든 사람들의 관점에서 당신 자신을 바라보라는 말이지 그들에게 아부하라는 뜻은 아니다. 또 우리가 흔히 사람 하나는 좋다 혹은 착하다고 말하는 그 경우는 사람이 유순하다는 의미이지 능력이 있고 소질과 자질이 있다는 뜻이 아니다. 당신의 윗사람들이 찾는 사람은 능력이 있고 태도도 좋은 사람이지 유순하고 착하며 공손하기만 한 사람이 아니다. 어쩌면 당신은 그래도 윗사람들에게는 그들의 일가친척이 우선이라고 믿을지 모른다. 같은 능력을 가졌다면 일가친척을 우선시할 것이다. 능력도 없는 일가친척을 우선시하는 윗사람은 당신이 던져 버려야 할 대상에 지나지 않는다.)

2022

• **직장인(공무원 포함)이라면 주변을 살펴봐라. 당신 동료들의 능력과 당신의 능력에 큰 차이가 있지 않을 것이다. 조직이 클수록 학력 학벌은 비슷한 수준인 경우가 많고 업무 능력 차이도 크지 않은데 왜 누구는 승진하고 누구는 탈락을**

할까? 물론 나도 안다. 이른바 빽이 통하는 경우도 많다는 것을. 그런데 그 빽이 어떻게 해서 생겨난 것일까? 그 빽들은 어째서 당신 동료를 이끌어 주는 것일까? 아부일까? 충성심일까? 혈연관계일까?

• 명심할 것: 근로계약서에 쓰인 업무 외의 업무가 모두 부당하다고 생각하지는 마라. 육체노동자가 아닌 이상 기본적으로 상사의 시간과 노력을 절약시켜 주는 것이 좋으며 그 절약에는 상사의 개인적인 일들도, 경계가 모호하기는 하지만 웬만큼은 포함될 수 있다.

2022 외로움을 즐겨라

우리가 어떤 목표를 정하고 그 목표를 향해 나아가겠노라고 굳게 결심한 이후 우리의 발길을 가장 방해하게 되는 것이 무엇인지 아는가? 부자가 되고자 마음 굳게 먹었음에도 그 굳은 결심을 산산조각 깨뜨려 버리는 것이 무엇인지 아는가? 그것은 외로움이다. 외로움은 그 어떤 목표이든 간에 목표를 달성한 사람이라면 누구나 반드시 수없이 겪었을 통과의례이다.

혼자서 노력하는 과정 중에 창밖에 비치는 찬란한 햇빛, 하얗게 쌓인 눈, 후드득 떨어지는 소나기, 그런 것들을 배경으로 하여 때 없이 밀려드는 외로움, 보고 싶은 얼굴 등등이 스스로를 외롭게 하고, 이어서 "내가 도대체 꼭 이렇게까지 하며 살아야 하나?" 하는 회의감마저 불러일으킨다는 것을 나는 경험으로 안다. 그래서 나는 장담한다. 만일 당신이 어떤 목표를 향하여 정진하는 과정을 이미 시작하였거나 시작하려고 한다면 이제 곧 문득문득 외로워질 것임을.

아, 하지만 명심해라. 이해인 수녀마저도 〈존재 그 쓸쓸한 자리〉에서 이렇게 시를 읊고 있다는 것을—"누구 하나 내 고독의 술잔에 눈물 한 방울 채워 주지 않거늘. …매일 아침 오늘도 살아 있음에 감사하거늘, 그래도 외로운 거야 욕심이겠지. 그런 외로움도, 그런 쓸쓸함도 없다는 건 내 욕심이겠지."

그러므로 이제는 고독과 외로움을 친구로 삼아라. 정호승 시인은 "외로우니까 사람이다"라고 하지 않았던가. 그래도 누군가에게 기대고 싶다고? 그 기분, 충분히 이해한다. 나도 전혜린이 〈이 모든 괴로움을 또 다시〉에서 말하듯 "가끔 몹시도 피곤할 때면, 기대서 울고 위로받을 한 사람을 갖고 싶었다". 그러나, 그러나, 말이다. 당신이 외로움에 징징거리며 질질 짠다면, 적어도 당신이 꿈꾸는 어떤 목표는 이미 물 건너간 것임을 알아라.

당신이 외롭게 살고자 할 때 제일 방해가 되는 것은 놀랍게도 친구들이다. 친구들은 당신의 옛 생활을 알기에 "새삼스레 너답지 않게 왜 그러냐." 하면서 발목을 붙잡는다. 부자가 되려면 외로움을 이겨 내야 한다. 친구는 당신에게 부자가 될 기회를 주지 못한다. 오히려 웃고 떠들며 이른바 정을 쌓으면서 부자가 될 시간만 빼앗아 간다. 그러므로 몇 년간만이라도 만나지 말고 외롭게 노력하라. 정 친구들이 그리우면 이메일을 보내라. 글솜씨도 좋아진다.

외로움은 언제나 고통을 수반한다. 고대 희랍인들은 파테마타 마테마타pathemata mathemata라는 말을 하곤 했다는데 고통으로부터 배운다는 뜻이다. 외로움의 고통을 즐겨라. 그 고통 없이 부자가 되는 테크닉을 나는 모른다.

2022

• **요즘 사람들은 다른 사람의 시선을 끌려는 행위들을 페이스북이나 트위터, 인스타그램 등등에서는 물론 유튜브를 통해 하는 것 같다**(명함도 없이 다니는 나로

서는 전혀 할 필요를 못 느끼는 것들이다). 뭔가 보이려고 안달하는 사람들이 많아졌다는 뜻이다. 대부분의 사람들은 그런 것을 해야 소외되지 않는다고 생각한다. 물론 광고 수익을 얻기 위한 금전추구형도 있지만 기본적으로 인간은 다른 인간에게 자기 생활을 보이기 위해 삶을 살아가는 존재가 아니다. 그런 기류 속에서 헤엄치지 않는 것을 외로운 것으로 착각하지 말고 현란한 포장재로 너 자신을 덮으려고 하지 말아라.

• 동물의 세계에서는 대부분 수컷이 암컷을 꼬시려고 특이한 행동을 하는데 수컷의 경우 1위는 공작새가 아니다. 신혼집을 짓기 위해 나뭇가지로 지붕을 만들면서 핑크빛 꽃들을 따다가 바닥을 장식하고 나무열매들을 입구에 깔아 그 열매들에서 하얀 새싹들이 자라도록 해 암컷의 시선을 유혹하는 새도 있고[1] 춤을 댄서처럼 추기 위해 춤출 무대를 정성껏 정리하고 깃털로 커다란 스마일 모양을 만들어 보여 주는 새도 있으며[2], 배트맨 혹은 발레리나를 연상시키는 새도 있다[3]. 그 새들이 외로워서 그렇게 하는 것은 결코 아니며 종족 보존을 위한 본능에 불과하다. 내가 새들 이야기를 하는 이유는 당신으로 하여금 도대체 당신 자신이 외롭다고 생각하도록 만드는 호르몬이 무엇인지를 생각해 보라는 의미이다.

 1   2   3

1. BBC 〈Life - The Vogelkop Bowerbird: Nature's Great Seducer - BBC One〉
2. BBC Earth 〈Bird Of Paradise Courtship Spectacle | Planet Earth | BBC Earth〉
3. ABC iview 〈This Victoria's riflebird performs his dramatic dance | Australia Remastered〉

1. 법이 지켜지지 않게 되는 과정

살아가면서 누구나 법을 지키는 문제와 관련하여 조금씩은 갈등을 하게 된다. "법은 인간 사회의 규범이므로 반드시 지켜야 한다. 법을 어겨서는 안 된다." 이것은 초등학교 때 이미 배운 사실이지만 일상생활 속에서 법을 지키지 않아도 아무런 손해를 입지 않게 되거나 오히려 법을 지킨 사람보다 더 많은 이득을 볼 수 있다는 것을 알게 되면 '법은 지키면 손해'라는 생각을 떨쳐 버리기가 힘들다.

예를 들어 보자. 주말에 고속도로 버스 전용차선은 9인 이상 승용, 승합차량만 다닐 수 있고, 9~12인승 차량에 6인 미만이 승차한 경우는 통행할 수 없다. 그게 법이다. 하지만 일반 승용차나 서너 명도 타지 않은 9~12인승 차량이 뻔뻔스럽게 전용차선을 이용하는 경우를 당신이 꽉 막힌 일반차선에서 보게 되면 당신은 어떤 생각을 하게 되는가. 특히 고속도로에 단속 경찰은 한 명도 안 보인다면? 그들이 법을 안 지켰다고 해서 반드시 처벌을 받게 되는 것은 아니므로 결과적으로는 법을 지키려는 당신이 상대적으로 손해를 보는 것 아닌가(나는 그런 차들을 볼 때마다, 차량 내부에 몇 명이 승차하였는지를 보여 주는 초고속 엑스레이 투과기가 부착된 감식 카메라를 만들어 경찰에 팔아먹으면 어떨까 하는 생각을 하곤 한다).

형사정책연구원이 시민 1,118명을 대상으로 조사한 준법의식 실태 조사에서 응답자들은 국회의원(78%), 고위관료(75%), 세무공무원(60%), 경찰(54%) 순으로 법을 준수하지 않는다고 답했다. 나아가 국민의 95%는 "돈이 있거나 권력이 있는 사람들은 법을 위반해도 처벌받지 않는 경향이 있다"고 생각하고 있으며 92.5%는 "요즘 세상에는 법보다는 권력이나 돈의 위력이 더 큰 것 같다"고 답했다. "똑같이 나쁜 일을 해도 가난하고 힘없는 사람이 더 심한 처벌을 받는다"는 응답도 91.1%에 달했다.

하지만 그 조사에 참여하였던 응답자들 자신은 어떨까? 그들은 국회의원이나 고위관료, 세무공무원, 경찰 등이 아니기에 준법정신이 투철하다? 지극히 일부만 그렇다. 대부분의 사람들은 법을 지켜야 한다고 말은 하면서도 실제 생활에서는 법을 어기며 산다. 그들은 "돈 있고 권력 있는 놈들이 법을 안 지키는데 왜 내가 지켜? 미쳤어?"라고 생각하기도 하고 언론은 "윗물이 맑아야 아랫물이 맑다"는 논조를 전파하기도 한다(언론 종사자들은 분명 윗물일 텐데 실제로는 아랫물이나 다름없이 행동하는 경우도 많다).

국민이 법을 어기는 과정을 생활 속에서 생각해 보자. 먼저 운전 중 신호 위반 벌금이 10만 원이라고 가정하고 당신이 적발되었다고 치자. 당신은 잘못을 인정한다. 그렇다면 경찰관은 이제 당신에게 10만 원짜리 벌금 고지서를 발부하면 되고 당신은 그 고지 금액대로 벌금을 내면 된다. 끝.—우리나라는 좋은 나라, 투명한 나라가 되게 된다.

그러나 불행하게도 우리나라는 투명한 나라가 아니다. 불투명한 나라에서는 어떤 식으로 법이 집행되는가. 먼저 법규를 위반하는 자들이 하나둘이 아니며 단속 인력의 부족 등으로 인하여 적발되는 건수는 전체 위반자에 비해 지극히 미미하다. 그리고 이때 당신이 취할 행동은 아래와 같다.

1) 잘못을 인정하기에 아무 소리 없이 면허증을 제시하고 경찰은 10만 원짜리 벌금 통지서를 발부한다. 다음부터는 신호를 제대로 지켜야겠다고 마음먹는다 (정말? 정말 당신이 이렇게 한다고? 와우!).

2) 당신은 신호를 제대로 보지 못하였음을 사과하고 다시는 그러지 않겠다고 선처를 구한다. 경찰관도 상황을 이해하고 다음부터는 교통법규를 잘 지키라고 주의를 준 뒤 그냥 보내 준다. 마음씨 좋은 경찰을 만났으니 오늘은 참으로 재수 좋은 날이다. 오 해피 데이!(이것은 내가 2003년에 아내와 함께 직접 겪었

던 경험인데 그날 저녁 식탁에서 이 이야기를 하자 작은딸아이는 얼굴까지 찌푸리며 그 경찰을 나무랐다. "아빠 차가 최고급인 데다가 엄마랑 같이 정장을 입고 운전석과 조수석에 있었으니 기사는 아닌 것 같고 돈은 있어 보이니 빽도 있을 것 같아 그냥 보내 준 것인지도 모른다. 법을 일단 어겼으면 당연히 처벌을 했어야 하는 것 아니냐"는 것이 당시 중학교 2학년 딸아이의 말이었다. 나는 찍소리도 못했다).

3) 군소리 없이 잘못을 인정하고 이왕이면 싼 것으로 끊어 달라고 부탁한다. 경찰관 역시 "이번 한 번은 싼 것으로 끊어 줄 테니 조심하시오"라고 하면서 3만 원짜리 고지서를 주었다. 고마운 마음으로 당신은 고지서를 받아 든다. 친절한 경찰이라고 생각하면서(하지만 경찰 내부에서는 그 경찰관이 발부하는 벌금 고지서가 모두 3만 원짜리라는 사실에 주목하고 뇌물을 받고 벌금 액수를 낮추어 준 것으로 판단하여 그를 징계위원회에 회부할지도 모른다. 또는 상납이 없음을 섭섭히 생각한 상사들에 의해 좌천될지도 모른다).

4) "왜 18 나만 적발하느냐"고 거칠게 항의한다. 당신은 신호를 위반할 수밖에 없는 도로에서 재수 없게도 함정 단속에 걸렸다고 생각한다. 항의하는 말투 자체에 기분이 나빠진 경찰관은 법규 그대로 벌금을 10만 원으로 결정한다. 정말 재수 옴 붙은 날이다. 함정 단속은 인권보호를 위해서 빨리 사라져야 하고 우리나라는 인권이 정말 엉망이라고 생각한다. 또는 도로 자체에 문제가 있는데도 그걸 고칠 생각을 안 하고 단속만 능사라고 생각하는 경찰을 원망한다(이런 식으로 생각하는 사람도 상당히 많을 것이다).

5) 최대한 겸손한 말투로 "한 번만 봐 달라"고 간절히 호소하면서, 깊은 한숨을 내쉬며 순박한 표정을 짓는다(최대한 예쁜 표정을 보인다). 그래서 경찰관은 당신이 위반한 내용은 제쳐 놓고 대신 벌금이 싼 다른 행위를 위반한 것으로 하여 3만 원짜리 고지서를 발부하거나 그냥 보내 준다. 당신은 역시 세이노의 조

언대로 협상에 대해 공부하기를 잘했다고 생각하면서 당신의 쌩쇼가 먹혀들어 갔음에 흐뭇해한다.

6) "좋은 게 좋은 거 아니냐, 나와 무슨 원수진 것도 아닌데 싼 것으로 끊어 달라"고 하면서 슬그머니 2만 원을 경찰에게 집어 준다. 그리고 3만 원짜리 고지서를 받는다. 당신은 "역시 경찰에게는 돈을 좀 집어 주어야 일이 된다니까"라고 생각한다.

7) 당신은 "이 험한 세상, 우리 서로 돕고 삽시다"라고 하면서 3만 원을 담뱃값 명목으로 준다. 그리고 경찰은 신호 위반을 없던 일로 하고 당신을 그냥 보내 준다. 당신은 "세상은 이렇게 살아야 되는 거야. 벌금 내는 사람들이 나는 이해가 안 간다니까"라고 생각한다(또는 경찰이 "이거 왜 이러십니까" 하면서 돈을 되돌려준다. 액수가 적어서 그런 것 같아 만 원 한 장을 더 건네주니 "자꾸 이러시면 뇌물공여 혐의를 추가하겠습니다"라는 경고를 받는다. 결국 10만 원짜리 벌금 고지서를 교부받는다. 당신은 "원 세상에 돈 싫다고 하는 놈 처음 봤네"라고 투덜댄다).

8) 경찰관은 당신을 세운 즉시 이렇게 말한다. "죄송합니다. 벌금이 원래 10만 원짜리인데 이 자리에서 우리 그냥 3만 원에 쇼부 치지요." 당신도 그 제안이 마음에 들어 3만 원을 주고 해결한다. 머릿속에서는 "요즘 경찰들은 다 썩었어"라고 한탄한다.

9) 경찰관의 동료를 보니 마침 고향 사람이다. 당신을 알아본 그가 경찰관에게 이렇게 부탁한다. "우리 고향 사람인데 그냥 보내 드려." 경찰관은 자기도 그 동료에게 같은 부탁을 한 적이 있기에 당신을 그냥 보내 준다. 그리고 명절에, 당신은 고향에서 동네 사람들에게 자기를 도와준 그 경찰에 대해 이야기를 하게 되고 그 경찰은 별것도 아닌 일이라고 하면서 겸손해한다. 모든 동네 사람들이 그 경찰을 칭찬하고 "나도 걸리면 전화해야지"라고 생각한다.

10) "신호 위반 벌금이 10만 원이라는 거 알아요?"라면서 호통을 치는 소리에 기

가 죽어 있는데 경찰관은 벌금 고지서는 발부하지 않는 채 딴짓만 한다. 그래서 1만 원을 면허증 크기로 접어 주었더니 "이번 한 번만 용서해 주겠다"라고 하며 보내 준다. 당신은 "돈 받기를 원하면 처음부터 까놓고 말하지 뭘 그렇게 배배 꼬기는… 에이 더러운 세상"이라고 생각한다(또는 1만 원을 주었더니 장난하느냐는 핀잔과 함께 뇌물제공 혐의까지 추가시켜 파출소로 끌고 간다. 결국 10만 원의 벌금에 덧붙여 형사적으로 고발까지 당하고 그 경찰관은 청렴한 경찰로 칭찬을 받는다. 당신은 "비상금을 털어 좀 더 많이 주었더라면 이런 일은 없었을 텐데"라고 생각한다).

11) 당신은 그 경찰관의 소속 경찰서 서장이 고교 동창의 형이라는 사실이 생각나 즉시 동창에게 전화를 하고 동창은 형에게 전화를 하여 "이 일을 없던 일로 해 달라"고 부탁한다. 얼마 후 경찰관에게 전화가 오고 경찰관은 똥 씹은 얼굴로 당신을 그냥 보내 주거나 3만 원짜리 고지서를 준다. "역시 사람은 빽이 있어야 된다"고 당신은 생각한다.

12) 당신은 자신의 나이가 그 경찰관보다 훨씬 더 많다는 것을 알고는 "젊은 사람이 왜 그렇게 빡빡하나, 자네는 아버지도 없나. 나도 자네만 한 아들이 있다네" 하면서 그냥 보내 줄 것을 간청한다. 그리고 경찰관은 당신을 '어른 공경하는 마음'으로 그냥 보내 준다. 당신은 요즘 젊은 경찰들 중에 예의 바른 사람들이 있음을 기뻐한다. 하지만 그가 법대로 집행하면 "요즘은 도대체 위아래가 없다니까" 하며 한탄한다.

13) 당신은 자신이 언론사, 방송사, 검찰, 국가정보원, 법원, 청와대 같은 곳에 있음을 말하면서, 혹은 당신 아버지나 형이 검사라고 말하면서, 혹은 당신이 끗발 있는 사람이라고 말하면서, 혹은 이 차가 누구 차인 줄이나 알고서 그러는 거냐고 호통치면서, 그냥 내빼려고 한다. 경찰은 잠시 머뭇거리다가 당신을 보내 줄 수도 있고 여전히 면허증을 달라고 할 수도 있고, 벌금 10만 원을 부

과할 수도 있고, 금액을 낮춰 줄 수도 있다.

당신이라면 어느 경우에 속할까? 법이 정한 벌금 액수보다는 덜 손해 보는 방법을 이리저리 모색하고자 틀림없이 노력할 것이다(아니라고? 농담하나…). 명심해라. 그렇게 이리저리 모색하는 노력이 바로 이 사회를 부패시키는 원동력이 된다는 사실을 말이다. 특히 당신이 경찰 계통에 아는 사람이 없는지를 찾아내려는 태도가 바로 초특급 부패의 씨앗이 된다. 그런데도 당신이, 이 사회의 준법정신이 무너졌고 부패가 심각하다고 혀를 끌끌 차? 단언하건대 우리는 돈과 갖가지 인맥과 권력, 심지어 나이까지 동원하면서 법망을 피할 용의가 "언제라도 준비된" 상태이면서도 다른 사람들이 법을 지키지 않는다고 한탄해한다.

2. 듣기 좋은 말만 하는 위선자는 되지 말자

다른 방향에서 이야기해 보자. 당신이 봉급생활자라면 자영업자들의 탈세를 철저하게 비난할 것이고 스스로를 모범 납세자로 믿을 것이다. 하지만 자영업자에 대한 비난과 스스로를 모범 납세자로 여기는 믿음은 당신이 자영업을 하지 않기 때문에 나오는 것일 뿐, 언제라도 당신이 자영업을 하게 되면 당신 역시 세금을 빼먹는 방법을 연구할 가능성이 매우 높다.

따라서 비록 당신이 지금은 순박하고 선량한 모범 납세자로 자처하겠지만 그것은 달리 세금을 빼먹을 기회가 없기 때문에 어쩔 수 없이 선택한 길일 뿐이다. 당신은 결코 당신의 자유의지에 따라 모범 납세자가 된 사람이라기보다는, 언제라도 기회가 주어진다면 탈세할 준비가 되어 있는 납세자에 지나지 않을 수도 있다. 그럼에도 불구하고 사람들은 탈세 기회의 부재를 납세 정신의 존재로 미화시킨다. 기회가 주어지면 다 같이 똑같은 짓을 보일 것이면서도 입으로는 자신이 다르게 행동할 것이라고 말하는 이런 현상은 여러 곳에서 나타난다. 아니 그보다 더 웃기는 현상은, 자기도 똑같은 짓을 하면서도 남들에게는 그러면 안 된다고 말하는 18연놈들이다.

예를 들어 보자. 어느 사회지도층 인사가 그 아들로 하여금 미국 시민권을 획득케 하여 병역을 기피케 했다는 말을 종종 듣는다. 그러면 많은 사람들이 그들을 통렬히 비난한다. 여기서 그 비난자들의 절대다수는 미국에 갈 기회가 전혀 없었거나 그곳에서 살 기회가 주어질 리 없는 사람들이다. 만일 그들에게 같은 기회가 주어진다면 틀림없이 많은 사람들이 똑같이 아들에게 병역 문제가 발생하지 않도록 조치할 것이다. 즉 그들 역시 잠재적 동조자들임에도 불구하고 지금은 마치 자신들이 무슨 국가안보의 초석이라도 되는 양 지껄인다. 그래도 이 정도까지는 이해할 만하다.

내가 가증스럽게 여기는 놈들은, 자기 아들들 역시 비슷한 방식으로 병역을 기피하였으면서도 자신의 경우는 좀 다르다고 박박 우기면서 "어떻게 사회지도층 인사들이 그럴 수 있느냐"고 통렬히 비난한 한겨레신문의 어느 웃기는 논설주간처럼, 겉으로는 안 그런 척하고 사람들에게도 그러면 안 된다고 말하는 이상한 놈들이다(이들은 가방끈이 대체적으로 길고 남들 보기에 나쁘지 않은 직업을 갖고 있는 먹물일 확률이 높다).

우리는 법이나 사회 규범에 대하여 솔직해질 필요가 있다. 나에게 공부 잘하는 아들이 있고 그 아들이 미국에 체류함으로써 병역을 면제받는다면 나는 당신들이 뭐라고 하건 간에 틀림없이 그 면제 방법을 모색할 가능성이 있다. 그 아들이 공부를 못한다면 영어라도 배울 수 있게 미국에 남아 있도록 손을 쓸 가능성도 있다.

원정 출산은 어떨까? 나에게는 딸이 둘 있는데 그 아이들이 태어났을 때 미국 시민권을 안겨 주고자 원정 출산을 시도하지는 않았지만 그런 꼼수를 사용할 만한 상황이 안 되었기 때문이지 만일 그렇게 할 수도 있었다면 굳이 그런 출산 방법을 외면하지는 않았을지도 모른다(하지만 내가 그런 시도를 혹시라도 하고자 하였다면 내 아내가 100% 결사반대하였을 것이며, 덧붙여 말한다면 나는 미국 시민권이나 영주권을 대단하게 여기지 않으며 내 딸들이 미국에서 공부해야 인생길이 열린다는 생각도 하지 않아 왔기에 그 흔한 해외연수 한 번 보내지 않았고 아직까지 외국인 과외 강사 한 번 붙여 준 적도 없다).

2022

• 정치에 대해 전혀 관심이 없었던 내가 정치판에 대해 조그마한 관심을 갖게 된 것은 박원순 전 시장이 아름다운재단을 어떻게 운영하였는지를 알게 되어 세이노 카페에서 공개적으로 그 재단에 대한 믿음을 버린다고 하면서부터였고, 조국 사태가 그 뒤를 이었다. 이때 내가 하였던 것은 이른바 좌파 언론단체들에서 상당히 유명한 동창으로부터(지금은 더 유명해졌다) 장시간 동안 좌파 계보들 등등에 대해 개인강습을 받은 것이었다. 그다음에는 박노자의 〈러시아 혁명사 강의〉(저자는 한국 상황에 대해 잘 알고 있는 러시아 노동당 소속 교수이며 권력자들의 행태를 구체적으로 아는 데 많은 도움을 받았다), 이른바 조국 흑서와 조국 백서도 읽었다. 제임스 볼의 〈개소리는 어떻게 세상을 정복했는가〉는 SNS를 통해 퍼지는 가짜 뉴스들을 구분하는 기초 체력을 연마시키는 정말 좋은 책이었다. 해리 G. 프랭크퍼트의 〈개소리에 대하여〉는 개소리에 대한 철학적 분석이어서 실전을 파악하는 데 있어 별로 도움이 안 되었다.
법과 관련된 항목에서 이런 얘기를 하는 것은, 법에 앞서서 우리가 취하여야 하는 태도가 정치판에서 깡그리 무시되는 것을 종종 느끼면서 나는 우울증까지 도졌기 때문이다. 대장동 사태가 보도되면서부터는 내가 도대체 어떤 세상에 살고 있는 것인지 종잡을 수가 없어 불안해져서 불안증으로 정신과를 다니기도 했다.

- 나는 내 딸들이 대학을 진학할 때 학원비나 과외비를 대 준 것 이외에는 그 어떤 구린 짓도 하지 않았고 졸업 후 진로에 대해 개입한 적도 전혀 없다. 정치와 밀접한 관계가 있어야 하는 사업은 고교 시절에 시도했다가 망한 광고대행업 하나뿐이고 그 후로는 단 하나도 없었다. 딱 한 번 구체적 기회가 있었다. 예전에 정보통신부에서 우리 사회의 각종 분야에 대한 기초 데이터 구축이 필요함을 인식하고 분야별로 거금의 사업시행비가 걸려 있는 민간사업 시행자를 모집한 적이 있었다. 그중 한 분야는 내가 잘 아는 분야였기에 신청 전에 처가와 인척간이어서 종종 뵈었던 정보통신부의 고위공직자를 찾아가 타진해 보았다. 적극적으로 밀어주겠노라는 말도 들었다.

그날 회사에 돌아가 그 얘기를 했을 때 직원들이 기뻐하였지만 나는 밤새 고민을 했다. 그분이 갖고 있는 파워에 의존하는 게 정말 잘하는 것인지 확신이 전혀 없었다. 길게 생각하고 자시고 없이 다음 날 아침 회사에서 나는 시행자 신청을 하지 않겠다고 얘기했다. 빽으로 움직이는 연놈들에게 침을 뱉어 온 내가 똑같이 그렇게 한다는 게 나로 하여금 "아 싫다"라는 결론을 내리게 했고 30여 년이 지난 지금도 나는 그때 잘한 것이라고 믿으며 나 자신을 기특하게 생각한다.

- 영화 추천
  ①〈모스트 바이어런트〉: 정의롭고 좋은 사람이 되고 싶은 꿈과 돈을 많이 벌고 싶은 욕망 사이에서 갈등하는 고민을 내게 보낸 독자들에게 종종 나는, 미국에서 범죄와 부패가 가장 극성스러웠던 1981년을 배경으로 하는 이 영화를 권유하곤 했다. 사업이나 장사를 하는 사람들이 아니라면 공감은커녕 이해조차 하기 힘들 수 있다.
  ②〈엘리자의 내일〉: 20여 년간 루마니아를 철권통치 하였던 차우체스쿠. 1989년 12월 민중봉기가 일어나면서 그는 총살당했고 국민들은 더 나은

정부가 나올 것을 기대하였다. 차우체스쿠 정권에 저항하였던 의사 로메오는 새 정부도 희망이 없기는 마찬가지이므로 외동딸만큼은 유학을 보내려고 한다. 이 영화의 초반 줄거리이다. 반드시 봐라. 대한민국 실상이 크게 다를 바 없음을 알게 된다.

③〈도그빌〉: 위선자임이 분명함에도 자기 스스로는 착한 사람이라고 생각하는 연놈들은 전부 이렇게 되기를 내가 바라는 영화이다.

- 나도 뇌물을 준 적이 있다. 그 당시 내가 즐겨 쓰던 표현: 정보라는 것은 정에 보답하여 주고받는 선물이다. 이와 관련된 내용은 다음에 이어지는 '공무원 만나는 법'에 나온다.

- 법을 얼마나 지켜야 하느냐고? 일상생활에서 법은 도로에서 운전할 때 앞차와의 안전거리 규정과 같다. 고속도로에서 앞차와의 안전거리는 100m이다. 그러나 그 거리가 과연 실제로 얼마나 지켜지고 있는가? 1%도 안 될 것 같다. 그러다가 사고가 났다고 치자. 그때 비로소 법으로 제시된 안전거리가 문제가 된다. 차선변경의 경우도 마찬가지이다. 깜빡이를 켜지 않는 운전자가 매우 **많은데**(깜빡이는 뒤차에 내 차의 진행 방향을 미리 알려 주기 위한 것인데 이미 회전하기 시작한 시점에서 그것을 켜는 닭대가리가 정말 부지기수다) **접촉사고가 났을 경우 그것을 켰느냐, 켰다면 언제 켰느냐 등등이 과실 책임의 양을 결정짓는다. 때문에 일상생활 속에서 법은 지키는 것이 좋다.**
편법은 어떨까? 무엇이 편법일까? 이것 역시 '공무원 만나는 법'에 나온다.

아래의 글은 2012년에 내가 세이노 카페에 20시간 정도만 올렸다가 삭제하였던 글이며, 2022년에 원본을 뼈대로 하여 일부는 수정한 것이다. 새로 쓴 글은 굵은 글씨로 표시하였다.

독자들이 보내는 메일을 보면 내가 모든 공무원을 싫어하고 공무원이 되는 길을 누구에게도 추천하지 않는 것으로 생각하는 경우가 종종 있는데 그것은 오해다. 공무원들 중 정말 맡은 바 직무에 충실한 사람들도 나는 만났었다. 이를테면 내가 살아오면서 법을 바꾼 적이 두 번 있는데(정확히 말한다면 법이 아니라 시행규칙 혹은 별표—시행령 및 시행규칙에 부가된 별표—속의 문구였다), 두 번 모두 담당 공무원들과의 수차례 대화만으로도 충분하였고, 최선을 다하여 공익을 위해 바꿔 주었다(이런 경우 국회의원하고 말해 봤자 '너무나 바쁘신 분들'이어서 후원회에 열심히 계속 참석하면서 후원금을 내지 않는 한 만나기도 어려울 것이고, 합법적인 범위 내에서 후원금을 좀 많이 내면 보좌관이, "의원님께서 식사라도 같이 하시자고 하십니다"라고 전화를 걸어오던데… 글쎄다…).

공무원들과의 수차례 대화는 내가 방문하여 이루어진 것이었다. 내가 했던 것 중 기억나는 것은 외국인투자특례 대상에 산업의 동맥이라고 할 수 있는 물류창고를 넣은 것이다, 또한 민간이 먼저 짓고 국가에 기부해야 하는 사회간접자본시설을 최초 등기할 때 취득세를 내야 하는 민간명의 등기를 생략하고 국가명의로 하는 것도 있었다. 조례에 반영시킨 것도 있는데 항만단지 내에서의 건축 시, 항만단지에는 해풍과 소금기가 당연히 많고 항만부지는 물류를 위한 부지이지 나무 예쁘게 심으라는 부지가 아니므로 조경 관련 규제를 바꾼 것이었다.

이런 일들이 가능하였던 것은 법령 자체를 담당하는 부서 담당자와 법령을 직접적으로 처리하는 담당자, 각 부서의 상급자 등의 의견과 국가적 이익 여부에 대한 이해관계가 일치했기 때문이었다.

담당공무원(법령 자체를 다루는 담당자)이 법에 따라 행정을 집행하며, 법령상의 오류, 모순, 상충 등을 충분히 인지하고 있었더라도 관련된 부서 간의 입장 차이, 법령을 총괄하며 법령 자체를 담당하는 부서와 이해관계가 다를 경우에는 개정이 되지 않는 경우도 있다.

또한 국회의원에게 입법 발의 등의 형식으로 제안을 했음에도 거절되는 경우가 있는데, 법을 개정하였을 때 이익을 침해받는 사람들이 많아서 선거에서 표가 떨어지게 될 것이 예상되거나 그 법 자체가 국회의원 개인에게 영양가가 없는 경우일 것이다.

어떤 시의원의 경우, 선거를 앞두고 본인 지역구에 혜택을 주고자 본인이 먼저 관련 법의 오류를 들먹이며, 우려의 의견을 표하는 담당공무원을 다른 부서로 인사이동시키고, 유리하게 해석하도록 요구하면서(혼란이 생기거나 그로 인해 피해가 예상되는 다른 점들은 전혀 언급하지 않고) 고위상급자들에게 전화나 면담을 요청하여 압력을 넣고 실행시키는 경우도 있다.

개인이 아닌 조직 단위를 보더라도, 개판인 곳들도 많지만, 정말 일을 잘하려고 애를 쓰는구나 라는 걸 느끼게 하는 부서들도 꽤 있다(이를테면 법제처). 나는 고위직 공무원들도 좀 알고 지냈기에 그 세계도 모르는 바는 아니며, 그 고위 공무원들 밑에서 일하는 하급 공무원들로부터 인사 청탁을 받기도 했는데 내게 취직을 부탁하는 게 아니라 자기 윗사람에게 말 좀 잘해서 자기를 승진 혹은 보직 변경시켜 달라는 그런 청탁이었다(딱 한 번 외국에 단기로 파견 근무 나가도록 해 달라는 부탁을 해결해 준 적도 있다). 어쨌든 나는 공무원들의 여러 가지 면을 어느 정도는 알고 있는 축에 속한다고 할 수 있다.

이 글은 공무원을 공격하기 위한 글이 아니라 공무원 세계의 실상을 일부 보여 주고, 공무원 독자들에게는 자세를 가다듬는 기회가 되도록 하며, 민간인 독자들에게는 공무원에게 돈 봉투만 주면 문제가 해결될 것이라는 오해를 제거하는 시점을 주기 위한 글임을 염두에 두고 읽기 바란다. 전반부에서는 내가 공무원들에 대하여 갖고 있는 여러 생각들을 풀어놓았으며, 후반부에서는 예고한 대로 공무원들을 만나는 법(일종의 협상법이라고 생각하면 된다)을 내 경험과 지식을 바탕으로 풀어놓고자 한다.

1. 우리 사는 세상

가족들과 집에서 밥을 먹을 때, 두 딸들이 들을 수 있도록 의도적으로 내가 종종 틀어 놓는 TV 프로그램이 있는데 KBS 1에서 6시 55분에 하는 '시청자 칼럼, 우리 사는 세상'이다. 이 프로를 몇 번이라도 본 사람은 '우리 사는 세상'이 얼마나 불합리하며 그 불합리의 대부분이 공무원들에 의하여 생겨난 것들임을 알게 될 것이다. 재미있는 것은 민원인이 아무리 애걸복걸해도 해결되지 않던 문제들이 방송국 취재가 시작된 이후에는 민첩하게 해결되는 경우가 종종 있다는 사실이다(억울한 일을 당하면 청와대에 탄원서를 넣는 것을 장땡으로 여기는 사람들이 의외로 많은데 청와대에서는 "귀하의 민원을 관련 부서로 이첩하였습니다"라는 식의 답변이나 보낼 가능성이 높으며 그 관련 부서라는 것이 결국 당신이 민원을 넣었으나 해결해 주지 않는 부서이기에 오히려 미운털이나 더 박히기 십상일 수도 있으므로 탄원서보다는 방송을 타는 것이 더 효율적이다).

공공기관에는 관공서에 대해 어떤 보도가 되었는지 기사를 스크랩해 소속 공무원들과 공유하는 부서가 있고, 그와 별개로 기자들과의 접촉을 맡아 하는 부서도 있다. 때로는 상위 부서에서 하위 부서로 언론보도 내용에 대해 전달하는 경우도 있다. 기관장이 선출직인 경우, 지자체에서 잘못했다는 식의 신문보도가 나올 경우 중점 관리하게 되고 해당 부서는 그 보도내용이 제대로 된 것인지 팩트를 체크하고, 어떻게 대응할 것인지, 민원인 면담을 할 것인지 등을 검토 보고하면서 대응한다.

때로는 담당자가 판단하기에 민원인의 사정이 일부 불합리하다고 생각하면서도 합리적인 면도 있기에 그것을 해결해 주고자 보고를 하거나 결재를 해도, 윗사람들은 민원인과 담당공무원의 사이에서 검은돈이 오갔다고 오해한다거나, "담당자인 네가 불편한 것도 아닌데… 민원인이 알아서 해결책(=담당공무원이 해결해 주면서 오해는 사지 않을 만한 객관적 근거)을 만들어 올 때까지 기다려라" 식이거나 "정 민원인이 불편하면 돈 봉투(또는 윗사람에게 전화 한 통을 하던가)라도 들고 오겠지"라고 생각하는 똥파리 공무원들이 2022년에도 있을 거다. 그러나 절대로 오해하지 마라. 이런 공무원은 인허가와 관련된 극소수에 불과하며, 대다수의 공무원들은 그렇지 않다.

민원인 중에서는 행정기관과는 별개로 일어난 일을 해결해 달라고 데모 용역을 부르는 경우도 있다. 데모 용역은 주로 관에서 직접 발주한 공사 등에 대한 불만 외에 관에서 해결해 줬으면 하는 허가, 공사 대금, 면허 관리 등과 관련하여 불만을 제기할 때 전문 시위꾼에게 용역을 주는 것을 말하는데 민노총, 전노련 등등에서 대신 시위를 하는 경우가 빈번하다. 이런 경우 담당 공무원들은 형사적으로 문제가 되는 소음이나 몸싸움, 청사 점거 같은 경우가 발생하지 않는 한 대부분 직권으로 해결할 수 없는 사유들이기에 의외로 대처하지 않는다.

또한 민원인 입장에서는 충분히 민원을 제기할 수 있다고 보여질 수도 있는 사안이지만 지나치게 과도하게 액션을 취하는 경우 오히려 찍혀서 담당자 여러 명이 검토 단합하여 티끌만 한 편의도 봐주지 않는 경우도 있다.

관련 부서의 결정 내용이 불만족스럽다면 법령을 공부한 후 공부한 내용을 토대로 담당자를 찾아가 읍소하며 민원을 접수하는 것이 가장 효과적인데 문제는, 관련 법령 공부하는 방법을 일반인들은 전혀 모른다는 사실에 있다.

내가 앞에서 말한 TV 프로그램을 두 딸들이 들을 수 있게 한 이유는, 너희가 아무리 성실히 열심히 살아가고자 해도 때로는 누군가가 너희에게 저렇게 엉뚱하게 손해를 끼치고도 책임지지 않는 개 같은 경우를 당할 수 있다는 것을 명심하라는 뜻이었다.

그렇다고 해서 공무원들이 악한 심정을 갖고 그렇게 하는 것은 정말 99% 아니다. 1%를 제외시킨 이유는 개중에는 악한 목적을 갖고서 하는 정말 나쁜 새끼들도 있기 때문이고, 어처구니없는 것은 누군가에게 너무나도 불합리하고 억울한 일을 야기시킨 공무원들 대다수는 자기 스스로를 〈붉은 방〉(1988년에 이상문학상을 수상한 임철우의 중편소설이다. 인간을 이해하는 데 도움이 되므로 읽어라)의 최달식처럼 스스로를 "국가와 민족을 위한 파수꾼"이라고 생각하는 경우도 많다는 사실이다. 무슨 말인가 하면, 자기 나름대로는 신념을 가지고 그 짓거리를 한다는 말이며 그걸 무슨 수로 당해 내겠는가. 하지만 종종 그 신념 뒤에는 승진가산점 취득 같은 이기적 목적이 도사리고 있음도 나는 보아 왔다.

생각보다 많은 공무원들이 승진에 목을 매고 있지만 구조적으로 인사고과나 성과등급을 잘 받았다고 해서 일을 잘한다는 의미는 아니다. 윗사람이라고 일을 정말 잘하는 것도 아니다. 평가에서 중요한 것은 상급자로부터 받는 평가이기에 '상급자에게 충성했느냐 안 했느냐', '상급자 개인의 승진에 도움을 줄 만한 일을 잘했는가', '상급자가 아는 업체에 이익(편익)을 제공했는가', '상급자가 체면을 잘 차리게 해 줬는가' 등이 무시하지 못할 중요한 포인트로 등장하게 된다.

2. 부패 속에서도 성장한 이유가 뭘까?

대한민국이 70년대, 80년대에 눈부신 경제성장을 이룩하게 된 배경에는 공무원들의 희생도 한몫을 하였다. 그 시기는 돈 봉투가 너무나도 난무하던 부패 만연한 시기였고 거의 모든 공무원이 부패하였다. 그러나 우리

나라가 아시아의 다른 부패한 나라들과는 달리 부패 속에서도 경제가 성장한 이유는, 뇌물을 밝히는 공무원이었을지라도 대의명분이 있는 경우에만 협조를 하는 유교적 위선이 심성에 깔려 있었기 때문으로 보인다. 이게 무슨 뜻인지 구체적으로 설명하면 아래와 같다.

동구권의 어느 부패한 나라의 건설부 장관의 집에 아프리카의 어느 부패한 나라의 건설부 장관이 찾아갔는데 집이 으리으리하였다. 아프리카의 장관이 물었다. "아니 어떻게 이렇게 멋진 집에서 살 수 있단 말입니까?" 그러자 동구권 장관이 창문의 커튼을 젖히면서, "저기 저 다리 보이지요? 저 다리를 짓다 보니 이 집이 생겼습니다"라고 답해 주었다. 그로부터 1년 후 이번에는 아프리카 장관의 집을 동구권 장관이 방문하게 되었는데, 그 집이 완전 궁궐 수준이었다. 그래서 비결을 물었더니 아프리카 장관이 창문의 커튼을 젖히면서 말했다. "가르쳐 주신 방법을 저도 써먹었지요. 저기 다리가 보이십니까?" 그곳에는 아무런 다리도 없었다. 다리를 짓겠다고 하면서 모든 예산을 착복한 것이었다.

적어도 이런 식의 부패는 한국의 공무원들에게는 거의 없었다고 보면 된다. 한국식 부패는 적어도 다리는 세우면서 그 이익의 일부를 나눠 먹는 식이었기에 뭔가 일은 하긴 하였던 것이고 유교적 대의명분을 찾아야 했기에 불필요한 것을 억지로 하기보다는 정말 필요한 것을 찾아서 수행하였던 것이다.

(이런 수행방식은 요즘 들어서 공무원에 의하여 유지되기보다는 지자체장 선거에서 뽑힌 시장이나 군수 등에 의해 자주 행하여지는데 임기 절반 동안은 공약 지킨다고 하면서 예산을 사용하고 남은 임기 절반은 다음 선거에서 표를 얻을 수 있는 짓거리들에 예산을 사용하고 그러면서 뒤로 뭔가 구린 게 왔다 갔다 하는 방식이다. 시장이나 군수 밑에 있는 공무원이 거기에 적극 동참하면 예쁘게 보일 것이고 그렇게 하지 않으면 미움을 받을 것이고… 쯧쯧. 업자와의 결탁은 여전

히 방방곡곡에서 피어나는 악의 꽃이다. 내가 아는 어느 지방도시에는 상하수도 배관 공사 회사들이 여러 개 있는데 실은 전부 한 업자가 하는 것이지만 서류상으로는 경쟁입찰 형식을 갖추고 다 말아먹는다. 또 어느 지방도시에서는 공사를 잘게 쪼개서 각 공사의 발주액이 경쟁입찰을 붙이지 않아도 되는 금액으로 만들어 수의계약을 하고 한 업체가 말아먹는다. 이러한 결탁은 하급 공무원에 의해 유지된다기보다는 그 윗선들에 의해, 때로는 시장이나 군수 등에 의해 직접 유지된다. 투표권을 가진 유권자들은 실상을 거의 모르고 선동에 속아 넘어가 투표를 하곤 한다. 쯧쯧)

그리고 이런 일은 2023년 현재에도 일어나고 있을 것이다.

3. 공무원은 봉급만 받는 것이 아니다

공무원이 박봉에 시달린다고 하는 말은 70년대, 80년대에는 수긍이 가는 말이었으나 90년대부터는 상황이 많이 달라졌다. 구체적으로 말해서 현재 9급 1호봉 봉급이 1,165,200원으로 책정되어 있다고 해서 공무원들이 여전히 박봉에 시달리는 것으로 오해하면 안 된다. 왜냐하면 공무원은 봉급만 받는 게 아니고 수많은 수당과 연금이 있기 때문이다. 특히 연금은 국민연금보다 훨씬 더 빵빵하다. 공무원 월급에 대한 정부기관의 보도자료를 보면 대부분 봉급만 언급하는데 눈 가리고 아웅하는 것이나 마찬가지이다.

공무원이 받는 수당의 예를 들어 보면 대우공무원수당, 정근수당, 정근수당가산금(매월 지급), 성과상여금, 가족수당, 자녀학비보조수당, 육아휴직수당, 주택수당, 특수지근무수당, 위험근무수당, 기술정보수당, 기술정보수당가산금, 교직수당, 교직수당가산금, 특수업무수당, 보전수당, 시간외근무수당, 야간근무수당, 휴일근무수당, 초과근무수당, 관리업무수당, 정액급식비(13만 원, 매월 지급), 명절휴가비, 연가보상비, 직급보조비(매월 지급), 교통보조비(매월 지급) 등등이 있다.

이런 수당의 종류와 금액은 누가 정하는 것일까? 공무원들이지 누구긴 누구냐. 그 사람들이 자기들에게 불리하게 수당을 정할 것 같을까? 물론 그리스에서처럼 서류를 들고 위아래 층으로 오르락내리락거렸다고 해서 주는 층간이동수당, 피곤하고 길도 막힐 텐데 제시간에 출근해 주었으니 기특하다고 해서 주는 정시출근수당 같은 건 우리나라에 없지만, 민간기업에 파견 나가 근무 아닌 근무를 하면서 억대의 연봉을 받게 하는 제도(민간근무휴직)를 멋들어지게 만들어 내는 것도 공무원이고, 공무원연금제도가 국민연금제도보다 훨씬 더 유리하게 남아 있도록 힘쓴 사람들도 공무원이다. 즉 제아무리 입법부에서 국회의원들이 정치적 목적으로 법을 만든다고 하더라도 시행령, 시행규칙, 고시, 지침 등은 어차피 공무원들의 손을 거쳐야 하는데 자기들에게 절대적으로 불리하게 만들 리는 없지 않겠느냐는 것이 내 기본인식이다.

벌칙 역시 마찬가지이다. 예를 들어 시간외근무수당 관련 규정에서 부당하게 시간외근무수당을 수령하는 경우가 있는데(이를테면 정시에 퇴근했다가 밤에 다시 나와서 그때 비로소 퇴근한 것처럼 퇴근 기록을 조작한다거나 하는 행위 따위) 그런 경우, 부당수령액의 두 배에 해당하는 금액을 가산하여 징수하며, 더불어 고의적인 위반자에 대해서는 일정 기간 초과근무를 금지시키고 징계위원회에 회부할 수도 있고 승진 및 성과상여금 지급 시에도 반영한다는 등의 규정이 있기는 하지만 가재는 게 편 아닌가.

얼마 전 정부법무공단(정부조직을 대변하여 재판에 참석하는 변호사들이 여기에 소속되어 있다)의 한 변호사가 내게 해 준 말 역시, "로펌들고 비교해 보아도 수당이나 특히 연금과 휴가 등을 고려하면 공무원으로 일하는 게 할 만하다"였다. 내 말의 요지는 이제는 공무원들보다 더 안 좋은 대우가 주어지는 회사들이 오히려 부지기수로 많다는 뜻이다. 칼같이 지켜지는 주5일제, 휴가제도 등이 공무원 세계보다 더 빵빵한 민간회사들은 진짜 많지 않다. (그래도 눈이 갑자기 많이 내리거나 하여 비상이 걸리면 휴일에도 새벽같이 출근하여야 한다고? 휴일특근수당 주잖아! 어떤 대기업에서 화이트칼라들에게 야근수당이니 시간외근무수당이니 하는 것들을 칼같이 챙겨 준단 말인가? 일 때문에 휴일에 나왔다 하더라도 공무원들처럼 휴일근무수당을 '떳떳하게' 신청할 수 있는 민간기업 근로자들은 아마도 생산직 사원들일 것이다.) **위의 내용은 십몇 년 전의 내용이다. 공무원의 급여는 급수나 연차에 따라 달라지는데 9급 말단으로 시작하여 정년퇴직 직전에야 겨우 5급을 다는 공무원들과 법무공단에서 사무관(5급)으로 시작하는 경우를 동일 선상에 놓고 볼 수는 없다는 사실을 내가 언급했어야 했다. 공무원 아파트 특공 제도도 폐지되었다.**

4. 공무원의 자세

물론 나는 공무원이 "국민 전체에 대한 봉사자이며, 국민에 대하여 책임을 진다"(헌법 제7조1항)라고 믿지는 않기에 공무원들에게 투철한 국가관, 사명감, 봉사정신이 뭉쳐 있어야 한다고도 생각하지 않으며, 공무원은 국민의 심부름꾼이므로 월급 같은 건 신경 쓰지 말고 무조건 봉사만 하여야 한다는 생각도 하지 않는다. 그러나 공무원은, 그 하는 일들이 경제효과로 환산하기 어려운 일들이지만 대가를 받고 있으며 나아가서는, 펜 하나로 사람을 죽일 수도 있고 살릴 수도 있는 권한을 갖고 있는 특별한 법적 지위에 있으므로 그 권한에 어울리는 태도를 필수적으로 갖고 있어야 한다고 나는 믿는다.

공무원 윤리헌장에서 "국가에는 헌신과 충성을, 국민에게는 정직과 봉사를, 직무에는 창의와 책임을, 직장에는 경애와 신의를, 생활에는 청렴과 질서를"이 강조되어 있는 것은 그런 권한을 고려할 때 지극히 당연한 것이고 공무원의 의무로 성실, 청렴, 친절공정, 비밀유지, 복종, 품위유지가 명시되고 취임 시 선서의무, 직장이탈 금지의무, 영리업무 및 겸직금지, 정치운동금지가 요구되는 것 역시 지극히 당연한 것이다(물론 현실 속에서는 그 헌신과 충성과 복종이 윗사람들에 대한 끊임없는 아부와 굴종을 의미할 수도 있음을 내가 부인하지는 않는다). 또한, 공무원의 덕목으로 사익보다는 공익을 생각하는 마음과 청렴, 책임감, 봉사정신이 언급되는 것 역시 전혀 무리가 없다. 때문에 공무원을 하고자 하는 사람은 월급과 수당, 연금에 의존하여 살면서 그 이상의 욕심을 부리면 안 되는 것이며 그렇게 살 자신이 없다면 아예 공무원 생활을 하여서는 안 된다.

이런 마인드는 공무원직이 단순히 '안정된 직업 중 하나'로 여겨지는 상황이기에 사라지고 있고, 특히 요즘 같은 시대에 돈 봉투를 바라고 공무원이 되려는 사람은 거의 없다고 본다. 하지만 대충 일하고 받는 만큼만 일하겠다는 공무원은 젊은 층에서 늘어나는 추세이며 일은 0.1인분도 하지 않고 월급만 받아 가는 경우들도 자주 들린다. 만 20세에 서울시 최연소 7급 합격자였던 서울시립미술관 여직원은 '유 퀴즈'에서 공무원의 장단점을 묻는 질문에 "내가 잘리지 않는 것이 장점이지만 상대방도 평생 잘리지 않는다"고 했다(이 말은 "나는 잘리지 않는다. 쟤도 안 잘린다"로 회자되기도 했는데 그 여직원은 방송출연 몇 개월 후 자살하였다).

인사혁신처의 2020년 통계를 보면 공무원 퇴직자 23,723명 중 자발적 퇴직자인 의원면직이 13,093명이나 되는데 사퇴한 사람들의 불만은 무엇이었을까? 이른바 워라밸을 찾아왔으나 생각보다 적은 보수에 쌍팔년도에나 있을 법한 조직문화에, 일은 생각보다 많다는 것에 실망하였기 때문 아닐까?

물론 현실을 보면 그렇지 않은 것이 문제이다. 오래전의 자료이기는 하지만 2002년경 모 결혼정보회사가 사시와 행시 출신의 현직 또는 수습 연수 중인 미혼 남성 회원 223명을 대상으로 설문조사를 한 결과, 응답자의 84.8%가 "아내의 내조가 청렴도와 밀접한 관계가 있다"고 답했고, 54.7%는 "처가의 경제력이 청렴한 공직 생활에 도움이 된다"고 대답했다. 응답자 3명 가운데 1명은 공직 비리의 원인으로 "적은 수입"을 꼽았다. 이들은 "청렴한 공직 수행을 위한 아내의 내조 형태"로 "정신적 안정(48.9%)"과 더불어 "경제적 지원(41.3%)"을 꼽았으며 비리 근절을 위한 최소한의 월수입으로는 332만 원을 제시하였다.

20년 전에 5급 공무원 혹은 판검사의 보수가 얼마였는지는 기억나지 않지만, 그래도 명색이 우리나라의 최고 엘리트들인데 결코 불의와 타협하지 않겠다는 정신은 온데간데없고 처갓집 도움이 있으면 청렴하게 살겠다니… 그럼, 처갓집에서 청탁을 넣으면? 도대체 10대 20대에 그런 기성세대에 더럽다고 침 뱉던 정신들은 어디로 사라져 버리고 "돈 봉투 생기면 받을 준비"부터 하는지… 쯧쯧… 자기 자신에게 부끄럽게 사느니 차라리 민간기업에 들어가는 것이 더 좋을 텐데 왜 공직에 들어가겠다는 것인지 나는 이해가 안 간다.

• **김영란법이 시행**(2016년 9월 28일)**되기 전에** 내가 애정남은 아니지만 공무원들에게 제시하였던 기준은, "촌지는 액수 여하를 막론하고 받지 말고, 밥은 같이 먹어도 술은 얻어먹지 말아야 하며, 추석이나 설날에 들어오는 선물은 부서 내에서 공개하고 일부는 하급직원들에게 나누어 주며, 그 선물이 시가로 30만 원이 넘으면 보낸 사람 이름으로 고아원 같은 곳에 보내고 보낸 사람에게 그렇게 처리하였음을 알려라"이었다.
물론 지금은 아무리 소소한 선물이라도 즉시 감사부서에 신고하고 돌려주도록 되어 있다. 어떤 공무원들은 업무 점검을 나갈 때 마실 물도 직접 챙겨 갈 정도로 청렴을 지표로 삼고 있는데 그게 맞다.

• **공무원 시험을 준비하는 사람들에게는 3수 끝에 공무원 시험에 합격, 그것도 3관왕으로 합격한 뒤 시험 준비기간의 생활과 공무원 세계의 실상을 토로하면서 '돌**

대가리도 공무원 만드는 공부법'을 제시하는 김유체의 〈망나니의 난〉을 추천한다.

5. 공무원의 비애

자기가 아무리 열심히 깨끗하게 일을 하여도 승진줄이 없으면 승진하기가 쉽지는 않을걸? 빽이 약하면 보직도 이상한 것만 받게 될 수도 있을걸? 상사 눈에 벗어나면 승진시험조차 응시할 수 없는 곳들이 아직도 있을걸? 지자체장(구청장이나 시장이나 군수 등등)이 뇌물 등 여러 가지 사유로 구속되었다 할지라도 그 사람이 구속되기 전에 흔적 남기지 않게 상납을 하여 승진한 공무원의 경우, 새로 지자체장이 와서 그 승진을 취소시킬 수 있는 건 전혀 아니므로 오히려 거들먹거릴 수도 있을걸? 지자체장에게 밉보이면 정말 재미없을걸? 결국은 세금으로 먹는 것이지만 회식 자리, 자꾸 빠지면 미운털 박힐걸? 죽어라고 여직원들에게 술 돌리고 2차 가자고 하는 놈들이 여전히 많을걸? 정말 공정하게 일을 처리했는데 감사권자들은 별의별 의혹을 다 갖다 붙이기도 할걸?

복지담당자인 경우, 가난한 사람들 중 어거지 쓰며 달려드는 연놈들 때문에, 일은 도대체 안 하고 그저 정부지원금만 받으려는 연놈들 때문에, 콱 그만두고 싶기도 할 때가 있을걸? 기껏 일을 해 놓았는데 상급자들이 쑥덕거리더니 없던 일로 하자고 할 때도 있을걸? 내부고발자는 죽는다는 것을 공무원이라면 다 알걸? 양심선언을 해도 감사원에서 나온 사람은 당신을 불쌍하게 생각할걸? 그런데 이런 일들이 일반 사회에서도 일어난다는 것은 아마도 잘 모를걸?

판례나 법을 검토하였다고 하더라도 상급자나 이해관계자의 이해관계를 잘 파악하여 보고하지 않으면 어느 날 인사발령이 나거나 성과등급이나 인사평가를 최하점 받는 것은 물론, 갑자기 감사부서에 불려 가거나 그때부터 갑자기 부서

의 왕따가 되기도 할걸? 업무 매뉴얼이 잘 안 되어 있는 경우가 많기에 전임자가 업무 내용을 숨기거나 이상하게 개입해 놓은 일을 제대로 검토하지 않아 대신 책임지기도 할걸? 심한 경우 자살로 생을 마감하기도 할걸? 내가 재차 강조하고 싶은 것: 이런 일들이 일반 회사에서도 똑같이 일어난다는 것은 아마도 잘 모를걸?

6. 공무원 만나는 법

모든 공무원이 '우리 사는 세상' 프로에서처럼 국민에게 피해를 주는 일만 하는 것은 절대 아니지만, 국민을 섬기고자 하는 원대한 뜻을 품고 공무원이 된 사람은 0.001%도 안 되며, 다른 직업인들처럼 그저 직업으로 공무원직을 선택한 사람들일 뿐임을 잊어서는 안 된다. 일반 서민들이야 동사무소 같은 곳에서 공무원을 대면하는 정도로 그치겠지만 장사나 사업을 하다 보면 그게 그렇지 않다는 것을 곧 깨닫게 된다. '권력을 가진 행정'을 이길 수 있는 민원인은 이 세상에 존재하지 않는다(끗발이 있으면 이길 수 있다). 공무원을 상대로 뭔가 하여야 하는 상황이 발생하였을 때 담당 공무원을 어떻게 만나야 도대체 문제가 해결되게 되는 것일까?

가장 먼저 기억하여야 할 사항은, 공무원은 자기 임의로 움직이는 것이 아니라 법과 규정에 따라 움직인다는 점이다. 적어도 형식적으로는 철저히 그러하다. 물론 재량권이라는 것이 숨어 있지만 그 범위 역시 규정에 나온 범위 내에서만 가능하다. 때문에 공무원이 '봐주었다'는 것은 이미 규정에서 봐줘도 된다고 나오기 때문에 봐준 경우에 해당될 수도 있다. 이른바 자연뽕으로, 민원인이 굳이 청탁을 특별히 하지 않아도 통과될 사안인데 민원인은 처리가 안 되는 줄로 알고 읍소하고 담당공무원은 크게 봐주는 척 통과시키는 그런 경우도 있다는 말이다(어찌 보면 "우리 사는 세상" 프로는 민원인에게 어떤 일이 발생하였는데 그 일을 어떻게 해결하여 주라는 규정이 없어서 공무원으로서는 정말 손가락만 빨 수밖에 없는 그런 경우들이라고도 볼 수 있다).

기억하여야 할 또 하나의 사실은, 담당 공무원은 법과 규정을 가장 잘 알고 있기에 실은 편법도 가장 잘 안다는 점이다. 즉 이른바, 빠져나가는 방법을 누구보다도 잘 안다. 다만 "친하지 않은 사람에게는" 잘 안 가르쳐 줄 뿐이고 관련 경험자들을 통해서만 전수된다.

이제 이런 공무원들을 상대하여야 할 때 알아 두면 유리한 법칙들을 요약하여 본다. 이 내용들은 내가 사업을 하면서 듣고 보고 경험한 내용들을 요약한 것이기에 봉급생활자들에게는 별로 도움이 안 되겠지만(그래도 알아 두는 게 좋을 것이다) 사업을 하거나 장사를 하는 사람들에게는 도움이 될 것으로 믿는다.

제1 법칙: A를 B로 해 달라고는 하면 안 된다, 이 썩을 놈들아

이것은 공무원에게 절대 부탁하지 말아야 하는 것이다. 아주 쉽게 이야기해 보자. 음주운전에 걸린 사람이 경찰에게 속도위반으로 처리하여 달라는 경우, 그것은 A를 B로 해 달라는 소리다. A와 B가 법적으로 완전히 다른데도 불구하고 그렇게 A를 B로 바꿔 달라는 요구는 뇌물이 왕창 들어가도 될까 말까 한 부탁이고, 그것이 큰 이권을 의미한다면 담당 공무원에게 정말 큰 뇌물을 주지 않는 한(파면을 당해도 먹고살 만한 금액의 돈을 의미하는데 종종 1년 봉급도 안 되는 돈에 넘어가는 놈들도 없는 건 아니다) 어렵다. 그리고 이런 부탁은, 부탁하는 놈이 진짜 나쁜 썩을 놈이다.

반면에 신호위반을 안전띠 미착용으로 처리하여 벌금 액수를 낮게 해 달라고 하는 것은 a를 A로 해 달라는 부탁이 되므로 가능하다.

A와 B가 법적으로 다른 것임에도 불구하고 A를 B로 만들어 주겠다고 말하는 공무원이 있다면 한 재산 챙기려는 나쁜 놈이거나 아니면 법적으로 B가 A로 인정받을 수 있는 근거가 있기 때문이다.

담당공무원에게 상급자가 검토해 보라고 지시하는 것들은 주로 이처럼 A를 B로 바꿀 수 있는지와 관련된 것들이 많다. 상급자 자신이 1차 검토를 끝내고 A를 B로 바꿀 수 있는 근거가 있는지를 물어보는 게 아니라 밑바닥부터 검토해 달라는 경우, 담당자는 상급자가 누군가로부터 청탁을 받았을 텐데 그 의중이 아래 세 가지 중에 어떤 것인지를 모색하게 된다.

1. 하급자가 검토하여 보고하였는데 어쩌고저쩌고 해서 안 된다더라 식의 이유를 찾는 경우: 청탁을 받은 상급자가 면피하려는 경우이다.

2. 말 그대로 검토를 요청하는 것인지: 상사가 무식하지만 인맥은 있는 경우

3. 상급자도 먼저 검토를 끝낸 후 A를 B로 만들고 한배를 타자는 암묵적 요청인지: 상급자가 진급을 목표로 하거나 퇴직 후에 다닐 직장을 만들 경우

검토 담당자에게는 3의 경우가 가장 고민이 되는 경우이지만 그 제안을 수락하는 담당자는 거의 없다. 몇 년 치 봉급이 보장되는 경우라도 의외로 정년까지 부끄럽지 않게 일하고 싶다는 공무원이 훨씬 더 많기 때문이다. 그런 부탁을 하는 상급자는 정년이 몇 년이 안 남은 경우가 많은데, 반대로 부탁을 받은 하급자는 대체로 10년 이상 정년이 남은 상황임을 염두에 두어야 한다.

1, 2의 경우 상급자는 담당자의 동태를 보고 있을 것이고, 그 부탁을 한 사람도 어딘가에서는 담당자를 보고 있을 가능성도 있으므로 담당자가 발설하지 않으면서 A가 안 되면 B가 되는지에 대한 합리적 대안을 찾아 주면, 상급자들이 좋아하게 되고 승진점수도 얻게 된다.

내가 가장 좋아하는 방법은 담당자나 그 상급자가 알고 있는 법령 지식 이상의 내용들을 대법원 판례들까지 모조리 섭렵하여 합법적 대안을 찾아서 제시하는 것이다. 이때 종종 나는 법령이 만들어진 이유와 연혁까지도 샅샅이 뒤지며 국민신문고에서 정부부처의 답변까지도 검색한다(과거에 dBase로 프로그램을 만들어 판매했던 경험이 있기에 검색어 설정이 능숙한 편이다).

제2 법칙: A가 안 되면 B는 되는가를 물어라

박정희 시대에 서울의 4대문 안에는 백화점이 들어설 수 없다는 것이 대통령 지시사항이었다. 그런데 롯데에서 서울시에 호텔과 쇼핑센터를 짓겠다고 서류를 접수시켰다. 백화점이 아니라 지하에 상가들을 둔 쇼핑센터라는 것이 롯데의 주장이었다. 법적으로 볼 때나 문구상으로 볼 때나 백화점은 아니었다. 일본에서 자금을 가져와 호텔도 짓고 외국인들의 쇼핑 편의를 위한 쇼핑센터를 짓겠다는 것이고 백화점은 아니라니까 허가를 해 주어도 대통령의 지시사항을 위반하는 것은 아닌 셈이었다. 실제로 롯데백화점은 초창기 내내 롯데쇼핑센터라는 이름으로 불렸고 처음에는 지하상가뿐만 아니라 지상층의 상당 부분도 임대형식으로 운영하였으며 지금까지도 법인 이름은 롯데쇼핑주식회사이다. 백화점이 A라면 쇼핑센터는 B이다.

제3 법칙: A에 가까운 a를 찾아내라

가까운 친구가 10여 년 전에 날 급히 찾아왔다. 용인 지역에서 건축허가를 받아 공장을 지었고 공장을 등록하려고 했더니 첨단산업이 아니어서 허가를 해 줄 수 없다고 하는데 담당공무원에게 어느 정도나 돈을 주어야 허가를 받을 수 있겠냐는 것이었다. 친구가 하던 사업은 페스티로폼을 수거해 용해시킨 뒤 반고체화시켜 사출하면서 액자 프레임을 만드는 것이었는데, 선무당 수준의 건축사 말만 믿고 신축허가를 받기 쉬운 일반 물류창고로 건축허가를 받은 뒤 공사 중에 그 내부 일부분에 공장을 지었으나, 준공을 앞두고 용도변경을 하면서 공장 등록이 불가하다는 것을 알았다. 수도권 내의 상수원보호지역 대부분에서 제조업 공장 허가는 지식산업이나 첨단산업 위주로만 주어진다는 것을 몰랐던 것이다. 이미 사업경력이 10년은 되었는데 말이다.

내 대답은 "그 공무원이 잘려도 몇 년은 먹고살 만한 돈은 주어야 한다"는 것이었다. 그게 수천만 원은 아니기에 친구는 크게 낙담을 하면서 설계사는 1,2천만 원 정도를 말하던데 그걸로는 안 되겠냐는 것이었다. "아니 이 친구야, 네가 원하는 건 B를 A로 판정하면서 눈감으라는 말이고 감사라도 나오거나 누가 찌르기라도 하면 대번에 잘릴 텐데 너 같으면 그 정도 돈에 움직이겠냐? 게다가 설계사까지 개입되어 있는데 결국 담당공무원은 설계사에게 코가 꿰이는 결과가 생기게 되고 평생 그 설계사에게 끌려다닐 수 있을 텐데, 그 공무원이 가족의 수술비가 급히 필요하다거나 하는 긴박한 상황이 없는 한 절대 그런 돈을 받을 리 없지 않겠느냐."

담당공무원보다 더 높은 지위에 있는 사람을 구워삶으면 어떻겠냐는 물음에는 이렇게 답했다. "김대중 정권부터 나타나기 시작한 게 뭔지 아냐? 예전에는 같은 부서의 공무원들이 뇌물 관련해서 한 팀으로 움직였어. 즉 부서 살림살이하는 주사급이 뇌물들을 모두 모으고, 상납도 하고, 회식도 하고, 조금씩 나누어 갖기도 하고, 기자들이 찝쩍거릴 때 챙겨 줘야 하는 돈 봉투도 만들었으며, 상급기관에서 감사라도 나오고 그러면 술접대에 계집질까지 시켜 주는 돈도 일부는 그런 돈으로 충당하곤 했어. 민간인들은 공무원이 뇌물을 받으면 전부 자기 호주머니 속에 넣는 줄 알지만 천만의 말씀이었던 거야.

그런데 김대중 정권이 들어서면서부터 이게 깨지기 시작한 거야. 그때까지 승진이나 서열에서 소외되어 왔던 사람들이 요소요소에 섞이기 시작하였고, 내부경쟁이 치열해진 거야. 누가 뇌물을 받았다는 것을 찌르면 자기가 승진할 수 있는 기회를 잡았어. 그러면서 예전처럼 '좋은 게 좋은 거다'라는 식의 태도는 무너지기 시작했어. 그런 상황에서 상급자를 구워삶는다고 해서 또는 그 상급자에게 더 높은 놈으로부터 압력이 주어지도록 한다고 해서 실무담당자가 꼬리를 내리고 눈을 감아 줄 것 같아? 웃기는 소리 하지 마."

"그럼 이 문제를 어떻게 해결해야 하는 거니?" "네 공장에서 폐수나 분진, 혹은 악취가 나니?" "아니, 그런 건 전혀 없다." "공장허가를 편법으로 받는다고 해서 주변에 피해를 주는 건 아니라는 말이네? 그렇다면 방법을 알려 주마. 우선은 공무원에게 일절 돈 주지 마라. 대신 네가 하는 액자 프레임 공장을 첨단산업으로 만들면 된다." "첨단산업? 액자 프레임으로 어떻게 첨단산업이 되냐? 폐기물 모아다가 녹여서 재생산하는 거잖아?" "멍청하긴… 첨단사업이 뭔데? 산업자원부에서 지침이 나와 있기는 하겠지만 일단은 첨단으로 보여야 해." "어떻게?" "청계천에 가면 삼성이나 LG에서 LCD 모니터를 만들 때 쓰는 백라이트back light 판넬들을 20인치, 29인치 등의 규격대로 살 수가 있어. 그게 LCD스크린에 골고루 빛을 투사시키는 역할을 하는데 그 백라이트만 있으면 그냥 평면 전체가 하얗게 발광을 하는 거야. 거기에 반투명 그림들을 붙이면 그림 전체가 밝게 빛이 나는 것이 되는 것이고 일반 액자는 아니니까 첨단액자가 되는 거지." "그렇다면 내가 그런 액자를 만들어 팔아야 하잖아. 수요도 많지 않을 텐데?" "이런 답답하긴… 공무원들에게는 판정 당시의 기준이 중요한 거야. 일단 첨단공장으로 등록을 하고 나면 그다음에는 네 소관이야. 네가 그 사업을 하건 말건 상관없어." "아니 그래도 사후관리에서 들통나지 않을까?" "뭔 소릴 하는 거야. 첨단액자를 만들어 팔려고 했는데 수지 타산이 맞지 않아서 그만두었을 뿐인데 계속 생산을 해야 한다면 그 공무원이 너희 직원들을 먹여 살릴 꺼야? 그건 아니잖아. 그 공무원이 기업의 영업 상황까지 체크하지도 않으며 그런 권한도 없어. 일단 허가 받을 당시에 합법적이면 되는 거야." "그렇지만 등록 전에 현장실사를 나온다는데? 적어도 제조설비는 갖춰 놓고 있어야 하잖아." "당연하지. 그런데 술 살래? 3백만 원이면 그 제조설비 전체를 마련할 수 있을 것 같은데?" "술 살게." "날 따라와라."

나는 청계천 세운상가 2층으로 그 친구를 데리고 가서 규격별 LCD 백라이트를 1개당 몇만 원씩 주고 열몇 장 구입하도록 하고 그 백라이트 전용 DC 어댑터들도 함께 구매토록 하였다. "이걸 갖고 가서 길다란 작업 책상에 늘어놓고 액자 프레임을 만들어 끼워 놓아라. 그러면 제조설비를 갖춘 셈이 되는 거야. 아 참, 전기 테스터기 큼직한 것으로 1개 갖다 놓고 전기 콘센트도 여러 개 만들어 놓아야 실제 제조라인 같이 보인다는 것도 잊지 마라." "아니 이 정도로 제조라인이 된다고?" "그럼… 너 삼호어묵이니 빙그레니 그런 회사들 알지? 겉보기에는 어마어마한 제조설비를 갖추고 있는 것 같지? 천만에. 핵심제조설비는 정말 얼마 안 돼. 나머지는 전부 물류창고 같은 부대시설이라고 생각하면 된다." 몇 주 후 그 친구는 공장허가를 받았고 나는 술을 찐하게 얻어먹었나?(기억이 나지 않는다.) **이렇게 행동하면 공무원이 보기에는 나중에 얄미울 수도 있지만 굳이 민원인 상대로 싸움을 걸려고 하지는 않는다.**

제4 법칙: A로 판정될 수 있는 최소요건을 찾아내라

롯데 이야기 하나 더. 잠실 롯데 백화점 대각선 쪽에 롯데캐슬 골드라고 하는 36층 주상복합건물이 있다. 2005년에 준공된 이 건물 부지를 롯데에서는, 내 기억으로는, 90년대 초부터 터 파기를 깔짝깔짝 질질 끌면서 근 10년(?) 정도를 하였는데 그 이유가 뭐였을까? 그 부지가 비업무용 부지로 판정이 나면 관련 세금이 왕창 부과되므로 업무용으로 사용하고 있음을 입증할 증거가 있어야 하기 때문이었다. 일단은 착공신고를 하고 흙 한 차라도 실어 가면 공사는 시작한 셈이 되므로 비업무용이 아니니까 말이다. 예를 들어 종합부동산세 납부세액의 기준일은 6월 1일이다. 당신에게 어떤 대지가 있는데 사용을 하지 않고 있다면 종부세 계산 시 종합합산 대상이 되고 누진율이 적용되는 세금이 상당히 부과되겠지만(5억 원 이상의 대지는 여기에 속한다) 6월 1일 이전에 건축허가를 받아 착공계를 내고 트럭으로 쓰레기 한 차라도 실어 냈다면 법적으로는 공사를 시작한 것이기에 별도합산대상이 되어 종부세가 확 낮춰지게 되고 게다가 무려 80억 원 초과분만 계산된다.

제5 법칙: 대규모 민원을 야기시켜라

(대한민국은 법이고 나발이고 큰 목소리로 악악거리며 떼를 쓰면 종종 웬만큼은 통하는 나라이다.—라는 게 내 경험이다. 인권변호사로 알려진 어떤 놈은 이런 쪽에서 혐오스러울 정도로 떼를 쓰는데 웃기는 건 그런 게 심지어 법원에서 판사들에게도 먹힐 때가 있다는 것이다.)

냉장냉동창고 하나를 건축했을 때의 일이다. 이런 창고들은 지게차 동선으로 인해 바닥 면적의 50% 정도밖에는 적재를 할 수 없으며 "드라이브 인 랙"을 많이 사용하지만 2단 적재 시의 2단 면적 역시 50%에 지나지 않기에 2단을 아예 대규모 선반처럼 만들고 "익스팬디드 메탈 네트"(주차장 바닥에 많이 사용하는 그물망 같은 것)로 바닥을 깔았으며 냉기 순환을 위하여 벽체하고는 1미터 이상의 간격을 두었다. 그리고 2단 바닥에 별도로 지게차를 배치하였고 1단 바닥에서 2단으로는 지게차가 팔레트(화물을 운송할 때 사용하는 깔판 같은 것이며 규격화되어 있다)를 올려 주도록 하였고 그런 식으로 건축허가 및 사용허가(준공허가)를 받았다. 그런데 사용 중에 메탈 네트가 시멘트 바닥처럼 평평한 것이 아니어서 지게차가 운행 시 털털거렸고, 전동지게차는 대부분 하드타이어를 사용하기에 이를 에어타이어로 바꾸어 보기도 했지만 마찬가지로 털털거려 화물 손상 가능성과 운전위험도가 전혀 줄지 않았다. 그래서 메탈 네트를 시멘트로 덮어 버렸고 냉기 순환을 위해서는 벽체와의 간격 사이에 냉기 순환 팬을 설치하여 사용하였다.

그런데 경기도 이천에서 대형냉동창고 건축 중에 화재가 발생하면서 수많은 사람이 사망하는 사고가 터졌다. 그러자 전국적으로 건축과, 소방서 등의 합동 점검이 대형냉동창고들에 대하여 행하여졌고 우리 창고 역시 점검 대상이었는데 뜻밖의 통보가 주어졌다. 2단 적재용 선반은 선반으로 볼 수 없으며 2층 불법증축에 해당된다는 것이었다. 그러더니 불법건축물에 대한 이행강제금 고지가 나왔는데 그 선반 면적이 무려 2천 평을 넘었기에 내 기억으로 아마 6억 원인가 8억 원인가였다. 아이구야. 난리가 난 거다.

당연히 나는 이게 무슨 2층이냐, 2층이라면 벽체와 붙어 있어야 하는 거 아니냐, 기존 건물 1층 내부에 있던 선반 바닥에 상품 보호와 운전자 보호를 위해 메탈 네트에 시멘트를 부은 것인데 이게 무슨 불법증축이냐고 여러 번 찾아가 아우성 쳐 봤지만 소용이 없었다.

어떤 직원은 내게 "돈 좀 달라는 거 아닐까요?"라고 물었지만 내 대답은 "절대 아니다"였다. 왜냐하면, 공무원이 일단 문서를 보낸 이상 그 문서 내용을 그 공무원 임의로(뇌물을 받았다고 해서) 취소시키기란 정말 어렵기 때문이다(기억해라. 공무원이 문서를 보냈다는 것은 결재 과정을 거쳤고 기록 보관이 되는 것이며 감사대상 자료로 남는다는 의미이므로 정부기관하고 어떤 분쟁이 생기면 담당공무원이 문서를 만들기 전에 가서 "쇼부"를 쳐야지 문서를 발송한 이후에는 "쇼부"가 불가능하다는 것을.) **문서를 받기 전에 협의를 할 때는 사무실로 전화를 하는 것보다**(전화 통화내용이 자동 녹음되는 경우도 있고, 주변 사람들이 다 듣고 있음) **먼저 담당자부터 면담을 하는 계획을 세우고 하는 것이 좋다. 경우에 따라서는 상급자부터 만나고 담당자를 만나 얘기하는 게 도움이 될 수도 있다.** 물론 문제가 되는 선반 부분을 철거하면 되겠지만 이미 적재 물품이 가득 차 있는 상황에서는 철거하는 데만도 6개월 이상 소요되었고 이미 시멘트가 굳어져 있으니 메탈 네트를 다시 까는 것도 어려웠다. 바닥의 절반에 구멍이 나 있으면 건축바닥으로 보지 않는다고 하여 직경 10센티 정도의 구멍을 전체 면적의 절반 정도 뚫어 보는 것도 검토하였지만 전문구조계산회사에서 절대 반대하였다. 결국 철거를 빨리 하거나 아니면 그냥 사용하면서 이행강제금을 내거나 혹은 1회 이행강제금을 납부한 이후에는 문제가 된 부분에 대한 건축허가 신청이 가능하므로(면적이 2천 평이 넘으므로 건축, 소방, 전기 도면을 모두 다 제출하고 감리자까지 선정해야 하므로 비용이 꽤나 들어간다) 그렇게 할 생각을 하는 수밖에는 없었다. 그 어느 방법을 채택하건 돈 깨지는 일만 남았던 것이다.

결국 우리의 최종 입장을 전달하는 미팅이 주최되고 건축과장을 비롯한 공무원들이 참석하였다. 그날 나는 이렇게 말하였다. "담당공무원들이 불법건축물이라고 하니 불법이겠지요. 철거하겠습니다." 순간 공무원들의 표정이 밝아졌음을 나는 느꼈다. "그리고 오늘 회사로 가서 직원들을 모아 놓고 설명하겠습니다. 현재 사용하는 창고면적은 2층 선반을 포함하여 약 4천 평이 넘으며 이곳에 붙은 공장과 합산하여 볼 때 일하는 직원들은 100여 명 되고 최소연봉이 2천만 원 이상입니다. 하지만 철거를 하면 면적이 절반으로 줄게 되므로 100명 중에서 50명은 불필요한 인원이 되는 것이므로 해고하여야 하는데 누굴 해고하여야 할지 전혀 모르겠으므로 전 직원 상대로 제비 뽑기를 하도록 하여 오늘 50명을 해

고시키겠습니다. 왜 갑자기 50명이나 해고시키느냐고 직원들이 당연히 물을 텐데 우리로서는 건축과 아무개 직원이 우리가 사용하여 온 선반이 불법건축물이라고 판정하여 철거하라고 하니 어쩔 수 없다고 설명할 수밖에는 없습니다. 그 50명이 전부 한 가정의 가장들인데 4인 가족 기준으로 하면 200여 명의 생계를 저희가 잘라 버린 셈이 되겠지만 법은 지켜야 하니 어쩔 수 없지요. 다만 그 200명이 전부 이 도시 사람들이고 여러분 주변의 이웃 사람들입니다. 그들이 이곳에 찾아와 꽹과리를 치며 난동을 부리건, LPG가스통에 불을 붙이건, 당신들 멱살을 붙잡고 행패를 부리건 간에 거기에 대해서는 관에서 미리 어떤 조치를 취하여야 할 것 같습니다. 경찰을 배치시키거나 뭐 그럴 수 있겠지요. 참, 정부에서는 한 사람이라도 더 고용을 하라고 장려하는 중인데 50명이나 집단 해고를 시켰으니 언론에서도 당연히 찾아올 것 같네요. 언론에 저희는 이곳 건축과의 결정에 따라 시키는 대로 하려고 한 죄밖에는 없음을 설명하겠으며 과연 2층 선반 부분이 불법증축인지 아닌지는 언론에서 또다시 판단하겠지요."

약간 침묵이 흐른 후 내가 들은 대답은, 자기들이 좀 더 고민해 보겠다는 것이었지만 1주일 후 다시 만난 미팅에서도, 계고장 발부 철회는 이미 불가능한 상황이 되어 버렸기에 오히려 내게 "어떻게 하면 되겠습니까, 무슨 묘책이 없습니까?"를 물었다.

"묘책이야 있겠지요. 공무원으로서 불법건축물을 발견하면 철거를 종용하면서 기간 내 철거를 하지 않으면 이행강제금을 부과하는 것만 규정에 나온 것은 아니지 않습니까." "네?" "형사고발이 있잖아요. 검찰에 우리를 고발하면 되잖아요. 규정을 보면 형사고발하거나 이행강제금 계고 아닙니까. 그러니까 우리를 고발조치하면 이행강제금 계고장은 없어도 되는 거니까 합법적으로 취소 가능하고 감사에서도 문제될 게 없지요. 형사고발을 함으로써 공무원으로서의 의무를 일단은 다한 것이니까요." "그렇기는 하지만 형사고발은 민원인을 전과자로 만드는 것이어서 권장하는 방법은 아니거든요." "상관없습니다. 검찰에 고발하세요." "정말 고발조치하여도 되겠습니까?" "네. 그다음 문제는 우리가 다 처리하겠으니 검찰에 고발한 뒤에 우리가 제출할 건축허가도면이나 접수를 받아 주세요." "그렇게 하지요. 대신 검찰고발 건은 스스로 자청하신 것이니 저희를 원망하시면 안 됩니다." "뭐, 구속이야 시키겠습니까? 벌금도 이행강제금보다 쌀 텐데."

그 후의 스토리는 이렇다. 직원 100여 명은 자기 가족 이름들을 다 동원하여 탄원서를 만들었다. 검찰에서의 결론은 무혐의. 2단 선반은 합법적 건축물로 등록되었다. 상황 끝.

법으로 안 될 땐 다른 우회로로 접근하는 게 맞지만 제대로 공부하지도 않고 어설프게 덤빌 경우에는 괘씸죄로 찍히기(?)까지 할 수 있으므로 조심해야 한다.

제6 법칙: 달라는 놈에게는 안 주고는 못 배긴다

어느 공무원이 내게 하였던 말이 있다. "사장님, 저도 자식들 과외시키고 싶습니다. 저도 도와드릴 테니 좀 도와주십시오." 난 노골적으로 까놓고 말하는 사람을 좋아하기에 그 당시 정말 기쁜 마음으로 장학금을 지원했다. 그런데 그런 경우는 그것 하나뿐이었다.

흔히 사람들은 민원이 많은 부서의 공무원들이 뒷돈을 가장 잘 챙기는 것으로 생각하는데 전혀 그렇지 않다. 민원인들이 북적대는 곳일수록 보는 눈도 많고 어떤 민원을 처리하였을 때 그 민원처리로 인한 또 다른 민원이 들어올 소지도 있으며 대다수는 평생 한 번 볼 사람들이 찾아오기 때문에 어쩌다 그런 민원인으로부터 돈 봉투라도 받게 되면 그 민원인은 마치 자기가 무슨 전쟁에서 용맹을 떨쳐 훈장을 받은 것인 양 동네방네 다니면서 "내가 말야… 이러저러했는데… 그래서 돈을 좀 집어주었더니… 아 글쎄… 태도가 바뀌면서… 문제가 해결되더라구…."라고 떠들고 다닐 것이 뻔하기 때문이다.

내가 지켜본 경험에 의하면 우리나라의 가장 부패한 곳들은 대부분 일반 국민들이 직접 대면할 가능성이 없는 부서들이다. 이를테면 제약 관련 부서는 일반인들을 만나지 않으며 제약회사들하고만 만나게 된다. 학교 관련 정책을 결정하는 부서 역시 각급 학교의 임직원들을 만나게 될 뿐이지 학부모를 만나는 것은 아니다. 부패는 이렇게 특정 민간인들만 계속 만날 수밖에 없는 공무원들 세계를 중심으로 "감사의 뜻으로" 피어난다. 그렇다면 일반 국민들이 직접 대면하기도 하지만 전문가 집단들이 그들을 대신하여 대면하게 되는 부서는 어떨까? 예를 들어 세무사들을 상대하게 되는 세무서나 관세사를 상대하게 되는 관세청 같은 곳들 말이다. 일반 민원인의 돈 봉투는 안 받아도 그 전문직 사람들이 주는 돈 봉투는 받을 가능성이 있다. 왜? 먹어도 탈이 안 나기 때문이다. 이런 경우 꼭 써야 할 말이 있다. "그런 부서의 모든 공무원이 그런 것은 아니다"라는 말 말이다. 맞다. 때로는 세무사나 관세사가 로비자금이 필요하다고 하면서 돈을 받아 가서는 그 일부만 전달하거나 아예 전달하지 않는 경우도 있다. 물론 여기서도 "모든 세무사나 관세사가 그런 식으로 돈을 챙기는 것은 아니다"라는 말을 써야 하겠지만.

- 인허가와 밀접한 관계가 있는 공직 세계에서는 돈 봉투가 "먹으면 탈 나는 돈"과 "먹어도 탈 안 나는 돈"으로 구분된다. 탈 나는 돈은 돈 준 사람이 여

기저기 소문을 내거나 노골적으로 친한 척을 하거나 돈 받은 흔적을 남기는 형식으로 돈을 전달하거나 하는 경우이며, 소문은 안 돌지만 너무 요구 사항이 많은 돈도 탈 나는 돈에 들어간다. 추후 민원인에게 제3의 기관으로부터 어떤 처분이 내려지면서 추징금이나 과태료 등등이 부과되었을 때 잘 납부하여 담당자가 잡음에 시달리지 않게 하는 것도 중요하다. 받는 입장에서 볼 때 큰 징계가 예상되는 경우는 모든 공무원 관련 인맥이 끊기게 되고 왕따가 된다.

- 자물통 입으로 유명하였던 정태수 한보그룹 전 회장: "그의 사람 관리는 철저하면서도 독특하다. '문제가 생겨서 로비하는 것은 바람직하지 않다. 평소에 돈독한 교분을 쌓는 것이다. 문제가 생기면 로비가 아니라 부탁하는 것'이란 로비관이다(2020. 11. 21. 조세금융신문 기사 인용)." 그런 돈독한 교분 쌓기를 구체적으로 어떻게 하느냐고? 그런 것도 내가 가르쳐 주어야 할까?(나는 돈 봉투와 아부를 바탕으로 하여야 하는 그런 지속적인 교분 쌓기를 실행하여 본 적은 없다. 1급 퇴직공무원을 찾아내 임원에 앉히고 나 대신 대관업무를 시킨 적은 한 번 있었다.)

이권이 달려 있는 허가인 경우에는 담당자가 노골적으로 금품을 요구하기도 한다. 20여 년 전 어느 항구도시에서 사회간접자본SOC 공사를 하려고 했을 때의 일이다. 비관리청 항만공사(이게 뭔지는 검색하면 알 수 있다)였는데 주무부서 실무자의 도움이 절실히 필요했다. 도대체 서류를 어떻게 만들어 제출하는지조차 몰랐으니까. 내가 알고 있던 사항은 쌍용과 롯데에서 서류를 접수시켰으나 퇴짜 맞았다는 것 정도였고 쌍용은 정유 관련 시설이었으므로 우리하고는 전혀 별개의 사업이었고 우리 목적과 비슷한 신청은 롯데에서 했었다는 것뿐이었다(이 글에서 롯데가 자주 등장하는데 우연의 일치일 뿐이다).

"딱 하나만 부탁합시다. 우리가 비관리청 항만공사를 신청하려고 하는데 뭘 어디서 어떻게 시작하여야 하는지 깜깜합니다. 그런데 듣자 하니 롯데에서 신청했었지만 허가를 받지 못하였다면서요? 이미 퇴짜 맞은 거니까 그 서류 좀 보여 주시면 하다못해, 서류작성을 이렇게 하는구나 정도는 알 수 있지 않을까 싶네요. 귀찮으시겠지만 그 서류 좀 보여 주실 수 없을까요?" 당연히 대답은 안 된다는 것.

그래서 계속 찾아가 졸랐고 마침 "감사함을 미리 표현할 수 있는 절호의 찬스"였던 추석이 얼마 남지 않았기에 내 기억으로는 아마도 몇십만 원을 봉투에 넣어 떡값이라고 주사에게 주었고, 그 상사에게도 찾아가 "형님 좀 도와주십시오"라고 계속 읍소하였기에 어느 날 드디어 담당자가 나를 데리고 허술한 창고로 가서는 그 서류를 찾아 주었는데 웬걸 각종 도면들이 첨부되어 있어서 두께가 10센티미터가 넘었다.

"이거 오늘 일과 전까지 다시 반납할 테니 제발 좀 밖에 가지고 나가서 복사할 수 있게 해 주십시오." "맨입에요?" "아, 인사는 물론 하겠습니다." 결국 그 서류를 들고 나가 복사집에서 각종 도면들도 다 복사한 뒤 현금 2백만 원을 봉투에 담아 그를 그 사무실에서 다시 만났는데… 겁도 없이 그는 복도에서 그 봉투를 열어 보더니 "이게 얼맙니까?" "이백입니다만…." "아니 사장님, 장난하십니까? 이백요? 에이 도로 가져가세요." …다음 날 나는 오백을 갖다주었다. 그리고 허가를 받기까지 더 많은 액수(정확히 기억이 나지 않는다)가 더 뇌물로 사용되었고 이게 내가 평생 살아오면서 어떤 허가를 받기 위해 뇌물을 준 최초이자 마지막 사건이었다. 왜 마지막이었는가 하면 내 기분이 아주 더러워졌기 때문이다. 아 씨팔, 이렇게 지랄을 떨면서까지 꼭 이렇게 해야 하나 하는 그런 기분 말이다.

이게 약 20년 전의 일이었다.

그런데 말이다. 허가를 받은 후 공사를 착공하였더니 웬걸, 그 항구의 어촌계 사람들(어부들)이 떼거리로 몰려와 공사장 바닥에 드러눕는 것이었다. 경찰이 달려와도 소용이 없었다. 사연인즉, 허가관청에서 이미 수년 전에 어촌계 사람들에게 서약을 한 내용이 있었는데 그 항만에 시설을 하게 되는 경우 어촌계에 무려 10억 원의 관행어업보상을 하여 주기로 했다는 것. 아이구야… 그 내용을 관청 공무원들이 뻔히 알면서도 우리에게는 입도 뻥끗 하지 않았던 것이었다. 요즘 용어로 설명하면 "낚였던" 것이었다. 나는 이 문제를 해결하느라 한동안 골치 아팠다.

엉뚱한 얘기지만 세상은 넓고도 좁다는 사례를 하나 덧붙이자면, 그로부터 7~8년 후 수출품 구매를 위해 식품용기 제조업체인 삼광유리를 찾아갔는데 그곳 전무이사가 나를 처음 만났으면서도 내 이름을 아는 것이었다. 알고 보니 롯데에서 비관리청 항만공사 신청업무를 진행하였던 임원이었고 롯데가 삼광유리의 대주주였던 것이다.

그분이 내게 물은 말, "아니 로비는 물론 하셨겠지만 쌍용도 롯데도 다 퇴짜 맞았는데 어떻게 중소기업에서 허가를 받았지요? 사장님 이름을 그래서 알게 되었습니다. 우리 물건 수출 건보다도 그 비결 좀 배웁시다." 나는 예전에 롯데에서 심혈을 들여 만든 서류들을 복사하였음을 고백하였고 그 맹점을 찾아내서 접수시켰을 뿐인데 요행히 허가를 받았다고 대충 설명하였고 그 회사 제품들을 내 기억으로는 꽤 많이 수출했던 것 같다.

제7 법칙: 대의명분을 만들어 주어라

그로부터 10몇 년 후 정부(어느 도) 소유의 부지를 20년 빌려야 할 경우가 생겼을 때, 나는 방법을 우회하였다. 그 부서가 아닌 다른 부서에서 그 부서의 옆구리를 찌르고(우리 도가 발전하려면 이런 게 있어야 한다는 식의 멘트), 그 부서들을 모두 대학교수들이 찌르고(월가에서 유명 경제학 교수들을 동원하여 방패막이 이론을 펼치게 하는 것과 비슷한 수법인데 내가 쓴 수법은 공청회와 세미나였다. 교수들 동원하는 거 어렵지 않느냐고? 일이십 분 떠들면서 내 입맛에 맞는 말 몇 마디 해 주면 고액의 참석비 준다는데? 장소도 초일류급이고, 언론 비슷한 곳에서 와서 촬영도 하고, 교수들 입장에서 볼 때 폼 나잖아)…. 내 입장에서는 참석비 지급을 경비 처리할 수 있고, 뇌물 안 주어도 되고… 시간은 좀 걸렸지만 결국 도지사는 서명을 하였다(교수들이 어떻게 움직이는지 뻔히 아는 마당에 내가 교수들이 작성한 환경영향평가니 교통영향평가니 그런 걸 액면 그대로 믿지는 않겠지?). **이런 방법의 일환으로 각종 위원회, 자문위를 이용하는 방법도 있다. 외부 법률자문을 받을 경우 담당자의 의중, 부서의 판단을 따로 듣고 서면을 작성하는 경우도 있고, 자문위원이 작성하는 의견서 역시 담당공무원의 의견을 역으로 반영하는 경우도 있다. 기관에서는 법률자문위원이나 심의위원을 고를 때 그렇게 의견을 반영해 주는 곳을 선호하는 경향이 있다. 민원이 제기되었는데 적용하기 애매모호한 경우 몇몇 위원들에게 미리 의견을 제시하고 그 의견들이 역으로 제시되도록 하는 것이다.**

제8 법칙: 흘려라

내가 강도가 어느 정도 센 세무조사를 최초로 경험한 것은 지금으로부터 약 삼십몇 년 전이었다. 뭐 특별히 잘못한 것도 없고 법인자금을 개인적으로 건드린 적도 없는데도 경리담당자는 안절부절못하였다. 꼬투리를 잡고 늘어지면 세금을 납부할 수밖에 없으니 그럴듯한 것을 미리 하나 던져 주자는 것이었다. "아니 왜 없는 것을 일부러 만들어 준단 말인가?" "그래야 편하고 오히려 더 이득입니다." 그렇게 해서 자백 아닌 자백을 한 내용은, 사장이 출장 다닌 것이 전부 개인 관광이었다고 하는 것이지만 금액이 크지 않았기에 납부하여야 할 세금은 얼마 되지 않았다. 그런데 경리팀장과 세무사는 "인사를 해야 한다"는 것이었다. 결국 조사가 끝난 뒤 나는 3백만 원을 봉투에 넣어 식당에서 밥을 먹고 나왔을 때 주었는데 그 공무원은 남이 볼세라 후다닥 받아 챙겨 걸어갔다. 그 모습이 얼마나 비굴하고 초라해 보였는지 지금도 내 눈에 선한데… 문제는 나 역시도 얼마나 비굴하고 초라하게 느껴졌는지 내 모습 역시 지금까지 어떤 양복을 입고 있었는지까지 기억이 난다. (그때 이후로 나는 세법책을 공부하기 시작했고 법인이 많다 보니 세무조사를 수십 번 받았고 재벌들을 조사하는 4국 조사도 "분에 넘치게 두 번씩이나" 받았지만 세무조사를 받을 때마다 내가 한 말은 똑같았다. "대한민국 세법이 어떤 놈이 이쪽으로 당기면 이쪽으로 늘어나고 다른 놈이 저쪽으로 당기면 저쪽으로 늘어나는 미친년 빤스 고무줄은 아니지요? 나도 세법을 공부하고 있고 세법을 지키려고 했는데 혹시라도 내 눈에는 백조로 보이는데 당신 눈에는 까마귀로 보인다면 나를 설득해 주세요. 나를 설득하지 못하면 그건 백조이고, 나는 승복하지 못할 테니, 나하고 치열하게 싸워야 할 겁니다. 내가 살아오면서 제일 내가 나 자신을 혐오하게 될 때가 언제인지 아세요? 공무원들에게 봐 달라고 말하는 때입니다. 나, 자존심 때문에 그 말 하기 싫어서 세법부터 지키고자 했고 당신들이 갖고 있는 세무조사 지침에서 나오는 사례들은 하나도 한 게 없으니까 원하는 자료는 다 가져가시고 조사나 빨리 마무리 짓기를 바랍니다." 나는 세무공무원에게 밥은커녕 커피도 안 사 준다. 그 과정에서 과세전 적부심사청구도 여러 번 했고 국세심판소—지금은 조세심판원—에도 여러 번 갔으며 행정소송도 열 번 이상 하였다. 승률을 따진다면 내가 9 대 1 정도로, 액수로 따진다면 99.9% 이겨 왔다.)

지금도 많은 사업자들은 회계장부에서 일부러 문제가 될 만한 구석을 남겨 놓는 것이, 아무런 문제가 없도록 하는 것보다 더 좋다고 믿는다. 일부러 자료를 흘려 놓는다는 말이다. 어떤 면에서는 그 말이 맞기도 하다(나는 이 방식을 쓰지 않지만 효과가 있는 것은 분명하다). 그러나 나는 오히려 세법을 이용하려는 쪽이다. 내가 언젠가 〈합법적으로 세금 안 내는 110가지 방법(노병윤 저)〉이란 책을 언급하면서 부자들이 사용하는 절세방법은 따로 있다고 말한 적이 있는데, 그중 하나는 이것이었다. 종합소득에 합산되지 않는 소득으로는 퇴직소득, 임업소득, 양도소득이 있는데 양도소득세는 워낙 높으니까 별 의미가 없고 임업소득은 너무 시간이 오래 걸리는 반면 퇴직소득은 법인의 오너가 볼 때는 조정이 가능한 소득이었기에 그것을 이용하였다. 구체적으로 말해서 임원퇴직규정을 정확히 만들어 놓고, 예를 들어 임원의 퇴직금은 근무기간의 10배 기간의 보수를 직전 년도 기준으로 지급한다는 식으로 만들어 놓고 3년 임원으로 근무하면 30년 치의 퇴직금을 받으면서도 종합소득에 합산되지 않으니까—대법원 판례에 따라 이것과 함께 처리하여야 할 사항들이 몇 개 더 있지만 생략한다—엄청난 절세효과를 누릴 수 "있었다". 내가 과거형으로 "있었다"라고 표시한 이유는 국세청에서 부자들이 이 수법을 쓰고 있음을 눈치채는 바람에 최대 3배로 제한되었기 때문이다(보통 1년에 1개월 치를 계산하는데 최대 3개월로 계산하는 것까지만 가능하다는 말이다. **2020년 이후 적립분부터는 2배수로 퇴직소득 한도가 더욱 축소되었다**). 결국 이 방식의 절세효과는 미미해졌지만 그래도 여전히 나쁜 방식은 아니다. 그럼 다른 방법은 없을까? 내가 방법을 가르쳐 주어도 부자들이나 덕을 볼 텐데 왜 내가 말해야 하지? 내가 부자들을 도와줄 필요까지는 없지 않겠는가. (내게 메일을 보내오는 독자들 중에는 50억, 100억대를 소유한 사람들도 있고 연봉이 수억이 되는 경우도 종종 있다. 언젠가 연봉이 1억이 넘는 유명 로펌의 변호사가 조언을 구했을 때, 내 답변은 "내가 왜 너를 도와주어야 하는지 이유를 설명해 봐라"였는데 답변이 없었다. 반면에 연수입이 수억 원에 달하는 어느 의사가 조언을 구했을 때는 내가 도와주어야 하는 이유가 보였기에 답을 보내 주었던 기억이 난다.—오해하지 마라. 난 세금 많이 낸다. 절세를 합법적으로 하는 데에도 한계가 있기 때문이다.)

사족을 하나 더 붙이자면, 부동산, 주식, 채권의 매도에서 생기는 자본이득은 미국에서 모두 분리과세된다. 한국에서는 부동산 양도이익만 분리과세되고 주식은 대주주인 경우 종합소득에 합산되며 채권은 아직 아니다. 버핏이 주장한 부자증세론의 근거는, 자본이득 비합산으로 인해 모든 소득 합산 시 부자들의 세율이 너무 낮아진다는 것이다. 한국에서 종합소득세율이 계속 인상된 것은 서민표를 얻으려는 정치적 속셈 때문으로 보인다. 부자의 세율을 너무 올리면 어떤 파급이 생기는지는 두고 보면 알게 될 것이다.

제9 법칙: 다른 구역에 가서 물어라

이거 정말 무지 중요한 것이다. 뭔가 미심쩍어서 관에 질문을 하여야 하는 경우 절대 관할 구역의 관청으로 가는 게 아니다. 혹시라도 그것이 불법이나 탈법으로 해석될 여지가 조금이라도 있는 것이라면 담당 공무원에게, '날 잡아잡수'라고 하는 꼴이 될 수도 있기 때문이다. 그러므로 관할 구역이 아닌 곳에 가서 물어보아라. 난 이걸 몰랐기에 한 번은 된통 당했다. 당한 내용이 뭐냐고? 그냥 넘어가자. 위에서 실제 사례들을 이미 많이 말했으니까 말이다. **공무원들 얘기를 들어 보면 몇 년 전부터 다른 관에 가서 물어보고**(녹음해서) **관할관청으로 가져와서 물어보는 경우가 늘어난 것 같다고 한다. 그래서 실무자들은 공통적으로 '일반적인 답변' 정도만 하거나 '관할에 물어보라'고 응대하는 추세이다**(그럼에도 불구하고 구체적인 답변을 얻어 내는 방법이 없는 것은 아니지만 생략한다). 아, 물론 세금 같은 경우 국세청에서는 납세자가 기업활동이나 실생활에서 종종 직면하게 되는 복잡하고 어려운 세무문제를 해결하는 데 도움을 드리기 위해 서면질의제도도 운영하고 '세법해석 사전답변제도'도 운영하니까 납세자로서는 아주 편리할 것 같지? 미리 물어보고 처리하면 되니까 말이다. 하지만 서면질의제도는 국세청의 일반적 의견 표명에 불과하며 거기서 이렇게 하라고 했다 할지라도 국세청 자체가 책임을 지지는 않는 그런 것이고, '세법해석 사전답변제도'는 국세청에 구속력이 있는 답변을 하는 제도이지만 '가정의 사실관계에 기초한 질의(즉, "내가 이러저러하게 하면 불법입니까"라는 식의 질의)'는 답변 거부되며, 수많은 조세소송의 핵심 사안인 '사실판단사항'에 대해서 역시 답변을 하지 않으므로 글쎄다… 진짜 도움이 될까 모르겠다.

제10 법칙: 법을 공부해라

절대, '뭐뭐라고 합니다'라는 식의 직원의 구두 보고는 믿지 말아라. 반드시 해당 법규를 눈으로 확인해라. 예전에는 월간조선 같은 잡지사에서 신년호 부록으로 대한민국법령집 시디를 주었기에 그걸 사서 법을 확인해 보곤 하였는데 요즘은 인터넷에서 정말 많은 법규를 너무나도 손쉽게 확인할 수 있지 않은가. 관련 법규를 담당공무원만큼 아는 것이 얼마든지 가능해졌다(다만 편법은 인터넷에서 찾기가 좀 어려울 것이다). **관련 기관에서 발표한 질의응답이나 사례집도 찾아서 봐라.**

사족 1: 작년에 어느 미국회사에서 부동산 개발 담당 임원을 구하는 광고를 몇 차례 신문에 실었는데 미국의 부패방지법을 지켜야 한다는 조건이 달려 있었다. 그 법에 대해 나는 미국변호사들에게 교육을 별도로 받은 적이 있는데 도무지 한국 실정에 맞추기 어려웠다. 공무원하고 25달러 가치 이상의 식사를 할 수도 없었으니까 말이다. 원 세상에, 특급 일식집에서(고위직 공무원들은 신분이 노출될 염려 없는 칸막이가 되어 있는 방을 선호하며, 좋은 곳들은 그들이 더 잘 안다. 하도 많이 접대를 받아 왔기 때문이다.) 저녁을 먹으면서 사케라도 마시게 되면 몇백 달러 수준의 비용이 날아가는데 그걸 25달러로 제한하다니, 햄버거나 먹으라는 뜻 아닌가. 그렇다. 햄버거도 같이 먹지 말라는 뜻이다. 추석이나 설날에 선물 보내는 것도 금지되나 약간의 grease money(구글에서 찾아봐라)는 엄격한 조건이 따르기는 했지만 허용되었다. 내가 당시 미국변호사들에게 장난삼아 물어본 것은, "내가 동성애자라고 가정하고 공무원 동성애자를 만나 눈이 맞아서 하룻밤을 잤다고 치자, 그것도 불법인가?"였는데, 대답은 Yes였다. 그래서 불법의 기준을 물었더니 "사회적 가치가 있는 것을 공무원에게 제공하면 안 된다"는 것이었다. 그리하여 나도 이렇게 답했다. "Oh, really? I did not know my asshole has a social value."

사족 2: 선진국들이 한국 같은 나라에 부패방지법 준수를 강력히 요구하는 이유는, 한국에서 돈 봉투를 이미 돌려 본 회사들이 인도나 인도네시아 등과 같은 나라에서 현지 공무원들을 구워삶아 내는 건 일도 아닌데 미국이나 유럽 회사들은 그게 안 되다 보니 경쟁에서 밀리는 경우가 허다하기 때문이다.

사족 3: 2020년 6월 MBC 탐사기획 스트레이트 91회, 92회에 걸쳐 보도된 '회장님의 불법왕국'을 보면 북한강 강변에 설치된 위락시설이 불법을 10가지도 넘게 저질렀다. 한국 M&A의 대부 권성문 회장이 내린 지시를 요약하면 불법적인 것을 동원하여서라도 "어떻게든 되게 하라"는 것이다. 즉 제1법칙을 어기고 A를 B로 만들라는 것인데 참으로 어리석었다. 1998년 초에 내가 권성문 씨를 만났을 때 그는 전혀 그런 사람이 아니었다. 많은 돈은 때때로 그 소유자를 자신이 신이 된 듯한 착각 속으로 밀어넣는 것 같다.

참고: 공무원하고 분쟁이 생겼다고 해서 내게 상담 메일을 보내지는 말 것. 아무런 조언도 하지 않는다.

맨 위층에는 주택이 있고 그 밑에는 사무실이나 상가가 있는 작은 건물들은 종종 꼬마 빌딩으로 불린다. 대지면적은 100, 1층부터 3층까지는 사무실이나 상가이고 층별 면적은 각 50, 4층 주택 면적은 50인 경우, 건물 주인인 아버지가 그 건물 중 4층의 주택과 대지 100 중에서 25를 자녀에게 증여하게 되면 주택은 자녀의 소유가 될까? 안 된다. 자녀는 전체 건물면적 200 중에서 50을 갖고(4분의 1) 150(4분의 3)은 아버지가 계속 보유하는 것이 된다. 즉, 자녀는 각 층에서 4분의 1씩 갖는 것이지 4층 주택 50을 갖는 것이 아니다. 그러므로 아버지와 자녀가 각각 주택 1채를 공유로 갖고 있는 것으로 간주되며, 1, 2, 3층에서 나오는 임대료 중 4분의 1은 자녀의 수입으로 계산된다. 이런 식으로 부동산을 보유하는 것을 공동소유한다, 혹은 공유지분을 갖고 있다는 식으로 표현한다. 이와 달리, 아파트처럼 호실을 붙여서 여러 소유자들이 1개씩 나누어 소유하는 것은 구분소유라고 부른다.

2018년 12월에 있었던 일이다. 문재인 정부의 낌새가 하도 수상하여 나의 소유였던 건물에서 주택 건물 부분만을 특수관계법인에게 매도하고 대지지분은 없는 것으로 하였다. 그리고 양도세 신고를 할 때 주택만을 판 것으로 계산하여 신고하였다. 당연히 세무서에서는 주택을 판 것이 아니라 전체 건물의 공유지분을 매도한 것이라고 하였다. 결국 세금을 낸 후 나는 경정청구를 하였고 세무서로서부터 받은 의견은 아래와 같았다.

[통지관서 의견]

1) 쟁점 부동산은 근린생활시설(XXXX㎡)과 주택(YYY㎡)으로 이루어진 겸용주택으로 청구인은 쟁점 부동산의 수도·전기 등이 각기 주택용과 근생용으로 구분되어 있고, 특수관계법인이 청구인에게 건물 부속 토지에 대한 사용료를 지불하고 있는 등 실질적으

로 특수관계법인에게 주택만을 양도한 것이라고 주장하나 쟁점 부동산의 등기부등본을 보면 소유권 일부(YYY/XXXXㅁ²)를 이전한 것으로 표기되어 있고 건축물대장이나 등기부등본상 주택부분이 별도로 구분 등기되어 있지 아니하므로 주택만을 양도한 것으로 볼 수 없습니다.

2) 또한 쟁점 부동산에 대하여 공동소유자인 청구인과 특수관계법인이 소유한 지분 비율로 주택 및 주택외(근생)로 구분되어 재산세 등을 부과·납부하고 있습니다.

3) "구분소유가 성립하기 위해서는 처분권자의 구분 의사는 객관적으로 외부에 표시되어야 할 뿐만 아니라, 건축법 등은 구분소유의 대상이 되는 것을 전제로 하는 공동주택과 그 대상이 되지 않는 것을 전제로 하는 다가구주택을 비롯한 단독주택을 엄격히 구분하여 규율하고 있고, 이에 따라 등록·등기되어 공시된 내용과 다른 법률관계를 인정할 경우 거래의 안전을 해칠 우려가 크다는 점 등에 비추어 볼 때, 단독주택 등을 주 용도로 하여 일반건물로 등록·등기된 기존의 건물에 관하여 건축물대장의 전환등록절차나 구분건물로의 변경등기가 마쳐지지 아니한 상태에서 구분행위의 존재를 정정하는 데에는 매우 신중하여야 한다(대법원 2016. 6. 28. 선고 2016다1854 참조)."

상기와 같이 쟁점 부동산에 대한 건축물대장의 전환등록이나 구분건물로의 변경등기가 마쳐져 주택분에 대한 소유권이전이 대외적으로 공시되지 아니하는 한 이 건 처분은 달리 잘못이 없습니다.

내가 가르쳐 주고자 하는 것은 이것이다. 공무원과 다툼이 발생하였을 때 가장 중요한 것은 대법원 판례인데 그 판례에서 "단독주택 등을 주 용도로 하여 일반건물로 등록·등기된 기존의 건물에 관하여 건축물대장의 전환등록절차나 구분건물로의 변경등기가 마쳐지지 아니한 상태에서 구분행위의 존재를 정정하는 데에는 매우 신중하여야 한다"라고 나오니 내게 불리한 판례 아닌가? 과연 그럴까? 소송에서도 그렇지만 공무원하고의 다툼에서 인용된 판례는 부분만 보아서는 안 되고 전체를 다 읽어 보고 이해가 되어야 한다. 나는 위 판례가 오히려 나의 주장을 정당화시켜 주고 있음을 증명하는 데 사용하였고 결국 내가 이겼다.

나처럼 판례를 분석까지 하며 접근하는 민원인을 공무원들은 '꾼'으로 취급하면서 전화 답변이나 서면 답변 역시 조심스럽게 한다. 판례를 보고 제대로 판단을 못 하는 공무원들도 내 경험상 의외로 적지 않다. 행정소송(심판)에서 패소할 때까지도 논점을 이해 못 한 경우도 종종 있다. 담당자가 소송대리인으로 지정되어도 (금액이 아주 큰 경우에만 외부 변호사 혹은 법무공단의 지원을 받는다) 담당자들이 받는 교육은 거의 없고 소송의 진행도 담당자의 업무에 대한 의지와 판단으로 이끌고 가는 경우도 많다. 소송 서류들을 담당자가 직접 다 작성하여야 하지만 제대로 하지 않아도 잘리지 않으며, 징계 정도나 받을 수 있고 상급자들도 사안에 대해 제대로 모르거나 관심이 없는 경우도 허다하다.

문과 출신들에게 하고 싶은 말: 웬만한 기업체들의 경우 대관업무 담당 부서가 있고 법대 출신들을 많이 고용하는 것 같은데 내 생각은 좀 다르다. 사내 변호사들 역시 사전 의견을 제시하는 정도이고 소송이나 다툼은 주로 외부의 로펌에게 의뢰하므로 한계가 있다. 법을 아는 것과 적용하는 것은 완전 별개의 문제이기 때문이다. 당신이 문과 출신이고 정말 책을 많이 읽었다면(재미있는 책들이 아니라 논리적인 책들을 말한다) 위에서 언급된 판례를 찾아보고 미친 듯 파고들면서 공부해 봐라. 잘 이해가 안 가서 머리에 쥐가 날 수도 있겠지만 도저히 이해가 안 된다면 문과생으로서 풍요롭게 먹고살기는 힘들어질 가능성이 높다(이 판례분석과 관련하여 내게 물어보지 마라). 사업을 좀 하는 사람들은 이런 판례를 해석할 능력이 있는 문과 출신 한두 명 정도는 곁에 두고 있는 것이 좋을 것이다(요즘 문과 졸업자들이 취업하기 어렵다는데 사업체들의 대관업무 문제들을 어떻게 풀어야 할 것인지를 스파르타식으로 훈련시키는 학원을 만들어 사회에 내보내면 취직들이 좀 되지 않을까 하는 생각도 종종 든다).

대한항공 땅콩사건, 서울시향 불화 등에 대한 생각

2014년 12월 11일, 세이노 카페에 잠시 올렸던 글이므로 그 시점에서 읽기 바란다.

글을 시작하기에 앞서 나의 판단으로는, 대한항공 부사장이 비행기를 회항시킨 것은 그 남자 사무장에 대한 징벌보다 모든 승객들에 대한 서비스를 더 중시하지 않은 잘못된 행위였다. 일등석 손님 중에 대한항공 관계자가 아닌 다른 손님이 있었고, 큰 소리로 고함치는 행위 역시 실제로 있었다면 그것 역시 잘못된 행위였다. 내가 대한항공 임원이었다면 사무장의 직무를 정지시키고 부사무장이 대행하도록 한 뒤 귀국 후 징계하였을 것이다.

나는 일등석을 주로 타고 다닌다. 대한항공도 꽤 타고 다녔다. 대한항공의 서울-뉴욕 간 왕복 일등석 가격은 1,300만 원 정도 한다(어떤 놈이 일등석이 비싸 봤자 5, 6백만 원 정도라고 글을 올린 것을 봤는데 비즈니스석도 7백만 원에 가깝다. 네티즌들에게 있어 가장 심각한 문제는 정확히 알지도 못하면서 짐작이나 추측으로 글을 올리는 연놈들이 너무나 많다는 거다). 서울-뉴욕 간 비행시간은 총 13~14시간 소요되므로, 일등석 손님은 시간당 약 50만 원 정도를 지불하고 있는 셈이다.

일등석 가격은 대한항공이나 아시아나 같은 국적기들뿐 아니라 다른 항공사들에서도 할인이 없으며(비즈니스석 가격은 조건에 따라 할인이 가능하다) 대부분 NON-ENDS, NON-RER, NON-REF(Non-Endorsable 다른 항공사로 변경 불가, Non-Reroutable 다른 여정으로 변경 불가, Non-Refundable 환불 불가) 등의 조건이 없으므로 언제라도 수수료 지불 없이 취소 가능하고 다른 항공사의 일등석 좌석으로 이전도 가능하며 일정 시간 이상의 출발지연 등이 발생하는 경우 무료 호텔체류도 보장된다(오래전 과테말라에서 환승 비행기 출발지연으로 인해 비자가 없었음에도 군인들의 호위를 받으며 시내 호텔에서 무료 1박을 한 경험도 내게 있다).

물론 마일리지를 사용하여 미주 왕복 일등석을 이용할 수도 있다. 대한 항공의 경우, 마일리지를 3만 5천에서 5만 5천 정도 사용하면 비즈니스석에서 일등석으로 업그레이드할 수 있지만 비즈니스석은 구매하여야 한다. 이코노미석을 사서 일등석으로 두 단계 업그레이드하지는 못한다. 마일리지를 16만이나 24만 정도 사용하면 일등석 왕복 티켓을 세금은 별도로 하여 무료로 얻을 수 있다. 마일리지 공제는 성수기와 비수기에 따라 다르지만 나처럼 비행기 탑승 마일리지가 많은 사람들에게는 성수기에도 비수기 공제율을 적용하여 준다(신용카드 사용으로 얻는 마일리지 실적으로는 비수기 적용이 안 된다). 일반적으로 말해서 국적기는 이코노미석 가격의 5~6배가 비즈니스석 가격이고 일등석은 비즈니스석 가격의 두 배에 가깝다고 생각하면 된다. 물론 이것은 인천발 왕복인 경우이고 뉴욕발 왕복인 경우에는 가격이 더 낮아진다. 만약, 보다 더 저렴한 비용으로 일등석이나 비즈니스석을 이용하고자 한다면 외국 항공사들을 이용하면 되는데 야간 비행, 환승대기 등등의 불편이 당연히 따르기 마련이다.

국적기들의 일등석 서비스 경쟁이 치열한 대표적인 노선은 뉴욕, 파리, 프랑크푸르트, LA와 같이 외국 항공사들과 경쟁을 치열하게 벌이는 곳들이며 비행기도 최신형을 투입하게 된다. 호주, 스페인, 캐나다처럼 경쟁이 치열하지 않은 곳들에 가는 국적기 일등석은 말이 일등석이지 좌석은 비즈니스석이나 다름없으며 비즈니스석 앞줄에 커튼 하나 쳐 놓고 구분하는 경우도 있다. 국적기들만 취항하는 경우에는 서로 나눠 먹고 있는 셈이므로 서비스가 거기서 거기다. 이런 비행기에서는 일등석을 타도, 승무원들이 비즈니스석 서비스에 익숙하다 보니 아무래도 서투르다(내가 직접 경험한 바로는 스페인 노선에서 식사 메뉴 중 하나를 담당 승무원이 빼먹고 서비스한 경우도 있었다).

일등석을 타는 손님들은 기본적으로 사업가들이거나 대기업 임원들이다. 국무총리, 장관, 감사원장 같은 공직자는 공무원 여비 규정에 따라 일등석을 탈 수는 있으나(공무원 출장 시의 비행기 요금은 항공사와의 협의에 따라 일반인 보다 상당히 저렴하다) 항공사에서 예우상 좌석 승급을 하여 일등석을 제공하여 준다. 항공사에서는 취항지 국가의 대사에게도 예우상 좌석 승급을 통해 일등석을 제공하는데 이렇게 높으신 분들이 앉는 자리는 일등석 중에서도 두 번째 줄의 왼쪽 창가이다. 유명 연예인들도 예우상 좌석 승급을 받는지는 나도 모르겠다.

비즈니스석이나 일등석 손님은 비행기 출발 한 시간 전까지만 공항에 가면 된다. 일등석은 그보다 더 늦게 도착하여도 탑승이 가능하기도 하다. 유럽이나 미국의 공항들에서는 비즈니스석 이상의 승객이 보안검색을 빠르게 받을 수 있는 Fast Track을 항공사들이 그 운영경비를 부담하는 방식으로 별도로 설치하고 있으나 한국에서는 얼마 전 Fast Track 설치 얘기가 나오자마자, 여론으로부터 돈 있는 놈, 권력 가진 놈만 특별대우 하자는 거냐는 식의 뭇매를 맞아 쏙 들어갔다(지금도 권력 가진 놈은 그런 거 없어도 귀빈실을 통해 특별대우 받고 있음을 왜 모를까?). 출발 전에 잠시 대기하는 일등석 라운지에는 샤워장, 전동안마기, 회의실 등이 준비되어 있고 내가 좋아하는 흡연실도 있다.

일등석 손님들은 〈악마는 프라다를 입는다〉라는 영화에서의 편집장처럼 갑질에 익숙한 사람들이고(나도 그렇다), 비싼 돈 내고 타는 것이므로 서비스의 품질에 상당히 민감하다. 예를 들어 보자. 일등석 손님들은 기내에서 입을 편의복을 제공받는데 빌려주는 게 아니라 승객에게 주는 것이다. 예전에 대한항공에서 주었던 것은 완전 촌스러운 두꺼운 트레이닝 복이었고(당시 나는 납품업자와 모종의 썸씽이 없는 한 이런 걸 줄 리가 없다고 의심하곤 했고 공식적으로 불만을 제기하기도 했다), 그게 싫어서 얇고 멋진 편의복을 주는 다른 항공사들을 이용하기도 했다. 지금도 대한항공에서 주는 일등석 편의복은 얇아지긴 했지만 후질그레하다. 어떤 항공사에서는 탑승 전에 내 몸의 치수를 미리 파악하여 준비하여 놓기도 하는데 대한항공에서 그런 준비를 하고자 내게 신체 사이즈를 물어본 적은 전혀 없었다(그래서 때로는 몸에 맞지 않는 사이즈를 받은 적도 있는데 기내에 버리고 내린다).

일등석 좌석은 손님이 편안하게 잠을 잘 수 있게 침대처럼 180도로 펼쳐진다(좌석과 편의시설에 대해서는 검색하면 알 수 있을 것이므로 자세한 설명을 생략한다). 어떤 항공사들에서는 이미 십수 년 전부터 담요 대신 얇은 오리털 이불을 주는데 눈처럼 하얀 이불보 감촉도 정말 좋다. 그 오리털 이불을 덮고 자려고 항공사를 바꾸는 게 일등석 손님들이다. 때문에 서비스는 당신이 상상하는 것 이상으로 세심하여야 하며 장거리 노선에서의 식사는 캐비어를 포함한 정통 프랑스 요리가 다른 메뉴들과 함께 준비되어야 하고 와인과 샴페인 역시 최고 제품을 준비하고, 식사 시간이 있기야 하지만 손님이 원하는 시간에 맞춰 식사를 내와야 하는 등등 귀족을 섬기는 대우를 해야 한다(식사와 관련하여 추가로 말을 하자면 나는 대한항공의 케이터링 수준이 예전보다 많이 떨어졌다고 느끼는 사람이다).

국적기들의 경우, 일등석 손님이 타게 되면 승무원은 손님의 겉옷을 받아 걸어 놓은 뒤 신문을 제공하며 물수건도 주고 음료 서비스를 하게 되는데 주스나 샴페인을 가져오면서 비즈니스석에는 땅콩을, 일등석에는 주로 마카다미아를 준다. 대부분 비행기 동체에서 브리지가 분리되기 전의 단계이므로 주스나 샴페인은 유리잔(설령 깨어져서 비행기 내의 안전을 위협할 가능성이 있더라도)에 담겨 서비스되고 마카다미아는 작은 도자기 종지에 담겨 나오면서 종이 냅킨도 같이 제공된다. 어느 나라 항공사이건 일등석에서 종이컵이나 일회용 식기는 전혀 사용하지 않으며, 9.11테러 이후 잠깐 동안

플라스틱 포크와 나이프가 사용된 적이 있었지만 기본적으로는 스틸로 된 제품들이 사용된다. 어느 외국 항공사에서는 오렌지 주스도 신선 오렌지를 압축하여 가져오고 커피도 원두를 선별하여 제공한다.

이코노미석에서는 승무원이 커피를 종이컵에 따른 후 승객에게 주고, 비즈니스석에서는 승무원이 들고 있는 트레이에 승객이 도자기 재질의 커피잔을 올려놓게 하고 커피를 따라 주지만, 일등석에서는 승무원이 커피잔에 커피를 준비하여 컵받침과 냅킨까지 준비하여 손님의 좌석 테이블에 내려놓아야 한다. 잔을 내려놓는 것도 그냥 내려놓는 게 아니라 잔을 내려놓고 나서 1초 정도 후에 손을 떼어야 한다.

> **사족 1**: 아마도 이 글을 읽는 사람들 중 대다수는 스타벅스 같은 곳에 가서 음료를 주문한 후 기다리다가 자기 손으로 커피컵을 받아 가는데 익숙할 것이므로, 커피잔을 내려놓자마자 손을 떼는 것과 1초 정도 후에 손을 떼는 것이 어떤 차이를 갖는지 전혀 모를 것 같다.

> **사족 2**: 나는 대한항공 커피를 다른 항공사들과 비교하여 볼 때 그냥 그저 그런 커피로 평가한다.

비행기가 출발하기 전후에는 승무원을 총괄하는 사무장이 일등석 손님들 한 명 한 명에게 찾아와 인사를 하면서 비행시간이나 현지 날씨 등을 이야기해 준다. 사무장은 예전에는 대부분 남자였으나 지금은 여자도 꽤 많다. 승무원들의 세계는 연공서열이 중시되는 세계이므로 사무장은, 직설적으로 말해서, 대충 일을 하거나 잠만 늘어지게 자도 아래 직원들이 뭐라고 할 만한 대상이 아니다. 내가 경험한 바로는 사무장이라고 해서 모두가 일등석 손님에게 인사를 성의껏 하는 것도 아니다. 내 경험으로는 중년의 남자 사무장들은 대강 인사하고 가는 경우가 적지 않았다(요즘 찌라시에서는 비행기에서 내린 그 남자 사무장에 대한 이야기가 1타 2피라는 말과 함께 나오는데 사실 여부도 불투명하고 내가 인용할 만한 것도 아닌 것 같으므로 생략한다).

일등석을 서비스하는 승무원들은 대부분 비즈니스석도 함께 서비스를 하는데 일등석 승객들이 모두 잠이 들어 있어도 한 명은 대기 상태로 있어야 한다. 지극히 건조한 기내에서 잠을 자다 깨어난 손님이 있으면 즉시 다가가 "음료를 갖다드릴까요?"라고 묻고 서비스하여야 하기 때문이다. 손님이 잠에서 깨어나서 승무원 호출벨을 찾아 눌러야 승무원이 오는 것은 비즈니스석에서나 허용되는 서비스 태도이다. 일등석 승무원들은 손님이 화장실을 사용하고 나오면 즉시 들어가 세면대 물기를 비롯하여 깨끗이 청소하여 다른 손님의 이용에 불편이 없게 하여야 한다(설마 시간당 50만 원을 지불한 일등석 승객이 화장실에 들어가 지저분한 세면대를 직접 즐거운 기분으로 닦을 것이라고 생각하지는 않겠지?) 헤드폰 하나를 줄 때에도 비닐봉지를 손님 앞에서 뜯고 헤드폰만 전달하는 게 원칙이다. 손님에게 비닐봉지 같은 쓰레기를 잠시라도 보관토록 하여서는 안 되는 거다. 왜 이렇게까지 해야 할까?

항공사 수익의 30~40%는 일등석과 비즈니스석에서 채워지기 때문이다. 일등석 손님 한 명 태우는 것보다 이코노미 손님을 열 배 태우면 되지 않겠느냐고 생각한다면 당신은 항공 비즈니스를 전혀 이해하지 못하고 있다. 일등석 승객은 지극히 한정적이다. 좌석 수도 이코노미석은 수백 개가 되지만 일등석은 10개 내외에 불과하다. 그래서 어떤 항공사는 다른 항공사와 차별화하기 위해 일등석 손님에게 안마 서비스도 제공하고 어떤 항공사는 샤워장도 갖추고 좌석이 아닌 침대를 설치하기도 한다. 또 어떤 항공사는 일등석을 아예 없애고 비지니스석을 더 좋게 더 많이 만들어 운행하기도 한다. 반면에 저가항공사들은 많은 사람을 태워 날라야 이익이 발생하는 구조이므로 최근 어느 저가항공사 사장이 언급했듯이 (서비스 인원이 부족하므로) 땅콩을 종지에 담아 주지는 못하고 버터칩쿠키를 봉지째 주겠노라고 말하게 된다.

대한항공 일등석 손님으로서 내가 느껴 온 것은 서비스를 대강대강 하는 승무원들과 사무장이 분명 있고 내가 대한항공 임원이라면 그 자리에서 해고하고 싶은 승무원도 가끔은 보았다. 일등석 손님이 뒤편에서 다리를 풀고자 서성거리면 대나무 깔판에 린넨을 깔아 그것으로 발바닥 지압을 할 수 있게 제공하여야 하는데(아마도 서비스 매뉴얼에는 그렇게 나올 것이다) 멀뚱멀뚱 쳐다보기만 하는 승무원도 있었기 때문이다.

나는 승무원이 서비스하는 모습을 보게 되면 그 사람이 주니어인지, 시니어인지, 일등석 서비스를 총괄하는 탑언니인지 정도는 대충 알 수 있다. 승무원들은 팀으로 움직이는데 탑언니가 깐깐할수록 서비스의 질은 올라가며 탑언니가 대충 하는 성격이면 서비스질은 낮아진다. 즉 탑언니가 후배들에게, 당신들이 사용하는 표현을 빌어 말한다면, 갑질을 하면 할수록 손님에 대한 서비스질이 보장된다. 언젠가 나는 우연히 탑언니가 후배의 조그만 실수에 대해 조용히 호되게 야단치던 모습을 본 적이 있는데(주니어가 눈물이 글썽거리는 것을 보고서야 야단을 친 것임을 내가 눈치챘다) 그 팀은 내가 경험한 바로는 화장실에 사비로 꽃을 꽂아 놓았던 유일한 팀이었고 서비스는 완벽했다.

나는 승무원들이 서비스를 제대로 하면 착륙 직전에 고객의견서 용지를 달라고 한다. 이 용지는 봉함엽서 같은 형태이고 칭찬을 하고 싶은 승무원 이름들을 쓰고(팀으로 움직이기에 두 명 이상의 이름을 적어 준다) 밀봉하여 승무원에게 건네주면 회사에 전달되게 되고, 일등석 손님이 해 준 칭찬은 승무원들의 인사고과에 반영되게 된다. 내가 이렇게 하는 경우는 열 번 중 한 번 정도에 그친다.

당신이 승무원의 서비스 교육을 총괄하는 부사장이라고 하자. 일등석 손님으로 하여금 마카다미아 봉지를 직접 까서 먹게 하고 그 봉지를 승무원이 가져갈 때까지 보관하게 한다면 그게 제대로 된 서비스일까? 물론 비행기가 브리지와 분리되어 움직이기 시작하였다면 그때부터 이륙까지는 가장 긴장하여야 할 시간이므로 규정상 약식으로 서비스를 할 수도 있을 것이나 그때 역시 손님에게 양해는 구하여야 하는 법이다. 경쟁이 가장 치열한 노선의 일등석에서 이런 절차를 무시한 채 마카다미아 봉지를, 하물며 항공사 서비스 담당 부사장에게 그대로 전하였다면 도대체 무슨 생각을 하게 될까? 나에게도 이렇게 하는데 다른 손님에게는 오죽하겠냐 하는 생각이 저절로 나지 않았을까? 분통이 터질 것이고 당연히 그 직원을 호되게 야단칠 수밖에 없다(여기까지는 갑질이 전혀 아니다. 다른 승객들이 있는데도 고함을 질렀다면 그게 갑질이고 회항을 시킨 것도 갑질이다).

또 반대로, 엄청난 연봉을 받고 있지만 개인생활은 거의 하지 못하는 채 일에 매달려야 하는 사람이 시간당 50만 원을 지불하고 편안하게 휴식을 취하고자 탑승한 비행기에서 마카다미아 봉지 쓰레기를 구겨 넣을 구석을 찾아야 한다면 기분이 어떨까?(일등석에는 쓰레기를 구겨 넣을 공간이 있기는 하다.)

여기서 라면 상무 이야기를 좀 해 보자. 일등석에서는 승무원이 정식으로 봉지라면을 끓여야 한다. 라면만 사용하는 것이 아니라 버섯이나 파 등도 함께 사용한다. 그리고 도자기 그릇에 담아 반찬과 함께 가져가야 한다. 테이블보도 미리 깔아 놓아야 한다. 비즈니스석에서는 봉지라면이 아니라 인스턴트 라면에 뜨거운 물을 부어 도자기 그릇에 담아 내온다. 이코노미에서는 컵라면을 주고 물을 부어 주는데 대한항공은 주로 장거리에서나 주는 것으로 알고 있으며 아시아나는 모르겠다. 저가항공사들은 돈을 받고 팔기도 한다.

언젠가 빈민층을 상대로 '일당 올리는 법'에 대해 강연을 할 때 내가 물었다. "라면 끓일 줄 모르는 분이 있으면 손 들어 보세요." 참석자 2~3백 명 중 아무도 손을 들지 않았다. 내가 다시 물었다. "저는 농심 너구리 라면을 좋아하는데 이거 한 번도 끓여 보지 못하신 분은 손을 들어 보세요." 아무도 손을 들지 않았다. 내가 다시 물었다. "너구리를 끓일 때 물은 얼마나 넣어야 하고 끓이는 시간은 얼마인지 아시는 분은 손을 들어 보세요. 아무도 손을 들지 않았다. 내가 말했다. "아마도 알고는 있지만 자신이 없어서 손을 들지 않는 분도 있을 겁니다. 내가 책망하고자 하는 것은, 여러분들은 모두 라면을 끓일 줄 안다고 스스로 생각하지만 사실은 대강 물을 넣고 대충 끓이는 분들이라는 사실입니다. 파출부로 나가시는 분들이 많은 것으로 아는데 주인 아줌마가 볼 때는 라면 하나 제대로 못 끓이는 파출부밖에는 안 된다는 겁니다. 이러니 다른 파출부와 다를 바가 전혀 없는 파출부인 셈이며 일당이 오를 까닭도 없고 내일부터 그만두겠다고 해도 일당을 더 줄 테니 계속 나와 달라는 부탁을 받지 못하는 겁니다."

(내가 묻는다. 당신은 라면 끓일 줄 아는가? 라면봉지에 쓰인 지침은 여러 명이 수백 번을 실험하여 얻은 결론이다. 그것조차 제대로 안 보고 대강 끓인다면 그게 당신이 이 세상에서 일하는 얼빠진 태도라고 보아도 과언이 아니다.)

라면 상무의 경우, 나는 그 사람이 일등석을 탔었는지 비즈니스석을 탔었는지는 모른다. 일등석을 탔다면 라면을 다시 끓여 오라는 요구를 두세 번도 당연히 할 수 있다. 비즈니스석에서는 인스턴트 라면에 물을 부어 그릇에 담아 나가는 정도이므로 다시 더 뜨거운 물을 부어서 갖다 달라고 할 정도나 가능하다. 비즈니스석 요금을 내고서 일등석 서비스를 요구하는 것은 이코노미석에서 비즈니스석의 서비스를 기대하는 것만큼 웃기는 일이다. 라면 상무가 문제가 되는 것은 조용히 야단치며 끝내지 못하고 승무원을 잡지로 때리는 행동을 했다는 것인데 그게 실제로는 툭툭 치는 정도에 그치는 것이라 할지라도 비난을 받아 마땅하다. 그러나 만일 그 상무가 일등석 손님이었고 승무원이 실제로 라면을 제대로 끓이지 못하였다면 승무원도 야단을 맞아야 한다.

서비스의 질이 중요하고 영업이익과 직결되는 업종에서 회사 내 상급자는 서비스의 질에 대하여 갑질 정도가 아니라 거의 미친 척하고 방방 뛰어야 한다. 좋은 말로, 인간적으로, 인격을 존중하며 말을 해도 도대체 안 들어 처먹는 족속이 직원들 중에는 반드시 있기 때문이다. 예를 하나 들어 보자. 나는 경리회계 담당자가 수치를 보고할 때는 반드시 엑셀 파일을 첨부하도록 하고 그 계산이 맞는지 틀리는지를 내가 직접 확인한다. 어느 직원은 1년간 내가 여러 번 좋은 목소리로 잔소리를 해도 번번이 엑셀 파일 첨부를 잊어 먹고 있다가, "야 이 새끼야 네 대가리 속엔 똥만 들어 있냐?"고 고함을 질러야 그때부터 잊어 먹지 않았다.(욕쟁이 세이노라고 할지라도 남자 직원에게나 욕을 할 수 있지 여직원에게는, "야 이년아"라는 말조차 못 한다. 경험적으로, 말을 해도 안 들어 처먹는 족속은 여자보다 남자가 더 많다.)

인격적으로 대우해 달라고? 인격적으로 대우하며 잔소리할 때 제발 좀 들어 처먹어라. 당신이 영화 〈악마는 프라다를 입는다〉를 보면서 편집장의 갑질에 대하여, '어떻게 저럴 수가 있지?'라고 생각하였다면 당신은 평생 갑질을 당하며 살 수준일 가능성이 높다고 생각하면 된다.

나는 서울시향의 팬이다. 요즘 서울시향의 박 대표와 정 감독 사이의 불화로 인해 시끄러운데 박 대표는 기업 내부의 거친 생리에 몸담아 오며 경쟁을 이겨 온 사람이고 음악인이야 어디 그렇겠냐. 하지만 전형적인 비인간적 갑질로 매도되고 있는 박 대표와 서울시향의 불화는 서울시향 사무국 직원들과의 불화이며 사무국은 일반 회사조직과 동일한 능력과 효율을 갖고 있어야 한다. 7~8년 근무한 직원이 엑셀조차 하지 못한다면 나 역시 그 직원에게 "병신새끼"라고 욕을 했을 것이고, 20여 명의 조직에서 업무상 외출을 한 직원이 사전 보고를 안 했다면 나 역시 "이 새끼들은 들고 나는 데 보고라는 것을 몰라"라고 말했을 것이다. 하지만 음반사업 담당 여직원에게 "미니스커트 입고 니 다리로라도 나가서 음반 팔면 좋겠다"라고 말하지는 않을 것이고 공연기획팀 여직원에게 펀드레이징에 대해 언급하며 "니가 보니까 애교가 많아서 늙수그레한 노인네들한테 한 번 보내 보려구"라는 말 역시 안 하겠지만, 그 여직원들과 미인계를 공개적으로 의논할 생각은 할 것 같다. 서울시향 후원회원들에 대하여 후원회비가 적다며 "지 여편네 에르메스 핸드백값도 안 되는 돈 내고 대접받으려고 한다"는 말은 절대 안 하겠지만 후원회원이라고 해서 후원회비의 금액 크기와 상관없이 무조건 퍼 주는 짓도 절대 안 할 것이다. 서울시향 홈페이지에서 내년도 공연을 골라서 인터넷으로 예매하며 내가 가졌던 생각은, 이거 어떤 새끼들이 이따위로밖에 못 만들었을까 하는 것이었고 정말 하도 거지 같아서 내가 전화까지 했다. 실제로 시향은 전화예매를 하는 게 더 편하다. 그 비효율성! 2년 사이에 27명의 직원 중 절반인 13명의 사무국 직원이 서울시향을 떠났다는데 내 판단으로는 더 갈아엎어야 할 것 같다. 왜냐고? 서울시향 후원회원 및 전체패키지 구매자들을 위한 갈라 콘서트가 12월 21일 5시에 있는데 티켓 배부 방식이 공연현장에서 3시부터 선착순이다. 선착순? 그게 회원들을 위한 갈라 콘서트야? 무슨 아이돌 가수가 팬클럽 회원들을 위해 공연해? 안 가 봐도 혼잡할 게 뻔하다. 이런 걸 사무국에서 기획하는 건데 왜 인터넷 접수를 못 할까? 인터넷 예매 시스템도 거지 같은데 인터넷 접수 데이터 관리가 가능이나 하겠어?

다시 땅콩 사건으로 돌아가서 얘기하자면 만일 당신이, 그까짓 땅콩 봉지가 무슨 대수라고 그렇게나 난리 법석을 떨면서 사무장을 내리게 했을까, 재벌 오너 가족들은 정말 싸가지 없는 횡포들을 많이 해, 역시 재벌들은 직원을 머슴으로 생각해, 그 사무장은 해고당할까 봐 얼마나 마음을 졸였을까 등등만 생각한다면 당신은 일등석 손님들이 기대하는 높은 수준을 전혀 이해하지 못하고 있을 뿐만 아니라, 부자들에게 어떤 서비스가 주어져야 그들이 주머니를 열게 되는지도 전혀 이해를 못 하는 것이며, 맥도날드의 매뉴얼이 그렇게나 복잡하고 자세하여야 하는 이유도 머리로는 이해할지 몰라도 전혀 체감하지 못하는 것이다…. 쯧.

2022

• "악마는 디테일에 있다"라는 말이 있다. 한글 위키백과에서는 "문제점이나 불가사의한 요소가 세부사항 속에 숨어 있다는 의미의 속담이며 어떤 것이 대충 보면 쉬워 보이지만 제대로 해내려면 예상했던 것보다 더 많은 시간과 노력을 쏟아부어야 한다는 것을 의미한다. 무언가를 할 때는 철저하게 해야 한다는, 세부사항이 중요하다는 의미의 '신은 디테일에 있다God is in the detail'라는 표현에서 유래하였다"라고 나오며 유사 속담으로 "작은 자갈이 차를 뒤집는다"도 나온다.

내가 하고 싶은 말은, 손님에게 땅콩이 담긴 봉투를 그냥 건네주는가 아니면 작은 종지에 담아서 주는가의 차이를 모른다면 악마는 디테일에 있다는 말의 의미를 개뿔도 모르는 것이다(시중에 〈디테일의 힘〉이라는 책이 있다. 읽어 봐라. 그 책에 있는 내 글 하나는 내가 허가하여 실린 글이다. 손님에게 알레르기가 있으면 먹지 않을 것이므로 봉투째 준다는 얘기를 누가 하던데, 나는 10시간 이상의 장거리 비행기 일등석에서 항공사를 불문하고 그런 경우를 경험한 바 없다).

- 경험적으로 나는, 허드렛일도 제대로 못 하는 사람에게는 더 이상 일을 시키지 않는 것이 좋다는 것을 안다(당장 해고하라는 뜻). 철골 공사 중 일어났던 일이다. 작업자 한 명이 높이 8미터에서 떨어져 뇌진탕으로 죽었다. 작업 전 안전관리자는 작업자들에게 헬멧을 쓴 뒤 밴드로 턱에 묶고 허리에 있는 보호줄을 작업안전줄에 반드시 걸어 놓고 일하라고 교육했다. 경찰이 와서 살펴보니 헬멧의 밴드는 턱에 묶인 것이 아니라 채워지지 않은 상태로 있었고 보호줄은 걸려 있지 않았음이 밝혀졌다. 이게 도대체 누구 책임일까? 노조나 한겨레에서는 책임을 안전관리자나 건설사 사장에게 돌리는 습성이 있다. 정말 그럴까? 유치원생들도 아닌데 안전관리자가 계속 졸졸 따라다니면서 작업자들이 제대로 안전수칙을 지키고 있는지 잔소리를 해야 한다고 생각하느냐? 무슨 산재사고라도 발생하면 전부 사장이나 안전관리자에게 책임을 돌리는 집단은 도대체 뭐냐?

2022 성공할 남자 고르는 법
원제: '내 딸들아. 이런 놈은 제발 만나지 말아라'

결혼 상대자를 만나려는 여자에게 주는 조언은 다음과 같다.

- 여자에게 있어 사랑은, 특히나 지금의 세상에서는, 경제적으로 자립할 수 있는 능력을 스스로 갖추고 있을 때 보다 더 완전할 수 있음을 잊지 말아라. 또한, 너희의 결혼 생활은, 적어도 한국에서는, 남편이 될 남자보다는 시어머니를 비롯한 시댁 식구들이 어떤 사람이냐에 의해 더 많은 영향을 받을 수도 있음을 기억하여라.

- 효도를 지상 의무로 생각하는 남자, 부모 말에 절대복종하는 착한 남자, 마마보이, 부모 인생을 대신 살아 주려는 남자, 과묵하고 말 없는 남자, 가족보다 친구가 먼저라고 떠들고 다니는 남자, 제사 안 지내면 큰일 나는 줄 아는 남자 등은 피하는 것이 좋다.

어째서 나는 "효도를 지상 의무로 생각하는 남자"를 내치는 것일까? 인터넷 검색을 하여 보면 효자와 불효자에 대한 수많은 구전 설화들이 등장하지만 내가 군대에서 읽었던 내용과 정확히 일치하는 것은 찾지 못하였기에 여기에 간략히 쓴다.

어느 마을에 원님이 새로 왔는데 그 마을에는 유명한 효자도 있었고 악명 높은 불효자도 있었다. 원님은 그 효자와 불효자가 각자 홀아버지를 모시고 있다는 공통점이 있음을 알고는 두 사람을 불러서 효자를 칭찬하고 불효자에게는 "너도 효자가 하는 행동을 따라서 하면 효자가 될 수 있다"고 하며, 효자를 따라가 어떻게 홀아버지를 모시는지를 보고 배우라고 하였다. 그래서 불효자가 지켜보니, 밥상을 차린 후 자기가 먼저 숟갈로 국을 먹어 본 후 아버지가 드시도록 하였고, 밤이 되니 이불을 깔아 놓고 그 속에 들어가 있다가 아버지가 오기를 기다렸으며, 아침에는 아버지 옷을 먼저 입고 있다가 아버지가 깨어나자 벗어서 입혀 드리는 것이었다.

불효자는 "효자 되는 거 별거 아니네"라고 생각하면서 집으로 돌아와, 밥상을 차려 가져간 후 자기가 먼저 숟갈로 국을 먹어 보았는데 그 순간 아버지가 밥상을 엎으며 소리쳤다. "이제는 네가 애비 음식까지 위아래 없이 처먹는구나!" 불효자는 그게 아니라고 말을 하려고 하였으나 숟갈이 날아왔다. 밤이 되어 이불을 깔아 놓고 그 속에 들어가 있었더니 아버지는 그 광경을 보자마자 발길질을 하며 소리쳤다. "이제는 네가 애비 잠자리마저 뺏는구나." 불효자는 그게 아니라고 말하려고 하였으나 이번에는 주먹이 날아왔다. 불효자는 말도 못 하고 씩씩거리다가 아침이 되자 마지막 과제였던 아버지 옷 입고 기다리기를 하였다. 아버지는 눈을 뜨자마자 아들이 자기 옷을 입고 있는 것을 보더니 "이 쌍놈의 새끼야. 이제는 애비 옷까지 탐내냐"라며 덤벼들어 옷을 찢었다.─이 구전 설화가 주는 교훈은 분명하다. 효자나 불효자나 똑같이 그 부모가 만드는 것이라는 점이다.

종종 독자로부터 이런 메일을 받는다. "젊었을 때 집에서 폭력을 행사하고 바람까지 피우면서 집을 나갔던 아버지가 이십몇 년 만에 형편없는 몰골로 집으로 왔는데…." "나를 중고생 시절부터 알바시켜 생긴 돈으로 화투 치고 명품 사던 엄마가…." "아버지가 지금까지 전 재산을 사업한다고 하면서 다 날려 왔는데 저에게 보증을 서 달라고 하시네요." 등등…. 상상을 초월하는 사례들이 수북하지만 생략한다. 내 조언은 한결같았다. "부모라고 생각하지 말고 그냥 버려라." 내가 기부를 하면서 절대 돕지 않는 대상이 있다. 자녀가 있음에도 아무도 찾지 않고 쪽방에서 혼자 사는 독거노인이다. 어느 종합병원에서 그런 노인이 중환자실에 있다고 하면서, 3명의 자녀가 있지만 아무도 오지 않는 불효자식들이라고 하며 지원을 요청하였을 때 내 대답은 "그 인간이 예전에 인간 말종이어서 그런 겁니다. 지원할 생각 없습니다"이었다.

딱 하나만 물어보자. 너희 부모는 흥청망청 돈을 써 온 사람들이라는 것을 너도 잘 아는데 네가 결혼 후 어렵게 장만한 집을 담보로 돈을 빌리겠다고 하면 즉시 "네, 그렇게 하세요"라고 할 것이냐? 어쨌든 지금쯤이면 내가 왜 효도를 지상 의무로 생각하는 남자, 부모 말에 절대복종하는 착한 남자를 피하라고 하였는지 이해하였기를 바란다(나는 내 자식들이 내게 불효를 하면 내 잘못 때문이라고 생각하지 자식들이 못돼 먹어서 그렇다는 생각은 꿈에도 하지 않는다).

그렇다면 과묵하고 말 없는 남자는 왜? 평생을 같이 살 상대인데 말이 없으면 무슨 생각을 하는지도 잘 모를 것이고 식사를 하면서도 조용히 밥만 먹을 것이고… 그래도 좋을까?

보증을 잘못 서서 재산 날리는 사람들의 절대다수는 친구 보증을 섰던 사람들이다. 친구와의 관계를 위해 남편이 가족을 희생시킬 수도 있는 행동을 할 경우, 그것을 감수할 여자가 과연 세상에 있을까?

장사를 하건 사업을 하건 봉급생활을 하건 간에 부자가 되기에는 애초부터 싹이 노랗다고 내가 단언하는 사람들이 있다. 세상을 살아 나가면서 다른 사람들이 원하는 것이 무엇이고 싫어하는 것이 무엇인지를 모르는, 다른 사람들에게 전혀 세심하지 않은 사람들이다. 왜 나는 그렇게 생각할까? 부자가 된다는 것은 다른 사람들의 호주머니 속에 있는 돈이 그들의 자발적 의사로 내 호주머니 속으로 건너와 쌓이게 되는 것을 의미한다. 그런데 다른 사람들이 뭘 좋아하고 뭘 싫어하는지를 모른다면 그들이 지갑을 열 리가 없지 않겠는가. 때문에 나는 타인에게 무심한 사람들은 이 세상에서 전혀 부자가 될 수 없다고 단언하는 것이다. 이것은 내가 살아오면서 수많은 사람들을 접하고 직접 검증하며 깨닫게 된 사실이지 나이 든 꼰대의 일방적 생각이 전혀 아니다.

어떤 남자들은 자기가 섬겨야 하는 윗사람들에게만 세심하다. 이런 사람은 아부에 능하여 출세하는 경우도 많지만 가족으로부터는 섬김을 받고자 원하기 때문에 가부장적 권위의식에 물들어 있어서 남편감으로는 정말 별 볼 일 없다. 윗사람에게 보이는 세심함의 반의반도 가족에게는 보이지 않기 때문이다. 왜 그럴까? 이런 남자들에게 있어 가족은 기본적으로 손아래 집단에 지나지 않기 때문이다. 대부분의 보통 남자들은 자기가 아는 사람들에게는 세심할 수 있으나 자기가 모르는 사람들에게는 전혀 세심하지 않다. 자기가 모르는 다른 사람들에게 세심하지 못한 남자들을 가장 손쉽게 판가름하는 기준이 있는데 바로, 운전하는 모습이다(이제부터 운전법 강의 모드로 들어간다).

우선, 남자 친구가 당신을 태우고 가다가 당신이 도중에 내려야 할 때 당신에게 가장 편한 곳에서 차를 세운다면 싹이 노란 놈이다. 기억해라. 그런 놈은 너에게만 세심하며 타인에게는 절대적으로 무심한 놈이다. 절대 그것을 당신에 대한 배려로 생각하며 고마워하지 말아라. 물론 당신도 가장 편한 곳에서 내리려고 하지 말고, 뒤에서 오는 자동차들에 가장 방해가 되지 않는 곳에서 내려 달라고 해야 한다. 차량 통행이 많은 곳에서 비상깜빡이를 켜고 차를 잠시 정차시키는 행위도 나는 전혀 용납하지 않는다. 만일 남자 친구가 당신을 그런 곳에서 기다린다면 이미 싹이 노란 놈이다. 다른 사람들을 생각하느라고 오히려 당신을 불편하게 하는 녀석이 진짜 물건임을 명심하여라.

택시를 탈 경우에도 아무 곳에서나 차를 잡으려는 놈은 싹이 노란 놈이다. 그 택시 뒤에 따라오는 다른 차들을 생각하지 않기 때문이다. 남자 친구가 어딘가를 운전하며 갈 때 길을 많이 헤맨다면 싹이 노란 놈이다. 길을 떠나기 전에는 미리 지도를 찾아보고 사전에 준비했어야 한다. 회사에서 거래처를 다녀와야 할 때, 아무 생각 없이 나가는 직원도 있지만, 이미 그곳을 방문한 적이 있는 다른 사람에게 물어보거나, 지도를 보면서 거래처에 전화를 하여 길을 상세히 물어본 뒤 출발하는 직원도 있다. 운전하고 가다 보면 알게 되겠지 하는 놈들은 인생도 그 모양으로 지레짐작으로 살고 있음을 나는 보아 왔다. 심지어 길을 헤매는 중에도 절대 다른 사람에게 물어보지 않으려고 하는 이상한 남자들도 꽤 있음을 알아 두어라. 이들은 인생을 살아가면서도 자기 똥고집대로만 하려고 한다.

깜빡이를 언제 켜는지도 눈여겨보아라. 자고로 하루 벌어 하루 먹고사는 계층일수록 깜빡이를 켜는 데 인색하다는 것을 나는 안다. 자신이 어느 방향으로 움직일는지를 타인에게 사전에 알려 줌으로써 혹시나 있을 피해를 줄여 주고자 하는 세심함이 타인에게 없는 놈들치고 잘사는 놈들이 없음을 알아라(고급차가 그렇게 무심하게 운전한다면 십중팔구 재산이라고는 기껏해야 수십억 원 수준에 불과하거나, 물려받은 부동산의 가격이 폭등하여 졸지에 부자가 된 졸부이거나, 그런

집 주부 혹은 그 자식들이거나, 낙하산 인사로 높은 자리를 차지하게 된 놈들이거나, 학연이나 혈연, 인맥 같은 것에 의지하여 사업을 하는 사장 새끼들이거나, 그런 놈들 밑에서 제대로 훈련받지 못한 운전기사이거나, 권력을 좀 갖고 있거나, 그런 권력자나 정치인들에게 빈대 붙어 먹고사는 놈들이거나 아니면 수입에 걸맞지 않게 차는 좋은 것을 타고 다니려는 놈들이라고 보면 된다).

어떤 놈들은 좌회전을 하는 순간부터 깜빡이를 켜는데, 이런 놈들 역시 정말 싹이 샛노란 놈들이다(뒤차 운전자의 눈이 부실까 봐 깜빡이를 안 켰다고 말하는 자도 있던데 교통사고가 나도 그 말이 통할까? 운전은 뒤차에 내가 어느 쪽으로 가는지를 미리미리 알려 주는 것이 좋지 않은가). 자기가 해야 할 행동을 1초 전에야 깨닫는 놈들은 살아가면서 실수를 엄청 저지를 놈들이기 때문이다. 직진을 해야 하는데 좌회전 차선에 들어갔거나 혹은 그 반대의 경우가 발생하였을 때 뻔히 옆 차선에 차들이 밀려 있음에도 기를 쓰고 차선을 제대로 회복하려는 녀석 역시 싹이 노랗다. 자신의 잘못으로 인해 수많은 다른 차량들에게 피해가 간다는 것을 까맣게 모르기 때문이다. 그런 경우는 자신이 당연히 멀리 돌아가야 한다. 자신의 잘못이 남에게 피해를 주는 것보다는 자신이 입게 될 손해에 대해서만 계산기를 두드리는 놈들은 자기 입장에서만 상황을 보기 때문에 타인의 신뢰를 받기 어려우며 평생 돈 걱정하며 살게 될 놈들임을 기억하여라.

주차하는 모습도 정확히 관찰하여라. 장애인 주차구역에 주차를 하는 놈이라면 욕이나 한 바가지 하고 헤어져라. 길거리에서 무단 주차를 즐겨 하는 놈이라면 지금은 주차장에 갈 돈을 아끼려는 놈일 수도 있겠지만 미래에는 주차장에 갈 돈이 없게 될 놈이라고 보면 틀림없다. 주차장에서 주차를 할 때는 지나칠 정도로 정확히 하는 사람이어야 한다. 텅 빈 주차장일지라도 자기 차의 오른쪽과 왼쪽에 차량이 주차될 때 피해가 가지 않도록 신경을 써야 한다는 말이다. 차를 어느 한쪽에 삐딱하게 세우거나 대각

선으로 비스듬하게 세워 놓고서도 바쁘다는 핑계로 그냥 내버려두는 놈, 혹은 잠시 주차할 텐데 별일 없겠지 생각하는 놈은 일을 할 때도 자신의 입장만을 최우선으로 여기며 아내에게도 그렇게 대하는 놈들이다.

특히, 잠시 몇 분 동안인데 뭐 괜찮겠지 하며 타인에게 피해를 주는 놈은, 남들이 그의 행동을 몇 분 동안 지켜보는 것이 아니라 거의 순간적으로 지나갈 뿐이며 그 짧은 시간에 자신의 행동 전체가 평가된다는 것을 까맣게 모른다. 이런 현상은 여자들에게 더 자주 나타나는데 여자들은 자기 입장에서 세상사를 바라보는 경향이 남자들보다 더 강하고 자기가 관심을 갖는 사람들에게만 세심한 경우가 많기 때문에 부자가 되기 어려운 것 같다.

담배를 피울 때 창밖으로 재를 터는 놈들 역시 싹이 노란 놈들이다. 그 재가 뒤차에 날아가 다른 사람에게 피해를 줄 수도 있다는 것에 무심하기 때문이다. 담배는 피우고 싶지만 재떨이는 청소하기 싫고 자기 차는 깨끗이 하고 싶어 하는 놈들은 매사가 그런 식이다. 무슨 일을 하건 자기 편한 쪽으로만 생각한다는 말이다. 이런 놈들이 이 사회에서 성공할 수 있다고? 당신에게 잘 대해 줄 것이라고? 천만의 말씀이다.

뒤에 차들이 다닥다닥 붙어 쫓아오고 있음에도 앞 유리창에 워셔액을 뿌려 대며 브러시로 닦아 대는 놈들도 싹이 노란 놈이다. 그 워셔액이 뒤차, 옆 차에까지 튕긴다는 것에 무심하기 때문이다. 속도를 낼 것도 아니면서 1차선을 계속 달리거나 너희가 탄 차를 뒤에서 추월하는 차들이 많다면 당신의 남자 친구는 전체 차선의 흐름에 무심한 놈이다. 비보호 좌회전에서 반대편 차량보다 먼저 좌회전하려고 기를 쓰는 녀석도 싹수가 노란 놈이고 몇백 미터 더 가서 정식으로 유턴을 하면 될 것을 귀찮다고 불법으로 좌회전하려고 하거나 혹은 뒤에서 차들이 밀려와도 노란 중앙선이 없다는 이유 하나만으로 차선을 막고 좌회전 깜빡이를 켜며 기회를 노리는 녀석들도 평생 돈 때문에 허덕대며 살 놈들이다.

또한 우회전 차선에 진입하여 직진을 기다리는 녀석은 닭대가리 수준도 못 되는 정말 한심하기 짝이 없는 대갈통들이므로 절대 가까이하지 말라. 두 개의 차선이 하나로 줄어드는 진입 차선에서 순서를 차례대로 지키지 않는 꼴통들은 제발 그 친구들까지 멀리하기 바란다. 그런 놈들은 평생 가난의 굴레에서 벗어나지 못할 뿐 아니라 결혼 후 모든 면에서 너희에게 실망만을 가득 안겨 줄 놈들이다.(못사는 나라일수록 운전을 엉망으로 하는 대갈통들이 득실대지만 남아프리카 공화국만큼은 예외였다. 백인 통치를 오래 받았기 때문인지—표현이 인종차별을 내포하여 잘못되었다. 백인 통치가 아니라 영국 통치가 맞다—길거리 질서는 한국보다 훨씬 선진국이다. 신호등이 없는 사거리 혹은 삼거리 교차로에는 4 STOP 혹은 3 STOP이라는 표지가 있는 데에 반드시 정차하여야 하며 순서대로 왼쪽 차 한 대가 지나가야 그다음 도로의 차가 나간다. 우회전 차량을 가로막고 직진을 기다리는 차? 그런 거 없었다. 왜냐하면 욕을 바가지로 얻어먹게 되기 때문인데 한국에서는 그런 놈들에게 너무나 관대하다. 자기도 그렇게 하기 때문일까?)

운전을 거칠게 하는 놈과 과속을 일삼는 놈들은 당연히 피하여라. 그들은 시간을 절약하고자 속도를 냈다고 말하겠지만 그런 놈이 시간을 아끼고자 지랄 떨며 운전하여 집에 돌아와 하는 일이라고는 기껏해야 TV나 켜는 행위라는 것을 명심하여라. 야간에도 주간등day light만 켜 놓고 운전하는 바람에 후미등이 안 들어오므로 사고를 유발하는 운전자와, 앞차 운전자를 눈 부시게 하는 상향등(하이빔)을 켜고 다니는 운전자는 정말 닭대가리라는 생각밖에 안 든다. 도대체 자기 차의 라이트가 주간등, 야간등(전조등), 상향등, 안개등으로 구분된다는 이 간단한 것조차 제대로 기억하지 못하고 조작을 못하는데 무슨 일을 제대로 하겠는가. 운전 중 양보를 받았을 때 감사의 표시를 하는가도 살펴보아라. 보행자 우선 원칙을 지키는

지도 눈여겨보아라. 무슨 일이건 간에 다른 사람들과의 협력이 필요한 법인데 그 다른 사람들의 입장을 세심하게 고려하지 못한다면 당연히 실패만 한다.(차량 후면에 '양보해 주셔서 감사합니다'라는 표지를 붙이고 다니는 차들을 볼 때마다 내가 갖게 되는 생각이 있다.—"나는 양보 안 할 테니 네가 양보해 주면 고맙겠다"는 뜻이냐?)

여기까지는 운전강습 같은 얘기들이었고 혹자는 어떻게 운전하는 것 하나 갖고서 사람 전체를 판단하고 싹수를 판단하느냐고 반문할지도 모른다. 내 대답: 운전 하나 갖고서 사람을 판단하는 것이 아니라 운전하는 모습을 보면 경제적 의미에서 성공을 할 사람인가 아닌가를 충분히 예측할 수 있다. 또 혹자는 수많은 사람들이 평소의 모습과는 다른 모습으로 운전을 한다고 말할 수도 있다. **내 대답:** 'Integrity' 186쪽 참조.

비단 운전 습관에서만 세심함의 정도를 간파할 수 있는 것은 아니다(이제부터는 공중도덕 강의 모드로 들어간다). 어느 광고에서 나오기도 하였지만 공공장소에서 문을 열고 들어갈 때 반드시 뒤를 살펴보고 따라오는 사람이 있으면 문을 계속 붙잡고 있는가를 살펴라. 또 엘리베이터를 타고 있을 때 멀리 다가오는 사람이 있으면 열림 단추를 누른 채 기다려 주는가도 관찰하여라. 당신 애인에게 그런 섬세함이 없다면 그 애인은 부자가 될 가능성이 아주 적다는 것을 알아라. 왜냐하면 부자가 되는 길은 재테크를 잘하는 것에 있는 것이 아니라 우선은 타인이 가진 문제들에 섬세하게 대처할 줄 아는 능력에 있기 때문이다.—나의 독선적 편견이 아니라 경험으로 체득한 진실이다.

에스컬레이터에서 바쁜 사람이 지나갈 공간을 터 주는가도 살펴라. 당신과 나란히 같이 손잡고 있고 싶어서 공간을 막고 있다면 그놈은 당신에게 '잠시' 세심한 것이지 절대 그 세심함이 오래갈 놈은 아니라는 것을 기억하여라(일행이 몇 명이건 간에 국제공항에서조차 그렇게 하지 않는 사람들은 개발도상

국 출신이나 한국인, 중국인이다. 일본에서 한국으로 올 때 나는 공항 에스컬레이터나 무빙웨이

에 서 있는 사람의 뒷모습만 보아도 그가 어느 나라 사람인지를 알아맞힐 수 있다. 혼자서 중앙

에 서 있거나 자기 옆에 가방을 놓아 통로를 막았거나 두 사람 이상이 길을 막고 있거나 하면 틀

림없이 한국인이다).

식당이나 기타 공공시설에서 낮은 목소리로 이야기하지 못하는 남자 역

시 싹이 노란 놈이다. 한국의 중년층이 많이 이용하는 신라호텔 레스토랑

들을 내가 가기 싫어하는 이유는 그곳에 오는 손님들이 너도나도 크게 떠

들기 때문이다(내 경험으로 볼 때 공공장소에서 제일 시끄럽게 떠드는 민족은 틀림없이 중

국인과 한국인이다. 나는 외국 호텔 엘리베이터 안에서도 시끄럽게 떠드는 한국인과 중국인을

한두 번 본 것이 아니다. 이런 놈들은 기껏해야 1년에 한 번 외국에 나올까 말까 하는 수준밖에

될 수 없음을 알아라).

심지어 사무실에서조차 큰 소리로 전화를 하는 사람들을 보면 전혀 이해

되지 않는다. 목소리가 원래 크다는 것은 결코 자랑이 아니다. 나는 목소리

큰 부자를 국내에서건 해외에서건 본 적이 없다. 그러므로 때와 장소를 가리

지 않고 언제나 목소리가 큰 "씩씩한" 남자는 절대 사귀지 말라.

공공장소에서 휴대폰 벨소리를 반드시 진동으로 바꾸지 않는 놈들 역

시 싹이 노란 놈이다. 이것은 기본적인 상식이다. 그런데도 사람들은 깜박

잊었다고 말한다. 음악회에서조차 공연 중에 벨이 울린다. 휴대폰을 끄라

는 안내가 사전에 있어도 마찬가지다. 이런 사람은 무슨 일을 하든 언제나

실수투성이다. 깜박하기 때문이다. 빌딩 화장실에 붙어 있는 청소 점검표

를 본 적이 있을 것이다. 화장실 청소가 뭐 그리 복잡한 일이라고 확인해

야 할 사항들을 조목조목 나열해 놓고 일일이 확인까지 해야 하는지 아는

가. 그 단순한 일들 중 한두 개를 깜박 빼먹는 사람이 있기 때문이다. 휴대

폰 벨소리를 끄는 것조차 깜박하는 놈들은 그런 점검표가 필요한 놈들임

을 알아라. 작은 것 하나 세심하게 수행하지 못하는 사람이 무슨 일을 어떻게 제대로 할 수 있다는 말인가.

지하철과 엘리베이터 같은 공공시설에서 사람이 완전히 내린 후 타는지도 눈여겨보아라. 운전을 할 때 끼어들기가 금지된 곳에서는 절대 끼어들기를 하지 않으며 아무리 차량이 길게 늘어서 있어도 순서를 기다리는가도 보아라. 줄이 있는 곳에서는 순서를 철저히 기다리는 태도가 있어야 한다. 그렇게 하지 않는 사람들에게는, 약삭빨라야 잘 살 수 있다는 생각이 근저에 깔려 있음을 알아라. 그들은 절약과 노력, 자기 계발을 통한 부자 되기 같은 것은 믿지 않으며 일확천금을 기다린다. 부자들을 모두 도둑이라고 몰아붙이는 사람도 그들이며 세상이 썩었다고 가장 열변을 토하는 것도 그들이다. 미국 디즈니랜드에서도 줄을 서서 기다릴 때 새치기하는 사람들은 미국 사회의 중류층이나 하류층이다.

내가 지금까지 말한 싹이 노란 남자가 당신에게게만은 세심할 것이라고는 전혀 기대하지 말라. 그런 남자들은 당신에게 세심할 리가 없다. 모든 일에서 자기 자신의 입장만 생각할 뿐 이 사회가 남들과 함께 살아가야 하는 곳임을 모르는 놈이 무슨 성공을 꿈꾼다는 말이냐. 그런 놈은 식당에서 당신 물 잔에 물이 비어 있어도 절대 당신 대신 물을 주문하지 않을 것이며, 당신이 무슨 커피를 어떤 농도로 좋아하는지, 설탕이나 크림을 타는지도 모를 것이며, 결혼 후에는 당신이 뭘 좋아하는지를 깡그리 무시하고 오히려 자기가 좋아하는 것들만 내세우며 당신에게는 이것저것 잔소리하면서 당신을 변화시키고자 기를 쓸 놈들이다.

만일 당신의 남자가 다른 사람들에게는 무심하지만 당신에게게만은 세심하여 잘 챙겨 주어 별 불만이 없다면 그 세심함은, 종족 보존의 유전자들에 의해 분비된 특별한 화학물질이 만들어 내는 일시적인 세심함이라고 보면 된다('운명적 사랑을 믿지 말아라' 481쪽 참조). 제아무리 그가 귀엽고 재미있고 매력적으로 보인다고 할지라도 그런 놈은 그 친구들조차 멀리하는 것이 당신 인생에 유익함을 잊지 말아라. 참, 내가 말한 세심함은 학벌이나 학력과 전혀 상관없으며, 직업의 종류나 사회적 지위하고도 전혀 비례하지 않는다는 것도 잊지 말거라. 좋은 학교 나와 좋은 직업을 가진 이른바 인텔리로 간주되는 남자라고 해서 세심할 것이라는 환상은 절대 갖지 말라는 말이다.

추신: 세이노가 멀리하라고 말한 남자이지만 그럼에도 불구하고 좋아 죽겠는데, 혹은 이미 결혼해서 살고 있는데, 어쩌냐고 내게 묻는다면?(실제로 가끔 이런 메일을 받았었다.) 내 대답: "나도 모른다."

2022 위의 글을 쓴 게 아마 20년 전쯤인데 지금 와서 고백하자면 그때만 하더라도 나는 내 세대가 그러하였듯이 여자는 대학을 졸업하면 직장 조금 다니다가 결혼을 하고 주부로 살아갈 가능성이 높다고 생각하였다. 여자들의 세계가 요즘처럼 변할 것으로는 별로 생각하지 않았다. 지금은 젊은 여자들은 물론 남자들에게도 반드시 결혼하여야 하는 것은 아니며 독신으로 사는 것도 삶의 한 유형이라고 말하곤 한다.

2022 　개새끼들에게는 욕을 하자

출판사 편집 과정에서 이 글이 문제가 되었다. 간행물윤리위원회에서 경고가 오거나 19세 이상 표시를 하고 래핑하라는 등의 조치가 내려올 수도 있다는 것이었다. 관련 법을 찾아보니 "저속한 언어나 대사를 지나치게 남용하는 것"은 청소년유해간행물 심의기준에 해당되고 이 글이 그 범주에 속하는 것은 분명했다. 때문에 xx로 표현된 부분이 많다. 원문이 궁금한 성인독자라면 인터넷에서 원문을 찾아 읽으면 된다. (그리고 이 글의 제목은 영화 킹스맨에서 나오는 말, Manners maketh man으로 대치될 수 있다. 영화 속에서는 개새끼들을 두들겨 패지만 이 글에서는 욕으로라도 두들겨 패자는 것이기 때문이다.)

경고: 이 글에는 지독한 쌍욕들이 나온다. 쌍욕에 대하여 알레르기 반응을 일으키는 자는 이 글을 절대 읽지 말 것!─이렇게 말하면 꼭 더 읽는다.

　많은 독자들이 쇼크를 먹을지 모르겠다만, 종종 나는 욕하는 것을 즐긴다. 욕하는 법을 연구하기도 했고 새로운 욕을 만들어 외우기도 했다. 물론 내가 언제나 입에 욕을 달고 사는 사람은 아니다. 겉보기에도 나는 전혀 욕이라고는 입에 담지도 않을 듯한 인상이라고 한다(믿거나 말거나). 하지만 나는 상대가 여자이건 남자이건 노인이건 젊은이건 간에 "행동이 개떡 같다면"(그가 먹고살기 바쁜 사람으로 보이지 않는 한) 쌍욕을 한다.

　아니, 점잖게 체면 차리면서 좋은 말로 조용히 잘못을 지적해야지 몰상식하게 쌍욕이냐고? 내가 분명히 아는 것은 그들은 자신의 행동을 다른 사람들이 너그럽게 이해 혹은 용납하여 줄 것으로 믿고 있을 뿐 아니라 전혀 쌍욕을 얻어먹은 적이 없기 때문에 좋은 말로 해서는 행동의 변화가 결코 일어나지 않는다는 것이다. 그래도 점잖게 대화를 하지 않고 왜 쌍욕을 하느냐고? 좋다. 길게 대기자들이 줄을 서 있는데 중간에 새치기하는 18년·새끼에게 당신이 한번 좋은 말로 타일러 보아라. 그리고 어떤 반응이 나오는지 살펴보아라. 백이면 백, "별 미친놈이 지랄이야"라는 표정으로 당신을 쳐다보거나 아니면 "당신이 무슨 참견이냐"고 대꾸할 것이다.

자, 이제 당신은 무슨 말을 할 것인가? "공중도덕을 지키셔야죠"라고 말할 것인가? "점잖은 분이 새치기하면 되나요?"라고 말할 것인가? 아니면 "여기 있는 사람 모두가 줄을 서서 순서를 지키고 있으니 맨 뒤로 가세요"라고 말할 것인가? "질서는 편하고 아름다운 것이니 우리 다 같이 질서를 지킵시다"라고 말할 것인가? 당신의 그 공손한 말에 그 18연놈이 맨 뒤로 갈 가능성이 도대체 몇 퍼센트나 된다고 생각하는가? 내 경험으로 볼 때 0%이다. 그 18연놈은 여전히 뻔뻔스럽게 그 자리에서 버틸 것이며 당신 말을 "똥개야 짖어라"라는 식으로 취급할 것이다.

나는 어린 시절 내 앞에서 새치기하는 년·새끼에게 점잖게 말을 했다가 "너나 잘 지켜라, 네가 무슨 참견이냐"라는 말에 더 이상 아무 말도 못 하고 속으로만 분통을 터뜨리다가 나중에 잠자리에서 분해서 씩씩대며 잠을 이루지 못한 경험이 몇 번 있었다. 당신에게도 그런 경험이 있지 않았을까? 그런 경험은 아주 불쾌한 것이기에 "10분간 고민한 뒤" 나는 상당히 공격적인 어조로 현장에서 쌍욕을 의도적으로 사용하기 시작하였는데, 상대가 누구건 간에 첫마디부터 미리 외워 둔 욕으로 도배를 하였다.

이를테면 "야 앞에서 새치기하는 18새끼·놈아. 여기가 네 xx xx xx이냐. 아무 데나 슬그머니 x 대가리 처박게", "뭘 째려봐, 18년·새끼야, 이 줄이 아무 x이나 들락거리는 네 xx xx xx인 줄 아냐? 당장 뒤로 돌아가, x같은 새끼·년아", "너, 귀에 x물이 부어져 안 들리십니까? 내가 하는 말씀이 네 번데기 xx 같습니까?" 등등이다. 물론 상대방은 당연히 나를 인간 말종으로 알고 나와 시비 붙으려고 하지 않았다. 이렇게 하니 그 자리에서 불쾌감이 해소될 뿐만 아니라 즐거움마저 생겼는데 그 즐거움은 상대방의 기분을 얼마나 잡치게 만들었느냐는 확신과 비례하였다(하지만 나는 사디스트는 아니다).

어쨌든, 반말을 찍찍 하는 버릇을 가진 젊은 의사를 만났을 때는 환자들이 많은데도 그 자리에서 엄청나게 큰 소리로 쌍욕을 하기도 했고, KBS 방송국 기자 명함을 운전석 앞에 놓아두고 자기 멋대로 주차시키고 가서는 가족들과 식사 중이던 놈에게는 그 가족들 모두에게 완전 기분이 똥이 될 정도로 욕을 한 바가지 선사했다. 기사가 딸린 검정색 고급승용차가 깜빡이도 켜지 않고 갑자기 끼어들기를 할 때는 그 뒷좌석에 앉아 있는 놈에게 가끔 시비를 거는데 "야 이 x같은 18새꺄, 기사 새끼 데리고 다니려면 운전 교육부터 똑바로 시켜 처먹어, 여기가 새치기해도 되는 네 xx xx xx인 줄 아냐? 18새끼"라고 해야 속이 시원하다.

한번은 여의도에서 그 뒷좌석에 있는 놈이 얼굴이 시뻘게진 채 자기가 국회의원이라고 하면서 명예훼손 어쩌고 개소리를 하길래 "같이 경찰서 가자. 누가 개망신을 당하게 되는지 내가 똑바로 알게 해 주마"라고 끈질기게 물고 늘어지기도 했다(나는 길거리에서 돈 있다고 깝죽대거나 권력이 있다고 깝죽대는 그런 새끼들을 골탕 먹이는 게 매우 재미있다).

공공장소에서 애들이 시끄럽게 떠들며 돌아다니는데도 그 부모가 내버려 둘 경우 나는 처음에는 아주 듣기 좋은 점잖은 말로 이야기하지만 그 부모가 웬 참견이냐는 식의 반응을 보이면 즉시 "저기 번데기 x만 한 새끼들이 니 xx xx에 니 xx가 들어가 빠져나온 xx xx들이십니까?"라고 말함으로써 그 부모의 기분을 확 잡쳐 버려 놓아야 기분이 좋아진다.

하지만 깡패들에게 대들다가 얻어맞은 적도 네 번 있는데 한 번은 마흔 중반이 넘어서도 그런 적이 있다. 나 쪽팔리고 내 손해라고? 나는 나보다 강해 보이는 놈들에게 할 말도 못 하는 것보다는 얻어맞더라도 덤비는 게 더 좋다. 아프기밖에 더 하겠는가(참고: 진짜 깡패들은 절대 당신 얼굴을 때리지 않는다. 내가 맞아 봐서 안다). 그런데 당신 정말 지하철에서 담배를 피우거나 야간

열차에서 고성방가 하는 녀석들에게 침묵하는 이유가, 똥이 무서워서 피하는 게 아니고 더러워서 피하는 것이라고? 정말?

어쨌든 내가 사용하는 욕들은 그 목적이 듣는 사람의 혈압을 크게 끌어올리고 기분을 잡치게 만드는 데 있으므로 보지, 좆, 자지, 10, 18같은 단어들이 의도적으로 빈번히 사용되며 절대 평범한 욕이 아니다(욕하는 법도 배워야 잘할 수 있는 엄연한 기술이지만 내가 사용하는 욕을 모두 여기서 가르쳐 주게 되면 도서출판 윤리위원회 같은 곳에서 뭐라고 할 것 같으므로 스스로 알아서 배워라. 시중에 김열규라는 사람이 욕에 대해 연구하여 쓴 〈욕〉이라는 책도 있다).

욕을 더럽게 하면, 일단은 쌍놈 내지는 못 배운 놈, 인격 파탄자, 불량배 등으로 간주된다. 다행히도(?) 나는 독자들이건 누구건 다른 사람들이 나를 어떻게 볼까에 신경 쓰지 않는 사람이므로 체면 손상 같은 것은 아무렇지도 않게 여긴다. 하지만 딸들과 함께 외출한 경우에는 딸들 입장을 생각해서 눈꼴사나운 모습을 보아도 여간해서는 시비를 걸지 않는다(어느 호텔 한식당에서 딸들이 보기에도 눈꼴사나운 놈들이어서, 딸들이 내게 시비를 걸라고 말한 경우도 있었는데 모 정당 당무위원이라는 10새끼들이었다).

좌우지간 나는 '욕하기 운동 국민본부' 같은 것이 생겨야 한다고 믿는 사람이다. 왜냐하면 남에게 피해를 주거나 공중도덕을 모르는 18새끼들과 18년들에게 너무나도 관대한 것이 우리 사회이고, 모르는 사람의 잘못을 면전에서 지적하는 것을 꺼려 하다 보니(당신도 아마 침묵을 지키며 "참는 게 최고"라는 생각을 하며 살고 있을 것이다) 결국 못된 18년, 18새끼들은 계속 자기 멋대로 행동하고 그 결과 이 사회는 개판이 되어 왔다고 믿기 때문이다.

교통질서를 예로 들어 보자. 길게 늘어선 진입 차선 앞에서 버스나 택시나 화물차도 아닌데 끼어들기 하는 차량에 양보하여 주는 선량한 운전자들이 나는 싫다. 왜 그 얌체들에게 욕을 하지 않는가. 왜 새치기하는 사람들에게 관대함과 너그러움을 보이는가. 왜 경적조차 울리지 않는가. 왜 차량 통행이 빈번한 2차선에서 한 차선을 막은 채 뻔뻔스럽게 비상등을 켠 채로 주차하여 있거나 인도까지 올라와 있는 자가용 차량 운전자들에게 "야 이 10새꺄"라고 말하지 못하는가(대부분의 운전자들은 경적조차 울리지 않는다. 그런 18년, 18놈들을 보면 경적을 울려라!). 기사에게 불법 주차 상태로 대기하도록 지시한 사장 새끼들과 여러 종류의 10새끼들이 차 뒷좌석에 탈 때 왜 욕을 퍼붓지 못하는가. 보행자 파란불이 켜졌는데도 차를 횡단보도로 진행시키는 개새끼들과 개잡년들에게 왜 아무도 욕을 안 하는가. 그러니 그 새끼들과 그 잡년들이 더더욱 다른 사람들을 우습게 보는 것 아닌가. 그러므로 누군가가 그런 잡 10새끼, 18년들에게 욕을 하는 모습을 보게 되면 그 사람을 거들어 주면서 다 같이 욕하자.

  욕을 할 때는 상대방의 나이를 고려하지 말라. 나이를 웬만큼 처먹은 한국의 꼰대들은(나도 꼰대다) 학력, 학벌, 지위에 전혀 상관없이, 잘못은 자기가 해 놓고도 오히려 상대방의 말투나 나이 같은 것으로 꼬투리를 잡아 따지고 드는 데 아주 익숙하고, 이러한 경우 주변 사람들 역시 나이 든 사람의 잘못보다는 그 잘못에 대해 항의하는 젊은 사람을 무조건 탓하는 경우가 태반이다. 그러다 보니 수많은 연장자들은 자기 멋대로 행동하는 경향을 다분히 보이는데 이게 다 쌍욕을 처먹지 않아서 그렇다(노인공경? 공경할 만한 사람만 골라서 공경하라). 나이가 젊은 사람들도 뭐 크게 다를 바는 없지만 말이다.

  욕을 하다가 한 대 맞으면 어떻게 하느냐고? 주먹으로 한 대 맞고 엄살을 좀 부린다면 최소 몇 주 이상의 상해 진단이 나올 것이다. 이빨이 부러졌다면 6주 이상의 진단이 나온다. 한번은 나 대신 내 기사(나에게 건축 인테리어를 배워 후에 독립하였다)가 뺨을 한 대 맞았던 적이 있는데 2주 진단이 나왔고 게다가 일몰 이후였다. 2001년까지는 일몰 시간 이후에 맞았다면 가해자는 무조건 100% 형사처벌 되었다. 지금은 조금 완화되었지만 여전히 상대방이 2인 이상일 경우 또는 일몰 시간 이후에 맞았다면 당신이 처벌을 원하지 않는다고 말하지 않는 이상 상대방은 반드시 형사처벌을 받게 된다. 전과자가 된다는 말이다. 여기서 일몰 시간은 기상청 발표 일몰 시간이기에 날이 어두워진 시간을 의미하는 것이 결코 아님도 알아 두어라. 여름에는 날이 훤한데도 일몰 이후인 시간이 많으니까 말이다.

어쨌든 당신이 왼뺨을 맞고도 오른뺨을 무상으로 내주는 예수가 아니라면 상해진단서를 발부받아 경찰에 고소하면 된다(상해진단서의 진단 기일을 생각보다 길게 잡아 주는 대단히 고마운 의사들도 있다). 경찰이나 검찰에서 합의를 종용하여도 상대방이 많은 합의금을 제시하지 않는 한 응하지 말라. 처벌을 원한다고 해라. 상대방이 유일하게 빨리 구속 상태에서 벗어나려면 수백만 원에서 경우에 따라서는 수천만 원의 위자료를 당신에게 주고 합의서를 받아야 한다. 최후의 승자는 결국 당신이 된다는 말이다(명심해라. 아무리 분통이 터지는 상황이라고 할지라도 절대 폭력을 행사하지 마라. 현명한 자는 때리기보다는 상대의 신원을 파악한 뒤 상대가 주먹을 날릴 때 오히려 얼굴을 더 가깝게 대 준다. 그래야 진단 기간이 길게 나오기 때문이다. 단, 차량 번호같이 상대방의 신원을 추적할 수 있는 정보가 있는 경우에 한한다. 당신이 폭력을 행사하여도 좋은 경우는 어느 때일까? 이걸 말하자니 무슨 폭력교사를 하는 것 같아 좀 켕긴다. 이 글을 자세히 읽으면 알 수 있을 것이다).

욕을 할 때도 원칙이 있다.

첫째, 신변을 위협하는 말은 하지 말라. "네 모가지를 따 버리겠다느니 네 배때기에 사시미 칼이 안 들어가는 줄 아느냐"는 식의 조폭식 화법은 절대로 사용하지 말라. 폭행죄에 해당될 수 있기 때문이다. 물론 당신이 그런 욕은 "들어 보기는커녕 알지도 못하고 한 적도 없으며 할 수도 없다"고 정치인들처럼 딱 잡아뗀다면, 그리고 증인도 없다면, 증거불충분이 되겠지만 말이다.

둘째, 먹고살기 바빠 보이는 사람들에게는 절대 시비를 걸지 말라. 길거리에서 택시나 화물차, 버스를 상대로 잘잘못을 따지지는 말라는 말이다. 양보와 용서는 사정이 조금이라도 나은 자가 베풀 줄 알아야 하는 덕목이다. 그러나 돈 있고 권력 있다고 남에게 피해를 주는 놈들(년들도 무지 많다)과 중산층으로 보이는 사람들에게는 시비를 걸고 욕을 선사하라.

셋째, 절대 흥분하지 말라. 욕은 얼음처럼 차가운 마음과 머리로 하여야 최대 효과를 거둔다. 그래야 싸늘한 맛도 생긴다.

넷째, 아무리 화가 나더라도 상대방의 재산은 절대 훼손시키지 말라. 그것이 사소한 물건이라도 당신은 형법상 죄인이 되고 만다.

다섯째, 욕을 용두사미식으로 하면 절대 안 된다. 용두용미가 되어야 한다. 그러므로 욕 레퍼토리를 만들어 놓고 달달 외워라. 그리고 반드시 상대방의 잘못과 연관 지어 욕을 하여야 한다. 그래야 나중에 유리하다.

여섯째, 욕을 할 때 다른 사람들에게도 들리게 할 것인지 아니면 상대방에게만 들리도록 할 것인지를 정확히 판단하라. 이것은 법적으로 아주 중요한 문제이므로 되새김질하여 들어라. 끝으로 당신부터 제대로 해라. 당신부터 남에게 피해를 주는 일들을 거리낌 없이 한다면 욕은 당신이 먼저 먹어야 하지 않겠는가.

추신 1: 젊은 친구들은 나이 든 사람이 젊은 사람의 잘못을 탓할 때 우습게 여기고 섣불리 엉기지 말라. "이런 버르장머리 없는 놈"이라고밖에 말하지 못하는 꼰대들도 있지만 법을 철저히 이용해 적어도 몇 개월은 구치소에 처넣을 수도 있는 꼰대들도 있으니까 말이다. 젊은 사람을 훈육하려는 나이 든 사람에게 모욕감을 느끼게 하는 언사를 하면 콩밥을 먹어야 한다는 것이 법원 판례들이다.

추신 2: 보통의 개새끼, 개년들은 욕을 먹게 되면 하나같이 "당신이 나를 언제 봤다고 욕을 하는 거야"라는 말로 대항하는데 그 말을 듣는 즉시 퍼부을 수 있는 욕을 생각해 두어라.

추신 3: 내가 뭐라고 하든지 간에 당신 생각에 욕은 하지 않는 것이 좋다고 믿는다면 계속 그렇게 착하게 인내하며 좋은 말만 쓰면서 살아라. 속으로 분통 터트리는 성격만 아니라면 말이다. 진심이다. 나는 단지 신사에게는 더할 나위 없이 예의 바른 신사가 되지만, 쌍놈, 쌍년에게는 내가 신사적으로 대하여도 아무 변화가 없다는 것을 경험적으로 알기 때문에 그보다 더한 쌍놈이 되는 이중적인 면을 갖고 있을 뿐이다.

`2022`

- 위 2번에 대한 답변: 이 씨발놈·년아. 내가 널 처음 봤으니까 보지 자지 하면서 욕질이지 널 알면 욕하겠냐? 너는 아는 사람에게만 씨팔 저팔하냐?

- 공공장소에서 애들이 시끄럽게 떠들며 돌아다니는데도 그 부모가 내버려 둘 경우…와 관련하여 몇몇 독자들은 그 정도도 이해하지 못하느냐고 메일을 보내던데, 아주 어린 애가 우는 것에 대해서는 나도 침묵을 하지만 자기 자식들이 공공장소에서 무슨 짓을 하던 내깔려 두어야 한다고 생각하는 그 부모들의 머릿속에는 뭐가 들어가 있는 건지 도대체가 이해가 안 가며, 이런 부모들은 애들이 제멋대로 개판을 치다가 탁자에 부딪혀 사고라도 나면 업주에게 손해배상을 요구할 연놈들로밖에는 생각이 안 든다. 캐나다에서 살았던 어떤 부모는 한겨레신문에서 노 키즈 존(요즘은 노 배드 패런츠 존으로 쓰기도 한다)을 차별금지법 위반이라고 주장하던데, 글쎄다, 나는 캐나다에서 자기 애들이 호텔

식당에서 멋대로 소리지르고 돌아다녀도 내버려두는 부모들은 본 적이 없다.

• 지금은 없어진 특급호텔 식당에서 오래전 저녁식사 시간에 있었던 일이다. 내가 어떤 놈하고 시비가 붙었을 때 너무 싸가지 없어 보여 그만 종업원들 있는 곳에서(다른 손님은 전혀 없었다) 쌍욕을 퍼부었는데, 나중에 알고 보니 그 녀석은 딸과 변호사 사위와 룸에서 한잔하며 식사 중이었다. 종업원들이 있었으니 모욕죄로 형사고발하겠다고 하여 그러라고 했고 그날 밤 12시 넘어까지 강남경찰서에서 조서를 꾸몄다. 담당 경찰관은 "욕한 것을 사과하시면 될 일을 이렇게 확대시키십니까"라며 화해를 유도하였으나 나는 거절하였고 결국 얼마 후 검찰에서 연락이 왔다. "화해 안 하실 것입니까? 벌금형이 내려질 텐데요?" 그때 내가 한 말은 이랬다. "그 새끼가 군사정권 시절 장관직은 물론 장관급 이상의 감투도 썼던 자의 장남이던데 그런 새끼가 그렇게 행동하며 거들먹거렸기에 더더욱 화해할 생각 없습니다. 사내라면 무릎 꿇지 말아야 할 때가 있는 것 아닌가요? 내 나이에 어디 취직할 것도 아니고 모욕죄 벌금 50만 원 냈다는 게 무슨 대수입니까?" 나는 벌금을 납부하였고 그 후 그 500배(분명히 오십이 아니라 오백 배) 이상에 달하는 세금을 그 녀석 개인이 추징당하도록 선물하였다. 내가 그것을 어떻게 하였는지는 내 친구 몇몇만 알고 있으며, 그 과정을 '복수하는 법'이라는 글로 써 놓았으나 부작용을 염려하여 공개하지는 않는다.

Fuck You Money

Fuck You Money란 말을 들어 본 적이 있는가? 5, 6년 전만 하더라도 네이버에서 Fuck You Money를 찾으면 fuck you와 money가 별개로 나오곤 했는데 1, 2년 전부터는 하나의 명사로 취급되며 '생계유지비'로 번역된다. 직역을 한다면 "누구에게라도 Fuck You!(조까!)라고 내뱉고 직장 때려치워도 생계를 유지할 수 있는 수준의 돈"이다. 요즘 유행하는 시발비용(홧김비용)에 비추어 번역을 해 본다면, 소위 "조까자산"이라고도 부를 수 있겠다.

2016년에 방영이 시작된 미드 〈Billions〉(시즌3 정도까지 보았다. 내가 완주한 미드는 〈Sopranos〉뿐이다)에서 억만장자 주인공 보비 엑셀로드도 Fuck you Money를 언급한다: "What's the point of having fuck-you-money if you never say fuck you?" 직역하자면, "누구에게도 fuck you라고 말을 하지 못한다면 도대체 Fuck You Money가 있다는 게 세상 무슨 소용이냐?"인데, 방영 직후부터 지금까지도 인터넷에서는 그 문장이 새겨진 티셔츠들이 13~20달러에 팔리고 있기까지 하다(의역을 한다면 "먹고살 돈 있으면 싫은 건 싫다고 하면서 살아야 하는 것 아니냐" 정도가 되지 않을까 싶다).

"Fuck you!"를 외치고 직장을 때려치우고 싶은 마음은 생각보다 자주 발생할 수 있다. 믿기 어렵겠지만 2021년 말 독자들이 나에게 보내온 사례 2가지만 소개하면 다음과 같다.

1. 회식자리에서 같이 술을 마신 처지인데도 상사가 자기 차를 운전하여 달라고 하여 그렇게 못 하겠다고 했더니 욕을 하는 상사 새끼

2. 학교에서 필요한 물품들을 구매하는데 특정 업체로부터 비싸게 구매하라고 압력을 넣는 교감

나 또한 사업을 하면서 '시바 좆같아서 못 해 먹겠네'라고 생각했던 경우가 많았고 그 생각을 그대로 폭파시킨 적도 있다.

30년 전, 수출입이 많은 사업을 하였을 때였다. 수출입에서는 통관을 빨리하는 게 비용 절감이 된다. 그런데 세관 담당자가 이 핑계 저 핑계 대면서 서류 처리를 해 주지 않는다고 직원이 보고를 하기에, 세관에 관세사를 대동하지 않고 직접 방문하여 미비점이 무엇인지를 질문하였다. 그러나 담당자는 서류가 뭐가 잘못되었는지는 알려 주지 않고 그냥 "잘못되었네요. 다시 해 오세요"라는 대답을 반복하였다. 그때 나는 군대에서 배운 사례를 거울삼아('무슨 일이든지 더 잘하는 방법이 있다'에서 언급하였다. 140쪽 참조) 작정한 꼬장을 확실하게 부렸다. 나는 그 넓은 세관 1층 안에서 고래고래 소리를 지르며 서류를 찢고 내 옷도 찢었다—아마 요즘 같으면 카메라로 촬영당해 '미친 민원인'이라는 영상으로 유튜브 백만 뷰를 달성하였을지도 모른다. 당시 내가 아는 욕이란 욕은 전부 동원하면서—기물파손은 전혀 하지 않았다—소란을 피웠더니 과장이 달려와 진정하시라고 나를 말렸고, 그 이후부터 서류가 미비하다는 막무가내 퇴짜는 싹 사라졌다(그 시절 관세사들은 세관에 감사 표시를 해야 한다는 명목으로 정기적으로 비용을 회사에 청구하곤 했었는데 아마 언제나 일정 부분은 관세사 호주머니 속으로 갔을 것이다).

영화 〈Wanted(2008)〉에서 주인공은 직장 내에서 완전 호구로 살아간다. 그러나 어떤 계기로 아버지가 프로 킬러였고 자기에게도 프로 킬러의 소질이 숨어 있었음을 알게 되면서 직장을 때려치우게 되는데, 그 장면에서 주인공은 그동안 쌓였던 말과 행동을 다 토해 낸다. 이 장면에서 오르가슴에 가까운 카타르시스를 느끼는 독자들이 꽤 많을 것이다. 그러나 이 영화에서의 교훈은, 주인공은 일도 제대로 못 하였지만 때려치우기 전까지 직장 내의 부당한 대우에 아무 말도 하지 않았다(못했다)는 데 있다.

부당함에 대한 침묵과 삭힘은 호구가 되는 지름길이다. '시바 좆같아서 못 해 먹겠네'라고 생각되면 당신에게 Fuck You Money가 있건 없건 상대가 누구이건 간에 속으로 끙끙거리지 말고 그것을 들춰서 당사자에게 직접 얘기하여야 한다.

잘릴까 봐 겁난다고? 서두에 나온 예들의 경우, "저도 술을 마셨는데 제가 부장님 차를 운전하지 못하겠다고 했더니 지금 저에게 욕을 하신 겁니까? 녹음 좀 하고 싶네요. 휴대폰 여기 녹음 준비되었으니 다시 한번 욕해 주세요"라고 하거나 부당한 지시를 받은 경우 휴대폰으로 녹취 준비하고 전화로 "아까 이러저러하게 하라고 말씀하신 것 맞지요?" 물으면서 증거 확보를 해 놓아라. 요즘 직장 내 괴롭힘에 대한 법률이 아주 잘 도입되어 있지 않은가.

물론 그 당사자가 윗사람인 경우뿐만 아니라 아랫사람인 경우도 있다. 나는 직장 내 괴롭힘의 가해자는, 왕따나 폭언, 폭력의 가해자도 문제이지만, 일을 조또 못하는 저성과자들 역시 직장에서 가장 많은 괴롭힘을 유발하는 동일한 가해자라고 생각한다. 조금이라도 힘들면 요리조리 빠져나가는 뺀질이인 데다가 직급도 아래에 있지만 빽이 좋아 상급자로서 야단은커녕 싫은 소리 한마디 못 하는 경우도 많다(아마도 공무원 세계에 꽤 많을 듯).

상사에게 Fuck you를 외치건, 부하에게 Fuck you를 외치건(부하에게 하는 경우가 상사에게 하는 경우보다 훨씬 더 어려워진 세상이 되어 버렸지만), 못 하겠으면 못 해 먹겠다고, Fuck You Money가 있건 없건, 솔직하게 이야기를 하는 것이 서로를 위해서 필요한 일이다.

그런데 도대체 Fuck You Money는 얼마나 되는 돈일까? 받는 연봉의 10배? https://fuckyou.money는 자산소득이 얼마나 있어야 하는지를 나이, 보유자산, 연금, 근로소득 등을 고려하여 유로화로 계산하여 주지만 Fuck You Money에 대한 절대적 기준은 없고, 사람마다 다 다르다. 어떤 사람에게는 수십억 원이 있어야 하겠지만 어떤 사람에게는 수천만 원도 가능하다. 야마기시즘(예전 글에서 언급한 바 있다)을 실현하는 무소유 공동체 산안마을에 들어간다면 Fuck you Money는 0에 가까울 것이고, 높은 생활 수준을 유지하고자 하는 경우에는 Fuck you Money가 상당히 필요할 것이다.

핵심은 이것이다. 인간관계에서의 문제를 해결하는 데에 Fuck You Money가 반드시 필요한 것은 아니다. 중요한 것은 Fuck You(말이 그렇다는 것이지 실제로는 은유적으로 접근해라)라고 내뱉을 수 있는 태도, 즉 당신의 생각을 말로 전달하려고 하는 태도를 두려움 없이 갖고 있는 것이다.

사례를 하나 더 말하자면, 이런 일도 있었다. Fortune 500대 기업에 들어가는 다국적회사의 아시아 지사장들이 모인 국제적인 회의에서 있었던 일. 아시아 사장이 자기 방침을 얘기하는데 나는 생각이 달랐다. 그래서 손을 들고 반대의견을 얘기하는데 내 말을 중지시키고 그냥 자리에 앉으라고 하면서 자기 얘기를 계속해 나갔다. 나는 속으로 씩씩거리다가 사장이 물을 마시려는 순간 자리에서 일어나 내 의견을 계속 말하겠다고 하면서 말을 꺼내는데 사장은 화를 벌컥 내면서 "Shut the mouth!"라고 소리를 지르는 게 아닌가. 이걸 어떻게 처리할까 생각하느라 회의는 안중에도 없었고 회의가 끝나자마자 단둘이서 이야기했다.

—보스, 아까 그런 상황에서 내가 취할 수 있는 행동은 둘 중 하나였다. 하나는 "What? You son of a bitch, Say it again! You should shut the mouth first."라고 하거나, 다른 하나는 회의 끝나고 둘이서 이렇게 얘기하거나. 나는 후자를 택했으나 아까는 당신 얼굴에 뭐라도 던지고 싶었다. 내가 얘기를 하기 시작했으면 끝까지 들어 봤어야 할 거 아니냐? 이런 일이 또 있게 되면 나는 네가 날 무시한다고 생각하면서 틀림없이 네게 무엇인가 집어 던지면서 욕을 할 것 같다. 내가 회사를 그만두랴?—사장은 내게 사과했고 그런 일은 더 이상 벌어지지 않았다(내가 고성과자였기에 사과를 받던 것이지 저성과자였다면 "You are fired"라는 말을 들었을 것이다. 일의 성과를 높이는 것은 Fuck You Money 이상의 가치가 있다).

SHOPPING MATH(쇼핑 산수)

A man will pay $2 for a $1 item he needs.

남자는 필요한 $1짜리 물건을 $2에 산다.

A woman will pay $1 for a $2 item that she doesn't need.

여자는 필요 없는 $2짜리 물건을 $1에 산다.

당신은 왜 돈을 벌려고 하는가? 돈 자체를 소유하기 위해 돈을 벌려는 사람은 별로 없다. 그 돈으로 무엇인가를 사기 위함이다. 때문에 구매 행위는 돈을 버는 행위만큼 중요한 것이다. 여기 매월 100만 원의 월급을 받는 두 사람이 있다. 이번 달 월급을 받았을 때 두 사람 모두가 똑같이 원하는 것은 세탁기를 새로 장만하고 집에 있는 깨진 세면기를 교체하는 것이라고 가정하자. A는 세탁기를 대리점에서 30만 원을 주고 샀고 비슷한 성능의 제품을 B는 20만 원을 주고 샀다. 세면기인 경우에는 A는 가까운 인테리어 업소에 부탁하여 10만 원을 주고 교체하였다. B는 세면기 판매업소들을 찾아다니며 5만 원에 구입하여 스스로 교체하였다. A는 골치 아프게 돌아다닐 필요 없이 편리한 쇼핑을 한 셈이다. B는 시간을 투자하여 세탁기들의 성능에 대하여 비교 검토하면서 공부하였고 세제가 자동 투입되는 기능을 제외한 나머지 기능은 모두 동일한 세탁기를 20만 원에 샀다. 또한 세면기 하나 구입하고자 여기저기 돌아다니면서 발품을 팔았다. 그 결과 A는 40만 원을 사용하고 남은 돈이 60만 원이 되었지만 B는 25만 원을 사용하고 남은 돈이 75만 원이 되었다.

이런 경우 나는 B의 봉급은 A의 입장에서 볼 때 115만 원에 상응한다고 계산한다. 왜냐하면 A가 봉급을 115만 원 받아야 세탁기와 세면기를 사고 남은 돈이 B의 75만 원과 같아지기 때문이다. 내가 말하려는 것은, 물건을 어떻게 사는가에 따라 생활의 수준을 희생시키지 않아도 "상대방보다 수입을 가상적으로 늘릴 수 있다"는 사실이다. 이게 무슨 의미가 있느냐고? 부자가 된다는 것은 다른 사람들과 "상대적으로 비교하여 볼 때" 돈이 많다는 뜻 아닌가.

여기서 무시하여서는 절대 안 될 요소가 있다. 시간이다. 만일 A에게 있어서 모든 여유 시간이 경제적 부가가치를 창출할 수 있는 시간이라면 A는 시간을 절약하고자 편리한 구매를 택한 것으로 인정되어야 할 것이다(그러나 대부분의 경우에서는 특별히 다른 할 일도 없으면서도 편리한 구매를 택한다).

예를 들어 동네에서 걸어서 30분 되는 곳에서는 배추를 500원에 팔고 있고 집 바로 옆에서는 비슷한 품질의 배추를 2,000원에 팔고 있다면 배추를 싸게 사러 걸어갔다 오는 데 소요되는 1시간의 값은 1,500원이 된다. 결국 더 싸게 살 수 있는 길을 불편하지만 찾아 나설 것인지 아니면 편리한 구매를 택할 것인지의 선택 여부는 당신의 시간이 어떻게 사용되고 있는지와 관련된 문제이다.

이러한 선택은 물건 구매에만 적용되는 것이 아니다. 부동산을 구입하고 나서 등기를 직접 할 것인가 아니면 법무사에게 의뢰할 것인가 같은 서비스 영역에도 그대로 적용된다. 즉 불친절한 법원 공무원들에게 방법을 물어보고 인터넷에서 정보를 찾아내 힘들게 직접 등기를 할 것인가, 아니면 손쉽게 법무사에게 부탁할 것인가 하는 선택에 따라 비용의 차이가 생기게 된다. 손쉽게 법무사에게 부탁하였을지라도 채권할인을 법무사에게 부탁할 것인가 아니면 직접 채권을 판매할 것인가에 따라서도 비용 차이가 난다(나는 무슨 채권이건 간에 남에게 할인을 부탁하는 사람들이 이해가 가지 않는다. 그게 얼마나 손해를 보는 행동인지 도대체 모른단 말인가). 당신 스스로 불편함을 감수하고 시간을 투자해 직접 알아보고 결정한다면 언제나 당신의 지출은, 편리함을 택하는 사람들의 지출보다 적게 이루어진다.

내가 이해가 가지 않는 것은 월급 이외에는 특별히 돈 나올 구멍도 없고 그렇다고 해서 자기 계발에 열심이지도 않은 사람들이 돈이 절약되는 불편함보다는 돈을 더 지출해야 하는 편리함을 택하는 경우들이다. 이러한 태도는 개인이나 가정에만 있는 것이 아니다. 수많은 기업의 구매 담당자들 역시 그런 태도를 갖고 있음을 나는 안다.

그러나 기업이건 가정이건 개인이건 간에 돈을 주고 상품이나 용역을 구매하는 행위는 예술의 경지에 올라야 한다. 내가 경영자로서 갖고 있는 단 하나의 구매 원칙은 "사장의 친구가 와도 품질과 가격에 경쟁력이 없다면 절대 구매하지 말라"는 것이다(친구들이 경쟁력 있는 상품을 가져오는 경우는 솔직히 거의 없다는 것도 기억해라). "아버지가 파는 떡도 싸야 사 먹고 형이 파는 떡도 맛있어야 사 먹겠다"는 정신이 당신에게 없다면 당신은 부자가 되는 길에서 아주 멀리 떨어져 있는 사람이다.

이제 어떻게 해야 물건을 싸게 구입할 수 있는지를 알아보자.

1. 직접 할 수 있는 것들을 늘려 나가라. 앞에서 이야기했듯이 편리하게 돈을 주고 사람을 사서 일을 시키는 대신 불편하지만 본인이 직접 하는 법을 배워 나가라. 예를 들어, 자가용 운전자들은 엔진 오일을 교환할 때 대부분 정비공에게 전적으로 맡긴다. 왜 정비공 옆에 서서 지켜보지 않는가? 자기 눈으로 직접 봐야 한다. 부자가 아니라면 엔진 오일을 사다가 직접 교환하는 것이 좋다.

2022 **'사다가 직접 교환'이라는 표현은 잘못되었다. 부자가 아니라면 엔진 오일을 교환할 시기가 되었을 때 엔진 오일만 직접 구매한 후 카센터에 가서 교환 작업을 부**

탁하는 것이 여러모로 좋다는 의미였다. 엔진 오일, 미션 오일, 파워핸들 오일, 브레이크 오일 같은 것을 보충용으로 미리 구매하여 갖고 있다가(그 과정에서 자동차 오일들의 종류에 대해 알게 된다) **직접 부으면 돈과 시간을 절약할 수 있다**(미션 오일 보충이 어려운 차도 있다). 그런 식으로 배워 놓은 것들이 나중에 장사나 사업을 할 때 엄청난 자양분이 된다는 것도 알아 두어라.

2. 구매시점을 파악하라. 야채나 식품처럼 신선도가 문제가 되는 상품들은 문 닫기 얼마 전이 가장 싸다. 물건을 죽 늘어놓았다가 문 닫기 직전 정리하여야 하는 물건들 역시 정리 시점이 싸다. 각종 전시회에서 판매되는 물품들 역시 전시 마지막 날이 가장 싸다. 이 정도는 대부분 알 것이다.

보석은 어떨까? 설날이나 추석 직전, 혹은 말일경이 싸다. 만기가 되어 돌아오는 어음, 종업원 월급, 점포 임대료 등으로 인해 보석 상인이 그때가 가장 돈이 필요할 때이기 때문이다. 전문인들과 가격 협상을 할 때도 직원들 월급날 하루 전이 유리하다. 어떤 제품들은 12월 말이 1월 초보다 더 유리하다. 12월 말에 연말 실적 합산이 이루어지기 때문이다.

3. 가격구조를 파악하라. 단일 상품 구매가 아니라 여러 물품과 용역이 동시에 제공되는 경우는 반드시 세부 항목별 단가를 분석하여야 한다. 예를 들어 30평 아파트에 도배를 한다고 치자. 사람들은 보통 인테리어 업체에 "이걸로 하면 얼마예요?"라고 묻는다. 콩나물 사는 식이다.

좋은 구매 방법은 이 도배지는 한 롤에 얼마이고 도배사 인건비는 얼마이고 부자재 가격은 얼마냐고 물어보고 다른 곳들의 가격과 품목당 비교를 하고, 남는 도배지는 반품하는 조건으로 하며 도배사 인건비는 별도로 주겠다고 하는 것이다. 가격 구조를 파악하라는 말이다.

4. 유통구조를 파악하라. 위에서 언급한 도배의 경우, 인테리어 업체에서 하는 역할은 무엇일까? 도배지 회사의 대리점에서 물건을 받아다가 마진을 붙이고 도배공을 연결시켜 주고 다시 마진을 붙이는 것이다. 그렇다면 그 유통구조를 단순화시킬 수는 없는 것일까? 전화번호부나 인터넷을 뒤져 벽지 회사 대리점을 찾아내 직접 방문하고 그곳에서 신뢰할 만한 도배공을 소개받게 되면 비용이 덜 나가게 된다. 언젠가 친구가 판촉용 손목시계를 내가 경영하던 회사에 납품하고 싶다고 하였을 때 내가 한 말. "네가 시계를 직접 제조하니?" "그건 아니야." "그런데 왜 내가 널 통해서 사야 되지? 직접 주문하면 될 걸 말이야." "그건 그래." 나는 친구에게 구매하지 않았다. 덧붙여 말하자면 나는 방문 판매자나 다단계 판매자에게서 물건을 사 본 역사가 거의 없다. 왜? 편리하지만 비싸니까. 아니 때로는 너무 비싸니까.

5. 판매자의 입장을 살펴라. 백화점 매장에는 백화점 직원과 제조업체에서 파견 나온 직원이 같이 근무하는 경우가 많다. 파견 직원은 실적을 올려야 하기 때문에 흥정이 가능한 때가 있다(나는 여성복 코너에서 그런 흥정을 몇 차례 했었다). 장기 임대매장을 갖고 있지 않고 임시 특별 매장 형태로 들어온 사람들의 경우는 대부분 협상이 가능했다. 그런 경우 파견 사원에게 명함을 달라고 한 뒤 전화하여 어차피 내가 백화점에서 카드를 긁으면 수수료 25% 내지 30%를 당신들이 내야 하므로 그만큼 가격 인하를 해 달라고 협상하여 성공한 적이 여러 번 있었다. 협상이 끝나면 다시 현금으로 줄 테니 3% 정도 더 깎아 달라고 하기도 했다.

6. 현금을 지불하라. 신용카드를 사용하면 국세청은 좋아하지만 당신에게는 손해인 경우가 더 많다. 가격비교 사이트에서 나온 최저가격을 직접 상점 주인에게 제시하면서 현금을 준다고 말해 보라. 그 가격보다 싸게 구입할 수도 있다. 현금

지불을 싫어하는 주인은 이 세상에 존재하지 않는다. 카드나 현금이나 같다고 말하는 사람들은 모두 주인이 아니라 월급 받는 점원이다. 주인과 직접 협상하면서 현금으로 지불하라. 카드는 판매 회사의 오너를 만나지 못하는 상품을 살 때나 사용하는 것이다. 어떤 카드는 돈을 돌려준다고? 그래서 현금을 쓰는 것보다 유리하다고? 도대체 얼마나 돌려주는데?

7. 마케팅 기법에 속지 말라. 벼룩시장에서는 모든 것이 다 싸 보이지만 천만의 말씀이다. 물건을 쌓아 놓고 팔거나 흰 종이에 큰 글씨로 파격세일이라고 써 놓았다고 해서 당연히 싸게 파는 것이라고 믿는다면 오산이다. 그게 다 당신 호주머니를 노리는 마케팅 기법이다. 광고 이미지에도 속지 마라. 당신이 어떤 상품을 좋게 생각하는 이유는 무엇인가? 십중팔구 광고에 세뇌되어 있기 때문 아닌가. 광고가 좋다고 제품도 좋다는 법은 없다. 게다가 광고는 당신의 마음을 어떻게 하여야 움직일 수 있는지만 연구하는 광고 전문가들이 만드는 것이다. 그런 광고에서 "우리 회사는 당신의 믿음직한 친구가 되겠다"라고 아무리 다정하게 말하여도 그저 광고니까 하고 흘려버려라. 광고와 현실 사이에는 엄청난 차이가 있으니까 말이다(예컨대 상가 분양광고가 과장된 말로 도배되어 있는 바람에 당신이 속아 넘어갔을지라도 법원의 판결은 절대 당신에게 유리하지 않다는 것을 기억해라. 약간 과장시켜 말을 한다면, 광고를 그대로 믿는 놈이 바보라는 것이 법원의 판결이라고 해도 과언이 아니다).

8. 판매자의 말을 그대로 믿지는 말아라. TV 홈 쇼핑에서 진행자가 하는 말도 섣불리 믿지는 말아라. 지방 출장 중 호텔에서 밤에 우연히 CJ39 쇼핑 채널을 보았는데 샤프 50인치 PDP를 팔고 있었다(2002년 4월 26일 새벽이었다). 진행자들은 설치 장소가 바닥이건 벽면이건 설치비는 무료라고 거듭 강조했다. PDP는 상

당히 무겁기 때문에 벽면 설치 시 별도의 브라켓도 있어야 한다. 그래서 구입 희망자인 양 전화를 했더니 설치비는 무료이지만 벽면 설치 시에는 브라켓 값으로 40만 원을 더 내야 한다는 것이었다. 이런 개떡 같은 놈들. 방송에서는 벽면이건 어디건 돈 안 받고 해 준다고 하더니 정정 방송조차 나오지 않았다. 이게 판매자들이다. 나는 복사기나 자동차 같은 기계를 살 때 영업사원의 말을 조금도 믿지 않는다. 오히려 애프터서비스 전담 직원들에게 물어보아야 어떤 것이 튼튼하고 좋은지를 쉽게 알 수 있다.

9. 상품 내용을 파악하라. 상당히 어려운 항목이다. 예를 들어 온열치료기나 돌침대를 살펴보자. 도대체 그게 몇백만 원씩 할 근거를 나는 전혀 찾지 못한다. 이런 고가 정책 제품들은 건강 관련 제품들이거나 미용 제품들이 주류를 이루는데 그 종류가 하나둘이 아니다. 정수기 하나를 놓고 보더라도 도대체 수돗물을 필터로 통과시켜 주는 것뿐인데 비쌀 이유가 전혀 없음에도 불구하고 비싸게 팔리는 것을 보면 참으로 신기하다(나는 정수기를 안 샀다). 이런 제품들은 본사에서 가격을 철저하게 통제하기 때문에 대리점에서 싸게 팔게 되면 대리점 계약마저 취소시킬 정도이다.

10. 기본 기능에 충실한 상품을 찾아라. TV를 예로 들어 보자. 화면 크기가 같고 화질 차이가 없지만 여러 가지 다른 기능들이 있다면 당연히 비싸다. 그렇다면 각 회사별 또는 모델별로 무슨 기능이 있는지 하나하나 비교하는 노력이 필요하다. 대부분의 전자제품들은 상대회사와 경쟁을 치열하게 하기에 저가품을 내놓고 있으며 고가품과 기본 기능은 같은 경우가 많다. 비싼 제품들이 흔히 갖고 있는 부가 기능들은 당신이 몇 년에 한 번 쓸까 말까 하는 것들일 수가 있다.

11. 평상시에 가격정보에 민감해라. 나는 광고 전단지도 종종 살펴보면서 물건 값을 알아 두려고 한다. 20년 전 특별한 기술이나 지식을 갖추지 않은 한 직원이 들어왔을 때 나는 그에게 이렇게 충고하였다. "당장 필요하지 않은 물건도 그 가격을 알아 두어라. 휴일이면 남대문 시장과 숭례문 상가, 청계천 등에 정기적으로 가서 물건값을 확인해라. 밀수품 가격도 알아 두고 중고 가격도 알아 두어라." 요즘은 인터넷에서 가격정보를 손쉽게 얻을 수 있으므로(www.enuri.com이나 www.omi.co.kr 혹은 www.auction.co.kr 같은 곳에서) 사고자 하는 상품에 대한 가격정보를 미리 수집하면 된다. 적어도 그런 자료를 뽑아 들고 다닌다면 바가지 쓸 염려는 없다. 특히 한국소비자보호원에서 나오는 월간 〈소비자시대〉라는 잡지 혹은 사이트(www.cpb.or.kr)는 상당히 유익한 정보들을 많이 제공하여 준다.

12. 협상해라. 사람들이 물건을 살 때 저지르는 대표적인 잘못은 가격 협상 시에 판매자가 기분 나빠 할 것을 염려한다는 것이다. 아니 돈은 당신이 지불하는데 뭐가 미안한가? 정찰제라고? 협회 가격이라고? 남들 다 그렇게 받는다고? 그건 판매자들이 정한 원칙이지 당신과 협의한 것은 아니지 않는가. 그러므로 절대 미안해하지 말고 협상하라.

하지만 나는 노점상의 물건은 절대 깎지 않는다. 물건이 같다면 큰 가게보다는 작고 초라한 가게에서 깎지 않고 산다. 한쪽에서는 멋진 쇼핑백에 넣어 주고 한쪽에서는 검은 비닐봉지에 담아 주어도 그렇게 한다. 하지만 사람들은 정반대로 행동한다. 한 가지 더 덧붙이자면, 내 아내는 백화점에서 식료품 등을 미끼 상품으로 원가 이하 선착순 초특가 한정 세일 하는 곳에서는 줄 서서 기다리지 않는다. 그런 상품들은, 절약을 하며 살아야 하는 사람들에게 구입 기회가 돌아가야 한다고 믿기 때문이다.

- 어떤 전시회가 열리면 마지막 날을 노려라. 코엑스에서 열리는 각종 전시회의 마지막 날 늦은 오후부터는 인근 도로가 화물차들로 북적대기 시작한다. 전시회에 내놓았던 물건들을 빼내야 하기 때문이다. 국제적인 규모의 전시회는 어떨까? 한국에서 전시하였으나 팔리지 않은 물건들을 모두 재포장하여 본국으로 가져야 하는데 그때가 기회일 수 있다.

2011년 9월 한국국제아트페어가 코엑스에서 열렸는데 사상 최대 규모의 호주 미술 전시회이기도 했었다. 전시 기간은 단 5일. 전시회 첫날 구경을 하는데 3피스로 구성된 초대형 작품이 마음에 너무 들었다(나는 미술품 투자를 전혀 하지 않는다. '이걸 사 두면 나중에 값이 더 오를 거야'라는 생각에 미술품을 구매하는 경우는 내 생애에서 절대 일어나지 않는다. 잘 그렸구나 하는 감탄이 아니라 오직 내가 감동하는 경우에만 사고 싶은 마음이 들고, 웬만한 그림들은, 에이 저 정도는 내가 카피해서 그릴 수 있겠다는 생각을 하거나 사진 복사본이어도 된다고 생각하는데 이것은 내가 카피를 할 수 있는 수준을 넘어섰고 프린트될 수 있는 것도 아닌 완전 대형—3.5m x 4.5m—이었다.

전시회 마지막 날, 한국에 가져왔지만 팔지 못한 그림들을 호주인들이 포장하는 틈 속에서 나는 협상을 하기 시작했고 처음 접했을 때 제시한 가격의 6분의 1 가격으로 가질 수 있었다(빌 샘슨Bill Sampson이라는 금시초문의 화가가 2007년에 그린 Eve of Judgement Day였고 구글에서 찾을 수는 있는데 쉽지는 않다).

- 전시회 마지막 날은 구매자가 칼자루를 쥐기 마련이고 그 협상 방식은 영화 〈더 브레이브〉(2010년: 원제 True Grit)에서 14세 소녀 매티가 협상하였던 것과 비슷하므로 그 영화를 봐라.

2022 접대를 받지 말라

미국 투자회사 칼라일 그룹 서울 사무소의 한국계 미국인 직원이 서울에서 "왕처럼 살고 있다."고 떠벌리는 메일을 친구들에게 보낸 사건이 2001년 5월에 있었다.

문제의 직원은 미국 국적의 20대로 1999년 7월부터 2001년 4월까지 미국의 세계적인 증권사 메릴 린치에서 일하다 5월에 칼라일 그룹으로 직장을 옮기면서 서울 근무를 해 왔다. 서울에 온 지 불과 10여 일 만에 그는 미국 친구들에게 한국의 접대문화를 들춰 가며 호화판 생활을 자랑하면서 "여러 은행의 임직원들로부터 거의 매일 골프와 저녁 술대접 등 향응을 받고 있다"고 메일을 보냈는데, 그 메일은 메릴 린치 증권사를 비롯한 뉴욕의 투자회사 직원들로 급속하게 번졌고 결국 칼라일 본사에까지 알려져 사표를 냈다는 것이다.

그 기사를 읽었을 때 내게 제일 먼저 떠오른 생각은 "불쌍한 은행 임직원들…"이었다. 은행에서 접대를 하여야 하는 위치에 있다면 나이가 적어도 40대는 되었을 텐데 새파랗게 젊은 20대를 접대하느라 속이 뒤틀려도 엄청 뒤틀렸을 것 같아서였다.

사업상의 모든 접대는 대화를 통하여 상대의 의중을 파악하고 나의 의견 및 내가 팔고자 하는 상품이나 용역에 대해 부연 설명하고자 하는 시간을 갖기 위함이다. 업무 중에는 서로 할 일이 있다 보니 일과 후에 만나 식사도 하고 술도 한잔하면서 그런 시간을 마련한다. 그러나 한국을 비롯한 많은 아시아 국가들에서 대부분의 접대는 상대방과 이른바 "인간적으로 친하게" 되는 것을 목표로 삼는다. 여기서 "인간적으로 친하게" 된다는 말의 의미는 십중팔구, 상대가 어떤 스타일의 여자를 좋아하는지 무슨 노래를 좋아하는지를 파악하면서 젊은 여자애들 끼고서 상대방 비위 맞춰 가며 술 처먹는 것을 의미한다. 그리고 그 접대의 정점은 상대가 여자와 2차를 나가도록 유도하는 것이다(차라리 그냥 창녀촌으로 가라).

상대방에게 온갖 아부를 다 하면서 포주 노릇을 하는 이런 식의 접대를 관행으로 여기지 않는 집단은, 적어도 한국에서는, 종교계 일부를 제외하고는 존재하지 않는다. 정계는 물론이고 학계(초, 중고등학교와 대학도 물론 포함된다), 예술계(특히 미술계), 언론계(신문, 방송, 잡지 모두 포함), 의료계, 법조계, 연예계, 금융계, 군인 집단, 공무원 집단, 공기업(정말 기가 막히는 곳들이 하나둘이 아니다), 민간 기업(대기업이건 중소기업이건 마찬가지이다) 등, 사회 전 분야에서 그런 접대를 한편으로는 하고, 다른 한편으로는 받는다(참고로 대한상공회의소가 181개 기업을 상대로 "접대와 매출의 상관관계"를 물었을 때 응답자의 16%는 "많은 영향을 미친다"고 했고 68%는 "다소 영향을 미친다"고 했다. "영향이 없다"고 답한 응답자는 16%에 불과하였다).

내가 장사, 사업을 하면서 부딪친 갈등 중 대표적인 것이 이 뒤틀린 접대 관행(접대 문화? 그게 문화냐?)이었다. 내가 파는 물건이나 용역이 가격과 품질에서 남들 것보다 우수하다면 당연히 상대방이 구입해 줄 것으로 알았는데 세상이 꼭 그렇지만은 않았다. 가격은 비싸고 품질은 떨어져도 요령만 좋으면 팔아먹을 수 있는 게 이 세상이었고 그 요령이란 것은 다름 아니라 구매 결정자를 이런저런 방식으로 구워삶는 것이었다.

하지만 기본적으로 나는 상대방이 내 애인이 아닌 이상, 무슨 음식을 좋아하는지 취미가 무엇인지 등을 미리 알아내서 상대로부터 호감을 받아 내는 것을 아더메치한(아니꼽고, 더럽고, 메스껍고, 유치한) 행위라고 단정 짓는 '고지식한(?)' 사람이다. 나는 룸살롱에서 거래 상대방과 술독에 빠진 뒤 젊은 여자와의 섹스를 주선해 주는 것을 개지랄 떤다고 생각하여 왔지 인간적으로 친해지는 과정으로 여긴 적이 전혀 없다. 순전히 이해관계로만 만난 사람들 앞에서 친한 척하면서 나는 좋아하지도 않는 동백아가씨 노래에 손뼉을 치고, 신날 것도 없는데 춤도 같이 추어야 하는 것이 나는 싫다. 그런 사람들과 술잔을 머리 위에 터는 짓도 싫고 부어라 마셔라 하는 짓도 싫다.

내가 그런 접대를 한 것은 "술 한잔 사야 되지 않느냐"고 면박을 주는 공직자들 상대였는데 지난 20여 년간 예닐곱 번은 된다. 내가 골프를 안 배운 것도 공무원들 눈치를 보느라 일요일마다 골프장에 끌려 나갈 일이 많이 생길 것 같아서였다. 하지만 물건을 팔기 위해서는 내 생애 단 한 번도, 정말 단 한 번도, 그런 접대를 한 적이 없다.

나는 도대체 그런 식의 지랄을 접대로 생각하는 사람들의 생각이 의심스럽다. 자존심도 없고 배알도 없다는 말인가. 당신 자신이 한심한 생각이 들지 않는가? 그렇게 지랄 아양 떨면서 돈을 벌어 정승처럼 쓰겠다고? 자~알 해 봐라. 상대에게 고마운 마음에 접대하는 거라고? 영업상 필요하다고? 꼴값 떨고 있네. 내가 볼 때 그런 지랄 수준의 접대를 수행하는 사람들은 핑계 김에 같이 즐기려고 하는 자들일 뿐이다. 이런 부류들은 언제나 접대비 규제에 대하여 "현실을 무시한 처사"라고 목청을 높이거나 별의별 핑계를 다 끌어당기며 반대한다. 그들은 회삿돈으로 골프를 치고 룸살롱에 다니는 것을 폼 난다고 여기며 출세한 징표로 생각하는 것일까?

물건을 파는 입장에서 가장 바람직한 방법은 접대비로 사용할 금액만큼을 품질을 개선하고 가격을 낮추고 서비스를 높이는 데 사용하는 것이다. 내 생각은 이러했다.

내가 파는 물건이 남들에게는 없다면 접대를 할 필요가 없다. 내가 파는 물건이 남들도 파는 물건이라면 품질이 달라야 하며 품질이 다르다면 접대가 필요 없다. 내가 파는 물건과 비슷한 물건을 파는 경쟁자의 수가 한정되어 있다면 접대가 필요 없다. 술 접대를 멀리하는 분위기가 강한 종교 집단에 물건을 판다면 접대가 필요 없다. 내가 제공하는 용역이 타의 추종을 불허하고 내가 약속을 반드시 지킨다면 접대가 필요 없다. 그럼에도 불구하고 내가 접대를 해야만 상대가 구매를 해 준다면 나는 '더러워서' 그런 장사는 하지 않겠다(차라리 나는 '거래'를 하는 게 더 좋다. 얼마를 리베이트로 주겠다고 하는 식으로 말이다. 아양에 아부 떠는 것보다는 그냥 봉투 하나 건네는 게 시간도 절약하고 내 적성에 더 맞는다. 하지만 사업상 이런 거래를 한 적은 없으며 공무원 상대로는 해 본 적이 있다. 여기에 대해서는 별도 항목에서 언급할 것이다).

수많은 물품들과 서비스를 팔아 보았지만 단 한 번도, 정말 단 한 번도, 나는 영업사원에게 할당량이라는 것을 정해 준 적이 없으며 영업사원의 봉급을 판매량에 비례시켜 결정한 적도 없다. 물건이 안 팔린다면 경쟁력이 없다는 뜻이고 그것은 곧 경영자의 책임이지 영업사원의 책임이 아니라고 믿기 때문이었다.

내가 영업사원의 자질을 평가하던 기준은 얼마만큼 팔았는가가 아니라 '판매대금을 언제 얼마만큼 회수하였으며 평상시에 채권회수 방법에 대하여 얼마나 알고 실천해 왔는가, 제품에 대한 지식과 경쟁자들에 대한 지식은 어느 정도 갖추고 있는가?'이었다. 영업사원 개인별로 접대비를 할당한 사례는 단 한 번도 없으며 오직 영업부 담당 최고 임원에게만 약간의 영업비를 준 적이 있는데 매출 700억~800억 원 당시 그 영업비는 고작 월 100만 원 정도였다. 나는 오로지 식사 접대와 반주 정도 혹은 노래방 수준만 허용하였다. 그럼에도 불구하고 언젠가 부장급 직원이 룸살롱 접대를 하였을 때 나는 그 부장에게 고래고래 소리를 질렀고 얼마 후 그는 사표를 냈다.

누군가가 내게 접대를 하겠다면 딱 잘라 거절하였다. 어느 지점장에게는 나를 위한 접대비만큼 신용장 수수료를 깎으라고 했다. 그러나 어떤 부류들은 가격을 100만 원 낮춰 달라는 나의 요구를 받아들이는 것보다는

200만 원을 룸살롱에서 나에 대한 접대비로 날려 보내는 쪽을 더 좋아하였는데 회사의 규정상 가격 인하는 불허하지만 접대비는 별도 책정되어 있기 때문이라는 것이 그 이유였다(한국에는 이런 웃기는 회사들이 하나둘이 아니며 여기에는 공기업도 포함된다).

불시에 과다 접대를 받게 되면 반드시 계산해 주었다. 접대를 안 받으니 나에게 혹은 직원들에게 뇌물이 들어오기도 하는데, 오래전에 이런 적이 있었다. 어느 보세창고에서 창고 사용 요금을 빨리 지불하여 주어서 고맙다고 경리 책임자에게 200만 원을 보내온 것이었다(평소 나는 임직원들이 거래처에서 받는 모든 선물과 상품권을 보고하도록 했다. 추석이건 설날이건 예외가 없었다. 단순한 고마움의 표시라면 우리도 똑같이 해야 한다고 믿었기 때문이다).

그 사실을 보고 받자마자 나는 담당자들 모두에게 알렸다. "이 멍청한 녀석들아. 우리가 지금 확실하게 바가지 쓰고 있다는 증거니까 즉시 조사해 보아라." 사실이었다. 회사는 이미 적정 요금보다도 1억 원이 넘는 돈을 초과하여 지불한 상태였고 그 보세창고는 전직 고위공무원이 '믿을 만한 곳'이라며 소개해 주었던 곳이었다. 즉, 그 전직 공무원은 중간에서 적어도 수천만 원을 커미션으로 받고 있었던 것이다. 명심해라. 사업상 당신을 접대하고자 애쓰거나 돈 봉투를 건네는 사람이 있다면, 그가 판매하는 상품의 가격을 더 깎을 수 있거나 품질이 경쟁자들보다 떨어진다는 것을.

나는 접대를 하는 사람보다 받는 사람이 더 나쁘다고 믿는다. 이 사회에서 접대를 받는 사람들을 살펴보면 대부분 꽤나 공부도 많이 한 새끼들이고 이른바 일류대 다닌 새끼들도 엄청 많은데 도대체 당신이 접대를 받는 이유는 무엇인가? 당신을 접대하는 사람이 당신에게 술을 사 주고 심지어 2차까지 준비해 주는 이유를 당신은 모른다는 말인가? 상대방이 원하는 것은 당신하고의 돈독한 관계가 아니라 이득이다. 이득을 얻기 위한 '얼굴 익히기'

이다. 그것을 '인간관계의 개발'이라고 미화시키지 말라. 목적이 뻔한 향응을 받는 것이 무슨 인간관계이고 '휴먼 네트워크의 개발'이란 말인가. 술을 좋아한다고? 당신 돈으로 친구들과 소주나 마셔라. 진심 어린 접대는 존경심에서 우러나오는 것이지 이득을 추구하는 마음에서 나오는 것이 아니다.

접대를 받는 당신이 공직에 있다면 이권을 팔아먹는 도둑이 된다. 당신이 의료계에 있다면 환자의 주머니를 후리는 것이며, 법조계에 있다면 무전유죄를 조장하는 것이고, 회사의 임직원이라면 회삿돈을 훔치는 것이며, 언론계에 있다면 스스로 사이비가 되겠다는 뜻이고, 교육계에 있다면 위선의 탈을 쓴 것이며, 예술계에 있다면 협잡꾼에 지나지 않는다(기업교육전문가 김찬배의 〈개인과 회사를 살리는 변화와 혁신의 원칙〉을 읽어라).

당신이 죽으면 당신 무덤에 "캬" 하고 가래침을 뱉을 사람들이 줄지어 있다는 것을 알기나 하는지 모르겠다. 이 개새끼들아, 부끄러운 줄 알아라(당신 아버지가 접대를 받느라 바쁘다면 그가 당신 아버지라도 부끄러워해라). 젊었을 때 세상을 더럽다고 욕하고 침 뱉던 당신은 도대체 어디로 사라져 버렸는가.

Metallica의 노래 중 〈The Unforgiven〉에서 이런 가사가 나온다.

…What I've felt 내가 느꼈던 모든 것들이
What I've known 내가 알았던 모든 것들이
never shined through in what I've shown 나의 행동 속에서는 전혀 나타나질 않았다니.
never free (나는) 전혀 자유롭지 않다
never me (나는) 전혀 내가 아니다
…He's battled constantly 그는 끊임없이 싸워 왔지만
This fight he cannot win 이길 수 없는 싸움.

A tired man they see no longer cares 지친 몸으로 이제는 싸움을 포기하고

The old man then prepares 그렇게 나이 든 채

to die regretfully 후회 속에 죽을 준비만 한다.

That old man here is me 그 늙은이가 바로 나….

나는 그렇게 살기 싫다. 내가 10대 20대에 제일 싫어한 사람들이 40대 50대의 꼰대(아저씨)들이었다. 내 눈에는 모두 위선자들로밖에 보이지 않았다. 이제는 내가 그 꼰대 계층에 속한다. 나는 내가 젊었을 때 혐오하였던 능글능글한 꼰대가 되고 싶지 않아 왔다. 내가 싫어했던 꼰대 모습이 싫어서인지 배가 조금만 나와도 여간 신경이 쓰이지 않는다. 나는 내가 20대에 좋아했던 것을 아직도 좋아하고 그때 싫어한 것들은 여전히 싫어한다.

이 글을 읽는 젊은이들에게 하고 싶은 말이 있다. 지금 네가 침 뱉는 대상이 미래의 너의 모습이 되지 않도록 살아가라. 젊었을 때 최루탄 가스를 맡아 가며 기성세대에 분노하였던 새끼들도, 4.19 세대들이건 6.29 선언 세대들이건 간에, 세월이 지나 40대, 50대가 되면 똑같이 똥개가 되어 버리기 일쑤니까 말이다. 그리고 그런 똥개 변신에는 그 어떤 학벌이나 학력도 백신 역할을 하지 않는다. 서울대, 연대, 고대 나왔다고, 고시에 합격하였다고 똥개가 안 되는 건 아니라는 말이다.

왜 그렇게 가증스럽게 변하는 것일까? 바로 돈 때문이다. 그러므로 젊었을 때부터 자신의 소비생활을 통제하고 몸값을 높여 나가라. 그 길만이 네가 지금 혐오하는 대상으로 변하지 않는 유일한 방법이다.

룸살롱 아가씨들에게 물어보라. 그곳에서 "제일 좆같이 행동하는 사람들"이 누구냐고. 이 사회에서 이른바 존경받는다는 직업들은 하나도 빠짐없이, 정말 하나도 빠짐없이, 다 나올 것이다. 하나 더 물어보아라. 그곳에서 제일 불

쌍하게 보이는 사람들이 누구냐고. 접대하는 사람들이라고 할 것이다.

좋은 자리에 있을 때 접대받는 것이 뭐가 나쁘냐고? 나무는 잘려 넘어져 있을 때가 그 크기를 가장 잘 잴 수 있는 법이다. 당신이 그 자리를 떠나면 개새끼도 당신을 쳐다보지 않는다.

세상은 요령껏 살아야 한다고? 향응을 받고 멀쩡한 사람을 불쌍하게 만드는 것이 당신 요령인가? 접대를 하는 입장에서 뒤돌아서면 무엇을 생각하겠는지 한번 생각해 보아라. 상대방이 고마운 마음에 하는 접대라고? 밥이나 얻어먹고 일찍 헤어져라. 상대방이, 아마도 그 아내와 가족까지도, 평생 고마워할 것이다.

내가 이해되지 않는 것: 부자가 된다는 것은 그 누구에게도 아쉬운 소리 하지 않고 살 수 있다는 뜻이다. 그런데도 재벌들이 정치인들에게 굽실거리며 돈 주는 이유가 도대체 뭔지 모르겠다. 돈을 더 벌려고?

`2022` **명함을 갖고 다니지 않은 지가 20여 년 된 것 같다. 그 누구에게도 나를 알려야 할 필요는 물론 접대해야 할 필요도 없고 그 누구에게서도 접대받을 이유도 없음에 나는 자유롭다.**

2022 아내들이여, 남편부터 변화시켜라

요즘 젊은 세대들이야 맞벌이가 흔하지만 나이 든 세대에서 아내는 집에서 살림을 하는 경우가 많다. 나이와 상관없이 별도의 직업을 갖고 있지 않은 전업주부들은 어떻게 해야 부자로 살 수 있을까. 투자 공부를 열심히 하면 부자가 될 수 있을까?

모든 것은 우선 남편에게 달려 있다. 제아무리 학벌이나 직장이나 직업이 좋아도 남편이 술 좋아하고 친구들과 어울리기 좋아하며 책을 읽는 것과는 담을 쌓았고 텔레비전 앞에 있기를 즐기며, 어쩌다 책을 읽어도 자신의 몸값을 올릴 수 있는 것과는 거리가 먼 내용이고 자기 생활과 시간을 스스로 통제하지 못하며 카드빚도 발생하는 상황이지만 남편 역시 부자 되기를 꿈꾸는 사람이라면 내가 해 줄 수 있는 말은 단 하나이다.

그 남편의 대갈통 속에 들어 있는 생각과 행동을 바꾸지 못할 것 같다면 가난한 생활과 일찍부터 친해지든지 아니면 일찌감치 헤어져라(내가 대갈통이라고 하는 이유는 그게 가족을 책임지려는 사내새끼의 머리통이라고는 도저히 생각되지 않기 때문이다). 빠르면 빠를수록 좋다. 애가 아직 없다면 더더욱 그렇다.

나는 여자들이 싹이 노란 남자들을 왜들 그렇게 끼고 사는지 모르겠다. 나는 내 딸들이 나중에 그런 남자를 만났음에도 불구하고 이른바 "그놈의 정 때문에" 헤어지지 못한다면 깍두기들(조폭)을 시켜서라도 그 남자 녀석을 사라지게 만들어야 하지 않을까 하는 상상도 할 정도다.

특히나 내가 도저히 이해가 되지 않는 것은, 남편이 대기업에 들어갔다고 해서 혹은 자격증이나 면허증 소지자라고 해서 혹은 전문직업인이나 기술자라고 해서 자기 부부의 삶은 평~생 안정될 것이라고 믿는 아내들의 아둔함이다. 이 세상이 경쟁사회라는 것을 뻔히 경험하였을 텐데도 일단 이 사회에 발을 들여놓고 자리를 잡으면 그 위치가 평~생 보장되는 것이므로 알뜰살뜰 절약하는 태도만 가진다면 살아가는 데 있어 큰 어려움은 없으려니 생각한다는 말이다. 특히 남편의 학벌이 비교적 괜찮고 직장도 번 듯하다면 더더욱 그렇게 믿는 경향이 강하다. 자기 계발이라는 것은 학벌이 신통치 않은 남편들이나 하는 것이고 내 남편은 학벌도 나쁘지 않고 직장도 좋으므로 별걱정 없다고 생각하는 것이다. 원 세상에나… 자기 남편 주위에 있는 경쟁자들이 모두 비슷한 사람들이라는 것을 좀 알아라. 그러다가 이런 저런 이유로 경제적 압박을 받기 시작하거나 남편이 직장을 그만두거나 아파트값이라도 크게 오르면 그때서야 정신을 버쩍 차리고는 일단은 돈을 벌어야겠다는 생각에 사로잡혀 부동산이나 주식에 관심을 갖는다.

솔직히 말해서 나에게 메일을 보내는 30대 후반 이후의 그런 주부들에게 나는 희망을 갖고 살라는 말도 하지 못한다. 당신 남편이 이 정글 속에서 무 능력하게 되어 버린 데에는 그들 책임도 있다고 믿기 때문이다.

젊은 아내들이여. 시댁이나 친정이 부자가 전혀 아니라면 내 말을 믿어 라. 부자로 살고 싶다면 남편이 적어도 30대 중반까지는 엄청난 노력을 하 면서 능력을 배가시켜야 한다. 결혼 전 학벌 따위는 몽땅 무시해라. 대학원 이고 나발이고 박사 학위고 나발이고 간에 당신 남편이 일하는 곳 주변에 있는 모든 사람들이 당신 남편과 비슷한 수준의 사람들임을 기억해라. 쉽 게 말해서 100명 모두 쟁쟁한 학벌 소유자일 때 당신 남편이 그들과 비슷한 학벌을 갖고 있다는 사실은 그 집단 내에서는 정말 개뿔도 아니라는 사실을 인식하라는 말이다. 게임은 학교를 마치고 나서부터 혹은 자격증이나 면허 증을 획득하고 나서부터 시작되는 것이다. 왜 이 사실을 모른다는 말인가.

하지만 아내로서 당신도 잘 살고 싶어 하면서도, 일에 미치고 자기 계발 에 몰두하는 남편에게 "그렇게 일이 좋으면 왜 나랑 결혼했어? 우리 기쁜 젊은 날이라는데 이 아까운 시간, 사랑할 시간도 없이 그렇게 노력해서 성공하면 뭐가 기쁘겠어? 나한테도 좀 관심을 좀 가져 줘."라고 계속 툴툴거리는 타입이라면 당신은 남편에게 두 마리 토끼를 잡아야 한다고 외치는 셈이라는 사실을 기억하라.

나는 신혼부부들에게 이런 충고를 하곤 했다.

"남자는 삼십 대 중반까지는 능력을 배가시켜야 한다. 그때까지는 아내가 남편을 홀로 내버려두어야 하는데 대개는 새콤달콤한 결혼 생활을 기대하기에 남편이 혼자 능력 개발에만 몰두하게 되면 부부가 같이 있는 시간도 얼마 안 되고 대화할 시간도 없으니 이게 사는 거냐고 바가지를 긁기 마련이다. 그러므로 어차피 애를 낳을 예정이라면 빨리 애를 하나 낳고 3년 정도 터울로 하나 더 낳는 것이 좋을 것이다. 그렇게 하면 적어도 5년 동안 아내는 아이 둘을 키우느라고 바쁠 것이다. 물론 그 기간 동안 남편은 아내에게 꽃이나 향수나 손수건이라도 종종 선물하고 생일이나 각종 기념일은 칼같이 챙기면서 카드도 자주 보내고 틈나는 대로 스킨십을 하면서 사랑의 확신을 심어 주어야 할 것이다."

이 방법은 아내가 직업을 갖지 않는 경우 유용한데 내가 사용한 방법도 그와 비슷하다.

젊은 아내들이여. 당신이 부자로 살고 싶다면, 아니 적어도 경제적으로 돈 걱정만큼은 안 하면서 살고 싶다면, 아이들에게 남들 하는 것만큼은 해 주고 싶다면, 신혼 초부터 바가지를 긁어야 하는 것은 남편의 나태함이고 안이함이며 게으름이다. 당신과 같이 있는 시간과 가족과 함께하는 시간을 늘리라는 요구가 아니라는 말이다. 무조건 공부를 시켜라. 당신 혼자 제아무리 새벽에 일어나 자기 계발과 주식, 부동산, 경매 등을 배운다 할지라도 남편이 변화하지 않고 남편의 도움 없이 아내 혼자서 돈을 만들기는 한국의 상황에서 쉬운 것이 아니다.

- 나는 남자는 일을 하고 여자는 살림을 맡는 것이 보편적인 사고방식이었던 시대를 살았던 사람이며, 위의 글은 내가 20여 년 전에 갖고 있었던 생각임을 염두에 두기 바란다.

- "남편이 변하여야 하는데 그럴 기미가 전혀 보이지 않으니 어찌하면 좋겠습니까"라는 내용의 메일들을 자주 받아 왔다. 내 대답은, 나도 모른다는 것.

- 남편 자신은 내가 제시한 바대로 살고자 하지만 아내의 소비 및 허영이 바뀌지 않는다고 호소하는 메일들도 종종 받는다. 이 역시 나의 대답은, 나도 모른다는 것.

2022 나는 평등주의가 싫다

지난번 대통령 선거에서 "모두가 평등하게 잘 사는 나라를 만들겠습니다" 라는 말을 들을 때마다 나는 딸들에게 "저건 완전 기만이다. 인류 역사 상 그 어떤 제도나 정치도 그런 나라는 만들지 못했다"라고 했다. "노동 자와 농민이 잘 사는 나라를 만들겠다"라고 권영길 후보가 외칠 때는 "나 는 저 양반이 당선되면 이민을 가겠다"고 가족과 친구들, 직원들에게까지 말하곤 했다. 진심이다. 나는 노동자와 농민이 게으르건 아니건 간에 모 두 평등하게 잘 사는 나라는 끔찍하게 싫다. 나는 열심히 노력하는 사람 만 잘 사는 나라가 좋다.

1789년 프랑스 대혁명 이후 나타난 바뵈프Gracchus Babeuf는 평민선언 Plebian Manifesto을 내걸고 "모두가 생산한 것을 다 같이 평등하게 똑같이 분배하자"고 외치면서 정부 전복을 기도하다 결국은 단두대에서 처형됐 다. 그가 내건 구호는 "태양은 모두에게 똑같이 비친다"는 것이었다. 어쩌 면 당신도 그의 사회주의적 구호가 아주 마음에 들 것이다. 하지만 나는 이렇게 생각한다. "태양은 모두에게 똑같이 비치지만, 그 빛 아래에서 씨 를 뿌리고 땀을 흘리지 않았으면서도 열매는 나누어 가져야 한다고 외친 다면 그건 강도나 거지이다."

노력은 멀리한 채 즐길 것 다 즐기고 쓸 것 다 쓰며 살아온 사람들이 가장 즐겨 쓰는 말이 무엇인지 아는가? 인간은 평등하게 살아야 한다는 것과, 부 자들은 위화감 조성하지 말라는 것과, 생존권을 보장하라는 말들이다.

1979년 마거릿 대처는 총리 취임사에서 "이제 사회주의와 인연을 끊 자"고 하면서 자신의 적을 사회주의라고 단언하였다. 더불어 "기회의 평 등은 보장돼야 하지만 결과의 평등을 필요 이상 추구하면 안 된다"고 강 조하였고, "노력과 재능으로 성공한 사람이 이 사회를 견인하는 원동력이다. 그런 사람들이 소득이 높다는 이유로 그들을 악덕처럼 매도해서는 안 된다"고 했다. 그녀의 주장에 물론 수많은 노조들이 "가진 자들을 편든다."는 이유로 물론 반대하였다. 어느 나라든지 가진 자들을 뗗게 보는 사람들은 있기 마련이니까 말이다.

삶의 결과가 평등하여야 함을 주장하는 사람들은 능력에 따른 연봉제나 구조조정을 끔찍이도 반대한다. 그리고 그들 대다수는 당연히 일 못하는 사람들이거나 경쟁 없이 편안히 일하고 싶은 사람들, 혹은 일 이외의 다른 것들로 출세하려는 사람들이다. 노조는 노조 자체의 집단적 성격이 약해지기 때문에 언제나 결사반대한다(**질문**: 노조 간부들 중에서 직장을 다니며 자기 몸값을 높이고자 외국어나 컴퓨터라도 열심히 공부한 사람이 있거나 일에 있어서 장인의 경지에 오른 사람이 있다면, 특히 민주노총이나 한국노총의 간부들 중에 그런 사람이 있다면, 내게 소개 좀 하여다오).

나도 봉급생활을 해 본 적이 있다. 그 당시 나는 정말 열심히 일하였는데, 성이 유 씨였던 부장이 내게 "열심히 하는 것은 좋은데 그런다고 월급을 더 받는 것은 아니다"라고 말하였다. 그 말을 곰곰이 생각하다가 6개월 만에 그 아부 잘하던 부장과 싸운 뒤 회사를 그만두었다. 열심히 일해도 그에 대한 보상이 늘어나지 않고 아부에 능하여야 한다면 도대체 그런 일을 내가 왜 하여야 하는지 이유를 찾지 못했기 때문이다.

저임금 시대에는 근로자의 최저생활보장을 위해서라도 동일임금 제도가 필요하였지만 고임금 시대인 지금은 당연히 생산성이 높은 사람에게 더 많은 대가를 지불하고 그렇지 않은 사람에게는 적게 지불하는 시스템이 될 수밖에 없다. 평등이란 있을 수 없다. 당신이 만일 부자로 잘살고 싶다면 이제 삶의 결과까지 평등하여야 한다는 생각은 버려라. 당신이 부자가 되는 길은 연공서열이나 균등 임금제에 있는 것이 아니라 능력별 연봉제에 있으니까 말이다. 물론 당신이 노력한다는 조건이 따른다.

나는 육신이 멀쩡한 노숙자들을 돕는 어떤 활동도 싫어한다. 일말의 동정심도 없다. 일거리가 없다고? 천만의 말씀이다. 돈 많이 받고 편안한 일자리가 없을 뿐이다. 3D 업종에서 일하는 외국인 근로자가 수십만 명인 상황 아닌가. 그럼에도 불구하고 기자들은 휴머니즘 가득한 눈길로 그들을 이 경쟁 사회의 희생자라고 말한다. 정말 골 때린다. 절대 그들을 굶겨 죽여야 한다는 말은 하지 않는다. 도대체 돈 많이 받고 편안한 일만 찾는 놈들을 이 사회가 돌보아 주어야 하는 이유가 무엇이란 말인가.

"태양과 달이 아무리 찬란하게 빛을 비추어도 엎어 놓은 항아리 속을 밝게 하지는 못한다."—강태공이 한 말이다.

물론 경쟁에서 탈락한 사회적 약자들을 배려하는 관심과 정책은 당연히 필요하다. 하지만 게으름이나 나태함으로 인하여 약자가 된 처지라면 그에 대한 징벌은 당연히 스스로 짊어져야 하는 것 아닌가. 평등은 기회의 평등이 되어야 한다. 결과의 불평등을 인정하고 소득격차를 당연히 받아들이는 사회가 건강한 사회라는 것을 알아라. 기회의 평등에 대한 말이 나올 때 하는 반박 중 하나는, 부잣집 자녀로 태어나 비싼 과외 받아 가며 일류 대학도 들어가고 해외유학도 다녀와 출세한 경우와 가난한 집 자녀로 태어나 그런 혜택을 받지 못하여 사회 밑바닥에 있게 된 경우를 어떻게 기회의 평등이라고 말할 수 있겠느냐는 것이다.

내 생각은 이렇다. 첫째, 모든 부잣집 자녀들이 일류 대학에 들어가는 것은 아니다. 과외를 아무리 시킨다고 해도 스스로 열심히 공부한 자녀들만 일류 대학에 들어간다. 둘째, 가난한 집 자녀들 모두가 일류 대학에 들어가지 못하는 것도 아니다. 죽어라고 열심히 공부한 아이들은 과외를 받지 않아도 들어간다. 셋째, 좋은 학벌도 없는 가난한 집 자녀가 학벌이 좋은 부잣집 자녀와 똑같은 방식으로 기회를 찾고자 한다는 것은 정말 어리석다. 어느 나라에서건 기득권 사회는 학벌로 그 문이 열리는 사회인데 왜 그 문 앞에서 서성거리냐는 말이다. 기회는 다른 곳에 있다. 그리고 그 다른 기회를 찾느냐 못 찾느냐의 문제는 순전히 자기 자신의 생각에 의해 결정되는 모두에게 평등하게 주어진 문제이다.

이런 반박도 있다. 부잣집 자녀는 사회에서 출발할 때 이미 부모의 경제적 사회적 보조를 받는다. 가난한 집 자녀는 그런 것이 없다. 이게 무슨 기회의 평등이란 말이냐.

내 대답: 맞다. 그러니까 자신의 분수를 알고 남들 놀 때 놀지 말고 남들 잘 때 자지 말고 노력하라고 하지 않았는가. 자신의 처지는 가난한 집 자녀인데 노는 것은 부잣집 자녀처럼 놀려고 한다면 자신의 노력과는 상관없이 결과의 평등을 신봉하는 것이다. 부자는 가난한 환경에서 더 많이 배출되어 왔다는 것도 알지 않는가.

한 가지 당신이 모르는 사실을 알려 주마. 재벌 가문이 아닌 이상 웬만한 부잣집 재산은 그 부모가 나이가 들면 자녀들에게 재산이 쪼개지게 된다. 상속세나 증여세도 웬만큼은 내게 된다. 결국 자녀 1인당 재산 규모는 줄어들기 마련이지만 궁핍을 모르고 자랐기에 쉽게 돈을 쓴다. 그 결과 그 부잣집 자녀들이 40대 초반이 되면 과반수 이상이 돈에 쪼들리는 생활을 한다. 당신 노력 여하에 따라 상황은 얼마든지 바뀌게 된다는 말이다. 이것은 내가 살아오면서 직접 목격하여 온 사실이다.

아래 그림들은 앵거스 매과이어라는 아티스트가 IISC 및 CSS와 협업하며 그린 것으로 무료사용허가가 되어 있다. (Angus Maguire: http://madewithangus.com IISC: Interaction Institute for Social Change, CSS: Center for Story-based Strategy)

매과이어는 Equality평등, Equity공평, 경기장 벽이 없는 Liberation해방(종종 Justice 정의로 표기되기도 한다)이라는 세 그림을 제시하고 네 번째 칸은 사람들이 직접 채울 수 있도록 하였다.

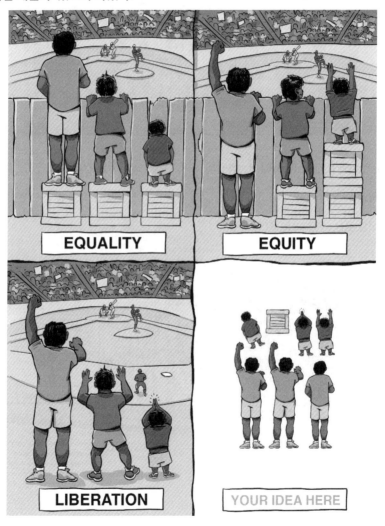

다음 그림은 그렇게 추가된 그림들을 내가 늘어놓은 것들이다.

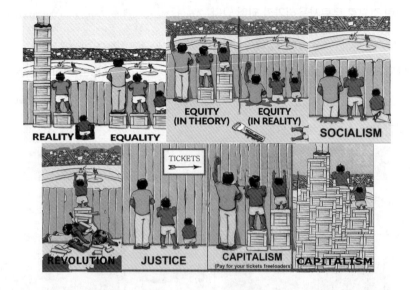

Justice와 Capitalism에서 "티켓을 사서 구경하라" 하는 것이 재치 있다. 아래 그림은 임상심리사 데이비드 머피David Murphy가 5번째 그림을 붙인 것인데 이론적으로는 가장 이상적이다.

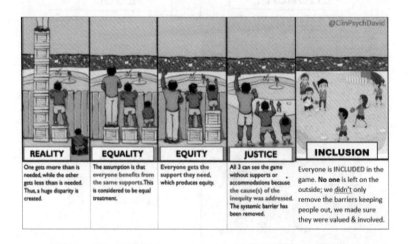

장애인을 위한 Equity 그림도 있고, 키는 비슷하지만 땅 높이가 서로 다른 경우에서의 Equity를 보여 주는 그림도 있으며, 자전거 그림은 선천적으로 우리가 서로 다름을 일깨워 주면서 개개인의 특성에 맞는 자전거를 타는 것이 Equity 임을 보여 준다.

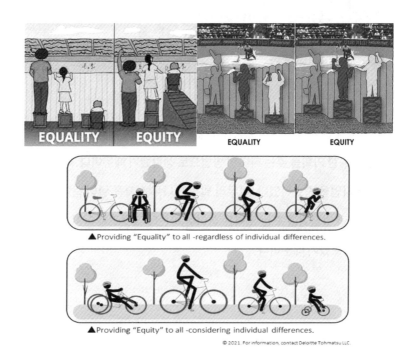

정의 실현의 길을 보여 주는 그림들도 있는데 아래 첫 번째 그림은 잘못된 정의 실현을 비꼬는 것이며, 과일나무가 쓰러지지 않게 부목으로 받쳐 놓은 그림은 우리가 미처 생각하지 못한 부분을 일깨워 준다. 작가 미상의 Hell Joseon도 의미심장하다.

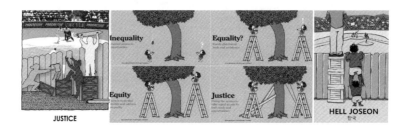

아래 그림은 서경희(@kheees) 님이 덧붙인 그림들이다.

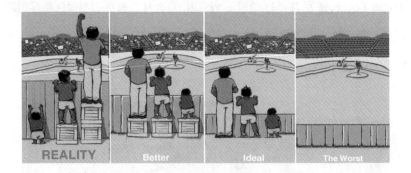

나는 꽤 오랫동안 저소득층 중고생들에게 학원비를 지원해 주는 사업을 하였는데, 공평Equity한 기회를 주는 하나의 방법으로 생각했기 때문이다. 하지만 2021년 초에 그 사업을 종료하였다. 아무리 발밑에 나무 상자를 넣어 준다고 해도 벽 너머를 보려면 발꿈치를 드는 노력은 하여야 하는데 그것조차 하지 않는 학생들을 너무 많이 보았기 때문이다.

나의 아버지는 북한이 고향인 의사로서 6.25 때 남하하였다. 나는 공군에 입대한 당일, 신원조사가 끝나지 않았다는 이유로 아버지의 원적原籍 때문에 귀향 조치를 당하기도 했다. 지금도 북한에는 얼굴도 모르고 생사도 모르는 형들과 누나들이 있지만 남한에서는 내가 나이 어린 장남이었고 친척도 없었다.

살림집이 딸려 있던 병원에는 의사 3, 4명과 간호사 7, 8명이 있었고, 코흘리개 시절부터 나의 놀이터는 골목이나 운동장이 아니라 병원 대합실과 치료실(칸막이가 없었다)이었다. 1960년대 국민학교 시절까지는 "비교적" 잘 살았던 것 같으나 의사라는 직업을 부자가 되는 도구로는 사용하지 않았던 아버지였기에 절대로 부자는 아니었다. 그나마 초등학교 시절에 이미 아버지가 엄청난 사기를 당하면서 집안은 재판에 휘말렸고 빨간색 압류 딱지가 은수저에까지 세 번 붙더니 중3 때, 말 그대로 길거리로 내쫓겼는데 가재도구가 손수레 하나도 안 되었다. 우리 집은 그렇게 몰락하였고 나는 환갑이 다 된 아버지의 눈물과 한숨을 처음으로 보았다.

왕진 가방마저 압류당했던 연로한 아버지는 약간의 정치적 연줄을 갖고 있던 덕분에 무의촌 보건소장이 되었으나 결국 심장마비로 돌아가시고 월세방 한 칸과 빚만 남았다. 구멍가게를 하면 가장이 세상을 떠나도 유가족이 생계를 꾸려 갈 수 있으나 전문직인 경우는 전혀 그렇지 않다. 우리 가족은 빚까지 있었으니 정말 쩔쩔맸다(어릴 때 있었던 그 파산의 영향으로 나는 현금 20억 원을 모을 때까지 돈을 쓰지 않았는데 그 어떤 일이 닥치더라도 비를 피할 수 있는 튼튼한 우산을 갖고 싶었기 때문이다).

자식들에게 아무것도 남기지 않은 아버지를 나는 철없던 시절, 원망도 많이 하였지만 세상을 살면서 생각이 바뀌었다. 어릴 때 받은 가르침 때문이다. 나는 아버지가 망치를 가져오라고 했을 때 망치만 가져가면 꾸중을 들었다. 뭘 하시려는지 눈으로 보고 못까지 크기별로 챙겨 가야 했다. 담배를 사 오라고 하여 담배를 사다 드리면 야단을 맞았다. 재떨이와 성냥, 물까지 준비해야 한다는 것이었다. 어느 겨울 그렇게 모든 것을 준비하여 갖다드렸음에도 아버지는 혀를 쯧쯧 찼다. 영문을 모르는 내게 떨어진 말, "사내새끼가 머리가 그것밖에 안 돌아가면 어디에 쓰겠냐. 담배를 피면 연기가 나오지?" 창문을 조금 열어 놓으라는 뜻이었다.

한번은 무릎에 상처가 났는데 머큐로크롬을 직접 발라 보라는 것이었다. 아버지는 내가 대강 바르는 것을 보더니 "사내새끼가 약 바르는 것을 수없이 보았을 텐데 눈뜬장님이었네"라고 꾸중하였다. 그리고 간호사를 한 명 부르더니 약을 발라 주라고 하였다. 치료가 끝나고 나가려는데 아버지가 "뭘 보았느냐"고 물었다. 나는 대답을 못 했기에 야단을 또 맞았고 또다시 약이 발라졌다. 비로소 나는 약솜이 상처 위에 놓인 뒤 원을 그리며 밖으로 나감을 알았다. 그래야 세균에 감염되지 않는다는 것이었지만, 그때 나는 고작 예닐곱 살이었다. 그런 교육이 초등학교 저학년 시절에 수없이 이루어졌다. 아버지가 내게 심어 주려고 한 것이 어떤 일 전체의 뼈대를 보는 능력이었고 일을 하는 데 있어서의 세부적인 것을 놓치지 않는 방법론이었음을 깨닫게 된 것은 내가 이 세상을 홀로 살아가기 시작하면서부터였다. 내가 남들보다 일을 더 잘한다는 것을 알았던 것이다.

어린 시절, 나는 장난이 매우 심했다. 초등학교 시절, 한번은 카바이트 불이 신기해서 1리터짜리 링거 병에 카바이트를 담아 놓고 불을 붙였다가 "뻥" 하는 소리를 내며 고무마개가 튀어 나가면서 폭발을 일으킨 적도 있었다. 링거 병 속의 굵은 유리관을 카바이트 가스 토출관으로 사용하는 바람에 불길이 병 안으로 역류되어 일어난 폭발이었다. 원래 카바이트 가스 토출구는 바늘구멍 크기가 되어야 하는데도 나는 토출관이 굵으면 불꽃도 엄청 클 것으로 믿었던 것이다.

또 한번은 병에 실을 감고 석유를 실 위에 뿌리고 불을 붙인 뒤 뜨거워졌을 때 찬물에 넣으면 병이 쩍 갈라지는 것이 재미있어서 몇 차례 장난을 치다가 석유 대신 라이터 기름을 뿌린 것이 원인이 되어 집에 불을 냈었다. 흰색 양잿물 덩어리를 박하사탕인 줄로 알고 먹었다가 위를 세척하는 등의 소동이 일어난 적도 있다. 암실 문을 열어 놓은 채로 엑스레이 필름통을 여는 바람에 필름을 못 쓰게 만든 적도 있었는데, 엑스레이 담당자는 기계 고장으로 알고 난리를 쳤다. 중학 1년 당시에는 딱총 화약을 전부 까서 가루로 만들기 위해 두 손으로 비비다가 마찰열 때문에 화약이 폭발하여 그만 열 손가락 모두에 화상을 입은 적도 있다. 내가 어릴 때 저지른 장난은 끝이 없다(지금도 나는 종종 가족들에게 장난을 친다).

자상함은 전혀 없던 아버지였지만 신기하게도 내가 저지른 장난에는 결코 야단을 치지 않았다. 그저 "다시는 그런 짓을 하지 말라"고 말씀하시는 정도였다. 그러나 내가 같은 장난을 또 하면 엄청난 꾸중을 들었다. 자식들에게 매를 드는 분은 아니었으나 당신이 하나를 말하면 내가 열을 알기를 바랐기에 아버지는 어린 나에게는 두렵기도 했다. 언제나 나를 가르칠 때마다 빠지지 않은 서두는 "사내새끼가…"였다. 지금도 내 귀에는 아버지의 강한 북한 사투리가 생생하다. "사내새끼가 머리가 그것밖에 안 돌아가면 어디에 쓰겠냐?"

아버지와 대화다운 대화는 나눠 보지 못하였다. 워낙 성격이 무뚝뚝하기도 하였지만 대화라는 것을 하기에는 내가 너무 어렸고 아버지는 너무 연로하였다.

초등학교 시절, 나는 "땡이"가 등장하는 만화를 대단히 좋아했으며 어른들이 물었을 때의 꿈은 과학자가 되는 것이었다. 지긋지긋하게 과외에 매달렸지만 일류 중학교 입시에서 낙방한 뒤 중간 정도의 중학교에 들어갔고 동계진학으로 같은 고교까지 가게 된다. 중고교 시절 내내 나는 공부를 등한시하였지만 아버지에게서 야단 한 번 맞지 않았다. 고등학교에서 문과와 이과로 나누어질 때 어느 것이 좋겠냐고 여쭙자 답변은 그저 "기술자가 되라"는 것뿐이었다. 기술자만이 세상이 바뀌어도 살아남는다는 것이었고 의사도 기술자라는 것이었다. 영화 〈쉰들러 리스트〉에서 독일 나치군이 유대인 기술자들은 살려 주는 장면을 보았을 때 나는 아버지가 생각났다.

아버지가 내게 해 준 또 다른 말은 "돈을 벌려고 의사나 변호사가 되면 안 된다"는 것이었다(지금의 내 생각과 일치하지는 않는다). 실제로 아버지는 자신이 의사이면서도 다른 의사들(그중에는 내 친구의 아버지도 있었다)을 "의새"라고 부르고 변호사를 "변호새"라고 부르곤 했는데 여기서 "새"는 새끼의 준말이었다. 같은 의사였던 내 친구의 아버지가 병원 건물을 수리하고 간판을 네온사인으로 달고 대기실을 화려하게 만든 것을 보고 내가 아버지에게 우리는 왜 그렇게 안 하느냐고 물었을 때 아버지는 "병원은 환자를 치료하는 곳이지 여관이 아니다"라고 하면서 병원이 화려하면 결국 환자들에게 손해가 된다는 것을 내게 가르쳤다.

의사라는 직업을 돈 버는 것과는 거리가 먼 것으로 생각하였기 때문인지 아버지는 별도의 돈 버는 사업에 관심이 많았다. 그래서 수술할 때 조명 역할을 하는 무영등을 제조하여 다른 병원들에 판매하기도 하였고 간척지 사업을 하기도 했다. 하지만 내가 기억하기로는 성공한 것은 별로 없었던 것 같고 사기만 잔뜩 당할 뿐이었다.

아버지가 또 내게 해 준 말은 "많이 배워 높은 사람이 되었을 때 세상이 바뀌면 죽는다"는 것이었다. 일제시대, 공산 치하, 6.25, 4.19, 5.16 등을 거치며 세상이 여러 번 뒤집히는 것을 체험하면서 고위관리들이 고초를 겪는 것을 보고 내리신 결론이었다. 그래서인지 공부 열심히 하여 높은 사람이 되라는 말은 한 번도 듣지 못했다. 재판에 휘말리며 고생을 하였지만 검사나 변호사가 되라는 말도 없었고 단 한 번도 당신의 직업인 의사가 되라는 말도 하지 않았다. 그저 내가 아주 어릴 때부터 병원 대합실에서 노는 것을 허락하고 수많은 수술 장면들을 보여 주었을 뿐인데 "의사가 뭘 하는지 잘 보아라" 정도였지, 단 한 번도 내게 느낌 같은 것도 묻지 않았다.

지금 생각해 보면 중학교 2학년이었던 나에게 출산 장면을 보여 주거나 수술 도중 환자의 창자에서 꿈틀대는 기생충들을 보여 준 것, 고등학교 1학년이었던 내게 음독자살을 시도하여 혼수상태에 빠진 아름다운 20세 처녀의 음부에 도뇨관을 끼워 넣는 장면이나 물에 퉁퉁 불어 반쯤 썩은 시체의 배 속을 보여 준 것 등등은 좀 심했다 싶지만 아마도 인간 육체의 실상을 빨리 직시하라는 뜻이 강하였으려니 생각한다. 심지어 성병에 걸려 절단한 성기를 포르말린 병에 집어넣고 내게 구경시키며 성교육을 시킨 사람도 아버지였고, 매독균이 최장 10년 이상 잠복기를 갖는다는 것을 가르쳐 주신 분도 아버지였다.

하지만 병원 놀이터에서 육체의 실상만 알게 된 것은 아니었다. 나는 60년대 그곳에서 학교에서 배운 많은 것들이 "쌩 구라"라는 것도 알게 되었다.

초등학교 교과서에서, 늙은 할머니가 길을 안전하게 건너가도록 도와주는 민중의 지팡이로 묘사된 경찰은 교통사고를 당해 피를 흘리는 환자를 병원에 데리고 왔지만 돈 봉투를 받지 못하면 다른 병원으로 데려가는 모습도 내게 보여 주었다. 교사들은 지극히 고마운 분들로 교과서에는 묘사되어 있으나 육성회 회장이던 아버지에게 찾아온 그들의 모습은 전혀 딴판이었다. 무관의 제왕으로 교과서에 나오던 기자들은 병원에서 환자 한 명이 죽으면 벌 떼 같이 모여들어 돈 봉투를 받아 가던 사람들이기도 하였다. 법과 정의를 지킨다는 검사와 변호사와 판사들을 어머니나 아버지가 재판 문제로 만나러 갈 때는 언제나 그 명칭 뒤에 "새끼"라는 수식어가 붙어 있었고 보자기에는 현금 다발이 가득 담겨 있었다. 미국 유학을 마치고 온 의사 부부 중 여의사는 내가 보기에는 너무나도 아름다운 여인이었음에도 불구하고 남편 의사는 자신의 신분과는 전혀 맞지 않는 여자와 외도를 하고 이혼을 하였다. 키스는 아름다운 사랑의 표식이라지만 키스하면서 남자에게 혀를 물려 잘린 혀를 들고 입 주변에 온통 피를 흘리며 온 창녀도 있었다.

아버지는 나이 어린 나에게 이러한 인간의 짓거리들을 직·간접적으로 모조리 보여 주었다. 돌이켜 보면 이런 모든 것들을 초등학교 시절에 보면서 나는 삶의 더러운 실상과 인간의 사랑과 증오마저도 조금은 엿보았던 것 같다. 벽에 난 구멍을 통해 옆방에서 일어나는 일들을 실제로 엿보았던 주인공이 바로 그런 내용을 상상하여 소설로 발표한 소설가에게 "당신의 소설은 실상과 다르다"고 면박을 주는 앙리 바르뷔스의 소설 〈지옥〉은 그래서 내게 각별한 의미가 있었다.

배뱅이굿을 즐겨 들었던 아버지는 돌아가신 할아버지가 생전에 부탁을 하였었는지 제사를 지내기는 하면서도 내게는 그 의미를 축소시켜 "나 죽으면 이런 짓 절대 하지 말라"고 강요하였다. 급한 환자가 오면 제사를 완전 취소하기도 하고 다른 날 지내기도 했으며 술 대신 사이다를 사용하기도 하였고 제사상에 음식을 올려놓는 원칙조차 "편한 대로 하면 되지 무슨 격식이냐"고 하였던 분이다. 격식을 싫어하였던 아버지의 영향으로 나는 사업을 하면서 단 한 번도, 정말 단 한 번도 시무식이니 종무식이니 개업식이니 하는 것을 해 본 적이 없으며 제사도 지내지 않는다.

"쌀밥을 먹으면 비타민이 부족하다"고 아버지가 내게 어릴 때부터 하루에 한 알 강제로 먹였던 비타민 삐콤을 아직도 내가 매일 아침 한 알씩 먹듯이(지금은 '삐콤씨'이다) 나는 아직도 아버지의 영향력 아래에 있다.

2022

• 아버지가 내게 가르쳐 준 것은 전체를 보는 능력이 아닐까 생각한다. 전체를 본다는 것은 무슨 뜻일까? 예를 들어 보자. 나는 주변의 젊은이들이 창고형 할인 매장 같은 곳에 입사하려는 경우 이런 말을 들려준다. 창고형 할인 매장들의 영업 구조를 한번 살펴보자. 매장 건립비는 각 경쟁사들마다 엇비슷하다. 제조업체에서 구입하는 가격도 도토리 키 재기이다. 그런데도 싸게 팔아야 살아남는다.

그렇다면 줄일 수 있는 부분은 어느 부분일까? 인건비이고 현금 유동성을 늘려야 하므로 가능한 한 최장 기한의 어음을 주는 것이 유리하다. 너무나 뻔한 게임이다.

먹는 샘물이라는 이름으로 생수 시판이 허용되었을 때 당시 거래하던 회사에서 서울서 먼 곳에 생수 공장을 지었다. 나와 직접적인 관계는 없는 품목이었지만 그 회사에서 내 의견을 물었을 때 내 의견은 아주 부정적이었다. 어느 업체나 생수 공장 시설에 투여되는 비용은 비슷하다. 생수의 포장 용기 가격 역시 대동소이하다.

문제는 인건비와 운송비이다. 서울에서 먼 공장은 수질에 어떤 특별한 이미지가 형성되어 있지 않는 한 경쟁력을 갖출 수가 없다. 인건비를 줄이다 못해 결국 얼마 전 이 업체는 다른 회사에 생수 사업을 팔았다. 외국에서 생수를 들여오는 경우 역시 인건비와 운송비에서 경쟁력을 갖추기가 어렵기 때문에 비싸게 팔 수밖에 없고 인건비는 박하게 줄 수밖에 없다.

- 20대 이전부터 사람들과 일을 하면서 나는 그들과 엄청나게 부딪쳐 왔다. 내가 어떻게 부딪쳐 왔는지를 화장실 청소에 비유하여 보자. 당신은 아마도 화장실 청소라는 것이 뭐 그리 힘들겠는가라고 생각할 것이다. 변기를 깨끗이 닦고 바닥의 물기를 청소하고 휴지통을 비우고 휴지를 점검하며 거울을 반짝반짝 닦고 물이 제대로 나오는지 확인하고 환풍기가 제대로 작동되는지 체크하고… 뭐 그 정도 아니겠는가.

누구나 다 할 수 있는 일이라고? 그런데 왜 수많은 대형 고급 건물들의 화장실에 가 보면 화장실 점검표가 복잡하게 붙어 있는 것일까? 뭔가 잘 진행되지 않는다는 뜻 아니겠는가. 일을 할 때 전체의 부분부분을 꼼꼼하게 확인하는 능력은 매우 중요하다. 어떤 일의 끝단에 있는 사람들이 잘 진행하려니 생각만 하는 관리자가 많으면 붕괴사고가 발생하기 마련이다. 전체를 제대로 파악하는 능력을 가져라.

- 나는 심장마비로 돌아가신 아버지보다 현재 한참 더 오래 살고 있는 중인데 몇 년 전부터 세상 떠날 준비를 하여 왔다. 그래서인지 Eminem의 〈When I'm gone〉을 운전 중에 종종 듣는데 2Pac이 함께 부른 것도 좋아한다.

부동산 중개업이란 물건을 사려는 사람과 팔고자 하는 사람을 연결시키는 것이고 이 두 사람 각각의 중개인을 업계에서는 A, B라는 말로 표현한다. 공인중개사가 A, B 모두의 역할을 하게 되면 복비를 양쪽에서 모두 받으므로 운이 좋은 경우에 해당된다.

대부분 A, B 어느 한쪽의 역할을 하기 때문에 다른 중개업자들과의 정보 교환은 필수적이다. 당신이 공인중개사 자격증을 획득하여 가게를 열었을 때 인근에 있던 기존 중개업소들에서 당신과 즐거운 마음으로 정보 교환을 할 것으로 생각한다면 정말 당신은 세상 고생 좀 더 해 봐야 될 사람이다.

기존 중개업소들은 대부분 그들의 점포 중 하나를 당신이 막대한 권리금을 주고 샀을 경우에만 정보를 교환한다. 당신이 뭐 이쁘다고 그냥 친절하게 정보 교환을 한다는 말이냐. 권리금은 지역에 따라 다르지만 당신이 짐작하는 금액 이상이 될 것이다. 그렇기 때문에 당신이 들어갈 곳은 오로지 새로 생길 신도시, 즉 기존 점포가 없었던 곳일 확률이 대단히 높고 점포 마련하는 데 상당한 돈이 필요할 것이다. 일부(?) 부자 공인중개사들은 다음과 같은 방법으로 돈을 벌어 왔다.

1. 구매자에게 판매자가 실제로 부른 가격보다 더 높은 가격으로 구입하게 한 뒤 차액을 갖는다.
2. 구매자에게 자기도 투자하겠다고 하면서 실제로는 구매자에게 된통 바가지를 씌우고 자기는 아주 조금만 투자하지만 등기 서류에서는 상당한 지분을 갖는다.
3. 엉터리 분양 대행을 하면서 건설사로부터 플러스 알파를 듬뿍 받는다.
4. 미등기 전매.

5. 특정 지역의 특정 물건 소유자가 주변 중개업소들과 단체 단합을 하여 가격을 올리는 경우가 종종 있는데 이런 게임에 참여하고 뒷돈을 받는다(오피스텔 몇 동 정도의 가격을 뒤에서 조정하는 것은 큰손들에게 어려운 일이 아니라는 것을 알아라).

6. 지역 개발 정보를 상세히 알게 되어 선투자하여 세월을 기다린 뒤 열매를 얻는다.

자세한 내용은 나중에 밝히겠지만, 당신이 공인중개사 자격증을 취득하고자 만사 제쳐 두고 있다면, 그 자격증을 갖고서도 활용하지 못하는 사람들이 수만 명에 달하는 내막을 좀 더 알아 두어야 할 것이다(나는 부자가 되려면 부동산에 대해 공부하는 것이 좋다는 말은 했었어도 공인중개사가 되라는 말은 한 적이 없는데 왜들 그렇게 그 자격증을 따려고 만사를 제쳐 두는지 이해가 가지 않는다).

2022 공인중개사들이 사용하는 부동산 계약서 양식을—공인중개사협회에서 만들어 놓은 것 같은데—나는 전혀 신뢰하지 않는다. 그저 계약이 빨리 성사되게 하여 수수료나 받아먹으려고 하는 얄팍한 마음에서 작성된 것이 무슨 계약서로서의 가치를 갖고 있겠는가? 임대차 계약에서는 전혀 언급이 되어 있지 않아 나중에 임대인과 임차인이 싸우는 경우들이 하나둘이 아니라는 것을 알고 있음에도 불구하고, 그런 갈등을 미리 차단할 내용들을 특약조항에 넣지 않고 단순한 계약조항들로 끝내는 공인중개사들을 나는 정말 한심한 연놈들로 매도한다. 임차인을 보호하고자 원상복구의 대상이 무엇이고 책임한계가 어디까지인지 미리 현장 사진이라도 찍어서 임차인에게 넘겨주는 중개사가 단 한 명이라도 있을까? 건축법상 용도변경이 되고 안 되고를 파악하는 것도 중개사들의 몫인데 그쪽에 대해 수박 겉핥기 지식만 갖고 있는 자들도 부지기수이다(당신이 임차인 혹은 구매자인 경우, 용도변경이 안 되는 경우 계약을 위약벌금 없이 무효화하며 중개사는 지급받은 수수료의 두 배를 배상한다는 조항을 넣어라).

최첨단보다는 로우테크Low Tech 분야가 부자가 될 가능성이 높다는 것이 내 생각이다. 여기서 로우테크라는 것은 사무실이나 연구실보다는 현장에서 더 뛰어야 하는 분야들을 의미한다.

하이테크는 경쟁자가 너무 많고 투자비용도 많이 들어서 대기업의 부품화가 되기 십상이고 들어갈 만한 회사들 숫자도 얼마 되지 않는다.

로우테크는 경쟁자가 많기는 하여도, 이론까지 겸비하고 최신 동향까지 파악할 수 있는 공대 출신자들은 뜻밖에도 그 분야에 적다. 공대 출신자가 충분히 경쟁할 수 있다는 뜻이다. 그러므로 아날로그 분야에도 관심을 가져라.

공대 출신자가 넥타이 매고 앉아 있으려고 하는 순간 그의 앞날은 어두워진다는 것도 알아 두어라.

2022

- 내가 경험적으로 접해 본 공대 출신자들은 크게 두 부류로 나뉜다. 하나는 원래 취미나 관심도 별로 없었는데 어쩌다 보니 공대에 들어갔고 졸업 후에는 그럭저럭 관련 회사에 들어가 회사에서 시키는 일들을 하여 온 사람이고, 다른 하나는 어쩌다 보니 혹은 취미가 있어서 공대에 들어갔으나 호기심이 왕성하여 학점하고 상관없이 용돈 써 가면서, 전자공학을 예로 든다면 아두이노, PLC 등등을 스스로 배웠고, 건축과를 예로 든다면 방학 때 건축공사장에서 막일을 하면서 현장지식을 익혔고, 졸업 후 취직 후에도 회사에서 시키지 않는 분야까지 알고 싶어서 구글링을 열심히 하며 살아온 사람이다. 내가 깔보는 사람들은 첫 번째 부류이다. 나는 그들이 일류 대학 출신이건 박사학위고 나발이고 무슨 학위와 경력을 갖고 있건 간에 대부분 장기판의 '졸'로 본

다. 그들은 대기업에 남아 있는 게 좋으며 사업가가 될 생각은 조금도 하여서는 안 된다.

• 여러 분야에서 AS 업무를 하는 사람들에게 하고 싶은 말이 있다. 공부들 좀 해라. 예를 들어 엘리베이터나 차량 리프트 같은 경우 언제 고장 신고가 들어올지 모르므로 당직근무를 하여야 하고 당직근무 중 사고 신고가 들어오면 출동까지 하여야 하는데 기기 전체의 작동 원리를 정확히 모르는 선무당인 경우가 태반이므로 현장에서 헤매게 된다. 그렇지만 자기 실력의 부족함을 보완하려고 하는 게 아니라 힘들다고, 워라밸 얘기하면서 그만둔다.
소방의 경우에는 관련 법부터 꿰뚫고 화재안전기준들도 훤히 알고 있어야 하며 전기와 기계 모두 알아야 하고 인터넷으로 배울 수 있는 것들이 널려 있는데도 아마추어가 태반이다. 심지어 소방에서 최고 지위로 치는 소방시설관리사들 10명 중 9명은 점검을 하는 것만 알고 관리와 유지는 모른다(뭐가 작동이 안 되는지는 찾아내지만 그게 왜 작동이 안 되며 어떻게 고쳐야 하는지는 모른다는 뜻이다). **전자제품 AS의 경우, 교육을 받은 제품 이외에는 잘 모른다.**
건물을 관리하는 사람들(전기팀, 시설팀 등등)도 공부들 좀 해라. 매뉴얼에 따라 교체하고 그러는 게 무슨 기술이냐. 고장이 왜 나는지, 고장을 방지하려면 어떻게 해야 하는지, 대체 부품은 무엇이 있는지 등을 공부하고 실력을 쌓아야 할 것 아닌가. 일반적인 아줌마, 아저씨 보다는 많이 알고 있겠지만 그 수준으로 전문가 행세를 하면 안 된다. 무엇인가 고장이 나면 외부 전문업체를 부르면 된다고? 그렇게 외부 전문가를 부르는 일은 중학생도 할 수 있고 경리직원도 할 수 있는 것 아닌가?

• 나는 거의 모든 자동차들을 스캔할 수 있는 오텔Autel 진단기를 갖고 있는데

왜 갖고 있는가 하면 이른바 정비사들이 종종 이상한 소리들을 하기 때문이다. 진단기에서 모듈이 이상하다고 나와서 모듈을 바꾸고 고쳤다고 생각한다면 그게 정비사냐? 모듈이 왜 에러가 나는지 파고들어야 하는데 그걸 안 하는 이유가 뭘까? 시간이 없다고? 게임 할 시간은 있고?

`2022` 심청이는 효녀가 아니었다

참고로, 이 글은 2011년 9월 14일에 세이노의 가르침 카페에 올렸던 글이다.
초등학교 교과서에 "심청이는 효녀인가?"라는 토론 학습이 예전에 있었다(지금도 있는지는 모르겠다). 어떤 사실에 대해 상반된 시각이 존재함을 초등 꼬맹이들에게 가르쳐 주고자 하는 의도로 삽입된 내용인 것 같은데 성인들에게도 쓸모는 있다.

심청은 효녀가 아니라는 시각에서 주장되는 내용들은 심청은 자신의 목숨을 바쳐 아버지의 눈이 떠지게 되기를 바랐다고 하지만, 눈이 떠진 아버지에게 그게 과연 기쁜 일이었겠는가, 오히려 딸을 잃은 슬픔에 평생 마음 아파하며 살았을 것 아닌가, 효녀라면 평생 아버지를 잘 섬기면서 아버지의 눈이 되어야 했다, 인당수에 가지 말라는 아버지의 만류에도 불구하고 그곳으로 간 것부터가 효녀가 아님을 보여 주는 증거이다, 등등이다. 그럴듯하지 않은가.

심청 이야기는 워낙 다양한 판본이 존재하고 있다. 판소리 심청가를 보면 심청은 일을 하지 않고 밥을 빌어먹고 다녔는데 집을 오래 비우면 아버지에게 무슨 사고가 날까 걱정되어 그랬었고, 밤마다 아버지의 눈이 떠지기를 기도하던 중에 계시를 받아 인당수로 가기로 결심한 것이지 어부들의 꼬임에 넘어간 것도 아니다. 인당수에 빠진 뒤 그녀의 효심에 감동한 용왕이 그녀를 다시 살려서 연꽃에 태워 지상으로 보내게 되는데 마침 지나가던 어느 왕이 그녀를 보고 배필로 삼게 되고, 왕비가 된 그녀는 맹인 초청 잔치를 열게 되며, 그곳에서 아버지를 만나게 되는데 심봉사뿐만 아니라 모든 장님들이 눈을 뜨게 되며 심지어 눈먼 짐승들도 눈을 뜨게 된다.

모든 판본들은 권선징악이라는 점에서 맥을 같이 한다.

그런데 다음과 같은 판본이 발견되었다고 하자.

심청은 늙은 맹인 아버지를 돌보는 것이 너무나도 지긋지긋하였다. 젊은 나이에 농사일하기는 싫고 하루 온종일 집안에 틀어박혀 맹인 아버지 수발을 드는 것도 하루 이틀이지 허구한 날 그렇게 사는 것이 정말 지겨웠다. 아버지는 공양미 삼백 석을 절에 바치면 눈이 떠진다는 말 같지도 않은 말을 어떤 땡추 중에게서 듣고 나더니 매일 공양미 타령만 하는 게 진절머리가 났다. 남녀칠세부동석이라지만 밥을 빌어먹으러 다니면서 총각들과 노닥거리는 게 더 좋았다.

그러던 어느 날 심청은 인터넷 서핑을 하다가 인당수에 사는 용왕이 결혼을 아직 안 했으며 원하는 이상형이 효심이 극진한 젊은 여성이라는 글을 보게 된다. 그때부터 심청은 어떻게 하면 인당수에 가서 용왕의 아내가 될 수 있을까를 궁리하던 중, 어부들이 인당수에 바칠 인신 제물로 처녀를 찾고 있다는 소문을 듣게 된다. 심청은 어부들이 준다는 쌀 삼백 석으로는 아버지 개안 수술 병원 근처에도 못 간다는 것도 알고 있었지만, 어부들을 위한 제물이 되어 인당수에 빠지면 용왕을 만날 테고, 공양미 삼백 석으로 아버지 눈을 고쳐 주려는 효녀로 소문이 나면 용왕도 감동하여 자기에게 프러포즈하여 줄 것으로 믿고, 인당수에 자진 투신하게 된다. 투신 직전 심청은 소문을 극대화시키기 위하여 "하늘이시여, 제 소원은 오직 우리 불쌍한 아버지가 눈이 떠지는 것입니다. 제 소원을 들어주소서"라고 외치고는 물속에 뛰어든다.

그 광경을 지켜본 어부들은 눈시울이 뜨거워지면서 각자 블로그에 그 감동적인 이야기를 올리고 여러 포털 사이트에 글을 올린다. 심청이 투신 직전 벗어 놓은 다 떨어진 고무신의 모습을 찍은 사진은 각 언론에 보도되어 사람들의 심금을 울리고 투신 모습을 담은 동영상은 유튜브에 올려져 삽시간에 수백만 명이 보게 된다. 그리하여 심청은 바라던 대로 용왕의 아내가 되게 된다. 용왕의 아내가 되어 수중 골프도 배우면서 장님 아버지에 대해서는 까맣게 잊고 있던 어느 날, 종족 평등 기용 및 소수 어족(거북이, 자라, 등) 배려의 원칙 때문에 어쩔 수 없이 수행원으로 고용한 별주부가 이제는 갖가지 아부를 일삼는가 했더니 뜨끔한 사실을 귀띔하는 게 아닌가. "마마, 비록 제가 지난번 투표에서는 용왕님이 마마를 단계적으로 교제를 하시다가 혼인 여부를 결정하시는 게 좋다고 믿었기에 즉시 혼인에는 반대하였사오나, 이제는 마마의 선의 덕분에 연봉 2억 원에 판공비도 별도로 받는 지위에 있사옵니다. 아뢰옵기 황송하오나 마마의 이미지는 효녀 심청일진대 이제는 수중 골프와 미용 마사지실 출입은 삼가시고 장님 아버지를 찾아 헤매시며 눈물을 보이시는 게 이미지 관리에 좋을 듯하옵니다."

그러나 심청이 생각해 보니, 아버지가 살던 동네에 왕비 차림으로 가면 동네사람들이 "왜 이제서야 왔느냐, 아버지는 돌봐 줄 사람이 없어 굶어 죽었다"고 비난할 것 같았다. 그래서 대답을 못하고 있는데 별주부가 말을 이었다. "마마, 아버님은 고향에서는 찾지 못하십니다. 제가 육지 동물들에 연락이 좀 닿아 이미 알아보았습니다. 마마께서 사용하실 수 있는 예산 중 절반을 이용하여 불우이웃돕기 사업을 하시면서 전국맹인잔치도 하시면 어떻겠습니까."

그래서 전국맹인잔치를 하였는데, 거기에 뜻밖에도 죽었으리라고 생각한 아버지가 나타난 것이고, 주변에 사람들이 많이 지켜보고 있으니 모른 척할 수는 없고, 그래서 "아이고, 아버지" 하며 소리치며 달려가 끝까지 효녀 행세를 하였다.

이 이상한 판본은 물론 거짓이다. 그러나 이 세상은 거짓이 진실처럼 받아들여지는 경우가 허다하다. 특히 대중이 쉽게 그렇게 행동한다. "선전선동을 통해 사람들이 천국을 지옥으로, 지옥을 천국으로 믿도록 할 수 있다. 큰 거짓말일수록 잘 속일 수 있고 쉽게 넘어간다."—히틀러가 한 말이다. 그리고 그 히틀러의 뒤에는 "나에게 한 문장만 달라. 그러면 누구든지 범죄자로 만들 수 있다", "99가지 거짓과 1개의 진실을 적절히 배합하면 100퍼센트의 거짓보다 더 큰 효과를 낸다"고 장담했던 괴벨스가 있었다.

사진 몇 장과 함께 "유대인들은 가축을 이렇게 잔인하게 도살하는 놈들이다"라고 선전한 나치제국의 선동에 수많은 독일 대중이 최면에 걸렸던 것을 기억한다면, "심청이가 사실은 용왕이랑 결혼하려고 장님 아버지를 버린 나쁜 년이야."—이 문장 한마디에 대중은 그녀에게 돌을 던지게 된다는 것을 알 수 있다.

나는 정치에는 관심이 없다. 그러나 미국 소고기 수입반대 촛불집회와 나쁜 투표 거부운동 같은 것은, 한국판 괴벨스들의 농간에 대중이 놀아난 전형적 사례들이라고 믿는다. 최근에 교육감 선거 관련하여 "선의로 2억을 주었다"는 말이 언론에 계속 등장하는 것을 보면서 이 글이 쓰고 싶어졌다. 선의라는 것은 개인적인 이익이나 이해를 조금도 고려하지 않고 오로지 상대방만을 위한 뜻을 갖고 있는 것을 의미한다고 할 것이다. 하지만 이 세상에는 선의를 가장한 이기주의가, 때로는 여호와의 이름까지 동원되면서, 그럴싸하게 포장되어 사방에 깔려 있음을 알아라.

사업을 하다 보면 여러가지 계약을 하게 된다. 때로는 내가 갑이 되기도 하고 때로는 내가 을이 되기도 하며 때로는 대등한 관계에서 계약을 하곤 하였다. 그런 경험들 속에서 내가 치를 떨며 분노하고 정말 칼로 잔인하게 난도질을 해서 죽여 버리고 싶은 상대방들이 있었다. 계약조항들에도 불구하고 나를 속이는 자들이었고 그들 중 대다수는, 놀라지 마라, 전부 다 기독교인이거나 천주교인이었고 장로들도 있었고 목사가 된다고 하면서 야간 신학대학원을 다니던 10새끼도 있었다.

이들의 공통적인 특성은 자기가 선한 뜻을 갖고 있다는 것을 하나님은 아신다고 말한다는 것이었는데 이게 정말 내게 골 때리는 일이었다. 인간하고의 약속도 제대로 안 지키는 새끼들이 도대체 하나님하고의 약속을 무슨 수로 지킨다고 그렇게 신실한 척하는 것인지 내 머리로는 도대체가 이해가 안 간다. (그런 개 같은 장로의 아들 하나가 작년인가 내게 전화를 했다. "사장님을 만나 뵙고 싶습니다." "내가 왜 자넬 만나나? 내가 자네 아버지와 상종도 하기 싫어하는 거 몰라서 그러나?" 한참을 뜸을 들이더니 그가 말했다. "사장님, 저, 호적 파내고 싶었던 적이 한두 번이 아닙니다. 이제 만나 주시겠습니까?" 그래서 만났다.—그에게 권유한 책이 〈공자가 죽어야 나라가 산다〉이다. 오래전에 나온 책이지만 이 책 정말 좋은 책이다. 다른 글에서 다시 언급하겠지만 이 책 반드시 읽어라. 위선자들을 골라내는 법을 어느 정도는 배울 수 있을 것이다. 그 반대되는 제목의 책은 글쎄다…. 내가 보기에는, 적어도 내게는, 휴지 수준이었다.)

오해하지 말아라. 나는 기독교나 천주교에 적대감을 갖는 다른 종교의 신자는 결코 아니다. 비록 내가 교회나 성당에는 다니지 않고(다니기도 했었다) 절에 갈 기회가 생기면 불상 앞에서 절하기도 하지만 개인적으로 나를 "아는"("제가 …이며 …를 한 사람입니다"라고 전화로 말을 하면 나를 기억해 낸다는 뜻이며 나를 적어도 개인적으로나 집단으로 한두 번 이상 만났다는 뜻이다) 목사나 신부의 수가 적어도 수백 명은 된다는 사실은(그중에서 내가 얼굴을 보고 이름을 기억하는 성직자의 수는 수십 명에 불과하다), 내 종교적 성향이 기독교에 치우쳐 있는 다원주의론자에 가까움을 보여 주는 증거로 생각된다(걱정된다. 신실한 교인들이 내가 주님을 진실로 영접하게 되기를 기도하겠노라고 메일들을 왕창 보낼까 봐).

내 글들에서 이미 나타나겠지만 나는 입이나 글로는 아주 듣기 좋은 선한 말만 늘어놓지만 실제 속셈은 딴 곳에 있는 위선에 대해 아주아주 안 좋게 생각하는 사람이다. 내가 널 선의로 도와줄게 하면서 실제로는 자기 이익을 취하는 연놈들이 세상에 한둘이 아니라는 것을 너무나도 많이 보아 왔기 때문이다. 남을 돕는다는 것은 자기 희생을 의미하며 그 희생은 시간희생이거나 금전희생이 되어야 한다. 그 희생을 통하여 자신에게 돌아올 이득이 경제적 가치로 환산되는 것이라면 그것은 결코 선의가 아니다. 내가 독자들을 바늘로 찌르려는 마음으로 글을 쓴다고 하면서 속으로는 출판을 통한 인세 수입이나 계산하고 있다면 그 바늘은 이미 진실이 아니라는 말이다.

• 선한부자 카페에서 조상훈이 하는 투자에 대해 내가 딴지를 건 이유는 이미 밝혔듯이 투명하지 않은 운영과 "오해받기 딱 좋은 일들"을 보았기 때문이다. `2022` **이 내용과 관련된 원문은 '사기꾼 판별법'**(281쪽 참조)**에서 인용되기에 여기서는 생략한다. '선한부자 조슈아'로 알려졌던 조상훈에 대하여 내가 썼던 매우 상세한 글들은 양이 꽤 되므로 세이노 카페에서 찾아보기 바란다. 그 글들은 경매 공부를 하는 사람들에게 도움을 줄 것이다. 그런데 왜 사람들은 자칭 부자라고 자랑하며 떠드는 연놈들을 그렇게 쉽게 잘 믿을까?**

• 현재까지 나는 아름다운재단에 대해 믿을 만한 곳이라고 의견을 말했지만 철회한다. 나는 선한 일을 한다고 내세우는 단체들 중 상당수가 사실은 자기들의 경제적 이득(월급이나 판공비)에 더 마음을 두고서 불투명하게 운영하는 것에 너무나도 자주 실망하였기에, 아름다운재단의 경비처리 공개에 대해 믿음을 가졌었지만 내부 경비가 아닌 분배사업 쪽에서 전혀 몰랐던 사실들을 최근에 알게 되었고 거의 쇼크 수준의 충격을 받았다. 공개적으로 나는 아름다운재단을 지지하지 않으며 신뢰하지 않는다.

다음 글은 앞의 글을 올리고 나서 얼마 후에 올린 글이다.

나는 "예수 그리스도를 구주로 받아들이셔야 합니다"라는 메일이 많이 올까 봐 걱정하였더니 뜻밖에도 내가 민주당만을 공격하는 한나라당 보수꼴통으로 비난하는 메일들을 여러 통 받았다. 그냥 무시해 버릴 수도 있겠으나 어떤 독자들은 내 생각을 제발 밝혀 달라는 애걸조의 메일까지 보내기에 간략히 내 생각을 밝히고자 이 글을 쓴다.

정권 연장을 위한 음모와 혹세무민을 위한 선동은 구분되어야 한다. 음모는 결국은 그 진실이 드러나지만 선동은 망각되기 때문이다. 조종이나 최면당하지 않는 균형된 시각을 가지려면 조중동도 읽어야 하고 한겨레도 읽어야 할 것이다(독도가 우리 땅이라고 주장하기 전에 일본의 주장 근거와 그 반박에 대한 두꺼운 책이라도 읽어 보았느냐? 상대방 논리를 알아야 우리 주장의 정당성을 제대로 이해시킬 수 있는 것 아닌가).

현 정권의 법인세 감세는 찬성하지만 그 감세로 인한 이득이 배타적 주주들에게 분배되는 것은 바람직하지 않으므로 소득세 감세정책에는 찬성하지 않는다(나는 내가 세금을 많이 내는 것에 대해 자랑스럽게 생각하여 왔지 툴툴거린 적은 없다). 그러나 세금으로 거둔 복지예산의 집행정책 방향은 내가 복지현장에서 그 부정적인 면을 보아 왔기에, 대중과 야합하지 말고, 대폭 수정되어야 한다고 믿는다.

4대강 사업은 박정희가 시작한 고속도로처럼 시간이 지나야 판단될 수 있다고 믿지만 만일 그것이 토목건설업체들의 배만 불려 준 것으로 판명된다면 이명박 대통령의 이름은 역사에 아주 치욕적으로 기록되어야 한다. 가진 자들의 간접세 부담이 늘고 있는 것은 올바른 정책이고(나의 4인 가족 건강보험료가 연간 6천만 원 이상이지만—내 딸들도 사업자이기 때문이다—가진 자가 사회적 소득분배를 위해서 의무적으로 하여야 할 납부로 믿는다), 현 정부의 각료인사는 좀 어설펐다.

2022 내가 부자이기는 하지만 4인 가족 건강보험료가 3~4년 전 매월 1,200만 원(고지서에서 함께 부과되는 연금 등도 포함)에 육박하였다.

오래전, 건강보험공단에 전화도 하고 메일도 보내고 직원을 찾아가 건의를 한 것이 하나 있었다. 건강보험료를 최고 수준으로 납부하는 경우, 그 당사자가 병원을 갔다 오면 하다못해 문자로라도 "최근에 진료를 받으셨군요. 조속히 쾌차하기를 빕니다."라고 문자라도 보내라는 내용이었다. 그게 어려우면 고액 납부자들의 경우에는 예우 차원에서 특진비 몇천 원을 절반만 부담토록 하는 제도도 건의하였다. 국민으로서 국가에 납부하는 것에 대해 자부심도 갖고 그에 걸맞은 예우를 기대하는 것이 무리일까?

국세를 많이 내면 세금 포인트가 쌓이고 그 포인트를 사용하여 받게 되는 혜택들이 있다. 대표적으로 세금 납부기한 연장 신청 시 담보 면제를 받을 수 있는데, 나 같은 경우에는 40~50억 원까지도 가능하다(이 혜택을 신청한 적은 없다). 지방세 같은 경우는 세금 잘 내면 etax나 wetax에서 자동으로 "성실납세자로 선정되셨습니다."라는 말이 나오고, 사소한 것들이지만 여러 가지 다양한 혜택을 제공한다. 반면, 건강보험 최고 수준 납부자에게는? 빈말로 감사하다는 말 한 번 들은 바 없다. 법에 따라 징수하는 것일 뿐이라는 태도가 영 마음에 들지 않아 하던 차에 정부가 건강보험 적용 진료 혹은 치료 확대 정책을 펼쳤는데, 적어도 내 눈에는 과잉 진료를 통해 의료진의 호주머니를 채워 주는 데 이바지할 것으로 보이는 것들도 적지 않게 있었다. 아무리 부자의 건강보험료가 가난한 자의 건강보험료 부담을 덜어 주는 역할을 한다고 해도 이건 좀 지나치다는 판단이 들었기에, 결국 관련 법을 다 뒤진 뒤 납입하는 건강보험료를 월 4백만 원대로(국민연금 별도) **확 낮춰 버렸다**(내게 방법을 묻지 마라. 세대원 각자가 법인에서의 근로소득과 개인사업소득이 있는 경우에만 가능하다).

내가 말했던가? 나는 노무현을 지지했지만 그의 경제정책은 잘했다고 전혀 생각하지 않는다. 김대중, 노무현으로 대표되는 민주화세력에 대한 생각은 "더 잘할 줄 알고 찍어 주었더니 똑같은 놈들이 왜 저렇게 많으냐"로 집약된다. 정작 필요한 개혁은 못 하고 똑같은 놈들이 되려고 그렇게 피땀을 흘렸단 말이냐. 현 정권에 대한 판단은 시간이 지나가야 정확히 할 수 있는 것이지만, 한나라당이나 민주당이나 오십보백보라고 생각된다.

내가 최근에 음주 후유증이 며칠 갈 정도로 술을 같이 많이 마셨던 상대방은 이름만 대면 알 만한 민주당 정치인이었으나 60 가까이 살아오면서 정치에 대하여 내가 내린 결론은 하나다. "믿을 놈이 왜 이렇게 없느냐."

그러니 그만들 하자. 나는 정치적으로 회색이다.

참고로, 2011년 12월 25일에 세이노 카페에 올렸던 이 글은 원래 동아일보에 기고하려던 글이었으나 동아일보에서 "저희도 망년회를 하는데 싣기가 좀 그러네요"라고 해서 빠졌던 글이다.

나는 사업을 20년 넘게 했지만 단합대회나 회식을 별로 좋아하지 않으며 망년회를 단 한 번도 한 적이 없다. 회식을 통해 직원들이 서로 단합하고 서로를 이해함으로써 사기를 진작시킨다는 것은 산업화시대에는 통할 수도 있겠지만 정보화시대에서는 새빨간 거짓말이다. 다 같이 밥 먹고 노래방에 가거나 술을 먹으러 가는데 주로 높은 분이 춘향전의 변 사또 연회하는 식이다(물론 나도 팀원 단위의 회식이야 시켜 주었지만 전체 회식은 내 평생 두 번 했었나 싶은데 내가 꼭 사또 같은 느낌이 들었다).

회사 공금으로 푸짐하게 먹고 노래 부르고 술독에 빠졌다 나오면 정말 뭐가 달라질까? 생산성이 오를까? 문제는 해결될까? 부가가치가 생길까? 망년회를 통해 지나간 한 해를 반성하고 새해의 각오를 다진다고? 차라리 다 같이 눈을 감고 묵상하는 시간을 가져라.

망년회는 내년에도 잘하자고 의기투합하는 일종의 단합대회라고? 운동장에 다 같이 모여 "우리 잘하자, 우리도 할 수 있다, 으쌰 으쌰." 여러 번 외치면 달리기는 잘할 수도 있겠지만 지금은 전 세계와 머리로 싸워야 하는 시대인데 도대체 뭐가 달라진단 말인가? 사기 진작? 지금 베트콩하고 육탄전 하는가?

〈상식과 법칙은 엿이나 먹으라고 해라〉라는 책이 있다. 원래 댄 케네디Dans S. Kennedy의 〈No Rules〉를 김지룡과 이상건이 우리 실정에 맞게 편역한 책인데 그들과 술 한잔을 하는 자리에서 졸지에 받은 책이다. 그 자리에서 목차를 훑어보았더니 제1장 제목이 "긍정적으로 사고하라는 것은 사기다"였다. 나는 그 제목을 보는 즉시 "맞다"고 하였다.

노먼 빈센트 필 박사가 '적극적이고 긍정적 사고 방식'을 부르짖은 이후부터 수많은 성공 컨설턴트들은 적극적 사고 방식을 가지라고 권유한다. 그래서 한때는 "예스 아이 캔"이라는 문구가 유행하였고 나의 직원들 몇몇 책상에서도 그 글귀가 쓰인 스티커들을 발견할 수 있었다. 어디 한번 시험하여 보자. "예스 아이 캔"이라고 백 번을 아침마다 외쳐 보아라. 아니 천 번을 외쳐 보아라. 달라지는 것이 뭐가 있는지. 아마 목소리만 달라질 것이다.—쉰 목소리로.

영화 〈아메리칸 뷰티American Beauty(중년은 되어야 이해가 될 것 같은 영화이므로 20대는 봐도 느낌이 없을 것 같다. 좋은 영화다)〉에서 주인공의 아내는 부동산 중개업자이다. 그녀는 자신이 매매 중개를 맡은 집에 아침 일찍 도착하여 청소도 깔끔하게 해 놓고 외친다. "그래, 나는 할 수 있어. 나는 오늘 이 집을 팔 수 있어." 그날 저녁 그녀는 그 집을 팔지 못하였음에 낙담하여 눈물을 질질 짠다.

일을 하는 데는 자신감이 있어야 한다고? 적극적 사고 방식이 필요하다고? 총알이 날아오는 전쟁터에서 자신감 충만하게 나아가 보라. 총알이 비켜 나가는지… 세상살이가 무슨 무협지 줄거리인 줄 아는가.

한때는 많은 회사들에서 신입 사원들에게 야간 철야 산행 같은 지옥 훈련을 시키는 것이 유행이었는데 이것 역시 지금은 거의 사라졌다. 육체적으로 험난한 훈련을 견뎌 내야 세상살이가 달라지게 된다면 해병대 출신들이나 UDT 출신들은 전부 다 폼 나게 살아야 하지 않을까?

당신이 사업을 한다면 직원들하고 으쌰으쌰 하지 말고 망년회 비용을 현금으로 직원들에게 나누어 주어라. 그리고 케이크 하나씩 돌려 직원들이 가족과 함께 있도록 하고 곰곰이 혼자서 생각할 수 있는 시간을 마련해 주어

라. 스스로 반성문을 쓰고 내년도 목표를 설정하도록 하라. 그것이 회사와 개인의 경쟁력을 키워 모두가 부자가 될 수 있는 망년 의식이다.

하나 더 얘기하자. 1월 1일에 멀리 동해안에 신년 해돋이 보러 가는 사람들에게 묻고 싶은 것이 있다. 거기 왜 가는데? 새해 첫날 해가 뜨는 것을 보면서 새로운 각오를 다지려고? 당신의 각오는 해가 뜨는 광경 앞으로 육체가 이동을 해야 세워지는 것이란 말이지? 지금 있는 그 자리에서는, 그 의자에서는, 방 안에서는, 각오라는 것이 생기지 않는단 말이지? 아, 또 궁금한 것이 있다. 당신의 각오는 1년 365일 내내 발기부전 상태였다가 꼭 1월 1일에만 발기가 되는 그런 거야? 왜 꼭 1월 1일이야? 당신 인생살이가 잘 안 풀리는 이유가 바로 그런 태도 때문이라는 것을 왜 몰라?

새롭게 각오를 하고 싶다고? 지금이다! Just now! 지금 각오를 새로 하고 지금부터 그 각오를 시작해라. 크리스마스라고? 무슨 얼어 죽을 놈의 크리스마스냐! 지금 행동으로 옮겨라. 다음 주부터, 다음 달부터, 1월 1일부터 하겠다는 각오는 각오가 이미 아니다. 그건 그저 단순한 희망이고 계획일 뿐이다. 또 육체가 산속으로 옮겨져야, 혹은 바닷가로 옮겨져야 세워지는 각오는 일상으로 돌아오면 사라지고 마는 헛것에 지나지 않는다. 작년을 생각해 봐라. 1월 1일 새해맞이 일출을 봤다고? 보러 가느라고 피곤했고 다시 돌아오느라 피곤해서 아마 그 각오라는 건 3일도 안 되어 사라졌을 것이다.

(내가 시무식이니 종무식이니 그런 걸 단 한 번도 한 적이 없는 이유를 이제 알겠는가?)

사족: 긍정적 사고라든가 육체적 훈련이 정신건강, 육체건강에는 도움을 주지만 이 세상에서 문제를 해결하는 능력을 키워 주지는 않는다. 예를 들어 한때 일본 회사들은 아침마다 전 직원을 모아 놓고 머리띠를 두르고 으쌰으쌰 하고 그랬다. 지금은? 그런 거 별로 안 한다. 오히려 인간관계 교육 같은 것에 시간을 투자한다. 지옥훈련 같은 것도 건설사 현장직원들에게는 효과가 기대되지만 사무직 직원들

에게는 별로 큰 효과가 없다.

- 나는 12월 24일에는 꽤 오랫동안 케이크를 직원들에게 나눠 주었다. 케이크 들고 빨리 집에 가라는 뜻이었다. **지금도 그렇게 한다.**

- 웰즐리대학교Wellesley College의 심리학 교수 줄리 노럼Julie K. Norem이 쓴 〈The Positive Power of Negative Thinking〉이라는 얇은 책이 있다 (영어 공부할 사람들은 읽어라). 노럼 교수의 주장은 '긍정적 사고가 긍정적 효과를 가져온다는 기존의 통념과는 반대로 부정적 사고가 긍정적 효과를 가져온다'는 것인데, 요약하면 이렇다. "'긴장 풀어. 다 잘될 거야'라는 말은 절대 맞는 말이 아니다. 우리는 스스로 일을 해결하도록 해야 한다. 걱정 근심에 싸여 있는데도 그것을 무시하고 외면하면서 가식적으로 긍정적 사고 방식을 가지려는 노력은 오히려 해를 끼칠 수 있다."―나도 그 의견에 전적으로 공감한다.

2022

- 회식이 없으면 사람들은 분위기가 삭막하다고 불평한다. 나는 그런 사람들이 왜 자기 가족이나 친구들과 함께 화기애애하게 장사를 하지 않는지 궁금하다. 아니 직장에 일하러 오지 사랑과 이해와 우정을 찾아 오는가? 회사가 무슨 교회나 사찰인 줄 아는가? 회사에서 사랑과 우정을 찾다가도 정작 개인적인 고민이 생기면 옆 동료보다는 고등학교 친구들을 만나 상의한다.

- 명절날 직장 동료들끼리 모여서 고스톱을 치거나 윗사람을 찾아다니며 인사 하는 것도 문제다. 과연 뭐가 달라지는가? 아버지같이 따뜻하고 자상한 상사? 지금이 무슨 유비처럼 "덕"만 충만한 리더가 필요한 삼국지 시대인가? 양로원 할아버지를 차라리 상사로 모셔라.

• 부와 성공의 비밀을 알려 준다는 책 〈시크릿〉(영화도 있다)에서 내가 가장 웃기
다고 생각하는(하지만 사람들을 최면에 쉽게 빠지게 하는) 내용은 "간절히 원하면 이
루어진다"는 것이다. 그 책을 읽고 부자가 된 사람이 있다면 내게 메일을 보내
다오. 그 책은 삶을 즐거운 마음으로 긍정적으로 살아가는 데 도움을 줄 수 있
는 책이지 부자 되는 것하고는 거리가 먼 책이다.

이코노미스트 및 신동아
기고글 일부

내가 잡지에 기고한 글들은 다음과 같으며, 이 책에 실은 글들은 제목을 굵은 글씨로 표시하였다. 책에 실리지 않은 글들은 세이노 카페에서 확인하길 바란다.

개인사업자, 간이과세 배제 업종 확인 필수

사업자등록증 낸 후 물품 구입해야 절세 가능

"세금 다 내면 장사하지 못한다"

모든 세금은 기일 내에 내는 게 가장 유리

세금계산서 미발행 시, 소액단위로 거래하라

전원주택 지으려면 준농림지에 6개월 이상 살아야

지목 변경된 농지는 매입 쉬워

농지 사려면 法上 '농업인' 자격 필수

주차장법에 따라 투자수익률이 달라진다

주차장법 이해는 부동산투자의 필수 과목

지역, 지구, 구역, 권역을 구별해야 돈 번다

연면적과 용적률이 투자수익 결정한다

수입업자는 환율변동 문제 언급도 말라

관세법은 모르고 한 행위도 처벌한다

관세법 모르면 재산 몽땅 날릴 수 있다

韓國에서 가장 무서운 법, 관세법!

싸워 봤자 나만 손해 본다!

法과 친구가 되라!

건폐율과 용적률이 부동산 투자의 핵심

정리해고의 사회학

세법상 소득과 수입은 다르다

싸워 봤자 나만 손해 본다!

한국법 애매모호한 규정 많아 담당 공무원 재량권 커

1990년 숙명여대 이영란 교수가 서울의 대학생 367명을 대상으로 실시한 설문조사 결과에 의하면 '우리나라의 법은 누구에게나 공평하다'라는 설문에 대해 82%의 학생들이 그렇지 않다고 대답했다. '관청을 상대로 하여 고소한다고 해도 보통 사람들은 이기기 힘들다'는 설문에는 51.2%가 동감을 표시했다.

'법을 잘 안 지키는 사람일지라도 얼마든지 좋은 사람일 수 있다'는 설문에는 81%가 긍정적이었다. 그로부터 10여 년이 지났지만 금년 2월 23일, 한 심포지엄에서 제프리 존스 주한 미국 상공회의소 회장은 이런 말을 하였다. "한국의 국민이나 기업 모두 법을 지키려는 생각을 가져야 한다. 그리고 정부는 국민들이 지킬 수 있도록 현실적인 법을 만들어야 한다." 이는 한국의 법은 현실적이 아니기 때문에 모두가 법을 무시하고 있다는 말이다.

외국 상공회의소들이 매년 본국 정부의 압력을 기대하며 본국에 보내는 통상현안들 속에 거의 언제나 끼어 있는 것 중의 하나도 '한국의 법은 애매모호하다ambiguous'는 것이다. 어느 외국인 경영자가 내게 이런 말을 한 적이 있다. 산업보건기준에 관한 법에 따라 공장에 배기시설을 했더니 공무원으로부터 '적절치 못하니 다시 하라'는 지시를 받았는데 법에는 '적절한 배기처리장치를 설치하라'고만 되어 있다. '적절한 혹은 적당한' 같은 말이 한국법에 너무나 자주 나오고, 무엇이 적당한 것이고 적절한 것인지에 대한 해석의 결정권이 담당 공무원의 주관에 달려 있으니 부패가 생겨날 수밖에 없지 않은가.

실제로 2000년판 대한민국 현행법령 CD-ROM(보인기술 발매)에서 '적당한'이라는 말을 검색하면 그 말이 한 번 이상 들어간 분야가 129개이며 '적절한'이라는 말 역시 238개 분야에서 반복적으로 사용되고 있다. 즉 대한민국의 거의 모든 법에 그런 단어가 사용되고 있다는 말이다. 하나 더 언급하면 수많은 인허가 법규들에는 '기타 필요하다고 생각되는 경우'라는 조항이 대부분 붙어 있는데 그게 어떤 경우인지는 담당 공무원들만 안다. 한국을 위시한 아시아의 공무원들은 이렇게 법 테두리 안에 권력의 기반을 마련해 놓고 그 권력을 바탕으로 하여 우매한 민중을 다스리겠다는 엘리트 의식에 사로잡혀 있으며 절대 민간인들과의 싸움에서 지려고 하지 않는다.

내가 직접 겪은 일이다. 건축법에 의하면 층고가 1.5미터 이하의 공간은 바닥 면적에 삽입되지 않는 다락으로 인정받는다. 층고는 평균 높이를 말한다. 그러나 내가 만난 어느 건축과장은 이렇게 말하였다. "그건 그거고 내가 과장으로 있는 한 평균은 안 돼." 이런 경우 나는 그 사람과 싸우려 하지 않는다. 내가 건축법 시행령 119조를 내밀어 보았자 이번에는 다른 구실로 나를 애먹일 게 뻔하기 때문이다.

나는 이러한 현실이 고쳐져야 한다고 믿지만 세상을 바꾸겠다는 어떤 사명감은 별로 없다. 권력을 쥔 자가 쉽사리 그것을 포기할 리 없다고 믿기 때문이다. 나는 이런 현실 밑에서 어떻게 살 것인가만 궁리하여 왔다. 물론 처음에는 나도 법을 근거로 그들과 싸워 보기도 했다. 사업의 규모가 일정 수준을 넘어서게 되면 필연적으로 공무원들과 부딪히게 되지 않는가. 그러나 수차례 싸워 본 후 내가 터득한 것은 '싸워 봤자 나만 더 손해 본다'는 사실이다. 그래도 세상을 변화시키려면 싸워야 한다고? 당신이나 그렇게 해라. 나는 이미 그런 싸움에 지칠 대로 지쳤다.

당신에게 충고하려는 것은 당신이 무슨 일을 새로 하려고 한다면 반드시 관련 법규를 찾아보는 것은 물론 귀찮더라도 주무 부서의 공무원들의 의견을 먼저 구하라는 것이다. 이때 당신이 법을 알고 있다는 인상은 가능한 주지 마라. 건방을 떠는 것으로 비쳐지기 일쑤이다. 엘리트 의식이 가득한 사람들 앞에서 당신의 똑똑함을 드러내지 말라는 말이다. 물론 서면 질의도 필요하다. 하지만 이때 담당 부서의 답변은 대부분 애매하게 주어진다. 그들은 절대 자기들이 아는 것을 솔직하게 털어놓는 법이 별로 없다. 그게 밥줄이라고 생각하기 때문이다. 그러므로 사전에 방문하여 공손하게 담당자들의 '고견'을 구한 뒤에 비로소 서면 질의를 하는 것이 좋다. 외국계 회사들처럼 변호사의 의견을 먼저 구하는 것은 별로 바람직하지 않다. 변호사들의 답변은 보통 '이럴 경우에는 이렇게 되고, 저럴 경우에는 저렇게 된다'는 식이니까.

法과 친구가 되라!

무슨 일을 하든 법이 요구하는 바를 알아야… 법 공부는 부자가 되는 지름길

덴젤 워싱턴이 주인공으로 나온 영화 〈허리케인 카터〉는 실화를 영화로 만든 것이다. 1966년 미국의 한 술집에서 백인이 흑인 괴한에게 사살당하는 사건이 발생한다. 복싱 프로선수 루빈 허리케인 카터가 그 술집을 나온 지 얼마 되지 않아 발생한 사건이었다. 허리케인 카터가 어렸을 때부터 그에게 족쇄를 채워 왔던 형사는 카터 일행을 살인 용의자로 몰아간다. 사건 당일의 모든 증거는 조작되고 결국 카터는 무려 3개의 종신형을 받는다. 그리고 20여 년이 지난 뒤 우연히 카터가 감옥에서 쓴 책을 읽은 캐나다 청년들이 한 흑인 소년과 함께 그의 무고함을 믿고 미국으로 건너온다. 그들은 감옥 건너편에 아파트까지 얻어 놓고 살면서 모든 사건서류를 재검토하고 거짓 증거들을 찾아낸 뒤 재심을 청구한다. 1985년 7월, 드디어 그는 무죄 판결을 받는다.

이 영화에서 나는 두 가지를 느꼈다. 첫째, 법률 전문가도 아니고 미국인도 아닌 캐나다 젊은이들이 찾아낸 거짓 증거들을 어째서 변호사들은 찾아내지 못했다는 말인가 하는 점이고 둘째, 진실은 언제라도 밝혀지지만 종종 시간이 지나치게 많이 소요된다는 것이었다.

이제 이런 경우를 한번 가정해 보자. 당신은 친구들하고 거나하게 한잔하고 나서 집으로 가는 길이다. 맞은편에서 누군가가 빈 소주병을 들고 오더니 당신 앞에서 병목을 깨고 자기 이마를 스스로 찌르고 나서 병은 길에 집어 던져 박살을 내고 소리소리 지른다. "아니 이놈이 술을 처먹으려면 곱게 처먹지 멀쩡한 사람을 찌르네. 아이구 나 죽는다. 사람 살려!" 얼마 후 당신과 그 사람은 파출소에 앉아 있다. 당신은 술이 취해 있고 다른 한 사람은 술도 안 마셨고 이마에서 피가 줄줄 흐른다. 현장을 목격한 사람은 아무도 없다. 경찰은 어떻게 판단할까? 당신이 가해자이고 구속시켜야 한다고 생각하지 않을까?

그런 상황에서 당신은 어떻게 빠져나오겠는가? 진실은 언제나 밝혀지므로 변호사가 당신의 무죄를 입증해 줄까? 평상시에 착실하고 선량한 시민임을 입증한다면 문제가 해결될까? 술에 취해 있었는데 누가 당신 말을 믿어 줄까? 나는 그런 처지에서 당신이 빠져나오는 가장 빠른 방법은 그 못된 놈과 빨리 타협을 보는 것이라고 믿는다.

나의 아버지는 사기 사건에 휘말리면서 6년 동안 재판을 한 끝에 결국 원통함 때문에 심장마비로 돌아가셨다. 내가 어릴 때 보았던 그 재판서류는 1만 페이지가 넘었다. 통행금지가 있었던 초등학교 6학년 때의 일이다.

어느 겨울날 통금이 해제되자마자 부모님이 나를 데려간 곳은 법원 건물의 돌담길이었다. 부모님은 내게 무엇인가를 주면서 돌담길 밑의 흙을 맨손으로 파고 그것을 묻으라고 했다. 졸음과 추위를 못 이기면서도 나는 맨손으로 징징 울면서 얼어붙은 흙을 판 후 그것을 묻었다. 나중에 알게 된 사실이지만 그것은 부적이었다. 그날 오전에 법원 판결이 있는데 점쟁이가 그 부적을 장남이 맨손으로 파묻으면 이긴다고 했다는 것이다.

하지만 그날 오후 우리 집은 울음바다였다. 재판에 진 것이다. 어린 나는 그것이 무슨 의미인지도 잘 모르고 덩달아 울었다. 그 경험 덕분에 나는 법의 한계를 일찍 배웠으며, 이 세상에는 착하고 좋은 사람들만 사는 것이 아니라는 것도 알았다. 무슨 일을 하든지 간에 관련된 모든 법, 시행령, 시행규칙, 훈령 등등을 찾아내어 공부하는 습관이 그래서 생겨났고 이 습관은 내가 사업을 하거나 부자가 되는 데 절대적인 도움을 줬다.

예를 들어 부동산 경매 역시 법을 많이 아는 사람이 돈을 버는 게임 아닌가. 예전에는 모두 책을 뒤져야 했지만 요즘은 법률 관련 검색 사이트도 많고 한 장의 시디롬에 현행 법령이 모두 다 담겨 나온다. 법이 요구하는 것들이 무엇인지를 알고 법의 친구가 되어라. 그것이 당신의 가치를 올려 준다.

정리해고의 사회학

참고로, 이 기고문에서 '전쟁터에서 휴머니즘을 찾지 마라'의 내용과 중복되는 부분은 생략하였다.

오래전에 부동산 경매로 부를 늘리기 시작했을 때 어떤 이가 이렇게 조언했다. "경매물건에는 가진 것 없는 사람들의 한이 서려 있다. 뭔가 잘해 보려고 하다가 일이 잘못되어 담보로 잡힌 물건을 날리게 됐기 때문이다. 불행해진 사람들의 사정을 이용해 돈을 벌려는 것은 재고해 봐야 하지 않겠나?" 틀린 말은 아니었다. 경매물건 중에는 입주자가 어이없이 전세금을 날리고 거리로 나앉게 된 경우가 많다. 그들을 생각하면 경매에 참여하는 것이 인간으로서 할 도리가 아닌 듯싶다. 하지만 담보를 받고 돈을 빌려준 사람을 생각하면 그 담보는 당연히 처리돼야 하는 물건이다. 윤리게임을 해 본 적이 있는가.

늦은 밤 어느 약국에 강도가 들어왔다가 약사에게 발각돼 격투가 벌어졌다. 약사는 칼에 찔려 죽고 강도는 붙잡혔다. 당연히 당신은 강도가 나쁘다고 생각할 것이다. 그런데 다음날 신문에 이런 기사가 보도됐다. 그 약사는 불치병 특효약을 발명한 사람이고 강도는 찢어지게 가난한 사람인데, 강도의 아내는 그 불치병으로 죽어가고 있다. 그는 전 재산을 팔아 100만 원을 들고 약을 사러 갔으나 약사는 1000만 원을 주지 않으면 절대로 안 판다고 했다. 그래서 결국 밤에 약을 훔치려고 들어왔다가 약사에게 들켰고 싸움이 벌어져 엉겁결에 살인을 하게 된 것이다. 자, 이제는 누가 나쁜 놈인가. 의견을 말하기가 망설여지는가.

이번에는 그다음 날 신문에 또 다른 기사가 나왔다. 그 약사는 특효약을 발명하기 위해 전 재산을 바쳤으며, 그 때문에 아이들을 학교에도 보내지 못했고 이혼까지 당했다. 그런데 그 불치병은 1000만 명에 한 명꼴로 걸리는 병이라 특효약이라 해도 많이 팔릴 수는 없으며, 약사가 요구한 1000만 원은 그가 투자한 시간과 비용을 생각하면 너무나도 미미한 금액이었다. 당장 아이들을 학교에 보내려고 해도 그 정도의 돈은 필요했다. 과연 누가 나쁜 사람인가? 누구도 이런 윤리게임에서 자신 있게 '나쁜 놈'을 골라내긴 어려울 것이다.

경제에서도 이런 게임은 계속된다. 기업이 정리해고 계획을 발표하면 노조는 어떻게 그럴 수 있느냐고 항의한다. 여기에서 질문을 하나 던지고 싶다. 당신에게 전세를 놓을 집이 하나 있다면 전세금을 얼마나 받겠는가? 시장가격에 따라 남들 받는 만큼 받겠다고 할 것이다. 전세로 들어올 사람의 개인적인 형편을 고려해 전셋값을 결정하는 주인은 없다. 그것이 자본주의를 움직이는 경제원리다.

당신에게 자녀가 둘 있는데 수입이 빤해서 한 명만 대학에 보낼 수 있다고 가정하자. 일단 생활비도 줄여 볼 것이고 집을 팔아 여유자금을 만들어 보기도 할 것이다. 하지만 그래도 안 된다면 성공 가능성이 있는 아이 한 명만 대학에 보내고 다른 아이는 진학을 포기시킬 수밖에 없지 않겠는가. 기업도 마찬가지다. 수익구조가 취약해지면 어쩔 수 없이 고정비를 줄이는 수밖에 없다. 어째서 경영자는 책임을 지지 않느냐고? 나도 그 점은 한심하다고 생각한다.

사업이나 투자를 통해 부를 축적하는 과정에 나는 경영자와 고용인의 대립이 빚어내는 갈등구조에 대해 나름대로 이해하고 소화하려 노력했다. 물론 지금의 나는 전형적인 부르주아에 속한다. 프랑스어 '부르주아'라는 말이 '성안에 있는 사람들'이라는 뜻이듯, 나는 분명 자본주의의 부자들이 사는 '성' 안에 거주한다. 하지만 내가 청년기를 보낸 70년대 초는 산업화 시대의 정점이었고 춥고 배고픈 시절이었다. 그래서 최인훈의 소설 〈광장〉에서 이명훈이 '변증법dialectic'이란 단어만 보아도 가슴이 뛰었듯이 나는 '프롤레타리아'라는 단어를 보면 가슴이 찡했다.

존 스타인벡의 소설 〈분노의 포도〉는 1930년대에 전 세계를 휩쓴 대공황이 시대적 배경이다. 가난한 농부 조드 일가는 대공황과 가뭄을 견디다 못해 고향을 버리기로 한다. 기술발전에 따른 농업 기계화도 그들의 고통을 키운다. 트랙터 기사 한 명 때문에 스무 세대가 입에 풀칠을 못 하게 되는 상황이 벌어진다. 그들은 캘리포니아에서 '수확 인부 800명 모집. 고임금. 숙소 제공'이라는 광고 전단을 보고 길을 떠난다. 그들은 고물 자동차를 타고 새로 난 도로를 달린다. 그들의 꿈은 좋은 차를 갖는 것, 그리고 그 당시 붐을 일으키기 시작한 영화나 라디오와 관련된 일을 하는 것이었다. 하지만 부푼 꿈을 품고 도착했을 때에는 이미 수십만 명의 떠돌이 농민들이 모여 있었고, 임금은 너무도 낮은 수준으로 깎여 있었다. 결국 온 식구가 달려들어 하루 종일 일해도 한 끼를 때울 수 있는 수입밖에는 얻지 못했다. 그러다 노동자들 사이에서 투쟁의식이 싹트기도 했으나 불온사상으로 몰려 심한 박해를 받는다. 굶주림과 착취로 괴로움을 겪는 그들에게 잘 익은 포도는 이미 아름다운 열매가 아니었다. 그것은 '분노의 포도'였다.

그들은 동맹파업에 들어가고 지주들은 폭력배를 불러들인다. 농민들 편인 목사는 폭력배들이 휘두른 곤봉에 맞아 죽고 만다. 조드의 맏아들 톰이 복수를 하지만 지주들에게 매수된 경찰의 추격을 받는다. 장마철이 되어 모두 창고에서 비를 피하고 있을 때 한 여인이 창고에서 해산을 하지만 아이는 죽는다. 여인은 굶주림으로 죽어가는 한 사나이의 입에 자신의 젖을 먹으라며 유방을 물려 준다. 비가 그치면 그들은 또다시 고물 자동차를 몰고 살길을 찾아 정처 없이 떠난다.

이 소설의 줄거리는 세계화의 물결 속에 우리 사회가 겪고 있는 변혁에도 적용될 수 있을 것 같다. 구조조정으로 강제 퇴직하게 된 가장들, 일확천금의 대박을 꿈꾸는 사람들, 영화나 TV 같은 매체에서 화려하게 소개되는 스타들을 동경하는 젊은이들, 정보화 시대에 걸맞은 신기술을 가진 사람들만 대접받는 사회, 최고경영자의 연봉은 천장 높은 줄 모르고 올라가지만, 사원들은 계약직으로 대체되면서 연봉이 깎이는 임금구조, 아내와 맞벌이를 해도 여전히 부모의 도움을 받지 않으면 작은 아파트 한 채 마련하기도 어려운 현실, '황금족'이라고 불리는 부유층의 호사스러운 소비생활, 고물 컴퓨터로 '정보 고속도로'를 기웃거려 보지만 정작 어디로 가야할지 모르는 가난한 사람들….

어쨌든 당신이 포도농장 주인이라고 하자. 인부들에게 품삯을 얼마나 주겠는가? 남들이 주는 수준? 아주 후하게 노임을 지불한다면 당신의 포도는 경쟁자들의 것보다 비싸져 잘 팔리지 않을 것이다. 결국에는 농장이 폐쇄될지도 모른다.

이번에는 1970년대 우리 사회를 배경으로 한 조세희의 〈난쟁이가 쏘아 올린 작은 공〉을 보자. 난쟁이 아버지는 안 가져 본 직업이 없을 만큼 열심히 일했지만 가진 것이라곤 무허가 건물 한 채뿐이다. 자식교육만큼은 남들처럼 시켜 보려 하지만 결국엔 모두 학교를 그만두고 공장에 나가 일한다. 난쟁이가 가진 꿈은 모두가 행복하게 살 수 있을 거라는 희망을 쇠공에 실어 달을 향해 쏘아 올리는 것이다. 그는 그 꿈을 실행에 옮기지 못하고 종이비행기를 날리다 공장 굴뚝에서 떨어져 죽는다.

난쟁이의 장남인 영수는 아버지와는 달리 배움으로써 모든 것을 해결하려 했다. 하지만 그것도 성공으로 이어지지 못한다. 공장에서 부당한 임금과 비인간적인 대우에 항의하던 끝에 기업 총수를 죽이기로 결심하지만 총수의 동생을 죽이고 만다. 둘째 아들인 영호는 자기가 처한 현실을 극복하려고 노력하기보다는 모든 일에 회의적인 태도를 가진다. 무엇을 개선하려 해도 뜻대로 되는 일이 없자 삶에 지쳐 버린다. 명희와 영희는 어떻게 보면 현실을 극복하려는 의지가 강하지만 가장 큰 피해를 입는 여성을 대표한다. 그들은 공장에 다니며 몸을 팔게 된다. 가장 많이 희생되면서도 사회적으로는 가장 큰 비난을 받는다.

이 소설에서도 우리는 가진 자와 못 가진 자의 처절한 갈등을 볼 수 있다. 두 소설 모두에서 노동자들이 원하는 것은 노동법에 명시된 인간적 처우를 받는 것이었다. 불행하게도 산업화 시대에는 그런 최소한의 요구조차 무시하는 나쁜 자본가들이 많았다. 하지만 나는 적어도 지금 세상은 노동자를 부품화하던 전태일의 시대가 아니라고 믿는다. 노동법은 강화됐고 수많은 업체들이 인건비 상승과 노조와의 갈등을 피해 해외로 생산기지를 옮기고 있지 않은가. 하지만 여전히 적지 않은 사람들의 머릿속에는 아직도 산업화 시대의 망령이 똬리를 틀고 있다.

어느 사업에서든지 인사관리와 인건비는 큰 문제가 된다. 인건비를 최소화해 자본가의 배를 채우기 위함이 아니라 경쟁업체보다 고정비용을 적게 들여야 살아남기 때문이다. 무능한 직원들 때문에 인건비 부담이 가중된다면 하루라도 빨리 정리해야 한다.

기업이 어떤 특별한 기술을 갖고 있어 이익을 많이 내면 고용도 안정시킬 수 있다. 그러나 이득을 많이 내느냐 못 내느냐 하는 것 역시 직원들의 몫이다. 직원들이 생산성을 높이지 못하거나 부가가치를 창출하지 못하면 이득은 줄어들 수밖에 없다. "직원으로 뽑았으면 끝까지 회사가 책임을 져야 하는 것 아니냐"고 묻는다면 "회사가 자식 기르는 부모인 줄 아느냐"고 반문하고 싶다. 나는 아직도 그런 인식을 갖고 있는 사람들에게 덕담을 늘어놓거나 희망의 메시지를 주지는 못한다.

당신이 현재의 직장을 그만두고 다른 곳에 가서 받을 수 있는 임금을 학자들은 '기회비용'이라고 부른다. 이것은 피고용인 관점에서 추구하는 비용이다. 반면에 경영자는 당신을 새로운 사람으로 대체하는 데 들어가는 비용을 생각한다. 나는 이것을 '대체비용replacement cost'이라고 부른다. 당신의 대체비용은 낮은데 고용비용은 높다면 경영이 잘못되고 있는 것이다. 물론 대체비용은 철저하게 당신이 하는 일의 내용과 결과로 결정돼야 하며, 학벌이나 나이, 고향, 정치적 연줄 등과는 전혀 무관해야 한다. 당신이 처한 개인적 상황을 인간적으로 고려하는 휴머니즘도 철저하게 배제돼야 한다.

세계화의 물결 속에 이익을 추구하는 경제전쟁은 더욱 심화되는데도 사람들은 여전히 휴머니즘 향기가 그윽한 대안이 있다고 믿는 것 같다. 안타까운 것은 경제전쟁이라는 말을 들어도 남의 일처럼 여기는 사람들이 의외로 많다는 점이다. 내 눈에는 지금 사방에서 날아다니는 총탄들, 여기저기에 폭탄이 떨어져 땅이 움푹움푹 패고 건물이 무너지는 광경이 선명하게 보인다. 〈분노의 포도〉에 나오는 여인이 굶주린 남자에게 젖을 물려 주고, 난쟁이가 작은 공을 쏘아 올리려 한다고 해서 전쟁터에도 그런 희망이 있다고 믿는다면 몽상가 아니면 문학소년이다.

이런 경제전쟁 상황 속에서 정부가 중소기업이나 무슨무슨 협회 제품을 우선 구매해 주는 것이 과연 잘하는 처사인가에 대해 나는 의문을 갖는다. 어찌 보면 협회라는 진입장벽을 세워 놓고 끼리끼리 해 먹는 것같이 느껴지기 때문이다.

　20만 명의 노동자를 해고했던 GE 총수 잭 웰치의 철학은 "사람에게 투자하라"는 것이다. 나도 그렇다. 사람에게 투자하는 것과 무자비한 정리해고가 모순으로 생각되는가. 루이스 빌이라는 사람이 이런 말을 했다. "이웃을 사랑하라. 그러나 누구와 이웃이 될 것인지 선택하라." 나는 이렇게 말하고 싶다. "직원을 사랑하고 직원에게 투자하라. 그러나 누가 회사에 이득을 가져올 직원인지는 가려내자."

　경제가 어려웠을 때 유럽은 근로자의 수를 줄이기보다는 근로시간을 줄여 전체 근로자를 껴안는 휴머니즘을 실천했다. 이에 비해 미국은 냉혹하게 근로자 수를 줄였다. 세월이 지나자 그 유럽 기업들의 상당수가 미국 기업들에게 넘어갔다. 노동의 세계에서도 악화가 양화를 구축한다. 아무리 변화와 자기 계발을 외쳐도 마이동풍으로 받아들이고 꼼짝도 하지 않는 사람들은 어디에나 있다. 컴퓨터가 중요하다고 아무리 외쳐 대도 간부급들 중엔 컴맹이 수두룩하다. 악화를 빨리 내보내는 것이 전체를 살리는 길이다. 구조조정이 지지부진한 것은 전쟁의 법칙을 자꾸만 무시하기 때문이다.

　나는 1997년 중순에 달러화를 샀다. 당시 환율이 800~900원이었는데 98년 초에 1800원까지 오르자 다 팔아 치웠다. 나 같은 사람 때문에 환란이 생겼다고 말하지 마라. 당신도 내일부터 기름값이 오른다고 하면 오늘 자동차를 몰고 주유소에 갈 것이며, 전쟁이 발발할 위험이 높아지면 슈퍼마켓으로 뛰어가 물건을 하나라도 더 사다 놓을 것이다.

　내가 달러를 샀던 이유는 우리나라 근로자들의 생산성 때문이었다. 그때 미국 캘리포니아 지역의 평균 인건비는 3만 달러로 당시 환율로 환산하면 2400만 원이었는데, 내가 체험해 본 바로는 한국에서 연봉 2400만 원 정도를 받는 근로자의 생산성이 미국인의 절반도 안 되었다. 하지만 물가는 정글 경제주의의 표본인 홍콩보다 더 비쌌고, 양복값은 생산성이 높은 일본보다도 비쌌다. 오죽했으면 홍콩으로 원정 쇼핑 가는 사람들이 줄을 잇고, 홍콩 시내 도처에 그들을 상대로 하는 한국 음식점들이 깔렸을까.

당신이 중소기업 사장이고, 해고하고 싶은 무능력한 직원이 있다면 우선 업무를 과다하게 안겨 주고 수시로 업무 내용과 마감일을 변경하면 된다. 그 직원 앞에서는 절대로 웃지 마라. 업무가 과중하다며 인력을 충원해 달라고 하면 무시하라.

자기가 배워서 해도 될 일을 대부분 외부에 발주하는 직원이나 업무 매뉴얼 하나 제대로 만들어 놓지 않는 직원, 시키는 것 이외에는 도대체 할 줄 모르는 직원은 빨리 해고하라. 사장의 의견에 대해 반론을 펴지 못하거나 사장과 싸울 생각을 안 하는 직원, 사장과 똑같은 취미를 새로 시작하면서 그것으로 친해지려고 애쓰는 직원도 역시 무용지물이다.

조직이 크고 정리할 사람이 누구인지 판단이 서지 않는다면 보고체계를 전자시스템이나 e메일 체계로 만들고 실무 기안자가 최초 작성한 문안이 모두에게 전달되도록 하라. 그리고 그 내용에 대해 관리자들이 어떤 의견을 제시하는지 관련자 모두에게 공개하도록 하라. 이때 아무런 의견도 제시하지 못하는 관리자는 허수아비라고 생각하면 틀림없다.

톰 피터스는 〈혁신경영The Circle of Innovation〉에서 어느 농구팀 경영자의 말을 인용하면서 "두 명이 언제나 같은 의견을 제시한다면 복제품을 갖고 있는 것이므로 한 명은 해고하라"고 권한다. 그 원칙대로 해고하라.

아울러 모든 간부의 시간별 근무내용을 보고 받아라. 시간이 남아 근무 중에 사우나를 즐기거나 이발소에 가는 임원들을 잡아내라. 잭 웰치는 직무기술서를 쉽게 작성해서 모든 사람이 볼 수 있게 하라고 했다. 물론 이런 일은 당신이 경영자로서 떳떳해야 할 수 있다. 당신의 실력이 신통치 않고, 낙하산을 타고 내려와 다른 사람들 눈치나 보고 있거나, 골프에만 미쳐 있고, 비자금 마련이나 탈세에 혈안이 되어 있다면 당신은 그 누구도 해고해선 안 된다. 해고 영순위는 바로 당신이니까.

좀 더 객관적이고 설득력 있는 해고 방법을 찾는다면 사장을 비롯한 모든 임직원을 대상으로 지식평가시험을 실시하고 그 결과에 따르면 된다. 가장 인건비가 많이 나가는 임원급들의 경우는 컴퓨터 시험만 보아도 절반은 털어 낼 수 있다. 한국컨테이너관리공단처럼 인기투표를 해서 내보내는 코미디는 하지 마라. 철저하게 능력에 바탕을 둔 정리해고 방법은 전략적 평가를 통한 것인데, 아래와 같은 질문을 전 직원에게 주고 서로 무기명으로 평가하게 한다.

이 평가는 다섯 가지로 나누어 시행한다. 같은 팀에 소속된 사람들끼리 하는 근거리 평가, 업무 협조가 이뤄지는 다른 팀에 소속된 사람들을 평가하는 원거리 평가, 상사들이 아래 직원들에게 하는 하향 평가, 부하 직원들이 상사들에게 하는 상향 평가, 자신을 스스로 평가하는 자기 평가가 그것이다. 최고경영자는 전 직원으로부터 무기명 평가를 받고 그 결과를 공개해야 한다. 각 질문에 대한 답은 ▲아주 부족하다 ▲부족하다 ▲보통이다 ▲많다 ▲아주 많다로 하고 각각의 답에 대해 1~5점을 준다. 업종별 비중에 따라 어떤 항목은 점수를 두 배로 계산할 수도 있을 것이다.

통계를 내 보면 자기 평가의 평균점은 언제나 근거리 평가에서 나온 평점보다 1점 이상 높고 원거리 평가와 비슷한 수준을 보인다. 즉 자기 실력을 정확하게 모른다는 말이다. 자기 평가가 다른 평가 수치보다 현저히 높으면 자기 계발은 하지도 않으면서 불만만 많은 사람이므로 조속히 내보내는 것이 좋다. 이 방법을 활용하면 다른 사람들은 능력이 있다고 보지만 경영자는 미처 능력을 알지 못했던 직원을 발견하는 기쁜 경우도 있다.

여기에선 이 글을 읽는 독자들이 자기 자신을 평가할 수 있도록 문항을 만들어 봤다. 각 문항에서 복수 선택이 가능한 경우에는 높은 점수를 취하면 된다.

1. **전문성(업무에 필요한 전문지식을 충분히 갖췄는가)**: 업무를 보면서 다른 사람에게 자주 물어보면 1점, 담당 업무에 정통하면 2점, 경쟁사에 대해서도 잘 알고 있으면 3점, 해외 동향이나 업계의 미래에 대해 강의할 수 있는 수준이라면 5점, 다른 부서들의 업무도 잘 알고 있으면 10점.

2. **컴퓨터 사용능력**: 전혀 모르면 1점, 문서작성과 메일을 사용하는 수준이면 2점, 필요한 정보를 인터넷에서 찾을 수 있고 엑셀을 조금 알면 3점, 엑셀에 능통하면 4점, 오피스 프로그램 전체를 능숙하게 활용한다면 10점.

3. **집중력(업무를 볼 때 산만하지 않으며 짧은 시간에 일을 처리하는가)**: 업무 도중에 전화를 받았다가 다시 일에 집중하려 할 때 읽던 서류를 처음부터 다시 봐야 한다면 1점, 업무 중에 다른 사람들의 전화 통화내용이 귀에 다 들어오면 2점, 학창시절에 벼락치기로 시험공부를 했어도 중간은 갔다면 3점, 두 명하고 오목이나 바둑을 동시에 둘 수 있다면 4점, 서너 가지 업무를 동시다발적으로 진행해도 문제가 없다면 5점.

4. **세심함(일을 할 때 세부적인 것들도 하나하나 챙겨 나가는가)**: 빌딩 문을 열고 들어갈 때 뒤에 사람이 오는지 돌아보지 않는다면 1점, 차가 막혀 약속시간에 늦을 것 같을 때 상대방이 이해해 주려니 생각하면 2점, 줄서기를 할 때 반드시 순서를 확인한다면 5점, 상대방에게 일 처리를 부탁하고 난 뒤 반드시 결과를 확인한다면 7점, 두 번째 만난 여자(남자)가 커피에 설탕과 크림을 어떻게 넣는지 알고 대신 타 줄 수 있다면 10점.

5. **우선순위 판별력(가장 중요한 일이 무엇인지를 판별해 내는가)**: 실수로 연체료를 납부한 적이 있다면 1점, 시간에 쫓겨 건강진단을 놓친 적이 있다면 2점,

일의 진행에 대한 보고를 자주 하는 편이라면 3점, 전자제품을 샀을 때 반드시 설명서를 숙독한다면 4점, 세상없어도 가족의 생일에는 일찍 귀가한다면 5점.

6. **현장 파악력(책상에만 앉아 있고 생산현장이나 판매현장을 등한시하는 것은 아닌가):** 다른 사람들의 말만 주로 듣고 있다면 1점, 크로스 체크를 해 본다면 3점, 현장에 가서 눈으로 직접 보아야 하는 성격이라면 4점, 직접 현장에서 정기적으로 일을 해 본다면 10점.

7. **反권위주의(권위주의를 신봉하는 것은 아닌가):** 명절 때 회사 상사들에게 인사를 다녀야 마음이 편하면 1점, 하급자가 올린 기안서를 내용이 아니라 토씨나 고쳐 주는 스타일도 1점, 아버지 같은 상사를 원한다면 2점, 윗사람과 말할 때 언제나 눈을 본다면 3점, 상사와 크게 싸운 적이 있다면 5점.

8. **협상력(거래선 등과 협상을 하는 능력은 있는가):** "인간적으로 잘해 봅시다"라고 말하는 스타일이면 1점, 협상 파트너의 학연, 지연 등을 찾으려 한다면 2점, "전권을 갖고 있지 않아 허락을 받아야 한다"고 말한다면 3점, 협상에 대한 책을 3권 이상 읽었거나 세미나에 참가한 적이 있다면 5점, 협상 파트너가 할 만한 말을 미리 적어 보고 원-원게임을 준비한다면 10점.

9. **문제해결 능력(뜻하지 않은 문제가 닥칠 때 당황하지 않고 독자적으로 해결할 수 있는 능력):** '마마보이'라는 말을 자주 들으면 1점, 회사 일을 자주 가족에게 털어놓는다면 2점, 문제가 발생했을 때 즉시 상사에게 보고하면 3점, 문제 발생 시 도움을 얻을 수 있는 경험자들을 찾아 나서면 4점, 자신이 제시한 해결책이 대부분 채택된다면 10점.

10. **자기개발 의지(지식 축적을 위해 투자하는 시간은 얼마나 되는가. '교양 함양'과 관련된 시간은 제외):** 일주일에 5시간 미만은 1점, 5~10시간이면 2점, 11~15시간이면 5점, 16~20시간이면 8점, 20시간이 넘으면 10점.

11. **책임감(자신의 역할과 입장을 충분히 알고 책임을 전가하거나 회피하지 않는 가)**: 고객과 분쟁이 생겼을 때 고객에게 "법대로 하라"라고 한다면 1점, "나는 담당자가 아니므로 내게 화내지 마라"라고 하면 2점, 당신의 실수로 인해 회사에 손해가 발생했을 때 당신이 배상해야 한다고 생각하면 5점, 맡은 일을 하기 위해 개인적인 비용을 쓰기도 한다면 10점.

12. **인간관계(제반 인간관계를 원만하게 이끌어가면서 사람들로부터 도움을 끌어내는 능력)**: 사람들과 언성을 높이는 경우가 많으면 1점, 동종 업계에 친구가 많다면 2점, 장례식이나 각종 모임에 반드시 얼굴을 내민다면 3점, 다른 사람의 도움 요청에 적극적으로 응하는 성격이라면 5점, 거래관계가 끝난 사람들도 계속 만난다면 10점.

13. **외국어 능력**: 잘 모르면 1점, 관광이나 쇼핑 정도는 할 수 있다면 2점, 읽고 쓰는 정도면 3점, 영문으로 된 법률 계약서를 이해할 수 있다면 7점, 외국인들과의 모임에서 한두 시간 이상 대화를 주도하며 웃고 떠들 수 있으면 10점.

14. **표현력(자신의 생각이나 문제를 정확하게 발표하고 글로 쓸 수 있는 능력)**: 수줍어하고 내성적인 성격이어서 발표를 두려워하면 1점, 써 놓은 원고만 읽어 나가는 스타일이라면 2점, 정부 기관에 보내는 문서 작성에 문제가 없으면 3점, 연애편지를 잘 쓰면 5점, 평소에 말을 잘한다는 평가를 받아 왔다면 10점.

15. **창의력(이미 알려진 방법 이외의 새로운 것들을 찾아 제시하는가)**: 고슴도치를 모델로 내세운 신문광고를 30분 동안 떠올려 보라. '고슴도치도 제 자식은 예쁘다고 한다'는 말만 생각나면 1점, 그 밖에도 2~3개가 더 생각나면 3점, 4~5개면 7점, 6~7개면 10점, 8개 이상이면 15점.

16. **업무개선 능력**: 지난 6개월간 개선한 것이 없으면 1점, 불편함을 아주 잘 참아 내는 인내심이 많으면 2점, 음식점에서 시킨 음식이 짤 때 주인에게 주저 없이 짜다고 말하면 3점, 집에서 가구 재배치를 자주 시도한다면 4점, 자신의 성격을 변

화시켰던 적이 있거나 업무를 자주 개선시켰다면 10점.

17. **이해능력(새로운 것을 들었을 때 이해하는 능력과 속도):** '빛의 속도는 1초당 30만km이며 불변한다. 빛보다 빠르게 나는 투명한 우주선이 있다. 이 우주선 내부의 바닥부터 천장까지 높이는 15만km다. 천장에는 거울이 붙어 있고 바닥에는 전구가 달려 있다. 이 우주선이 빛의 속도로 날아갈 때 바닥에 있던 전구에서 순간적으로 빛이 나왔다고 치자. 그 빛은 우주선 천장까지 올라갔다가 거울에 반사되어 다시 바닥에 수직으로 1초 만에 떨어질 것이다. 그러나 우주선이 날고 있으므로 밖에서 본 그 빛은 'ㅅ' 자 모양으로 움직인다. 그래서 빛이 움직인 거리는 30만km보다 더 길게 나타나며, 밖에서는 그 시간이 1초보다 더 길게 느껴진다. 즉 우주선 안에서 느끼는 시간과 밖에서 느끼는 시간이 서로 다르다.' 위의 글을 두 번 읽고 다른 사람에게 설명할 수 있다면 10점, 이해하는 데 시간이 좀 걸린다면 4점, 먼저 이해한 사람의 설명을 듣고 나서야 이해한다면 3점, 옆에서 설명해도 무슨 소리인지 통 모르면 2점, 이런 문제를 왜 풀어야 하는가 생각되면 1점.

18. **가족관계(가정을 소중히 여기고 돌보는 정도):** 양말을 뒤집어 벗는다면 1점, 배우자의 생일, 결혼기념일을 반드시 챙긴다면 3점, 귀가가 늦어질 때 미리 가족에게 알린다면 4점, 살인강도나 범죄자에게도 사랑하는 애인이 있는 이유를 설명할 수 있다면 5점.

19. **경리 마인드:** 세액공제와 소득공제의 차이를 모르면 1점, 자기 봉급에서 떼어지는 각종 세금에 대해 구체적으로 알고 있으면 4점, 회사의 대차대조표를 이해하는 데 어려움이 없으면 5점.

20. **기획능력(시키는 일만 하는 게 아니라 업무의 방향을 스스로 결정할 수 있는 능력):** 사랑하는 사람을 위한 이벤트를 독자적으로 펼칠 수 있다면 3점, 수십 명을 데리고 가는 단체 여행에서 리더가 될 수 있다면 4점, 여러 모임에서 주도적인 역할을 많이 했다면 6점, 자신의 1년 목표를 세우고 실행에 옮기는 타입이라면

8점, 회사 안에 지식창고를 스스로 만들 수 있다면 10점, 해당사항 없으면 1점.

21. **부하 직원 육성능력(동기를 부여하며 부하의 능력을 향상시켜 나가는 능력):** 자신이 지시한 일을 보고받을 때 "바쁘니 나중에 보고하라"고 하면 1점, 일을 급하게 줬다가 다른 일을 또 준다면 2점, 자신의 공을 직원들에게 돌리는 경우가 많다면 3점, 일이 많을 때 직원들과 남아 같이 일을 한다면 4점, 부하 직원의 말은 언제나 끝까지 경청한다면 5점.

22. **결단력:** 무엇이든 작심삼일이었다면 1점, "직장을 때려치워야지" 하고 말만 해 온 기간이 5년이 넘으면 2점, 점심을 먹거나 물건을 살 때 결정을 빨리 내리는 편이라면 3점, 담배나 무엇인가를 끊은 경험이 있다면 5점.

23. **경영자 의식(경영자와 어느 정도나 눈높이가 같은가):** 동료들과 의견이 일치하는 경우가 많다면 3점, 자신의 생각이 간부진의 생각과 같은 경우가 많다면 4점, 사장의 생각이 무엇인지 정확하게 파악해 왔다면 10점.

24. **냉철성(업무를 수행하는 데 있어 정이나 사적인 감정에 치우치지 않으며 이성적으로 판단하는 능력):** 회사일로 가족에게 자주 짜증을 낸다면 1점, 흥분을 잘 한다면 2점, 상사로부터 꾸지람을 들었을 때 '잘못은 인정하지만, 왜 좋은 말로 못 해?' 하는 불만이 생긴다면 3점, 그 누구의 보증 부탁도 거절한다면 4점, 술을 많이 먹어도 실수한 적이 없다면 5점.

25. **법 이해·준수능력(업무와 관련된 모든 법에 대한 이해능력):** 법과 관련된 문제는 전문가들에게 맡겨야 한다고 생각하면 1점, 운전을 하지만 교통사고 관련 법규를 모른다면 2점, 법전을 들춰 본 적이 있거나 인터넷 법률 사이트에서 법을 검색해 본 적이 있다면 3점, 부동산 매매 계약서를 혼자서 작성할 수 있다면 4점, 변호사가 잘못하는 부분도 찾아낼 정도라면 5점.

평가방법: 총점이 50점 안팎이라면 다른 사람들이 당신보다 더 나은 대우를 받

는다고 입술을 내밀면 안 된다. 80점 근처라면 경영자가 볼 때 당신의 대체비용이 높은 것은 아니다. 110점 근처라면 당신은 좋은 대우를 받고 있어야 한다. 140점 이상이라면 당신은 무슨 일을 해도 성공할 수 있을 것이다.

경영자가 볼 때 이런 전략적 평가는 '살생부'를 만들기 위한 준비일 수도 있지만, 노력하고 능력을 개발하는 사람에게 더 나은 대우를 해 주기위한 근거가 되기도 한다. 누군가는 내게 마쓰시타 고노스케의 '인덕 경영'을 언급하면서 "가치창출과 능력만으로 사람을 평가하지 말고 품격과덕으로 사람을 이끌어야 한다"고 할지도 모르겠다. 하지만 일본인의 민족성은 우리와는 너무나도 다르다. 또한 조직 구성원이 수만 명에 달하면 언제나 악역이 따로 있다. 내가 아는 일본인들은 그 악역을 '섀도 사무라이Shadow Samurai'라고 부른다. 사장을 대신해 조용히 어둠 속에서 무능력한직원들에게 칼을 휘두른다는 것이다.

〈U571〉이라는 영화에서 잠수함 함장은 자신이 아끼는 부함장이 승진을 위한 추천서를 써 달라고 간청하지만 써 주지 않는다. 부함장은 모든병사를 동생처럼 아끼고 병사들 역시 부함장을 형처럼 생각하고 따른다. 즉 사랑의 교류가 있는 것이다. 하지만 전시에 지도자는 부하 가운데 일부의 희생을 감수해야 할 때가 있다. 함장은 부함장이 그런 희생을 각오하기엔 정이 너무 많다고 여겼던 것이다.

이 시대 역시 그런 아픔을 이겨내는 경영자를 요구하고 있지 않을까. 이어려운 시기에 해고하라는 말만 해서 직장인들에게는 미안하다. 직장인들에게 말하고 싶은 것도 물론 있다. 그것은 "당신이 부단히 자기 계발을하고 있는데도 실력이 아니라 아부가 판치고 그런 상사들 밑에서 신음하고 있다면 빨리 사표를 내라"는 것이다.

세이노가 독자들에게

2022 **메일을 보낸 독자들을 위한 공통 답변**   2004. 6. 8.

이 글은 독자들이 저에게 보내는 여러 메일들에 대한 답을 하나로 모아 미리 만들어 놓은 답변이며 찾으시는 내용이 담겨 있습니다. 답변을 쪼개서 보내도 되겠지만 일일이 찾는 데 시간이 걸려 이렇게 하나로 묶은 것이므로 양해하여 주시기 바랍니다.

1. 모든 글은 철저하게 저 혼자서 씁니다. 언론에 실릴 때는, 편집자들에 의해 문구가 점잖게 순화되지만 본래는 쌍욕도 나오고 거친 표현이 많습니다.

2. 제 직업은 사업가, 경영자, 투자자입니다. 사업은 45세 때 거의 손을 떼었지만 그 이후에도 규모가 작은 일들을 "놀면서" 하고 있습니다. 그래도 여전히 궁금하신 분들은 아래 2001년 신동아 1월호에 실린 제 소개를 읽으시면 됩니다(소개 내용은 '세이노의 가르침' 다음카페 글 '세이노는 누구인가?'에서 확인할 수 있음.—편집자 주).

3. 저의 글을 읽으시려면 인터넷에서 "세이노"를 검색하시면 됩니다. 어떤 "웃기는 독자들"은 자기가 바빠서, 혹은 찾아 읽는 데 시간이

걸리므로, 제 글들을 파일로 보내 달라고 하는데 그냥 콱….

4. 동아일보 칼럼 연재는 제 원고가 신문사의 편집과정에서 잘려 나가 거나 빠지는 것이 싫어서 제가 일방적으로 중단하였습니다. 이코노 미스트에는 바빠지는 바람에 중지하였습니다(그 어떤 연재이건 간에 저는 제가 쓰고 싶지 않으면 언제라도 일방적으로 그만둡니다. 저는 독자에 대한 어떠한 의무 나 약속도 없는 상태로 글을 씁니다).

5. 언론에 글을 주었던 이유는 부자들을 모두 도둑으로 여기거나 돈에 환장한 불행한 사람으로 보는 그 어리석은 사람들을 일깨우기 위함 이며 그것이 저에게는 기쁨이기 때문입니다(그러나 제가 모든 독자에게 빠 짐없이 친절할 것이라고는 전혀 생각하지 마십시오).

6. 언론에 실려 공개된 글이라고 할지라도 저작권법에 따라 저작권은 저에게 있습니다. "언론에 실린 글"에 한하여 제 글이 실린 언론매 체와 날짜, 그리고 저의 필명과 sayno@korea.com이라는 이메일 주소를 수록한다면 누구나 무료로 사용을 허가합니다. 그러나 인터 넷에서는 회비를 받건 안 받건 간에 회원으로 가입된 사람들만 읽 을 수 있는 게시판에 수록하는 경우 모두 불허하며 이 약속을 지키 지 않는 경우 법적 책임까지 물을 것입니다.

7. 개인 홈페이지가 예전에는 있었는데 언론에 글을 쓰면서부터 없앴 습니다. 독자들과 토론을 할 생각도 전혀 없습니다. 앞으로도 만들 것 같지는 않습니다.

8. 저를 만나고 싶어 하는 분들이 있습니다만 그럴 만한 시간이 없으 므로 양해하시기 바랍니다. 한편, 저에게 강의를 요청하는 곳들이 있습니다. 영광스럽게 생각하지만 저는 얼굴이 알려지는 것을 바라 지 않습니다. (가면을 쓴다면 모를까?)

9. 신원을 밝히지 않는 이유는 프라이버시 침해가 싫어서입니다. 명예나 인기라는 것이 부질없고 하찮은 것이라는 것도 잘 압니다. 필명으로 쓰기 때문에 어떤 것도 눈치 보지 않고 더 솔직하게 쓸 수 있는 이점도 있습니다.

10. 출판한 책은 전혀 없습니다. 하지만 독자들의 메일을 볼 때 답답함을 느끼는 경우가 너무 많아 책을 내기는 해야겠다는 생각은 하고 있지만, 반드시 책을 내야 한다는 정신이 약하다 보니 원고정리 하는 것보다는 다른 것들에 더 몰두하게 됩니다. 게다가 언론에 실린 글만으로는 책을 낼 생각이 전혀 없습니다.

11. 독자들이 분명히 알아야 할 사실은 저는 인세를 받으려고 책을 낼 생각을 하는 것이 아니라는 점입니다. 인세는 저 개인에게는 한 푼도 필요 없으며 몽땅 제가 지정하는 곳에 기증될 것입니다.

12. 모든 메일은 일단은 제가 직접 먼저 후다닥 봅니다. 답은 비서가 보낼 때도 있습니다(이 답변 메일을 받으셨다면 비서가 보냈을 확률이 높습니다). 인터넷에서 에티켓이 뭔지 모르는(특히 저를 "당신"이라고 부르는) 사람들의 메일들은 모두 무시합니다. 성의 없는 메일을 보내 놓고 마치 저에게 답변 의무라도 있는 양 생각하는 이상한 분들이 간혹 있는데 저로서는 이해가 가지 않는 태도입니다. **2022** **2006년경 이후부터는 세이노 본인이 직접 읽고 답을 보냄.** 특히 젊은이들이 채팅하듯이 보내는 메일들을 보면 정말 가관이고 절반 이상이 제 개인적으로 볼 때는 한심하기 짝이 없는 그런 메일들입니다.

게다가 제 글을 모두 다 읽어 보지도 않고, 읽었다 할지라도 수박 겉핥기식으로 읽은 뒤, 제게 메일을 보내는 사람이 많은데 정말 답답할 뿐입니다. 독자의 개인적 상황에서 나오는 질문이 아닌 경우, 예를 들면 경제가 잘될 것으로 생각하느냐 등등과 같은 질문에 대해서는 답변을 하지 않습니다. 답변을 하는 데 제 시간이 지나치게 많이 사용되어야 하는 경우 역시 답하지 않습니다.

부자가 되고 싶은데 무엇을 해야 할까요, 5천만 원의 여유자금이 있는데 무슨 장사를 할까요, 지금 집을 살까요 말까요, 이런 질문들 역시 질문자의 개인적 상황을 모르는 한 저는 무시해 버릴 수밖에 없습니다(자기가 무슨 일을 하는지도 말하지 않고 상담을 요청하는 직장인들을 보면 한심하다는 생각까지 듭니다). 왜 사람들은 개개인의 능력과 상황이 서로 다름에도 불구하고 자신의 상황은 별로 설명도 하지 않은 채 그런 질문을 하고 그런 질문에 대한 어떤 모범 답안이 있을 것이라고 생각하는지 모르겠습니다.

정말 답답한 것은 "제가 나이가 몇 살인데 할 줄 아는 게 없습니다. 제가 뭘 하면 좋을까요?"라는 식의 메일을 보내는 사람들인데 마치 저를 점쟁이로 착각하는 듯합니다. 더더욱 답답한 것은 "제가 좀 게으른 편입니다. 어떻게 해야 할까요?"라는 식의 메일들입니다. 아니, 자기 스스로도 고치지 못하는 게으름을 제가 무슨 수로 바꿀 수 있겠습니까? "그냥 콱 죽어 버려라"라고 할까요? 재테크에 대한 상담 메일을 보내셨다면 일단은 답을 기대하지 마십시오. 우선은 일을 잘하는 법을 배우고 그다음이 재테크라는 것을 잊지 마십시오. 게다가 독자들이 재테크에 대한 공부를 스스로 할 생각은 하지 않으면서 또는 자기 시간과 노력은 투여하지 않으면서 그저 손쉽게 메일 하나를 보내 답을 얻어낼 수 있는 그런 친절한 공짜 상담자가 저는 결코 아닙니다. 더욱이 저는 독자들 개개인의 수준을 전혀 모릅니다. 제가 재테크 상담을 직업으로 갖고 있는 사람이 결코 아님을 기억하여 주십시오. 주식이나 경매 관련하여서도 거의 답을 드리지 않습니다. 저는 독자들이 공부하기를 바랍니다. 참고로 요새 재테크 상담을 직업으로 삼고 있는 인터넷 사이트들이 많이 있으니 개인적 상황에 맞는 재테크 상담을 받으시려면 그곳을 방문하시기 바랍니다. 이때 상황을 아주아주 자세히 설명하여야 함을 잊지 마세요. 예를 들면 "가게를 분양받으려는데 그 동네 뒷길에 이미 가게가 많거든요. 분양을 받아도 좋을까요?" … 이런 식으로 뜬구름 잡듯 말씀하지는 말라는 것입니다.

주간지 이코노미스트에서 법에 대한 이야기를 줄곧 다루었더니 법률적 문제에 대한 질문도 많습니다. 하지만 변호사, 법무사, 세무사 등과 같은 전문인들에게 돈을 지불하고 상담을 하거나 인터넷에서 검색을 하게 되면 답을 얼마든지 얻을 수 있는 문제에 대해서 저는 답을 드리지 않습니다. 저는 법률상담 무료 자원봉사자도 아니며 그런 문제들을 인터넷에서 검색하는 방법조차 모르는 사람들은 인터넷의 올바른 사용방법부터 배우시기를 권유합니다.

저는 독자가 자신의 미래를 설계하며 나가는 중 현실 속에서 문제에 부딪혔을 때 구체적으로 예의를 갖춰 자신의 처지를 대단히 상세하게 설명하고 제 의견을 구할 경우에만 답을 보내 드립니다. 제 답변은 독자가 어떤 태도로 글을 보냈는가와 비례합니다만 저도 바쁘기 때문에 대개는 보통 몇 줄 정도에 불과합니다. 절대로 저에게서 친절한 긴 답변은 기대하지 마시기 바랍니다. 또, 답신을 보냈음에도 독자의 메일박스가 가득 차 있어서 되돌아오는 경우가 가끔 있는데 이 경우 저는 두 번 보내는 수고를 하지 않습니다.

13. 독자들이 읽을 만한 책을 추천하여 달라는 경우, 막막해집니다. 저

는 그 독자가 어떤 책들을 몇 년이나 어느 정도나 읽었는지, 나이는 어떻게 되며 무슨 일을 하는지 전혀 모릅니다. 책이라는 것이 각자의 상황에 맞아야 하는데 그런 상황을 전혀 모르기 때문입니다. 제가 그나마 한두 권의 책 이름이나마 알려드릴 수 있는 경우는 그런 개인적 상황을 상세하게 알려 주셨을 때뿐입니다.

제가 가장 바람직하지 않다고 생각하는 경우는 책방에 전혀 가 보지도 않고 "제가 이러이러한 것을 하려고 하는데 무슨 책을 읽을까요?"라고 저에게 먼저 묻는 분들입니다. 먼저 책방을 가 보십시오. 엄청난 책들이 있습니다. 그 책들 속에서 자기가 알고자 하는 분야에 대하여 살펴보고 최소한 한두 권 정도는 스스로 골라 읽어야 하는 것이 바른 순서라고 믿습니다. 그렇게 스스로 공부하다가 막힐 때 저에게 질문하시는 것이 좋을 것입니다.

14. 제가 쓴 책으로 알려져 있는 〈부자아빠의 진실게임〉은 동아일보의 이진 기자가 쓴 책입니다. 제가 이진 기자에게 주었던 원고가 일부 실려 있기는 하지만 책 내용은 〈부자 아빠 가난한 아빠〉에 대한 이진 기자의 분석과 비평입니다. 하지만 출판사의 광고 및 표지에서 마치 제가 쓴 책인 듯 표시되어 오해를 불러일으키고 있습니다.

15. 언론에서는 제가 하고픈 말의 반도 못 썼습니다. 여건이 허락된다면 어느 곳에서인가 다시 독자들을 만날 수도 있겠지만 반대로 저는 조용히 여러분의 기억 속에서 다시 사라질 수도 있습니다. 그러나 이미 여러분은 제 글에 담긴 바늘들에 찔려 자그마한 깨달음이라도 얻었을 것입니다. 그 바늘들이 여러분의 생의 전환점이 되었기만을 바랄 뿐입니다. 행운을 빕니다.

현재 독자 메일에 대한 공통답변은 아래와 같다.

공통답변: 메일 답변을 반어로 쓰는 이유는, 존대어로 쓸 경우 예의로 포장되어 속마음이 제대로 전달이 안 되는 느낌이 들기 때문. 유튜브 등등에서 내 글들에 대해 1회성이 아니라 계속하여 언급하고 싶다는 경우—그 어떠한 광고 및 광고 수입도 없는 경우에만 허용됨. 독자의 메일은 직접 읽고 삭제하며 첨부 파일은 읽지 않고 삭제함. 메일을 연속적으로 보낼 때는 예전 메일을 첨부시켜야 하며 그렇지 않은 경우 공통답변만 전달됨. 개인적 답변을 보내지 않은 경우, 그 이유는 아래 중 하나 혹은 그 이상에 해당됨.

1. 질문에 대한 대답이 세이노의 가르침 사이트에 실려 있는 내 글들 속에 이미 있음에도 제대로 읽지 않았거나, 또는 대충 읽고 보낸 메일이거나, 또는 내게 메일을 보낼 때는 어떻게 보내야 한다는 것조차 사이트에서 살펴보지도 않은 메일이거나, 즉 한마디로 말해서 도대체 내 글을 얼마나 읽었다고 이런 메일을 보내는지 한심해서.

2. 그저 도와 달라면 세상이 도와줄 것으로 아는 순진한, 혹은 어리석은, 혹은 이기심으로 가득 찬, 그런 내용이기에 내가 내 아까운 시간을 투자해 답을 주어야 하는 이유를 찾지 못해서.

3. 내가 모든 독자에게 무조건 친절할 것으로, 혹은 친절해야 한다고, 크게 착각하거나 나를 재테크 상담사로 오해하기에.

4. 타인의 도움을 받으려면 어떻게 해야 하는지는 생각하지 않고 메일을 보냈기에.

5. 인터넷이나 도서관을 이용하면 나름대로 답을 얻을 수 있을 텐데도 그렇게 하지 않았기에.

6. 진로를 결정할 때는 가정 상황, 취미 등등이 고려되어야 함에도 불구하고 상황 소개는 별로 없이 "이러저러한 것을 배워도 좋을까요"라고 묻는 것이기에.

7. 질문한 내용이 점쟁이에게 말하는 식의 뜬구름 잡는 것이기에.

8. 어떤 아파트 투자, 어떤 업종, 어떤 자격증을 어떻게 생각하느냐는 질문이기에.

9. 답변하는 데 시간이 너무 많이 소요되기에.

10. 나와 토론을 하고 싶어 하는 것이기에.

11. 나를 자기 친구로 여기는 듯하기에.

12. 자기 문제가 아닌 세상일에 대한 의견을 묻는 것이기에.

13. 일부러 시간을 내서 답변을 해야 할 필요가 없어 보이기에.

14. 그냥 뒈져버려라 혹은 평생 그 모양 그 꼴로 살아라 라는 말 외에는 할 말이 없어서.

15. 자신의 잘못으로 인해 생긴 결과에 대해 자신의 피와 땀과 눈물로 책임지려고 하지 않고 무슨 다른 뾰족한 수가 없을까 하는 생각으로 보낸 것이기에.

16. 이 사회에서 인정받을 수 있는 것은 하나도 만들어 놓지 않은 처지에서 꿈만 야무지게 꾸고 있는 상황이기에.

17. 생각만 하며 시간을 보내는 걱정꾼이 보낸 메일이기에.

18. 공부를 잘해 왔었다는 증거도 없는데 어떤 시험 공부한다고(또는 하려고 생각하면서) 세월 보내는 사람이기에.

19. 자기 머리가 상당히 똑똑하고 스마트하다고 믿는 우물 안 개구리이기에.

20. 듣기 좋은 덕담이나 격려(예를 들면 "희망을 잃지 말고 살아라", 혹은 "열심히 살면 좋은 결과가 있을 것이다", 혹은 "힘들겠지만 좀 더 참아 보아라" 등등)를 기대하는 메일이기에.

21. 갖고 있는 꿈이 내가 보기에는 정말 현실과 너무 동떨어진 한심한 것이기에.

22. 이미 지침을 주었음에도 그 지침과는 다르게 자기 생각대로 하다가 다시 상담을 원하는 메일이기에.

23. 메일을 연속해 보낼 때는 예전 메일을 첨부하라고 말하였음에도 불구하고 예전에 내게 보냈던 내용들을 내가 기억할 것이라고 믿는 닭대가리여서 등등에 해당됨. SayNo: sayno@korea.com

차라리 점쟁이에게 가라: 짜증이 나서 올리는 글

2004. 6. 30.

1. 내게 메일을 보내는 독자들 중 상당수는 내 글들을 모두 찾아 읽은 사람이 아니며 글 몇 개 읽어 보고 긁적긁적거린 사람들이다.

2. 내가 올린 공통답변 메일조차 읽지 않고서 메일을 보내는 사람들도 부지기수이다.

3. 제가 지금 이러이러한 일을 하고 있는데 무슨 일을 하면 좋을까요?—이런 식의 질문은 제발 점쟁이에게나 해라. 오늘도 이런 메일들이 태반이었다. 내가 알 게 뭐냐. 네가 어떤 환경에서 자랐는지, 가정환경은 어떤지, 성격은 어떤지, 뭘 잘하는지, 무슨 취미가 있는지, 용모는 어떤지, 말은 잘하는지, 학교는 어디 나왔는지, 뭘 전공했는지, 결혼을 했다면 배우자는 뭘 하는지, 재산은 어느 정도인지, 친구들은 뭘 하는지, 종교는 있는지, 술 담배는 하는지, 제일 좋아하는 건 뭔지, 등등… 자기 자신에 대하여 전부 까발려야 내가 조언할 것 아닌가? 참으로 한심하다. 쯧쯧쯧….

아주 바쁩니다. 지난 1년간 읽은 책이 겨우 서너 권뿐이고 신문 7개만 겨우 겨우 읽어 왔을 정도로 바쁩니다. 사업적인 일은 아니고 제가 좋아하고 꿈꾸어 왔던 개인적인 일 때문입니다. 아마도 8~9월경이면 이 일도 마무리될 것 같습니다. 갑자기 글을 올리게 된 것 이유는 아래 글에서 짐작하실 수 있을 것입니다. 아래 글은 어느 독자의 메일에 대한 저의 설날 답변입니다. 그 독자의 프라이버시를 위해 개인적 상황은 모두 변형시켰습니다.

독 자　저는 현재 만 XX세의 남자로서 몇 년 전 좋지도 나쁘지도 않은 XXX대학을 졸업하였고, 전공은 XXXX입니다. 어떤 회사에서 면접을 주관한 사장님이 개나 소나 다니는 대학은 경쟁력이 없다고 하셨는데 그렇게 엉망진창인 학교는 아니라고 생각하고 있어서 기분은 좀 상했지만 그분의 말이 직설적이긴 해도 솔직히 아주 틀린 말은 아니라 생각하고 있습니다.

세이노　아주 틀린 말이 아니라 아주 정확히 진실을 말한 것이고, XXX 공대는 회사 경영자나 인사권자가 볼 때는 나쁜 대학이다. 이 멍청아.

독 자　사실 대학졸업자가 딱히 뛰어난 능력이 있다거나 대단하다는 생각은 전혀 가지고 있지 않습니다. 다만 무엇을 배운다는 관점에 있어서는 이미 검증받았다고 생각되며 그로 인해 전공과 상관없더라도 업무를 익힐 기회를 준 후 이후에 평가해도 되는데 그 기회조차 박탈당하게 되어 잘할 기회조차 없는 것입니다.

세이노　전혀 아니다. 이 멍청아. 인사권자는 XXX대학 졸업자들을 결코 검증받은 사람들로 생각하지 않는다. 그래서 기회가 잘 주어지지 않는다. 내 글을 도대체 얼마나 세심하게 읽었는지 의심스럽고, 더럽게 한심하다.

독　자　그렇다고 제가 최소한의 업무능력 없이 공부만 한 것은 아닙니다. 컴퓨터도 직접 업그레이드할 정도의 실력은 되며 한자도 신문에 나오는 것을 읽을 줄 알고(XXX 전공 학생 중 한자를 읽을 줄 아는 사람은 거의 없습니다) 기초적인 실무 능력이 없는데도 계속 저를 써 달라는 식의 행동은 하지 않았습니다.

세이노　지랄하네. 그게 실무능력이냐. 나가 죽어라!

독　자　졸업 후 입사원서를 내도 대기업-중소기업은 물론 다른 업체, 아르바이트에서도 저를 쓰려 하지 않아 1년간 변리사 준비를 하였었습니다. 하지만 공부라는 것이 자금과 마음의 안정이 없이는 결코 오래 유지하지 못하리라는 사실을 깨닫고….

세이노　무슨무슨 시험을 보겠다는 각오와 준비만 하면 자네는 합격한다는 말이냐? 그 공부 실력으로? 실력과 능력을 알아라. 공부를 잘해 본 적도 전혀 없지 않은가. (독자들 중에는, 과거에 공부를 좀 해 왔다는 증거는 개뿔도 없는데도 "저는 현재 무슨 무슨 공부를 하고 있는데…"라고 말하는 사람들이 꽤 많다. 웃기는 것은 내가 볼 때는 합격 확률이 거의 없어 보이는데도 본인들은 합격할 것이라고 착각하는 경우들이 대다수라는 사실이다. 특히 "초등학교나 중학교 때는 상위권이었지만…"이라고 말하는 사람들을 보면 정말 골 때린다.)

세이노　그리고 "공부라는 것이 자금과 마음의 안정이 없으면 오래 유지 못 한다는 사실을 깨달아?" 까고 있네.

독　자　또한 고시를 생각해 보기도 했지만, 세이노 님의 글을 읽고 제 처지를 고려해 볼 때 고시에 합격한다고 해서 보수적인 그들이 저를 받아줄 가능성은 제로에 가깝다는 현실을 직시하고 포기하였었는데 지금 생각하면 정말 잘한 일이라고 생각됩니다.

세이노　야 이 개새끼야. 너 닭대가리 아냐? 너는, 네가 고시공부를 하면 합격은 하겠지만 이러저러한 문제가 예상되어 그만두었다는 식으로 말하고 있다는 것을 아느냐? 공부는 정말 좆도 해 본 적도 없고 해 보지도 않은 새끼가 어떻게 그렇게 허파에 바람 들어간 생각을 할 수 있는 것인지 네 가슴팍을 절개해 보고 싶다 미친 새끼(이렇게 허파에 바람 들어간 사람들, 참으로 많다).

독　자　제가 대기업 위주로 입사원서를 넣은 것도 아니고 아르바이트 포함 XXX건의 이력서를 내었는데도 한 건도 채용의사를 밝히는 곳이 없는 것을 보면 저의 외모 문제가 있겠지만….

세이노　외모 때문이라고? 자네 머리가 어떻게 된 거 아닌가 싶다. 자네가 도대체 남들보다 확실하게 더 잘하는 것이 뭔데? 그게 뭔지 나도 모르겠는데?

독　자　저는 키가 너무 작아서… 불량배들에게 돈을 다 빼앗기거나 끔찍한 일을 당한 경험도 종종 있고…. 제가 무엇을 하면 제대로 할 수 있는 일을 찾을 수 있겠으며 지속적인 수입활동을 영위할 수 있을지 조언을 해 주시면 정말 감사하겠습니다.

세이노　공무원이 그래도 외모 차별이 제일 없으므로 제일 좋을 것 같은데 실력이 있어야 말이지… 아, 그리고 경찰에 신고한 뒤 호신용 잭나이프를 하나 사서 갖고 다녀라.

독　자　면접 오라는 통보는 많이 받았지만 정작 면접에서 합격하는 경우는 없었습니다. 외모에 대한 핸디캡으로 인해, 정말 운 좋게 눈높이를 낮춰서 직장 생활을 하게 되어도 외모와 제가 하고자 하는 행동이 상이하기 때문에 생기는 주변사람들의 시기와 멸시가 있습니다(대부분의 사람들이 외모로 평가하기에 제가 조금 나은 면은 깎아내리려 하고 실수는 과대포장하려는 사람들이 너무나 많습니다). 뿐만 아니라 그것이 저 자신과 구성원 간에 일종의 벽을 만드는 것 같습니다.

세이노　외모에 대해 장황히 이야기하는데 도대체 나에게 키가 몇인지 몸무게가 얼마인지도 밝히지 않았다. 이게 자네 능력의 한계이다.

독　자　요식업체에서 아르바이트를 한 적이 있지만, 제가 그 업체에서 종신토록 일을 하겠다는 생각을 가지지 않았고, 그래서 제대로 하지 못하였으며 결국 점장과의 의논을 거쳐 그만두기로 할 수밖에 없었을 때는 기분이 별로 좋지 않았습니다. 저는 점장님께 몇 개월이라도 좋으니 이왕 시작한 일을 계속하게 해 달라고 하였지만, 점장님은 제가 이 일에 맞지 않다는 생각을 하셨는지 아니면 아르바이트로 일한다는 제 사고방식이 맘에 들지 않으셨는지 결국 퇴사를 종용하셨습니다. 저 역시 그 결정에 따르되 많은 것을 배울 수 있었다는 의사표시를 하면서 좋게 결말난 것은 그나마 다행이라고 생각됩니다.

세이노　"점장님과의 의논?" "좋게 결말난 것이 그나마 다행?" 야 이 10세끼야. 그걸 말이라고 지껄이는 거냐? 그 점장은 너를 쓰레기 같은 새끼 하나로 생각한 거야. "많은 것을 배울 수 있었다는 의사표시?" 뭐 이런 새끼가 다 있어…. 네가 생각하는 방식은 내게 엄청난 분노를 일으키는데, 그 분노의 정도가 어느 정도인가 하면 나는 네 대갈통 속에 뭐가 들어 있는지 톱으로 썰어서 골을 꺼내 보고 싶을 정도이다. 이 개새끼야. 너 같은 놈은 확…. (일을 할 때, 그리고 일과 관련하여서는, 자기에게 유리한 쪽으로 절대 생각하지 말 것.)

독　자　자신 있게 과장 없이 제가 알고자 하는 바를 이야기하면, 외모를 생각하여야지 너무 잘난 척을 하는 게 아니냐는 식의 빈정거림이 돌아오고 심지어 나이 어린 사람들로부터도 당돌하다는 비웃음을 듣게 됩니다. 반면 제 자신에 대해 너무 겸손하게 소개하면, 자신감이 없다든지 능력이 없다는 것으로 사람들이 매도해 버리게 됩니다.

세이노　타인의 평가, 소문 등에 너무 민감하게 병적으로 반응하는 것 같다. 경계선 인격장애 같다. 새겨들어라. (실제로 다른 사람들의 재잘거림에 귀를 지나치게 쫑긋하는 독자들이 많다. 특히 직장인들의 경우 높은 분들의 말에 상처를 받는 경우가 종종 있는데 좀 대범해지기를 바란다. 왜냐하면 그 누구도 타인에 대해 하루 10분 이상 평가하지 않기 때문이다. 당신이 타인을 평가하는 데 하루 10분 이상 소비한 적이 있단 말인가? 나에게 독설 등을 보내는 메일이 종종 있지만 키득키득 웃으며 삭제시킬 수 있는 것은 그 메일을 보낸 사람이 세이노에 대해 5분도 생각하지 않았을 텐데 뭐 그리 대단한 것이라고…. 세이노에 대해 10시간을 생각하였다면 내 글들도 충분히 읽었을 것이고, 그렇다면 그런 메일은 안 보냈을 것이고…. 안 그런가. 특히 직장인들은 사내에서 떠도는 자신에 대한 부정적인 말들에 대해 자기 교화의 긍정적 기회로만 삼기 바란다.)

독 자　저는 타인을 괴롭히거나 일에 있어 방해를 하는 성격은 아니며 가급적 몇 안 되는 직원이지만 편하게 대하려 하고 있는데도 저를 특별하고도 기이한 사람으로 취급하려 합니다. 즉 자기들이 생각한 이미지로만 저를 판단하려 하니 틀린 부분이 있으면 이상하다고 매도하며 자기식대로 맞게 행동해 주면(이럴 때 저 자신을 바보스럽게 보여야만 합니다) 그제야 만족하며 좋아하게 됩니다. 이는 친구관계에 있어서도 마찬가지입니다. 항상 일부 친구를 제외하고는 제대로 된 취급을 받아 본 적이 없었습니다.

세이노　내가 볼 때는 자네가 문제다. 아무래도 인격장애 같다. 자기애적 인격장애와 회피성 인격장애…. 인격장애에 대한 전문서적들을 찾아 읽어 보아라. (나는 나 자신이 백색이라고 주장하는데 세상 모든 사람들은 나를 회색이라고 생각한다면? 그 잘못은 나에게 있는 법이다. 즉, 사실은 나 자신이 회색인데 스스로를 백색으로 착각하고 있기 때문이거나, 나 자신이 실제로도 백색인데 그 표현 방법이 잘못되었기 때문인 것이다. 그 어느 경우이건 잘못은 나에게 있다.)

독 자　사회에 나와서도 동기들은 다들 좋은 곳으로 가는데도 불구하고….

세이노　동기들과 자네 능력이 동일하다고? 누가 그래?

독 자　지금은 이직을 위해 외모와는 비교적 관련성이 덜한 웹 프로그래머로 일하기 위해 하루 8시간씩 도서관에서 공부하고 있고 저녁엔 집에서 실습하고 있지만 이 역시 구직자들이 많아 면접에 있어 걸러짐을 당하게 되니 이 영역조차 제대로 된 직장을 구하기가 어려울 것 같습니다.

세이노 　웹 프로그래머—귀신이 돼야 하는데, 도대체 실력이 있는지 의심스럽다. 미쳐 있다는 증거가 전혀 안 보인다.

독　자 　이직에 대한 대안으로 인터넷에서의 장사를 위해 도서관에서 대여 혹은 직접 구입하여 총 5권 정도의 책을 읽어 보았으나 아르바이트 자리조차 주지 않은 이 사회에서 제가 종잣돈을 모을 수 있는 방법은 전무하고…. 사회 첫 출발이 비록 초라하고 소박하더라도 꾸준히 소득이 나오는, 즉 남의 밑에 들어가서 일을 배우고 자신의 능력을 키우며 사람에 대해 배울 수 있는 기회조차 마련할 수 없고 사업자금을 마련하는 데 있어서도 거의 불가능에 가까운 제가 할 수 있는 일이 과연 무엇이 있을까를 약간만이라도 조언해 주신다면 그대로 한번 실천해 보려 합니다.

세이노 　개꿈 꾸지 말고, 막일이나 찾아서 해라.

독　자 　직장생활이 불가능하다면 세이노 님이 작성하신 프로 과외교사가 되려는 시도도 해 보았으나 저의 외모 때문에 학생이나 학부모가 과외를 부탁할 것 같지 않습니다. 또한 실제로 시도한 결과, 단 한 건의 과외 의뢰도 들어오지 않는 것으로 봐서 이 역시 불가능한 일이라 생각됩니다.

세이노 　미친 새끼. 그 학벌과 그 실력으로 프로 과외는커녕 아마추어 과외도 하기 힘들다. 그런데도 외모 때문이라고? 네가 바로 앞에 있으면 네 모가지를 비틀어 버리고 싶다. (프로과외교사가 되는 전제 조건: 대학 학벌이 아주 좋거나, 대학원을 통해 학벌세탁을 하였거나, 또는 영어인 경우 아주 빛나는 곳에서 현지연수가 이루어졌거나.)

독　자 　공무원시험을 보는 학생들끼리 나누는 대화를 들은 적이 있는데, 요즈음은 경쟁이 너무 치열해 외모를 출중하게 보이려고 성형수술과 기타 관리를 하지 않으면 합격하기 어렵다는 것이었습니다. 같은 값이라면 외모 우선으로 평가

하는 것이 현실이기 때문에 어쩔 수 없다는 것이지요. 제가 공무원시험을 보

지 않은 것도 이런 사회적인 묵시적 합의를 알기 때문입니다.

세이노 알기는 개뿔을 알아! 공무원시험을 보아도 실력이 안 돼서 떨어질 확률이 높

다. 이 멍청아. 어쩜 그렇게 자기 핑계에 귀신이냐?

독 자 번역일을 위해 토익 공부도 병행하고 있습니다. 영어실력은 단기에 향상되는

것이 아니라 3월 말 예정인 시험에서는 750~800점의 점수대를 목표로 하고

있으나, 이 역시 제가 하고자 하는 의지를 가지고 있다 해서 사회가 받아주지

않으면 또다시 무익한 수고를 하는 건 아닌지 지나치게 소심한 걱정을 하게

됩니다(손뼉도 마주 쳐야 소리가 난다고 하지요).

세이노 손뼉? 지랄하네…. 너, 영어 공부 이번에 처음 하지? 토익 800점이면 번역

을 할 수 있다는 그 망상은 도대체 어디서 나오는 거냐?

독 자 지금은 매우 후회하고 있지만 한때 모든 걸 포기하고 자포자기한 상태에서

현실세계를 도피하고자 X년 정도 게임에 빠진 적이 있었으나 지금은 테트리

스나 장기 같은 게임을 제외한 어떠한 게임도 하고 있지 않습니다.

세이노 여전히 하고 있잖아! 이 소갈머리 없는 새끼야.

독 자 나름대로 열심히 살려고 노력하였는데 제가 선택할 수 있는 인생의 진로가 차

단된 느낌입니다. 도서관에서 공부는 하고 있지만 이 어두운 길이 언제 벗어나

질지는 저로서는 도무지 장담할 수 없습니다.

세이노 사고방식을 고치지 않는 한 그 어두운 길은 더욱더 어두워질 것이고 평생 갈

것이다. 막일 찾아라. 그게 네 분수에 맞다. 그따위 정신으로는 다시는 내게

메일 보내지 마라.

2022 위와 비슷한 내용의 이메일은 여전히 아직도 계속 종종 들어온다. 쯧쯧.

한 달 전쯤 정말 오래간만에(지난번 글을 올린 이후 전혀 오지 못해서, 오늘 비밀번호
도 제대로 기억하지 못했을 정도입니다) 이곳을 와 보고서는 깜짝 놀랐습니다. 하
나는 회원의 숫자였고 다른 하나는, 일부 독자들이 돈을 모아 제작하였다
는 동영상이었습니다(그 독자들에게 고마움을 느낍니다). 그리고 "와~ 글 올리라
고 은근히 압박하네…"라는 느낌이 들었습니다만, 정말 바쁩니다. 개인적
인 꿈을 실행하는 것(이게 시간을 많이 잡아먹습니다)과 몇 가지 프로젝트 진행
때문에 그렇습니다.

과외공부가 끔찍했던 나의 국민학교 시절에 아버지가 사다 준 책이라고
는 오로지 세 권뿐이었다. 한 권은 〈백범 김구〉였는데 어떤 높은 뜻을 심
어 주기 위함은 결코 아니었다. 김구 선생이 나와 본관이 같은 안동 김씨
라는 점만 강조하셨기 때문이다(사람은 뿌리를 알아야 한다고 하는데 나는 도대체 족
보 같은 그런 것에는 전혀 관심이 없었고 때문에 내게는 내가 어디 김씨라는 사실이 내 손톱에
낀 때만도 못한 하찮은 것이다. 게다가 나는 단 한 번도 김구 선생 같은 애국자가 되려고 한 적
이 없다. 10대 후반부터 나는 내 몸 하나 가누기 힘들었다. 그 와중에 무슨 국가와 민족, 혹은 조
상을 생각했겠는가).

다른 두 권은 에디슨 전기와 로빈슨 크루소였다. 에디슨 전기는 기술자
가 되라는 뜻에서 사다 준 것 같다. 실제로 나는 에디슨 흉내를 내면서 장
난이 극심하였고 그 덕에 전기전자 기계에 대해 정식으로 배운 적은 한 번
도 없지만 보통 수준은 넘는 지식을 점차 갖게 된다. 로빈슨 크루소를 사
다 준 이유는 정확히 모른다. 나중에 내가 성인이 되어 루소의 최대 역작
이라고 하는 〈에밀〉을 순전히 그 책의 유명세 때문에 억지로 읽었을 때 나
는 에밀에게 허용된 유일한 책이 바로 로빈슨 크루소임을 알고는 기분이
묘해졌다. 하지만 책이라고는 의학서적만 갖고 있던 아버지가 루소의 흉

내를 낸 것 같지는 않다. 수많은 책들 중에서 무인도에서의 이야기를 내게 준 이유는 홀로서기를 배우라는 뜻이었을까? 아니면 생존기법을 배우라는 것이었을까? 혹시 무인도에서도 인간으로서 살다가 죽을 수 있는 뭔가는 갖고 있어야 한다는 뜻이었을까? 그렇다면 그것은 무엇일까? 무인도에 있더라도, 전쟁난민이 되더라도, 500년 전에 태어났더라도, 나를 인간으로 지탱시켜 줄 것은 무엇일까?

사도 바울은 가난한 곳에도 처할 줄 알고 부한 곳에도 처할 줄 안다고 했다. 내가 가진 모든 것이 사라져도 인간으로서 존재 의미를 주는 것은 무엇일까? 당신에게 인간으로서의 존재의미를 주는 것은 무엇인가. 무인도에서 우리 육체를 위해서는 최소한 나무토막을 비벼 불을 피우는 기술 정도는 갖고 있어야 한다. 우리 영혼을 위하여도 우리가 인간으로 존재하여 뜨겁게 타오르게 할 불꽃이 있어야 하지 않겠는가. 외부상황이 어떻게 바뀌든지 간에 당신의 영혼을 유지시켜 주는 산소호흡기 같은 불꽃 말이다.

자. 지금 당신이 침몰하는 타이타닉호에 있다고 가정하자. 조금 후에는 구명보트로 옮겨 타야 하고 무인도로 가서 평생을 홀로 살아야 한다. 지금까지 살아오면서 소중하게 생각되는 것들을 솔직하게 생각해 보라. 그 가운데 당신이 갖고 가고 싶은 것은 무엇인가? 돈인가? 명예인가? 학식인가? 일인가? 남들로부터 인정을 받는 것인가? 만일 당신이 그런 것들을 영혼 속에 담고 구명보트에 올라탄다면 내 생각에 당신은 무인도에 혼자 도착하면 그대로 자살하여야 할 사람이 된다. 무인도에서는 아무런 가치도 없는 것들이기 때문이다.

당신은 무인도에 표류할 가능성이 없다고? 천만의 말씀이다. 인간은 평생을 무인도에서 고독하게 보내는 셈이나 마찬가지이다. 군중 속의 고독이라는 말은 헛소리가 아니다. 우리는 모두 자기의 섬에 갇혀 사는 존재이다. 파스칼은 〈팡세〉에서 "인간은 던져진 존재"라고 했다. 당신이나 나나 지구에 홀로 던져진 외로운 존재이다.

삶에 있어 가장 소중한 불꽃의 참의미는 로빈슨 크루소처럼 무인도에 절대 고독의 상태로 고립되어 있는 상태에서만 검증될 수 있다. 그렇다면 그것은 돈도 아니고 명예도 아니다. 한국인이라는 사실도 의미가 없으며 남을 위한 봉사니 사랑(특히나 그것이 에로스적 사랑이라면)이니 하는 것들도 무인도에서 혼자가 된 처지에서는 무의미하다. 무슨 이데올로기를 신봉하건, 고향이 어디건, 어느 학교를 나왔건, 나이가 몇 살이건, 재산이 많건 적건, 이력서가 아무리 화려하건 간에 다 하찮은 것들이다. 그런데도 그것들을 최고로 여기며 사는 사람들이 있다.

내가 돈을 최고로 여기며 살았다고? 웃기지 마라. 나는 내 인생 자체의 중요성을 최고로 여기며 살았다. 돈은 내 인생의 자존심을 세우는 데 필요한 것이었고, 수없이 넘어지면서 그저 게임의 방법을 체득하여 획득하였을 뿐이며 그 비결은 세상 사람들이 최고로 여기는 그런 것들을 하찮게 여기는 데 있었다고 하여도 과언이 아니다.

널리 알려져 있는 이야기 한 토막. 어느 나룻배에 학자가 탔다. 학자가 물었다. "사공 양반, 혹시 학문에 대해 아시는가?" 뱃사공은 "전혀 모른다"고 대답했다. 그러자 학자는 "그렇다면 인생을 헛살고 있는 것일세"라고 뽐내며 말하였다. 얼마 후 사공이 물었다. "손님, 혹시 수영할 줄 아시나요?" "모르는데… 왜 묻나?" "그렇다면 인생 종 치게 생겼군요. 배에 구멍이 나서 배가 가라앉고 있거든요."

영혼을 타오르게 할 불꽃이 없다면 침몰하는 배에서 수영하는 법을 모르고 있는 것과 마찬가지이다. 이 세상이 부러워하는 그 무엇을 갖고 있건 간에 침몰하고 만다. 내가 무슨 말을 하려는 것일까? 사람들은 자기가 열심히 살아야 한다는 것은 다 잘 안다. 하지만 자신이 열심히 살지 않고 있다는 것도 다 잘 안다.

열심히 살아야 한다는 것은 알지만 열심히 살게 되지는 않는 이유가 뭘까? 바로 그 불꽃이 없기 때문이다. 나 역시 왜 살아야 하는지조차 몰랐던 때가 있었다. 그래서 한때는 포기하려고 했었던 것이 나의 목숨이었다. 그러다가 존재의 이유를 도전 그 자체에 두기 시작하였다. "나는 도전한다. 그러므로 존재한다." 로빈슨 크루소 역시 28년간을 무인도에서 살면서 폭풍과 지진, 질병, 고독 등의 공격을 받지만 절망하거나 체념하지 않는다. 계속 도전하고 노력한다. 나는 그것을 "이왕 사는 것, 내가 팔목에서 흘린 피보다 진하게 살아 보자"고 다짐하였을 뿐이다. 도전 정신이 내게는 나의 영혼을 뜨겁게 만드는 불꽃이었다(젊었을 때 그런 생각을 한 것은 전혀 아니다. 살다 보니 그렇게 되었고 지나고 보니 내가 그랬었구나 하는 것을 알았을 뿐이다).

당신은 도전하기가 두렵고 불안하다고? 겁난다고? 나도 그랬다. 새로운 도전을 시도할 때 불안해하지 않을 사람이 어디 있단 말인가. 지금이라고 해서 내가 도전이 두렵지 않은 것도 아니다. 2007년 2월 현재 나는 80억 원 이상이 다른 투자자들과 함께 각각 투자되는 2개의 프로젝트와 나 혼자 40억 원 이상을 투자하여야 하는 프로젝트를 순전히 나 혼자만의 책임으로 수행 중이다. 이미 1월에 35억 이상이 사용되었다. 세세한 지침까지도 여전히 내가 주어야 하고 내가 결정을 내려야 한다. 핵심적인 조언을 해 줄 만한 사람도 전혀 없다. 한편으로는 두렵다. 과연 잘될까? 내가 잘못하면 200억 원 이상이 묶여 버린다.

이 두려움을 없애기 위해 내가 할 수 있는 것은 무엇일까? "잘될 거야"라는 막연한 희망일까? 기도하는 것일까? "나는 할 수 있어, Yes, I can do it"이라고 외치는 자기격려 혹은 자기최면일까? 아니면 점집에 가서 운수를 살펴보고 조언을 듣는 것일까? 나는 그런 것들은 전혀 모른다. 내가 하는 유일한 것은 관련 지식들을 계속 찾아가고, 법제처 홈페이지에서 관련 법규들을 계속 파고들고… 등등인데 요즘은 새벽까지 그렇게 하곤 했다. 내가 그렇게 하기 때문에, 설령 일이 중간에 잘못되어도 나는 문제점을 파악하고 해결책을 빠른 시일에 찾아낼 것이다.

2022 그 프로젝트들은 모두 성공하였다. 하지만 그 과정에서 나는 재벌들을 조사하는 국세청4국 조사를 받았다(4국조사로는 두 번째였다). 4국에서는 부동산실명법 위반, 지방세법(취득세) 위반, 부가세법 위반으로 통보하였으나 나는 모두 부인하였고 한 개의 형사소송과 세 개의 행정소송을 직접 진행하면서 2~3년을 바쁘게 보내었다. 결론? 내가 모두 이겼다.

당신도 나름대로는 열심히 준비할 자신이 있지만 여전히, 도전하였다가 잘못되면 어떻게 하나 하는 불안감이 사라지지 않는다고? 1997년 영국의 한 남자가 열기구로 18일간 세계일주를 하겠다고 호언장담하였다. 그러고는 열기구 출발 장소에 세계 각국의 신문기자들을 초대하였고 위풍당당하게 하늘로 올라갔다. 하지만 이륙한 지 하루도 안 되어 그는 다시 땅으로 돌아왔다. 세상의 웃음거리가 되었지만 그는 그것을 조금도 창피하게 여기지 않고 당당하게 재시도한다. 그의 이름은 리처드 브랜슨Richard Branson이며 버진그룹 회장이다. 그가 재시도할 수 있었던 힘이 어디에 있었는지 생각해 보라(나의 도전정신은 그 사람의 것에 비하면 정말 새 발의 피에 지나지 않는다).

그래도 당신은 여전히 두렵다고? 미식축구 영화 〈Replacement〉에서 유명 선수들이 연봉 협상 문제로 인해 파업을 하는 바람에 졸지에 뛰게 된 3류 대체선수들에게 감독은 이런 말을 한다. "진정한 남자는 공포를 인정한다. … 너희에게는 내일이 없다. 오직 현실이라는 냉혹한 기회만 있을 뿐이다. 그것이 무기다." 현실에 대한 당신의 불안감을 인정하고 몇 번을 넘어져도 좋다는 자세를 가져라. 말쑥한 무릎보다는 상처투성이에 꿰맨 자국도 몇 개 있는 무릎을 부러워하며 당신 앞에 던져진 현실의 삶에 도전하라. 그런 자세가 되어 있어야 비로소 세상 속에서의 삶을 이끌어 나갈 수 있다. 아, 물론 도전하는 것 자체를 성격상 혹은 인생철학상 등의 이유로 싫어하거나 피곤해하는 사람도 있을 수 있다. 도전도 아무나 하는 것은 아니니까 말이다.

그런 사람들에게 주는 조언이 있다. 도전하는 사람들에게 "꼭 그렇게 살아야 해?"라고 말하지는 말아라. 나 같은 사람은 오히려 당신에게 "꼭 그렇게 살아야 해?"라고 물을 것이니까 말이다. 그나저나 당신 영혼의 불꽃은 뭐지?

(그럼에도 불구하고 나는 열 번 찍어 안 넘어가는 나무 많다고 믿는 사람이며 도전도 주제파악을 하면서 해야 한다고 믿는다. 미국 최초의 여성 연쇄살인범의 이야기를 담은 영화 〈몬스터〉에서 주인공은 13살 때부터 창녀 생활을 하면서 여러 남자들을 살해하였다. 어느 날 그녀는 번듯한 직업을 갖고자 법률 사무소의 비서로 취직을 하고자 면접을 보지만 아무것도 할 줄 아는 것이 없으므로 모욕만 당한다. 이런 식의 무모한 시도를 도전으로 생각하지는 말라는 말이다.)

프로 과외강사가 되고 싶다는 메일을 상당히 많이 받는데 과외시장에서 돈을 지불하는 것은 학생들이 아니라 학부형들이고 그 학부형들이 강사의 무엇을 가장 먼저 보는지를 별로 생각하지 않는 사람들이 너무 많아서 글을 짧게 올립니다.

1) 학벌입니다. 이른바 SKY 출신이어야 한다는 것입니다. SKY 출신 학부형이 자기보다 공부를 못한 강사에게 고액을 기꺼이 지불하리라고는 생각하지 않는 게 좋습니다.

2) 실력을 입증할 수 있는 구체적 증거가 있어야 합니다. 영어라면 토플이나 토익 점수가 아주 높아야 합니다. 그저 영어연수 다녀온 정도로는 과외시장에서 상품가치가 약합니다.

3) 가르치는 실력을 뒷받침할 수 있는 과거 경력이 있어야 합니다. 즉 예전에 가르친 학생들의 지금 상황을 말하여 줄 수 있는 부모들의 전화번호를 내밀면서 통화를 하여 보라고 자신 있게 말할 수 있어야 합니다. 고액 강사가 되려면 위에서 2개는 만족시켜야 합니다. 그렇지 못하다면 꿈 깨세요.

2022 다른 사람들과는 차별화된 방식으로 쉽게 가르칠 수 있어야 한다. 천재 물리학자 파인만은 "아무리 어려운 내용이라도 쉽게 설명할 수 있을 때 비로소 아는 것"이라고 했다. 아인슈타인 역시 그러했다. 당신이 이해한다고 해서 아는 것이 아니라 다른 사람에게 쉽게 설명할 수 있을 때 비로소 아는 것이며 그 수준이 되어야 제대로 가르칠 수 있는 수준이 된 것이다.

적지 않은 독자들이 어떤 일을 불과 몇 개월 해 보다가 저에게 메일을 보냅니다. 지금 하고 있는 일이 이러저러해서 그만두려고 한다고. 또는 지금 하고 있는 일을 이미 해 온 사람들을 보니 미래가 안 보여서 그만두려고 한다고.

물론 일의 종류에 따라서는 다른 일을 찾는 것이 더 현명한 경우도 있지만 개뿔도 내세울 게 없다면 아무 일이나 하라고 하지 않았던가요? 노르웨이에서 라면왕이 된 사람은 주방에서 감자 하나 깎는 것도 머리를 짜내어 했다는데 아마도 그런 독자들은 감자 깎는 것에서는 미래가 안 보여 그만두었을 것입니다.

아니, 이 세상에 내세울 것 없는 자들에게 탄탄대로로 미래가 열려 있는 일이 도대체 어디 있단 말입니까? 내가 뭐라고 했던가요? 현재의 위치에서 미래를 계산하지 말라고 하지 않았던가요! 더더욱 한심한 태도는, 불과 몇 개월 일해 보고는 자기가 이미 그 분야에 완전 통달하였으며 더 이상 배울 것이 없어 독립하려고 한다는 메일들입니다. 거기에 덧붙여 자신의 사업계획을 제게 설명하면서 조언까지 구합니다. 겨우 몇 개월 해 보고 말입니다.

자기가 세상에서 가장 똑똑한 줄로 아는 이런 조루증 환자들의 생각을 도대체 어떻게 해야 뜯어고칠 수 있을지…. 세상은 그런 조루증 환자들로 넘쳐 납니다. 거기에 기회가 있다는 것을 왜 모른단 말입니까. 쯧쯧….

미안하다. 바쁘다 보니까 이곳에 글을 올리기는커녕 책 한 권도 제대로 못 읽는다.

- 요즘의 경제상황이 불안해서 어쩔 줄 모르는 메일들을 요즘 무더기로 받았다. 작년 말부터 금년 봄에 내게 메일을 보내서 답장을 받은 독자들 중 몇몇은 금년 9월경이 부동산 경매에 들어갈 찬스가 될 것이므로 준비해 두라는 말을 들었을 것이다. 정말 그렇다.

- 나는 단 한 번도 빚을 내서 투자하라는 말을 한 적 없으며 부동산을 구매할 때도 대출을 절대 무리하게 받지 말라고 했다. 내게 펀드 투자나 주식 투자에 대해 물었던 사람들 중 상당수는 아무런 답변을 못 들었을 것이나 몇몇 독자들은 나에게서 "미련하게 계속 현금을 모아라, 기껏해야 저축은행들에 분산해 놓아라"는 말을 들었을 것이다. 어느 약사는 몇 억을 종잣돈으로 만들 때까지 기다리라는 말도 내게 들었을 것이다. 그 독자들과 종잣돈을 5천만 원이라도 갖고 있는 독자들에게 이제 권한다. 경매시장을 직접 기웃거려라. 감정가의 60%도 안 되는 맛있어 보이는 게 있을 것이다. 그런 건 절대 손해 보지 않는다. 가짜 유치권과 같이 거짓 내용이 들어가 있는 것을 노려라. 대법원 홈페이지가 오죽 잘되어 있는가. 모르는 동네는 절대 가지 마라.

- 나는 약 2주 전이었나 주식시장이 패닉이었을 때 주식시장에 들어갔다가 며칠 후 약간 챙기고 빠져나왔다. 오늘 패닉상태의 주식시장을 보고 다시 들어가려고 했더니만 분위기가 반전되어 나와 버렸다. 이 모든 투자금은 여유자금으로 한다. 다만 그 규모가 일반인들보다 훨씬 클 뿐이다. 그저 참고만 하라고 말한다. 삼성전자가 내 관심사고 포스코는 아니다.

- 환율변동대비 파생상품? ELS? 등등. 궁극적으로 모든 파생상품의 목적은 그 상품을 만든 자들과 그 상품을 파는 자들이 이득을 보는 데 있다는 사실을 잊지 말아라. 난 도대체가 그런 상품들을 믿지 않아 왔다.
- 어제 나는 보유하고 있던 달러의 절반을 팔았다. 40%정도 남았으니 충분하다는 생각도 있지만 환율에 대해 비관적이지 않기 때문이다. 달러 사 두려고 노력하지 말라는 말이다.
- 어떤 투자를 했는데 지금 손해를 많이 보고 있다고? 그런 경우에 빠진 사람들을 위해 내가 해 줄 수 있는 조언은 정말 없다.

KBS2 다큐멘터리를 봐라! 2009. 5. 16.

KBS 2 '걸작다큐멘터리'가 9일부터 6주간 경제 특집으로 지난해 영국 BBC에서 방송한 다큐멘터리 '돈의 힘'을 보여 주고 있다. 웬만한 경제 관련 서적 몇 권 보는 것보다 더 좋은 프로이므로 반드시 봐라!

동아일보 기고글 일부

동아일보 기고글들 중 일부를 발췌하여 기고일자 순으로 정리했습니다. 모든 기고글을 보려면 동아일보 홈페이지에서 '세이노의 돈과 인생'을 검색하면 됩니다.—편집자 주

'바가지 요금' 탓하지 말라   2001. 1. 14.

종종 바가지 요금에 대한 보도가 언론에 나온다. 대부분 극장이나 유원지에서 시중보다 비싸게 물품을 판다는 내용들이다. 사람들은 "이런 악덕 상인을 왜 정부는 그냥 내버려두느냐"며 흥분을 감추지 못한다. 피서철 숙박요금은 순전히 악덕업자들의 농간이라고 생각한다. 속리산 정상에서 파는 컵라면 값도 동네 슈퍼마켓 수준이 되어야 사회정의가 구현되는 줄로 안다.

당신이 산꼭대기에서 소주를 판다고 하자. 주말에만 손님이 오고 운반하는 데 힘이 많이 들었다. 그렇다면 당신은 동네 슈퍼마켓 가격으로 소주를 팔겠는가? 피서지 숙박업소들을 1년 내내 손님이 끊이지 않는 러브호텔인 줄 안다면 큰 오산이다.

나는 다른 사람이 파는 것과 뭔가 다른 물건이라면 비싸게 판다. 그 물건은 나에게는 예술가의 창조품과 다름없다. 공정거래법에 위배된다고? 피카소가 겨우 10분 만에 그린 그림을 1억 원에 파는 것은 괜찮고 나의 창조적 제품은 왜 비싸게 팔면 안 된다는 말인가?

반대로 다른 사람이 파는 물건이라면 싸게 판다. 경쟁사를 이기기 위해 시가 4000만 원인 컴퓨터를 반값에 판 적도 있다. 빌 게이츠는 익스플로러를 그냥 덤으로 주기도 한다.

시중가 500원인 생수를 산꼭대기에서 나 혼자 판다면 만 원을 받겠다. 그러나 남극 얼음물보다 더 시원하게 보관하고 금가루를 뿌려 특화시키겠다. 목이 말라 우는 가난한 아이에게는 공짜로 주겠지만 부자들에게는 어림도 없다.

그 생수를 동네 슈퍼마켓에서 내가 판다면 450원을 받겠다. 경쟁자가 있으니까. 일본 기업들은 한국에서 생산되지 않는 부품은 비싸게 수출하다가 국산화가 되어 경쟁자가 생기면 덤핑을 친다.

산에서 내가 파는 비싼 생수가 싫다면 산 아래 가게들이 많은 곳에서 생수를 사 가지고 올라오면 된다. 아니면 내 옆에 와서 생수를 팔든지. 왜 당신은 손님이 매일 많이 오는 것도 아닌 곳에 내가 땀 흘려 운반한 생수를 싸게 사 마시려고 하는가? 왜 극장에 들어갈 때 미리 밖에서 음료를 사지 않는가?

당신이 귀찮고 불편하게 생각하는 것을 편리하게 만들어 주는 사람들이 자원봉사자들은 아니다. 휴가철 숙박업소 가격이 비싸다고? 비성수기에 가면 숙박요금은 당신이 정할 수 있다.

사채업자들은 월 14~17%의 높은 이자를 받는다. 그 사람들을 욕하지 말고 미리미리 저축을 하라. 당신이 빌리지 않으면 수요가 없으니 이자는 내려가기 마련이다. 비싸면 사지 말거나 다른 방법을 미리 준비하라.

바가지 요금은 공급과 수요의 법칙에 의해 생긴다. 부자가 되려면 바가지 요금을 씌우라는 것은 절대 아니다. 바가지 요금이 생기는 이유와 경쟁의 원리를 이해 못 하고 남들과 비슷한 장소에서 비슷한 물건을 팔게 되면 부자가 될 수 없다는 뜻이다.

삶에 대해 두려움을 가져라.

부자가 되려면 어떻게 해야 하는지 알지만 실제로 행동하지 않는 이들이 있다. 실업률이 2%대였던 97년 말까지도 나의 회사 직원들은 내가 아무리 외쳐도 자기계발에 소극적이었다. 심지어 중장년층 관리자들은 엑셀시험에서 백지를 내기도 했다.

외환위기가 오자마자 나는 이렇게 말했다. "내가 지정하는 책을 매주 한 권씩 읽어라. 컴퓨터는 지위와 나이를 막론하고 필수이다. 3개월마다 시험을 본다. 탈락자는 퇴사하라." 3개월 후 컴퓨터 시험에서는 60대 임원까지 모두 통과했다. 회사를 그만두면 갈 곳이 없다는 점에 두려움을 느꼈기 때문에 노력하지 않을 수 없었다.

상어는 항상 고요한 바다에서 당신을 노리고 있으며, 행운의 여신이 짓는 미소는 1초뿐이다. 지금 먹고살 만하다고? 당신의 직장이 영원할 것이라고? 지금 손님이 있으니 앞으로도 그럴 것이라고? 공기업이라고? 물려받을 재산이 있다고? 지금 당신이 믿는 그 어떤 것도 내일 휴지통에 던져질 수 있다. 삶은 내일이라도 뒤집어진다. 그러므로 삶에 대해 두려움을 가져라.

인텔 회장 앤드루 그로브는 〈편집광만이 살아 남는다〉는 책에서 "두려움은 승리하기 위한 열정을 만들어 내고 유지시킨다"고 말한다. 긴장을 하거나 두려움이 생기면 심장이 쿵쾅거린다.

왜 그럴까? 원시인들이 가장 긴장했던 순간은 사냥할 때였다. 사냥 중에 상처를 입어 피를 흘리게 되면 새로운 피가 즉시 공급돼야 혈액이 응고돼 생명을 유지할 수 있다. 혈액순환을 촉진시키려면 심장이 미리 쿵쾅거려야 했다. 이것이 지금도 우리에게 남아 있는 것이다.

두려움을 가지면 심장은 고동치고 새 피가 흐른다. 그 새 피는 현실에 게으르게 안주하려는 당신의 썩은 피를 배출시킨다. 그리고 당신을 결심하게 하고 행동하게 만든다. 나는 돈 문제로 인해 삶이 통째로 쓰레기 속에 던져지는 경험들을 일찍 했기에 현금이 20억 원 정도 쌓인 뒤에야 비로소 쓰기 시작했다.

불경기가 되어서야 구조조정을 하는 회사들이 한심하지 않은가? 개인도 마찬가지이다. 삶에 대해 두려움을 갖고 있으면 아무리 경기가 좋아도 절약하고 노력을 게을리하지 않는다.

놀 땐 놀고 쓸 땐 쓰며 살자고? 말년에 고생을 하겠다면 그렇게 해도 된다. 편하게 살고 싶어 이민을 가겠다고? 노력하지 않는 자가 편하게 살 수 있는 곳은 이 세상에 없다. 여유를 느끼며 살자고? 삶의 형태에 우열은 없으므로 느리게 사는 법을 철저히 따른다면 나도 존경한다. 다만 여유는 부자에게 더 많지 않을까?

두려움을 가지라는 말이 비관론자가 되라는 말은 결코 아니다. 다만 준비 없는 낙천주의는 사상누각과 같다. 생쥐조차 도망갈 구멍을 3개는 만들어 놓은 뒤에야 나와서 돌아다닌다. 생각만 가득한 칸트의 입에는 조만간 거미줄이 쳐진다. 행동하는 나폴레옹이 되어라.

스테판 M 폴란과 마크 레빈은 공저 〈다 쓰고 죽어라〉에서 처음 집을 장만하려는 사람들에게 "두 번째 살 집을 처음에 사라"고 말하면서 "그렇게 할 돈을 마련하는 데 오랜 시간이 걸린다면 기다려라"라고 권유한다. 나중에 방이 더 필요해 사게 될 집을 지금 구입하지 못한다면 지금은 임대해 살라는 말이다. 나 역시 그들의 의견에 공감한다. 당신이 30대 중반 이전의 보통 사람이라면 빚을 내서 집을 사기보다는 집을 빌리는 게 좋을 것이다.

이때 중요한 것은 전세든 구입이든 최대한 일터와 가까운 곳에 살아야 한다는 점이다. 30대 중반까지는 자기 투자를 할 여유 시간이 충분히 확보돼야 하기 때문이다. 맞벌이 부부는 부부 중 경제활동의 대가와 미래 발전가능성이 큰 쪽의 직장 근처로 이사를 하는 게 좋겠다. 일터는 도심에 있는데 가격이 싸고 평수도 넓다고 해서 멀리 떨어진 곳에서 살면 출퇴근에만 하루 2, 3시간을 소비하게 돼 자기투자를 할 여유가 없다. 출퇴근 시간에 외국어 등을 공부하겠다는 생각은 사실 실천하기 쉽지 않다. 차 안에서는 쉬고 싶어지기 때문이다.

퇴근 후에는 퇴근하느라 지쳐 또 쉬게 된다. 일주일을 출퇴근에 시달렸으니 일요일에도 쉬게 된다. 그러니 책 한 권 제대로 볼 시간이 없다. 대중교통 이용이 불편하다는 이유로 자가용을 사지만 도로는 여전히 막혀 짜증만 난다. 자가용이 있으니 주말에는 놀러 가기가 좋고 결국 돈 쓸 일만 생긴다. 돈이 모이지 않으니 점점 더 싼 지역으로 이사 가게 되고 자기에게 투자를 할 시간은 갈수록 줄어드는 악순환에 빠진다. 그러면서도 "나는 성실하게 살고 있는데 세상이 불공평하다"고 생각한다.

나는 집이 먼 직원들에게는 회사 근처 독서실이나 고시원에서 살라고 요구하곤 했다. 회사 일을 하라는 것이 결코 아니다. 생생한 지식을 축적해 내일이라도 당장 뛰쳐나가 이 정글 속에서 우뚝 홀로서기를 할 수 있는 힘을 갖추라는 뜻이다. 일터가 도심 가까이에 있으면 아마도 집의 크기는 작아지겠지만 집이 작으니 쓸데없는 것들을 사지도 못하게 돼 소비도 줄어든다. 소파 대신 방석만 사용해도 된다. 친구들 사는 것과 비교하지 마라. 목돈이 만들어질 때까지는 내일 '피난'을 간다고 생각하고 살림살이를 줄여서 갖추라.

돈은 새끼를 치고 기회를 주지만 살림살이는 고물이 된다. 게다가 대다수 상품값은 날이 갈수록 싸진다. 나는 20대에는 시간도 돈도 아까워 아예 TV를 사지도 않았고 보지도 않았다. 그렇게 사는 것이 사람답게 사는 거냐고 말할지도 모른다. 졸부는 운이 좋으면 되지만 진짜 부자는 그래서 아무나 되는 게 아니다.

당신의 가족부터 만족시켜라 2001. 3. 14.

어제는 젊은이들 사이에서 남자가 여자에게 선물을 하는 '화이트데이'였다고 한다. 〈십이야〉라는 홍콩 영화는 두 남녀의 사랑 이야기이다. 남자는 심야에 일을 하면서도 여자를 보고 싶어 한다. 그래서 몇 번이나 "보고 싶다"고 전화를 하고 새벽에 여자 집으로 차를 몰지만 타이어가 펑크 난다. 결국 아침이 다 돼서야 여자 집에 도착해 겨우 얼굴을 보게 된다. 몇 개월 뒤 이제는 새벽에 여자가 남자에게 "아직도 일하는 중이냐"고 계속 전화를 걸어 댄다. 남자는 여자의 지나친 관심에 오히려 피곤해하면서 부담을 느낀다. 당연히 두 사람의 관계는 엉망이 된다. 누구나 한 번은 겪었을 것 같은 이야기 아닌가.

처녀들에게 인기 있는 신랑감 후보는 아마도 능력 있는 남자일 것이다. 그러나 결혼 후 남편이 일에 미치면 아내는 이렇게 묻는다. "자기는 일이 좋아, 내가 좋아? 그렇게 일이 좋으면 일하고 결혼하지 왜 나하고 결혼했어?" 남편이 책을 읽을 때 "책이 좋아, 내가 좋아"라고 묻기도 한다.

아내가 진정 바라는 것은 남편과 함께하는 시간일까? 꼭 그렇지만은 않다고 생각한다. 아내는 남편이 자기를 사랑한다는 확신만 있다면 지옥불이라도 참아 낼 것이다. 그래서 아내는 수없이 "자기, 나 사랑해?"라고 묻는다. 사랑의 증거를 찾기 위해서이다. 그 증거만 확고하게 제공된다면 아내는 남편을 자유롭게 놓아둘 수 있다. 그렇지 않기 때문에 물리적으로라도 시간을 함께하고 싶어 하는 것이다.

〈솔직히 말해서 나는 돈이 좋다〉의 저자 오숙희 씨가 여성들이 받고 싶은 선물 목록을 적어 보게 했더니 '향수, 꽃, 립스틱, 부부 커피잔 세트, 식기세척기, TV'라고 한다.

최근에 어느 60대의 경영자와 저녁을 함께 한 뒤 꽃집에 갔다. 꽃을 좀 사서 사모님에게 갖다드리라고 했더니 "평생 그런 일은 해 본 적이 없어 쑥스럽다"고 하시며 거절하셨다. 그때 나는 이렇게 말했다. "경영자에게 아내는 가장 가까운 고객입니다. 그 고객이 가장 원하는 것을 해 주지 않으면서 어떻게 다른 고객을 감동시킨다는 말입니까?" 그다음 날 그 사모님은 온 주변 사람들에게 전화를 해 남편이 결혼생활 40여 년 만에 처음으로 꽃을 사다 주었다는 사실을 자랑했다고 한다.

아내는 자신이 이 세상 어떤 여자보다도 더 큰 사랑을 받고 있다는 확신만 가지면 무엇이든 참아 낸다. 작은 꽃, 전화 한 통, 손수건 하나, 카드 한 장, 향수 한 병 … 이런 것이 아내를 기쁘게 하는 이유는 남편이 그것을 사려고 시간을 내고, 아내를 생각하고 있었다는 증거이기 때문이다. 부자가 되고 싶다면 가장 가까운 고객인 가족부터 만족시켜라. 그래야 마음 놓고 일에 미칠 수 있다.

집 쉽게 팔려면 여심을 잡아라 2001. 3. 25.

집은 사는 것도 중요하지만 팔고 싶을 때 제값을 받고 파는 것도 못지않게 중요하다. 집을 사고자 하는 사람들은 대부분 중개업소의 말에 의존한다. 그러므로 당신이 팔고자 하는 집이 우선은 중개업자들에게 매혹적인 것이 되어야 한다. 수수료를 10만 원이라도 더 주겠다고 말하는 것이 좋다는 말이다.

아무도 구경을 오지 않는다면 두서너 정거장 거리가 떨어진 다른 중개업소들에도 집을 내놓아라. 인터넷 사이트들에도 올려놓아라. 그러나 아파트인 경우에는 근처 중개업소에만 내놓아도 되고 평상시에 매매가격을 충분히 파악하고 있어야 한다. 중형 이하인 경우에는 장기 융자가 있으면 판매에 유리할 것이나 대형인 경우에는 별 의미가 없다.

집을 구경하러 오는 사람들은 99%가 여성(주부)들이다. 남편들은 남북문제나 지역갈등 같은 큰일만 생각하는지 집을 사는 것 같은 사소한(?) 일에는 관심을 두지 않는 대범한 분들이 많다. 그 점을 노려라. 여자들 마음에 들어야 쉽게 팔린다. 주부들은 대부분 친구들의 부엌과 욕실을 자기 집과 비교한다. 주부가 많은 시간을 보내는 곳이 부엌이며 옷을 벗는 곳이 욕실이다. 그 두 곳이 편리하고 멋있어야 한다. 보다 더 예쁜 부엌과 욕실을 위해 500만 원을 투자하면 1000만 원 아니 그 이상을 더 받을 수 있다. 그러므로 평상시에 인테리어 잡지를 보아야 한다. 여성 잡지마다 실리는 인테리어 사진이나 방법에 대해서도 눈여겨보면 도움이 많이 된다. 인테리어 전문지를 몇 권만 보게 되면 실내 장식 재료가 어떤 것이 있으며 어디서 파는지도 알 수 있다.

가끔은 업체에 전화를 해 평당 가격이 얼마나 가는지 물어보고 주택 관련 전시회들을 열심히 찾아다니며 물어보라. 조명에 대해서도 생각하라.

조명은 집의 분위기를 효과적으로 바꿔 놓는다. DIYDo It Yourself 상점들도 자주 구경 가라. 부엌가구는 문짝만 바꾸거나 무늬 시트지를 붙이기만 해도 멋있어진다. 그렇게 하면서 틈틈이 집을 고쳐 나가면 살면서 기분도 좋아진다. 서구인들은 자기가 직접 칠을 하고 고쳐 나가면서 집값을 올려놓는데 우리는 인테리어 업자에게 모든 것을 맡기고 팔 때는 그 비용을 절반도 건지지 못한다. 집을 사려는 사람들은 소품에 의해 느낌이 좌우된다는 점도 잊지 말고 소파 같은 덩치 큰 가구들은 가능하면 치워 놓아라. 그래야 집이 넓어 보인다. 모델 하우스들에서도 그렇게 하지 않는가.

아울러 팔고자 하는 가격에 너무 집착하면 오히려 불리하다. 평창동의 어느 고급 주택은 3년 전부터 신문 광고까지 하며 팔려고 하는데 죽 지켜보니 최근에야 처음 가격에서 20%를 낮췄다. 대부분의 경우 1000만 원을 더 받기 위해 1년을 기다리는 것보다는 지금 500만 원 싸게 파는 것이 더 현명하다.

내가 신문에 글을 쓰는 이유 2001. 5. 27.

나는 왜 신문에 기고하나. 10여 년 전부터 직원 교육용으로 써 놓았던 메모들이 정리돼 동아일보에 벌써 7개월째 실리고 있다. '부자아빠 만들기'라는 제목이지만 나는 재테크 상담가는 아니며 그런 일을 할 생각도 없다. 나는 그저 일과 사업과 투자로 돈을 번 사람일 뿐이다. 인세를 받고자 글을 쓰는 것도 아니다. 유명해지고 싶은 마음도 없다. 만일 그랬다면 TV에도 얼굴을 내밀고 실명을 사용했을 것이다. 나는 프라이버시가 주는 자유로움이 더 좋다.

나는 대단한 애국자도 아니고 검소하지도 않으며 사는 모습도 이른바

'국민정서'하고는 거리가 먼 사람이다. 그런 내가 글을 쓰는 이유는 삶의 방향을 설정하는 데 어려움을 겪는 사람들에게 치열한 실전을 치러 온 경험자로서 구체적인 길을 알려 주기 위함이다. 그것도 일종의 '노블레스 오블리주'라고 믿으며 내게는 큰 기쁨이다. 외환위기가 왔던 97년 말 일부 사람들이 나 같은 외제 자동차 소유자들에게 보인 적대적 언행에 대해 느꼈던 답답한 마음을 글을 통해 해소하려는 욕심도 있다. 글을 쓰면서 많은 이메일들을 받았다. 많은 사람들은 "학연과 지연, 혈연, 돈, 배경 등이 없어 최선을 다해도 소용없다"고 하면서 물만 부으면 되는 컵라면 같은 '인스턴트 재테크'를 찾는다. 하지만 자기 위치에서 최대의 노력을 하지도 않은 채 큰돈을 쉽게 버는 마술이 있을 것이라고 생각하는 순간 가난의 그림자는 드리운다. 체념에 대한 자기 합리화와 핑계는 가난의 영원한 친구다.

나는 경제적 자유를 원하는 사람들에게 마음가짐부터 가다듬을 것을 권유한다. 그 어떤 재테크보다도 먼저 자신의 삶과 세상을 직시해야 성공할 수 있고 돈도 벌 수 있다고 믿기 때문이다. 나에게서 가슴을 따뜻하게 하는 이야기나 희망찬 덕담 혹은 재미를 기대하면 안 된다. 내 글은 차갑고 싸늘한 내용들이고 독자의 삶을 찌르려는 바늘이다. 그 바늘에 찔려 독자들이 피와 땀과 눈물을 흘릴 때 비로소 내가 말하는 재테크가 도움을 줄 것이다.

때문에 나는 독자들이 나에 대한 호기심보다는 글의 내용에만 관심을 갖기 바란다. 나의 글은 이 정글 같은 사회와 돈과 일과 사람에 대한 경험적 지식이며 냉혹한 묘사이기 때문이다. 판단은 독자에게 달려 있으나 독자를 논쟁에 초대하는 것은 아니다. 다만 나의 필명 '세이노'는 일본어가 아니라 사람들이 믿고 있는 상식에 대하여 "'노'라고 말하라(Say No)"는 뜻임을 알기 바란다.

여러 주제들을 뒤섞어 쓰는 이유는 독자층이 너무나 광범위하기 때문이다. 언론매체라는 특성으로 인해 나의 생각을 그대로 쏟아 내지 못하는 아쉬움도 종종 느낀다. 연재를 언제 끝내게 될지는 모르지만 앞으로 월, 목요일에 글을 쓰기로 했다. 격려해 주시는 독자들에게 감사드린다.

전문가라고 모든 걸 맡기진 말라   2001. 5. 30.

경매전문가들에 100% 의지하지는 말라.

돈이 없을 때도 재테크에 대한 지식은 미리미리 축적해 놓고 있어야 한다. 약 한 달 전 나는 그런 지식의 하나로 경매에 대해 말하면서 읽을 만한 책을 전혀 알려 주지 않은 채 독자들 스스로 다섯 권 이상을 골라 읽으라고 했다. 서점에 가서 책을 직접 찾아 읽어 보는 습관을 가져야 좋은 책을 혼자서 고를 수 있는 능력이 생기기 때문이며 이러한 능력을 독자들이 갖추길 바랐던 것이다.

왜 나는 이른바 전문가라고 하는 경매컨설팅 회사에 모든 것을 맡기라고 하지 않을까. 파출부 한 명을 고용해도 집에서 살림을 제대로 할 줄 아는 가정주부여야 제대로 사람을 고를 수 있다. 재테크 역시 마찬가지다. 당신이 먼저 알아야 투자를 제대로 할 수 있다.

게다가 컨설팅 회사들은 영리를 목적으로 함을 기억하라. 얼마 전 어느 중앙지에서 시세 2억 8000만 원의 아파트를 1차 경매에서 2억 6000만 원에 낙찰받은 주부의 사례를 들며 '시세보다 2000만 원 싸게 산 성공적 투자'로 소개하는 글을 보았다.

과연 그럴까. 취득에 필요한 세금을 계산하는 기준으로 낙찰가격이 적용된다. 세율이 약 6.5%로 세액이 1700만 원이다. 게다가 컨설팅회사의 비용이 보통 감정가의 2%이상이다. 아무리 양도에 문제가 없다고 해도 기존 입주자들에게 이사비용 정도는 안 줄 수가 없는 것이 관행이다. 양도시점은 낙찰 후 6개월쯤으로 잡아야 하는데 낙찰대금은 1개월 정도 안에 완납해야 한다.

더구나 경매로 넘겨받는 아파트는 대부분 거주자들이 엉망으로 사용했기 때문에 실내장식을 새로 해야 한다. 결국 그 정도 금액으로 낙찰받는다면 오히려 마음에 드는 위치에 있는 깨끗한 아파트를 골라 그냥 시세대로 사는게 낫다. 그 경매에서 이득을 본 사람은 누구일까. 그 경매를 추천한 컨설팅회사이며 그 글은 바로 그 회사 사람이 썼다.

경매를 방해하는 방법을 알려 주고 수수료를 챙기는 곳도 컨설팅회사이다(이런 경우 그들은 경매브로커라고 불리지만 결국 같은 직종의 사람들이다). 예를 들어 어떤 집이 경매에 넘어가면 컨설팅 회사는 소유자와 세입자 등에게 편지를 보내는데 법적으로 어떻게 해야 한 푼이라도 더 챙길 수 있고 어떻게 하면 질질 끌 수 있는가 등의 유리한 점을 가르쳐 주겠다는 내용이다(7월부터는 법이 바뀌기 때문에 그들의 입지가 약화된다).

경매전문가들을 불신하라는 말은 아니다. 당신이 먼저 웬만큼은 알아야 실력 있고 정직한 경매전문가를 저렴한 비용으로 선택할 수 있다. 당신이 모르면 모르는 만큼 비용이 더 들어가게 되는 것이 부동산 투자이다.

대법원에서 운영하는 경매 사이트(www.auction.go.kr)를 샅샅이 살펴보고 법무부(www.moj.go.kr)의 사이버 자료실에서 새 민사집행법안을 내려받아 읽어 보라. 이해를 못 해도 좋으니까 일단 시도하라.

경매에 관심이 없는 독자들도 이 글은 반드시 읽기 바란다. 경매에 참가하려는 사람이 경매물건의 소유자 및 임차인에 대한 주민등록표 열람을 신청하는 경우 경매일자가 실린 신문공고와 그 물건의 등기부등본을 제시하면 대부분 열람이 허용된다.

그러나 모든 세대원들에 대한 열람은 안 되며 세대주의 이름과 전입일자에 한해 가능하다. 심지어 채권자나 감정평가법인이 조사해도 마찬가지이다. 어떤 책에서는 법무사 행정사 변호사에게서 이해관계사실확인서를 받아 신청하면 모든 세대원들에 대한 열람이 가능하다고 말하지만 그렇지 않다. 전입자 모두에 대한 등초본 열람이나 발급은 법원집행관에게만 허용된다.

물론 이해관계자들에 대한 소송을 제기하고 소송을 위임받은 변호사를 통해 등초본을 교부받을 수는 있으나 이러한 소송은 낙찰 이후에 이루어지는 것이므로 경매참가 희망자들에게는 현실성이 없다.

한편 허위로 의심되는 임차계약을 조사하려면 소유자와 임차인 간의 혈연관계를 알아야 하고 호적등본이 필요하다. 이때 현행 호적부는 호주 성명만 가지고서는 찾을 수 없게 되어 있으므로 본적지를 반드시 알아야 한다. 본적지 열람은 동사무소 관할 업무인데 2000년 9월 행정자치부가 제3자의 본적지 열람을 금지시켰기 때문에 현재로서는 불가능하다. 이로 인해 가장 크게 피해를 보고 있는 사람들은 금융기관의 채권회수 담당자들이다. 채무자의 재산 빼돌리기를 추적하고 입증하는 것이 매우 어려워진 것.

호적업무를 감독하는 법원과 주민등록을 관리하는 행정자치부 모두 이 문제를 인식하고 있으나 해결 책임은 서로 떠넘기고 있다. 주민등록이나 호적 관계가 불투명할 경우 그 등초본을 열람할 수 있는 합법적인 방법은 법원에 그 필요성을 제시하고 판사의 명령에 의해 집행관이 재조사하도록 만드는 것이다. 물론 몇몇 심부름 센터에서는 편법을 사용하기도 하지만 부정한 방법으로 다른 사람의 주민등록표를 열람하거나 교부받은 자는 3년 이하의 징역 또는 1000만 원 이하의 벌금에 처하도록 되어 있음을 명심하라(나에게 편법을 물어보지 말라).

그러므로 혹시 앞으로 누군가에게 큰돈을 빌려줄 때는 만일을 위하여 모든 세대원의 주민등록등본과 호적등본을 함께 받아 놓으라. 예를 들어 당신이 누군가에게 돈을 빌려주었는데 그 사람이 갑자기 교통사고로 사망하였을 경우 본적지를 모르면 호적등본을 교부받지 못하여 가족에게 채무승계 신청을 접수할 수도 없고 상속인의 상속지분에 대한 가압류를 실시하지도 못하며 그 밖의 어떠한 조치도 취할 도리가 없게 될 수 있다.

채무자가 형제자매 이름으로 재산을 빼돌려도 호적등본이 없으면 입증할 수 없다. 물론 채무자 가족이 본적지 주소를 알려 준다면 좋겠지만 현실이 꼭 그렇지만은 않지 않은가. 결국 당신이 돈을 되돌려받을 길은 멀고도 험하게 되고 마는 것이다.

말이 통하지 않을 땐 침묵하라 2001. 6. 27.

말이 통하지 않는 사람이 있음을 인정하라. 살다 보면 여러 가지 갈등으로 인해 마주치기조차 싫은 사람들이 주변에 생기게 마련이다. 이런 경우 서로가 마음을 열고 대화를 해야 한다고 말하지만 아무리 얘기를 나눠도 매듭이 풀리지 않거나 대화 자체가 이루어질 수 없는 경우가 발생한다. 왜 이런 상황이 발생하는 것일까? 인간관계에서 갈등이 생겼을 때 사람들의 반응을 나는 4가지 유형으로 구분한다.

첫째, 갈등이란 있을 수 없다고 생각하는 형. 문제 자체를 없었던 것으로 하자고 하면서 좋은 게 좋은 거 아니냐는 식으로 덮어 버리려고 한다. 대부분의 문제를 사소하다고 여기고 보다 더 큰 명분, 이를테면 화합, 사랑, 애국 같은 명제 밑에 모이라고 한다. 싸운 학생들을 억지로 악수하게 하는 선생도 이 경우에 속한다. 부모는 자식들 간의 갈등을 주로 이런 식으로 해결하려고 한다. 표면적으로는 갈등을 제거한 듯 보이지만 안에서는 계속 곪아 간다.

둘째, 문제의 본질과는 상관없는 권위나 지위에 의존하는 형. 문제를 일으킨 사람이 윗사람일 경우 주로 "나이가 몇 살이냐, 어떻게 대들 수 있느냐"는 식으로 말한다. 아랫사람이 잘못을 저질러 윗사람에게 야단을 맞았을 때 "어떻게 그렇게 비인간적으로 야단칠 수 있느냐"는 식으로 윗사람을 오히려 비난하는 경우 역시 이 부류에 속한다. 여자와 싸우다가 "여자가 왜 그래"라며 윽박지르는 남자들도 이 부류이다.

셋째, 다른 사람들에게 호소하는 형. 이런 사람들은 평상시에는 당사자에게 태연하게 행동하면서도 다른 사람들에게 자기 하소연을 늘어놓는데 오해, 과장, 축소, 은폐, 모함이 따른다. 그러나 나중에 무슨 말을 했었는지도 제대로 기억을 못 하거나 딱 잡아뗀다. 당사자와 직접 이야기하는 경우는 드물며 오해가 풀어져도 사과하거나 반성하지 않는다. 다중인격적인 면모를 갖고 있으며 가장 멀리해야 할 대상에 속한다.

넷째, 책임을 밝히려고 하는 형. 보통사람들은 입으로 직접 거론하기 힘들어하는 것들도 거침없이 끄집어내어 밝히고자 한다. 연장자들을 당황하게 만들며 상대방에게 서운함 혹은 꽤씸함을 안겨 주기도 한다. 자기 주관에 따른 이분법적 사고가 강하다. 자식에게 "우리 대화하자"고 해 놓고 자식이 무슨 말을 하면 오히려 야단을 치고 그래서 자식이 침묵하면 이제는 말을 안 한다고 야단치는 부모도 이 유형에 속한다. 이러한 유형들은 누구에게나 조금씩 섞여 있으나 갈등이 발생하게 되면 어느 한 유형이 집중적으로 표출된다. 갈등에 대한 유형들이 서로 다를 경우 어느 한쪽이 백기를 들어야 화해가 이루어지지만 표면적인 것에 불과하다.

누군가와 갈등이 있다면 자신과 상대방의 논리유형을 파악하라. 서로 다른 유형이라면 차라리 더 이상 만나지 말거나 그것이 어려우면 침묵하는 것이 서로를 위해 좋다. 당신에게는 당연한 말이 상대에게는 전혀 그렇지 않기 때문이다. 말이 통하지 않는 사람이 있음을 인정하며 살자는 말이다.

당신은 정말 시간이 없는가   2001. 7. 1.

2001년의 절반을 어떻게 보냈는가?

영화에서 007이 스포츠카를 모는 것을 보고 한 달 전 운전면허를 땄다. 그리고 요즘 스포츠카는 아니지만 가끔 음악을 크게 틀고 직접 운전을 한다. 그러면서 느낀 것이 있다.

먼저 오래된 이야기 몇 개. 혼자 살던 20대 때 친구들이 자주 집에 놀러오자 나는 벽에 이렇게 써 붙였다. "3분 이상 잡담을 하려면 집으로 돌아가라." 대부분 부잣집 아들이었던 친구들에게 나는 시간만이 나의 자산임을 설명하고 이해를 구했다.

신혼 초 아내와 함께 설악산을 갔을 때는 시간이 아까워서 산 중턱까지 택시로 왕복했다(지금은 그렇게 못 한다). 가족과 함께 용인 에버랜드에 갔을 때는 길에서 허비할 몇 시간이 아까워서 헬리콥터로 다녀왔다.

지난 20여 년간 국내외에서 하루 평균 1~2시간 정도는 어쩔 수 없이 차를 탔고 그 시간이 아까워서 언제나 무엇인가를 읽었는데 각종 신문 7종과 주간지 4종 정도는 된다.

그런데 운전을 해 보니 뒷좌석에 있을 때는 지루하게 느껴지던 시간이 빠르게 흘러가는 것이었다. 어째서 자가운전자들이 하루 2~3시간의 출퇴근 시간을 심각하지 않게 여기는지 알 수 있었고 왜 공부할 시간이 없다고들 하는지도 알 수 있었다. 나 역시 운전을 한 날은 읽어야 할 것이 밀려 시간이 모자란다.

운전을 하면서 생산적인 생각을 많이 하면 된다고? 5분 분량도 안 되는 생각이 계속 맴돌 뿐이었다. 시간이 없다고? 이미 나는 일터 가까운 곳에서 살라고 권유한 바 있다. 그렇게 하기 힘들다면 다른 시간을 최대로 절약하라.

내가 직원들에게 요구했듯이 24시간을 어떻게 사용하고 있는지 30분 단위로 한 달만 상세히 기록해 평가하여 보라. 스스로 한심한 생각이 들지도 모른다.

故 공병우 박사는 시간을 쪼개 쓰려고 욕실에 냉장고를 갖다 놓고 변기에 앉은 채로 음식을 먹었다고 한다. 나는 욕실에 냉장고 대신 TV와 오디오가 있다.

〈그대 스스로를 고용하라〉(읽어 보라)의 저자 구본형은 하루를 22시간으로 여기고 2시간은 자기계발을 위한 시간으로 삼으라고 권한다. 나는 평균 5시간을 그렇게 사용해 왔다.

꼭 그렇게 시간에 쫓기며 살 필요가 있느냐고? 발길 가는 대로 느긋하게 사유하면서 천천히 사는 것도 삶의 한 방식이란 것을 나도 안다. 그러나 그것 역시 게으름과는 구분되어야 한다. 물론 나도 푹 쉴 때가 있다. 다만 어쩌다 한 번이고 게으른 자들은 어쩌다 한 번 부지런해진다.

자, 오늘은 당신이 희망차게 맞이한 2001년이 절반 사라진 날이다. 지난 6개월의 시간을 당신의 미래에 변화가 생기도록 사용했는가? 그런 것 같지는 않은가? 그런데도 7월이라고 여름휴가를 생각하는가? 그렇다면 차라리 내 글을 읽지 말라! 장담하건대 당신이 재미있는 것만 즐기며 시간을 보내다 보면 당신의 삶 자체가 조만간 재미없어질 것이다.

명언 두 개. "당신이 헛되이 보낸 오늘은 어제 세상을 떠난 사람들이 그렇게나 원했던 내일이었다." "오늘은 당신에게 남아 있는 생의 첫날이다."

인터넷은 놀이터가 아니다 2001. 7. 22.

내가 미래를 보는 눈이 있어 컴퓨터의 중요성을 일찍 깨달은 천재는 아니다. 그저 워드프로세서라는 것이 편리하고 인건비를 절약할 수 있을 것 같아서 80년대에 속도는 4MHz급(요즘 컴퓨터는 그 300배 수준이다), 하드디스크는 20MB, 12인치 흑백 모니터, 130칼럼 도트 프린터를 거금 600만 원이나 주고 구입했고 그 돈이 아까워 혼자서 MS-DOS를 배우다 보니 알게 됐을 뿐이다. 속도 300bps짜리 모뎀을 몇십만 원에 사서 세계 최대 데이터베이스 DIALOG에 접속해 본 것도 그때였다.

예전의 부자들은 컴퓨터를 몰라도 됐지만 지금은 컴퓨터 활용능력이 매우 중요하다. 그러나 채팅, 게임, e메일 교환을 하는 수준이면서도 자신을 컴퓨터 활용자로 착각하는 사람들이 많다. 이런 사람들일수록 하드웨어 사양은 최고를 찾지만 윈도에서 제어판의 내용도 이해하지 못하며 화면보호기의 그림을 바꾸는 따위의 잔재주에만 밝다.

부자가 되려면 엑셀을 반드시 배워라. 직장인들 중에는 회사에서 만들어 놓은 프로그램에 숫자만 입력하면 되는 경우들이 많아 엑셀의 필요성을 느끼지 못하는 경우가 적지 않지만 부자가 되려면 숫자 관리를 직접 할 줄 알아야 한다. 경영이나 투자에서 숫자로 표시될 수 없는 것이 있다면 그것은 주먹구구라는 말이며 돈이 새고 있다는 뜻이다. 숫자 관리에는 엑셀이 최고다. 고작 더하기와 빼기 곱하기 나누기 평균 구하기 따위 정도나 하라는 것이 아니다. 그 이상의 활용 능력을 갖춰라. 외국어 사용능력을 장점으로 삼으려는 사람이라면 MS-WORD를 사용하라. 전 세계가 그걸 쓴다. 모든 기능을 다 익혀라.

외국인 회사에 영문 이력서를 아래아 한글 파일로 보내는 사람들을 많이 보았는데 도대체 외국인들이 그 파일을 어떻게 볼 수 있다는 말인가. 글로벌 시대에 필요한 컴퓨터 지식은 신토불이가 아니다. 파워포인트 역시 배워라. 이때 야하타 히로시의 〈프리젠테이션 박사〉를 반드시 읽어라.

정보를 찾아내고 사용하는 법도 제대로 익혀 두어라. 인터넷을 정보의 바다라고 하지만 그 바닷속에는 쓰레기들도 너무나 많다. 필요한 정보를 재빨리 골라내는 능력은 정말 아무리 강조해도 지나치지 않다. 그러나 대부분은 놀기 위한 사이트나 공짜로 뭘 준다는 그런 사이트만 찾아다닌다. 비슷한 키의 도토리들만 모여 있다면 커뮤니티 역시 큰 도움은 못 된다.

대부분의 사람들이 이러한 능력 계발을 등한시하는 이유는 지금 당장은 써먹을 곳이 없다고 생각하기 때문이다. 하지만 그들은 컴퓨터에 대해서만 그렇게 생각하는 것이 아니다. 다른 지식들도 지금은 배워 보았자 쓸모가 없다고 믿는다. 지금은 쓸모없게 여겨지는 것들을 지금 배워 두는 것, 그것이 성공을 준비하는 태도임을 기억하라. 컴퓨터는 직원들에게 시키면 된다고? 당신이 모르는 일을 하는 사람의 생산성을 무슨 수로 평가할 수 있단 말인가?

승자는 적이, 패자는 친구가 많다

당신에게 아군은 없다. 나는 동종업계에 있는 사람들을 아군으로 생각해 본 적이 없다. 친구가 되려고 한 적도 없으며 단합을 꾀한 적도 없다. 그저 안면이 있는 정도의 적군이었다. 내가 적과의 동침을 한다면 내게 독침이나 비수가 있다는 뜻이었다. 그러나 중상모략이나 비겁한 행동을 한 적은 전혀 없었다. 비방을 하거나 상대방을 깎아내리는 언행도 하지 않았다.

나의 무기는 가격과 품질, 서비스, 올바른 경영이었으며 아울러 직원 개개인이 자기계발을 하여 스스로 미래를 구축하도록 강제적으로 공부시키는 것 등이었다. 이것이 내게는 적을 죽이고 부상을 입힐 수 있는 지뢰와 수류탄이었고 독침이었다.

어떤 사업이나 장사를 할 때 당신이 아군이라고 생각하는 사람들이 사실은 적군이다. 그 적군의 총알에 당신은 언제라도 죽을 수 있다. 문제는 그 총알이 박혀도 그 자리에서 죽는 법은 거의 없다는 것이다. 모르는 사이에 아주 서서히 죽어간다. 그러다가 어느 날 아침 깨어 보면 몸을 움직이지도 못하는 자신을 발견하게 된다. 그러나 때는 이미 늦었다. 적군은 이미 당신 무덤에 보낼 조화를 주문해 놓은 뒤일 것이며 당신 무덤 앞에서 슬픈 표정을 짓겠지만 돌아서서는 축배의 노래를 부를 것이다. 당신에게는 업계에 친구가 많다고? 적이 없다고? 그것을 자랑하지 마라. 그것은 곧 모든 사람들이 당신을 대단치 않게 여긴다는 뜻일 수도 있다.

내가 어느 직원을 "사람 하나는 좋다"고 말한다면 그가 일은 지독히 못한다는 뜻이다. 76세 고령의 경영자 호리바 마사오 역시 〈일 잘하는 사람, 일 못하는 사람〉(읽어 보라)에서 적이 없는 사람을 '무능의 대명사'로 부른다. 예수에게도 적이 무수히 많았다. 승자에게는 적이 많고 패자에게는 친구가 많은 법이다.

갈등이 없던 것은 아니다. 우리가 토머스 홉스의 '만인의 만인에 대한 투쟁'을 답습하거나 나 이외의 모든 사람을 적으로 간주하기만 한다면 인류는 곧 멸망할 것이다. 적자생존이라고 하지만 인류가 생존해 온 것은 원시시대부터 협력하는 삶을 살았으며 약자를 배려하여 왔기 때문이 아닌가. 그래서 나는 적어도 조직 내에서만큼은 호모 사피엔스로서 모두가 협동하고 하나 되게 하려고 노력했다. 때문에 동료들과 협동하는 것이 아니라 동료를 지배하려는 직원을 나는 좋아하지 않는다. 팀워크를 깨기 때문이다.

일본 외상 다나카 마키코는 말한다. "인간은 세 종류뿐이다. 가족과 피고용인, 그리고 적이다. 피고용인은 나를 충실히 따라라." 그가 말한 피고용인은 외무성 간부들을 의미한다.

위의 글은 동아일보 칼럼 기고글이며(원고 매수 제한이 있으며 표현도 점잖게 다듬어야 했다) **다음 글은 세이노 카페에 독자 눈치 안 보고 자유롭게 올렸던 글이다.**

중미에 니카라과라는 나라가 있다. 1981년부터 9년간 끊임없이 내전이 지속되면서 6만여 명이 희생되었고 88년 한 해에만 36,000%라는 살인적 인플레이션을 기록하였던 나라. 1990년 선거에서 우익 정권이 들어서기까지 좌파 정권의 권위주의적 통치가 계속되었기에 우리나라와는 외교 관계가 없었던 나라였다.

1991년 당시, 나는 그 나라에서 나오는 어떤 자연상품이 대단히 탐이 났었다. 그래서 니카라과의 실력자들과 연결될 수 있는 선을 마련하기 위하여 여러 경로들을 통해 알아보니 유럽 벨기에에 있는 니카라과 대사를 통하는 것이 좋을 것 같다는 조언을 듣고 무작정 벨기에로 갔다. 그곳에서 며칠 머물며 "안면을 익힌"(이건 듣기 좋은 말이고, 외교적 표현을 쓴다면 "로비를 했다"이며, 직설적으로 표현하면 "돈을 좀 줬다"이다) 대사에게서 비자를 받아 니카라과에 도착하니 내전이 종식된 지 얼마 되지 않았기에 도시는 정말 완전 폐허 상태였다. 도시 전체에서 4층 이상의 건물이라고 부를 수 있는 것은 정말 오직 서넛뿐이었고(5층 건물이 최대 건물이었던 것으로 기억된다) 그 건물들 중 하나였던 인터콘티넨탈 호텔에 머물렀지만 말이 인터콘티넨탈이지 미국 고속도로 주변의 모텔 수준이었고 호텔 내의 모든 것이 열악했으며, 호텔 앞에는 오전 6시부터 새벽까지 수많은 걸인들이 죽치고 있는 그런 상황이었다.

벨기에 주재 대사가 만남을 주선하여 준 사람은 군 고위 장성이었다. 그는 내게 여러 가지를 묻더니 느닷없이 "당신은 한국에서 경쟁자가 많은가?"라는 질문을 던졌다. 그쪽 입장에서는 자기네 상품이 수출이 계속 잘되려면 수입을 해 간 나라에서 잘 팔려야 하므로 잘 팔 자신이 있느냐는 뜻에서 물은 것이었다. 내 대답은 "경쟁자는 없다. 오직 죽여야 할 적군뿐이다"이었다. 그 장성은 내 말에 크게 웃었다. 그리고 이틀 후 나는 계약에 성공하였다.

나는 사업을 할 때 동종업계에 전혀 친구가 없었다. 나는 동종업계에 종사하는 모든 사람들을 단 한 번도 아군이라고 생각한 적도 없고 더군다나 친구가 되려고 한 적은 더더욱 없으며 단합을 꾀한 적도 없다. 내게는 모두 적군이었다. 때문에 내가 적과의 동침을 하려고 한다면 그것은 내게 비수가 숨겨 있을 때만 가능한 것이지 내게 독침이나 비수가 없다면 그 어떤 업계 사람하고도 동침을 하지 않는다. 그랬기 때문에 동종 업계에서는 나를 아주 싫어하였지만 중상모략이나 비겁한 행동은 전혀 없다고 자부한다. 심지어 비방을 하거나 상대방을 깎아내리는 언행도 하지 않았다.

내가 승부를 걸고자 한 것은 오로지 가격과 품질과 서비스, 올바른 경영, 직원 스스로 홀로 설 수 있도록 강제로 공부시키는 것이었다. 이것이 내게는 적을 죽이고 부상을 입힐 수 있는 지뢰였고 수류탄이었으며 날카로운 칼날이었으며 독침이었다.

이런 일도 있었다. 일본의 재벌기업 계열사의 제품을 독점 수입 판매하는 한국회사가 있었다. 그런데 그 회사의 부장이었던 S가 회사를 그만두면서 따로 회사를 만들었고 독점 수입권도 낚아채 갔다. 그 한국회사의 사장은 나와 친분이 있었는데 그는 S의 행위에 대해 크게 분노하지도 않았고 삼풍 백화점 붕괴사고로 자식을 잃은 처지여서 모든 것을 허탈해하기만 했다.

몇 년 후, 나는 일본에 가서 그 일본 재벌기업의 계열사 임원들을 만나 수입가격의 보장을 약속하면서(이런 경우 나는 경쟁사에 대해 험담이나 비방은 하지 않으며 오로지 숫자로만 이야기한다) S가 갖고 있던 그 독점 수입권을 낚아챘고 그 수입권을 내가 관여하던 J회사에 넘겼다. 그 소식을 들은 S가 전화를 하였다. "내가 너를 언젠가는 죽이고야 말겠다"고 말이다. 나는 이렇게 대꾸했다. "네가 모시던 사장에게서 거래선을 낚아챘었던 것은 생각 안 하냐?"(그리고 몇 년 후 나는 거꾸로 J회사 오너로부터 공격을 받으면서 커다란 어려움을 겪게 된다. 이게 사업의 세계이다. 먹고 먹히는 게임이다.)

같은 업종에 종사하는 사람들과의 공존의 법칙? 나는 그런 것을 전혀 믿지 않는다. 내가 생각하는 것은 오로지 내 사업체와 내 직원들과 그 가족뿐이다. 당연히 나는 동종업계 사람들끼리 모여 쑥덕공론을 하고 가격 담합을 하는 것이 이해가 안 간다. 물론 나도 어떤 협회에 가입한 적이 단 한 번 있다. 정부의 지원이 그 협회를 통해 이루어졌기 때문인데 내가 보기에는 지원이 아니라 공무원들하고 짜고 끼리끼리 나눠 먹는 곳이었다. 결국 나는 그 협회에서 탈퇴하였고 관련 비즈니스를 그만두었다. 어떤 협회라는 우산 밑에서 모든 것을 정치적 제도적 울타리의 보호를 받으며 해야 하는 사업에서는 내가 신경 써야 하는 것이 품질과 가격과 서비스가 아니라 골프나 접대 혹은 돈봉투이기 때문이며 이런 식으로 사업을 하는 사람을 나는 아주 경멸한다.

동종업계의 사람들이 끼리끼리 모여 자율이라는 이름으로 담합을 꾀하는 그런 게임에 나 같은 사람이 들어가면 그들은 모두 다 개죽음을 당할는지 모른다. 나는 그런 게임판에 들어가게 되면 칼을 휘두르고 싶어 안달이 난다. 왜 그럴까? 내가 먼저 그렇게 하지 않으면 누군가가 나에게 먼저 칼을 내밀 때가 있을 것이고 그 싸움에서 내가 이기지 못하면 내 직원들과 그 가족이 눈물을 흘리게 된다는 것을 너무나도 잘 알기 때문이다.

20여 년 전 업무차 자주 부산을 방문하여 어느 특정 업계를 방문하다 보니 자연히 그들이 사용하는 컴퓨터와 소프트웨어를 살펴보게 되었다. 모두 다 Y라는 회사가 독점적으로 제품을 공급하고 있었다.

공기업도 그렇지만 민간 기업도 독점을 하게 되면 반드시 나타나게 되는 것이 있다. 조직이 경직되게 되고 효율성은 떨어지며 경쟁이라는 바이러스에 면역결핍이 되고 마는 현상이다. 아니나 다를까 Y사는 서비스도 엉망인데다가 휴렛 팩커드의 고가 장비를 사용한 흑백 더미 터미널dummy terminal이었고 소프트웨어는 1세대 컴퓨터 언어로 구성되어 있었다.

그것을 보고 나는 부산 시장에 진출할 것을 결정하였다. 이를테면 선전포고를 한 것이다. 당시 내가 운영한 회사에서는 기계어로 소프트웨어를 구성하였고 처리 속도가 빨랐다. 나는 가격이 저렴한 대만제 에이서Acer를 메인 서버로 삼고 흑백 대신 컬러 모니터를 사용하며 더미 터미널 대신 컬러 PC를 연결시키고 Y사보다 저렴한 가격으로 선을 보였다. 그래도 이득이 남았으니까.

얼마 후 Y사에서는 내가 공급하는 제품들에 대하여 노골적인 비방과 험담을 담은 유인물을 배포하기 시작하였다. 나는 그때부터 출혈 가격으로 판매하기 시작하였는데 1세트에 약 4천만 원이었던 것으로 기억된다(이게 시가 8천만 원은 했었다). 나는 그 당시 직원들에게 이렇게 말하였다. "돈은 우리에게 더 많다. 상대방은 인원이 10명 정도밖에 안 되는 작은 회사이다. 내가 이렇게 가격을 치고 나가면 Y사는 1년도 못 버틴다. 우리를 터무니없이 비방한 것은 그네들이다." 1년이 아니라 몇 개월도 안 되어 Y사 사장이 찾아와 판매가격을 협의하자고 하였다. 나는 물론 그 제안을 거부하였다.

(최종 협상 결과는, Y사는 부산시장을 더 이상 확장하지 않고 경기지역에만 집중하며 대신 우리는 경기지역에는 들어가지 않기로 했다. 말이 좋아 시장 분할이지 사실은 그 Y사를 부산에서 내쫓은 것이고 경기지역은 별로 재미없는 시장이어서 들어갈 생각도 없었다. 하지만 몇 년 후 계속 마진율이 떨어지자 나는 그쪽 분야를 분사시킨 뒤, 그 업무를 담당하던 담당 직원들은 매월 받는 유지보수비로도 충분히 먹고살 수 있는 수준이었기에 그 직원들에게 그냥 넘겨주었고, 그것으로 나는 컴퓨터 관련 사업에서는 그 이후 완전히 손을 떼게 된다.)

당신이 무슨 사업이나 장사를 하려고 한다면 결국 같은 업종에 종사하는 사람들이 적군이 된다. 당신에게 아군은 없다. 당신이 아군이라고 생각하는 모든 사람들과 회사들이 사실은 적군이다. 특히 그 아군에게 돈이 많거나 일에 미친 사장이 있다면 조심해라. 그 아군은 언제라도 당신의 목을 조일 수 있으며 그 아군의 총알에 당신은 언제라도 죽을 수 있다. 문제는 그 총알이 당신 몸에 박혀 있어도 그 자리에서 죽는 법은 거의 없다는 것이다. 아주 서서히 당신도 모르는 사이에 조금씩 죽어간다. 그러다가 어느 날 아침 문득 일어나 보면 당신은 딱딱한 시체가 되어 몸을 움직이지도 못하는 자신을 발견하게 된다. 그러나 때는 이미 늦었다. 당신의 적군들은 이미 당신 무덤에 보낼 조화를 주문해 놓은 뒤일 것이며 당신 무덤 앞에서 슬픈 표정을 짓겠지만 돌아서서는 축배의 노래를 부를 것이다.

당신에게는 업계에 친구가 많다고? 적이 없다고? 그것을 자랑하지 말라. 그것은 곧 모든 사람들이 당신을 대단치 않게 여긴다는 뜻일 수도 있고, 경쟁 대상도 안 되는 만만한 사람이라는 뜻일 수도 있다. 내가 어느 직원을 "사람 하나는 좋다"고 말한다면 그가 일은 지독히 못한다는 뜻이다.

76세 고령의 경영자 호리바 마사오 역시 〈일 잘하는 사람, 일 못하는 사람〉에서 적이 없는 사람을 "무능의 대명사"로 부른다. 예수에게도 적이 무수히 많았다. 승자에게는 적이 많고 패자에게는 친구가 많은 법이다.

어느 나라에서 정치나 경제가 제대로 굴러가지 못한다면 그 이유는 정치인들이 적을 만들지 않으려고 하고 인기와 영합하여 욕을 먹으려 들지 않기 때문이다. 욕먹을 것을 각오하고 경제개혁에 덤벼들었던 영국의 대처 수상 같은 지도자가 없는 국가나 회사는 조만간 패배하게 된다.

개인적으로 갈등이 없던 것은 아니다. 우리가 토머스 홉스의 '만인의 만인에 대한 투쟁'을 답습하면서 나 이외의 모든 사람을 적으로 간주하기만 한다면 인류는 곧 멸망할 것이다. 적자생존이라고 하지만 인류가 생존하여 온 것은 원시시대부터 협력하는 삶을 살았으며 약자를 배려하여 왔기 때문 아닌가. 사회생물학자들조차도 인류에 관한 한 적자의 의미는 "약자에 대한 배려를 포함한 성공적인 번식 활동의 결과물"이라는 점을 인정하고 있다.

그래서 나는 적어도 조직 내에서만큼은 호모 사피엔스로서 모두가 협동하고 하나 되게 하려고 노력했다. 때문에 동료들과 협동하는 것이 아니라 지배하려는 직원을 나는 좋아하지 않는다. 팀워크를 깨기 때문이다.

일본 외상을 지냈던 다나카 마키코 역시 이렇게 말한다. "인간은 세 종류뿐이다. 가족과 피고용인, 그리고 적이다. 피고용인은 나를 충실히 따르라." 피고용인은 외무성 간부들을 의미한다. 조직 내에서의 동료를 적으로 생각하지 말라. 동료는 적이 아니라 맞수이며 협력자이다.

너는 적이 없다고?

아이구야, 그걸 자랑이라고 하냐.

싸움에 휘말려온 사람이라면,

사명감으로 용기로 감당해야 할 것이면,

당연히 적이 생겼을 터인데 너에게 적이 없다면

네가 해온 일은 보잘것없는 것.

변절자의 엉덩이를 차본 적도 없고,

위증자의 입을 틀어막은 적도 없으며,

잘못된 것을 한 번도 바로 잡은 적도 없으니,

너는 싸움에서 겁쟁이로 있어 왔을 뿐!

— Charles Mackay, 'You have no enemies'. 2022년에 세이노가 번역하였음.

부동산에 빨리 눈떠라

부동산에 대해서는 20대부터 일찍 안목을 키우는 것이 좋다. 돈이 없다고 관심을 갖지 않고 지내게 되면 나중에 돈이 생기거나 투자의 기회가 생겨도 투자 방법을 모른다. 즉 부동산의 게임판이 어떻게 굴러가고 있으며 게임의 법칙이 무엇인지는 돈이 없을 때에 미리 파악하고 있으라는 말이다.

이때 반드시 명심해야 할 사실이 있다. 돈은 재테크로 버는 것이 아니라 이 세상 속에서의 당신의 몸값을 스스로 비싸게 만들어 버는 것이며 그렇게 마련된 돈을 비로소 재테크로 불리는 것이다. 이 순서를 반대로 생각하게 되면 허망한 꿈에서 절대 벗어나지 못한다는 것을 명심하라.

내가 부동산에 눈을 뜬 것은 19세 현역병 시절이었다. 자대에서 내가 받은 일은 보직과는 무관한 부동산관리였는데 도서관장도 겸임했다. 고등학생 시절에 광고대행업을 했다가 망한 경험이 고려돼 받은 일이었다. 나는 그때 부동산 등기부등본을 처음 보았고 건축도면도 처음 봤다.

당신이 부동산에 대해 아무것도 모르는 사람이라면 우선 지금 살고 있는 집이 전세일지라도 부동산 등기부등본 토지대장 가옥대장 도시계획확인원 지적도를 본인이 직접 교부받아 보라. 그리고 그 서류들에 적힌 내용들이 무엇을 의미하는지 여러 책을 통해 꼼꼼히 배워 나가라. 그 다음에는 부동산의 경계와 주변 도로가 지적도와 일치하는가를 현장에서 비교하여 보아라. 지적도에서 방위와 축척縮尺이 어떻게 표시되는지도 눈여겨보아라.

그러한 서류들을 읽고 해석할 수 있는 단계를 지나면 다음 단계는 법에 대해 공부하는 것이다. 이때 부동산 투자와 관련하여 일반적으로 취득 양도 세금에 대한 법들을 알아야 한다고 하지만 그런 법들은 소유자로서의 권리를 확고하게 하거나 국가에 돈을 얼마나 납부하는가를 알려 주는 법들이라는 것을 명심하라.

당신이 벌게 될 수익을 계산하는 법은 건축관련 법들이다. 왜 그럴까? 모든 부동산은 개발이 되었을 때 얻을 수 있는 수익을 근거로 가치가 매겨진다. 이때 개발의 한계를 결정하는 것이 건축법과 지방자치단체의 건축 조례이다. 대한민국 법은 전혀 안 바뀌는 법과 너무 자주 바뀌는 법, 두 가지로 나뉘는데 세법과 건축법은 아주 자주 바뀌는 법들이므로 끊임없이 촉각을 곤두세우고 있어야 한다.

건축비와 인테리어 비용의 동향도 알아야 한다. 예를 들어 지은 지 몇 년 된 다가구 주택을 산다고 하자. 요즘 서울 시내의 일반적인 다가구 주택의 건축비는 평당 200에서 220만 원 선이다. 땅값은 별도 논의한다고 치고 기존 다가구 주택을 매입할 때는 그 주택을 새로 지을 때의 총 건축비를 염두에 두고 협상하여야 할 것이다. 무조건 잘 지은 집, 튼튼한 집이라는 말만 믿고 구입하지 말고 건축도면과 전기나 수도 등에 대한 설비도면도 최대한 챙겨야 한다. 그래야 유지 보수도 쉬워진다.

친구와 상품거래 할 때
2001. 8. 5.

친구와 거래할 땐 '마음'을 사고 팔라.

나는 오징어 냄새가 싫어 극장에는 잘 안 가는 사람이어서 영화 〈친구〉는 아직 보지 못했다. 미국 캘리포니아주 정신건강위원회는 '친구는 가장 좋은 약'이라는 표어를 갖고 있다. 좋은 친구가 있는 암환자는 치료율도 높고, 자살을 생각하는 사람에게 좋은 친구가 한 명이라도 있다면 자살을 막을 수 있는 가능성이 높다는 보고서도 있다 한다.

하지만 친구로 인해 갈등이 생기는 경우도 있다. 그 갈등의 대부분은 돈과 관련된다.

나는 가난했던 시절 친구네 집에 화장품이나 햄 같은 물건을 팔거나 친구동생을 가르치는 일자리를 얻어 생활고를 해결한 적이 있다. 하지만 그 것이 아주 껄끄러운 결과를 가져온다는 것을 깨닫는 데는 오랜 시간이 필요하지 않았다.

먼저 물건을 판 경우, 파는 처지에서 나는 다른 사람들이 파는 가격을 그대로 받으려고 했다. 사는 쪽에서는 다른 곳보다 싼 가격을 기대하였다. 때문에 어쩌다 500원이라도 더 받게 되면 바가지를 씌우는 것으로 오해를 받았다. 1000원 싸게 판 경우에도 결과는 비슷했다.

친구동생을 가르치는 것도 문제가 있었다. 성적이 오르지 않자 친구집에서는 나를 교체하고 싶었지만 내 처지를 생각해 그대로 놔뒀다. 결국 1년도 안 가 나는 친구들을 찾아가는 그 어떤 일도 '영원히' 그만두었다.

내가 그때 배운 것은 '친구와의 거래에서는 이득을 취하려는 마음이 없어야 한다'는 것이었다. 하지만 당시 나는 자금이 딸려 한정된 수량만 갖고 있었기에 이득을 남겨야 먹고살 수 있었다. 여기서 갈등이 발생했던 것이다. 다른 사람에게 파는 가격을 친구에게 그대로 받으면 언젠가는 욕을 먹는다.

세월이 흘러 내가 물건을 사게 되었을 때는 다른 곳에서 살 때 지불해야 하는 가격(이것보다 비싸면 안 산다)을 그대로 친구에게 지불하려고 했다. 물건을 사는 사람이 "다른 곳에 가서 사도 되는데 너에게 왔으므로 싸게 팔아라"는 마음을 갖고 있다면 바람직한 것이 아니다.

결국 마음가짐이 중요하다. 파는 사람은 "이게 원가이므로 이 금액을 지불해다오" 해야 한다. 사는 사람은 "다른 곳에서 사도 이 정도는 지불하여야 하므로 이 금액을 주겠다"고 하면 된다. 서로 양보하다가 나는 장부를 보여 주며 원가로 팔고 친구가 술 한잔을 사는 경우도 있었다. 그래야 우정이 아름답게 지속된다.

한 가지 더 부언하자. 파는 사람이 친구를 찾아다니며 물건 구입을 권유하게 되면 친구에게 부담이 된다. "친구 좋다는 게 뭔가" 하면서 구입을 권유하는 순간부터 우정은 금이 가기 시작한다는 것을 기억하라.

이해관계 속에는 우정이 설 자리가 없다   2001. 8. 22.

수많은 친구들이 있는 아들과 친구라고는 한 명뿐인 아버지가 있었다. 어느 날 아버지는 돼지 한 마리를 죽여 거적으로 싼 뒤 아들에게 지게에 지도록 하고 친구들을 찾아가 이렇게 말하도록 시킨다. "내가 사람을 죽였는데 좀 도와주게나." 하지만 문을 열어 주는 친구는 없었다. 이번에는 아버지가 지게를 지고 친구를 찾아간다. 아버지의 친구는 크게 걱정을 하며 문을 열어 준다.

이 이야기는 내가 초등학교때 들었던 것이다. 나는 우정이란 친구가 살인을 해도 그렇게 받아들여 주는 관계라고 배우며 자랐다. 영화 '친구'도 그런 우정을 보여 준다. 엘윈 B. 화이트의 〈샬롯의 거미줄〉이나 쉘 실버스타인의 〈아낌없이 주는 나무〉 역시 상대를 위해 모든 것을 희생하는 마음을 우정의 극치로 보여 준다.

그러나 나는 친구가 살인을 해도 받아들이려 하지만 그 친구가 나를 이용하고 엄청난 해를 끼친다면? 친구의 배신으로 망한 사람들이 한두 명이 아니지 않은가. 친구이기 때문에 내게 무슨 짓을 해도 "괜안타. 우린 친구아이가"라며 용서해야 한다면 나는 그런 우정은 사양하고 싶다.

처세술 저자들은 친구를 만드는 기술을 배우라고 말한다. 데일 카네기의 처세술도 마찬가지이다. 그런데 그 목적이 뻔하다. 실리적 도움을 받기 위함 아닌가. 나쁘게 말하면 이용하기 위한 관계에 지나지 않는다. 그것이 과연 우정일까? 도움을 받을 것을 기대하고 명함에 찍힌 내용에 따라 만들어 가는 인간관계가 어떻게 우정일 수 있다는 말인가. 그것은 그저 '도움을 받을 수 있는 아는 사람'에 지나지 않는다.

이탈리아 사회학자 프란체스코 알베로니의 우정론에 의하면 "우정은 에로스의 윤리적 형태"이며 "친구는 인위적으로 만들거나 얻는 것이 아니라 서로 자유롭게 만나는 관계"이고 "우정은 그 만남의 구슬들을 섬세히 꿰어 가는 최고의 세공품"이어야 한다.

나는 20대 중반 이후부터는 그 어떤 사업적 목적을 갖고 친구를 찾아간 적이 없다. 나는 친구를 만나면 두뇌 속 계산기의 전원을 꺼 놓고 싶다. 나는 내 친구들도 나를 만나면 그 계산기의 전원이 꺼지기를 바란다. 그래야 우정이 순수해질 수 있다고 믿기 때문이다.

때문에 나는 친구와의 동업을 절대 권장하지 않는다. 동업자들 간에 중요한 것은 신뢰관계가 아니라 능력의 균형이며 능력에 따른 정확한 계산이다. 특히 당신은 아는 것이 없는 분야에 돈만 대고 일은 친구가 하는 식의 동업은 우정을 파괴하는 지름길이다. 이것은 미국경영학 교과서에도 나오는 진리이다. 친구를 돕는다는 생각에 능력이 없는 친구를 고용하지도 말라. 당신은 베푼다고 생각하지만 그 친구는 자신을 당신과 동등한 사람으로 생각할 수도 있고 몇 년 후 당신에게 이용당했다고 말할지도 모른다.

헤르만 헤세의 〈싯다르타〉에서 감동적인 우정을 보여주는 수행자 싯다르타와 뱃사공 고빈다 사이에는 아무런 경제적 이해관계가 없었음을 기억하라.

부자가 원하는 것을 알아라.

부자가 된다는 것은 다른 사람들의 주머니에 있는 돈이 그들의 '자발적 의사'로 당신 주머니 속으로 들어와 쌓인다는 뜻이다. 만약 흉기를 들면 강도가 되는 것이고, 속임수를 쓰면 사기꾼이 되며, 연고에 호소하면 상대와의 친분을 이용하는 것이 된다.

시인 김용택은 '세상의 길가'에서 "내 가난함으로 세상의 어딘가에서 누군가가 배부릅니다"고 노래했지만 내 생각은 다르다. 내가 부자가 된다고 해서 가난한 사람들이 늘어나지는 않는다. 강도 사기 연고판매처럼 다른 사람에게 손해를 끼치면서 돈을 모으는 방식으로는 결코 큰돈을 모을 수 없기 때문이다. 사람들이 기쁜 마음으로 당신에게 지불하도록 만들어야만 부자가 된다.

어떤 나라에서든 20%도 안 되는 부자들이 80%의 돈을 소유하고 있다. 빨리 부자가 되려면 부자들과 주머니를 공유하는 방법이 좋다. 부자들이 흔쾌하게 당신에게 지불하고 싶어 한다면 당신은 훨씬 쉽게 부자가 될 수 있지 않을까?

어떤 사람들은 가난하고 무지한 사람들을 노린다. 가난한 자들에게 이상한 건강식품을 고가로 팔거나 사기성 투자를 유도하여 돈을 벌려는 사람들이여, 벼룩의 간을 빼먹는 짓은 하지 말라. 그래 보았자 벼룩의 간을 먹은 벼룩밖에 안 된다. 어쩌다 사업이 잘된다 해도 '악질사장 물러나라!'는 직원들의 비난을 피하기 힘들다.

부자들과 주머니를 공유하고 싶다면 그들의 마음을 알아야 한다. 부자들이 원하는 것은 무엇일까? 가난한 동네에서는 땅 모양이나 전망, 일조권이 문제가 되지 않는다. 먹고살기 바쁜데 가격이 싸고 방을 많이 만들 수 있다면 최고다. 부자동네에서는 얼마나 집의 모양이 잘 나오고, 이웃에는 누가 살고 있으며, 햇볕이 잘 들고, 전망이 좋은지 등이 중요시된다.

같은 크기의 대형 아파트라고 할지라도 작은 평형이 섞여 있으면 가격이 낮게 형성된다. 그저 강이 보인다는 이유 하나만으로도 몇 억원을 더 지불하는 사람들이 부자들이다. 이처럼 실용성이 아닌 다른 요소들이 가격을 결정한다.

한때 일본 자동차들은 고급차로서의 이미지가 없었다. 약 15년 전 토요타자동차의 회장은 젊은 엔지니어 10명을 뽑아 특명을 내린다. "앞으로 1년간 미국에 가서 놀아라." 회사에서 준비한 호텔은 보통의 일본인들은 꿈도 꾸지 못할 최고급이었고 음식이나 자동차도 최고급이었다. 그들이 1년을 호화판 생활을 하며 놀고 오자 회장이 말했다. "이제 백만장자가 어떻게 사는지 알았는가? 그 백만장자들이 타고 싶어 할 차를 만들어라." 이렇게 해서 등장한 렉서스는 미국의 고급차 시장에서 대히트를 친다.

부자들이 원하는 것을 알아라. 당신이 부자가 아니라면 부자들은 당신이 먹어 본 음식, 당신이 받아 온 서비스, 당신이 느끼는 기분, 그 이상을 이미 경험한 사람들이다. 당신에게 괜찮아 보이는 수준 정도라면 그들이 지갑을 열 까닭이 없다.

목돈 빌려줄 땐 친구라도 냉철하게

2001. 9. 2.

나는 내게 무엇인가 팔러 오는 친구들에게 물건을 산 적이 거의 없다. 친구를 돕는다고 내게 필요 없는 물건을 사게 되면 그 물건을 볼 때마다 속상해진다. 내게 필요한 물건일지라도 다른 곳에서 더 싸게 살 수 있는 물건을, 친구를 돕는다는 미명하에 구입하게 되면 그 친구는 자신이 경쟁력이 없음을 계속 인식하지 못할 것이고 나는 현명하지 못한 구매를 한 것이 되고 만다.

내가 택한 대안은 형편이 어려운 친구에게 물건 판매수당 이상의 현금을 주는 것이었는데 보통 100만 원이었다(나는 부자가 아닌가). 조건은 나중에 돈을 벌면 다른 어려운 친구를 도우라는 것이다. 대신 나는 밥 한 끼도 사 주지 않는다.

문제는 목돈을 빌려 달라는 경우다. 친구와는 돈거래를 하지 말라고 하지만 살다 보면 돈 거래가 없을 수 없다. 20대의 돈거래는 액수는 작으나 친구를 가려내는 시금석이 되기에 나는 권장한다. 20대에 친구에게 몇십만 원을 잃었다면 40대에 몇천만 원을 잃을 뻔한 것을 액땜한 것이다.

나는 처음에 동창들에게 그냥 빌려주었으나 도망가는 친구가 생기면서 생각이 바뀌었다. 우선은 재산상태와 수입 및 부채현황 상환계획을 상세히 적으라고 한다. 지갑 속에 신용카드가 많거나 카드 사용내역에서 소비성 지출이 많으면 반드시 담보를 요구한다. 사업가 친구인 경우에는 회사의 경리자료들을 세무조사하듯 본다. 경영에 약간의 문제라도 보이면 담보를 받는다. 새로 사업을 하는 친구인 경우에는 그의 성격을 생각한다. 사채놀이는 안 하지만 은행이자 수준은 요구하며 그 이자로 같이 한잔하기도 한다.

그 어떤 친구가 부탁을 해도 보증은 함부로 서지 말고, 아무리 이자가 많아도 가진 재산의 상당액을 어느 한 친구에게 몰아서 빌려주지는 말라.

그 친구 때문에 당신 가족이 눈물을 흘리게 될 수도 있다. 전문직에 종사하는 친구들이 목돈을 빌려 달라는 경우는 조심하라. 그들이 갑자기 떼돈을 벌어 목돈을 갚을 수 있게 될 확률은 낮다. 부득불 큰돈을 빌려줄 경우에는 부동산 담보를 받아라(놓지는 안 된다). 그 담보물에 선순위 권리자들이 많다면 당신 돈은 곧 사라질 확률이 크다. 약속어음 공증을 받으면 좋지만 친구에게 재산이 없으면 월급이나 차압할 정도인데 다른 친구들이 "친구에게 너무한다"고 당신을 욕할지도 모른다.

친구가 급히 큰돈을 빌려 달라고 할 때는 그가 설명하는 말을 절대로 액면 그대로는 믿지 말라. 그가 거짓말을 하는 것이 아니라 그의 상황이 거짓말을 낳는다. 친구를 믿는 것은 좋지만 친구가 처한 상황은 믿지 말라. 그 친구도 미래상황은 모른다. 고의적인 경우도 있겠지만 많은 경우에서는 친구가 속이는 것이 아니라 그의 미래상황이 당신 돈을 못 갚게 만들며 우정도 버리게 함을 명심하라.

친구로부터 빌린 돈을 못 갚았다고? 절대 자취를 감추지 말라. 연락이 두절되면 곧 소문이 퍼지게 되고 당신이 빚지지 않은 친구들마저 등을 돌린다.

외모도 중요하고 실력도 중요하다.

　나는 도덕적 문제와 관련해서는 사람들의 말을 크게 믿지 않는다. "교통신호를 지켜야 한다"고 말은 하지만 실제생활에서는 그렇게 하지 않는 사람들이 많기 때문이다. 말과 행동의 이중성이다. 이러한 이중성이 나타나는 것 중의 하나가 "외모는 중요하지 않으며 마음이 중요하다"는 말이다. 말은 그렇게 하면서도 외모를 본다. 중국 당나라의 관리 선발기준이었고 조선시대의 인재 판별기준이라는 신언서판身言書判에서도 외모가 첫째 조건이었다.

　정신의학에서는 사람을 한 가지 면으로 판단하면 미숙immature하다고 본다. 그러나 이 세상은 사람을 외모로 판단하는 미숙한 환자들로 가득함을 명심하라. 바비 인형처럼 속이 텅 비어 있어도 예쁘면 뜨게 되고, 가상의 인터넷 캐릭터 아바타를 치장하느라 정신없는 것이 이 세상이다.

　나처럼 내 멋대로 하고 다녀도 아쉬울 것 없는 사람이 아니라면 외모에도 신경을 써라. 일본의 야마다 오사무 역시 〈사람을 간파하는 기술〉(국내 미번역)에서 "사람은 외관이 중요하다"고 외친다. 외모 콤플렉스가 심하면 성형수술이라도 하라. 올 2월 21일자 월스트리트저널에서 한국 여성들의 성형수술 풍조를 조롱하였다고 분개하는가. 우스운 기사이다. 미국은 훨씬 더하다. 1996년 미국 격주간지 포춘은 미국 남성들이 외모에 쓰는 비용만 연 95억 달러(12조 원)이라고 했다.

　미국 피츠버그 대학 조사에 의하면 키가 188cm 이상인 남자들은 183cm 미만인 남자들보다 12.4% 더 많이 번다(키높이 구두를 신어라). 94년 아메리칸 이코노믹 리뷰에 실린 연구조사에 따르면 능력이 같아도 잘생긴 사람은 못생긴 사람보다 임금을 10% 더 받는다. 똑같은 죄인일지라도 미녀는 무죄를 받을 확률이 더 높다는 미국 자료도 있다.

정신병동 같은 이 세상에서 살고 있는 한, 변신하라. 의사전달효과 역시 55%는 몸짓, 표정, 시선에 의존하며 38%는 목소리 톤에, 그리고 7%만이 발표내용에 의존한다고 한다. 머리 손질, 의상, 말투로도 당신은 변할 수 있다. 이때 부티를 내지 말고 귀티가 나도록 하라. 졸부처럼 돈과 상표만 걸치지 말고 귀족적 세련됨을 갖추라. 그것은 온몸에서 퍼져 나온다. 전화 음성, 운전습관, 의상 코디에서도 귀티가 나오게 하라. 그것이 진짜 매력이다.

외모가 주는 이점利點은 남들보다 앞선 출발선에 설 수 있다는 것이다. 물론 당신을 질주하게 하는 것은 궁극적으로 실력이다. 외모만 믿고 능력 개발을 등한시하면 생명이 결코 길지 않다. 외모에 자신이 전혀 없다고? 그렇다고 좌절하지 말고 실력을 두 배로 길러라. 이 세상은 당신이 넘어지면 잔인하게 짓밟고 지나가지만 당신이 일어서면 우러러본다는 사실을 명심하라. 찰스 왕세자가 왜 젊고 아름다운 다이애나를 좋아했다가 턱 주름 가득한 파커 볼스를 사랑하는지도 한 번쯤 생각해 보라.

번외 글

세이노의 성공담

2001. 1. 11. 주간동아

졸부 흉내 내지 말고 먼저 목돈부터…

지식 배양 게을리 마라

동아일보 지면에 '세이노의 부자 아빠 만들기' 칼럼을 연재하고 있는 세이노 씨는 그 자신을 "학력도 남다르지 않고 머리도 좋지 않은 아주 평범한 사람"이라고 말한다. 그래도 엄청난 부자가 되었다. 그는 "돈 버는 데 굳이 똑똑한 사람들과 경쟁할 필요가 없다"며 "아주 평범한 사람들보다 약간 생각만 달리하면 큰 부자가 될 수 있다"고 말한다.

그가 굳이 필명을 고집하고 자신을 드러내지 않는 것은 "IMF 사태 직후 모 언론에 당당하게 외제차를 몰고 다닌다고 말한 이후 온갖 협박 전화를 받고 아이들 학교에서도 문제가 됐기 때문"이라며 "사람들의 의식부터 바뀌어야 돈을 벌 수 있고 사회 풍토가 바뀌어야 부자 나라가 될 수 있다"고 강조한다.

돈 버는 노하우가 언제 어떻게 해서 보이기 시작했는가

처음에는 그저 돈만 쫓아다녔다. 사람들을 만나면 그저 내 호주머니를 불려 줄 수단으로 생각했다. 그것이 잘못이었다. 나부터도 나를 어떤 수단으로만 보는 장사꾼에게 물건을 살 마음은 생기지 않으니까. 돈을 번다는 것은 다른 사람들의 호주머니 속에 있는 돈이 그 사람의 자발적인 의사로 내 호주머니로 옮겨지는 것이다. 그러기 위해서는 먼저 고객의 불편함을 파악하고 정말로 섬기는 자세가 필요하다. 양반 정신을 버리고 머슴 정신을 가지면 된다. 사람들이 돈을 벌지 못하는 이유는 머슴 정신이 없기 때문이다. 아울러 철저한 신용을 다져 나가고 약속을 이행했다. 약속을 지키느라 손해를 본 적이 한두 번이 아니다.

강의용 음향기기 설치 사업을 시작했을 때의 일이다. 사업 시작 첫해에 수해가 났다. 다른 사람들 같으면 천재지변이므로 책임이 면제된다고 주장하겠지만, 나는 무료로 다 수리해 주거나 신품으로 바꾸어 주었다. 몇 천만 원의 손해가 났지만 바로 이 고객들이 모두 나의 영업사원처럼 선전을 해 주는 바람에 일 년 후에는 수억 원을 벌 수 있었다. 또 품질을 남들보다 10%만 더 좋게 하면 가격은 몇십% 더 받을 수 있다. 국산 만년필과 몽블랑 만년필을 비교해 보라. 품질이 100배 더 좋아서 가격이 100배 더 비싼 것은 아니다.

아울러 경쟁이 치열한 쪽에는 전혀 가지 않았다. 이른바 멋있고 폼 나는 분야에는 똑똑한 사람들이 많이 들어와 같이 싸우기 때문에 보통사람들은 언제나 패자가 되고 만다. 그러나 경쟁이 약한 분야에 가게 되면 그저 나 같은 보통사람들이 들어오는 경우가 많으므로 그들보다 조금만 노력하면 이길 수 있었다.

여러 번 사업에 실패했다는데 어떻게 재기했는가

나는 정말 빈손으로 시작했다. 처음에는 보따리 장사부터 시작했고 28세에 집도 샀지만 2년 후 몽땅 말아먹고 다시 빈털터리가 됐다. 하지만 원래부터 가진 것이 없었기 때문에 잃은 것도 없다고 생각하고 다시 시작했다. 영어를 조금 했기에 하루에 15시간씩 번역일을 하면서 생활비를 모았고, 그 이전에 닦아 놓은 신용을 근거로 자금을 모았다. 내게 돈을 빌려준 사람은 친척이나 친구가 아니라 모두 사회에서 만난 사람이다. 담보 없이 돈을 빌릴 정도로 내 신용은 철저했다.

나는 남들이 잘 모르거나 불편해하는 것을 찾아다닌다. 그것들이 돈이 된다. 나는 남들이 모르거나 불편해하는 것을 해소해 주고 대가를 받는 구조체를 만드는 데 열중했다. 내가 아는 영어지식이 85년부터 나타난 16비트 컴퓨터와 연결되니까 그것이 무역으로 연계되고, 나중에는 유통까지 연계됐다.

모든 사업은 3년이 고비라는 것을 그때 알았다. 3년만 몰두하면 내가 몰두하지 않아도 돈이 들어오는 구조체의 뼈대는 완성된다. 그러나 사람들은 보통 2년을 못 견디고 넘어지는데 배수의 진을 치지 않기 때문이다. 나는 어떤 일을 하든지 배수의 진을 치고 죽기 아니면 까무러치기로 덤벼든다.

재기 이후 큰돈은 어떻게 벌었으며 어떻게 유지하고 있나

정보를 가공하는 일을 통해 큰돈을 만지기 시작했다. 컴퓨터 음향기기 무역유통을 통해서도 돈을 벌었고, 그것을 다른 사람들처럼 재테크를 통해 불려왔다. 이때 나는 나보다 더 부자인 사람들의 말만 믿었다. 재테크 전문가라고 해도 나보다 부자가 아니면 반신반의했다. 부동산 경매도 내가 직접 공부하고 직접 결정했다. 증권도 마찬가지다. 전문가들 의견은 그저 참고하는 정도다. 지금도 공부는 계속하지만 습관일 뿐이고, 더 부자가 되고 싶은 마음은 없다. 그런데도 자꾸 돈이 불어나는 것은 다른 사람들이 몰리는 길에는 잘 가지 않기 때문인 듯하다. 사람들이 코스닥에 몰릴 때 나는 얼씬도 하지 않았다.

평범한 사람들이 부자가 될 수 있는 가장 중요한 방법과 마인드는 무엇인가

졸부 흉내를 내지 마라. 기름값이 조금만 올라도 허리띠를 졸라매야 하는 상황이라면 기름값이 쌀 때 미리 졸라매며 살아야 한다. 그렇게 목돈을 만들어 놓아야 한다. 전쟁이 났다고 생각하고 철저하게 생존능력을 배양해라. 결국은 지식을 배양해야 한다. 고민이 있다면 10분 이상 하지 마라. 어떤 고민도 사실상 10분 이상 하지 못한다. 그런데도 많은 사람들은 걱정에 빠져 산다. 오로지 문제 해결 방안만 찾아라. 부자가 되는 것은 천재들이 아니라, 바로 다른 보통사람들과 경쟁하는 것임을 잊지 마라. 미리 겁먹을 필요가 없다.

SBS '그것이 알고 싶다' 311회 인터뷰 2004. 10. 2.

어떤 사람은 돈을 벌고 어떤 사람은 돈을 못 버느냐는 거예요. 그러면 그 차이가 어디 있냐는 거예요. 재테크를 잘해서요? 천만의 말씀입니다. 일단은 종잣돈이 있어야 되고, 여유자금으로 할 수 있는 자금이 있어야 됩니다. 여유자금이 없게 되면 투자를 하더라도 시간에 쫓기게 됩니다. 모든 투자에서 시간에 쫓기지 않습니까? 그러면 그 투자는 망하고 맙니다. 누구한테 돈을 기증하는 셈이 되느냐, 저같이 여유자금으로 투자하는 이른바 큰손들이 전부 그 돈을 노립니다. 빚을 내서 한 것은, 이것은 재산이 아니에요. 이건 빚입니다.

이 책을 읽느라 수고했다

이 책을 읽느라고 수고했다.

나는 20여 년 전 글을 세상에 처음 던질 때부터 지금까지 독자들의 비위를 맞추거나 눈치를 보며 글을 쓸 생각은 전혀 하지 않았다. 더구나 책을 낸다는 생각은 전혀 없던 때에 조각조각 썼던 글들을 모은 것이기에 거친 책이었을 것이다.

어쨌든 책으로 나온다고 해서 좋아하는 일을 하며 살아라, 할 수 있다는 자신감을 가져라, 긍정적으로 생각하라, 간절히 바라면 이루어진다 등등의 덕담을 늘어놓을 재주는 내게 없었다. 그런 덕담들이야 독자들이 수없이 다른 곳에서, 때로는 돈까지 지불하면서 들었을 것 아닌가.

내가 당신에게 하루에 5분만 투자하면 당신도 새사람이 될 수 있다는 거짓말을 하던가? 현재의 삶에 만족하고 감사하며 살아야 행복하다는 위로를 하던가? 이 책을 읽으면 누구나 부자로 살게 될 것이라고 말하던가?

천만에. 나는 당신이 최선을 다하지 않고 있다면 현재의 삶을 부끄럽게 여기고 엎어버리라고 말하는 사람이다. 그래서, 이 책을 중간에 던져버리지 않고 다 읽었다면 내 글이 때로는 잔인할 정도로 차갑고, 어떤 독자에게는 귀를 막고 피하고 싶어할 정도로 몰상식하고 듣기 싫은 말들의 연속임을 알 것이다.

하지만 내 의도는 마비된 줄도 모르고 그저 눈감고 있던 당신의 삶 구석구석을 바늘로 찔러 "아하, 그런 거였구나" 하고 깨달을 자각(에피파니 epiphany)이 생기게 하는 것이었다. 그리하여 당신이 이제 가늘게나마 실눈을 뜨고 몸을 1미리라도 조금씩 움직이기 시작하기를 바랐다.

물론 이 책 하나로 당신 삶의 껍질이 당장 벗겨지리라고는 전혀 기대하지 않는다. 그러나 내 글이 시발점이 되어 삶이 바뀌었다는 독자들의 메일을 지난 20년간 숱하게 받아왔기에, 나는 내 글 속에 돋아 있는 바늘들에 당신이 제대로 찔리고 피나는 노력이 더하여져 상승작용을 한다면 적어도 몇 년 안에는 변화가 생길 것이라는 확신이 있다.

내 말에 귀를 기울이건 아니건 간에 그것은 당신 자유이지만 이것 하나만은 알아두어라. 삶의 진정한 가치는 내가 나 자신을 직시하고 내 안에 있는 모든 것을 끄집어내면서 세상 속에서 살아가는 경험의 연장선상에 녹아 있다. 생의 현장에 부는 비바람을 온몸으로 받아들이며 삶을 온전히 체험할 때에 생의 의미가 깊어진다고 믿는다. 나는 그렇게 더운 숨을 몰아쉬어 가며 수없이 넘어지고 피를 흘리면서 삶을 살아왔다고 감히 말할 수 있는 행운아다. 이제 당신의 행운을 빈다!

2023년 1월 28일

서울에서, 세이노

세이노를 만나다

2008, 2009년 세이노를 직접 만난 '세이노의 가르침' 다음 카페 김용희 운영자와 회원들의 후기를 바탕으로, 당시 저자가 이야기한 내용을 중심으로 정리하였습니다. 일부 내용은 저자 확인을 거쳐 수정하였습니다.—편집자 주

왜 돈을 받지 않고 가르쳐 주시나요?

"내가 이십 대 때 참 힘들었어. 그때 영어를 좀 공부해서 과외선생을 했는데, 화곡동의 어떤 애를 가르친 적이 있지. 열심히 가르쳤어. 근데, 어디서 돈을 2만 원 더 쳐줄 테니까 자기 애를 가르쳐 달라는 제안이 온 거야. 별생각 없이 그냥 옮겼어. 그 2만 원이 탐나서… 가르치던 애와 헤어지는데, 떠나는 날 배웅 나온 그 애랑 어머니가 한없이 슬픈 눈으로 날 바라보는데… 그때는 그게 가슴에 전혀, 정말 전혀, 남지 않았는데 30대 중반에 여유를 갖게 되면서는 되게 가슴에 맺히기 시작하는 거야. 툭하면 생각이 나더라구. 그때부터 가르치는 데 돈을 받지 않는 게 철칙이 된 거야."

내가 글을 올리는 것도, 글을 올리다 보면 다른 이들이 그 내용에 덧붙여서 점점 전파가 될 것이고, 그러다 보면 위선들에 제재가 가해질 것이라는 기대에서다. 그러다 보면 세상이 아름다워지지 않겠느냐 하는 생각이다. 나는 이런 것들에서 보람을 느낀다. 나의 실체를 알아 달라. 나는 허상이 아니다. 나는 어차피 평생 다 쓰지 못할 돈을 벌었다. 와이프도 알고 나도 안다. 이제는 좋은 일을 하고 싶다.

부자

"내가 지금 욕하는 사람이 미래의 내가 되지 않기 위해 노력했다."

큰 부자들은 사기를 치거나 속이지 않는다. 이는 작은 부자들이나 하는 짓이다. 부자들이 그런 모습으로 비치는 것은 나쁜 놈들만 뉴스에 나오기 때문이다. 반대로 뉴스에 나오는 가난한 자들이 저지르는 범죄를 보면 가난한 자들은 모두 나쁜 놈이라는 말도 성립하게 된다. 언론에 나오는 부자들과 실제 큰 부자들은 다르다.

부자 2세들은 두 가지 유형이 있다. 첫 번째 유형은 그냥 흥청망청 쓰며 물려받은 사업이나 돈을 말아먹는 유형이다. 두 번째 유형은 1세의 재산에 손을 대지 않고 물려받은 만큼 물려주려는 이들이다. 이런 사람들은 근검절약하며 돈을 아껴 쓴다. 물려받은 재산을 돈으로 환산하여 원금에는 손을 대지 않는 자존심을 가진 사람들이다.

솔직히 부자는 감탄이 줄어들 수 있다. 이제는 웬만해서는 감동을 받지 못한다. 그랜드캐니언도 경비행기로 관광을 하고, 알래스카도 가고, 희망봉에서 일출도 보고 나니 웬만한 곳에서는 감동을 받지 못한다. 200억을 내고 우주여행을 가는 부자의 심정이 이해가 간다. 부자의 안 좋은 습성은 자꾸 자연을 끌어온다는 것이다. 내가 아는 부자 중에는 중국에 여행을 갔다가 분재 가게를 아예 통째로 사버리는 사람도 보았다.

공부

젊은 사람들은 닥치는 대로 배워라. 이걸 배워서, 이걸 해서 뭐 하나라는 생각은 절대 하지 마라. 나는 다양한 종교에 대해서도 공부했었다. 신문도 마찬가지지만 다양성을 바탕으로 균형 잡힌 시각을 얻기 위해서 노력해라. 요즘은 두 개의 신문을 주로 본다. '매경'과 '중앙'. 절대 신문기사를 다 믿지 말라. 언론을 액면 그대로 믿어서는 안 된다. 누군가가 자신의 이익을 위해 의도적으로 내는 기사도 있다. 신문의 기사는 대부분 회사, 업체에서 보낸 보도자료를 그대로 싣는다. 예를 들어 A, B, C, D, E 모든 신문에 나온 기사는 모두 보도자료다. 만약, A신문에만 기사가 나왔다면, 그것이 기자가 직접 발로 뛴 기사다.

경제

경제를 보는 눈을 키워야 한다. 그것은 신문에서 얻을 수 있다. IMF가 터졌을 때 나는 무엇을 했었느냐? 일단 서점에 가서 멕시코 같은 다른 나라의 사례를 먼저 찾아보았다. 그리고 반드시 극복된다는 것을 알았다. 그래서 투자를 했다. 9.11 때도 대공황이 일어나면 어떻게 되는지 지난 사례를 찾아보고 결과를 연구했다.

패닉은 기회다. 예금자보호법 이용하여서 이율 높은 곳에 분산 예금한다. 그러다가 패닉(IMF, 9.11, 글로벌 금융위기)이 오면 기회로 활용해라. (IMF 때는 다른 나라 예시 공부, 9.11 때는 미국 대공황 관련 책 공부) 기회를 조급하게 생각하면, "이 땅 한번 사 보세요"라는 말에 귀가 솔깃할 뿐이다. 그렇게 좋은 땅을 누가 남에게 추천하겠나? 자기가 사지.

돈

돈은 벌려고 해서 벌리는 것은 아닌 것 같다. 운도 어느 정도는 필요하다. 그리고 종잣돈이 있어야 한다. 그래서 나는 처음에는 무조건 미련하게 모으라고 말한다. 언론에서 이야기하는 수익률에는 사기가 많다. 경매 투자 모임도 마찬가지다. 사심이 들어가기 때문이다. 친구가 돈 좀 벌자며 나에게 좋은 땅 좀 소개시켜 달라고 하는 경우라면 내가 땅을 소개시켜 주겠는가? 좋은 땅이면 내가 사서 내가 돈을 벌어야 한다. 물론 작은 규모(억대 미만)는 직원에게 소개를 시켜 줄 수도 있다. 하지만 큰 규모라면 친구에게 소개시켜 줘서 수익을 나눌 필요가 없다. 친구니까? No.

주식 같은 경우는 사라고 권유하는 것들은 거의 그 사람이 소유한 주식이다.

이 사회에서 보수를 많이 받는 직종은 남이 써 놓은 것을 이해하고 풀이하는 사람이다. 나는 이런 직종을 서류해독자라고 부르며 이들은 서류만으로 문제를 이해하고 해결하는 일을 한다. 이런 종류에는 대표적으로 CEO가 있다. 변호사나 판사도 포함될 수 있을 것이다.

서류해독 능력을 키우기 위해서 나는 자녀들 선물로 아카데미 같은 곳에서 나오는 모형물 조립을 권한다. 거기에는 조립 설명서가 포함되어 있다. 가장 쉬운 종류의 서류이지만 처음부터 이해하는 것이 쉽지는 않다. (엔지니어가 작성한 것이기 때문이다. 그들은 제작자이므로 세세한 것까지 다 알고 있기 때문에 그들의 입장에서 작성한 서류는 남이 알아보기가 힘든 것이다. 이런 문제점은 휴대폰이나 기타 전자기기 설명서에서도 나타난다.)

이 세상에는 나쁜 놈과 나빠질 놈이 있다. 나빠질 놈을 대비하라.

나빠질 놈: 친구니까 돈을 빌려 달라.

나빠질 놈이 아닌 경우: 담보를 잡힐 테니까 돈을 빌려 달라는 친구.

일

명품과 명품이 아닌 것의 차이는 미약하다. 승자와 패자의 차이는 미약하다는 말이다. 그래서 윗사람에게 잘해야 한다. 똑똑한 것도 좋지만 충성이 필요하다.

프로가 되려면 아마추어를 능가해야 한다. 하지만 우리나라에는 아마추어가 너무 많이 장사를 한다.

과외를 한다면 내가 잘 아는 것만으로는 안 된다. 아이들 머릿속에 집어넣어 줘야 한다. 한 달 뒤에 과외비 협상을 해 보아라. 50% 인상을 요구해서 받아들여진다면 성공한 것이다. 부모가 꺼리더라도 학생이 잡게 된다. (농담) 다만 능력에 자신이 없다면 섣불리 시도하지는 마라. 일자리를 잃게 된다.

고액과외를 가게 되면 구두를 좋은 것을 신어야 한다. 학생방에 들어가게 되면 학부모가 보는 것은 남겨진 구두뿐이기 때문이다. 이처럼 과외도 이미지 싸움이다. 좋은 차를 타고 방문할 여건이 안 된다면 차라리 대중교통을 이용해라.

일을 잘하는지는 금방 나타난다. 하찮은 실수를 하는 자들치고 일 잘하는 놈이 없다. 일을 잘해야 프로다.

똑같은 물건을 판다면 형 동생의 물건을 살 것이다. 고객의 형, 동생이 되어라. 고민을 상담하되 솔직하고 진실되게 해라. 대개 회사 의사 결정권자의 연령대는 40~50대이고, 그들은 외로운 사람이다. 그들에게 동생이 되어 자신의 고민을 까발리라는 것이다. 그럼 그들이 인생 선배로서 조언도 해 주고 밥도 사 줄 것이다. 봐라 지금도 내가 사잖아?

잡지나 신문은 광고 효과가 없다. TV도 별로고 차라리 라디오가 낫다. 하지만 최고의 광고 수단은 입소문이다. 입소문은 신뢰의 대가로 퍼지게 된다. 좋지만 비싼 상품을 팔아라. 같지만 비싼 상품을 팔려 하면 망하게 된다.

어떤 장사든 사업이든 마찬가지다. 장사하는 상대가 내게 권하는 물건은 첫째, 자기 마진이 높은 물건이거나, 재고가 많은 물건일 확률이 높다. 역으로 내가 장사할 때는 경험상 3년 차부터 돈이 벌린다.

1년째는 적자를 각오한다.

남들보다 싸게 팔아라. 남들 6시간 잘 때, 3시간만 자라.

2년째는 똔똔. 찾아오는 고객이 늘어서 본전은 건질 수 있을 것이다.

3년째는 수익 기미가 보인다. 경쟁자가 떨어져 나가므로 돈이 벌릴 수밖에.

4년째는 돈을 쓸어 담을 수도 있다.

돈은 신뢰의 대가다. 제3자가 불편해하는 일을 해결해 주는 사업이나 장사는 돈이 된다. 고객이 돈을 낼 만한 확실한 이유를 주는 곳. (거기를 가면 틀림없어, 그런데 비싸.) 그런 곳은 장사가 잘된다.

같은 상품이라도 의식이 있는 상품이 좋다. 때로는 고객을 감탄시키기 위해 쇼를 해야 하기도 한다. 다만 쇼를 통해 고객의 신뢰를 얻은 뒤에는 노력한 만큼 얻게 될 것이다.

오렌지 주스에 얼음을 담아 팔더라도, 고객이 직접 얼음에 주스를 부어 먹는 상품이 더 로맨틱하다는 것이다. 고객에게는 뭔가 복잡한 걸 보여 줘야 하는 것이다. (다만 쓰잘데기없는 것을 보여 주면 안 된다.) 예를 들어 일본 아카사카 호텔 라운지에서는 오렌지 주스를 시키면, 주스를 반쯤 채운 컵과 오렌지 셔벗이 든 컵을 따로 주면서 셔벗에 조금씩 주스를 넣어 마시면 훨씬 맛있다고 한다.

고객들이 중간 과정을 알 수 없는 의심업종(?)에서는 투명하게 밝히는 것이 잘 팔리게 된다. 고객이 의심하지 않도록 모든 것을 보여 주어야 한다. 신뢰는 곧 돈이기 때문이다. 돈이 결부되면 사람들은 믿지 않는다. 세이노를 사람들이 믿는 것은 세이노가 글을 통해서 돈을 벌지 않기 때문이다. 신뢰를 얻기 위해서는 투명하게 까발려야 한다.

직원

말단 직원들의 관리를 잘해야 한다. 경비나 주차요원들은 손님을 가장 처음 맞이하는 자리이기 때문이다. 이들이 핵심이다. CCTV를 경비실 머리 위에 설치하고 고객이 찾아왔는데도 고개도 돌리지 않고 맞이하는 경비가 보인다면 당장 해고다. 아무리 어린 손님이 오더라도 공손하게 맞이해야 한다.

내가 먼저 북 치고 장구 쳐 본 다음에 직원들 교육한다고 했지? (손톱 밑의 속살이 새빨갛게 다치신 손가락 하나를 보여 주시면서) 이게 북 치고 장구 치다가 그런 거야.

직원 중에 한 명에게는 월급 팍팍 줘서 심복을 만들어라. 직원들은 미래의 금송아지보다는 현재의 넉넉한 봉급을 좋아한다.

4명의 직원이 있다. 1명을 승진시켜야 하는데, 오너는 누구를 승진시킬까? 똑똑한 사람이 아닌, 나에게 잘한 사람. 나 혼자 잘났다. 그러면 직장에서는 탈락되기 쉽다. 그러나, 기업오너는 다르다. 눈에 띈 직원은 사장실에서 나오면서 휴지를 줍는 직원이다.

잘못을 부드럽게 타일러서는 기억하지 못한다. 물건을 던지고 난리를 핀 일은 오래 기억하지만 가볍게 넘어간 일은 기억을 하지 못한다는 것을 경험으로 안다.

영업

전문직, 공무원 등 자신을 알리려면 책을 써라. 주변인에게 줄 때 절대 비매품, 증정품을 주지 마라. 표지를 아주 좋게 만들어라.

최종소비자가 항상 중요한 것은 아니다. 돈을 지불하는 사람이 중요하다. 치즈를 먹는 것은 아이들이지만, 돈을 지불하는 것은 엄마들이다.

사람들은 기본적으로 경기가 나빠도 사치하고자 하는 욕망이 있다.—작은 사치.

옷차림

30대 초까지는 정형화된 차림새를 하는 것이 좋다. 남자는 정장 차림이 좋다. 나도 그랬으며 30대 후반부터는 자유롭게 입었다.

출장을 갈 때는 지역마다 옷차림이 바뀌어야 한다. 남미를 갈 때는 금으로 도배하고 간다. 일본을 갈 때는 명품으로 도배를 하고 간다. 유럽이나 미국을 갈 때는 그냥 간다.

차

"(당장 차에 욕심내지 말고) 좀 더 높은 곳에서 내려다볼 줄 알아야 돼. 부자가 되려면 말야, 폼 잡지 마. 명심해. 남들한테 허술하게 보여야 돼."

여자

여자가 성공하는 건 한국보다 일본에서 더 어렵다. 사회적 인식이 더 보수적이기 때문이다. 일본에서 미스터피자로 성공한 여자가 있다. 그 사람이 여자로서 성공하기 위한 방법으로 세 가지를 이야기했다.

- **첫째는 개처럼 일하라는 것이다.** 힘든 일이다. 남자가 열심히 일하면 일에 미쳤다고 하지만 여자가 그러면 독하다는 소리를 듣는다.
- **둘째는 여자처럼 행동하라는 것이다.** 여자가 똑똑하더라도 남자와 논리적으로 대립하면 안 된다. 싸움이 날 뿐이다. 논리적으로 지더라도 엉뚱한 것으로 트집을 잡는다. 여자가 왜 그러냐느니, 암탉이 울면 어쩌구… 말을 할 때도 직접적으로 비난하기보다는 당신이 이러이러해서 이렇게 되지 않았느냐 하는 식으로 돌려 말하는 것이 필요하다. 옷차림도 여성스럽게 입는 것이 좋다. 한마디로 말하면 여우가 되라는 것과 비슷하다.
- **세 번째는 남자처럼 생각하라는 것이다.** 생각은 남자처럼, 행동은 여자처럼 하여야 남자들이 경계를 하지 않으며, 그 남자들이 생각하는 것과 동일하게 하여야 남자들을 이길 수 있다.

결혼할 여자

"안고 싶단 생각이 드는 여자, 그 담엔 경제관념이 나랑 맞는 여자! 이 두 개가 가장 중요한 거야. 여자란 동물은 말야. 기본적으로 비교의 동물이야. 친구들보다 자기가 더 행복하다는 증거를 마련하는 데 안달이 나 있는 경우가 많아. 그렇지 않은 여자를 찾아봐. 그럼 결혼에 성공한 거야. 불알 두 쪽 차고 있다고 으스대는 남자들보다 훨씬 나은 여자들이 많아. 이쁜 외모, 섹시한 몸매? Say no!"

일과 삶의 균형

삶의 균형을 맞추기는 어렵다. 두 마리 토끼를 잡지 마라. 한쪽으로 치우칠 수밖에 없고, 어느 한쪽을 포기해야 한다. 정답은 없는 것 같다. 한쪽에 지나치게 치중하면 피곤해진다. 조화가 필요하지만, 같이 보내는 시간과 행복의 크기가 비례하는 것은 아니다. 관심을 가지고 있고 생각을 했다는 증표가 필요한 것이다. 그래서 선물 같은 것은 시간 날 때 미리 준비해 두었다. 생일 때에는 이상하게 바빠지기 때문에 때맞춰서 사기가 힘들다. 꽃은 미리 준비하기가 힘들지만, 선물은 가능하다.

그리고 일주일에 하루 정도는 시간을 내자. 그때 아이들에게 책 보는 습관을 들여주면 좋다. 부모가 먼저 책을 읽는 모습을 보이는 게 최고다. 아이들은 부모가 하는 행동을 본받기 때문이다. 직접 학원 사업, 과외를 해 본 경험상, 고액과외니 뭐니보다 공부는 엉덩이 싸움이더라.

지난 날 아쉬운 부분이 없지는 않다. 신혼 첫 가을에 아내와 설악산에 갔는데 일이 계속 마음에 걸려 오색약수터 입구에서 택시를 타고 올라가서 잠시 단풍구경시켜 주고 그 택시로 다시 내려와 고속버스로 올라왔다. 아이들이 어렸을 때에는 기사가 운전을 하면 난 조수석에 앉아서 무게를 잡아야만 했다. 가족들하고만 있을 때처럼 편한 분위기를 만들기는 힘들었다. 바쁘기도 했다. 가족들과 여행을 가서 가족들은 조용히 시키고 전화만 한참 하기도 했다. 출장을 가면 공항에서 회의를 하고 바로 이동하기도 했다. 지도상으로 보면 점만 찍으며 이동을 한 것이다. 공항에 도착하면 FAX가 50~60장씩 도착해 있기도 했다. 한창 바쁠 때에는 타고 간 비행기에 있던 승무원들을 올 때 그대로 만난 적도 있었다. 그들은 도착지에서 2~3일 체류하므로 그만큼 바쁘게 돌아다녔던 것이다. 바쁜 생활을 계속하다 뭔가 놓치는 것 같아서 2000년부터는 사업을 줄였다. 아내가 '생기는 건 돈밖에 없다'는 말을 하기도 했었다.

기부

주로 사회복지공동모금회를 통해 기부하고, 기부 대상을 선정할 수 있다는 점을 장점으로 생각한다. 소년소녀가장처럼 나라에서 도움을 받을 수 있는 아이들 말고, 사회에서 실질적으로 도움을 못 받는 이들을 도와주기 위해서다. 호적상으로 부모는 있는데 그 부모가 술꾼이라든가, 장애인은 아니지만 환자라든가, 아니면 부모가 둘 다 가출했다든가 하는 상황에 처한 아이들은 법적으로 보호를 받기 어렵다. 한 예로, 59세 할아버지와 어린 손주가 어렵게 사는 경우, 현행법상 59세의 할아버지는 노동력이 있다고 여겨져 정부로부터 도움을 구할 수 없다. 하지만 그 할아버지가 알콜중독자에 손주를 때리고 전혀 돈을 벌지 못한다면? 이러한 상황을 알 수 있는 건 사회복지사들이다. 사회복지사를 통해 제도권 밖에 있는 아이들에게 도움을 줄 수 있다.

우리나라 법은 기부에 대한 혜택이 적은데 이유는 우리나라는 남을 돕는 일은 국가가 알아서 해야 한다는 생각이고, 외국은 나눠서 같이 도와주자는 생각이기 때문이다.

참조글 목록

다음 카페에서 원문을 확인하실 수 있습니다.

say no!(김용희, 2008. 12. 22.)

세이노 선생님 만남 후기(doordie, 2009. 11. 19.)

doordie 님의 글에 이어서(행동가, 2009. 11. 19.)

세이노 선생님과 식사 후기입니다(한번의삶, 2009. 11. 21.)

ONYAS 늦은 후기입니다(crossroad, 2009. 11. 24.)

세이노 추천도서

도서명	저자/역자	추천평
공부가 가장 쉬웠어요	장승수	중고등학교 학생들은 읽어라.
공자가 죽어야 나라가 산다	김경일	반드시 읽어라.
그대, 스스로를 고용하라	구본형	삶의 자세에 관한 책.
BE HAPPY, 노르웨이 라면왕 미스터 리 이야기	이철호, 이리나 리	삶의 자세에 관한 책.
다시, 나는 희망의 증거가 되고 싶다	서진규	가장 먼저 읽어야 할 부류인 삶의 자세에 관한 책. '나는 희망의 증거가 되고 싶다' 23주년 특별 개정판이 2022년에 출간되었다.—편집자 주
마음 가는 대로 해라*	앤드류 매튜스 /김유경	삶의 자세에 관한 책.
보보스*	데이비드 브룩스 /이가을	부자들을 이해하려면 반드시 읽어보라.
붉은 방	임철우	1988년에 이상문학상을 수상한 임철우의 중편소설. 인간을 이해하는 데 도움이 되므로 읽어라.
성공하는 사람들의 7가지 습관	스티븐 코비 /김경섭	부자아빠의 진실게임에서 언급하신 삶의 자세에 관한 책.
소비의 사회	장 보드리야르 /이상률	남들이 만들어 놓은 덫에서 벗어나 주체적 삶을 살고자 원한다면 반드시 읽어 보라.
소유냐 존재냐	에리히 프롬 /차경아	참부자가 되려면 읽어 보라.
승자독식사회	로버트 프랭크, 필립 쿡 /권영경, 김양미	전반부만 읽어 보라. (출간 당시 제목은 '이긴 자가 전부 가지는 사회')
어떻게 회사에서 오래 살아남는가	필 포터 /최인자	직장 내 파워 게임의 희생양이 되지 않으려면 몰래 읽어라. '먹어라, 그렇지 않으면 먹힌다(2000)' '직장생활백서(2007)'
요즘 애들	앤 헬렌 피터슨 /박다솜	요즘 애들 스스로도 읽어 보면 좋은 책.
이웃집 백만장자	토마스 J. 스탠리, 윌리엄 D. 댄코 /홍정희	반드시 읽어라.
일 잘하는 사람 일 못하는 사람	호리바 마사오 /은미경	일 잘하는 방법에 관한 책.
정상에서 만납시다	지그 지글러 /이은정	삶의 자세에 관한 책.
허브 코헨의 협상의 기술 1	허브 코헨 /양진성	'협상의 기술 2'는 추천한 바 없으며, 신문 서평을 통해서도 실망감을 강하게 표현하였습니다.—편집자 주

도서명	저자/역자	추천평
개인과 회사를 살리는 변화와 혁신의 원칙	김찬배	'접대를 받지 말라' 중 언급.
당신들의 대한민국	박노자	공부를 오래 하려는 사람은 반드시 읽어라.
돈 버는 사람은 분명 따로 있다	이상건	처음 추천사라는 것을 써 준 책.
부자는 20대에 결정된다	요코다 하마오 /장미화	금융기관이나 재테크의 기본조차 모르고 있다면 나이와 상관없이 읽어 보라.
부자아빠의 진실게임	이진	세이노의 원고가 들어 있는 책.
비즈니스 협상론	김병국	훌륭한 책.
신입사원이 알아야 할 A에서 Z까지	조용문	일 잘하는 방법에 관한 책.
이런 사원들이 문제사원들이다	김광경	일 잘하는 방법에 관한 책.
이루지 못할 야망은 없다	제임스 챔피, 니틴 노리아 /이상욱	청소년은 읽어라.
입사 1년 이내에 일류사원이 되자	사카가와 사키오 /김도형	일 잘하는 방법에 관한 책.
주켄 사람들	마츠우라 모토오 /왕현철	경영자를 희망하는 이는 반드시 읽어 보라.
클릭! 미래 속으로	페이스 팝콘, 리스 마리골드 /김영신, 조은정	눈치에 대해 배우고 싶으면 읽어라.
프리젠테이션 박사	야하타 히로시 /나상억	파워포인트를 배우면서 함께 읽어 보라.
하류사회	미우라 아쓰시 /이화성	하류인생에 해당된다면 읽어라.
〈혁신경영〉 포함한 '톰 피터스'의 모든 책	톰 피터스	경영자를 희망하는 사람은 톰 피터스의 모든 책을 읽으라.
The Positive Power of Negative Thinking	줄리 노럼 Julie K. Norem	가식적으로 긍정적 사고방식을 가지려는 노력은 오히려 해를 끼칠 수 있다(원서). 번역서 제목은 〈걱정 많은 사람들이 잘되는 이유(2015, 절판)〉.

*일부 도서는 절판 상태거나 복간 준비 중입니다. 절판된 도서들은 도서관이나 중고서점을 이용해서 만나보실 수 있습니다.

*추천도서 전체 목록과 언급된 영화, 시를 비롯한 참고 자료를 모아 엑셀에 정리하였습니다. 왼쪽 상단의 '참고 자료 모음' QR코드를 통해 살펴보실 수 있습니다.

*〈마음 가는 대로 해라〉와 〈보보스〉는 데이원 출간도서입니다.

| 알리는 글 |

1. '3년 후 저자와의 만남'은 2023년 출간도서 구매자 대상(선정 기준 2026년 1월 1일 공개)으로 한정하여, 2024년부터는 관련 안내를 생략합니다. "유의미한 변화를 위해서는 꾸준히 노력하는 시간이 최소 3년은 필요하다"고 판단한 저자의 입장을 이해 부탁드리며, 자세한 사항은 편집부도 2025년 12월 31일에 전달받기로 하여 사전 공유를 드리지 못하는 점 너른 양해 바랍니다.

2. 저자는 메일 계정(sayno@korea.com)을 2024년 3월 2일부터 사용 중지할 예정이라며 다음과 같이 알려 왔습니다.

    "내가 글을 세상에 던지기 시작한 것이 45살 즈음이었다. 10년쯤 지나면서는 글을 띄엄띄엄 올렸는데 60세가 되면 조용히 사라지려는 마음이 있었기 때문이다. 그러다가 내 글을 자기 것인 양 강의자료로 사용하면서 돈벌이에 뻔뻔스럽게 이용하는 놈들이 나타나는 바람에 분노하여 다시 글을 쓰게 되었고 책도 출간되었다. 한편으로는 〈우리가 볼 수 없는 모든 빛〉에서 늙은 교수가 라디오 주파수 단파 13.10을 통해 죽을 때까지 자기 생각을 말하는 것을 보고, 나도 치매에 걸리지 않는 한 사람들과 소통하며 저렇게 살아볼까 하는 마음도 조금 생기기는 했다.
    책이 출간된 후 받은 메일 중 나를 가장 먹먹하게 만든 사연은, '가난을 벗어나기 힘든 유형(348-350쪽) 중 일곱 번째 유형인 사람은 아예 책을 읽지 말라고 미리 말해 주지 그랬냐'는 말로 시작되었다. 내게 상황을 자세히 알려 주면 어쩌면 도움을 줄 수 있을지도 모른다고 했고, 열몇 번 정도 메일을 주고받고 안도한 적도 있다. 그러나 사기나 학대를 당하였거나 당하고 있거나, 범죄를 저질렀거나, 배우자나 부모 혹은 자녀에게 문제가 있거나 등등 내가 독자의 문제에 그 어떤 조언도 할 수 없는 메일들이 너무 많이 들어오면서 나의 한계를 뼈저리게 느끼게 되었기에 이제는 그만할 때가 된 것 같다고 생각하게 되었다."